FARMACOGNOSIA

Nota: Os conhecimentos que fundamentam a Farmacognosia estão em constante evolução. Novas pesquisas ampliam a todo momento os saberes relacionados com os produtos naturais e com suas aplicações. Os organizadores e autores desta obra basearam seus capítulos em resultados investigativos próprios e/ou buscaram informações e dados em fontes atuais e consideradas confiáveis, procurando oferecer subsídios que permitam a construção do conhecimento conexo, levando em conta a credibilidade da origem e a data de publicação dos documentos citados. Mesmo assim, devem ser consideradas possíveis interpretações individuais ou atualizações posteriores à redação dos textos, sugerindo fortemente que os leitores venham a confirmar as informações em outras fontes de referência. Em nenhum momento os organizadores e autores da obra visam estimular o emprego terapêutico dos produtos naturais citados. A ausência do símbolo ® após a denominação comercial de algum produto ou substância não significa necessariamente que o nome não seja uma marca proprietária registrada.

Esta reimpressão 2019 contou com a padronização de alguns termos técnicos e também com a padronização gráfica das estruturas químicas apresentadas ao longo da obra.

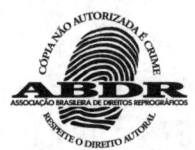 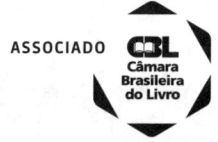

F233   Farmacognosia : do produto natural ao medicamento / Organizadores, Cláudia Maria Oliveira Simões ... [et al.]. – Porto Alegre : Artmed, 2017.
xv, 486 p. il. ; 25 cm.

ISBN 978-85-8271-359-4

1. Farmacologia. 2. Farmacognosia. 3. Plantas medicinais. 4. Fármacos medicinais. 5. Medicamentos – origem vegetal. I. Simões, Cláudia Maria Oliveira.

CDU 615.32

Catalogação na publicação: Poliana Sanchez de Araujo – CRB 10/2094

Cláudia Maria Oliveira **SIMÕES**
Eloir Paulo **SCHENKEL**
João Carlos Palazzo de **MELLO**
Lilian Auler **MENTZ**
Pedro Ros **PETROVICK**

FARMACOGNOSIA
DO PRODUTO NATURAL AO MEDICAMENTO

Reimpressão 2019

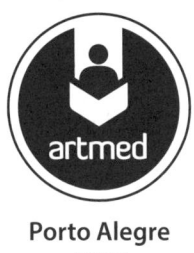

Porto Alegre
2017

© Artmed Editora Ltda., 2017

Gerente editorial: *Letícia Bispo de Lima*

Colaboraram nesta edição:

Coordenadora editorial: *Verônica de Abreu Amaral*

Preparação de originais: *Heloísa Stefan*

Leitura final: *Frank Holbach Duarte*

Capa: *Márcio Monticelli*

Imagem de fundo da capa: *PrimePhoto/ShutterStock*

Projeto gráfico e editoração: *Clic Editoração Eletrônica Ltda.*

Sobre a fotografia da capa:
A idealização da fotografia da capa partiu de um esboço de um dos Organizadores (Petrovick). Ela representa toda a sequência de transformação de um produto natural até a obtenção de um produto farmacêutico final, neste caso, da folha verde de *Maytenus ilicifolia* Mart. ex Reissek (Celastraceae) – espinheira-santa – seguindo a secagem, corte grosseiro, moagem, extração, secagem do extrato por aspersão, granulação e compressão. Esta matéria-prima vegetal foi escolhida pela sua inserção no cenário das pesquisas multidisciplinares de plantas medicinais no Brasil e de ter sido objeto de estudos de vários dos autores desta obra. A montagem foi executada pelo fotógrafo Rennan Mager, sob a orientação do consultor de fotografia Mario Bitt-Monteiro, aos quais agradecemos.

Reservados todos os direitos de publicação, em língua portuguesa, à
ARTMED EDITORA LTDA., uma empresa do GRUPO A EDUCAÇÃO S.A.
Av. Jerônimo de Ornelas, 670 – Santana
90040-340 Porto Alegre RS
Fone: (51) 3027-7000 Fax: (51) 3027-7070

Unidade São Paulo
Rua Doutor Cesário Mota Jr., 63 – Vila Buarque
01221-020 São Paulo SP
Fone: (11) 3221-9033

SAC 0800 703-3444 – www.grupoa.com.br

É proibida a duplicação ou reprodução deste volume, no todo ou em parte, sob quaisquer formas ou por quaisquer meios (eletrônico, mecânico, gravação, fotocópia, distribuição na Web e outros), sem permissão expressa da Editora.

IMPRESSO NO BRASIL
PRINTED IN BRAZIL

Autores

Cláudia Maria Oliveira Simões: Farmacêutica. Professora Titular de Farmacognosia do Departamento de Ciências Farmacêuticas da Universidade Federal de Santa Catarina (UFSC). Mestre em Farmácia pela Universidade Federal do Rio Grande do Sul (UFRGS). Doutora em Ciências Biológicas e da Saúde pela Universidade de Rennes, França.

Eloir Paulo Schenkel: Farmacêutico. Professor Titular de Química Farmacêutica do Departamento de Ciências Farmacêuticas da UFSC. Mestre em Farmácia pela UFRGS. Doutor em Ciências Naturais pela Universidade de Münster, Alemanha.

João Carlos Palazzo de Mello: Farmacêutico. Professor Titular de Farmacognosia do Departamento de Farmácia da Universidade Estadual de Maringá. Mestre em Farmácia pela UFRGS. Doutor em Ciências Naturais pela Universidade de Münster, Alemanha.

Lilian Auler Mentz: Bacharel e Licenciada em História Natural. Professora Aposentada do Instituto de Biociências da UFRGS. Mestre e Doutora em Botânica pela UFRGS.

Pedro Ros Petrovick: Farmacêutico. Mestre em Farmácia pela UFRGS. Doutor em Ciências Farmacêuticas pela Universidade de Münster, Alemanha.

Alexandre T. Cardoso Taketa: Farmacêutico. Professor Pesquisador no Centro de Investigação em Biotecnologia da Universidade Autônoma do Estado de Morelos, México. Mestre em Ciências Farmacêuticas pela UFRGS. Doutor em Ciências Naturais pela Universidade de Bonn, Alemanha

Amélia T. Henriques: Farmacêutica. Professora Titular de Farmacognosia da Faculdade de Farmácia da UFRGS. Mestre em Química pela Universidade Federal do Rio de Janeiro (UFRJ). Doutora em Ciências Físicas (Química) pela Universidade de Paris XI, França.

Berta Maria Heinzmann: Farmacêutica. Professora Associada de Farmacognosia do Departamento de Farmácia Industrial da Universidade Federal de Santa Maria. Mestre em Ciências Farmacêuticas pela UFRGS. Doutora em Ciências Naturais pela Universidade de Bonn, Alemanha

Cid Aimbiré de Moraes Santos: Farmacêutico. Professor Titular de Farmacognosia do Departamento de Farmácia da Universidade Federal do Paraná (UFPR). Mestre em Produtos Naturais pela Universidade Federal da Paraíba. Doutor em Química Orgânica pela Universidade Victória de Manchester, Inglaterra.

Cristiane Loiva Reichert: Farmacêutica. Especialista em Farmacologia pela Universidade Paranaense. Mestre em Farmacologia pela UFSC. Doutoranda em Ciências Farmacêuticas pela UFPR.

Denise Dagnino: Bacharel em Biologia. Professora de Fisiologia Vegetal do Centro de Biociências e Biotecnologia da Universidade Estadual do Norte Fluminense. Doutora em Ciências da Matemática e da Natureza pela Universidade de Leiden, Holanda.

Edna Tomiko Myiake Kato: Farmacêutica-Bioquímica. Professora de Farmacognosia e Farmacobotânica da Faculdade de Ciências Farmacêuticas da Universidade de São Paulo (USP). Mestre e Doutora pela USP.

Elfriede Marianne Bacchi: Farmacêutica-Bioquímica. Professora Titular de Farmacognosia da Faculdade de Ciências Farmacêuticas da USP. Mestre em Fármacos e Medicamentos pela USP. Doutora em Ciências pela USP.

Fernão Castro Braga: Farmacêutico. Professor Titular do Setor de Farmacognosia/Fitoquímica da Faculdade de Farmácia da Universidade Federal de Minas Gerais (UFMG). Doutor em Química pela UFMG.

Flávio H. Reginatto: Farmacêutico. Professor Associado de Farmacognosia do Departamento de Ciências Farmacêuticas da UFSC. Doutor em Ciências Farmacêuticas pela UFRGS.

Gilsane Lino von Poser: Farmacêutica. Professora Titular de Farmacognosia da Faculdade de Farmácia da UFRGS. Doutora em Ciências Farmacêuticas pela UFRGS.

Grace Gosmann: Farmacêutica. Professora Titular de Planejamento de Fármacos da Faculdade de Farmácia da UFRGS. Mestre em Ciências Farmacêuticas pela UFRGS. Doutora em Ciências Farmacêuticas pela Universidade de Paris V, França.

Jennifer Munkert: Pesquisadora do Departamento de Biologia Farmacêutica da Universidade de Erlangen-Nürnberg, Alemanha. Doutora em Biologia Farmacêutica pela Universidade de Erlangen-Nürnberg, Alemanha.

Jan Schripsema: Farmacêutico. Professor Titular do Laboratório de Ciências Químicas da Universidade Estadual do Norte Fluminense. Mestre em Farmacognosia pela Universidade de Groningen, Holanda. Doutor em Ciências Naturais e Matemática pela Universidade de Leiden, Holanda.

Jarbas Alves Montanha: Farmacêutico. Professor Associado de Química Farmacêutica da Faculdade de Farmácia da UFRGS. Especialista em Farmacologia dos Produtos Naturais pela Universidade Federal de Pernambuco. Mestre em Farmácia pela UFRGS. Doutor em Ciências Biológicas e Saúde pela Universidade de Rennes I, França.

João Renato Stehmann: Biólogo. Professor Associado de Morfologia e Taxonomia do Departamento de Botânica do Instituto de Ciências Biológicas da UFMG. Mestre em Botânica pela UFRGS. Doutor em Biologia Vegetal pela Universidade Estadual de Campinas.

Jorge Alejandro Palermo: Químico. Professor Adjunto do Departamento de Química Orgânica da Faculdade de Ciências Exatas e Naturais da Universidade de Buenos Aires, Argentina. Especialista em Produtos Naturais Marinhos pela Universidade de Buenos Aires, Argentina. Doutor em Química pela Universidade de Buenos Aires, Argentina.

José Ângelo Silveira Zuanazzi: Farmacêutico. Professor Titular de Farmacognosia da Faculdade de Farmácia da UFRGS. Mestre em Ciências Farmacêuticas pela UFRGS. Doutor em Farmácia pela Universidade de Paris V, França.

José Maria Barbosa Filho: Farmacêutico. Professor Titular de Farmacognosia do Departamento de Ciências Farmacêuticas da Universidade Federal da Paraíba. Mestre em Farmácia pela UFRGS. Doutor em Química de Produtos Naturais pela USP.

Karen Luise Lang: Farmacêutica. Professora Adjunta de Farmacognosia e Química Farmacêutica do Departamento de Farmácia da Universidade Federal de Juiz de Fora. Mestre em Farmácia pela UFSC. Doutora em Química pela UFSC.

Leandro Santoro Hernandes: Farmacêutico-Bioquímico. Mestre e Doutor em Ciências pela USP.

Lilian Sibelle Campos Bernardes: Farmacêutica-Bioquímica. Professora Adjunta de Química Farmacêutica do Departamento de Ciências Farmacêuticas da UFSC. Mestre e Doutora em Ciências Farmacêuticas pela USP-Ribeirão Preto.

Luiz Alberto Lira Soares: Farmacêutico. Professor Associado de Farmacognosia no Curso de Farmácia da Universidade Federal de Pernambuco. Mestre e Doutor em Ciências Farmacêuticas pela UFRGS com período sanduíche na Universidade de Tübingen, Alemanha.

Luiz Carlos Klein-Júnior: Farmacêutico. Mestre em Ciências Farmacêuticas pela Universidade do Vale do Itajaí. Doutor em Ciências Farmacêuticas pela UFRGS e pela Universidade Livre de Bruxelas, Bélgica.

Maique Weber Biavatti: Farmacêutica. Professora Adjunta de Farmacognosia do Departamento de Ciências Farmacêuticas da UFSC. Mestre em Química pela UFPR. Doutora em Química pela Universidade Federal de São Carlos.

Marcos Sobral: Botânico. Professor Adjunto de Taxonomia vegetal do Departamento de Ciências Naturais da Universidade Federal de São João Del-Rei. Doutor em Botânica pela UFMG.

Mareni Rocha Farias: Farmacêutica. Professora Associada do Departamento de Ciências Farmacêuticas da UFSC. Mestre em Farmácia pela UFRGS. Doutora em Ciências Naturais pela Universidade de Bonn, Alemanha.

Margareth Linde Athayde: (*In Memorian*) Farmacêutica. Doutora em Ciências Farmacêuticas pela UFRGS.

Maria das Graças Lins Brandão: Farmacêutica. Professora de Farmacognosia da Faculdade de Farmácia da UFMG. Doutora em Ciências pela UFMG.

Maria Tereza Rojo de Almeida: Farmacêutica. Mestre em Ciências Farmacêuticas pela UFSC. Doutora em Química Orgânica pela Faculdade de Ciências Exatas e Naturais da Universidade de Buenos Aires, Argentina.

Miriam de Barcellos Falkenberg: Farmacêutica. Professora Titular de Química Farmacêutica do Departamento de Ciências Farmacêuticas da UFSC. Mestre em Farmácia pela UFRGS. Doutora em Química Farmacêutica pela Universidade de Bonn, Alemanha.

Raquel Bridi: Farmacêutica. Professora Assistente de Botânica e Farmacognosia da Faculdade de Química da Pontifícia Universidade Católica do Chile. Mestre em Ciências Farmacêuticas pela UFRGS. Doutora em Ciências Biológicas - Bioquímica pela UFRGS.

Rodrigo Maia de Pádua: Farmacêutico. Professor Adjunto de Farmacognosia e Fitoquímica da Faculdade de Farmácia da UFMG. Mestre em Ciências Farmacêuticas pela UFMG. Doutor em Ciências Naturais pela Universidade de Erlangen Nuremberg, Alemanha.

Rogelio Pereda-Miranda: Biólogo. Professor e Pesquisador Titular da Faculdade de Química da Universidade Nacional Autônoma do México. Especialista em Química de Produtos Naturais de Origem Vegetal. Mestre em Ciências Químicas pelo Instituto Politécnico Nacional, México. Doutor em Farmácia pela Universidade Nacional Autônoma do México.

Sérgio Augusto de Loreto Bordignon: Biólogo. Professor Adjunto de Botânica do Centro Universitário La Salle. Mestre em Botânica pela UFRGS. Doutor em Ciências Farmacêuticas pela UFRGS.

Silvana Maria Zucolotto: Farmacêutica. Professora Adjunta de Farmacognosia do Departamento de Farmácia da Universidade Federal do Rio Grande do Norte. Mestre em Farmácia pela UFSC. Doutora em Farmácia pela UFSC, com período sanduíche na

Universidade Nacional de Colômbia, Bogotá, Colômbia.

Stela Maris Kuze Rates: Farmacêutica. Professora Titular de Farmacognosia e Fitomedicamentos da Faculdade de Farmácia da UFRGS. Especialista em Farmacologia de Produtos Naturais pela Universidade Federal de Mato Grosso e Escola Paulista de Medicina. Mestre em Farmácia pela UFRGS. Doutora em Ciências pela Universidade Federal de São Paulo.

Suzana da Costa Santos: Farmacêutica. Professora Titular de Química do Instituto de Química da Universidade Federal de Goiás. Mestre em Química de Produtos Naturais pela UFRJ. Doutora em Química de Produtos Naturais pela Universidade de Strathclyde, Reino Unido.

Suzelei de Castro França: Química. Professora Titular de Bioquímica, Cultura de Células e Tecidos, Manipulação Genética de Culturas in vitro da Universidade de Ribeirão Preto. Mestre em Bioquímica pela USP.

Doutora em Biotecnologia pela Universidade de Londres, Inglaterra.

Thalita Gilda Santos: Farmacêutica. Professora de Análise Instrumental do Centro Universitário Autônomo do Brasil, Mestre em Química pela Universidade Regional de Blumenau. Doutora em Química pela UFPR.

Valquiria Linck Bassani: Farmacêutica. Professora Titular de Farmacotecnia da Faculdade de Farmácia da UFRGS. Mestre em Farmácia pela UFRGS. Doutora em Bases Físico-químicas em Inovação Farmacêutica pela Universidade de Montpellier I, França.

Volker Spitzer: Farmacêutico. Vice-Presidente da Consulting and Strategic Innovation GmbH, Berlim, Alemanha. Doutor pela Universidade de Bonn, Alemanha.

Wolfgang Kreis: Biólogo. Professor Titular de Biologia Farmacêutica na Universidade de Erlangen-Nürnberg, Alemanha. Doutor em Ciências Naturais pela Universidade de Tübingen, Alemanha.

Apresentação

Em agosto de 1999, os organizadores tiveram a louvável iniciativa de publicar a obra Farmacognosia: da planta ao medicamento. Foi uma decisão importante, que contribuiu para sanar a lacuna decorrente da não disponibilidade de textos científicos em língua portuguesa, para difundir a evolução dos conhecimentos sobre plantas medicinais. O objetivo principal da obra era a divulgação de conhecimentos visando à formação de recursos humanos qualificados. Já em sua 1ª edição foi manifestado o compromisso dos organizadores com a atualização da obra face ao contínuo desenvolvimento do tema – compromisso atendido ao longo dos anos com as publicações de novas edições revisadas e ampliadas. O interesse que a obra tem despertado pode ser avaliado pelos cerca de trinta mil exemplares distribuídos ao longo dos últimos anos.

Com o objetivo de acompanhar o desenvolvimento e a evolução na produção do conhecimento científico, bem como de fornecer o necessário embasamento para o aproveitamento racional de nossa biodiversidade, a abordagem da obra anterior foi revisada para um contexto mais atual e é lançada agora como *Farmacognosia: do produto natural ao medicamento*, envolvendo os produtos naturais de outras fontes, além do reino vegetal.

Durante séculos, os medicamentos eram basicamente de origem natural, mas a partir do século XIX alterações importantes passarem a ser observadas nesse contexto. Componentes de plantas e outros organismos vivos passaram a representar excelentes fontes para novos medicamentos, como substâncias puras ou matéria-prima para processos de sínteses, pequenas alterações moleculares ou de biotransformação, entre outros. Em vista dessas mudanças, a abordagem da obra foi ampliada, focando não só as plantas medicinais, mas também outras fontes de produtos naturais, abundantes em nosso país. O Brasil possui reconhecidamente uma vasta, rica e complexa biodiversidade, graças à exuberância de nossas matas e florestas e à vasta extensão de nossas fronteiras marítimas, maravilhosas e renováveis fontes de novos produtos naturais. Convictos de nosso potencial e capacidade, temos urgência em gerar conhecimentos e formar recursos humanos qualificados para a utilização racional dos produtos naturais, sendo fundamental disponibilizarmos obras de referência para subsidiar esta ação.

Estruturalmente, este novo livro mantém forma semelhante à anterior, tendo ocorrido, entretanto, a inclusão de 6 novos capítulos, 7 outros estão apresentados com novas versões por novos autores e 15 capítulos tiveram suas versões atualizadas pelos mesmos autores anteriores. No conjunto, a obra é composta por 28 capítulos, com pequena redução em relação à edição anterior. Deve ser enfatizado que todos os capítulos foram revisados, ocorrendo, no mínimo, atualização de conteúdo: as alterações ocorreram principalmente com vistas a ampliar a abordagem do tema, o que se torna mais evidente na primeira parte da obra, que trata da biodiversidade e do desenvolvimento de fármacos e medicamentos.

Em resumo, este livro se constitui em obra de referência para os cursos de graduação em Farmácia, nos quais a Farmacognosia é disciplina obrigatória e tem inspirado por décadas o desenvolvimento de fármacos e medicamentos. Também é recomendada sua inclusão entre as referências bibliográficas dos cursos de graduação e pós-graduação, bem como nos laboratórios de ensino e pesquisa, sempre que houver o envolvimento com produtos naturais, de diferentes origens, fármacos e medicamentos.

Prof. Dr. João Luis Callegari Lopes
Professor Titular da Faculdade de
Ciências Farmacêuticas de Ribeirão/USP.

Prefácio

Farmacognosia: do produto natural ao medicamento sucede a obra *Farmacognosia: da planta ao medicamento*, que teve sua 1ª edição em 1999. Na 5ª edição, publicada em 2003, a maioria dos capítulos foi revisada, e a partir dela foram feitas duas reimpressões, uma em 2007 e a última em 2010. Estima-se que, neste período de 17 anos, cerca de 30 mil exemplares foram distribuídos, demonstrando o interesse por essa obra, o que nos motivou a preparar este novo livro.

De uma forma geral, este livro está estruturado de forma semelhante ao anterior, mas com uma abordagem atualizada e adequada para considerar, quando pertinente, matérias-primas, produtos derivados e fármacos provenientes também de outras fontes, além do reino vegetal.

Produtos de origem natural, em especial de fontes vegetais e animais, desde que considerados sob aspectos estratégicos racionais, estão recebendo, mundialmente, atenção especial, já que podem constituir matérias-primas sustentáveis e renováveis, em contraposição aos produtos fósseis de reservas finitas.

Cada capítulo apresenta algumas sugestões para leitura e, adicionalmente, ao final de cada um deles, foram resumidos os pontos-chave abordados, buscando, dessa forma, ressaltar o que é imprescindível para a consolidação do conhecimento relativo a cada tema específico. Além disso, foram elaborados dois índices: um geral e um específico com a designação científica dos organismos abordados.

Falhas poderão ter ocorrido nesses e em outros aspectos. Por isso, críticas e sugestões serão muito bem-vindas para eventuais correções. Assim, contamos com o apoio dos leitores para o aprimoramento desta obra.

Para finalizar, gostaríamos de agradecer aos autores dos capítulos pela disponibilidade e dedicação, materializando a preocupação e o reconhecimento da responsabilidade em fornecer um texto básico, conciso e atual, que servirá, com certeza também, como suporte às atividades de ensino na área de Farmacognosia e afins. Além disso, registramos nossos agradecimentos à equipe editorial do Grupo A, pela dedicação na viabilização deste livro.

Os organizadores

Farmacopeias citadas neste livro

BP 2014: British Pharmacopoeia. London: The Stationery Office; 2014.

Farm.Bras. II: Farmacopeia dos Estados Unidos do Brasil. 2. ed. São Paulo: Siqueira; 1959.

Farm.Bras. III: Farmacopeia Brasileira. 3. ed. São Paulo: Andrei; 1977.

Farm.Bras. IV: Farmacopeia Brasileira. 4. ed. São Paulo: Atheneu; 1988.

FB 5: Agência Nacional de Vigilância Sanitária (BR). Farmacopeia Brasileira. 5. ed. Brasília: Anvisa; 2010. 2 v. Disponível em: <www.anvisa.gov.br/hotsite/cd_farmacopeia/pdf/Volume%201.pdf> (volume 1); <www.anvisa.gov.br/hotsite/cd_farmacopeia/pdf/volume2.pdf> (volume 2)

FHB 3: Agência Nacional de Vigilância Sanitária (BR). Farmacopeia Homeopática Brasileira. 3. ed. Brasília: Anvisa; 2011. Disponível em: <http://www.anvisa.gov.br/hotsite/farmacopeiabrasileira/conteudo/3a_edicao.pdf>

Ph.Eur. 8.0: European Pharmacopoeia. 8th ed. Strasbourg: Council of Europe; 2013.

Pharm.Bras. I: Pharmacopeia dos Estados Unidos do Brasil. São Paulo: Nacional; 1926.

USP38/NF33: United States Pharmacopeia; National Formulary. 38th/33th editions. Rockville: United States Pharmacopeial Convention; 2014.

Abreviaturas de nome de açúcares e aminoácidos segundo a IUPAC

AÇÚCARES

Alose = alo
Apiose = api
Arabinose = ara
Galactose = gal
Glicose = glc
Frutose = fru
Lactose = lac
Manose = man
Ramnose = ram
Xilose = xil

AMINOÁCIDOS

Alanina = ala
Arginina = arg
Asparagina = asn
Aspartato (ácido aspártico) = asp
Cisteina = cis
Fenilalanina = fala
Glicina = gli
Glutamato = glu
Glutamina = gln
Histidina = his
Isoleucina = ile
Leucina = leu
Lisina = lis
Metionina = met
Ornitina = orn
Prolina = pro
Serina = ser
Treonina = tre
Triptofano = trp
Tirosina = tir
Treonina = tre
Valina = val

Sumário

Parte I
Biodiversidade e o desenvolvimento de fármacos e medicamentos

1 Biodiversidade no Brasil 1
João Renato Stehmann, Marcos Sobral

2 Nomenclatura e identificação de plantas e outros organismos 11
Sérgio Augusto de Loreto Bordignon, Lilian Auler Mentz

3 A quimiotaxonomia na sistemática dos seres vivos 23
Gilsane Lino von Poser

4 Importância dos registros históricos na investigação e utilização de produtos naturais 29
Maria das Graças Lins Brandão

5 Bioprocessos inovadores para a produção de metabólitos ativos de plantas 39
Suzelei de Castro França

6 Avaliação da eficácia e segurança de produtos naturais candidatos a fármacos e medicamentos 53
Fernão Castro Braga, Stela Maris Kuze Rates, Cláudia Maria Oliveira Simões

7 Introdução à análise fitoquímica 69
Flávio H. Reginatto

8 Qualidade de insumos farmacêuticos ativos de origem natural 83
Luiz Alberto Lira Soares, Mareni Rocha Farias

9 Produtos naturais e o desenvolvimento de fármacos 107
Lilian Sibelle Campos Bernardes, Karen Luise Lang,
Pedro Ros Petrovick, Eloir Paulo Schenkel

10 Desenvolvimento tecnológico de produtos
farmacêuticos a partir de produtos naturais 129
Valquiria Linck Bassani, Pedro Ros Petrovick

Parte II
Grupos de metabólitos vegetais

11 Biossíntese de metabólitos primários e secundários 147
Wolfgang Kreis, Jennifer Munkert, Rodrigo Maia de Pádua

12 Óleos voláteis 167
Berta Maria Heinzmann, Volker Spitzer, Cláudia Maria Oliveira Simões

13 Polissacarídeos 185
Gilsane Lino von Poser

14 Lignanas, neolignanas e seus análogos 197
José Maria Barbosa Filho

15 Flavonoides 209
José Ângelo Silveira Zuanazzi, Jarbas Alves Montanha,
Silvana Maria Zucolotto

16 Taninos 235
João Carlos Palazzo de Mello, Suzana da Costa Santos

17 Quinonas 249
Miriam de Barcellos Falkenberg

18 Heterosídeos cardioativos 271
Stela Maris Kuze Rates, Raquel Bridi, Fernão Castro Braga,
Cláudia Maria Oliveira Simões

19 Saponinas 285
Margareth Linde Athayde[†], Alexandre T. Cardoso Taketa,
Grace Gosmann, Eloir Paulo Schenkel

20 Alcaloides: generalidades e aspectos básicos 305
Luiz Carlos Klein-Júnior, Amélia T. Henriques

21 Alcaloides quinolínicos 317
*Cid Aimbiré de Moraes Santos, Cristiane Loiva Reichert,
Thalita Gilda Santos*

22 Alcaloides isoquinolínicos 331
*Cid Aimbiré de Moraes Santos, Cristiane Loiva Reichert,
Thalita Gilda Santos*

23 Alcaloides tropânicos 349
*Leandro Santoro Hernandes, Edna Tomiko Myiake Kato,
Elfriede Marianne Bacchi*

24 Alcaloides indólicos 367
Jan Schripsema, Denise Dagnino

25 Alcaloides pirrolizidínicos 389
Maique Weber Biavatti, Rogelio Pereda-Miranda

26 Metilxantinas 403
Stela Maris Kuze Rates

27 Alucinógenos naturais: etnobotânica
e psicofarmacologia 417
Rogelio Pereda-Miranda, Alexandre T. Cardoso Taketa

28 Produtos naturais de origem marinha e o
desenvolvimento de fármacos e medicamentos 437
Maria Tereza Rojo de Almeida, Jorge Alejandro Palermo

Índice de nomes científicos 465
Índice 473

Parte I Biodiversidade e o desenvolvimento de fármacos e medicamentos

1

Biodiversidade no Brasil

João Renato Stehmann, Marcos Sobral

Introdução	1
Quantas espécies existem no planeta?	2
Quantas espécies existem no Brasil?	3
Lacunas de conhecimento – o exemplo das angiospermas	5
Espécies ameaçadas de extinção	6
Pontos-chave deste capítulo	7
Referências	8

Introdução

Biodiversidade é entendida como a "[...] variabilidade de organismos vivos de todas as origens, incluindo, entre outros, os ecossistemas terrestres, marinhos e outros ecossistemas aquáticos, e os complexos ecológicos de que fazem parte; compreendendo, ainda, a diversidade dentro de espécies, entre espécies e ecossistemas".[1] O termo foi cunhado por Walter G. Rosen quando organizou o Fórum Nacional sobre Biodiversidade, ocorrido nos Estados Unidos em 1986. Seu uso consolidou-se anos mais tarde com a publicação do livro *Biodiversity*, que continha os resultados do evento.[2] Um segundo volume denominado *Biodiversity II* foi publicado em seguida, ampliando as abordagens sobre o tema.[3] A partir da utilização por diferentes áreas da ciência, a expressão adquiriu complexidade e múltiplas dimensões.[4]

A grande preocupação da época decorria das discussões sobre extinções causadas pelo homem e da necessidade de se documentar a vida na Terra, ainda incompletamente conhecida. Extinções são processos naturais, e o planeta já vivenciou pelo menos cinco eventos de grande magnitude – o último no final do Cretáceo, há cerca de 65 milhões de anos, extinguindo, entre outros grupos, os dinossauros. Centenas de milhares de espécies já foram extintas e hoje são conhecidas apenas por meio de registros fósseis. Contudo, estimativas indicam que a perda de espécies resultante de ações humanas é, atualmente, de 100 a 1.000 vezes maior do que a natural, já tendo causado a extinção (silenciosa) de milhares delas.[5]

Alguns cientistas acreditam que um sexto evento de extinção esteja em curso no período denominado informalmente como Antropoceno, que corresponde ao período relacionado às atividades da nossa espécie, *Homo sapiens*. Essa perda de Biodiversidade implica não somente o empobrecimento genético, levando, em última consequência, à extinção de espécies, mas também apresenta uma dimensão muito maior, afetando direta ou indiretamente a economia, a saúde e o bem-estar do ser humano.[6]

Nesse contexto, um marco importante foi a realização da Conferência das Nações Unidas sobre o Meio Ambiente e o Desenvolvimento, também conhecida como

Eco-92, realizada no Rio de Janeiro em 1992. No evento, foi aprovada a Convenção sobre a Diversidade Biológica (CDB), ratificada por 168 países, propondo regras para assegurar a conservação da Biodiversidade, seu uso sustentável e a justa repartição dos benefícios provenientes do uso econômico dos recursos genéticos, respeitada a soberania de cada nação sobre o patrimônio existente em seu território.[1] Esse marco foi importante devido à questão da Biodiversidade ter entrado, a partir dele, na agenda oficial dos países signatários, responsáveis pela gestão do patrimônio natural biológico presente em seus territórios. Metas são propostas a cada década na tentativa de assegurar o cumprimento da convenção e avançar efetivamente nas estratégias de conservação e uso sustentável da Biodiversidade. O inventário das espécies ocorrentes no planeta é uma das metas assumidas na década passada e uma questão primordial ainda não respondida.

Quantas espécies existem no planeta?

O primeiro problema a ser resolvido para se responder à pergunta de quantas espécies há no planeta está na classificação dos organismos a ser utilizada. Atualmente, as classificações se norteiam pelas análises filogenéticas, hierarquizando os *taxa* de acordo com seu parentesco. Ainda não há, contudo, uma árvore filogenética completa que inclua todos os organismos conhecidos, consolidando uma classificação estável.[7] Apesar de não haver um consenso, utiliza-se aqui a proposta de reconhecimento de dois super-reinos: os procariontes e os eucariontes. O primeiro grupo abriga os reinos Archaea e Bacteria, ao passo que o segundo, os reinos Protozoa, Chromista, Plantae, Animalia e Fungi.[8]

Para se ter uma dimensão do problema de documentar a Biodiversidade, é necessário pensar que hoje se conhece de forma elementar (espécies descritas e catalogadas com base na morfologia e batizadas pela nomenclatura lineana) aproximadamente 1,5 milhão de espécies de um total de cerca de 11 milhões estimadas. Esse montante significa apenas 13% do conjunto de espécies com as quais compartilhamos a vida no planeta. As maiores lacunas entre os eucariontes (Eukaryota) encontram-se associadas aos fungos e aos animais, cujo número de espécies a ser descrito é ainda muito grande. Já em relação aos procariontes (Prokaryota), as estimativas atuais são totalmente inconsistentes, tendo em vista o grande número de *taxa* não descrito,[9] além das incertezas quanto à validade da aplicabilidade do conceito de espécie utilizado para eucariontes no estudo do mundo microbiológico.[10] Assim, discute-se a seguir a diversidade centrada apenas nos fungos (Fungi), animais (Animalia) e plantas (Plantae), principais representantes dos eucariontes.

Os fungos são tradicionalmente estudados pelos micologistas e englobam diversas linhagens, algumas tratadas como pertencentes a reinos distintos. Os cogumelos, representantes dos Basidiomycota, são os mais bem estudados, enquanto os endofíticos e os fungos liquenizados (Ascomycota) são menos conhecidos (estes últimos associados a algas ou cianobactérias). As estimativas de riqueza para fungos são muito díspares, variando de cerca de 600 mil até mais de 5 milhões de espécies.[11]

Para os animais, estimativas conservadoras indicam a possível existência de quase 10 milhões de espécies, das quais apenas cerca de 10% já estariam catalogadas.[12] A maior riqueza é encontrada nos artrópodes (Arthropoda), com quase 900 mil espécies descritas. Algumas projeções estimam que o grupo possa ter entre 2,4 e 20 milhões de espécies, o que indicaria que se conhece, na melhor das hipóteses, apenas cerca de 37% das espécies.[13,14] Dentro dele, destacam-se os insetos, que são extremamente diversificados, sobretudo nas florestas das regiões tropicais. Os cordados (Chordata), que incluem, entre outros, os peixes, répteis, anfíbios, aves e mamíferos, têm uma riqueza global catalogada de 62 mil espécies, podendo ser considerados um dos grupos mais bem estudados. Os peixes abarcam metade da diversidade do grupo, com mais de 31 mil espécies descritas, seguidos das aves, com 10 mil espécies. Ainda em relação aos cordados, projeções indicam que se conhece apenas um terço da riqueza dos anfíbios, grupo que precisa ser mais bem investigado.[15]

Para plantas (excluindo algas), há um catálogo global que registra mais de um milhão de nomes e cerca de 350 mil espécies aceitas, sendo a maior riqueza encontrada nas angiospermas (304.000), seguida das briófitas (20.000), pteridófitas (13.000) e gimnospermas (1.000).[16] Parte da lista não foi ainda conferida por taxonomistas, podendo haver diversos sinônimos passíveis de serem excluídos.

As briófitas são plantas avasculares (i.e., sem tecidos vasculares condutores de líquidos e nutrientes) que costumam crescer em locais úmidos e originadas provavelmente há mais de 400 milhões de anos, representando o grupo-irmão do restante das plantas terrestres, do qual é provável que as linhagens de plantas vasculares derivaram. Três linhagens de briófitas são reconhecidas: os musgos, as hepáticas e os antóceros, sendo os primeiros os mais ricos, com cerca de 12,7 mil espécies.[17] Os demais grupos de plantas terrestres, as pteridófitas, gimnospermas e angiospermas, diferem das briófitas pela presença de tecidos vasculares em sua estrutura, sendo chamados coletivamente de plantas vasculares. As pteridófitas têm duas linhagens distintas: as licófitas e as monilófitas, estas últimas correspondendo em grande parte às samambaias, o grupo mais diversificado, com cerca de 12 mil espécies. As pteridófitas não produzem sementes, o que as distingue primariamente das gimnospermas e angiospermas.

As gimnospermas tiveram seu apogeu no passado, mas muitos grupos foram extintos e são conhecidos somente a partir de registros fósseis. Restaram três ou quatro linhagens, sendo o grupo das coníferas, que inclui os pinheiros e os ciprestes, o mais diversificado, abarcando cerca de 600 espécies. As angiospermas têm como caracteres únicos flores e frutos, inovações evolutivas que ajudaram a garantir o sucesso do grupo. Duas linhagens, as eudicotiledôneas e as monocotiledôneas, são as mais diversificadas e dominam a cobertura vegetal terrestre. Em termos de riqueza, são destaques as famílias Asteraceae (23.000 espécies), Orchidaceae (19.500 espécies), Fabaceae (18.000 espécies) e Poaceae (9.700 espécies). O último grupo, também conhecido como gramíneas, é extremamente importante na alimentação humana, pois está presente em 70% da superfície cultivada do planeta e fornece metade das calorias consumidas.[18]

Entender como a Biodiversidade se distribui no planeta tem sido o objeto de estudo da área da ciência chamada de Biogeografia. Sabe-se que a riqueza não se distribui uniformemente como consequência de padrões e processos evolutivos dos seres vivos e de cada região. Também se sabe que a Biodiversidade terrestre é mais bem documentada do que a marinha, que espécies maiores são mais bem conhecidas do que as menores e que muitas das espécies novas descritas em geral possuem distribuição restrita (endêmicas), nascendo já em risco de extinção.[14]

Quantas espécies existem no Brasil?

O Brasil é considerado um país megadiverso, com uma biota estimada entre 170 e 210 mil espécies, o que corresponde a cerca de 13% da riqueza mundial.[19] Esses números devem ser analisados com cautela, tendo em vista a dimensão do território nacional (mais de 8,5 milhões de quilômetros quadrados), a complexidade dos ecossistemas e a desigual documentação científica existente, concentrada nas Regiões Sudeste e Sul.

Com relação aos fungos ocorrentes no Brasil, foram catalogados até o momento 1.246 gêneros e 5.719 espécies, distribuídos em 13 filos e 102 ordens, grandeza que está longe da real diversidade existente e que foi estimada em 13 a 14 mil espécies.[19,20] Os grupos mais representativos foram os Basidiomycota e os Ascomycota, com 2.741 e 1.881 espécies, respectivamente. Recentemente foram descritas 75 novas espécies de fungos liquenizados (Ascomycota) somente para o estado de Rondônia, mostrando a lacuna de conhecimento que representa a Amazônia.[21]

O Catálogo taxonômico da flora do Brasil, uma iniciativa para reunir informações sobre a biota animal ocorrente no país e que contou com a participação de mais de 500 pesquisadores, registrou 116 mil espécies de animais, com a maior riqueza encontrada nos artrópodes (com quase 94 mil espécies) e cordados (com mais de 9 mil espécies). Entre os grupos de destaque, podem-se mencionar os peixes ósseos (cerca de 4.400), os moluscos (com quase 3.100 espécies), as aves (quase 3.000), os anelídeos (com cerca de 1.600 espécies) e os anfíbios (pouco mais de 1.000 espécies).[22] Em termos gerais, os dados coincidem com as estimativas prévias de riqueza realizadas para a fauna brasileira.[17]

As plantas estão entre os grupos mais bem estudados no Brasil, graças aos esforços iniciados na última década para o seu inventário que culminaram na produção de listagens bastante completas.[23-27] Reconhece-se a ocorrência de 34.916 espécies, sendo 19.187 (55%) endêmicas do Brasil (Quadro 1.1).[24-26] Além disso, foram registradas 4.747 espécies de algas e cianobactérias (grupos modernamente incluídos em outros reinos) como esforço para inventário de grupos predominantemente associados a ambientes aquáticos. A maior riqueza de espécies está centrada nas angiospermas, com cerca de 32 mil espécies, das quais 19 mil (57%) crescem de forma exclusiva no território brasileiro. Em termos de riqueza, destacam-se as famílias Fabaceae, Orchidaceae, Asteraceae, Rubiaceae, Melastomataceae, Bromeliaceae, Poaceae, Myrtaceae, Euphorbiaceae e Malvaceae, que, juntas, agregam quase metade da riqueza do conjunto das angiospermas.[24]

O sucesso da família Fabaceae, também conhecida como Leguminosae, está associado à estratégia de fixação biológica de nitrogênio, realizada nos nódulos presentes nas raízes. Isso permitiu que o grupo ocupasse e se diversificasse na região tropical, em especial nas áreas com solos pobres e lixiviados. No Brasil, é bem representada em praticamente todas as formações vegetais, mas sobretudo na Amazônia e na Caatinga. A família Orchidaceae possui riqueza centrada nas áreas florestais, onde é predominantemente epifítica, com uma infinidade de espécies ornamentais. Suas estratégias reprodutivas e ecológicas permitiram uma grande diversificação, sobremaneira na Mata Atlântica.[28]

Quadro 1.1 Número de espécies de plantas registradas para o Brasil, com indicação do número e percentual de endêmicas e ameaçadas de extinção[24-26]

Grupos	Espécies	Espécies endêmicas	Espécies ameaçadas
Briófitas	1.554	304 (19,6%)	17 (1,1%)
Licófitas e samambaias	1.253	460 (36,7%)	94 (7,5%)
Gimnospermas	23	2 (8,7%)	4 (17,4%)
Angiospermas	32.086	18.421 (57,4%)	1.998 (6,2%)
TOTAL	34.916	19.187 (55%)	2.113 (6,0%)

Lacunas de conhecimento – o exemplo das angiospermas

Ainda que as plantas estejam entre os grupos mais bem estudados no Brasil – ou talvez especialmente por isso –, há razões para se acreditar que, pelo menos no caso específico das angiospermas, seu conhecimento ainda tem lacunas importantes a serem destacadas.

A condição mais básica para um adequado conhecimento da Biodiversidade é uma amostragem satisfatória dela – isto é, a existência de boas coleções científicas dos organismos que são o objeto de estudo das ciências biológicas: os acervos de instituições como museus, herbários, jardins botânicos e zoológicos. A qualidade desses acervos tem consequências diretas sobre a qualidade do conhecimento da diversidade biológica.

Os acervos de plantas especificamente utilizados na sua descrição nomenclatural – como já dito, o primeiro passo para o conhecimento de uma espécie – estão em museus e herbários, que guardam amostras de plantas adequadamente desidratadas (chamadas tecnicamente de exsicatas) e organizadas de acordo com suas relações filogenéticas. Essas coleções variam em tamanho e representatividade; instituições antigas como o Museu de História Natural de Paris, com amostras de plantas de diversos continentes, abrigam acervos de mais de 9 milhões de exsicatas. Em termos de comparação, o maior herbário do Brasil, no Jardim Botânico do Rio de Janeiro, tem um acervo de pouco mais de 600 mil exsicatas. Existem hoje cerca de 3 mil coleções científicas de plantas no mundo, guardando um total de 350 milhões de exsicatas reunidas ao longo de 400 anos de trabalho botânico.[29]

Como uma amostragem adequada da Biodiversidade é fundamental para sua correta avaliação, instrumentos que possibilitem a avaliação da qualidade dessa amostragem são ferramentas importantes. No que diz respeito ao conhecimento botânico de uma região, a quantidade de material ali coletada pode ser avaliada pelos chamados índices de suficiência amostral, que são a relação entre o número de coletas realizadas e a área estudada. Há na literatura botânica referência a dois índices de suficiência amostral: o índice de Campbell[30] e o de Shepherd.[31]

O índice de Campbell considera satisfatório, para regiões tropicais, a existência de uma coleta por quilômetro quadrado; já o índice de Shepherd aumenta essa proporção para três coletas por quilômetro quadrado. O uso dos índices de suficiência permite o diagnóstico de áreas escassamente exploradas e a consequente elaboração de estratégias para preencher essas lacunas de conhecimento. Tal avaliação, porém, tem de ser cuidadosa, pois, em certas situações, áreas com elevados índices de coletas/km² são o resultado de superamostragens extremamente localizadas – como coletas feitas em estradas planas que cruzam regiões montanhosas de acesso mais difícil – cujo índice de suficiência mascara o escasso conhecimento da diversidade local.

No caso do Brasil, os 6 milhões de amostras divididos pela área do país, de aproximadamente 8.516.000 km², resultam em um valor em torno de 0,7 coleta/km², inferior ao índice de Campbell.[32] Para fins de comparação, é interessante confrontar esses resultados com a quantidade planetária de coletas.[29] Os 350 milhões de amostras divididos pela área dos continentes do planeta, de cerca de 149.000.000 km², resultam em uma quantidade de 2,3 coletas/km², comparativamente mais elevada.[33] Ainda que esse resultado deva ser considerado com reserva, ele é sugestivo da escassez de coletas no Brasil. Independentemente da quantidade de coletas – já em si indicativa de lacunas de conhecimento –, o trabalho de identificação botânica desse material levado a cabo pela comunidade científica é também uma eloquente demonstração da ainda limitada compreensão que se tem da Biodiversidade brasileira, pelo menos no que diz respeito às plantas com flores, exatamente o grupo com maior número de representantes.

A identificação até o nível específico dos milhões de exsicatas guardadas nos herbários brasileiros é uma tarefa lenta que atualmente mobiliza algumas centenas de profissionais. Ao longo desse trabalho, não apenas a distribuição das diferentes espécies nos vários biomas brasileiros é mais bem conhecida e mapeada, mas também são dadas a conhecer numerosas espécies até então desconhecidas para a ciência, as assim chamadas espécies novas (*nova*, não custa salientar, é um termo técnico referente ao advento de sua descrição – *nova* porque, até então, não se sabia de sua existência, mas sem qualquer tipo de alusão ao evento de especiação que a originou). Nunca é demais ressaltar o grande valor dessas descobertas, que ampliam a compreensão que se tem dos ambientes onde foram encontradas e demonstram que sua real diversidade biológica ainda não foi totalmente apreendida.

No caso específico das angiospermas, há dados que mostram que, entre 1990 e 2006, foram descritas para o Brasil 2.875 novas espécies, ao ritmo aproximado de uma espécie nova dada a conhecer a cada dois dias.[34] Esses dados são significativos no que diz respeito à extensão do conhecimento da flora brasileira. Dados posteriores (Sobral & Stehmann, dados não publicados) revelam que, no período entre 2007 e 2015, foram adicionadas a essas mais de 1.900 outras novas espécies, em um ritmo de produção equivalente àquele observado no período anterior.

Uma análise da distribuição geográfica dessas espécies novas aponta lacunas interessantes de conhecimento.[34] O Brasil possui cinco biomas: Floresta Amazônica (ocupando 49% do território brasileiro), Mata Atlântica (13%), Caatinga (9%), Cerrado (24%), Pampa (3%) e Pantanal (2%). Comparando-se os dois grandes biomas florestais – a Floresta Amazônica e a Mata Atlântica –, 582 espécies (20% do total) foram descritas para a Floresta Amazônica e 1.194 (41%) para a Mata Atlântica. Como a Floresta Amazônica ocupa aproximadamente 49% do território brasileiro, e a Mata Atlântica, 13%, a disparidade entre as descobertas nos dois biomas é evidente. Como é improvável que a Mata Atlântica seja tão mais diversa do que a Floresta Amazônica conforme esses dados parecem sugerir, pode-se supor que essa diferença reflita a desigual amostragem de tais biomas. Dos 6 milhões de exsicatas nos herbários brasileiros, em torno de 700 mil coletas são provenientes dos estados da Região Norte do Brasil, o que equivale a cerca de 0,17 coleta/km².[35] Considerando-se essa escassez de material coletado, é plausível imaginar que coletas intensivas na Amazônia aumentem consideravelmente as informações sobre a diversidade biológica na região.

Se, por um lado, esses resultados indicam que há, no Brasil, imensas regiões inexploradas, por outro lado mostram claramente que até mesmo áreas intensamente amostradas ainda estão longe de ser devidamente conhecidas em sua diversidade. Ainda que os dados apresentados sejam restritos às angiospermas, não é descabido supor que a mesma situação se reflita nos outros grupos de plantas terrestres – em outras palavras, o conhecimento da Biodiversidade no Brasil ainda é um trabalho que está longe de ser concluído.

Espécies ameaçadas de extinção

A biologia da conservação é uma disciplina que estuda estratégias para conservação da diversidade biológica, envolvendo diferentes atores, como pesquisadores, tomadores de decisão e comunidades. As iniciativas, em geral, são focadas em áreas ou nas espécies.

No caso de áreas, algumas têm buscado reconhecer aquelas insubstituíveis para conservação, como os chamados *Hotspots* de Biodiversidade. Essas áreas possuem elevada riqueza, endemismos e encontram-se extremamente ameaçadas, com mais de 70% de sua cobertura original destruída. São reconhecidos hoje 34 *Hotspots* de Biodiversidade, cobrindo apenas 2,5% da superfície do planeta, mas contendo cerca de 50% das espécies de plantas e 42% das de vertebrados.[36,37] São considerados *Hotspots* a Mata Atlântica e o Cerrado, formações que estão distribuídas em sua maior parte no território brasileiro.

No caso de espécies, elas são avaliadas e classificadas quanto ao grau de ameaça, em geral seguindo critérios da União Internacional para a Conservação da Natureza (IUCN), podendo ser consideradas extintas (EW), ameaçadas [Criticamente em Perigo (CR), Em Perigo (EN) ou Vulnerável (VU)], quase ameaçadas ou não ameaçadas.[38] As espécies ameaçadas fazem parte dos livros vermelhos, tendo restrições de uso e sendo objeto de planos de ação que objetivam diminuir as pressões sobre as populações, evitando, assim, o processo de extinção. As maiores ameaças à Biodiversidade global têm sido atribuídas a exploração excessiva (37%), degradação e mudança do *habitat* (31%), perda de *habitat* (13%), mudanças climáticas (7%), espécies invasoras (5%), poluição (4%) e doenças (2%).

A lista das espécies da fauna brasileira ameaçada de extinção vigente inclui 1.173 espécies,[39,40] sendo 110 mamíferos, 234 aves, 80 répteis, 41 anfíbios, 353 peixes ósseos, 55 peixes cartilaginosos, 1 peixe-bruxa e 299 invertebrados. No total, são 448 espécies Vulneráveis, 406 Em Perigo, 318 Criticamente em Perigo e 5 Extintas na Natureza (outras cinco são consideradas extintas no território brasileiro). Ela é uma atualização da lista apresentada no livro vermelho publicado em 2008.[41] Para alguns grupos, como os artrópodes, a escassez de dados não permite que as espécies sejam adequadamente avaliadas.

Para plantas, a lista das espécies da flora brasileira ameaçada de extinção inclui 2.113 espécies,[42] sendo 1.998 angiospermas, 4 gimnospermas, 94 pteridófitas e 17 briófitas. Ao todo, são 495 espécies Vulneráveis, 1.142 Em Perigo, 467 Criticamente em Perigo e 9 Extintas na Natureza (outras cinco são consideradas extintas no território brasileiro). O *Livro vermelho da flora do Brasil*, contendo as espécies ameaçadas de extinção, publicado em 2013, inclui dados detalhados sobre cada espécie.[43] A maioria das espécies ameaçadas encontra-se na Mata Atlântica (1.544), seguidas pelo Cerrado (645), Caatinga (253), Pampa (120), Amazônia (87) e Pantanal (21). A maior riqueza de endemismos e de destruição ambiental a que foram submetidas as duas primeiras formações explicam o número absoluto de espécies ameaçadas.

Projeções de quantas espécies ameaçadas ainda estão para ser descobertas no Brasil têm sido realizadas e indicam que o número de espécies de anfíbios ameaçadas pode crescer 15%, e o de plantas endêmicas, de 10 a 50%, dependendo da região.[44] É importante lembrar que esses dados estão longe de representar efetivamente a Biodiversidade ameaçada, uma vez que não incluem indicadores de perda de diversidade genética ao nível populacional, sabidamente promotor de processos silenciosos de extinção. Muitas espécies ainda não foram sequer descritas, e diversas possivelmente já devem ter sido extintas.

O século XXI tem sido caracterizado pelo acelerado desenvolvimento científico e tecnológico, pelas mudanças globais que afetam o planeta em diferentes escalas e pela perda iminente de Biodiversidade. Nesse contexto, possuir uma das biotas mais ricas do planeta é, antes de tudo, uma fonte de oportunidades para o Brasil, em especial na pesquisa científica e tecnológica dos produtos naturais. O grande desafio posto a cada nação é a gestão de seu patrimônio natural mediante práticas sustentáveis que não acarretem perda de Biodiversidade, o que privaria as futuras gerações de conhecê-las.

Pontos-chave deste capítulo

Biodiversidade é o conjunto de organismos vivos de todas as origens, incluindo, entre outros, os ecossistemas terrestres, marinhos e outros ecossistemas aquáticos, e os complexos ecológicos de que fazem parte, compreendendo ainda a diversidade dentro de espécies, entre espécies e ecossistemas.

O número de espécies descritas é de aproximadamente 1,5 milhão dentro de um universo estimado em cerca de 11 milhões, o que significa que se conhece apenas 13% do conjunto de espécies com as quais compartilhamos a vida no planeta. Os eucariontes são mais bem conhecidos do que os procariontes; entre os eucariontes, a maior riqueza é encontrada nos animais, seguidos pelas plantas e fungos. Os grupos menos conhecidos de animais são os insetos; de plantas, as angiospermas; e de fungos, aqueles liquenizados e endofíticos.

O Brasil é considerado um país megadiverso, com uma biota estimada entre 170 e 210 mil espécies, o que corresponde a cerca de 13,1% da riqueza mundial conhecida. Para a fauna, foram registradas 116 mil espécies, com a riqueza concentrada nos artrópodes, com 94 mil espécies, seguidos pelos cordados, com 9 mil espécies. Com relação aos fungos, foram catalogadas 5.719 espécies, grandeza que está longe da real diversidade existente, estimada em 13 a 14 mil espécies. As plantas estão entre os grupos mais bem estudados no Brasil, com 34.916 espécies catalogadas, incluindo briófitas, samambaias, licófitas, gimnospermas e angiospermas. Desse montante, 55% são endêmicas do território nacional.

As lacunas de conhecimento acerca da Biodiversidade brasileira são enormes. Análises realizadas para angiospermas mostram que, nas últimas décadas, têm sido descritas cerca de 200 espécies novas a cada ano para a flora brasileira, o que demonstra que o grupo está incompletamente inventariado. A documentação da Biodiversidade junto às coleções taxonômicas evidenciaria uma insuficiência amostral, com uma relação de 0,7 coleta/km^2, bem abaixo das 2,3 coletas/km^2 calculadas para as áreas continentais do planeta. Para a Floresta Amazônica, essa relação é de 0,17 coleta/km^2, o que indica uma imensa deficiência de dados.

São reconhecidas oficialmente 3.286 espécies ameaçadas de extinção para a biota brasileira, das quais 1.173 são animais e 2.113 são plantas. Esses dados estão longe de representar efetivamente a Biodiversidade ameaçada, uma vez que não incluem indicadores de perda de diversidade genética ao nível populacional, sabidamente promotor de processos silenciosos de extinção. Muitas espécies ainda não foram sequer descritas, e diversas possivelmente já devem ter sido extintas.

Possuir uma das biotas mais ricas do planeta é uma fonte de oportunidades para o Brasil, em especial na pesquisa científica e tecnológica dos produtos naturais. O grande desafio é crescer economicamente tendo como pilares práticas sustentáveis que não acarretem perda de Biodiversidade, o que privaria as futuras gerações do seu usufruto.

Referências

1. Brasil. Ministério do Meio Ambiente. Convenção sobre diversidade biológica [Internet]. Brasília, DF: Ministério do Meio Ambiente; 2000 [capturado em 30 mar. 2016]. Disponível em: http://www.mma.gov.br/estruturas/sbf_chm_rbbio/_arquivos/cdbport_72.pdf.
2. Wilson EO. Biodiversity. Washington: National Academic; 1988.
3. Reaka-Kudla ML, Wilson DE, Wilson EO. Biodiversity II: understanding and protecting our biological resources. Washington: Joseph Henri; 1997.
4. Maclaurin J, Sterelny K. What is biodiversity? Chicago: University of Chicago; 2008.
5. Barnosky AD, Matzke N, Tomiya S, Wogan GOU, Swartz B, Quental TB, et al. Has the Earth's sixth mass extinction already arrived? Nature. 2011;471(7336):51-7.
6. Clark NE, Clark NE, Lovell R, Wheeler BW, Higgins SL, Depledge MH, et al. Biodiversity, cultural pathways, and human health: a framework. Trends Ecol Evol. 2014;29(4):198-204.
7. Tree of Life Web Project [Internet]. [local não identificado]: Tree of Life Web Project;

c1995-2005 [capturado em 30 mar. 2016]. Disponível em: http://tolweb.org/tree/.
8. Ruggiero MA, Gordon DP, Orrell TM, Bailly N, Bourgoin T, Brusca RC, et al. A higher level classification of all living organisms. PloS One. 2015;10(4):e0119248.
9. Curtis TP, Head IM, Lunn M, Woodcock S, Schloss PD, Sloan WT. What is the extent of prokaryotic diversity? Philos Trans R Soc Lond B Biol Sci. 2006;361(1475):2023-37.
10. Konstantinidis KT, Ramette A, Tiedje JM. The bacterial species definition in the genomic era. Philos Trans R Soc Lond B Biol Sci. 2006;361(1475):1929-40.
11. Blackwell M. The fungi: 1, 2, 3... 5.1 million species? Am J Bot. 2011;98:426-38.
12. Mora C, Tittensor DP, Adl S, Simpson AGB, Worm B. How many species are there on Earth and in the ocean? PLoS Biol. 2011;9(8): e1001127.
13. Hamilton AJ, Novotný V, Waters EK, Basset Y, Benke KK, Grimbacher PS, et al. Estimating global arthropod species richness: refining probabilistic models using probability bounds analysis. Oecologia. 2013;171(2):357-65.
14. Hamilton AJ, Basset Y, Benke KK, Grimbacher PS, Miller SE, Novotny V, et al. Quantifying uncertainty in estimation of tropical arthropod species richness. Am Nat. 2010;176(1):90-5.
15. Scheffers BR, Joppa LN, Pimm LS, Laurance WF. What we know and don't know about Earth's missing biodiversity. Trends Ecol Evol. 2012;27(9):501-10.
16. Royal Botanic Gardens, Kew and Missouri Botanical Garden. The plant list: a working list of all plant species [Internet]. Surrey: Royal Botanic Gardens; 2013 [capturado em 30 mar. 2016]. Disponível em: http://www.theplantlist.org/.
17. Shaw AJ. Bryophyte species and speciation. In: Goffinet B, Shaw AJ, editors. Bryophyte biology. New York: Cambridge University; 2008. p. 445-85.
18. Judd WS, Campbell CS, Kellogg EA, Stevens PF, Donoghue MJ. Sistemática vegetal: um enfoque filogenético. Porto Alegre: Artmed; 2009.
19. Lewinsohn TM, Prado PI. Quantas espécies há no Brasil. Megadiversidade. 2005;1(1):36-42.
20. Maia LC, Carvalho Jr AA, Cavalcanti LH, Gugliotta AM, Drechsler-Santos ER, Santiago ALMA, et al. Diversity of Brazilian fungi. Rodriguésia. 2015;66(4):1033-45.
21. Cáceres MES, Nascimento ELL, Aptroot A, Lücking R. Liquens brasileiros: novas descobertas evidenciam a riqueza no norte e nordeste do país. Bol Mus Biol Mello Leitão (N Sér). 2014;35:101-19.
22. PNUD. Catálogo taxonômico da fauna do Brasil [Internet]. Brasília: PNUD; c2016 [capturado em 30 mar. 2016]. Disponível em: http://fauna.jbrj.gov.br/fauna/faunadobrasil/.
23. Forzza RC, Baumgratz JFA, Bicudo CEM, Canhos DAL, Carvalho Jr AA, Coelho MAN, et al. New Brazilian floristic list highlights conservation challenges. BioScience. 2012;62(1):39-45.
24. Brazilian Flora Group. Growing knowledge: an overview of Seed Plant diversity in Brazil. Rodriguésia. 2015;66(4):1085-113.
25. Prado J, Sylvestre LS, Labiak PH, Windisch PG, Salino A, Barros ICL, et al. Diversity of ferns and lycophytes in Brazil. Rodriguésia. 2015;66(4):1073-83.
26. Costa DP, Peralta DF. Bryophytes diversity in Brazil. Rodriguésia. 2015;66(4):1063-71.
27. Menezes M, Bicudo CEM, Moura CWN, Alves AM, Santos AA, Pedrini AG, et al. Update of the Brazilian floristic list of Algae and Cyanobacteria. Rodriguésia. 2015;66(4):1047-62.
28. Stehmann JR, Forzza RC, Salino A, Sobral M, Costa DP, Kamino LHY. Plantas da Floresta Atlântica. Rio de Janeiro: Jardim Botânico do Rio de Janeiro; 2009.
29. Thiers B. Index herbariorum: a global directory of public herbaria and associated staff [Internet]. New York: New York Botanical Garden; 2016 [capturado em 30 mar. 2016]. Disponível em: http://sweetgum.nybg.org/science/ih/.
30. Campbell DG. The importance of floristic inventory in the tropics. In: Campbell DG, Hammond HD, editors. Floristic inventory of tropical countries: the status of plant systematics, collections, and vegetation, plus recommendations for the future. New York: New York Botanical Garden; 1989. p. 5-30.
31. Shepherd GJ. Avaliação do estado do conhecimento da diversidade biológica do Brasil:

plantas terrestres-versão preliminar. Brasília, DF: Ministério do Meio Ambiente; 2003.
32. Brasil. Instituto Brasileiro de Estatística e Geografia. Área territorial brasileira [Internet]. Rio de Janeiro: IBGE; 2016 [capturado em 30 mar. 2016]. Disponível em: http://www.ibge.gov.br/home/geociencias/cartografia/default_territ_area.shtm.
33. Duarte PA. Dados sobre o planeta Terra [Internet]. Florianópolis: Universidade Federal de Santa Catarina; 2016 [capturado em 30 mar. 2016]. Disponível em: http://planetario.ufsc.br/dados-sobre-o-planeta/.
34. Sobral M, Stehmann JR. An analysis of new angiosperm species discoveries in Brazil (1990-2006). Taxon. 2009;58(1):227-32.
35. Sobral M, Souza MAD. Thirteen new Amazonian Myrtaceae. Phytotaxa. 2015;238(3):201-29.
36. Mittermeier RA, Gil PR, Hoffmann M, Pilgrim J, Brooks T, Mittermeier CG, et al. Hotspots revisited: Earth's biologically richest and most endangered terrestrial ecorregions. Mexico: CEMEX; 2004.
37. Mittermeier RA, Turner WR, Larsen FW, Brooks TM, Gascon C. Global biodiversity conservation: the critical role of hotspots. In: Zachos FE, Habel JC, editors. Biodiversity hotspots. Berlin: Springer; 2011. p. 3-22.
38. IUCN Standards and Petitions Subcommittee. Guidelines for using the IUCN red list categories and criteria: version 7.0. Gland: Standards and Petitions Working Group of the IUCN Biodiversity Assessments Sub-Committee; 2008.
39. Brasil. Ministério do Meio Ambiente. Portaria n° 444, de 17 de dezembro de 2014 [Internet]. Brasília, DF: MMA; 2014 [capturado em 02 maio 2016]. Disponível em: http://www.icmbio.gov.br/portal/images/stories/biodiversidade/fauna-brasileira/avaliacao-do-risco/PORTARIA_N%C2%BA_444_DE_17_DE_DEZEMBRO_DE_2014.pdf.
40. Brasil. Ministério do Meio Ambiente. Portaria n° 445, de 17 de dezembro de 2014 [Internet]. Brasília, DF: MMA; 2014 [capturado em 02 maio 2016]. Disponível em: http://www.unesp.br/Modulos/Noticias/16957/p_mma_445_2014_lista_peixes_ameac3a7ados_extinc3a7c3a3o.pdf.
41. Machado ABM, Drummond GM, Paglia A. Livro vermelho da fauna brasileira ameaçada de extinção. Brasília: Biodiversitas; 2008.
42. Brasil. Ministério do Meio Ambiente. Portaria n° 443, de 17 de dezembro de 2014 [Internet]. Brasília, DF: MMA; 2014 [capturado em 02 maio 2016]. Disponível em: http://www.icmbio.gov.br/cepsul/images/stories/legislacao/Portaria/2014/p_mma_443_2014_lista_esp%C3%A9cies_amea%C3%A7adas_extin%C3%A7%C3%A3o.pdf.
43. Martinelli G, Moraes MA. Livro vermelho da flora do Brasil. Rio de Janeiro: Instituto de Pesquisas Jardim Botânico do Rio de Janeiro; 2013.
44. Joppa LN, Roberts DL, Myers N, Pimm SL. How many endangered species remain to be discovered in Brazil? Nat Con. 2010;8(1):71-7.

2

Nomenclatura e identificação de plantas e outros organismos

Sérgio Augusto de Loreto Bordignon, Lilian Auler Mentz

Introdução	11
Histórico	12
Nomes científicos para organismos vivos	12
Tipificação de nomes científicos	14
Sinônimos	14
Coleta, preparação, registro e identificação de organismos vivos	15
Pontos-chave deste capítulo	19
Referências	20

Introdução

A imensa diversidade de organismos vivos é responsável pelas dificuldades em reconhecê-los. Alguns procedimentos precisam ser utilizados para facilitar a **identificação** de um organismo vivo e sua inclusão em um sistema de **classificação**. A classificação coloca ou agrupa um determinado organismo vivo em uma categoria específica dentro de uma hierarquia, sendo feita apenas uma vez para cada ser vivo – ou poucas vezes, quando evidências posteriores obrigam sua realocação em outra categoria taxonômica.

Taxon (plural *taxa*) é um termo estabelecido para designar uma unidade taxonômica de qualquer hierarquia. As unidades taxonômicas podem ser amplas, como as famílias e tribos, ou mais restritas, como gêneros, seções ou espécies. Assim, as espécies são reunidas em gêneros, estes em subtribos, tribos, subfamílias ou famílias, e as famílias em grupos taxonômicos de maior ordem.

A identificação de um organismo, na maioria das vezes, é realizada até espécie e consiste na comparação com uma espécie já descrita, devendo ser feita a cada vez que se deseja conhecer o nome científico de um organismo coletado ou encontrado na natureza. Portanto, todos os organismos vivos conhecidos possuem **nomes científicos**, os quais são aceitos internacionalmente por pesquisadores, estudiosos e pessoas interessadas no assunto.

Denominam-se **espécies** os grupos de populações que têm semelhanças relativamente grandes entre si, diferindo de outros grupos de populações menos semelhantes. No entanto, o conceito e o emprego desse termo difere grandemente entre os sistematas, existindo muitos conceitos de espécie, sendo o *conceito biológico de espécie* o mais conhecido.[1,2] Esse conceito define espécie como "[...] um grupo de populações naturais cujos membros podem cruzar entre si, mas não podem (ou pelo menos não é usual) cruzar com membros de outros grupos [...]".[2] O critério para essa definição é o isolamento genético, que não funciona bem para todas as situações, sendo "[...] difícil aplicá-lo às condições reais da natureza [...]".[2] Esse conceito em geral tem sido abandonado pelos sistematas vegetais, mas tem dominado a literatura zoológica.[1] Dentre os diversos conceitos de espécie (ver Judd e colaboradores[1]), pode-se destacar o *conceito morfológico de espécie*, baseado em critérios anatômicos e morfológicos, e o *conceito filogenético de espécie*, com base na reconstrução da história evolutiva das populações.[2]

Histórico

Ao longo da história, cada grupo humano deu aos organismos vivos nomes que pudessem ser utilizados por todos dentro do grupo, facilitando a convivência. Esses nomes são considerados populares e variam entre os grupos étnicos, que podem até ter diferentes línguas ou dialetos. Cada grupo tem uma vivência com os organismos encontrados no seu ambiente, podendo chamar a mesma espécie por diferentes nomes. Nomes populares, comuns, vulgares ou vernaculares são regionais e não recebem importância, de modo geral, nos trabalhos taxonômicos. Contudo, eles são úteis e importantes em trabalhos etnobiológicos como fonte de informações sobre a cultura ou vocabulário de uma população, podendo dar indícios sobre a utilização popular das espécies.

Apenas em 1753, Carl von Linné – médico e naturalista sueco, cujo nome foi latinizado para Carolus Linnaeus, também conhecido como Carl Linnaeus e, no Brasil, como Carlos Lineu – publicou, em dois volumes, a obra *Species Plantarum*,[3] a qual é o ponto de partida para a validação dos nomes científicos para espécies de plantas. Em 1758, Lineu publicou a décima edição do *Systema Naturae*,[4] ano considerado como inicial na nomenclatura zoológica. Desde então, todos os nomes de organismos vivos publicados, obedecendo ao formato iniciado por Lineu, tornaram-se nomes conhecidos internacionalmente, facilitando a comunicação entre os pesquisadores. É interessante notar que a grande maioria das plantas comestíveis e medicinais utilizadas na Europa na época de Lineu tem nomes científicos dados por ele. Muitos animais conhecidos na época também receberam nomes de Lineu.

Nomes científicos para organismos vivos

Os nomes científicos para algas, fungos (incluindo líquens), plantas avasculares e vasculares são regidos pelo *Código Internacional de Nomenclatura para Algas, Fungos e Plantas*.[5] Para os nomes científicos de animais, são observadas as regras descritas no *Código Internacional de Nomenclatura Zoológica*.[6] Para os demais organismos vivos, os procariontes, são considerados atualmente dois grupos distintos, Bacteria e Archaea. O Comitê Internacional de Sistemática de Procariotes, responsável pelo *Código Internacional de Nomenclatura de Bactérias*,[7] indica as regras de nomeação desses organismos, bastante semelhantes às normas do *Código Internacional de Nomenclatura Zoológica*.

Os três códigos de nomenclatura biológica mencionados têm em comum, com exceção da citação de autores, os seguintes princípios básicos:

- O nome científico é sempre um binômio escrito em latim ou em palavras ou nomes latinizados.
- A primeira palavra do binômio científico corresponde ao gênero e deve ser escrita com letra inicial maiúscula; a segunda palavra corresponde ao epíteto específico para uma espécie determinada, a qual deve concordar gramaticalmente com o nome do gênero e ser escrita com letra inicial minúscula.
- O binômio científico de algas, fungos e plantas deve ser acompanhado do nome do seu autor, isto é, da pessoa que descreveu a espécie e nomeou o epíteto específico; quando há dois nomes de autores, eles são mencionados com um "et" ou "&" entre eles, e, no caso de mais autores, é permitido o uso de "et al.". Nomes

de autores podem ser abreviados, mas é recomendado que as abreviaturas não sejam aleatórias, sugerindo-se que, para algas, fungos e plantas, sejam obedecidas as abreviaturas de autores propostas por Brummit e Powell.[8] O *Código Internacional de Nomenclatura Zoológica* e o *Código Internacional de Nomenclatura de Bactérias* permitem que o nome do autor seja dispensado, mas indicam que, nas publicações científicas, ele seja mencionado pelo menos uma vez no texto. O sobrenome do autor (ou dos autores) é escrito por extenso e é separado por uma vírgula do ano da publicação do nome científico.

- Sempre que houver mais de um epíteto específico para nominar uma espécie, vale o princípio da prioridade, devendo ser utilizado o nome mais antigo, sendo os demais considerados sinônimos. Tal regra vale para todos os nomes publicados a partir de 1753 para algas, fungos e plantas e de 1758 para os nomes publicados para animais. Exceções são explicitadas e justificadas nos Códigos anteriormente referidos.
- O binômio científico de qualquer organismo vivo deve ser grifado no texto (o grifo em itálico é o usual; quando manuscrito, deve ser sublinhado).

Os diferentes códigos de nomenclatura podem sofrer modificações por decisão dos respectivos Comitês. Todos são independentes, portanto um nome genérico de uma alga, fungo ou planta pode ser igual a um nome genérico de um animal ou procarionte. Porém, em nenhum caso nomes genéricos e específicos de animais podem ser iguais entre si, isto é, homônimos; em caso de dois ou mais autores coincidirem na descrição de gêneros ou espécies utilizando o mesmo nome, prevalece o nome mais antigo, devendo o outro *taxon* ser renomeado.

Um **nome científico de uma alga, fungo ou planta** é corretamente escrito, de acordo com as regras de nomenclatura, como o exemplo da melissa: *Melissa officinalis* L. Quando uma espécie é transferida de um gênero para outro, o nome do autor do epíteto específico deve vir entre parênteses antes do nome do autor que estabeleceu a nova combinação. Assim, o baicuru, de nome científico *Limonium brasiliense* (Boiss.) Kuntze, foi descrito inicialmente como *Statice brasiliensis* Boiss., e quando Carl Kuntze, botânico alemão, concluiu que o gênero correto para a espécie deveria ser *Limonium*, o epíteto específico dado por Pierre Boissier, botânico suíço, obrigatoriamente ficou ligado ao nome de seu autor entre parênteses.

Algumas espécies receberam nomes desacompanhados de descrição. Nesses casos, o nome do autor da descrição deve ser mencionado após o nome do autor do epíteto específico, como em *Maytenus ilicifolia* Mart. ex Reissek. Dessa forma, fica claro que Carl von Martius, botânico alemão, deu nome à espécie, mas o responsável pela descrição foi Siegfried Reissek, botânico austríaco. Algumas espécies foram descritas por mais de um autor, sendo necessário mencioná-los utilizando-se "et" ou "&" entre seus nomes. Assim, *Crataegus nigra* Waldst. & Kit. foi descrita por dois autores, ambos naturalistas, Franz von Waldstein, austríaco, e Pál (Paul) Kitaibel, húngaro. No caso de uma publicação feita por mais autores, a citação deve ser restrita ao primeiro autor seguida de "et al." ou "& al.".[5]

Existem gêneros que agrupam numerosas espécies, como *Maytenus*, no qual se inclui a espinheira-santa, *Maytenus ilicifolia* Mart. ex Reissek, sendo constituído por mais de 200 espécies diferentes,[1] das quais pelo menos 49 de ocorrência no Brasil.[9] Já o gênero *Ginkgo* é monotípico, isto é, constituído por uma única espécie, *Ginkgo biloba* L., de nome popular ginco. Fenotipicamente não existe outra planta que poderia ser incluída no mesmo gênero.

Um **nome científico de um animal** é corretamente escrito, de acordo com as regras de nomenclatura, como o exemplo da abelha: *Apis melifera* Linnaeus, 1758. O Código zoológico permite, diferentemente do Código botânico, que o epíteto específico possa repetir o nome do gênero. Assim, o nome do quati é corretamente redigido como *Nasua nasua* (Linnaeus, 1766). Quando, como no exemplo do quati, o nome do autor da espécie e a respectiva data de publicação estão entre parênteses, significa que essa espécie foi realocada em um gênero diferente daquele em que ela foi originalmente descrita. Por isso, o nome científico da onça também é corretamente escrito como *Panthera onca* (Linnaeus, 1758) por ter sido originalmente descrito como *Felis onca* Linnaeus, 1758. Portanto, no Código Zoológico o nome do autor que fez a transferência de gênero não é mencionado.

Tipificação de nomes científicos

Todas as descrições de organismos novos devem estar baseadas em materiais-tipo, considerados como materiais testemunho, os quais devem estar depositados em instituições de pesquisa e disponíveis a todos os pesquisadores. Esses materiais são chamados de **tipos** e servem para comparação sempre que houver dúvida sobre a identidade de uma espécie. Para epítetos específicos muito antigos, cujos espécimes-tipo foram perdidos, são aceitas estampas com ilustrações. Os tipos dão confiabilidade aos nomes, sinônimos e descrições de cada espécie.

Sinônimos

Muitos nomes de espécies de organismos vivos têm um ou mais **sinônimos**, que são nomes dados por botânicos, zoólogos ou outros pesquisadores, que posteriormente, em revisões taxonômicas, foram identificados como sendo atribuídos a um mesmo *taxon*, utilizando o princípio da prioridade de publicação.[5,6] Tal fato ocorreu por vários motivos, como a ampla distribuição geográfica e a variabilidade morfológica dos organismos, além da dificuldade de obtenção de bibliografia e de comunicação entre os naturalistas, entre outros fatores.

Já no século XIX, especialistas em determinadas famílias ou grupos menores de organismos vivos sinonimizaram um número muito elevado de nomes, os quais, para plantas, foram sendo incluídos em publicações editadas a partir de 1895 e atualizadas a cada cinco anos na obra intitulada *Index Kewensis*,[10] em que são listados nomes aceitos e seus sinônimos. Monografias de famílias, tribos, gêneros ou seções foram e são, em regra, a fonte mais confiável para a obtenção de uma listagem de sinônimos. Além dessas obras, outras publicações contribuíram e contribuem para isso – por exemplo, as das floras e faunas de regiões, estados ou países. Os nomes científicos de plantas vasculares que constam no *Index Kewensis*, no *Gray Card Index* e no *Australian Plant Names Index*, a partir de 1990, foram catalogados em uma base de dados eletrônica disponível *on-line*, denominada *International Plant Names Index*,[11] a qual é muito útil para a verificação da aceitação dos nomes, tornando-se um grande facilitador. Essa base foi desenvolvida por meio de uma colaboração entre três instituições de pesquisa: The Royal Botanic Gardens (Kew), The Harvard University Herbaria e Australian National Herbarium.

Ao mesmo tempo, outra base de dados eletrônica foi desenvolvida pelo Missouri Botanical Garden,[12] visando inicialmente a espécies das Américas, mas que hoje conta com um número maior de nomes de diversas partes do mundo. Reunindo tais bases de dados a outras menores existentes, surgiu, em 2010, outra base denominada *The Plant List*,[13] a qual tem por objetivo relacionar todos os nomes citados nas listas já existentes e incluir nomes de briófitas, além das plantas vasculares, mencionando quais nomes são até a data da atualização aceitos e quais são sinônimos.

Em 2010, o Brasil disponibilizou a *Lista de Espécies da Flora do Brasil*[9] em versão *on-line*, recentemente atualizada em 2015, elucidando os nomes aceitos para as espécies nativas, além de fornecer informações sobre ocorrência geográfica. Ao mesmo tempo, a versão *on-line* de 2010 foi publicada em versão impressa.[14] Para os animais, existem diversos catálogos *on-line* com nomes de grupos, como o que lista apenas os insetos da ordem Diptera,[15] enquanto o principal catálogo lista, no ano de 2016, nomes de mais de 1.600.000 organismos vivos. Esse catálogo[16] é um esforço conjunto de numerosas instituições científicas de todo o mundo sob o projeto Species 2000,[17] que pretende reunir os nomes publicados para todos os organismos, informando se os nomes são aceitos ou se correspondem a sinônimos. Todas essas bases citadas são periodicamente atualizadas.

Coleta, preparação, registro e identificação de organismos vivos

A coleta de material biológico para estudos científicos ou trabalhos didáticos requer autorizações do Sistema de Autorização e Informação em Biodiversidade (SISBio), vinculado ao Instituto Chico Mendes de Conservação da Biodiversidade (ICMBio). A Instrução Normativa nº 3 do ICMBio, de 1º de setembro de 2014, publicada no Diário Oficial da União (DOU) em 2 de setembro de 2014,[18] regulamenta a coleta de material biológico para fins científicos e didáticos no âmbito do ensino superior.

A **coleta de plantas** é o processo de se retirar um ou mais indivíduos inteiros ou parte deles da natureza. Antes da coleta de qualquer espécie, são necessárias algumas considerações. Levantamentos etnobotânicos e etnofarmacológicos, em regra, têm como preocupação reunir o maior número de espécies utilizadas como medicinais por uma população; os primeiros, com um objetivo mais amplo, e os segundos, frequentemente buscando plantas com uma determinada atividade (analgésica, anti-inflamatória, etc.).

As coletas para estudos fitoquímicos ou farmacognósticos, na maioria das vezes, buscam espécies vegetais orientadas pelo conhecimento quimiotaxonômico ou filogenético, dirigindo a coleta para espécies de determinados gêneros, famílias ou categorias taxonômicas superiores. Em todos esses casos, são necessários cuidados antes de cada coleta. Em primeiro lugar, é necessário observar se a planta-alvo da coleta é o único exemplar na região. Apesar da ideia, bastante difundida, de que o Brasil é um celeiro de Biodiversidade, deve-se ter em mente que existem espécies em risco de extinção,[19] e que sua coleta indiscriminada poderia acentuar esse risco. A Portaria MMA nº 443, de 17 de dezembro de 2014, estipula que plantas incluídas na Lista Oficial de Espécies da Flora Ameaçadas de Extinção são protegidas de maneira integral, apenas podendo ser coletadas, excepcionalmente para pesquisa, quando autorizado pelo ICMBio.[18]

Quando se coletam plantas não ameaçadas com o intuito de identificar uma espécie e incluí-la em uma coleção, pode-se retirar da natureza pouco material, mas quando o objetivo é obter extratos ou substâncias ativas, é necessária uma quantidade maior, e é então que cuidados devem ser tomados. Um exemplo clássico, no Brasil, foi o da coleta extrativa, com fins industriais, de espécies de *Pilocarpus* nas Regiões Nordeste e Norte do país para a obtenção de pilocarpina. Populações de plantas de diversas áreas desapareceram,[20] colocando em risco de extinção as espécies mais importantes: *Pilocarpus microphyllus* Stapf ex Wardlew. (Norte do Pará, Maranhão e Piauí) e *Pilocarpus jaborandi* Holmes (Bahia, Ceará e Pernambuco). O cultivo racional dessas espécies parece ser a única alternativa para que o processo de extinção seja revertido.

Um exemplo com outro enfoque, o do modismo, foi o risco da extinção de *Handroanthus heptaphyllus* (Vell.) Mattos (= *Tabebuia heptaphylla* (Vell.) Toledo), conhecida como ipê-roxo, que foi objeto de estudo por parte do U.S. National Cancer Institute, tendo sido alguns dos resultados divulgados nos meios de comunicação. Tal divulgação fez com que cascas dos troncos das árvores dessa espécie fossem arrancadas indiscriminadamente, provocando a morte de numerosos indivíduos na Mata Atlântica, nas matas adjacentes ao Rio Paraná e mesmo nas cultivadas em parques ou em arborização urbana (Bordignon, observação pessoal).

A **herborização** do material destinado à identificação e conservação como material testemunho é o processo de preparação do material coletado para preservá-lo em uma coleção de plantas denominada **herbário**. O nome que se dá à planta herborizada e acondicionada em uma pasta ou folha de papel é **exsicata**. Essa palavra deriva da palavra latina *exsicco*, que quer dizer secar.

A preparação das exsicatas inicia-se com a coleta, tomando-se o cuidado de coletar plantas que contenham estruturas reprodutivas, como flores ou frutos, o que facilita a identificação. Plantas de pequeno porte, como ervas, são coletadas inteiras, inclusive com raízes. Plantas maiores do que cerca de 40 cm, mas não mais do que 80 cm, podem ser coletadas inteiras, sendo dobradas ou divididas em duas ou três porções menores, que serão mantidas na mesma exsicata. De arbustos e árvores cortam-se porções terminais dos ramos, com cerca de 30 cm, onde se encontram as flores e/ou frutos. Se a parte da planta utilizada não for aquela da coleta para identificação, mas sim a casca do caule, por exemplo, é importante anexar uma amostra dela na exsicata.

Os ramos ou plantas inteiras são então colocados entre várias folhas de papel absorvente, como, por exemplo, jornal, procurando-se estender as folhas e flores para que não fiquem dobradas ou enrugadas. Dois ou três conjuntos de papel-jornal contendo ramos de plantas devem ser separados por cartões de papelão, os quais também podem ser separados por folhas de alumínio fino e ondulado, que facilitam a passagem de ar quente entre os conjuntos. Todos os conjuntos assim montados devem ser colocados entre duas lâminas de material resistente e duro, como, por exemplo, madeira. A essas lâminas dá-se o nome de prensa, cuja função é manter o material coletado apertado entre os papéis e papelões, de modo que, quando os ramos secarem, folhas e flores permaneçam perfeitamente distendidas. A prensa, quando colocada em uma estufa para acelerar o processo de secagem, deve ser bem amarrada com uma corda ou cinta resistente. Se o processo de secagem escolhido for o natural, o papel-jornal deve ser trocado todos os dias, e a prensa deve ficar em local arejado.

Cada espécie vegetal tem um tempo de secagem diferente que depende da quantidade de água existente na planta. Plantas suculentas (crassas, carnosas), como cactáceas, crassuláceas e algumas euforbiáceas e asteráceas, entre outras, exigem um preparo diferenciado devido à grande quantidade de água que existe em seus tecidos. Além do cuidado com o tempo de secagem, é importante etiquetar cada planta com um número de referência ou com os dados de coleta, anexados em uma etiqueta ou registrados em um caderno de coleta, constando, no papel-jornal, apenas o número correspondente.

Quando o material estiver seco, procede-se ao preparo da exsicata. A folha ou pasta com que se faz uma exsicata tem, em regra, o tamanho de um jornal tabloide (aproximadamente 30 x 40 cm), devendo ter uma textura similar a do papel-cartolina. O material coletado e secado é preso nesse papel especial com fita adesiva, cola ou linha e agulha, dependendo das normas do herbário em que será depositado. Fungos e algas macroscópicas podem ser preservados em exsicatas, envelopes, pequenas caixas ou em via líquida, dependendo do porte e das características de cada espécie. Já fungos e algas microscópicas são preservados em lâminas permanentes perfeitamente identificadas e acondicionadas em coleções separadas nos herbários, assim como grãos de pólen, esporos e outras estruturas muito pequenas.

O **registro** é parte importante de uma coleta. Inicia-se no campo, quando se anotam os dados necessários em uma caderneta de campo, e continua no herbário, quando as anotações são anexadas à exsicata. À direita e na porção inferior da pasta é colada a **etiqueta de coleta**, a qual deve conter todas as informações referentes à planta, como nome científico, família botânica, nome popular (quando conhecido), local exato da coleta com coordenadas geográficas (utilizando-se GPS, *Global Position System*), bem como data da coleta, nome do coletor e seu número de coleta. Esses dados são necessários para que se possa coletar a mesma espécie no mesmo local e em data aproximada, quando desejado. Também é importante que seja registrado o nome do botânico que identificou a espécie, além de dados não mais visíveis na planta seca, como cor das folhas e flores, aroma, entre outros.

Dados referentes ao ambiente, tipo de vegetação, hábito, porte da planta, altitude e outros devem ser acrescentados. Quando o objetivo da coleta é um levantamento etnobotânico ou etnofarmacológico, todos os dados obtidos referentes ao uso popular da espécie devem ser registrados. Se o objetivo é o de estudos em farmacologia, farmacognosia, fitoquímica, agronomia ou biotecnologia, deve-se referir na etiqueta que aquele material é testemunho para o trabalho ou projeto específico. Também é obrigatório que, nas publicações científicas, o número do coletor e/ou herbário, além da sigla do herbário onde o material testemunho (*voucher*) foi depositado, sejam mencionados; esse herbário deve ser indexado no *Index Herbariorum*,[21] devendo fazer parte das instituições denominadas Fiéis Depositárias do Patrimônio Genético, que são instituições credenciadas pelo Conselho de Gestão do Patrimônio Genético (CGEN), um órgão do Ministério do Meio Ambiente. Quando é possível preparar mais de uma exsicata de uma mesma espécie, de ramos retirados da mesma planta, as exsicatas são consideradas duplicatas. Elas podem ser distribuídas para outros herbários, garantindo a perpetuação do material-testemunho.

A **identificação** deve ser confiável, permitindo a reprodução de novas investigações com a mesma espécie mediante novas coletas e comparação com o material testemunho. Plantas de regiões onde a Biodiversidade é muito grande, como a Mata Atlântica, o Cerrado Brasileiro e a Floresta Amazônica, são mais difíceis de identificar do que plantas onde a vegetação tem um número pequeno de espécies diferentes, situação em que a consulta à bibliografia e a comparação com material de herbário geralmente são mais fáceis. Espécies oriundas de outros países ou continentes, cultivadas como medicinais ou ornamentais – bem como aquelas que ocorrem de forma espontânea e que sofreram hibridizações, como as do gênero *Mentha* –, são, com frequência, difíceis de identificar.

Para a identificação correta de uma espécie, além da comparação com material já determinado por especialistas em herbário, é necessária uma ampla revisão bibliográfica. A literatura mais confiável é a monografia do gênero, tribo ou família. Quando não existente, pode-se recorrer a floras da região, Estado ou outras unidades, como parques e reservas biológicas. Em uma monografia ou em uma flora são encontradas chaves de identificação das espécies, que facilitam a determinação do material coletado. Além disso, tais publicações contêm descrições e quase sempre ilustrações das espécies. Nem sempre todas as espécies de uma família constam nas monografias, pois às vezes o autor não teve acesso a todas as coletas da região estudada ou, frequentemente, a monografia foi elaborada sem que o autor tivesse oportunidade de conhecer a flora da região, trabalhando apenas com plantas herborizadas coletadas por outras pessoas. Por isso, a identificação feita por botânicos que tenham profundo conhecimento sobre a flora da região é de fundamental importância.

A coleta, preparação, registro e identificação de **animais e procariontes** são realizadas conforme o grupo taxonômico a que pertencem. Animais em risco de extinção[22] não podem ser objeto de coleta. Cada grupo de animais tem uma regulamentação específica para procedimentos de pesquisa, cuja coleta e preparação, para qualquer finalidade, devem respeitar a legislação vigente do país. Pesquisas que envolvem experimentação animal devem ser submetidas aos Comitês de Ética das instituições às quais os pesquisadores estejam vinculados. A Lei nº 11.794, de 8 de outubro de 2008, regulamenta o inciso VII do § 1º do art. 225 da Constituição Federal, estabelecendo procedimentos para o uso científico de animais; e revoga a Lei nº 6.638, de 8 de maio de 1979. De acordo com o Art. 2º, o dispositivo nessa Lei aplica-se aos animais das espécies classificadas como pertencentes ao filo Chordata, subfilo Vertebrata, observada a legislação ambiental.[23]

As técnicas de **coleta** são muito diferentes entre si, dependendo dos grupos taxonômicos e da finalidade a que se destinam, seja na conservação em coleções ou em atividades de pesquisa. Essas técnicas podem ser encontradas em manuais referentes a cada grupo ou em periódicos científicos. Por exemplo, para insetos noturnos são utilizadas armadilhas luminosas; para insetos diurnos e outros artrópodes, redes ou outras armadilhas como o guarda-chuva entomológico; para aves e morcegos, redes de neblina; para mamíferos, diferentes tipos de armadilhas, dependendo de serem pequenos, médios ou grandes, de hábitos diurnos ou noturnos. Peixes também são coletados de diferentes formas, como com linhas de mão, vara de pescar, espinhel, peneiras diversas, redes de diversos tipos, toxinas naturais, entre outras.[24]

A **preparação** de espécimes de animais, ou partes deles, para inclusão em coleções como material testemunho, é realizada de diferentes maneiras, dependendo do grupo taxonômico. As coletas de animais para pesquisa química, bioquímica ou farmacológica devem respeitar a legislação mencionada, ou a mais atual no momento, e ser realizadas de acordo com técnicas encontradas para o grupo na literatura ou desenvolvidas pelo pesquisador.

Para preservação, os espécimes podem ser conservados em via líquida, na qual comumente é utilizado o álcool a 70 ºGL, em recipientes de vidro ou plástico, nas quais são preservados vertebrados menores (morcegos, répteis, anfíbios e peixes) e a maioria dos invertebrados.[25] Outra maneira de conservação é por via seca, em animais maiores, na forma de esqueletos montados ou taxidermizados. A taxidermia (preparo da pele para exposição ou estudo) costuma ser empregada para preparação de coleções de mamíferos e aves.[25] Peixes devem ser conservados em álcool a 70 ºGL, mas os autores também relatam que em alguns museus eles são conservados em formol a 10%, neutro, podendo também ser utilizado o álcool isopropílico ou até mesmo álcool a 75 ºGL.[24] Para invertebrados marinhos (como esponjas e corais), são utilizados protocolos de coleta estabelecidos para grupos determinados, sendo que grande parte dos espécimes deve ser preservada e mantida em via úmida, o que dificulta sua manutenção e exige espaço adequado, além de pessoal técnico especializado.[26]

Animais microscópicos e organismos procariontes, para identificação e registro, por meio de comparação, podem ser montados em lâminas permanentes, devendo ser conservados em coleções disponíveis aos pesquisadores. Os métodos de manutenção de microrganismos,[27] como fungos e bactérias, são diversos, visando à preservação deles, sem alterações genéticas, pelo tempo adequado à pesquisa em desenvolvimento, ou por maior tempo, se o objetivo é mantê-los em bancos genéticos.

Os **registros** das coletas são anotados primeiramente em cadernos de campo, nos quais devem constar todos os dados ambientais e de localização, como descrito para plantas. Além disso, é importante registrar características próprias de cada organismo. Esses dados são posteriormente repassados a etiquetas anexadas aos espécimes conservados em coleções científicas.

A **identificação** é feita por meio de consulta à bibliografia com chaves taxonômicas, descrições e ilustrações, comparação com material de coleções ou consulta a especialistas.

Muitas **coleções biológicas** já estão com os dados de seus acervos digitalizados e disponíveis para consulta na rede *species*Link,[28] que tem por princípio disponibilizar dados de coleta tanto para algas, fungos e plantas quanto para animais e procariontes – incluídos nas diferentes coleções. Atualmente 54% dos herbários ativos do Brasil participam da rede INCT – Herbário Virtual da Flora e dos Fungos.[29]

Pontos-chave deste capítulo

- Todos os organismos vivos conhecidos até o momento têm **nomes científicos** regidos por regras de nomenclatura, que, em seus princípios básicos, são iguais nos diferentes códigos – com algumas diferenças relacionadas à citação do nome do autor ou dos autores das espécies.
- Distintas **bases de dados eletrônicas** foram desenvolvidas por instituições de pesquisa em todo o mundo. Em relação às plantas, encontram-se listagens atualizadas no *The Plant List** e, para espécies nativas, na *Lista de Espécies da Flora do Brasil*.** Quanto aos animais, há diversos catálogos *on-line*, sendo o principal deles o www.catalogueoflife.org, vinculado ao projeto Species 2000.***

- A **coleta de organismos vivos** (definidos como organismos ou partes destes, englobando plantas, algas, fungos, animais e microrganismos) deve respeitar a legislação vigente. Qualquer coleta no Brasil requer autorização do SISBio por um prazo amplo ou definido, que depende do projeto de pesquisa ou da finalidade didática.
- A **preparação de materiais coletados** é diferente para cada grupo de organismos vivos. Para plantas e determinados fungos e algas, são feitas exsicatas depositadas em coleções chamadas de herbários. Nas mesmas coleções são depositados fungos e algas sob outras formas de preparação, dependendo de sua estrutura e tamanho. Animais macroscópicos são mantidos em coleções científicas, preparados de diferentes maneiras. Animais microscópicos, algas microscópicas, fungos microscópicos e procariontes são preservados em lâminas e mantidos em coleções correspondentes.
- O **registro** é uma fase importante da coleta que preserva todos os dados referentes a localização geográfica e ambiente, além dos dados do coletor e data de coleta. A localização geográfica permite que as espécies detectadas como pouco coletadas sejam avaliadas sob o aspecto da sua extinção nos biomas.
- A **identificação** é realizada conforme o grupo taxonômico a que pertencem os organismos coletados. Para a identificação correta de uma espécie, além da comparação com material já determinado por especialistas em herbários ou em coleções de animais, é necessária uma ampla revisão bibliográfica. Entre as fontes bibliográficas mais confiáveis para a identificação de organismos vivos, estão as monografias de famílias, tribos, gêneros ou seções e as floras e faunas de regiões, estados ou países.

---

* Disponível em: www.theplantlist.org.
** Para mais informações, acesse: www.floradobrasil.jbrj.gov.br.
*** Disponível em: www.sp2000.org.

Referências

1. Judd WS, Campbell CS, Kellogg EA, Stevens PF, Donoghue MJ. Sistemática vegetal: um enfoque filogenético. Porto Alegre: Artmed; 2009.
2. Raven PH, Eichhorn SE, Evert RF. Biologia vegetal. 8. ed. Rio de Janeiro: Guanabara Koogan; 2014.
3. Linnaeus C. Species plantarum. Stockholm: Laurentii Salvii; 1753.
4. Linnaeus C. Systema naturae. 10th ed. Stockholm: Laurentii Salvii; 1758.
5. McNeill J, Barrie FR, Buck WR, Demoulin V, Greuter W, Hawksworth DL, et al. International code of nomenclature for algae, fungi, and plants (Melbourne Code). Regnum Vegetabile 154. Königstein: Koeltz Scientific Books; 2012.
6. International Commission on Zoological Nomenclature. ICZN: International Code of Zoological Nomenclature [Internet]. 4th ed. London: International Trust for Zoological Nomenclature; 1999 [capturado em 25 abr. 2016]. Disponível em: http://www.iczn.org/iczn/index.jsp.
7. International Committee on Systematics of Prokaryotes. International Code of Nomenclature of Bacteria (Bacteriological Code) [Internet]. [local não identificado]: ICSP; c2016 [capturado em 25 abr. 2016]. Disponível em: http://www.the-icsp.org/publications.
8. Brummit RK, Powell CE. Authors of plant names. Kew: The Royal Botanic Gardens; 1992.
9. Reflora. Flora do Brasil 2020 [Internet]. Rio de Janeiro: Jardim Botânico do Rio de Janeiro; 2015 [capturado em 25 abr. 2016]. Disponível em: http://www.floradobrasil.jbrj.gov.br/reflora/listaBrasil/.
10. Index Kewensis. Kew: The Royal Botanic Gardens; 1885-1996.
11. International Plant Names Index [Internet]. Kew: The Royal Botanic Gardens; c2015 [capturado em 25 abr. 2016]. Disponível em http://www.ipni.org/.
12. Missouri Botanical Garden. Tropicos [Internet]. Saint Louis: Missouri Botanical Garden; c2016 [capturado em 25 abr. 2016]. Disponível em: http://www.tropicos.org/.
13. The plant list: a working list of all plant species [Internet]. Saint Louis: Missouri Botanical Garden; c2013 [capturado em 25 abr. 2016]. Disponível em: http://www.theplantlist.org/.
14. Jardim Botânico do Rio de Janeiro. Catálogo de plantas e fungos do Brasil. Rio de Janeiro: Instituto de Pesquisas Jardim Botânico do Rio de Janeiro; 2010.
15. Pape T, Thompson FC. Systema Dipterorum [Internet]. Copenhagen: Natural History Museum of Denmark; 2013 [capturado em 25 abr. 2016]. Disponível em: http://www.diptera.org/.
16. Catalogue of Life [Internet]. Leiden: Species 2000; c2015 [capturado em 25 abr. 2016]. Disponível em: http://www.catalogueoflife.org/.
17. Species 2000 [Internet]. Leiden: Species 2000; c2015 [capturado em 25 abr. 2016]. Disponível em: http://www.sp2000.org/.
18. Instituto Chico Mendes de Conservação da Biodiversidade. Sistema de Autorização e Informação em Biodiversidade – SISBio [Internet]. Brasília, DF: ICMBio; c2016 [capturado em 25 abr. 2016]. Disponível em: http://www.icmbio.gov.br/sisbio/.
19. Martinelli G, Moraes MA. Livro vermelho da flora do Brasil. Rio de Janeiro: Jardim Botânico do Rio de Janeiro; 2013.
20. Balick MJ. Ethnobotany, drug development and biodiversity conservation: exploring the linkages. In: Derek JC, Marsh J, editors. Ethnobotany and the search for new drugs. Chichester: John Wiley & Sons; 1994. p. 4-24.
21. Thiers B. Index Herbariorum: a global directory of public herbaria and associated staff [Internet]. New York: Botanical Garden's Virtual Herbarium; 2016 [capturado em 25 abr. 2016]. Disponível em: http://sweetgum.nybg.org/science/ih/.
22. Machado ABM, Drummond GM, Paglia A. Livro vermelho da fauna brasileira ameaçada de extinção. Belo Horizonte: Biodiversitas; 2008.
23. Brasil. Lei nº 11.794, de 8 de outubro de 2008 [Internet]. Brasília, DF: Presidência da República; 2008 [capturado em 10 maio 2016]. Disponível em: http://www.planalto.gov.br/ccivil_03/_ato2007-2010/2008/lei/l11794.htm.
24. Malabarba LR, Reis RE. Manual de técnicas para preparação de coleções zoológicas: 36

– peixes. São Paulo: Sociedade Brasileira de Zoologia; 1987.
25. Martins UR. A coleção taxonômica. In: Papavero N. Fundamentos práticos da taxonomia zoológica (coleções, bibliografia, nomenclatura). São Paulo: Universidade Estadual Paulista; 1994. p. 19-43.
26. Migotto AE, Marques AC. Invertebrados marinhos. In: Lewinsohn T. Avaliação do estado do conhecimento da biodiversidade brasileira [Internet]. Brasília, DF: Ministério do Meio Ambiente; 2006 [capturado em 25 abr. 2016]. p. 149-202. Disponível em: http://www.mma.gov.br/estruturas/chm/_arquivos/Aval_Conhec_Vol1.pdf.
27. Sola MC, Oliveira AP, Feistel JC, Rezende CSM. Manutenção de microrganismos: conservação e viabilidade. Enciclopédia Biosfera [Internet]. 2012 [capturado em 22 abr. 2016];8(14):1398-418. Disponível em: http://conhecer.org.br/enciclop/2012a/biologicas/manutencao.pdf.
28. Institutos Nacionais de Ciência e Tecnologia. Species Link [Internet]. São Paulo: INCT; c2002-2016 [capturado em 25 abr. 2016]. Disponível em: http://www.splink.org.br/.
29. Canhos DAL, Sousa-Baena MS, de Souza S, Maia LC, Stehmann JR, Canhos VP, et al. The importance of biodiversity e-infrastructures for megadiverse countries. PLoS Biology [Internet]. 2015 [capturado em 25 abr. 2016];13:e1002204. Disponível em: http://www.journals,plos.org/plosbiology/article?id=10.1371/journal.pbio.1002204.

3

A quimiotaxonomia na sistemática dos seres vivos

Gilsane Lino von Poser

Introdução	23
Quimiotaxonomia vegetal – um breve histórico	24
Aplicações da quimiotaxonomia	25
Limitações da aplicação de dados químicos em sistemática	26
Pontos-chave deste capítulo	27
Referências	27
Leituras sugeridas	28

Introdução

Desde os primórdios da civilização, o ser humano começou a categorizar os seres vivos, permitindo que eles pudessem ser referidos. No entanto, a grande Biodiversidade encontrada no planeta tornou necessária uma sistematização com base em critérios de mais fácil utilização, agrupando aquelas formas com maior semelhança externa e interna em níveis hierárquicos, dependentes do grau de uniformidade de suas características. A hierarquização e a caracterização dos diferentes grupos de seres vivos originaram os sistemas de classificação. Com a evolução do conhecimento, outros sistemas de classificação foram surgindo, utilizando não apenas caracteres morfológicos, mas também incluindo relações evolutivas (filogenia), características fisiológicas, ecológicas e químicas.

Ao estudo da significância da ocorrência de determinados compostos químicos em seres vivos é dado o nome de quimiotaxonomia. Essa técnica tem sido bastante empregada como auxiliar na interpretação de relações entre diversos organismos vivos como bactérias, fungos e artrópodes, mas especialmente de *taxa* do reino vegetal. A presença de certas substâncias em determinados grupos de plantas tem fornecido dados que auxiliam o taxonomista na construção de sistemas de classificação. Considerando que numerosos estudos quimiotaxonômicos têm sido desenvolvidos com base na ocorrência de substâncias do chamado metabolismo secundário, é dada ênfase a compostos encontrados no Reino Plantae (i.e., reino vegetal).

O metabolismo vegetal

Os produtos químicos produzidos pelos vegetais podem ser divididos em dois grandes grupos. Os primeiros, essenciais a todos os seres vivos, são os metabólitos primários – ou macromoléculas, como também são denominados. Nesse grupo estão incluídos os lipídeos, protídeos e glicídeos com funções vitais bem definidas. Os produtos do metabolismo primário, por meio de rotas biossintéticas diversas e frequentemente desconhecidas, originam, à custa de energia, o segundo grupo de compostos químicos – os metabólitos secundários ou micromoléculas –, que em geral apresenta estrutura complexa, baixa massa molecular, atividades biológicas marcantes e, diferentemente daqueles do metabolismo primário, são encontrados em concentrações relativamente baixas e em determinados grupos de plantas.

No passado, alguns autores lançaram a hipótese de que os metabólitos secundários nada mais eram do que subprodutos do metabolismo primário. Entretanto, o fato de o vegetal utilizar rotas biossintéticas elaboradas, com elevados gastos de energia, conduz à hipótese mais aceita hoje de que os vegetais consomem essa energia para sintetizar compostos necessários à sua sobrevivência e preservação. Esses produtos atuam primeiramente na defesa do vegetal, agindo como dissuasórios alimentares e como toxinas. Os melhores exemplos de dissuasórios alimentares são os taninos, frequentes em frutos verdes. Esses produtos adstringentes são responsáveis pela preservação do fruto até o pleno desenvolvimento da semente, quando, então, desaparecem. Substâncias de outras classes como saponinas, cumarinas, limonoides, quassinoides, lactonas sesquiterpênicas e iridoides, devido ao sabor amargo que costumam apresentar, também podem atuar como desestimulantes de herbívoros.[1]

Muitas toxinas, como, por exemplo, os alcaloides, têm sabor amargo e desagradável, levando os herbívoros, em algumas situações, a reconhecerem e evitarem as plantas que as contêm. Por outro lado, alguns metabólitos secundários atuam de maneira oposta, atraindo insetos, pássaros, morcegos e até mesmo ratos, responsáveis pela polinização de muitas plantas. Nesse grupo, incluem-se os pigmentos (flavonoides, antocianinas e betalaínas) e os óleos voláteis (monoterpenos, sesquiterpenos e fenilpropanoides).[2-4] Informações complementares a esse respeito podem ser encontradas nos capítulos correspondentes a tais grupos de substâncias do metabolismo secundário.

A sobrevivência de uma determinada espécie, contudo, não está assegurada unicamente pelo fato de ela se defender de predadores e garantir sua reprodução. Ocorre também uma interação planta/planta, chamada de alelopatia, na qual um vegetal compete com outro, provavelmente para garantir o acesso a água, luz e nutrientes. De maneira surpreendente, esses efeitos alelopáticos podem ocorrer entre indivíduos da mesma espécie, sobretudo quando a falta de água e/ou nutrientes limita o crescimento. Esse fenômeno é chamado de autotoxicidade ou autopatia. Nesses processos, vários metabólitos secundários podem estar envolvidos.[5]

Entre outros produtos do metabolismo secundário, encontram-se poliacetilenos, quinonas e aminoácidos não proteicos. Para muitos deles, ainda não se conhece a real função, mas o estudo desses compostos químicos de origem vegetal tem permitido a compreensão de muitos fenômenos da natureza.

Se o estudo da função desses produtos nos vegetais e da forma como certos animais utilizam os vegetais no tratamento de suas doenças deu origem a novas áreas da ciência como a ecologia bioquímica e a zoofarmacognosia, a observação de que a ocorrência deles é restrita a determinados grupos de plantas abriu um amplo campo de estudos: a quimiotaxonomia.

Quimiotaxonomia vegetal – um breve histórico

A quimiotaxonomia teve seus fundamentos na observação de propriedades alimentares, medicinais, olfatórias, etc. apresentadas pelas plantas; aqueles vegetais que apresentavam propriedades similares eram classificados juntos.

Os primeiros trabalhos publicados datam do final do século XVII. Grew, em 1673, relacionou certos grupos de plantas com os respectivos usos terapêuticos. Petiver, em 1699, e Camerarius, em 1699, relacionaram morfologia e características organolépticas (odor e sabor) a propriedades medicinais. No início do século XIX, em 1816, De Candolle introduziu outra questão: ele observou que *plantas diferentes nascidas em solos idênticos continham produtos diferentes, enquanto plantas análogas nascidas em solos completamente diferentes formavam produtos análogos.* Isso significa que esse autor considerou a composição química como um caráter taxonômico. De Candolle percebeu, também, que alguns insetos podiam detectar diferenças entre grupos de plantas e, em 1832, verificou a interação entre plantas superiores (alelopatia), propondo as bases da moderna ecologia bioquímica.[6]

A seguir, muitos autores contribuíram para o desenvolvimento desses conceitos. Entre eles, destacam-se Helen Abbott, em 1886 e 1887, que previu a importância da química na taxonomia; Eykman, em 1888, que publicou sobre a ocorrência de alcaloides em determinadas famílias; Van Romburgh, em 1890, com trabalhos sobre a ocorrência de substâncias como salicilato de metila e ácido cianídrico em vegetais; Greshoff, em 1909, com pesquisas sobre taninos, alcaloides, heterosídeos cianogenéticos e saponinas; e Mcnair, entre 1917-1945, com numerosos trabalhos que associam a química à taxonomia, estudando especialmente ácidos graxos. A partir de 1935, a atenção voltou-se para a ocorrência de alcaloides com os trabalhos de Manske. Todos os trabalhos citados nesse breve histórico são referenciados por Gibbs.[6]

Na sequência, o conhecimento químico sobre as plantas foi sistematizado, surgindo trabalhos completos como *Chemotaxonomie der Pflanzen*, de Hegnauer, em 1962-1994,[7] e os trabalhos de R. Dahlgren, em 1975 e 1980,[8,9] e G. Dahlgren, em 1989,[10] que relacionam a química com vários outros caracteres. Estes últimos autores realmente utilizaram a ocorrência de determinados metabólitos secundários para propor modificações nos sistemas de classificação vegetal. No Brasil, um dos pioneiros nessa área foi o Professor Otto R. Gottlieb, que liderou um grande grupo de pesquisadores e destaca-se pelas numerosas publicações sobre o tema, abordando, em especial, aspectos evolutivos dos vegetais.[11-14]

Aplicações da quimiotaxonomia

O interesse na utilização da química (quimiotaxonomia ou quimiossistemática) e da bioquímica (filogenia) em sistemática vegetal foi favorecido pelo desenvolvimento de métodos analíticos aprimorados que possibilitaram a análise de um grande número de plantas com maior rapidez e relativa facilidade. Os processos são selecionados de acordo com a natureza dos compostos em estudo.

Embora estudos filogenéticos que utilizam sequenciamento de DNA estejam se tornando cada vez mais numerosos,[15,16] os produtos do metabolismo secundário continuam sendo utilizados em estudos visando ao estabelecimento de relações filogenéticas. A presença de certos metabólitos secundários indica claramente que as espécies que os sintetizam possuem uma rota biossintética específica e um gene ou conjunto de genes específicos controlando essa rota, estando os produtos presentes em alta ou baixa concentração.

Assim, a presença de certos compostos em determinados grupos de plantas é de grande importância nos estudos sobre evolução. Os processos evolutivos dependem da combinação de fatores internos e externos como mutação, recombinação gênica e seleção. Durante a evolução, pode ocorrer que grupos não relacionados apresentem similaridades morfológicas. Isso é chamado de *convergência* ou *paralelismo*. Por outro lado, pode ocorrer *divergência*, na qual plantas intimamente relacionadas originam descendentes diferenciados. Tais fenômenos podem causar consideráveis dificuldades nos estudos taxonômicos. Nesses casos, o conhecimento da química de tais grupos pode ser de grande importância. Segundo alguns autores, a existência de um padrão comum no metabolismo secundário pode fornecer evidências mais corretas de parentesco do que similaridades morfológicas, que podem tanto ser devidas a ancestrais comuns quanto à evolução convergente.[17-19]

Entre os vários sistemas de classificação dos vegetais já propostos, raros levam em consideração as características químicas. Cronquist[20] cita a ocorrência de metabólitos secundários de cada ordem e família. Entretanto, esse autor não atribui grande relevância a tais dados. Por outro lado, R. Dahlgren[8,9] e G. Dahlgren,[10] atribuindo elevada importância aos metabólitos secundários, utilizaram o padrão de distribuição de vários produtos (alcaloides provenientes de diferentes rotas biossintéticas, iridoides, poliacetilenos, etc.) para elaborar e, posteriormente, modificar seus sistemas de classificação dos vegetais.

Limitações da aplicação de dados químicos em sistemática

Na utilização de dados químicos em taxonomia, vários fatores devem ser levados em consideração. O primeiro deles é que, embora cada vez mais aumente o número de trabalhos de pesquisa, apenas uma pequena proporção das plantas foi investigada quimicamente e, como consequência, as informações disponíveis nem sempre são suficientes. Em segundo lugar, existe uma tendência em buscar determinados produtos nos *taxa* em que há maior probabilidade de eles serem encontrados. Exemplificando: um pesquisador que estuda alcaloides indólicos monoterpênicos trabalhará com espécies das famílias Apocynaceae, Rubiaceae ou Loganiaceae, nas quais eles são abundantes. A ocorrência fora dessas famílias, que teria grande importância em taxonomia e em estudos sobre evolução, dificilmente seria investigada.

Outro fator consiste na decisão sobre a relevância da presença de determinados produtos. Existe uma íntima relação entre a complexidade biossintética de uma substância e sua significância taxonômica. Muitos produtos apresentam estrutura complexa, mas são formados por processos biossintéticos relativamente simples. Tais substâncias são menos interessantes, do ponto de vista taxonômico, do que as de estrutura mais simples provenientes de uma rota biossintética complexa. Os produtos do metabolismo secundário considerados mais apropriados aos estudos quimiotaxonômicos são alcaloides, poliacetilenos, iridoides e alguns compostos fenólicos, como certos derivados de floroglucinol e flavonoides, em especial as isoflavonas. Todos esses compostos são de ocorrência restrita, sendo amplamente utilizados como marcadores quimiotaxonômicos.[21-24]

Diferentes plantas podem conter substâncias pertencentes a diferentes classes químicas, mas que se originam de um mesmo precursor. Tais plantas provavelmente contêm sistemas enzimáticos similares, e os compostos formados, embora diferentes, podem indicar uma relação filogenética entre elas.

Algumas modificações, provocadas por mutação, podem causar grandes diferenças na produção de metabólitos secundários em razão, por exemplo, do bloqueio de alguma rota biossintética. Esse fenômeno, chamado de divergência química, é análogo à divergência morfológica e também provoca grandes dificuldades nos estudos quimiotaxonômicos. Muitas vezes observa-se, também, que plantas absolutamente não relacionadas produzem as mesmas substâncias. Esse fato, na grande maioria das vezes, indica que tais produtos não devem ser usados como marcadores quimiotaxonômicos.

Nos estudos quimiotaxonômicos, deve-se levar em conta, também, que a composição química de um vegetal varia de órgão para órgão. É necessária a investigação da planta como um todo para inferir sobre o parentesco de determinado grupo; a análise de apenas um órgão pode levar a conclusões taxonômicas errôneas.

Além disso, podem acontecer variações individuais. Certas substâncias podem ocorrer em quantidades não detectáveis em função de condições edáficas e climáticas e, como os compostos apresentam uma função ecológica, verificam-se variações de acordo com o período vegetativo do vegetal. Modificações no metabolismo causadas por infecções também devem ser mencionadas. Nesses casos, o vegetal pode produzir fitoalexinas, objeto de crescente interesse em fitopatologia.

Outros problemas relacionados aos estudos quimiotaxonômicos são o custo referente aos processos de isolamento e identificação, a dificuldade em isolar produtos presentes em diminutas concentrações e, em alguns casos, a necessidade de grandes quantidades de material vegetal, muitas vezes impraticável em função do seu porte.

Apesar dessas limitações, pode-se concluir que a quimiotaxonomia fornece dados de grande validade para a reestruturação de sistemas de classificação. Além disso, é importante salientar a importância da quimiotaxonomia na área farmacêutica. Esse conhecimento, aliado à etnofarmacologia, vem permitindo a descoberta de novos fármacos de origem natural, que têm sido utilizados sem alterações estruturais ou como modelo para a síntese de novas substâncias ativas.

Pontos-chave deste capítulo

Diferentes caracteres podem ser utilizados na construção de sistemas taxonômicos. O uso de dados referentes à ocorrência de certos metabólitos secundários é denominado quimiotaxonomia. Essa técnica tem sido bastante empregada como auxiliar na interpretação de relações entre diversos organismos vivos, especialmente vegetais, utilizando informações acerca da ocorrência de compostos do metabolismo secundário, como alcaloides, cumarinas, limonoides, quassinoides, lactonas sesquiterpênicas e iridoides, flavonoides, entre outros. A ocorrência de alguns desses compostos em determinados *taxa* tem permitido a revisão de sistemas de classificação de vários gêneros de plantas, assim como de diversas famílias.

Referências

1. Mason PA, Bernardo MA, Singer MS. A mixed diet of toxic plants enables increased feeding and anti-predator defense by an insect herbivore. Oecologia. 2014;176(2):477-86.
2. Harborne JB, Williams CA. Anthocyanins and other flavonoids. Nat Prod Rep. 1995; 12(6):639-57.
3. Lucas-Barbosa D, Sun P, Hakman A, van Beck TA, van Loon JJA, Dicke M. Visual and odour cues: plant responses to pollination and herbivory affect the behaviour of flower visitors. Funct Ecol. 2016;30(3):431-41.
4. Zidorn C. Secondary metabolites of seagrasses (Alismatales and Potamogetonales; Alismatidae): chemical diversity, bioactivity, and ecological function. Phytochemistry. 2016;124:5-28.
5. Jessing KK, Duke SO, Cedergreeen N. Potential ecological roles of artemisinin produced by Artemisia annua L. J Chem Ecol. 2014;40:100-17.
6. Gibbs RD. History of chemical taxonomy. In: Swain T, editor. Chemical plant taxonomy. London: Academic; 1963. p. 41-88.
7. Hegnauer R. Chemotaxonomie der Pflanzen. Basel: Birkhäuser; 1962-1994.
8. Dahlgren R. A system of classification of the angiosperms to be used to demonstrate the distribution of characters. Botaniska Notiser. 1975;128:181-97.
9. Dahlgren R. A revised system of classification of the angiosperms. Bot J Linn Soc. 1980;80:91-124.
10. Dahlgren G. The last Dahlgrenogram, a system of classification of the dicotyledons. In: Tan K, editor. Plant taxonomy, phytogeography and related subjects. Edinburg: Edinburgh University; 1989. p. 249-60.
11. Gottlieb OR. Micromolecular evolution, systematics and ecology. Berlin: Springer; 1982.
12. Gottlieb OR. Ethnopharmacology versus chemosystematics in search for biologycally active principles in plants. J Etnopharmacol. 1982;6:227-38.
13. Gottlieb OR, Borin MRMB, Bosisio BM. Chemosystematic clues for the choice of medicinal and food plants in Amazonia. Biotropica. 1995;27(3):401-6.

14. Gottlieb OR, Kaplan MAC, Borin MMB. Biodiversidade, um enfoque químico-biológico. Rio de Janeiro: UFRJ; 1996.
15. Albach DC, Soltis PS, Soltis DE, Olmstead RG. Phylogenetic analysis of the Asteridae s. l. based on sequences of four genes. Ann Mo Bot Gard. 2001;88:163-212.
16. Chen Y-P, Li B, Olmstead RG, Cantino PD, Liu E-D, Xiang C-L. Phylogenetic placement of the enigmatic genus Holocheila (Lamiaceae) inferred from plastid DNA sequences. Taxon. 2014;63(2):355-66.
17. Swain T. Chemical plant taxonomy. London: Academic; 1963.
18. Gershenzon J, Mabry TJ. Secondary metabolites and the higher classification of angiosperms. Nord J Bot. 1983;3(1):5-34.
19. Hegnauer R. Phytochemistry and plant taxonomy: an essay on the chemotaxonomy of higher plants. Phytochemistry. 1986;25(7):1519-35.
20. Cronquist A. An integrated system of classification of flowering plants. New York: Columbia University; 1981.
21. Edwards JE, Brown PN, Talent N, Dickinson TA, Shipley PR. A review of the chemistry of the genus Crataegus. Phytochemistry. 2012;79:5-26.
22. Konovalov DA. Polyacetylene compounds of plants of the Asteraceae family (review). Pharmaceut Chem J. 2014;48(9):615-33.
23. Ccana-Ccapatinta GV, de Barros FMC, Bridi H, von Poser GL. Dimeric acylphloroglucinols in Hypericum species from sections Brathys and Trigynobrathys. Phytochem Rev. 2015;14:25-50.
24. Gousiadou C, Li H-Q, Gotfredsen C, Jensen SR. Iridoids in Hydrangeaceae. Biochem Syst Ecol. 2016;64:122-30.

Leituras sugeridas

Cronquist A. The evolution and classification of flowering plants. New York: The New York Botanical Garden; 1988.

Hao DC, Gu XJ, Xiao PG. Medicinal plants: chemistry, biology and omics. Amsterdam: Elsevier/Woodhead; 2015.

4

Importância dos registros históricos na investigação e utilização de produtos naturais

Maria das Graças Lins Brandão

Introdução	29
Registros históricos das plantas medicinais	30
Importância dos registros históricos	35
Conclusão	37
Pontos-chave deste capítulo	37
Referências	37
Leituras sugeridas	38

Introdução

O uso das plantas nativas das Américas, quer como alimento ou remédio, é muito antigo. Registros arqueológicos demonstram que os ameríndios já usavam algumas espécies há mais de dez mil anos. Exemplos dessas plantas são o abacate (*Persea americana* Mill.), a batata-doce (*Ipomoea batatas* (L.) Lam.), o mate (*Ilex paraguariensis* A.St.-Hil.), o cacau (*Theobroma cacao* L.) e o milho (*Zea mays* L.). Os espanhóis e os portugueses começaram a introduzir as plantas americanas na Europa logo no início da colonização do continente, e grandes quantidades delas foram transportadas para lá. As raízes da salsaparrilha (espécies de *Smilax*) e do guáiaco (*Guaiacum officinale* L.), nativas do Caribe, são exemplos, pois ganharam grande reputação na época para o tratamento da sífilis. Pode-se dizer que a humanidade tem uma dívida contraída com os povos ameríndios pelo uso do seu conhecimento etnobotânico, já que as principais fontes de alimentação no mundo hoje são espécies domesticadas a partir da sua cultura. Além disso, várias substâncias bioativas utilizadas em medicamentos – como a pilocarpina, obtida das folhas de espécies de *Pilocarpus* e usada no tratamento do glaucoma, o quinino, obtido das cascas de espécies de *Cinchona* e usado como antimalárico, e os curares de espécies de *Chondrodendron* – também foram descobertas a partir do conhecimento ameríndio.

A despeito de todo o potencial já revelado, a vegetação nativa do Brasil vem sofrendo um intenso processo de destruição devido a uma sequência de ciclos econômicos iniciados já no século XVI.[1,2] O primeiro ciclo ocorreu com a exploração do pau-brasil (*Caesalpinia echinata* Lam.) pelos portugueses, que levou ao completo desaparecimento da espécie ao longo da costa brasileira. *Caesalpinia echinata* contém um pigmento vermelho (brasilina e brasilidina) que possuía elevado valor comercial na época para o tingimento de tecidos. Na segunda metade desse mesmo século, foi iniciado o cultivo extensivo de cana-de-açúcar, e tal atividade respondeu por toda a economia da colônia por mais de 150 anos. Na metade do século XVII, o Brasil era o maior produtor de açúcar do mundo, até ser ultrapassado pela crescente produção da América Central e do Caribe.

O terceiro ciclo econômico aconteceu de forma quase simultânea ao anterior, e é caracterizado pela pecuária. Tal prática causou a destruição de vastas regiões de vegetação nativa, usadas para a preparação de pastagens. O ouro deu origem ao quarto ciclo econômico, iniciado após a descoberta do metal em Minas Gerais. Para alguns autores, a descoberta de diamantes em 1729, também em Minas Gerais, foi responsável pelo quinto ciclo econômico, que durou 140 anos, até que a África do Sul surgisse como o maior produtor de diamantes. Considera-se que, durante os séculos XVII e XVIII, o Brasil tenha contribuído com cerca de 50% de todo o ouro e diamantes do mundo, trazendo prosperidade e luxúria para a coroa portuguesa. Essa situação perdurou até o esgotamento do ouro no final do século XVIII.

O cultivo do café foi o responsável pelo sexto ciclo econômico, tendo as primeiras plantações sido iniciadas logo após a independência do Brasil de Portugal, em 1822. Por fim, no final do século XIX, a produção da borracha emergiu na Amazônia, dando origem ao sétimo ciclo econômico. Após esse ciclo, a economia do país passou a ser muito diversificada devido à industrialização, e não há mais como definir ciclos específicos. Um intenso processo de urbanização e industrialização foi observado na Região Sudeste do país a partir de 1940, tendo São Paulo como foco de forte migração de pessoas. Em 1950, iniciou-se também a introdução maciça de medicamentos industrializados, produzidos pelas empresas farmacêuticas internacionais recém-instaladas. É importante destacar que, com exceção da borracha, cuja exploração é feita por manejo florestal, todos os demais ciclos econômicos levaram a uma intensa erosão genética da vegetação nativa do Brasil. Como consequência, apenas 7% da Mata Atlântica encontra-se preservada, e muitas espécies de plantas medicinais foram perdidas. Atualmente, projetos como a expansão da produção de etanol, soja, mineração, ou a construção de grandes hidrelétricas, vêm comprometendo o que restou da vegetação nativa, em especial na Amazônia, no Cerrado e na Caatinga.

Em um estudo realizado em 2004 junto da população da região mineradora em Minas Gerais,[3] conhecida como Estrada Real, por exemplo, foram avaliadas as consequências do desmatamento sobre o conhecimento de plantas medicinais nativas da região. A 152 homens e 54 mulheres, com idades entre 65 e 95 anos, foi perguntado se conheciam e usavam espécies medicinais que haviam sido coletadas na mesma região no século XIX. Essas pessoas nasceram antes da década de 1940, ou seja, antes do início do processo de urbanização e industrialização da região. A pesquisa demonstrou que, mesmo entre tal população, idosa e moradora do campo, o conhecimento sobre as plantas medicinais nativas e suas aplicações encontra-se comprometido. Os entrevistados relataram que aprenderam sobre as plantas junto de seus familiares e *in loco*, mas hoje aquelas plantas não mais existem. Um exemplo de espécie medicinal não mais conhecida é a tinguaciba (*Zanthoxylum tingoassuiba* A.St.-Hil., Rutaceae), coletada e descrita no século XIX pelo botânico francês Auguste de Saint-Hilaire. Essa planta teve grande importância no passado, sendo, inclusive, incluída na 1ª edição da Farmacopeia Brasileira (Pharm.Bras. I), em 1926. Os informantes relataram também que seus descendentes não se interessam em aprender sobre as plantas medicinais. Essa pesquisa revela que o processo de erosão genética das plantas medicinais é acompanhado de uma intensa erosão cultural. A pesquisa histórica representa um importante instrumento para a recuperação de informações sobre as plantas medicinais nativas do Brasil.[4]

Registros históricos das plantas medicinais

Informações estratégicas sobre as plantas da Biodiversidade brasileira encontram-se registradas em bibliografia e outros documentos preparados nos séculos passados. Essas informações são importantes porque são primárias, ou seja, foram recolhidas em uma época na qual a vegetação nativa era conservada e na qual a população fazia uso, quase exclusivamente, de plantas medicinais da Biodiversidade brasileira. A situação é muito diferente hoje, e grande parte das plantas usadas na medicina caseira, ou mesmo como fitoterápicos, corresponde a espécies exóticas ou importadas.

Primeiros séculos

A maior parte das informações disponíveis sobre o uso de plantas nativas durante o período da colonização do Brasil foi compilada pelos padres jesuítas, os primeiros a fazer um contato direto com os ameríndios. Os jesuítas logo incorporaram plantas americanas nos remédios originários da Europa, como é o caso da Triaga Brasílica. Nessa preparação, original da Roma antiga, foram gradativamente incluídas plantas nativas do Brasil da cultura ameríndia, entre elas espécies de *Chondrodendron*, *Cocculus* e *Cissampelos* (Menispermaceae), de *Aristolochia* (Aristolochiaceae), *Piper umbellatum* L. (Piperaceae), *Solanum paniculatum* L. (Solanaceae) ou espécies de *Pilocarpus* (Rutaceae), além de muitas outras. A Triaga Brasílica, como ficou conhecida, era indicada para vários fins, sobretudo para tratar febres e como antídoto de venenos de serpentes.[5] Os jesuítas repetidamente atraíram a atenção dos portugueses para a potencialidade das plantas brasileiras. No entanto, no projeto colonial português não havia espaço para avaliar os produtos nativos. Pelo contrário, já no século XVI eles comemoravam o sucesso do cultivo no Brasil da canela-do-ceilão *Cinnamomum verum* J.Presl (= *Cinnamomum zeylanicum* Blume), do gengibre-da-china (*Zingiber officinale* Roscoe), da pimenta de Malagar, do coco da Malásia, das mangas do Sudoeste da Ásia, da jaca da Índia e do cacau da América Central.[6]

Alguns outros europeus que viajaram pelo Brasil no início da colonização também descreveram o uso das plantas pelos ameríndios, entre eles os franceses André Thevet e Jean de Lery e o português Gabriel Soares de Souza. No século XVII, o Nordeste do Brasil foi invadido pelos holandeses. O médico Guilielmus Piso viveu por oito anos naquela região, e em sua obra *Historia Naturalis Brasiliae*, publicada na Holanda em 1648, descreveu o uso de diversas plantas medicinais indígenas. Nessa obra é possível conhecer, por exemplo, os usos primários de plantas da medicina tradicional brasileira como o bálsamo de copaíba (de espécies de *Copaifera*).[7] Essa foi a principal fonte de informação sobre a Biodiversidade brasileira até o final do século XVIII, quando surgiram novos trabalhos de autores brasileiros e portugueses. Entre os mais importantes está a *Flora Fluminesis*, preparada pelo naturalista brasileiro Frei José Mariano da Conceição Velloso (Frei Velloso).[8] Em sua obra, foram registradas dezenas de espécies da Mata Atlântica, inclusive várias de uso medicinal. Outro autor que descreveu o uso de plantas medicinais nativas naquela época foi o médico português Bernardino A. Gomes. Ele também descreveu o uso de plantas medicinais importantes como a caroba (*Jacaranda caroba* (Vell.) DC.) e o barbatimão (*Stryphnodendron adstringens* (Mart.) Coville).[9]

No entanto, até o início do século XIX, o Brasil vivia sob um rígido controle da coroa portuguesa. O objetivo dessa política era manter em segredo dos outros países os recursos naturais e as potencialidades de sua exploração. A não concessão da licença à expedição do cientista alemão Alexander von Humboldt para visitar a Amazônia brasileira é um claro exemplo dessa política. Esse naturalista alemão, acompanhado do botânico francês Aimé Bompland, percorreu extensas regiões do Norte da América do Sul, a serviço de vários reinos europeus, e fez um pioneiro e importante trabalho sobre a Biodiversidade americana. Em compensação, os portugueses enviaram para o campo o brasileiro Alexandre Rodrigues Ferreira. Ele percorreu durante dez anos a região Amazônica e o Pantanal, recolhendo informações e espécies de plantas e animais da região. Os portugueses, entretanto, não estavam de fato interessados nesses materiais, e praticamente todo o esforço foi perdido.

Registros das plantas no século XIX

Naturalistas europeus

Em 1808, a família real portuguesa transferiu-se para o Rio de Janeiro, fugindo da invasão de Napoleão Bonaparte. Eles viveram no Brasil durante 13 anos, um período caracterizado por um progresso notável na economia, cultura e ciência locais. Nesse mesmo ano, o Jardim Botânico do Rio de Janeiro era inaugurado, inicialmente como uma estação de aclimatação de plantas exóticas comercialmente importantes. Entre as plantas, foram cultivadas jaqueira (*Artocarpus heterophyllus* Lam., Moraceae), canela-do-ceilão (*Cinnamomum verum* J.Presl, Lauraceae) e cânfora (*Cinnamomum camphora* (L.) J.Presl, Lauraceae), cravo-da-índia (*Syzygium aromaticum* (L.) Merr. & L.M.Perry, Myrtaceae) e o chá (*Camellia sinensis* (L.) Kuntze, Theaceae), conhecido hoje como chá-branco, chá-verde ou chá-preto.

Os estrangeiros tiveram finalmente permissão para entrar no Brasil, e vários naturalistas europeus percorreram extensas áreas do vasto território brasileiro. Contraditoriamente, alguns chegaram com interesse específico na busca de espécies nativas de valor comercial. Os naturalistas registraram observações sobre os recursos naturais, os costumes dos habitantes, aspectos econômicos, ecológicos, entre outras importantes atividades desenvolvidas na época. Além do interesse científico, os naturalistas se encantaram com a beleza das paisagens e suas possibilidades de utilização econômica. Entre os naturalistas que descreveram com detalhes os usos das plantas medicinais estão o inglês George Gardner (1836-1841),[10] o alemão Karl F. P. von Martius (1817-1820),[11,12] e o francês Auguste de Saint-Hilaire (1779-1853).[13-15] Outros também registraram o uso das plantas medicinais, como os ingleses John Mawe (1807-1811), Charles J.F. Bunburry (1833-1835) e Richard F. Burton (1866-1867), os alemães Georg W. Freireyss (1813-1815), Gregory I. Langsdorff (1821-1836) e Hermann Burmeister (1850-1852), além do austríaco Johann E. Pohl (1817-1821) e do francês Alcide D'Orbigny (1831-1834). O interesse pelas plantas medicinais brasileiras pode ser ilustrado pela passagem abaixo:[16]

> *Eu já disse anteriormente que os habitantes do interior do Brasil, privados dos recursos da medicina, empregam diversas plantas para aliviar seus males. Várias delas foram apresentadas no meu livro intitulado Plantas Usuais dos Brasileiros. Em toda parte que eu parava, tinha sempre o cuidado de perguntar quais eram as plantas mais utilizadas na região.*
>
> Auguste de Saint-Hilaire
>
> Viagem às Nascentes do Rio São Francisco, 1824

Um estudo realizado recentemente com o acervo desses naturalistas mostrou que a planta mais citada por eles foi a ipecacuanha ou poaia, *Carapichea ipecacuanha* (Brot.) Stokes (Rubiaceae). Essa planta, nativa da Mata Atlântica, era usada há séculos pelos ameríndios para tratar diarreias e como vomitório (emético). As raízes dessa espécie tornaram-se um dos produtos mais importantes do Brasil naquela época, com cerca de quatro toneladas transportadas anualmente do Rio de Janeiro para a Europa. A exploração irracional da planta foi observada por todos os naturalistas que passaram por Minas Gerais no século XIX, muitos dos quais já externavam a preocupação com a possível extinção da espécie. Hoje, infelizmente, a planta é considerada em perigo de extinção pelo Instituto Brasileiro do Meio Ambiente e dos Recursos Naturais Renováveis (IBAMA). Os usos tradicionais de

C. *ipecacuanha* como antidiarreico e emético foram confirmados por vários estudos farmacológicos, e essa ação é atribuída à presença de alcaloides, em especial emetina e cefaelina. Essas substâncias agem especificamente sobre a *Entamoeba histolytica*, parasita causador de diarreias, doenças comuns e fatais naquela época. Hoje, essas substâncias são usadas na clínica como eméticos, ou seja, indutores do vômito. Devido à sua importância médica, a *C. ipecacuanha* está listada nas Farmacopeias e nos Compêndios Oficiais de vários países, inclusive da Organização Mundial da Saúde (OMS).[17]

O botânico francês Auguste de Saint-Hilaire foi o responsável pela descrição de outra importante planta originária da América do Sul: o mate, *Ilex paraguariensis* A.St.-Hil. (Aquifoliaceae). A infusão da planta já era usada pelos ameríndios antes mesmo da chegada dos europeus ao continente. O uso do mate foi registrado pelos naturalistas desde o Rio Grande do Sul até Minas Gerais. Atualmente, a infusão da planta é muito apreciada na Argentina, no Paraguai, no Uruguai e no sul do Brasil, sendo um dos principais produtos de exportação desta região. *Ilex paraguariensis* é estimulante devido ao elevado teor de cafeína, e apresenta outras atividades biológicas (ver Capítulo 19, *Saponinas* e Capítulo 26, *Metilxantinas*).

Os naturalistas também fizeram diversas comparações entre as plantas brasileiras e as de uso corrente na Europa. Um exemplo é o chá-de-pedestre (*Lantana pseudothea* A.St.-Hil.), cujo chá aromático foi comparado com o chá-verde (*Camellia sinensis* (L.) Kuntze, sob o nome de *Thea sinensis* L.).[13] Os naturalistas tiveram igualmente grande interesse pelos frutos nativos do cerrado, nomeados por Saint-Hilaire como *frutos selvagens*. Além de descrever várias espécies como pitomba (*Sapindus esculentus* A.St.-Hil.), esse naturalista deu destaque a outras, como as espécies de araticum (espécies de *Annona*), guabiroba (espécies de *Psidium*), araçá (espécies de *Psidium*), jabuticaba (espécies de *Myrtus*), buriti (*Mauritia vinifera* Mart.) e mangaba (*Hancornia speciosa* Gom.). A passagem a seguir ilustra o incentivo dado por esse naturalista ao melhoramento dos frutos nativos brasileiros:[13]

> *Perguntou-se muitas vezes se os frutos indígenas do Brasil eram superiores aos da Europa, ou se estes últimos mereceriam a preferência; mas essa questão, habitualmente mal colocada, quase nunca é decidida com justiça. É incontestável que os frutos da Europa, tais como hoje os comemos, são bem mais saborosos do que os do Brasil; mas é preciso não se esquecer de que eles são o resultado de uma cultura de vários séculos, ao passo que os frutos indígenas do Brasil estão ainda quase todos em estado selvagem. Se quisermos ser justos, não compararemos, pois, estes últimos com as maçãs, as peras e as ameixas de nossos jardins, mas com as que nascem naturalmente em nossos bosques; e, então, não se hesitará um só instante em dar a preferência aos frutos do Brasil. Encontramos nas florestas e nas savanas dessa bela região uma multidão de frutos que se pode comer com prazer. Logo, é de se crer que eles não permanecerão inferiores aos nossos, quando se lhes der algum cuidado. As jabuticabeiras transportadas das florestas aos jardins de São Paulo e do Tejuco produziram frutos deliciosos, unicamente porque encontraram um terreno que mais lhes convinha, como não seria se eles tivessem sido aperfeiçoados por semeaduras feitas em terras misturadas com arte, e por enxertos repetidos várias vezes, seja na própria espécie, seja em espécies vizinhas!*
>
> Auguste de Saint-Hilaire
>
> Plantas Usuais dos Brasileiros, 1824

Os naturalistas também apresentaram sugestões para fazer intervenções na natureza de forma produtiva. Saint-Hilaire, por exemplo, destaca constantemente em sua obra que "[...] esta espécie pede a atenção dos brasileiros [...]" ou "[...] merece a atenção dos homens instruídos e das artes [...]", como para a *Xylopia sericea* A.St.-Hil.:[13]

> *Na realidade, seus frutos, muito aromáticos, têm o odor da pimenta-do-reino; e se o sabor não é tão forte, eles são, no entanto, mais*

agradáveis. Se fossem mais conhecidos, esses frutos seriam certamente procurados como especiaria e poderiam dar lugar a um novo ramo do comércio; mas, infelizmente, os brasileiros se acostumaram a desdenhar todas as vantagens que a natureza lhes prodigou, e na destruição das florestas, que progride tão rapidamente, a árvore que acabo de analisar não está sendo menos poupada do que tantas outras espécies preciosas, que acabarão talvez por desaparecer totalmente.

Auguste de Saint-Hilaire

Plantas Usuais dos Brasileiros, 1824

Os naturalistas europeus contribuíram enormemente para o conhecimento da Biodiversidade vegetal do Brasil – centenas de novas espécies foram descobertas e diversos novos gêneros foram descritos. Os registros deixados por eles representam hoje uma importante fonte primária de informação sobre o uso das plantas nativas.

Outros autores

O uso de muitas plantas nativas foi registrado também em outras obras subsequentes. Algumas foram publicadas por médicos, que passaram a recomendar as plantas brasileiras para o tratamento de várias doenças. Exemplos dessas obras são as produzidas pelos médicos Xavier Sigaud e Pedro Chernoviz, o farmacêutico Theodoro Peckolt e o botânico Manoel Pio Correa.

Xavier Sigaud (1796-1856) era um médico francês que chegou ao Brasil logo após a independência e desenvolveu sua carreira médica no Rio de Janeiro. De forma metódica, detalhista e incansável, ele registrou inúmeros aspectos sobre a vida cotidiana na capital do Império como maneira de contribuir para a melhoria da saúde da população.[18] Sua obra traz um registro sobre a história da Farmácia no Brasil, que ele considera a profissão mais importante diante da riqueza vegetal disponível. A indicação terapêutica para várias plantas nativas é detalhadamente descrita, representando, assim, uma importante fonte de informação etnobotânica.

Outro médico que descreveu o uso das plantas nativas na clínica foi Pedro L. N. Chernoviz (1812-1881). Ele era polonês, estudou medicina em Montpellier e veio para o Rio de Janeiro no início de 1840, onde viveu por 15 anos. Chernoviz escreveu, um ano após sua chegada, o *Formulário e Guia Médico*, seguido do *Dicionário de Medicina Popular e Ciências de Acessórias*. Ambas as obras contêm informações sobre práticas de saúde da época que auxiliavam os profissionais e a população do interior do Brasil. O seu interesse pelas propriedades das plantas medicinais nativas era grande, e ele passou a incorporar várias delas nas edições subsequentes da sua obra. A primeira edição do Dicionário e Guia Médico, publicada em 1841, por exemplo, traz a descrição e o uso de 37 espécies. Já a última edição, publicada por um de seus filhos em Paris em 1920, traz informações sobre 224 plantas.[19] Devido à importância e excelência do trabalho, o uso da obra de Chernoviz era obrigatório nas boticas do Brasil até a publicação da primeira edição da Farmacopeia Brasileira, em 1929.

Theodoro Peckolt (1822-1912) era um farmacêutico alemão e veio para o Brasil em 1847 sob a influência de von Martius. Ele passou toda sua vida no Rio de Janeiro, onde construiu um laboratório de química. Nele, desenvolveu estudos pioneiros de obtenção e identificação de substâncias ativas das plantas da Mata Atlântica. Em sua obra *História das Plantas Medicinais e Úteis do Brasil* (1888-1902), dividida em oito fascículos, ele deixou referências importantes sobre o melhor aproveitamento das plantas brasileiras e de várias culturas exóticas.[20]

Registros de plantas no século XX

A Farmacopeia Brasileira

Até o início do século XX, a Farmacopeia Portuguesa era usada no Brasil e havia necessidade de um Compêndio Oficial que tratasse da realidade do Brasil, incluindo as plantas medicinais nativas. Em São Paulo, um grupo de farmacêuticos iniciou um movimento para a elaboração da *Farmacopeia Paulista*.[21] No entanto, era necessária a elaboração de um compêndio de abrangência nacional e que atendesse a todo o país. Coube ao farmacêutico Rodolfo Albino Dias essa importante tarefa.

Rodolfo Albino nasceu em 1889 e se formou em Farmácia no Rio de Janeiro em 1909. Após um período no exército, ele passou a se dedicar à elaboração deste projeto gigantesco: a organização da *Farmacopeia Brasileira*. Enquanto nos outros países essa obra era preparada por comissões multidisciplinares, no Brasil apenas ele se dedicava a esse trabalho.[22] Foram 12 anos coletando amostras de plantas medicinais e desenvolvendo as monografias de cada uma delas. Em 1926, a primeira edição da *Farmacopeia Brasileira* foi finalizada (Pharm.Bras. I).[23]

Muitas espécies nativas, registradas nos séculos passados inclusive pelos naturalistas europeus, foram incluídas na Pharm.Bras. I, atestando sua importância também na medicina convencional praticada na época.[24] Nove espécies descritas por Saint-Hilaire foram incluídas, entre elas mate (*Ilex paraguariensis* A.St.-Hil.), quina-do-campo (*Strychnos pseudoquina* A.St.Hil.), paineira (*Chorisia speciosa* A.St.-Hil.), douradinha (*Waltheria communis* A.St.-Hil. e *W. douradinha* A.St.--Hil.), butua ou abutua (*Chondrodendron platyphylum* (A.St.-Hil.) Miers), quina-mineira (*Remijia ferruginea* (A.St.-Hil.) DC. sin. *Cinchona ferruginea* A.St.-Hil., tinguaciba (*Zanthoxylum tingoassuiba* A.St.-Hil. ou *Fagara tingoassuiba* (A.St.-Hil.) Hoehne), chá--de-pedestr e (*Lippia pseudothea* (A.St.-Hil) Schauer = *Lantana pseudothea* A.St.-Hil.) e cipó-suma (*Anchietea pyrifolia* (Mart.) G.Don. e *A. salutaris* A.St.-Hil.).

Apesar da importância dessas e outras espécies medicinais nativas, o número de monografias para elas foi reduzido drasticamente nas edições seguintes da Farmacopeia Brasileira.[25] Entre as espécies descritas por Saint-Hilaire, por exemplo, apenas a monografia para a butua ou abutua (*Chondrodendron platyphylum* (A.St.-Hil.) Miers) foi mantida na Farm.Bras. II, publicada em 1959. Na Farm.Bras. III, publicada em 1977, foram publicadas monografias para apenas quatro espécies brasileiras: guaraná (*Paullinia cupana* Kunth), maracujá (*Passiflora alata* Curtis), ipecacuanha (*Carapichea ipecacuanha* (Brot.) L.Andersson, sob o nome *Cephaelis ipecacuanha* (Brot.) A.Rich.) e jaborandi (*Pilocarpus jaborandi* Holmes). A redução do número de monografias para produtos nativos na Farmacopeia Brasileira, ao longo dos anos, foi uma consequência das intensas transformações sofridas pela sociedade brasileira no século XX, especialmente a partir de 1950. Conforme relatado antes, nessa época houve uma diversificação da economia no país, a instalação de um parque industrial brasileiro e uma grande reordenação cultural. Na década de 1970, por exemplo, as farmácias comerciais já haviam perdido a importância que tinham em períodos passados, porque a indústria farmacêutica passou a dominar completamente o mercado de medicamentos. Essa década também é caracterizada por um intenso combate e repressão ao misticismo, incluindo o uso tradicional de plantas. Todos esses processos contribuíram para um desinteresse pelas plantas medicinais e produtos nativos do Brasil.[26]

Hoje, o número de monografias para plantas brasileiras vem sendo gradativamente incrementado na Farmacopeia Brasileira (FB 5). Existe também um maior interesse em estudar e desenvolver produtos a partir da Biodiversidade. Os registros históricos acerca do uso das plantas nativas do Brasil representam uma importante fonte de informação etnobotânica sobre elas.

Importância dos registros históricos

A Organização Mundial da Saúde reconhece que plantas usadas há séculos, ou seja, espécies que contam com *tradicionalidade*, têm importância como recurso terapêutico. Segundo a OMS, aos registros históricos concernentes à eficácia, segundo critérios bem estabelecidos, poder-se-ia substituir parte dos ensaios clínicos, necessários para a validação farmacológica.[27] Entre as práticas médicas que contam com a devida *tradicionalidade*, são consideradas a medicina tradicional chinesa, a medicina aiurveda (da Índia) e a medicina ameríndia. Na China e na Índia está ocorrendo um intenso movimento que busca validar as fórmulas tradicionais de suas medicinas milenares. Por outro lado, no Brasil, as plantas medicinais nativas, incluindo as originárias da cultura ameríndia, são muito pouco conhecidas e utilizadas. Essas plantas ainda padecem da falta de investimento em pesquisa e desenvolvimento, além de ações de conservação. Poucas plantas citadas por Saint-Hilaire, por exemplo, foram submetidas até o momento a estudos farmacológicos. É interessante observar, no entanto, que todas as espécies avaliadas demonstram resultados promissores nos estudos. Algumas ações confirmadas referem-se à sambaibinha (*Davilla elliptica* A.St.-Hil.) como anti-inflamatório, pinhão-de-purga (*Jatropha curcas* L.) como purgativo, quinas (*Strychnos pseudoquina* A.St.-Hil., *Remijia ferruginea* (A.St.-Hil.) DC.) e orelha-de-onça (*Cissampelos ovalifolia* DC.) como antimaláricos e capeba (*Piper umbellatum* L.) e casca-d'anta (*Drimys winteri* J.R.Forst & G.Forst) como analgésicos.[24]

A despeito da riqueza guardada nos registros históricos, é preciso atentar para a necessidade de cuidado na obtenção das informações sobre as plantas medicinais. No Quadro 4.1,[23] por exemplo, são apresentados

Quadro 4.1 Variações nos usos referidos como tradicionais de espécies presentes na Pharm.Bras. I, em diferentes épocas

Espécies nativas da Pharm.Bras. I	Saint-Hilaire (1824)	Pio Correia (1930)
Anchietea pyrifolia (Mart.) G. Don. (sin. *A. salutaris* A.St.-Hil.)	A substância vermelha das raízes é um potente purgativo.	Depurativo, contra quaisquer moléstias da pele; sialagogo.
Chondrodendron platyphylum (A.St.-Hil.) Miers	Febres intermitentes e doenças do fígado.	Raiz eficaz contra anemias, clorose, dispepsias atônicas, cálculos renais, febres intermitentes, cólicas uterinas, amenorreia, hidropisia; digestivo. Atua sobre o catarro vesical e sobre a mucosa uterina; abortivo. Energético veneno paraliso-vascular cuja ação se localiza principalmente sobre os músculos lisos dos vasos, causando o enfraquecimento progressivo do coração e, logo após, a morte.
Lippia pseudothea Schauer (sin. *Lantana pseudothea* A.St.-Hil.)	As folhas têm um aroma agradável. O chá é muito popular no país e pode substituir o chá-da-índia.	Estimulante, antiespasmódico, peitoral e antirreumático; útil contra afecções catarrais. Chá aromático e agradável. Já substituiu o chá-da-índia.
Remijia ferruginea (A.St.-Hil.) DC. (sin. *Cinchona ferruginea* A.St.-Hil.)	Febrífuga.	Cascas substituem a verdadeira quina como tônicas e amargas, mas não como febrífugas.
Strychnos pseudoquina A.St.- Hil	Cascas muito amargas, usadas contra febres intermitentes.	Tônico e febrífugo contra gânglios mesentéricos, moléstias do fígado, baço, estômago; substituto da quina verdadeira contra febres intermitentes.
Waltheria communis A.St.-Hil. (sin. *W. douradinha* A.St.-Hil.)	Curar feridas, doenças venéreas e as do peito.	Estimulante, antidisentérica, sudorífica, emética, diurética contra catarro brônquico e moléstias pulmonares, cistites e blenorragias.

Fonte: Silva.[23]

os usos tradicionais observados por Saint-Hilaire para seis espécies nativas também presentes na Pharm.Bras. I. O quadro traz, ainda, os usos registrados por Manoel Pio Correa para as mesmas plantas. Pio Correa foi um importante botânico, responsável pela elaboração de uma das mais importantes obras sobre as plantas brasileiras.[28] É possível verificar que, mesmo nessa bibliografia mais antiga e confiável, e publicada ao longo de apenas 100 anos, existe grande diferença e acréscimo de indicações terapêuticas para as plantas na obra de Pio Correia, publicada em 1930. O que dizer, então, das bibliografias publicadas mais recentemente?

Conclusão

Promover um melhor uso da Biodiversidade no Brasil é urgente e necessário, tendo em vista o intenso processo de erosão genética e cultural que continuamente afeta a vegetação nativa. Os registros históricos representam uma importante fonte de informação sobre a utilidade das plantas medicinais do Brasil.

Pontos-chave deste capítulo

Muitas informações sobre as plantas brasileiras usadas na medicina tradicional foram perdidas com o tempo. Os registros históricos representam um importante instrumento para sua recuperação e validação. Na maior parte das vezes, essas fontes consistem em informações primárias, ou seja, foram recolhidas em uma época na qual a vegetação nativa era preservada e na qual a população fazia uso de espécies da Biodiversidade brasileira.

Referências

1. Brandão MGL, Grael CFF, Fagg CW. European naturalists and medicinal plants of Brazil. In: Grillo O, Venora G, editors. Biological diversity and sustainable resources use. Rijeka: Intech; 2011. p. 101-2.
2. Dean W. A ferro e fogo: a história da devastação da Mata Atlântica brasileira. São Paulo: Companhia das Letras; 1997.
3. Brandão MGL, Paula-Souza J, Grael CFF, Scalon V, Santos ACP, Salimenha MF, et al. Biodiversidade, uso tradicional de plantas medicinais e produção de fitoterápicos em Minas Gerais. Anais do XIV Seminário sobre a Economia Mineira [Internet]; 2010; Belo Horizonte, BR. Belo Horizonte: Cedeplar; 2010 [capturado em 28 abr. 2016]. Disponível em: http://www.cedeplar.ufmg.br/seminarios/seminario_diamantina/2010/D10A022.pdf.
4. Medeiros MFT. Historical ethnobotany: an approach through historical documents and their implications nowadays. In: Albuquerque UP, Hanzaki N. Recent developments and case studies in ethnobotany. Recife: Sociedade Brasileira de Etnobiologia e Etnoecologia; 2010. p. 127-42.
5. Pereira NA, Jaccoud RJS, Mors WB. Triaga Brasílica: renewed interest in a seventeeth-century panacea. Toxicon. 1996;34(5):511-6.
6. Ferrão JEM. A aventura das plantas e os descobrimentos portugueses. Lisboa: Instituto de Investigação Científica Tropical; 1992.
7. Pisonis G, de Liebstad GM, de Laet I. Historia naturalis Brasiliae: auspicio et beneficio illustriss. Leiden: Francis Hack; 1648.
8. Velloso JMC. Quinografia portuguesa ou Coleção de várias memórias sobre vinte e duas espécies de quinas, tendentes aos seus descobrimentos nos vastos domínios do Brasil. Lisboa: Santa Igreja Patriarcal; 1799.
9. Gomes BA. Plantas medicinais do Brasil. São Paulo: USP; 1812. Série Brasiliensia Documenta.
10. Fagg CW, Lughadha EN, Milliken W, Hind DN, Brandão MGL. Useful Brazilian plants listed in the manuscripts and publications of the Scottish medic and naturalist George Gardner (1810–1849). J Ethnopharmacol. 2014;161:18-29.
11. von Martius KFP. Systema materiae medicae vegetabilis brasiliensis. Lipsiae: Fleischer; 1843.
12. Breitbach UB, Niehues M, Lopes NP, Faria JQ, Brandão MGL. Amazonian Brazilian medicinal plants described by C.F.P. von Martius in the 19th century. J Ethnopharmacol. 2013;147:180-9.

13. Saint-Hilaire A. Plantas usuais dos brasileiros. Belo Horizonte: Fino Traço; 2014.
14. Saint-Hilaire A. Viagem pelas províncias do Rio de Janeiro e Minas Gerais. Belo Horizonte: Itatiaia; 1975.
15. Brandão MGL, Pignal M, Romaniuc S, Grael CFF, Fagg CW. Useful Brazilian plants listed in the field books of the French naturalist Auguste de Saint-Hilaire (1779-1853). J Ethnopharmacol. 2012;143:488-500.
16. Saint-Hilaire A. Viagem às nascentes do Rio São Francisco. Belo Horizonte: Itatiaia; 1975.
17. World Health Organization. Radix Ipecacuanhae. In: World Health Organization. WHO monographs on selected medicinal plants. Geneva: WHO; 2007. v. 3, p. 204-18.
18. Sigaud JFX. Do clima e das doenças do Brasil, ou estatística médica deste império. Rio de Janeiro: FIOCRUZ; 2009.
19. Chernoviz PLN. A grande farmacopeia brasileira: formulário e guia médico. Belo Horizonte: Itatiaia; 1996. Publicado originalmente em 1920.
20. Peckolt T, Peckolt G. História das plantas medicinais e úteis do Brasil. Rio de Janeiro: Laemmert; 1888.
21. Araújo CBS, Rangel O. Fatos e personagens da história da medicina e da farmácia no Brasil. Rev Cont Ed. 1979;2:253-9.
22. Pereira SA. Farmacêutico Rodolpho Albino Dias da Silva: aspectos de sua vida e sua obra. 2. ed. Rio de Janeiro: Conselho Regional de Farmácia; 2005.
23. Silva RAD. Pharmacopoeia dos Estados Unidos do Brasil. São Paulo: Companhia Editora Nacional; 1926.
24. Brandão MGL, Cosenza GP, Grael CFF, Netto NL, Monte-Mór RLM. Traditional uses of American plant species from the 1st edition of Brazilian Official Pharmacopoeia. Rev Bras Farmacogn. 2009;19:478-87.
25. Brandão MGL, Zanetti NNS, Oliveira P, Grael CFF, Santos ACP, Monte-Mór RLM. Brazilian medicinal plants described by 19th century European naturalists and Official Pharmacopeia. J Ethnopharmacol. 2008;120:141-8.
26. Manhã EM, Silva MC, Alves MGC, Almeida MB, Brandão MGL. PLANT: a bibliographic database about medicinal plants. Rev Bras Farmacogn. 2008;18:614-7.
27. World Health Organization. Traditional medicine strategy. Hong Kong: WHO; 2014-2023.
28. Correa M. Dicionário das plantas úteis do Brasil e das exóticas cultivadas. Rio de Janeiro: IBDF; 1984.

Leituras sugeridas

Brandão MGL, Diniz BC, Monte-Mór RLM. Plantas medicinais: um saber ameaçado. Ciênc Hoje. 2004;35:64-6.

Nepomuceno R. O jardim de Dom João: a aventura da aclimatação das plantas asiáticas à beira da lagoa e o desenvolvimento do Jardim Botânico do Rio de Janeiro. Rio de Janeiro: Casa de Palavra; 2007.

5

Bioprocessos inovadores para a produção de metabólitos ativos de plantas

Suzelei de Castro França

Introdução	39
Bioprocessos	40
Abordagens biotecnológicas inovadoras usando culturas de raízes de espécies medicinais	42
Expressão gênica diferencial e a regulação da biossíntese de metabólitos secundários	45
Aplicações de engenharia metabólica para a produção de metabólitos secundários	46
Pontos-chave deste capítulo	49
Referências	50

Introdução

Plantas, animais e microrganismos constituem uma fonte renovável de metabólitos especializados, com uma enorme variabilidade química estrutural decorrente da plasticidade metabólica necessária à adaptação desses seres às diversas situações de estresse ambiental. *Habitats* repletos de agentes químicos, físicos e biológicos causadores de estresse representam constantes desafios a serem superados pelos organismos, com ativação das propriedades bioquímicas e genéticas para assegurar sua sobrevivência. Os metabólitos secundários – micromoléculas acumuladas em plantas e microrganismos – desempenham um papel importante na adaptabilidade dos organismos vivos às condições ambientais a que estão sujeitos.

Diversos metabólitos secundários têm sido validados quanto à eficácia biológica e farmacológica e à segurança de uso como compostos bioativos no desenvolvimento de novos produtos de interesse agroindustrial e farmacêutico. No entanto, a baixa produtividade em plantas nativas ou cultivadas é um fator limitante à produção sustentável e um obstáculo à comercialização desses compostos.

Os avanços na química de síntese sugerem que substâncias derivadas de plantas medicinais, de interesse farmacêutico, poderiam ser sintetizadas em laboratório. Contudo, tal síntese costuma ser muito complexa, envolvendo várias etapas, com baixo rendimento e produção economicamente inviável.

Em décadas passadas, a crescente demanda por metabólitos secundários de plantas com alto valor agregado estimulou o desenvolvimento de processos biotecnológicos para o estabelecimento de tecnologias *in vitro*, objetivando a produção contínua, sob condições monitoradas, e maiores teores de metabólitos. Culturas de tecidos e células foram estabelecidas rotineiramente a partir de explantes, como meristemas, folhas, raízes e segmentos de caule, com a finalidade de multiplicação da biomassa e extração de metabólitos secundários. A micropropagação vegetativa foi bastante explorada para a obtenção de clones a partir de matrizes elites, e as culturas de suspensões celulares em frascos foram escalonadas para a produção em biorreatores, com ganho em produtividade de metabólitos secundários.[1] O progresso na produção biotecnológica de metabólitos secundários de alto valor agregado em cultura de células tornou evidente que esses processos são uma alternativa atrativa para a exploração das plantas como fonte de compostos bioativos (Fig. 5.1).

Bioprocessos

Embora vários bioprocessos para a obtenção de alcaloides, terpenoides e fenilpropanoides com propriedades medicinais tenham tido sucesso, a produção comercial de outros tantos metabólitos, cujas vias biossintéticas e mecanismos de ativação ou inibição da produção ainda não estão plenamente elucidados, apresenta gargalos a serem eliminados.

Novas abordagens biotecnológicas estão sendo realizadas para suplantar tais limitações: i) uso de elicitores para estimular a produção de metabólitos secundários; ii) adição de eventuais precursores biossintéticos, com o suprimento exógeno de precursores nos processos de biotransformação; iii) manipulação genética para ativação ou repressão de genes reguladores de vias de biossíntese; e iv) engenharia metabólica com expressão ou silenciamento de genes.

Manipulação bioquímica

Elicitação de plântulas cultivadas in vitro

A micropropagação *in vitro* por meio de cultura de brotos para regeneração de plântulas, bastante utilizada para a obtenção de clones que mantêm todas as características da planta-mãe, constitui uma técnica espe-

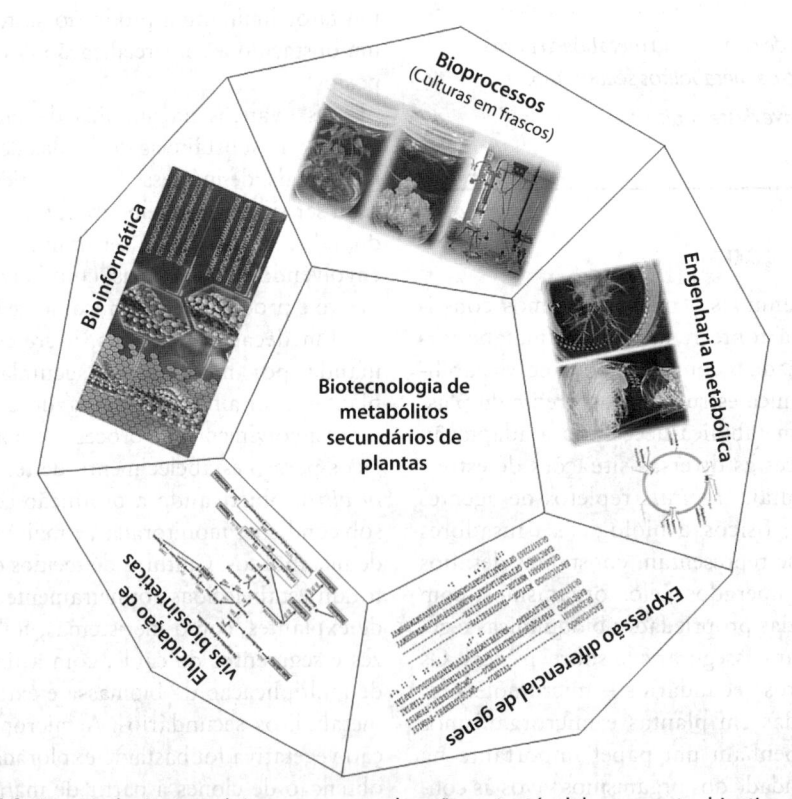

Figura 5.1 Biotecnologia: estratégias para uma exploração sustentável de compostos bioativos de plantas.

cialmente vantajosa para a preservação de quimiotipos produtores de compostos medicinais. Plântulas cultivadas *in vitro* podem ser utilizadas como fonte de compostos-padrão investigados nos estudos de metabolomas e também como potencial modelo para testes de elicitação ou estimulação da síntese de metabólitos secundários.[2] Quando expostas à ação de agentes químicos, físicos ou biológicos, designados com elicitores, plântulas e culturas de células de plantas respondem com alterações metabólicas que podem resultar em aumento nos teores dos metabólitos acumulados e/ou na síntese de novas micromoléculas.[3]

Dentre os elicitores químicos tradicionalmente usados, destacam-se éster metiljasmonato, ácido salicílico, sulfato de vanadila, sais de metais pesados e quitosana, e dentre os elicitores biológicos, podem-se citar o extrato de levedura e os lisados autoclavados de suspensões de bactérias. Recentemente, Ramirez-Estrada e colaboradores[4] revisaram os efeitos de elicitores na produção de compostos de alto valor agregado, como taxanos, ginsenosídeos, lignanas e polifenóis, com foco no uso de uma nova geração de elicitores como coronatina e ciclodextrinas.

Os jasmonatos, como o ácido jasmônico e seu derivado, o éster metiljasmonato, estimulam a produção de várias micromoléculas[5,6] e são universalmente considerados moléculas sinalizadoras do metabolismo secundário.[7] Plantas, algas e fungos sintetizam jasmonatos.[8] Na atualidade, os jasmonatos comercializados são extraídos de plantas, o que justifica o elevado preço desses produtos. Uma alternativa viável é o bioprocesso para obtenção de jasmonatos a partir de microrganismos, sobretudo do fungo *Botryosphaeria rhodina*.[9]

Mikania laevigata Sch.Bip. ex Baker, popularmente chamada de guaco, é uma espécie medicinal cuja eficácia como broncodilatador, antimicrobiano, anti-inflamatório, antiúlcera e anticâncer foi comprovada cientificamente. Medicamentos fitoterápicos contendo extratos de *M. laevigata* são comercializados na América do Sul com diversas indicações terapêuticas. Metabólitos secundários de várias classes químicas foram isolados de extratos de *M. laevigata* e identificados,[10] e a eficácia dessa planta no tratamento de distúrbios respiratórios está correlacionada à presença da cumarina 1,2-benzopirona.[11] Lourenço e colaboradores[12] utilizaram uma estratégia inovadora para explorar o efeito elicitor de jasmonatos produzidos pelo fungo *B. rhodina* e, assim, promover aumento na biomassa e duplicar o teor da cumarina antes citada em plântulas de *M. laevigata*. Os resultados obtidos são promissores para o desenvolvimento da formulação de um defensivo, não agressivo ao meio ambiente, que substitua produtos sintéticos.

Adição de precursores – cultura de células e tecidos

Biossíntese dirigida por precursores marcados para elucidação de rotas biossintéticas

Estudos fitoquímicos realizados com tecidos de espécies-alvo, em estágios específicos de desenvolvimento e sob condições ambientais definidas, têm contribuído para o aumento do conhecimento sobre o perfil do metabolismo secundário funcional de espécies de interesse agronômico e farmacêutico. A determinação estrutural de metabólitos com graus distintos de complexidade tem permitido a preconização de etapas biossintéticas (estudos de biossíntese) dependentes de atividades enzimáticas, as quais catalisam, de forma coordenada, as várias ramificações das vias de biossíntese.

Uma das estratégias para a elucidação de etapas biossintéticas consiste na condução de experimentos utilizando precursores intermediários com isótopos marcados, abordagem chamada de biossíntese dirigida pelo precursor, uma vez que a suplementação exógena de um potencial precursor proporciona o aumento do intermediário seguinte na via de biossíntese. O avanço nas tecnologias para detecção de compostos enriquecidos com isótopos marcados tem contribuído para o monitoramento do processamento bioquímico de precursores exógenos e a identificação de derivados formados nas conversões multienzimáticas características das vias de biossíntese de diversas classes de metabólitos secundários. A literatura apresenta alguns exemplos, como a adição da fenilalanina como precursor de N-benzoilfenilisosserina na biossíntese do paclitaxel (Taxol), resultando no aumento das suas concentrações, em células de cultura de *Taxus cuspidata* (Siebold & Zucc.); a adição do geraniol em culturas de células de *Perilla frutescens* (L.) Britton levou ao acúmulo de nerol e citronelol.[13]

Wheeler e colaboradores[14] utilizaram preparações microssomais de células de *Taxus* e cada um dos potenciais substratos para determinar se o taxadienol ou seu correspondente éster acetato serviriam como precursores diretos das reações subsequentes de oxigenação na síntese de taxanos. Os autores demonstraram, de forma bastante elegante, que a acetilação no C-5 do taxadienol precede a inserção do grupo C-10-β-hidroxila no paclitaxel, mediada pela citocromo-oxidase P450.

Estudos utilizando precursores enriquecidos são importantes para o conhecimento das rotas biossintéticas operantes, especialmente a rota terpenoídica, que pode ocorrer via mevalonato (MVA) e/ou via triose-piruvato (MEP). Pina e colaboradores[15] e Paz e colaboradores[16] demonstraram, com o uso de 1-^{13}C-D-glicose e de mevalona lactona marcada, adicionadas a culturas *in vitro* de raízes de espécies da família Celastraceae, que a biossíntese de triterpenos e triterpenos quinonametídeos ocorre via MVA e via triterpenos pentacíclicos (p. ex., friedelina), respectivamente.

Assim, a elucidação plena da rota biossintética de metabólitos secundários de interesse é de fundamental importância para a viabilização da produção *in vitro* em larga escala de compostos bioativos.

Abordagens biotecnológicas inovadoras usando culturas de raízes de espécies medicinais

Em plantas, várias vias do metabolismo secundário não são constitutivamente expressas, mesmo em cultura, sugerindo a ocorrência de uma regulação coordenada na ativação ou repressão de ramificações das vias. A biossíntese de micromoléculas costuma ser órgão-específica e ocorre em um estágio particular de desenvolvimento, ou seja, as vias são temporariamente reguladas, e a síntese de metabólitos de interesse pode ser alterada por manipulação bioquímica ou genética. Raízes adventícias constituem um sistema compartimentalizado no qual geralmente ocorrem, em seus espaços intercelulares, a síntese e o acúmulo de metabólitos específicos, não produzidos em folhas ou caules.

Uma abordagem biotecnológica para produzir compostos bioativos importantes acumulados em raízes e também para elucidar a regulação de suas respectivas vias de biossíntese é o estabelecimento de culturas de raízes.[17] Dentre as vantagens desse bioprocesso estão a alta proliferação de biomassa induzida pelos reguladores de crescimento e a eficiente produção de metabólitos, os quais podem ser facilmente extraídos dos tecidos ou até mesmo exsudados para o meio de cultivo.[3]

Baque e colaboradores[18] apresentaram uma revisão sobre processos conduzidos em biorreatores para produção de compostos de plantas com alto valor agregado a partir de cultivos de raízes adventícias de plantas medicinais. Esse sistema tem vantagens sobre o sistema tradicional de cultura de tecidos, uma vez que as condições do meio de cultivo podem ser controladas com o monitoramento *on-line* de importantes parâmetros, como temperatura, pH, condutividade e concentrações de oxigênio e dióxido de carbono no interior do biorreator. Adicionalmente, como o processo pode ser realizado em batelada ou de modo contínuo, a concentração de nutrientes no meio de cultivo pode ser melhorada pela contínua circulação do meio. Outro aspecto que favorece o cultivo em biorreatores é a possibilidade de contínua recuperação de metabólitos de interesse excretados pelas raízes no meio de cultura.

Para explorar o potencial de raízes adventícias, várias modificações foram introduzidas no corpo de reatores para ancoragem de raízes, no tipo de tanques agitadores e em sistemas de aeração nos reatores com agitação por deslocamento de ar. Em muitos casos, a cultura de raízes adventícias tem sido preferida porque esse sistema não contém DNA de bactéria, como é o caso das raízes transformadas geneticamente, as *hairy roots* ou raízes cabeludas.[19]

Manipulação genética

Hairy roots – raízes cabeludas

Agrobacterium rhizogenes é uma bactéria de solo gram-negativa que tem a propriedade de transferir parte de seu DNA (T-DNA) para células de espécies de plantas hospedeiras que são transformadas geneticamente por transferência horizontal de genes. Em decorrência da transformação, as plantas exibem variação fenotípica com a formação de raízes cabeludas (*hairy roots*) no local de infecção. A transferência do T-DNA e a correspondente expressão de genes rol (A, B, C, D) na planta afetam drasticamente o crescimento e os padrões morfológicos das raízes cabeludas (tropismo), o padrão de expressão de genes de vias biossintéticas e o acúmulo de metabólitos secundários específicos. No passado, as pesquisas tinham como foco o estabelecimento *in vitro* de raízes cabeludas e a seleção de clones que exibiam alta proliferação de biomassa e elevado rendimento em metabólitos-alvo secundários, explorando a utilização das raízes como fábrica química de substâncias bioativas.[20] Os bioprocessos com a produção de raízes cabeludas passaram pela transição de escala de bancada em laboratório para a escala de biorreatores sem que houvesse perda do potencial biossintético das culturas.[21]

Mais recentemente, em razão de propriedades como o rápido e constante crescimento sem necessidade de suplementação exógena de hormônios, a estabilidade genética e bioquímica e a competência para biossíntese de diversos metabólitos secundários, as raízes cabeludas estão sendo utilizadas como um sistema-modelo em vários processos biotecnológicos, estabelecidos para explorar aspectos bioquímicos e moleculares da interação planta-microrganismo e a produção de valiosos metabólitos secundários e enzimas com múltiplas aplicações terapêuticas e industriais. O aprimoramento no desenho de reatores adequados para o cultivo de raízes cabeludas permitiu a integração dessa tecnologia a novos processos industriais.[22] Além disso, diferentes estratégias usando elicitação e engenharia genética para modulação de vias metabólicas estão sendo empregadas na exploração de raízes cabeludas como fonte de novos compostos bioativos, acumulados nos tecidos e/ou excretados para o meio de cultivo.

Elicitação de raízes cabeludas

Dentre as abordagens mais frequentes para explorar a interação planta-microrganismo, destaca-se a elicitação com *Agrobacterium* para promover indução ou redução da expressão de enzimas-chave na regulação coordenada de vias metabólicas de produção de micromoléculas com novas propriedades biológicas. Tal técnica permite alterar os perfis de metabólitos não somente usando genes de plantas, mas também utilizando genes de bactéria codificadores de enzimas modificadas.

Bioprocessos associando cultura de raízes cabeludas e engenharia genética oferecem novas abordagens e possibilidades para incrementar a produtividade de metabólitos de plantas com atividades conhecidas ou inovadoras. A introdução e expressão de cópias extra de genes ou mesmo genes heterólogos em plantas resultam na melhoria de atividades celulares por meio da manipulação enzimática e também de funções regulatórias de transporte nas células. As alterações racionais nas etapas limitantes da velocidade de uma via de biossíntese, bem como a inativação de via(s) ineficiente(s) para formação de produtos secundários, podem ser realizadas em um único passo ou por meio de múltiplas etapas.[23]

Extratos de raízes de *Valeriana officinalis* L. exibem atividade ansiolítica correlacionada à presença dos terpenoides ácido valerênico e seus precursores biossintéticos valerenal e valerenadieno. No intuito de estudar a biossíntese desses metabólitos farmacologicamente ativos, Ricigliano e colaboradores[24] desenvolveram um vetor binário para cotransformação de raízes cabeludas de *V. officinalis* e quantificaram os níveis de expressão dos genes farnesil-pirofosfato-sintase (VoFPS), valerenadieno-sintase (VoVDS), germacreno-C-sintase (VoGCS) e citocromo P450 (CYP71D442), putativamente associados ao metabolismo de terpenoides, em linhagens recombinantes de raízes cabeludas estimuladas com metil jasmonato superexpressando os cDNA de VoFPS ou de VoVDS. Os resultados obtidos demonstraram que a superexpressão do VoFPS cDNA induziu aumento de 4 a 8 vezes no nível do transcrito correspondente e aumento no rendimento de hidrocarbonetos sesquiterpênicos acumulados. Em comparação aos controles, a superexpressão do VoVDS cDNA aumentou nove vezes o nível do transcrito correspondente e alterou significativamente o rendimento dos sesquiterpenoides oxigenados ácido valerênico e valerenal.

As análises de metabolomas e transcriptomas de raízes transformadas abriram novas perspectivas para a identificação de etapas determinantes da velocidade e dos mecanismos de regulação transcricional e pós-transcricional da síntese e do acúmulo de metabólitos secundários.

A fim de elucidar o transcriptoma de *Eclipta prostrata* (L.) L. (= *E. alba* (L.) Hassk.), espécie produtora de cumestanos bioativos, foram comparados os perfis de genes expressos em folhas, raízes não elicitadas e raízes desafiadas com *A. rhizogenes* – Clone 19. Como parte da estratégia delineada, culturas axênicas *in vitro* das amostras citadas foram estabelecidas e utilizadas como fonte de material genético para a construção e caracterização das respectivas bibliotecas de cDNA. Técnicas moleculares complementares foram utilizadas para a clonagem de transcritos e posterior identificação das sequências de genes expressos (EST, *expressed sequence tags*). A categorização de genes expressos foi feita a partir de análises *in silico* com uso de ferramentas da bioinformática (*Basic Local Alignment of Sequences* – BLAST) para comparação de similaridade com sequências biológicas, de nucleotídeos e de proteínas, depositadas em bancos de dados não redundantes do National Center for Biotechnology Information (NCBI). No total, 1.638 EST foram analisadas, sendo 411 EST de folhas, 900 EST de raízes transformadas com *A. rhizogenes* e 327 EST de raízes não transformadas. Dentre as sequências de *E. prostrata* analisadas, EST relacionadas diretamente a quatro diferentes enzimas-chave da via central da biossíntese de fenilpropanoides ativos nessa espécie foram identificadas. Assim, identificaram-se genes relacionados às enzimas fenilalanina-amônio-liase (PAL), chalcona-sintase (CHS), chalcona-isomerase (CHI) e flavona-sintase (FS). As sequências caracterizadas como genes da CHS e da CHI foram depositadas nos bancos de dados do NCBI (gi 302171813 e gi 302171811, respectivamente). Análises de similaridade realizadas entre a CHS isolada de folha de *E. prostrata* (605 pb – pares de base) e outras chalconas-sintases, depositadas em bancos de dados do NCBI, revelaram uma identidade de 91% com a sequência nucleotídica da CHS de *Helianthus annuus* L. (DQ503679.1). A sequência traduzida apresentou o domínio característico de chalcona-sintase. A sequência identificada como putativa chalcona isomerase (701 pb) mostrou identidade de 92% com a sequência da CHI de *H. annuus* (gb EU366166.1) e 87% com a sequência da CHI de *Dahlia pinnata* Cav. (dbj AB591827.1).

Expressão gênica diferencial e a regulação da biossíntese de metabólitos secundários

A resposta adaptativa da planta a uma situação ambiental nova requer a expressão de gene(s) em um tecido ou tipo de célula específico, em um período também específico. A evolução de genes resulta na síntese de novos metabólitos secundários em plantas. Esse processo é dinâmico e responsável pela grande maioria das diferentes funções gênicas entre genomas de plantas. O produto do gene, a nova enzima, será provavelmente uma variação de uma enzima já existente, que usa um substrato similar e catalisa a formação de um produto também similar.[25]

A expressão diferencial de genes codificadores de enzimas-chave, reguladoras das principais vias do metabolismo secundário, ativadas em decorrência de necessidades específicas das plantas, pode ser caracterizada por análises dos genes expressos (transcriptomas) nas diferentes condições a que a planta está sujeita e utilizada para produzir plantas transgênicas. O reconhecimento de genes que controlam a resposta a um determinado estresse aumenta as possibilidades de promover o melhoramento genético de plantas, com ganho em produtividade agrícola ou aumento no rendimento em produtos bioativos por meio de transformação genética direta.[26]

Os estudos de transcriptomas de espécies variadas incluem:

- Construção de bibliotecas de cDNA de diferentes tecidos, sob condições de estresse biológico e/ou ambiental, a partir da extração de RNA total, purificação dos mRNA e obtenção dos cDNA pela reação com a enzima transcriptase reversa.
- Rastreamento das bibliotecas com sondas baseadas em sequências homólogas, marcadas com cromóforos detectores tipo digoxigenina (DIG – quimioluminescente), desenhadas a partir de sequências de regiões conservadas de DNA de enzimas-alvo, relacionadas a genes conhecidos como codificadores de enzimas reguladoras de vias do metabolismo secundário, por exemplo, de fenilpropanoides, isoprenoides ou outras moléculas bioativas. A hibridização com sondas permite a detecção de clones de interesse, que são, então, amplificados pela reação em cadeia da polimerase (PCR), purificados e, posteriormente, identificados por sequenciamento de nucleotídeos.
- Comparação das sequências obtidas com genes já identificados, cujas informações estão depositadas em bancos de dados (p. ex., GenBank, http://ncbi.nlm.nih.gov) usando ferramentas de bioinformática com alinhamentos locais das sequências expressas (BLAST)[27] que permitem comparações com sequências expressas (EST) ou proteínas depositadas em bancos de dados, identificando níveis de similaridade e permitindo, ainda, a atribuição de funções putativas aos genes isolados. Outras ferramentas, como CLUSTAL,[28] permitem comparações múltiplas de sequências de aminoácidos, evidenciando a diversidade molecular existente entre os genes codificadores de proteínas que realizam funções semelhantes em diferentes plantas.
- Clonagem do(s) gene(s) de interesse em vetores de expressão funcionais em células hospedeiras procarióticas (*Escherichia coli*, *Agrobacterium*) ou eucarióticas (*Saccharomyces*, *Picchia*). Existem várias construções de vetores (pQE32 em *E. coli;* vetor binário pHY8 em *Agrobacterium tumefaciens* LBA 4404;

pYeDP60 e PYES2 em *Saccharomyces cerevisiae*; série pET em *Picchia*) sob o controle de promotores adequados para expressão em plantas, como o promotor CaMV35S isolado do vírus do mosaico da couve-flor.
- Comprovação bioquímica da funcionalidade do gene realizada por avaliação da atividade enzimática da proteína (produto do gene) heteróloga expressa.
- Inserção do vetor recém-construído no genoma de cepas transgênicas de *Agrobacterium* para posterior integração ao genoma de espécies medicinais, visando à manipulação genética da produção de moléculas farmacologicamente ativas.

Recentemente, seguindo a estratégia de construção de bibliotecas subtrativas (SSH) (Fig. 5.2), foi realizada a investigação de genes diferencialmente expressos em raízes de plântulas de *E. alba* cultivadas *in vitro* (não transformadas) e raízes transformadas geneticamente com *A. rhizogenes*. Dentre os transformantes, foram selecionados clones com alto rendimento em cumestanos bioativos e clones não produtores de cumestanos. Foram construídas duas bibliotecas subtrativas: entre clones transformantes Clone C01 *versus* Clone C03, não produtor e produtor de cumestanos, respectivamente; e biblioteca SSH R *versus* C19, entre raízes não transformadas (R) e transformadas (C19). Obteve-se uma coleção de EST selecionadas, com tamanho superior a 500 pb, que resultou na construção de uma biblioteca de 600 clones, os quais, após identificação por sequenciamento, foram categorizados por análise de similaridade (algoritmo BLAST) em banco de dados de sequências não redundantes (GenBank). As bibliotecas subtrativas foram examinadas, e o perfil de transcritos diferencialmente expressos foi determinado. Análises de sequências diferencialmente expressas revelaram transcritos relacionados a proteínas produzidas por plantas em resposta ao ataque de patógenos (p. ex., EAC01C03PR), peptídeos antimicrobianos (p. ex., EARC19DEF), fatores de transcrição (p. ex., EAC01C03GRAS) e enzimas-chave na regulação da biossíntese de terpenoides (p. ex., EAC01C03COST), todos envolvidos na resposta a agentes naturais causadores de estresse biológico (Fig. 5.3). Clones de interesse foram selecionados para as etapas de clonagem de expressão com o objetivo de comprovar a funcionalidade dos genes expressos, e procedimentos de engenharia metabólica foram realizados por meio de construções plasmidiais em *A. rhizogenes*.

Aplicações de engenharia metabólica para a produção de metabólitos secundários

Utilizando a versatilidade de raízes cabeludas, é possível, ainda, realizar a introdução e expressão de genes heterólogos no genoma da planta hospedeira, promovendo alterações no metabolismo celular e o influxo de compostos-alvo de uma dada via biossintética.[29] Esses compostos-alvo podem ser metabólitos de interesse ou algum produto derivado cuja conversão é a etapa limitante da velocidade da via.

Mehrotra e colaboradores[30] realizaram manipulação genética na via de biossíntese de alcaloides terpeno indólicos (TIA), com a expressão heteróloga do gene codificador da enzima triptofano-descarboxilase (TDC), em raízes cabeludas de *Rauvolfia serpentina* (L.) Benth. ex Kurz. A superexpressão da *Catharanthus*-triptofano-descarboxilase (CrTDC) em seis linhagens transgênicas de raízes cabeludas de *R. serpentina* dobrou o rendimento dos alcaloides reserpina e ajmalicina acumulados nas raízes transformadas.

A inibição de etapas de ramificações da via, na qual diferentes enzimas competem por precursores comuns, também pode ser realizada por meio da expressão do(s) transgene(s) em *antisense*, favorecendo o influxo no sentido de produção do(s) composto(s) de interesse.

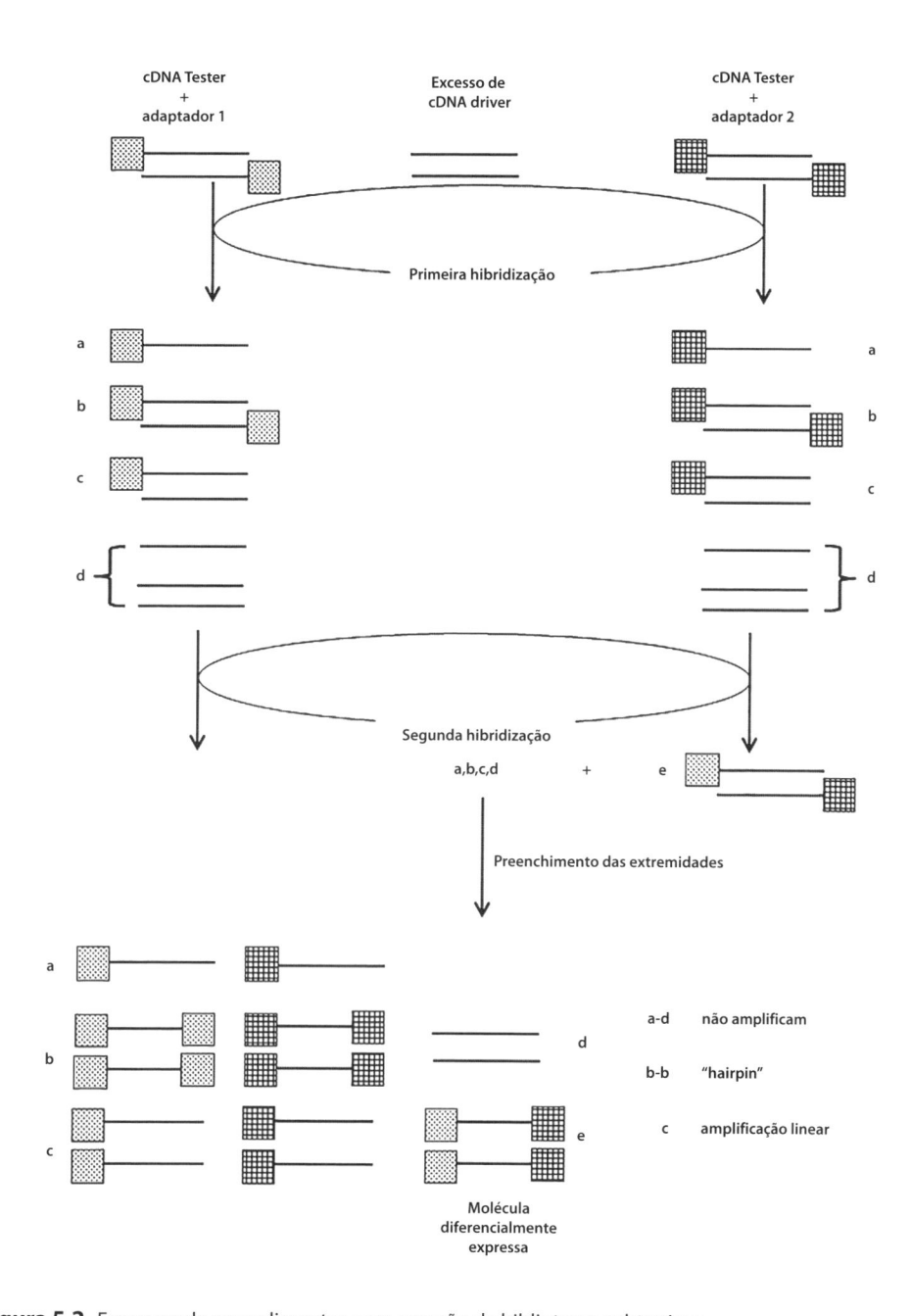

Figura 5.2 Esquema de procedimentos para geração de bibliotecas subtrativas.

```
CAB71301-C.intybus           MAVVTVEIEVSSSLPAAKLFKVFSDFDTLAPKVEPETYKAVNIIEGDGGV
AEL17175-T.cinerariifolium   MSVINREFEVRSSLPADKLFKLCLDFDTLAAKIEPQAFKSIDLIKGDGGV
EAC01C03PR                   MASVTLEVEVPSQFPAERVFKVFSDFDNIAPKVNPQVFKSIETVEGNGDV
BAC10911-Z.elegans           MVSVTLEVEVSSQIPVEKVFKVFSDFDNIAPKVNPQVFKSIETVEGDGDV
                             *  :. *.** *.:*.  ::**:    ***.:*.*::*::.:*:::  ::*:*.*

CAB71301- C.intybus          GTIKSITYGDGVPFTSSKHKVDTVDTSNFSLTYTIFEGDVLMGIVESANH
AEL17175- T.cinerariifolium  GSIKRTTYGDAVPFTSAKYKIDAIDASNFSGTYTVFEGDALMG-LDSATH
EAC01C03PR                   GTIKIFTFGDAVPFATGKYKVDALDASNYSYSYSFIEGDNLFGILSSINH
BAC10911-Z.elegans           GSVKLFTFGDAVPFTSGKCKVDAIDVSNYSYSYTFFEGDSLFGVLDSINN
                             *::*  *:**.***::.* *:*::*.**:*  :*:.:*** *:* ..* .:

CAB71301-C.intybus           HVKFVPSADGGAVYKHTVVFTCKGDNTVPEDTINLMKEGFKKSFKGFEAY
AEL17175-T.cinerariifolium   HFKLVPSADGGAVFKDNIVFKGKGDAKPTEETLNQFKELFKNTFKAHEAY
EAC01C03PR                   HVKVVPSPDGGSVFKQTVVYSCKGDEKPSEEILKKEKELYENTYKAIEAY
BAC10911-Z.elegans           HVKVVPSPNGGSVFKQTIVYNCKGDEKPSEEILKQDKXTYENTFKAIEAY
                             *.*.***.:**:*:*:*..:*:. *** . .*: ::  *  :::::*. ***

CAB71301-C.intybus           AIAHPEAY
AEL17175-T.cinerariifolium   AIAHPEVY
EAC01C03PR                   AVAHPETY
BAC10911-Z.elegans           AVAHPETY
                             *:****.*
```
]A

```
EARC19DEF    SEIGSVKGELCEKASQTWSGTCRITSHCDNQCKSWEGAAHGACHVRGGKHMCFCYFSHCA
GI:20563188  SEIGSVKGELCEKASQTWSGTCGKTKHCDDQCKSWEGAAHGACHVRDGKHMCFCYFN-CS
GI:319992791 --------QLCERASQTWSGDCKNTKNCDNQCIQWEKARHGACHKRGGKWMCFCYFDKC-
             :***:******* *  *.:**:**  .** * *****  *.**  ******. *:
```
]B

```
EAC01C03GRAS  -GLEAVRKKLEKISEKFGIPVEFHGVPVFAPDVTRDMIDIRPGEALAVNFPLQLHHTADE
GI:508720741  GGLEAVGRRLAALSEKFNIPVEFHGVPVFAPDITRGMLDVRPGEALAVNFPLQLHHTPDE
              *****  ::*   :**** .**********.**.*.*:*:************.**

EAC01C03GRAS  SVDVNNPRDGLLRLVKSLSPK
GI:508720741  SVDVNNPRDGLLRMVKSLSPK
              *************:*******
```
]C

```
GI: 476007172 LRVKDTGGLDFTVTDEHVKAVVLDMLTAGTDTSSATLEWAMTELMRNPHMMKRAQDEVR-
GI: 476007202 LRVKDTGGLDFTVTDEHVKAVVLDMLTAGTDTSSATLEWAMTELMRNPHMMKRAQEEVR-
EAC01C03COST  LRIKDTEEPLSPITFDDVKAVLLDMFAAGTDTSSASVVWAMAEMMRNPRVLKKTQEEIRE
              **:***      .:* :.****:***::*********::  ***:*:****:::*::*:*:*

GI: 476007172 SVVKGNTITETDLQSLHYLKLIVKETLRLHAPTPLLVPRECRQDCNVDGYDIPAKTKILV
GI: 476007202 SVVKGDTITETDLQSLHYLKLIVKETLRLHAPTPLLVPRECRQACNVDGYDIPAKTKILV
EAC01C03COST  SKRDAKADIKTGTEDFHHLKLVIKETLRLHAPVPLLVPRECRQQCKIDGYDIPEKTKVVI
              *   ...:   :*.  .::*:***:*********.********** *::******.***:::

GI: 476007172 NAWACGTDPDSWKDPESF
GI: 476007202 NAWACGTDPDSWKDAESF
EAC01C03COST  NAFACATDPEYWHDPETI
              **:**.***:  *:*.*::
```
]D

Figura 5.3 Análise comparativa de similaridade estrutural entre múltiplas sequências para categorização putativa de genes expressos usando o aplicativo BLAST. **A**) EAC01C03PR com CAB71301 de *Cichorium intybus* L. (E value = e-53 e 80% de identidade), AEL17175 de *Tanacetum cinerariifolium* (Trevir.) Sch. Bip. (E value = 4e-47 e 80% de identidade) e BAC10911 de *Zinnia elegans* L. (E value = 1e-77 e 80% de identidade). **B**) EAC19DEF com GI: 20563188 de *Helianthus annuus* L. (E value = 5e-36 e 77% de identidade) e GI: 31999279 de *Bupleurum kaoi* Liv., C.Y. Chao & Chuang (E value = 5e-36 e 71% de identidade). **C**) EAC01C03GRAS com GI: 508720741 de *Theobroma cacao* L. (E value = 1e-46 e 82% de identidade). **D**) EAC01C03COST com GI: 476007172 de *Cichorium intybus* L. (E value = 1e-46 e 59% de identidade) com GI: 476007202 de *Lactuca sativa* L. (E value = 1e-46 e 59% de identidade).

A (+)-pulegona é um intermediário central na biossíntese do (-)-mentol, o componente mais significativo do óleo volátil de menta. Em *Mentha* x *piperita* L., a via de biossíntese de monoterpenoides tem um ponto de ramificação a partir da formação da pulegona, precursor utilizado pela enzima pulegona-redutase (PS) para a produção de mentona na rota para o mentol ou pela enzima mentofurano-sintase (MFS) para a produção de mentofurano. Mahmoud e Croteau[31] demonstraram que o bloqueio por expressão em orientação *antisense* do gene codificador da enzima MFS acarretou redução nos teores de pulegona e mentofurano e aumento no teor de mentol, comprovando a regulação transcricional da MFS. Uma das linhagens de plantas transgênicas obtida por esses pesquisadores, designada como MFS7A, apresentou, além da alteração na composição do óleo de menta, um aumento no seu rendimento em aproximadamente 35% a mais do que com a linhagem selvagem.

Lange e colaboradores[32] avaliaram a utilidade da engenharia metabólica para melhorar a composição e o rendimento do óleo essencial em plantas de *M. x piperita* por meio da superexpressão conjunta de genes da via fosfato de metileritritol (MEP), responsável pelo suprimento de precursores de monoterpenoides. Os resultados mais promissores foram obtidos pela transformação de plantas expressando uma versão *antisense* da MFS, a qual é crítica para o ajuste dos teores de constituintes indesejáveis do óleo, com uma construção para a superexpressão do gene da desóxi-D-xilulose-5-fosfato-redutoisomerase – DXPR (via MEP). Plantas transformadas apresentaram até 61% de aumento da produtividade de óleo em relação aos controles do tipo selvagem e baixos níveis do produto secundário indesejável mentofurano e seu intermediário pulegona.

Outra estratégia que vem sendo amplamente aplicada para inibir etapas específicas de uma via metabólica e permitir o acúmulo do intermediário precedente envolve o uso de RNA de interferência (RNAi). Trata-se de um processo pós-transcricional de silenciamento de genes específicos por introdução de RNA de dupla fita (dsRNA). Lignanas são metabólitos secundários com importante atividade antitumoral. Culturas de células de folhas de *Forsythia koreana* (Rehder) Nakai produzem lignanas, como mataeirresinol usando pinorresinol como precursor. Nessa biossíntese, o pinorresinol é convertido a mataeirresinol pelas enzimas pinorresinol/laricirresinol-redutase (PLR) e secoisolaricirresinol-desidrogenase (SD). Kim e colaboradores[33] elaboraram uma construção com PLR-RNAi para reprimir a expressão da PLR e aumentar o teor de pinorresinol. Desse modo, geraram linhagens celulares transgênicas acumuladoras de pinorresinol na forma de seu glicosídeo em teor 20 vezes superior àquele de células não transformadas.

Wasson e colaboradores[34] promoveram o silenciamento da via de biossíntese de flavonoides em *Medicago truncatula* Gaertn. usando *A. rhizogenes* e transportando CHS-RNAi para silenciar a enzima chalcona-sintase. Raízes cabeludas transformadas apresentaram acentuada redução dos transcritos chs e dos teores de flavonoides. O acúmulo de flavonoides foi reativado por suplementação exógena com precursores de naringenina e liquiritina.

Pontos-chave deste capítulo

Na área de biotecnologia de plantas, o estudo de metabolomas é particularmente importante, pois produzem uma vasta gama de metabólitos, estruturalmente diversificados, que exibem inúmeras atividades biológicas e farmacológicas.

O principal objetivo do estabelecimento de bioprocessos *in vitro* está associado ao fato de que as atividades enzimáticas catalíticas podem ser totalmente monitoradas, sendo passíveis de manipulação bioquímica e genética. As técnicas de culturas *in vitro* de células e tecidos possibilitam a geração de plântulas axênicas e suspensões celulares em quantidades apreciáveis para os estudos de biossíntese e genômica, uma vez que essas culturas sejam competentes, isto é, produzam os metabólitos-alvo como as espécies nativas das quais foram derivadas.

Técnicas diversas para explorar a resposta da adaptabilidade de células e tecidos de plantas à ação de agentes químicos e físicos causadores de estresse estão sendo cada vez mais aplicadas. Dessa forma, estão sendo alcançados resultados importantes, como melhorias no rendimento de metabólitos secundários acumulados ou excretados e a obtenção de novos compostos bioativos. A interação planta-microrganismo, sobretudo o cocultivo de plantas com espécies de *Agrobacterium*, tem se configurado como uma excelente ferramenta para inserir na planta genes de interesse a serem superexpressos ou silenciados no intuito de induzir a produção de metabólitos de interesse.

Estratégias inovadoras integrando dados de metaboloma e transcriptoma vêm sendo amplamente adotadas com sucesso na elucidação de vias do metabolismo especial de plantas. Bioprocessos com uso de precursores marcados isotopicamente têm contribuído muito para expandir o conhecimento da regulação enzimática de rotas biossintéticas das mais diversas classes de metabólitos secundários.

Um entendimento amplo da maquinaria biossintética e dos mecanismos regulatórios do metabolismo secundário é crítico para a realização de engenharia metabólica em células e tecidos de plantas para a produção de compostos bioativos. Nesse sentido, pesquisas já realizadas mostraram que, uma vez conhecidas as etapas limitantes da velocidade das vias biossintéticas e os respectivos genes codificadores das enzimas que regulam tais etapas, é possível direcionar o influxo da via para a produção de metabólitos-alvo de interesse industrial e farmacêutico.

Referências

1. Rao SR, Ravishankar GA. Plant cell cultures: chemical factories of secondary metabolites. Biotechnol Adv. 2002;20(2):101-53.
2. Namdeo AG. Plant cell elicitation for production of secondary metabolites: a review. Pharmacogn Rev. 2007;1(1):69-79.
3. Murthy HN, Hahn EJ, Paek KY. Adventitious roots and secondary metabolism. Chin J Biotech. 2008;24(5):711-6.
4. Ramirez-Estrada K, Vidal-Limon H, Hidalgo D, Moyano E, Golenioswki M, Cusidó RM, et al. Elicitation, an effective strategy for the biotechnological production of bioactive high-added value compounds in plant cell factories. Molecules. 2016;21(2):182.
5. Onrubia M, Moyano E, Bonfill M, Expósito O, Palazón J, Cusidó RM. An approach to the molecular mechanism of methyl jasmonate and vanadyl sulphate elicitation in Taxus baccata cell cultures: the role of txs and bapt gene expression. Biochem Eng J. 2010;53:104-11.
6. Santamaria AR, Mulinacci N, Valletta A, Innocenti M, Pasqua G. Effect of elicitors on the production of resveratrol and viniferins in cell cultures of Vitis vinifera L. cv Italia. J Agric Food Chem. 2011;59(17):9094-101.
7. Suh HW, Hyun SH, Kim SH, Lee SY, Choi HK. Metabolic profiling and enhanced production of phytosterols by elicitation with methyl jasmonate and silver nitrate in whole plant cultures of Lemna paucicostata. Process Biochem. 2013;48(10):1581-6.
8. Dhandhukia PC, Thakkar VR. Response surface methodology to optimize the nutritional parameters for enhanced production of jasmonic acid by Lasiodiplodia theobromae. J Appl Microbiol. 2008;105(3):636-43.
9. Linares AMP, Hernandes C, Franca SC, Lourenco MV. Atividade fitorreguladora de jasmonatos produzidos por Botryosphaeria rhodina. Hortic Bras. 2010;28(4):430-4.
10. Taleb-Contini SH, Santo PA, Veneziani RCS, Pereira AMS, Franca SC, Lopes NP, et al. Differences in secondary metabolites from leaf extracts of Mikania glomerata Sprengel obtained by micropropagation and cuttings. Rev Bras Farmacogn. 2006;16:596-8.

11. Passari LM, Scarminio IS, Bruns RE. Experimental designs characterizing seasonal variations and solvent effects on the quantities of coumarin and related metabolites from Mikania laevigata. Anal Chim Acta. 2014;821:89-96.
12. Lourenço MV, Soares W, Bertoni BW, Oliveira AP, Pereira SI, Pereira AMS, et al. Eliciting effect of jasmonates from Botryosphaeria rhodina enhances coumarin production in Mikania laevigata plants. Plant Cell Tiss Organ Cult. 2016;124:1-4
13. Croteau R, Ketchum RE, Long RM, Kaspera R, Wildung MR. Taxol biosynthesis and molecular genetics. Phytochem Rev. 2006;5(1):75-97.
14. Wheeler AL, Long RM, Ketchum RE, Rithner CD, Williams RM, Croteau R. Taxol biosynthesis: differential transformations of taxadien-5 alpha-ol and its acetate ester by cytochrome P450 hydroxylases from Taxus suspension cells. Arch Biochem Biophys. 2001;390(2):265-78.
15. Pina ES, Silva DB, Teixeira SP, Coppede JS, Furlan M, França SC, et al. Mevalonate-derived quinonamethide triterpenoid from in vitro roots of Peritassa laevigata and their localization in root tissue by MALDI imaging. Sci Rep. 2016;6:22627.
16. Paz TA, dos Santos VA, Inácio MC, Pina ES, Pereira AM, Furlan M. Production of the quinone-methide triterpene maytenin by in vitro adventitious roots of Peritassa campestris (Cambess.) A.C.Sm. (Celastraceae) and rapid detection and identification by APCI-IT-MS/MS. Biomed Res Int. 2013;2013:485837.
17. Sivakumar G. Bioreactor technology: a novel industrial tool for high-tech production of bioactive molecules and biopharmaceuticals from plant roots. Biotechnol J. 2006; 1(12):1419-27.
18. Baque MA, Moh S, Lee E, Zhong J, Paek K. Production of biomass and useful compounds from adventitious roots of high-value added medicinal plants using bioreactor. Biotechnol Adv. 2012;30(6):1255-67.
19. Murthy HN, Dandin VS, Paek K. Tools for biotechnological production of useful phytochemicals from adventitious root cultures. Phytochem Rev. 2016;15(1):129-45.
20. Georgiev MI, Pavlov AI, Bley T. Hairy root type plant in vitro systems as sources of bioactive substances. Appl Microbiol Biotechnol. 2007;74(6):1175-85.
21. Mishra BN, Ranjan R. Growth of hairy-root cultures in various bioreactors for the production of secondary metabolites. Biotechnol Appl Biochem. 2008;49(1):1-10.
22. Talano MA, Oller AL, González PS, Agostini E. Hairy roots, their multiple applications and recent patents. Recent Pat Biotechnol. 2012;6(2):115-33.
23. Mehrotra S, Srivastava V, Rahman LU, Kukreja AK. Overexpression of a Catharanthus tryptophan decarboxylase (tdc) gene leads to enhanced terpenoid indole alkaloid (TIA) production in transgenic hairy root lines of Rauwolfia serpentina. Plant Cell Tiss Org Cult. 2013;115(3):377-84.
24. Ricigliano V, Kumar S, Kinison S, Brooks C, Nybo SE, Chappell J, et al. Regulation of sesquiterpenoid metabolism in recombinant and elicited Valeriana officinalis hairy roots. Phytochemistry. 2016;125:43-53.
25. Pichersky E. Nomad DNA: a model for movement and duplication of DNA sequences in plant genomes. Plant Mol Biol. 1990;15(3):437-48.
26. Dunwell JM, Moya-León MA, Herrera R. Transcriptome analysis and crop improvement (a review). Biol Res. 2001;34(3-4):153-64.
27. Altschul SF, Gish W, Miller W, Myers EW, Lipman J. Basic local alignment search tool. J Mol Biol. 1990;215(3):403-10.
28. Jeanmougin F, Thompson JD, Gouy M, Higgins DG, Gibson TJ. Multiple sequence alignment with Clustal X. Trends Biochem Sci. 1998;23(10):403-5.
29. Zhou ML, Zhu XM, Shao JR, Tang JR, Wu YM. Production and metabolic engineering of bioactive substances in plant hairy root culture. Appl Microbiol Biotechnol. 2011; 90(4):1229-39.
30. Mehrotra S, Rahman LU, Kukreja AK. An extensive case study of hairy-root cultures for enhanced secondary-metabolite production through metabolic-pathway engineering. Biotechnol Appl Biochem. 2010;56(4):161-72.
31. Mahmoud SS, Croteau RB. Menthofuran regulates essential oil biosynthesis in peppermint by controlling a downstream monoterpene reductase. Proc Natl Acad Sci USA. 2003;100(24):14481-86.

32. Lange BM, Mahmoud SS, Wildung MR, Turner GW, Davis EM, Lange I, et al. Improving peppermint essential oil yield and composition by metabolic engineering. Proc Natl Acad Sci USA. 2011;108(41):16944-9.
33. Kim HJ, Ono E, Morimoto K, Yamagaki T, Okazawa A, Kobayashi A, et al. Metabolic engineering of lignan biosynthesis in Forsythia cell culture. Plant Cell Physiol. 2009;50(12):2200-9.
34. Wasson AP, Pellerone FI, Mathesius U. Silencing the flavonoid pathway in Medicago truncatula inhibits root nodule formation and prevents auxin transport regulation by rhizobia. Plant Cell. 2006;18(7):1617-29.

6

Avaliação da eficácia e segurança de produtos naturais candidatos a fármacos e medicamentos

Fernão Castro Braga, Stela Maris Kuze Rates, Cláudia Maria Oliveira Simões

Introdução	53
Avaliação farmacológica pré-clínica	55
Avaliação toxicológica pré-clínica	59
Avaliação clínica	59
Peculiaridades dos estudos com produtos de origem vegetal	60
Pontos-chave deste capítulo	65
Referências	66
Leituras sugeridas	68

Introdução

A natureza é, historicamente, uma fonte importante de moléculas úteis para a terapêutica ou para estudos de biologia celular, fisiologia e processos patológicos. Preparações caseiras e farmacêuticas obtidas de fontes naturais, sobretudo plantas, foram a base da farmacoterapia até meados do século XIX e são até hoje essenciais em sistemas de medicina tradicional. Muitos fármacos hoje empregados em clínicas foram obtidos ou desenvolvidos a partir de diferentes fontes naturais, como microrganismos, plantas, animais e organismos marinhos.

Toxinas animais e vegetais constituíram a base para o desenvolvimento de fármacos fundamentais na terapêutica atual, como, por exemplo, os relaxantes musculares, desenvolvidos a partir da descoberta do efeito da *d*-tubocurarina, componente de espécies vegetais (p. ex., *Strychnos toxifera* R.H. Schomb. ex Lindl.) presentes em venenos de flechas indígenas; os anti-hipertensivos inibidores da enzima conversora de angiotensina, desenvolvidos a partir da descoberta do efeito de peptídeos do veneno de espécies de *Bothrops* (jararaca sul-americana) sobre a bradicinina; e o ziconotídeo – uma forma sintética da ω-conotoxina MVIIA isolada do molusco *Conus magus* –, que foi o primeiro fármaco de origem marinha aprovado para o tratamento da dor neuropática. Para aprofundar esse tema, consulte Ngo e colaboradores,[1] Harvey[2] e Rates e colaboradores.[3]

Os produtos naturais apresentam grande diversidade estrutural e atividades biológicas/farmacológicas relevantes em função dos processos coevolutivos, que resultaram em uma sofisticada maquinaria biossintética e uma alta capacidade de interação de produtos do metabolismo de determinados seres vivos com proteínas e outras biomoléculas de outros seres vivos.[4]

Esses produtos podem ser empregados *in natura* (p. ex., chás de plantas medicinais), em preparações galênicas simples (p. ex., tinturas, extratos fluidos), em formulações farmacêuticas com maior valor agregado (p. ex., extratos vegetais ou frações quimicamente caracterizados e padronizados, incorporados em formas farmacêuticas, os denominados medicamentos fitoterápicos) ou como substâncias puras, os ingredientes ativos dos medicamentos (fármacos), como, por exemplo, morfina (de origem vegetal) e penicilina (de origem microbiana). Eles podem, ainda, ser a base para a obtenção de moléculas farmacologicamente ativas por meio de processos de síntese parcial, visando incrementar propriedades biofarmacêuticas ou servir como modelos moleculares para o planejamento e a síntese total de novos fármacos. Em todos esses casos, são necessárias estratégias para a caracterização da atividade farmacológica e a determinação da eficácia e da segurança, bem como da efetividade terapêutica.[5]

Para que um candidato a fármaco seja aprovado pelas agências regulatórias e tenha sua comercialização autorizada, diversas etapas devem ser cumpridas, as quais visam, em última análise, assegurar a qualidade, eficácia e segurança do futuro produto. Os requisitos a serem atendidos são fundamentalmente os mesmos, independentemente de o candidato a fármaco ser uma substância obtida por via sintética ou semissintética ou ser um produto isolado de fonte natural. Porém, abordagens diferenciadas e algumas peculiaridades podem ser consideradas quando se avaliam uma mistura de substâncias (p. ex., um extrato ou uma fração padronizada para o desenvolvimento de um medicamento fitoterápico) ou produtos com base em uso tradicional consolidado por grupos populacionais específicos.

A pesquisa e o desenvolvimento de novos fármacos e medicamentos constituem um processo eminentemente multidisciplinar, de alta complexidade, que costuma envolver parceiros da academia, institutos de pesquisa, pequenas empresas de base tecnológica e grandes corporações farmacêuticas. Resumidamente, o processo compreende quatro grandes fases: 1) identificação de protótipos moleculares (*lead compounds*); 2) otimização dos protótipos por meio do emprego de ferramentas de química medicinal, com vistas ao incremento das propriedades biofarmacêuticas; 3) farmacologia e toxicologia pré-clínicas; e 4) farmacologia e toxicologia clínicas (Fig. 6.1).[6]

Entre as ferramentas utilizadas nas fases de identificação e otimização dos protótipos bioativos, estão a triagem biológica automatizada em alta escala (*high-throughput screening, HTS*) e predições *in silico*, tanto para a busca do alvo de ação quanto para estudos farmacocinéticos (de absorção, distribuição, metabolismo e excreção, reconhecidos pela sigla ADME). Ferramentas

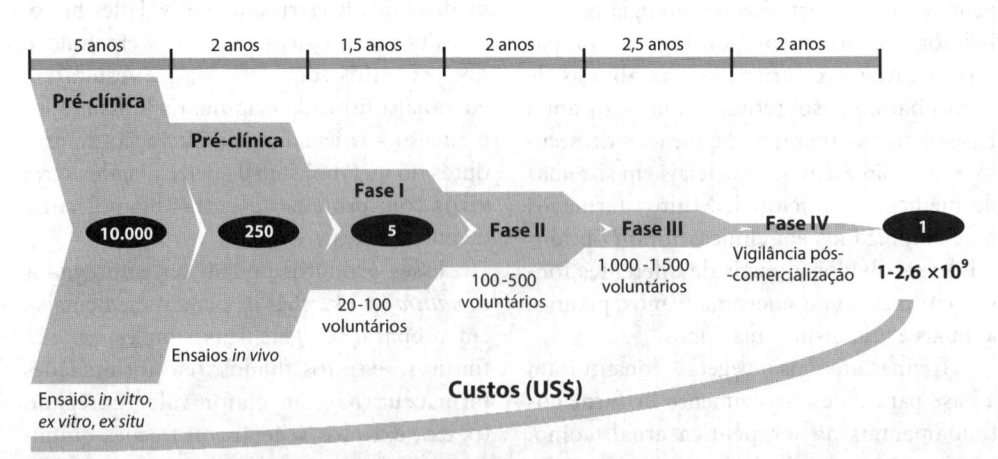

Figura 6.1 Etapas da pesquisa e do desenvolvimento de novos fármacos.
Fonte: Adaptada de University of Wisconsin.[6]

analíticas baseadas em genômica, proteômica, metabolômica, bioinformática e outras tecnologias recentes estão acelerando a identificação e caracterização de produtos naturais bioativos. Porém, a taxa de insucesso nos estudos clínicos posteriores ainda é elevada, o que demonstra que essas ferramentas, quando usadas isoladamente, apresentam um poder limitado de previsão de eficácia clínica. Assim, novas abordagens para o desenvolvimento de fármacos a partir de fontes naturais têm sido propostas, entre elas a fusão de tecnologias ômicas com etnomedicina e biologia sistêmica.[1]

A avaliação farmacológica (pré-clínica e clínica) compreende estudos farmacodinâmicos, que determinam a eficácia, a efetividade e o mecanismo de ação, e estudos farmacocinéticos, que avaliam ADME. Além dos estudos farmacológicos, são necessários estudos de toxicidade pré-clínica e estudos de farmacovigilância e utilização em humanos para determinação da segurança do uso. Todos os estudos devem ser pautados por princípios éticos tanto para a utilização de animais como de seres humanos, devendo obedecer às diretrizes internacionais e à regulamentação dos países onde são desenvolvidos.

Os estudos realizados com animais devem atender aos princípios internacionais para pesquisa biomédica envolvendo animais, publicados pelo Council for International Organizations of Medical Sciences (CIOMS) em 1985,[7] à Lei nº 11.794 de 2008,[8] que regulamenta a utilização de animais em ensino e pesquisa, e às Diretrizes do Conselho Nacional de Controle de Experimentação Animal (CONCEA).[9]

As principais diretrizes internacionais para condução de pesquisas biomédicas envolvendo seres humanos são a Declaração de Helsinque e as normativas éticas internacionais, publicadas em 2002 pelo CIOMS, em colaboração com a Organização Mundial de Saúde (OMS).[10] No Brasil, as pesquisas biomédicas envolvendo seres humanos são regulamentadas pela Resolução nº 251 de 1997[11] e pela Resolução nº 466 de 2012,[12] ambas editadas pelo Conselho Nacional de Saúde (Ministério da Saúde, Brasil).

Neste capítulo, são abordadas as etapas antes citadas, e que devem ser cumpridas, independentemente das características dos produtos avaliados (de origem natural ou obtidos por síntese). Além disso, são explicitadas as peculiaridades dos processos quando se tratar de produtos naturais, com ênfase nos de origem vegetal.

Avaliação farmacológica pré-clínica

A farmacologia pré-clínica é constituída por ensaios biológicos com diferentes graus de complexidade (moleculares, celulares, em tecidos e órgãos isolados) realizados *in vitro*, *in situ* ou *ex vivo* e por modelos animais de doenças ou sintomas. Tal etapa tem como objetivo determinar a eficácia farmacológica, o mecanismo de ação e os parâmetros farmacocinéticos para translação aos seres humanos. Nessa fase, são também conduzidos estudos de pré-formulação e formulação.

Estima-se que mais de 95% dos candidatos avaliados sejam descartados na fase pré-clínica por não apresentarem eficácia, perfil farmacocinético adequado ou, ainda, por apresentarem elevada toxicidade. Outra questão a ser considerada é a existência de inúmeros resultados conflitantes na literatura, o que por vezes dificulta a obtenção de conclusões robustas sobre o perfil farmacológico e toxicológico dos candidatos a fármacos avaliados. Entre os fatores que contribuem para tal cenário, pode-se citar a condução dos experimentos em centros não certificados com Boas Práticas de Laboratório, o que inviabiliza a aceitação dos resultados pelas agências regulatórias.

O modelo animal ou bioensaio deve ser relevante, ou seja, deve prever a indicação terapêutica pretendida. Idealmente, os modelos animais devem apresentar validade de face (analogia com sintomas), validade preditiva (correlação com a eficácia clínica) e validade de construto (analogia com substrato biológico, alterações bioquímicas e/ou etiologia da doença).[13]

Uma referência em ensaios farmacológicos é a obra de Vogel,[14] que registra os ensaios mais empregados para a avaliação de candidatos a fármacos. O compêndio lista mais de 1.000 ensaios farmacológicos distintos, com protocolos detalhados e informações sobre o propósito e a racionalidade dos métodos, bem como orientações para análise crítica dos resultados e sua relevância farmacológica e clínica. Uma das recomendações básicas dos autores é que o modelo selecionado deverá produzir uma resposta dependente da dose (no caso de ensaios *in vivo*) ou da concentração (no caso de ensaios *in vitro*, *in situ* e *ex vivo*).

Um dos primeiros pontos a ser considerado previamente à escolha do modelo farmacológico é o veículo usado para solubilização da amostra para teste, seja em ensaios *in vitro*, *in situ*, *ex vivo* ou *in vivo*. A literatura registra a interferência de alguns veículos com os resultados de determinados ensaios, o que inviabiliza sua utilização nos testes. Pode-se citar como exemplo o efeito modulatório do dimetilsulfóxido (DMSO) na atividade antinociceptiva da morfina.[15]

Os ensaios *in vitro* baseados em alvos moleculares, como a ligação a receptores e a inibição de proteínas-chave em alguma doença, são importantes no processo de descoberta de substâncias biologicamente ativas, em especial quando se trata de alvos com relevância clínica estabelecida ou com forte potencial terapêutico. Pode-se citar como exemplo, nessa categoria, a busca de inibidores da enzima conversora de angiotensina, da tripanotiona-redutase, da protease do vírus da imunodeficiência humana (HIV), da fosfodiesterase, da monoaminoxidase e da cicloxigenase, entre diversos outros alvos. Esses ensaios têm como principal vantagem a rapidez da execução e o menor custo, com a possibilidade de triagem de um grande número de amostras, sobretudo pela automação do processo em triagens de alta capacidade. Em geral, eles resultam na identificação de substâncias e/ou misturas ativas, com potencial para o desenvolvimento de fármacos, especialmente se o alvo selecionado já for utilizado na terapêutica, isto é, se já existirem fármacos baseados na inibição desse alvo.[16]

Porém, ao se trabalhar com alvos moleculares conhecidos, a possibilidade de se identificar substâncias ativas com novos mecanismos de ação é bastante reduzida, o que significa um baixo potencial de inovação. Além disso, os ensaios moleculares assumem que a modulação de um único alvo molecular irá afetar o curso da doença. No entanto, isso não é o que costuma ocorrer na prática, pois cresce o reconhecimento da existência de mecanismos de ação multialvo e da complexidade da biologia das doenças.[4]

Uma das principais desvantagens dos ensaios moleculares é a impossibilidade de se obter informações sobre o perfil farmacocinético da substância avaliada, bem como a probabilidade de resultados falso-negativos, caso a substância seja um pró-fármaco e sua atividade dependa de reações prévias de biotransformação induzidas pela microbiota intestinal e/ou pelo pH estomacal.

Os ensaios celulares constituem outra modalidade de ensaios *in vitro* amplamente utilizados e são aqueles realizados com culturas de células humanas ou de mamíferos. Nessa categoria estão incluídos os ensaios com diferentes linhagens de células tumorais humanas (cânceres de mama, pulmão, rim, fígado, entre outros) para avaliar efeitos citotóxicos, os ensaios com linhagens celulares sadias para investigar efeitos em processos celulares (p. ex., substâncias que interferem na cascata inflamatória), bem como os ensaios com microrganismos (substâncias com atividades antibacteriana, antifúngica e antiviral) e com protozoários (p. ex., substâncias com atividades leishmanicida e tripanocida).[16] Quando comparados aos ensaios moleculares, os ensaios celulares apresentam maior grau de complexidade, visto que os múltiplos processos bioquímicos das células vivas guardam melhor relação com a doença que se pretende investigar, e também fornecem informações iniciais sobre o transporte celular. Dessa forma, a utilização desses modelos pode resultar na identificação de novos alvos moleculares ou vias metabólicas que podem ser usadas para o desenvolvimento de fármacos. Portanto, o potencial de inovação é superior àquele dos métodos moleculares. Além disso, esses ensaios são também passíveis de automação e apresentam custos mais reduzidos do que os ensaios *in vivo*.

Como desvantagem dos ensaios celulares, destaca-se a necessidade de avaliação criteriosa da viabilidade celular, para evitar resultados falso-positivos decorrentes de toxicidade e/ou reações inespecíficas da substância ou extrato avaliado, nas condições experimentais empregadas. Isso é particularmente relevante, por exemplo, na avaliação de extratos vegetais que possuem taninos e/ou compostos corados em ensaios colorimétricos de proliferação celular usando reagentes elaborados com sais de tetrazólio (MTT e MTS), pois foi comprovado que os taninos ou a própria coloração das amostras interferem nos resultados, como já relatado, por exemplo, para os polifenóis do chá-verde.[17]

A literatura registra diversos exemplos de pesquisa e desenvolvimento de fármacos que se iniciaram com triagens baseadas em modelos celulares, como o programa desenvolvido pelo Instituto Nacional do Câncer (NCI – EUA). Tal esforço de pesquisa resultou em diversos fármacos atualmente usados na oncologia clínica, incluindo doxorrubicina, paclitaxel, etoposídeo e as camptotecinas (topotecano, irinotecano). No entanto, o uso de ensaios moleculares ou celulares fornece resultados limitados com baixo valor preditivo, e o emprego de ensaios de maior complexidade é requerido durante o processo de desenvolvimento de fármacos, compreendendo ensaios *ex vivo* e *in vivo*.

Os ensaios *ex vivo* são aqueles realizados com preparações isoladas (tecidos/órgãos-alvo). Ensaios dessa natureza utilizam órgãos isolados ou tecidos mantidos em meios nutritivos e apresentam maior complexidade do que os modelos moleculares e celulares. Quando comparados aos ensaios *in vivo*, apresentam custo mais favorável, menor complexidade e viabilizam a avaliação de grande número de amostras. Em relação aos ensaios *in vitro*, eles apresentam como vantagem a possibilidade de investigação de mecanismos de ação multimediados e/ou ainda desconhecidos, dada a preservação da diversidade das vias de sinalização e alguns sistemas de inter-regulação envolvidos. Os ensaios com preparações isoladas costumam ser empregados após a obtenção de resultados positivos com ensaios moleculares e celulares. Como exemplos dos ensaios *ex vivo*, podem-se citar os modelos para avaliação de resposta vasodilatadora e potencialmente anti-hipertensiva, conduzidos com preparações isoladas de artérias de ratos ou camundongos; e para avaliação da atividade relaxante da musculatura uterina, entre outras.[4,18]

O uso de modelos animais de doenças humanas (avaliação fenotípica) é aquele que apresenta maior complexidade e maior valor preditivo na avaliação pré-clínica de candidatos a fármacos. Ensaios *in vivo* têm como objetivo caracterizar as bases fisiopatológicas da doença e possibilitam estabelecer relações farmacocinéticas e farmacodinâmicas. Eles também se prestam à descoberta de novos alvos moleculares e biomarcadores, bem como à previsão de esquemas posológicos e avaliação da segurança.[19]

Nos últimos anos, tem-se observado um renascimento no interesse pela triagem fenotípica de candidatos a fármacos. As vantagens dessa abordagem incluem a pré-seleção de candidatos ativos em modelos celulares, o potencial de se identificar proteínas que possam constituir novos alvos moleculares e elucidar mecanismos de uma determinada doença, bem como a capacidade de identificar candidatos que exerçam sua atividade via múltiplos alvos.[20] Por outro lado, a elucidação de mecanismos de ação a partir de triagens fenotípicas é lenta e, muitas vezes, infrutífera.[19]

Em geral, preconiza-se que os estudos *in vivo* sejam conduzidos com três espécies animais, sendo uma delas não roedora, e utilizando-se duas vias de administração: a via parenteral e a via pretendida para o uso clínico. Entre os roedores, os camundongos são os mais utilizados, em função da disponibilidade da sequência genômica e da capacidade de produzir linhagens transgênicas e *knockouts*. Além disso, os camundongos empregados na atualidade são geneticamente homogêneos, o que implica o uso de um menor número de animais para a obtenção de resultados estatisticamente significativos. Por outro lado, quando animais transgênicos ou *knockouts* são utilizados, observa-se uma frequência maior de resultados contraditórios, assim como ocorre em modelos de doenças crônicas.[21]

Ainda no âmbito da avaliação farmacológica pré-clínica, uma atenção especial tem sido dada aos ensaios farmacocinéticos, principalmente os *in vitro*, que passaram a ser conduzidos em etapas precoces do processo de pesquisa e desenvolvimento de novos fármacos, e não mais em momentos tardios próximos à realização dos estudos clínicos. Se os dados dos estudos de eficácia pré-clínica e os parâmetros farmacocinéticos determinados *in vitro* forem favoráveis, serão também conduzidos estudos farmacocinéticos *in vivo*, algumas vezes em mais de uma espécie animal, pois, junto com os estudos de toxicidade, eles são fundamentais para a definição de doses a serem usadas na Fase I dos estudos clínicos.

Um estudo realizado na década de 1990 revelou que, naquele período, em torno de 40% dos candidatos a fármacos eliminados na fase de desenvolvimento eram descartados devido às suas propriedades farmacocinéticas precárias. Por isso, a academia e a indústria farmacêutica decidiram concentrar esforços na investigação da absorção, distribuição, metabolismo e excreção (ADME) nas etapas precoces do processo de pesquisa e desenvolvimento de novos fármacos, e não mais em momentos tardios, próximos aos estudos clínicos. Essas avaliações são conduzidas principalmente, mas não de modo exclusivo, por meio de ensaios *in vitro*. Como resultado dessa mudança de paradigma, já na década de 2000, um estudo mostrou que as falhas associadas a esse perfil de ADME na fase de desenvolvimento reduziram de 40 para 10%. Por isso, esforços foram e ainda estão sendo realizados para estabelecer, padronizar e aprimorar modelos *in vitro*, *ex vivo*, *in vivo* e *in silico* que possam predizer com segurança as propriedades farmacocinéticas de um novo fármaco em humanos.[22]

Com relação à primeira etapa farmacocinética, a absorção, vários ensaios são indicados para sua avaliação: 1) ensaios *in vitro*, que incluem linhagens celulares que se diferenciam, sob condições adequadas de cultivo, em enterócitos para avaliar permeabilidade intestinal (p. ex., células Caco-2); linhagens celulares transfectadas, que superexpressam determinados transportadores (p. ex., células MDCK-MRD1); vesículas de membranas (p. ex., as de borda em escova); membranas artificiais lipídicas (p. ex., PAMPA, *Parallel Artificial Membrane Permeation Assay*); 2) ensaios *ex vivo*, que incluem saco de intestino invertido, perfusão de segmentos de intestino e modelos com pele da orelha ou mucosa bucal ou esofágica suína, em função da sua similaridade com a pele e mucosas humanas; e 3) ensaios *in vivo*, que empregam camundongos, ratos ou cães, e os parâmetros farmacocinéticos são avaliados no plasma ou urina dos animais para avaliar a biodisponibilidade. Os ensaios *in vivo* permitem também a determinação dos demais parâmetros farmacocinéticos de distribuição, metabolismo e eliminação,[23] além de possibilitarem estudos de modelagem farmacocinética/farmacodinâmica (PK/PD) para previsão de regimes posológicos. No entanto, por questões técnicas, éticas e de confiabilidade, os modelos animais estão sendo restringidos, cada vez mais, a fim de respeitar a política dos 3R (*reduction, refinement and replacement*) na experimentação animal.[24]

Também existem modelos *in vitro* para investigar outras etapas farmacocinéticas, como o metabolismo e a eliminação, que se concentram geralmente no uso de hepatócitos ou frações subcelulares hepáticas (microssomal, citosólica, S9, mitocondrial).[25] Além disso, podem ser realizados estudos de predição das propriedades de ADME *in silico*.

Avaliação toxicológica pré-clínica

Os estudos de toxicologia pré-clínica envolvem avaliação da toxicidade aguda, subaguda e crônica, toxicocinética e toxicidade genética e reprodutiva, seguindo as normativas da Organisation for Economic Co-operation and Development (OECD)[26] e do International Council for Harmonisation of Technical Requirements for Pharmaceuticals for Human Use (ICH).[27] Na fase inicial de triagem de novos fármacos, em geral são utilizados ensaios em células de mamíferos ou organismos unicelulares (p. ex., avaliação da viabilidade de linfócitos humanos; e os ensaios do cometa, do micronúcleo e de Ames para avaliação do potencial genotóxico). Os estudos de toxicidade aguda, subaguda e crônica são inicialmente realizados em roedores, mas a OECD e a ICH também apresentam ensaios com animais não mamíferos, como *Artemia salina* e *Danio rerio* (peixe-zebra/zebrafish). Mais recentemente, o modelo *Caenorhabditis elegans* foi proposto para avaliação de toxicidade mitocondrial.[28]

Espécies mamíferas não roedoras, como coelhos, podem ser empregadas na avaliação da toxicidade reprodutiva. Porém, se houver sido demonstrado, por meio de estudos farmacodinâmicos, farmacocinéticos e toxicológicos, que os dados obtidos com uma determinada espécie animal são suficientemente relevantes para a translação para os seres humanos, um único modelo animal pode ser suficiente para os estudos de toxicidade reprodutiva. Há pouco valor no uso de uma segunda espécie se esta não apresentar as mesmas analogias com seres humanos. A escolha da espécie animal também deve levar em consideração as características do produto a ser testado e o tipo de uso terapêutico pretendido. Estudos de toxicidade crônica envolvem a utilização de espécies não roedoras, como cães, com administração do produto teste por um período de nove meses, conforme preconizado pela ICH.[27]

As disposições da Agência Nacional de Vigilância Sanitária (ANVISA) para a realização dos ensaios toxicológicos pré-clínicos, com vistas ao registro de medicamentos, são alinhadas com as normativas da OECD, ICH e agências internacionais reconhecidas pelo Ministério da Saúde [Food and Drug Administration (FDA) dos EUA e European Medicines Agency (EMA) da Comunidade Europeia], além de outras organizações, como o NCI e a OMS. O guia da Anvisa preconiza ensaios toxicológicos com diferentes níveis de complexidade, incluindo estudos de toxicidade de dose única e de doses repetidas, estudos de genotoxicidade, estudos de toxicidade reprodutiva, estudos de tolerância local, estudos de carcinogenicidade, estudos de interesse para a avaliação da segurança farmacológica e estudos de toxicocinética.[29]

Avaliação clínica

Esta etapa compreende os estudos feitos com seres humanos e tem por objetivo básico determinar eficácia, efetividade e segurança. Todas as diretrizes nacionais e internacionais para a realização de estudos clínicos determinam que eles só podem ser executados mediante apresentação de dados consistentes de eficácia e segurança, obtidos em estudos conduzidos previamente em animais. Porém, no caso de produtos à base de plantas utilizados tradicionalmente, a OMS[30] e a legislação brasileira[31] admitem a documentação comprobatória de uso tradicional pelas comunidades como indicativo de eficácia e segurança, flexibilizando algumas exigências.

Os estudos de farmacologia clínica são agrupados em quatro fases. A **Fase I** trata da primeira exposição de seres humanos ao candidato a fármaco. É constituída, geralmente, por estudos não cegos e não controlados, realizados com um número reduzido de voluntários sadios com o objetivo de avaliar a tolerabilidade ao novo produto e determinar parâmetros farmacocinéticos. A **Fase II** é constituída por estudos de pequeno porte, randomizados ou de séries temporais, conduzidos com pacientes para testar a tolerabilidade e as diferenças de intensidade ou de doses de intervenção em biomarcadores ou desfechos clínicos. Assim, nessa fase são obtidas as primeiras evidências de eficácia clínica e determinados os parâmetros farmacocinéticos para o estabelecimento de regimes terapêuticos. A **Fase III** é constituída por estudos de maior porte, randomizados, controlados e cegos, conduzidos com pacientes com o objetivo de avaliar conclusivamente os efeitos do novo agente terapêutico nos desfechos clínicos e eventos adversos. A **Fase IV** compreende estudos de grande porte ou estudos observacionais conduzidos após a aprovação do novo candidato a fármaco ou medicamento. Nessa fase, é estimada a incidência de efeitos adversos graves e, também, avaliada a possibilidade de outros usos terapêuticos, em um processo conhecido como vigilância pós-comercialização. Para aprofundamento do conhecimento sobre métodos em farmacologia clínica, consulte Hulley e colaboradores.[32]

A taxa de insucesso no desenvolvimento de fármacos é sabidamente elevada: estima-se que apenas 0,01 a 0,02% das substâncias que começam as etapas iniciais do processo e 10,4% das que atingem a Fase I de estudos clínicos são aprovadas para comercialização pela FDA. Entre as razões do insucesso estão eventos adversos graves, ineficácia e farmacocinética desfavorável. A baixa translação dos resultados pré-clínicos em animais para estudos com humanos é considerada a principal causa de falha em estudos clínicos de Fase I e II. Por outro lado, a elevada taxa de insucesso relacionada à eficácia e à segurança dos estudos de Fase III é principalmente motivada por fatores concernentes ao escalonamento de triagens clínicas de grande porte.[33]

Outro tipo de estudo muito importante para o estabelecimento da efetividade de produtos utilizados na terapêutica é a metanálise, que pode ser definida como uma revisão sistemática dos estudos clínicos publicados para um determinado efeito, seguida de análise estatística para gerar medida sumarizada de efeito. Na escala de hierarquia de evidências, a metanálise de ensaios clínicos randomizados é considerada por muitos autores como a de maior relevância.[34]

Peculiaridades dos estudos com produtos de origem vegetal

A seguir, são discutidas as peculiaridades relativas ao estudo de produtos de origem vegetal com vistas ao desenvolvimento de fármacos e medicamentos. Para aprofundar esse tema, consulte Harvey,[2] Atanasov e colaboradores,[4] Rates[5] e Butterweck e Nahrstedt.[35]

Quando se trata do estudo de plantas, visando à pesquisa e ao desenvolvimento de novos fármacos e medicamentos, é necessário considerar antes de tudo as diretrizes e os marcos regulatórios relativos ao acesso à Biodiversidade, ao patrimônio genético e ao conhecimento tradicional associado. As principais diretrizes sobre o tema foram inicialmente formuladas na Convenção sobre Diversidade Biológica, no Rio de Janeiro, em 1992[36] e reformuladas pelo Protocolo de Nagoya, Japão, em 2011,[37] o qual foi ratificado por 50 países em 2014. Até o momento, o Brasil não aderiu ao Protocolo, e as normas de acesso são reguladas pela Lei nº 13.123, de 20 de maio de 2015.[38]

A definição e a padronização das condições de acesso e coleta do material vegetal são cruciais, visto que as condições edafo-climáticas, bem como o período do ano (eventualmente, do dia) e o estágio de desenvolvimento da planta, podem afetar de modo significativo sua composição química e, por conseguinte, suas propriedades farmacológicas. Outro aspecto que pode influenciar a composição química da droga vegetal é a presença de microrganismos endofíticos (fungos e bactérias) que habitam as plantas. Como resultado, os metabólitos secundários da droga vegetal podem ser originários de interações interespecíficas ou produto direto do metabolismo do organismo endofítico.[4]

Além da coleta para as etapas iniciais do estudo, é preciso considerar a necessidade de coletas posteriores para a obtenção de quantidades suficientes da droga vegetal para as etapas pré-clínica e clínica, incluindo os estudos de formulação e analíticos. Essa não é uma tarefa trivial, especialmente no caso de substâncias isoladas. Por exemplo, para a obtenção de 2,5 kg de paclitaxel, requeridos para os ensaios clínicos, seriam necessárias 27.000 toneladas de cascas de troncos de *Taxus brevifolia* Nutt, oriundos de 12.000 árvores. Essa demanda levaria a espécie à extinção, o que motivou a busca de fontes alternativas para sua obtenção. Hoje, o paclitaxel é produzido por semissíntese a partir de um precursor biossintético.[4,5]

A ausência de uniformidade e padronização nas condições de coleta e no processamento do material vegetal (local e período de coleta, identificação botânica correta, métodos de secagem, estabilização, conservação, extração, padronização e formulação, entre outros) influencia diretamente sua composição química e pode explicar a discrepância entre os resultados farmacológicos obtidos, bem como a baixa correspondência entre dados de eficácia pré-clínicos e clínicos.[4,35] Assim, a preocupação com a obtenção de material uniforme, em quantidade suficiente, e com garantia da preservação da espécie vegetal é inerente à pesquisa, ao desenvolvimento e à produção de medicamentos de origem vegetal. Portanto, a previsão de outros métodos, que não o extrativismo, é fundamental. Entre eles, podem-se citar o plantio organizado e sustentável, o cultivo *in vitro*, a produção heteróloga, os bioprocessos e a síntese química.[4]

A seleção da espécie vegetal é também uma etapa que pode definir a possibilidade de sucesso na obtenção de um fitofármaco ou de um medicamento fitoterápico. Os critérios de escolha mais utilizados são o randômico, como aquele usado pelo NCI (EUA) na busca de agentes citotóxicos e antivirais; o etnofarmacológico, que se baseia em informações de uso medicinal tradicional; o quimiotaxonômico, que busca prever a composição química a partir da posição filogenética da planta em questão; o toxicológico, que indica a presença de substâncias com potente atividade farmacológica; e o ecológico-bioquímico, que parte da observação de campo das interações da planta com seu *habitat*.[4,5] Até o momento, o critério etnofarmacológico, ou seja, a observação do uso tradicional de plantas medicinais e de plantas tóxicas foi a estratégia que resultou em um maior número de medicamentos de origem vegetal.[2,3] Porém, esse modelo parece aproximar-se do esgotamento. Assim, além da utilização dos demais critérios (isoladamente ou em combinação), há também uma tendência a uma redescoberta de *antigos fármacos* como novos *protótipos moleculares* pelo uso de uma abordagem multidisciplinar, incluindo métodos computacionais, que têm permitido a descoberta de novos alvos biológicos.[4]

Diferentes estratégias podem ser empregadas para o estudo farmacológico de um produto de origem vegetal, dependendo do produto final desejado. Uma planta pode ser estudada com o objetivo de: 1) validar seu uso tradicional; 2) obter um medicamento fitoterápico; 3) obter uma substância ativa pura, que poderá ser utilizada como fitofármaco ou como ferramenta farmacológica, ou ainda como material de partida para a semissíntese de derivados com propriedades biofarmacêuticas mais favoráveis, ou como protótipo para o desenvolvimento de fármacos sintéticos.

A validação do uso tradicional pressupõe uma observação apurada e sistemática do uso pelas comunidades. Ela deve envolver uma equipe multidisciplinar, com a participação de antropólogos, profissionais de saúde e botânicos, entre outros, e o planejamento de um estudo farmacológico pré-clínico com analogia às condições de uso pela população para que os resultados possam ser efetivamente transpostos para ela. Outra abordagem é a condução de um estudo observacional retrospectivo, com verificação de desfecho clínico, e posterior delineamento de estudos de escalonamento de doses e estudos clínicos randomizados controlados realizados com o produto em análise como utilizado pela população. Por fim, a partir da comprovação da eficácia do produto, ele pode ser estudado com vistas à identificação do alvo biológico de ação e identificação dos componentes bioativos, em um processo denominado por alguns autores como farmacologia reversa[35] e por outros como a estratégia *bed-side to bench* (do leito para a bancada).[1] A farmacologia reversa é também descrita como uma abordagem que parte de dados de bioinformática e genética molecular para a determinação dos possíveis alvos biológicos e geração de novos *lead compounds* (protótipos moleculares) a serem confirmados como candidatos a fármacos em ensaios funcionais *in vivo*.[1,39]

O desenvolvimento de um medicamento fitoterápico envolve processos de extração do material vegetal com solventes e fracionamento dos extratos. A atividade farmacológica é determinada para os extratos brutos ou para as frações enriquecidas em determinados constituintes químicos. Quando não se sabe *a priori* qual classe de metabólitos é responsável pela atividade observada para o extrato, pode-se adotar a estratégia do fracionamento bioguiado (ou estudo fitoquímico biomonitorado) para a identificação da fração ativa. Nessa estratégia, diferentes frações são testadas e selecionadas de acordo com o resultado obtido em um bioensaio com algum valor preditivo para a indicação terapêutica pretendida, ou que tenha analogia com o alvo biológico suposto, mas que seja rápido, de baixo custo e reprodutível. Para essa finalidade, costumam ser empregados ensaios *in vitro* e, muito raramente, modelos *in vivo*.[5]

O fracionamento bioguiado pode prosseguir até o isolamento de substâncias bioativas, ou somente até a obtenção de frações biologicamente ativas (i.e., constituídas por misturas de substâncias, que poderão vir a constituir um fitoterápico). Porém, não é incomum se observar redução ou mesmo perda da atividade biológica ao longo do fracionamento, posto que muitas vezes a ação farmacológica é resultante do sinergismo entre diferentes constituintes químicos. Outra limitação do fracionamento biomonitorado é a escolha inadequada do bioensaio, que pode resultar em resultados falso-negativos.[5]

As principais diferenças nas avaliações pré-clínica e clínica de eficácia e segurança de substâncias isoladas (de origem natural, sintética ou semissintética) e misturas (extratos ou frações) são inerentes à complexidade destas últimas. O trabalho com misturas apresenta desafios tecnológicos para garantir reprodutibilidade na composição química de diferentes lotes; analíticos para desenvolver métodos de análise fidedignos, que permitam acessar a composição química do material em análise; e farmacológicos/toxicológicos, incluindo a seleção de veículos e vias para administração do produto e definição de marcadores para estudos de farmacocinética. As dificuldades e as falhas mais frequentes encontradas em estudos pré-clínicos de produtos de origem vegetal são discutidas por Butterweck e Nahrstedt.[35]

A ANVISA define marcadores como a substância ou classe de substâncias (p. ex., alcaloides, flavonoides, ácidos graxos, etc.) usada como referência no controle da qualidade da matéria-prima vegetal e do medicamento fitoterápico, preferencialmente tendo correlação com o efeito terapêutico. O marcador pode ser do tipo ativo, quando relacionado com a atividade terapêutica do fitocomplexo, ou analítico, quando não demonstrada, até o momento, sua relação com a atividade terapêutica do fitocomplexo. Assim, um dos primeiros desafios na investigação com misturas é definir um marcador adequado aos estudos, seja ativo ou analítico, e realizar o isolamento e purificação desse constituinte com o grau de pureza necessário para sua utilização como substância de referência, caso ele não esteja disponível comercialmente.[31] Além disso, é importante destacar que substâncias marcadoras não relacionadas com a atividade farmacológica não possuem aplicabilidade para estudos farmacocinéticos e têm valor questionável para a previsibilidade do efeito terapêutico ou desfecho clínico.

Além da complexidade da matriz, derivados de drogas vegetais (extratos e frações) apresentam algumas particularidades que podem afetar sua eficácia e segurança. As drogas vegetais utilizadas para a produção de fitocomplexos podem conter contaminantes diversos, e as agências regulatórias preconizam o monitoramento de resíduos de metais pesados, pesticidas, radioatividade e micotoxinas, entre outros, para a aprovação e registro dos produtos. Outra variável que pode ter impacto direto na eficácia e segurança dos produtos é a presença de resíduos de solventes empregados na extração da droga vegetal para obtenção dos derivados. Dessa forma, é também mandatório investigar a presença de resíduos de solventes e estabelecer métodos analíticos para sua determinação.

No que se refere à constância da composição química dos fitocomplexos, que é uma condição imprescindível para a obtenção de resultados farmacológicos e toxicológicos reprodutíveis, o controle de qualidade deve ser baseado em análises qualitativas e quantitativas dos marcadores (ativos ou analíticos), utilizando métodos cromatográficos ou espectrofotométricos. A variação permitida no teor do marcador não deve exceder 15% no caso de marcadores ativos, ou 20% para marcadores analíticos. Também é preconizado o uso de ensaios biológicos como alternativa ao emprego de marcadores para o controle de qualidade.[31]

Uma publicação conjunta da OMS e da ANVISA[40] determina os requisitos de qualidade, entre outros, necessários à condução de ensaios clínicos para efeito de registro de medicamentos fitoterápicos, os quais estão sumarizados no Quadro 6.1.

No caso de plantas com uso tradicional documentado e dados consistentes de estudos farmacológicos e toxicológicos publicados, a ANVISA autoriza o registro simplificado. Nesse caso, não é necessário fornecer dados adicionais de eficácia e segurança, mas deverá ser comprovada a tradicionalidade por tempo de uso ou sua presença na lista de medicamentos fitoterápicos de registro simplificado publicada pela agência com atualizações periódicas ou sua presença nas monografias de fitoterápicos de uso estabelecido na Comunidade Europeia (*Community herbal monographs with well-established use*). O tempo de uso continuado aceito para caracterizar a tradicionalidade é de 30 anos. Para o registro simplificado, é necessário fornecer informações sobre o tipo de derivado de droga vegetal produzido, dose diária, indicações terapêuticas e restrições de uso, entre outras, e o registro simplificado somente se aplica quando o produto desenvolvido tiver indicação similar àquela documentada

Quadro 6.1 Requisitos necessários para a realização de ensaios clínicos para efeito de registro de medicamentos fitoterápicos

Ensaios clínicos de Fases I e II	
Droga vegetal	Descrição da planta; local de origem; época da colheita; partes coletadas; processamento da planta (secagem, fragmentação mecânica, solvente extrator); procedimentos analíticos; especificação de condições de armazenamento/prazo de validade.
Medicamento fitoterápico	Teor do ingrediente ativo; adjuvantes; forma farmacêutica e método de fabricação; análise do(s) ingrediente(s) ativo(s) obtida de parâmetros químicos ou biológicos; análise do marcador analítico; análise do perfil cromatográfico; verificação da ausência de contaminantes (pesticidas, herbicidas, metais pesados, adulterantes sintéticos, contaminação microbiana e por toxinas); estudos de dissolução; condições de armazenamento e estabilidade durante o período do ensaio; contraprova com certificado de análise disponível antes de o material do ensaio clínico ser liberado.
Ensaios clínicos de Fase III	
Droga vegetal	Mesmas especificações exigidas para as Fases I e II; declaração de que a planta é cultivada de acordo com as Boas Práticas de Agricultura ou colhida de acordo com as Boas Práticas de Colheita de Plantas Nativas; lote de referência.
Medicamento fitoterápico	Mesmas especificações exigidas para as Fases I e II; estudo de impacto ambiental.

Fonte: Adaptado de Brasil.[40]

por estudos etnofarmacológicos e dados de estudos farmacológicos e toxicológicos previamente publicados.[31]

Muitos pesquisadores clínicos consideram difícil, ou até mesmo impossível, a condução de ensaios clínicos de qualidade com plantas medicinais e derivados de drogas vegetais devido às dificuldades já relatadas neste capítulo para a obtenção de produtos padronizados que garantam definição de posologia e reprodutibilidade dos achados, por exemplo. Outro fator bastante relevante é a preparação do placebo – nos casos em que seu uso é aceito. Drogas vegetais e seus derivados (extratos e frações) costumam ter características organolépticas marcantes, o que dificulta a preparação de formulações com características similares para serem empregadas como placebo. Por fim, um aspecto que reduz o interesse da indústria farmacêutica em investir no desenvolvimento de medicamentos fitoterápicos e contribui para a escassez de estudos clínicos controlados é a dificuldade de patenteamento.[4,41] Porém, existem relatos de ensaios clínicos realizados com esses produtos. Uma publicação elaborada pelo American Botanical Council reúne informações sobre as 26 plantas medicinais com maior volume de vendas nos Estados Unidos, incluindo doses, formas de administração, contraindicações, efeitos adversos, interações e dados de ensaios clínicos. Entre elas, encontram-se plantas muito usadas também no Brasil, como camomila, alho, ginco, ginseng, valeriana e castanha-da-índia. É importante ressaltar que, nos dados clínicos, constam informações detalhadas sobre o tipo de desenho experimental usado, a doença avaliada, o número de pacientes, a via de administração, a duração do ensaio, as doses utilizadas, o tipo de preparação farmacêutica e os resultados e conclusões.[42]

Com relação aos estudos realizados com plantas medicinais nativas do Brasil, os pesquisadores brasileiros vêm fazendo historicamente um grande esforço no sentido de estudar a Biodiversidade brasileira. A título de exemplo, entre 2012 e 2013, esses cientistas publicaram mais de 10 mil artigos envolvendo plantas medicinais em periódicos internacionais. Muitas dessas publicações apenas relatam estudos farmacológicos e toxicológicos pré-clínicos *in vitro* e *in vivo* de extratos brutos e/ou frações obtidos de plantas, e poucos artigos reportam mecanismos de ação de compostos delas isolados. Além disso, estudos farmacocinéticos e clínicos envolvendo plantas medicinais brasileiras são raros. Apesar da enorme Biodiversidade e da grande produção científica na área, até o momento poucos medicamentos fitoterápicos genuinamente brasileiros foram desenvolvidos e são comercializados no Brasil. Esses dados mostram a importância e a necessidade de se continuar trabalhando nesta área para incrementar a pesquisa e o desenvolvimento de fitofármacos e medicamentos fitoterápicos, sobretudo por meio da interação entre a academia e a indústria farmacêutica.[41]

Pontos-chave deste capítulo

Um candidato a fármaco deve ter sua qualidade, eficácia e segurança atestados previamente à sua aprovação pelas agências regulatórias. Os requisitos a serem atendidos são os mesmos exigidos para uma substância natural, semissintética ou sintética, mas algumas particularidades se aplicam a misturas de substâncias (extratos ou frações de plantas, organismos marinhos ou outras fontes naturais) e produtos desenvolvidos a partir de uso tradicional consolidado.

A farmacologia pré-clínica é constituída por ensaios biológicos com diferentes graus de complexidade (moleculares, celulares, em tecidos e órgãos isolados) realizados *in vitro*, *in situ* ou *ex vivo* e por modelos animais de doenças ou sintomas. Essa etapa visa determinar a eficácia farmacológica, o mecanismo de ação e os parâmetros farmacocinéticos para translação aos seres humanos. A grande maioria dos candidatos avaliados é descartada nessa fase.

Diferentes informações são obtidas em função da complexidade do modelo empregado, sendo a triagem fenotípica (com modelos animais) a que apresenta melhor correspondência com doenças humanas, devido aos dados produzidos (bases fisiopatológicas da doença, relações farmacocinéticas e farmacodinâmicas, identificação de novos alvos moleculares, previsão de esquemas posológicos e avaliação da segurança).

Os estudos de toxicologia pré-clínica envolvem avaliação da toxicidade aguda, subaguda e crônica, toxicocinética e toxicidade genética e reprodutiva. Na fase inicial de triagem de novos fármacos, em geral são utilizados ensaios em células de mamíferos ou organismos unicelulares. Os estudos de toxicidade aguda, subaguda e crônica são realizados em roedores, mas também são conduzidos ensaios com animais não mamíferos.

Os estudos clínicos compreendem quatro fases: Fase I, com número reduzido de voluntários sadios, que visa avaliar a tolerabilidade ao produto e determinar parâmetros farmacocinéticos; Fase II, também de pequeno porte, mas com pacientes voluntários, que avalia a tolerabilidade e a posologia, além de seu efeito em biomarcadores ou desfechos clínicos; Fase III, de maior porte, também com pacientes voluntários, que objetiva avaliar conclusivamente a eficácia e ocorrência de eventos adversos; e Fase IV, de grande porte ou estudos observacionais realizados após a aprovação do produto, para avaliar a incidência de efeitos adversos graves (vigilância pós-comercialização).

Com relação às particularidades dos estudos para atestar a eficácia e segurança de misturas (extratos ou frações de plantas, organismos marinhos ou outras fontes naturais), destacam-se questões tecnológicas (quantidade obtida, solubilidade, reprodutibilidade na composição química), analíticas (métodos de análise para acessar a composição química do produto) e farmacológicas/toxicológicas (veículos e vias de administração, definição de marcadores ativos ou analíticos para estudos de farmacocinética e de controle de qualidade).

Referências

1. Ngo LT, Okogun JI, Folk WR. 21st century natural product research and drug development and traditional medicines. Nat Prod Rep. 2013;30(4):584-92.
2. Harvey AL. Toxins and drug discovery. Toxicon. 2014;92:193-200.
3. Rates SMK, Betti AH, Müller LG, Nunes JM. Plant toxins as sources of drugs. In: Gopalakrishnakone P, Carlini CR, Ligabue-Braun R, editors. Plant toxins. Dordrecht: Springer; 2015. p. 1-21.
4. Atanasov AG, Waltenberger B, Pferschy-Wenzig E, Linder T, Wawrosch C, Uhrin P, et al. Discovery and resupply of pharmacologically active plant-derived natural products: a review. Biotechnol Adv. 2015;33(8):1582-614.
5. Rates SMK. Plants as source of drugs. Toxicon. 2001;39(5):603-13.
6. University of Wisconsin. R&D pipeline management [Internet]. Madison: University of Wisconsin; c2016 [capturado em 31 maio 2016]. Disponível em: http://maravelias.che.wisc.edu/?page_id=23.
7. Council for International Organizations of Medical Sciences. International guiding principles for biomedical research involving animals [Internet]. Geneva: CIOMS; 1985 [capturado em 31 maio 2016]. Disponível em: http://www.cioms.ch/index.php/publications/available-publications/540/showCategory/61/bioethics-and-health-policy.
8. Brasil. Lei nº 11.794, de 8 de outubro de 2008 [Internet]. Brasília, DF: Presidência da República; 2008 [capturado em 31 maio 2016]. Disponível em: http://www.planalto.gov.br/ccivil_03/_Ato2007-2010/2008/Lei/L11794.htm.
9. Brasil. Ministério da Ciência, Tecnologia e Inovação. Conselho Nacional de Controle de Experimentação Animal – CONCEA [Internet]. Brasília, DF: Ministério da Ciência, Tecnologia e Inovação; c2012 [capturado em 31 maio 2016]. Disponível em: http://www.mct.gov.br/index.php/content/view/310553.html.
10. Council for International Organizations of Medical Sciences. Declaração de Helsinque e as normativas éticas internacionais. Geneva: CIOMS; 2002.
11. Brasil. Ministério da Saúde. Resolução nº 251, de 07 de agosto de 1997 [Internet]. Brasília, DF: Ministério da Saúde; 1997 [capturado em 31 maio 2016]. Disponível em: bvsms.saude.gov.br/bvs/saudelegis/cns/1997/res0251_07_08_1997.html.
12. Brasil. Ministério da Saúde. Resolução nº 466, de 12 de dezembro de 2012 [Internet]. Brasília, DF: Ministério da Saúde; 2012 [capturado em 31 maio 2016]. Disponível em: bvsms.saude.gov.br/bvs/saudelegis/cns/2013/res0466_12_12_2012.html.
13. McKinney WT Jr, Bunney WE Jr. Animal model of depression. I. Review of evidence: implications for research. Arch Gen Psychiatry. 1969;21(2):240-8.
14. Vogel HG. Drug discovery and evaluation: pharmacological assays. 3rd ed. Berlin: Springer; 2007.
15. Fossum EN, Lisowski MJ, Macey TA, Ingram SL, Morgan MM. Microinjection of the vehicle dimethyl sulfoxide (DMSO) into the periaqueductal gray modulates morphine antinociception. Brain Res. 2008;1204:53-8.
16. Potterat O, Hamburger M. Natural products in drug discovery: concepts and approaches for tracking bioactivity. Curr Org Chem. 2006;10:899-920.
17. Wang P, Henning SM, Heber D. Limitations of MTT and MTS-based assays for measurement of antiproliferative activity of green tea polyphenols. PLoS One. 2010;5:e10202.
18. Jain G, Bodakse SH, Namdev K, Rajput MS, Mishra S. Development of an ex vivo model for pharmacological experimentation on isolated tissue preparation. J Adv Pharm Technol Res. 2012;3(3):176-81.
19. Schirle M, Jenkins JL. Identifying compound efficacy targets in phenotypic drug discovery. Drug Discov Today. 2016;21(1):82-9.
20. Lee JA, Berg EL. Neoclassic drug discovery: the case for lead generation using phenotypic and functional approaches. J Biomol Screen. 2013;18(10):1143-55.
21. Lindsay MA. Finding new drug targets in the 21st century. Drug Discov Today. 2005;10(23-24):1683-7.
22. McKim JM Jr. Building a tiered approach to in vitro predictive toxicity screening: a focus

on assays with in vivo relevance. Comb Chem High Throughput Screen. 2010;13(2):188-206.
23. Liu X, Jia L. The conduct of drug metabolism studies considered good practice (I): analytical systems and in vivo studies. Curr Drug Metab. 2007;8(8):815-21.
24. Vellonen KS, Malinen M, Mannermaa E, Subrizi A, Toropainen E, Lou YR, et al. A critical assessment of in vitro tissue models for ADME and drug delivery. J Control Release. 2014;190:94-114.
25. Cyprotex. Guide to ADME: everything you need to know about ADME. 2nd ed. Watertown: Cyprotex; 2015.
26. Organisation for Economic Co-operation and Development. Chemical safety and biosafety [Internet]. Paris: OECD; c2016 [capturado em 31 maio 2016]. Disponível em: http://www.oecd.org/chemicalsafety.
27. International Council for Harmonisation of Technical Requirements for Pharmaceuticals for Human Use. Safety guidelines [Internet]. Geneva: ICH; 2016 [capturado em 31 maio 2016]. Disponível em: http://www.ich.org/products/guidelines/safety/article/safety-guidelines.html.
28. Boer R, Smith RL, De Vos WH, Manders EMM, Brul S, Vand der Spek H. Caenorhabditis elegans as a model system for studying drug induced mitochondrial toxicity. PLoS One. 2015;13:1-16.
29. Agência Nacional de Vigilância Sanitária. Guia para a condução de estudos não clínicos de toxicologia e segurança farmacológica necessários ao desenvolvimento de medicamentos. Brasília: ANVISA; 2013.
30. World Health Organization. Traditional medicine strategy: 2014-2023. Geneva: WHO; 2013.
31. Agência Nacional de Vigilância Sanitária. Guia de orientação para registro de medicamentos fitoterápicos e registro e notificação de produtos tradicionais fitoterápicos. Brasília: ANVISA; 2014.
32. Hulley SB, Cummings SR, Browner WS, Grady DG, Newman TB. Delineando a pesquisa clínica. 4. ed. Porto Alegre: Artmed; 2015.
33. De S, Meredith L. A unique multiattribute method to predict success of merging drug targets. Drug Discov Today. 2016;21(3): 385-94.
34. Fuchs S, Fuchs FD. Métodos de investigação farmacológico-clínica. In: Fuchs FD, Wanmacher L, editores. Farmacologia clínica: fundamentos da terapêutica racional. 4. ed. Rio de Janeiro: Guanabara Koogan; 2010. p. 9-25.
35. Butterweck V, Nahrstedt A. What is the best strategy for preclinical testing of botanicals? A critical perspective. Planta Med. 2012;78(8):747-54.
36. Convention on Biological Diversity [Internet]. [local não identificado]: United Nations; 1992 [capturado em 31 maio 2016]. Disponível em: http://www.cbd.int/doc/legal/cbd-en.pdf.
37. Secretariat of the Convention on Biological Diversity. Nagoya protocol on access to genetic resources and the fair and equitable sharing of benefits arising from their utilization to the convention on biological diversity: text and annex [Internet]. Montreal: United Nations Environmental Programme; 2011 [capturado em 31 maio 2016]. Disponível em: http://www.cbd.int/abs/doc/protocol/nagoya-protocol-en.pdf.
38. Brasil. Lei nº 13.123, de 20 de maio de 2015 [Internet]. Brasília, DF: Presidência da República; 2015 [capturado em 31 maio 2016]. Disponível em: http://www.planalto.gov.br/ccivil_03/_Ato2015-2018/2015/Lei/L13123.htm.
39. Takenaka T. Clinical vs reverse pharmacology in drug discovery. BJU Int. 2001;88 Suppl 2:7-10.
40. Brasil. Ministério da Saúde. Instruções operacionais: informações necessárias para a condução de ensaios clínicos com fitoterápicos. Brasília, DF: Ministério da Saúde; 2008.
41. Dutra RC, Campos MM, Santos ARS, Calixto JB. Medicinal plants in Brazil: pharmacological studies, drug discovery, challenges and perspectives. Pharmacol Res. Forthcoming 2016.
42. Blumenthal M, Hall T, Goldberg A, Kunz T, Dinda K, Brinckmann J, et al. The ABC clinical guide to herbs. Austin: American Botanical Council; 2003.

Leituras sugeridas

Bagetta G, Cosentino M, Corasaniti MT, Sakurada S, editors. Herbal medicines. Development and validation of plant-derived medicines for human health. Series clinical pharmacognosy. Boca Raton: CRC; 2012.

Fletcher RH, Fletcher SW, Fletcher GS. Epidemiologia clínica: elementos essenciais. 5. ed. Porto Alegre: Artmed; 2014.

Langer G. Implementation and use of state-of-the-art, cell-based in vitro assays. In: Nielsch U, Fuhrmann U, Jaroch S, editors. New approaches to drug discovery. Series handbook of experimental pharmacology. Basel: Springer; 2016. v.232, p. 171-90.

Leite JPV, editor. Fitoterapia: bases científicas e tecnológicas. São Paulo: Atheneu; 2009.

Kerns EH, Di L, editors. Drug-like properties: concepts, structure design and methods. Amsterdam: Elsevier; 2008.

7

Introdução à análise fitoquímica

Flávio H. Reginatto

Introdução	69
Obtenção do material vegetal	69
Preparação da amostra para análise	70
Processos extrativos	70
Análise fitoquímica	71
Fracionamento, isolamento e purificação de metabólitos	75
Técnicas cromatográficas	76
Eletroforese capilar	77
Metabolômica	78
Elucidação estrutural	78
Pontos-chave deste capítulo	80
Referências	80
Leituras sugeridas	81

Introdução

A investigação fitoquímica tem por objetivo verificar a presença de grupos de metabólitos secundários e caracterizar os constituintes químicos presentes em espécies vegetais. As plantas medicinais são uma fonte rica em metabólitos secundários com distintas funções ecológicas e que podem estar distribuídos de forma taxonômica mais restrita, como os alcaloides, ou então de forma ampla, em diversos *taxa*, como os compostos fenólicos simples. Nesse contexto, o processo de caracterização química pode ter como objetivo a identificação de grupos de metabólitos de uma espécie vegetal cuja constituição química é desconhecida, a busca de um grupo específico de metabólitos em uma espécie já caracterizada previamente, visando ao isolamento desse metabólito de interesse e sua posterior caracterização estrutural, ou, ainda, a investigação fitoquímica baseada em aspectos etnofarmacológicos e/ou quimiotaxonômicos. Este capítulo apresenta os procedimentos gerais envolvidos na análise fitoquímica, desde os ensaios clássicos até as novas estratégias de investigação e caracterização dos principais grupos de metabólitos de origem natural.

Obtenção do material vegetal

Todo processo de investigação fitoquímica passa, necessariamente, pela verificação da autenticidade do material vegetal a ser analisado. Esses dados são obtidos a partir de parâmetros de identidade botânica, incluindo ensaios macro e microscópicos. No caso de plantas medicinais, é recomendada a preparação de uma exsicata do material vegetal investigado, com depósito em herbário oficial a fim de comprovar a identidade botânica, evitando, assim, equívocos por similaridade morfológica ou uso de nomes populares na obtenção da planta a ser investigada.

Preparação da amostra para análise

A investigação fitoquímica pode ser realizada a partir do material vegetal fresco ou seco, embora a segunda opção seja a mais rotineira, em função das vantagens que a secagem proporciona, como a facilidade de fragmentação ou, ainda, a estabilidade microbiológica. No entanto, a utilização de material vegetal fresco é um fator indispensável na caracterização de alguns grupos de metabólitos, como os peróxidos, por exemplo. Informações relativas aos processos de estabilização, secagem e moagem de matérias-primas vegetais podem ser encontradas de forma mais detalhada no Capítulo 10, *Desenvolvimento tecnológico de produtos farmacêuticos a partir de produtos naturais*.

Processos extrativos

Os processos extrativos usados para caracterizar matérias-primas de origem vegetal apresentam diferentes características e objetivos, sendo divididos em processos extrativos a frio e a quente. Tais procedimentos são apresentados de forma sucinta e com ênfase nos principais aspectos a serem considerados em um processo de investigação fitoquímica. É importante destacar que essas metodologias extrativas utilizam como princípios físico-químicos a difusão e/ou a lavagem da matéria-prima a ser extraída para a obtenção dos metabólitos de interesse, sempre observando a capacidade de dissolução desses metabólitos no líquido extrator selecionado. As técnicas extrativas para os óleos voláteis são apresentados no Capítulo 12, de mesmo nome.

Processos de extração a frio

Os métodos de extração a frio são maceração, percolação e turbolização.

- **Maceração:** a extração da matéria-prima vegetal moída ou rasurada é realizada em recipiente fechado durante um período prolongado (horas ou dias) sob agitação ocasional e sem renovação do líquido extrator. Em virtude dessas características, não ocorre esgotamento do material vegetal.
- **Percolação:** é uma operação dinâmica indicada para a extração de substâncias termossensíveis farmacologicamente ativas e presentes em baixos teores na droga vegetal. Neste procedimento, ocorre o arraste dos metabólitos de interesse pela passagem contínua do líquido extrator no interior do percolador, levando ao esgotamento do material.
- **Turbo-extração ou turbolização:** esta técnica utiliza um dispersor (tipo ultraturrax) e baseia-se na capacidade de extrair as substâncias de interesse com simultânea redução do tamanho das partículas da matéria-prima. Essa redução das partículas favorece a rápida dissolução das substâncias pelo rompimento das estruturas celulares da droga vegetal. Outros fatores a serem destacados nessa técnica são simplicidade, rapidez e versatilidade. Por outro lado, a redução do tamanho das partículas da droga vegetal pode dificultar a separação delas da solução extrativa ao final do processo.

Processos de extração a quente – sistemas abertos

Os métodos de extração a quente, em sistemas abertos, são infusão e decocção.

- **Infusão:** a extração ocorre pelo contato direto do material vegetal com água fervente em um recipiente coberto. A infusão é um processo de extração simples, sem a necessidade de utilização de equipamentos ou vidrarias especiais, sendo indicado para partes vegetais com estrutura mole, as quais devem ser rasuradas ou moídas no intuito de otimizar a eficiência da operação de extração. Considerando essas

características, esse método extrativo não possui capacidade de exaurir a matéria-prima em relação aos metabólitos de interesse.
- **Decocção:** é uma técnica na qual o material vegetal fica em contato, durante certo tempo, com um líquido extrator em ebulição. É indicado para materiais duros, como rizomas e raízes, mas contraindicado para substâncias termolábeis. De forma semelhante à infusão, a decocção não necessita de equipamentos ou vidrarias especiais para ser executada. Além disso, não é indicada para processos extrativos com líquidos extratores voláteis e com potencial de toxicidade, pois permite que esse solvente seja evaporado para o ambiente.

Processos de extração a quente – sistemas fechados

Os métodos de extração a quente, em sistemas fechados, são as extrações sob refluxo e em aparelho de Soxhlet.

- **Extração sob refluxo:** procedimento no qual o líquido extrator e o material a ser extraído são colocados em um mesmo recipiente e submetidos a aquecimento (semelhante à decocção), mas necessariamente acoplados a condensadores. Esse sistema permite a utilização de líquidos extratores voláteis, pois o solvente evaporado durante o processo condensa e retorna ao sistema para um novo ciclo. Embora seja um sistema com alta capacidade de extração dos compostos, possui como principais limitações o fato de não ser exaustivo e a inviabilidade de ser utilizado para extração de substâncias termossensíveis.
- **Extração em aparelho de Soxhlet:** técnica com princípios semelhantes aos da extração sob refluxo, mas com a substancial diferença de que o material extraído e o líquido extrator ficam em compartimentos distintos. Essa separação permite que, a cada novo ciclo de extração, o solvente renovado entre em contato com o material vegetal a ser extraído, possibilitando uma extração altamente eficiente e com quantidade reduzida de solvente.

Análise fitoquímica

Reações químicas de caracterização

Historicamente, a caracterização dos principais grupos de metabólitos secundários tem sido realizada por ensaios clássicos, os quais são baseados em reações químicas que resultam no aparecimento de cor e/ou precipitado nas amostras investigadas. Na literatura, esses ensaios também são chamados de "marcha analítica". A maior limitação dessa metodologia é a grande possibilidade de ocorrerem reações inespecíficas, gerando tanto resultados falso-negativos como falso-positivos. Além disso, algumas dessas interpretações são subjetivas, pois dependem da avaliação da cor visualizada por parte do analista. As reações utilizadas para os principais grupos de metabólitos são apresentadas no Quadro 7.1.[1-3]

Reações para alcaloides

A análise da presença de alcaloides em matérias-primas vegetais (MPV) é baseada nas propriedades desses compostos apresentarem padrões de solubilidade distintos de acordo com o pH ao qual estão submetidos. O ensaio mais utilizado para a caracterização da presença desses compostos em drogas vegetais emprega um processo de extração seletivo, denominado Stass-Otto, para a obtenção da amostra a ser investigada (Fig. 7.1).[1] A reação positiva (formação de precipitado ou turvação), após a adição dos reagentes clássicos para alcaloides (Bertrand, Dragendorff, Mayer, Wagner), só é possível quando tais compostos estão na forma de sal. A composição desses reagentes pode ser observada no Quadro 7.2.[1,4,5] É importante destacar também que o uso do diclorometano como

Quadro 7.1 Principais reações químicas de caracterização de metabólitos secundários de origem vegetal

Grupo de metabólitos	Reações químicas de caracterização	
Alcaloides	Reações de Dragendorff e de Mayer	
Antraquinonas	Reação de Bornträger	
Esteroides	Reação de Liebermann-Burchard	
Flavonoides	Reação de Shinoda	
Heterosídeos cardioativos	Açúcares	Reação de Keller-Kiliani
	Aglicona	Reação de Liebermann-Burchard
	Anel lactônico	Reação de Kedde ou de Baljet
Saponinas	Ensaios de formação de espuma e de ação hemolítica	
Taninos	Solução de gelatina a 1%, reação com $FeCl_3$ e reação de Stiasny	

Fonte: Adaptado de Costa,[1] Domínguez,[2] Falkenberg e colaboradores.[3]

solvente extrator é preferível ao clorofórmio, pois este último pode estar acidificado, permitindo que ocorra a degradação dos compostos de interesse durante o processo.

Reações para antraquinonas

A reação de Bornträger é a mais utilizada para detectar a presença de antraquinonas livres em espécies vegetais. Essa reação ocorre baseada na alta solubilidade desses compostos em solventes orgânicos apolares, como tolueno, os quais, após alcalinização, tornam-se vermelhos. Essa cor é gerada pela ionização das hidroxilas fenólicas e, como consequência, maior ressonância eletrônica na molécula. Já para a análise de heterosídeos de antra-

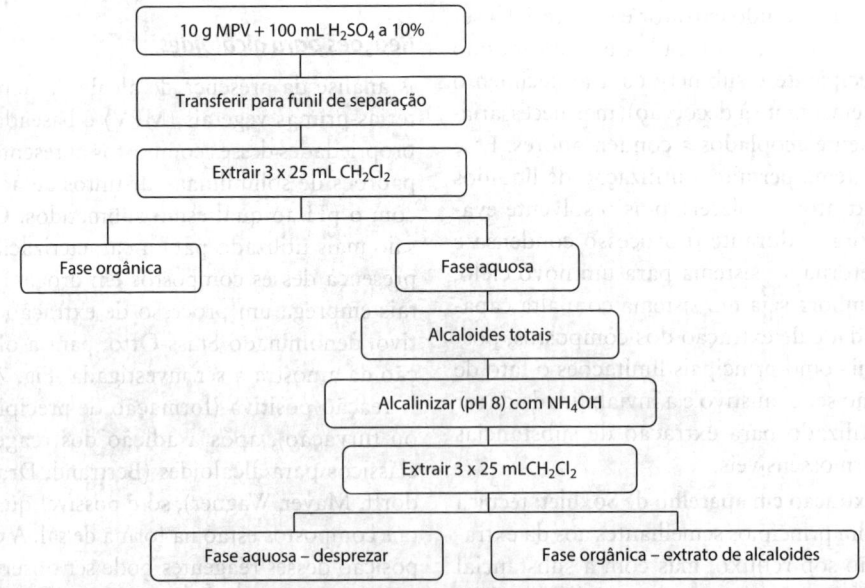

```
10 g MPV + 100 mL H₂SO₄ a 10%
            ↓
   Transferir para funil de separação
            ↓
       Extrair 3 x 25 mL CH₂Cl₂
         ↙              ↘
  Fase orgânica      Fase aquosa
                         ↓
                   Alcaloides totais
                         ↓
               Alcalinizar (pH 8) com NH₄OH
                         ↓
                 Extrair 3 x 25 mLCH₂Cl₂
                   ↙              ↘
      Fase aquosa – desprezar   Fase orgânica – extrato de alcaloides
```

Figura 7.1 Processo simplificado de Stass-Otto para extração seletiva de alcaloides.
Fonte: Adaptada de Costa[1], Sociedade Brasileira de Farmacognosia[5].

Quadro 7.2 Reagentes para alcaloides

Reagente	Composição	Cor do precipitado
Bertrand	Ácido sílico-túngstico	Branca
Dragendorff	Iodo bismutato de potássio	Laranja
Mayer	Iodo mercurato de potássio	Branca
Wagner	Iodo iodeto de potássio	Marrom

Fonte: Adaptado de Costa,[1] Wagner e Bladt,[4] Sociedade Brasileira de Farmacognosia.[5]

quinonas, é necessária a realização de uma reação de hidrólise prévia para detecção desses compostos, pois a presença de açúcar(es) diminui o efeito mesomérico gerado pelas hidroxilas fenólicas.

Reações para esteroides/triterpenos

O principal teste analítico para detecção de esteroides em plantas é a reação de Liebermann-Burchard, que consiste no tratamento da amostra com anidrido acético em presença de ácido acético e algumas gotas de ácido sulfúrico. A mistura desses reagentes causa desidratação, seguida da oxidação do sistema de anéis do ciclopentanoperidrofenantreno, formando um esteroide aromático (Fig. 7.2), o qual é evidenciado pelo aparecimento de uma coloração azul-esverdeada.[6] Especificamente para os triterpenos ocorre o desenvolvimento de cor vermelha, rosa, púrpura ou violeta.

Reações para flavonoides

A reação de Shinoda ou da cianidina é a mais utilizada para analisar este grupo de compostos, visto que as classes de flavonoides de maior ocorrência são sensíveis à técnica. Essa reação tem por base a redução dos derivados flavonoídicos, de cor amarela, em antocianos, com coloração avermelhada. O processo de redução em geral ocorre no anel C da estrutura dos flavonóis e flavonas, gerando um núcleo antociânico (Fig. 7.3).[1]

Além da reação da cianidina, outros ensaios são utilizados para a detecção de flavonoides em drogas vegetais, como o reativo de Wilson (reação citro-bórica) ou a reação de Marini Betolo. Um resumo desses ensaios colorimétricos está apresentado no Quadro 7.3.[1]

Reações para heterosídeos cardioativos

Para caracterização desses compostos, são utilizadas reações que evidenciam isoladamente partes das moléculas dos heterosídeos: reações de caracterização dos esteroides (Liebermann-Burchard), reações relacionadas com o anel lactônico pentacíclico (Baljet e Kedde) ou com desoxiaçúcares (Keller-Kiliani).

- Caracterização do núcleo esteroidal: reação de Liebermann-Burchard (ver reação

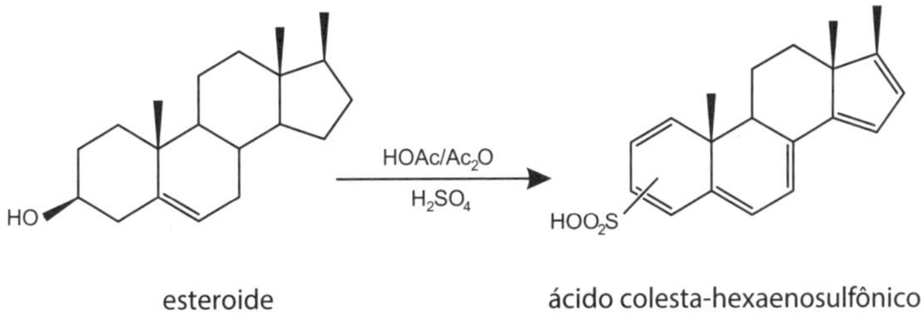

esteroide → ácido colesta-hexaenosulfônico

(HOAc/Ac$_2$O, H$_2$SO$_4$)

Figura 7.2 Reação de Liebermann-Burchard para detecção de esteroides/triterpenos.
Fonte: Adaptada de Burke e colaboradores.[6]

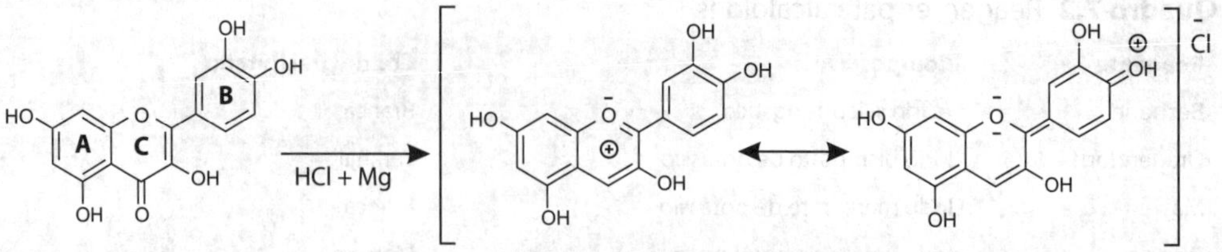

Figura 7.3 Reação da cianidina.
Fonte: Adaptada de Costa[1], Sticher[7].

para caracterização de esteroides/triterpenos).

- Caracterização da cadeia osídica: a reação mais utilizada é a de Keller-Kiliani. Essa reação é realizada com a mistura do extrato em análise e uma solução de ácido acético glacial contendo sais de ferro. Essa mistura é então vertida em um tubo contendo ácido sulfúrico concentrado, originando a formação de um anel marrom-avermelhado na interface de separação dos dois líquidos quando houver 2-desoxiaçúcares nos extremos de cada cadeia.
- Caracterização do anel lactônico (cardenolídeos): a reação de Kedde (Fig. 7.4)[1] emprega ácido 3,5 dinitrobenzoico, o qual, em contato com o anel lactônico pentagonal, gera coloração avermelhada.

Reações para saponinas

O ensaio empregado é o da avaliação da tensão superficial ou formação de espuma. Para isso, a amostra investigada deve ser dissolvida em água, transferida para um tubo de ensaio e agitada vigorosamente por alguns minutos. A espuma formada deverá manter-se constante após a adição de um ácido mineral diluído.

Reações para taninos

A caracterização da presença de taninos em drogas vegetais pode ser realizada por meio de reações de coloração ou precipitação. Dentre elas, a reação de precipitação com gelatina ou a reação colorimétrica pela adição de $FeCl_3$ são as mais utilizadas. Além desses dois ensaios, a reação de Stiasny (HCl + formol) é usada para a diferenciação de taninos condensados e hidrolisáveis. Ao final da reação inicial de hidrólise (extração sob refluxo por 30 min), os taninos

Quadro 7.3 Resumo de algumas reações cromáticas para a detecção de flavonoides

Reação	Flavonas	Flavonóis	Flavanonas	Chalconas	Isoflavonas
Cianidina	Laranja	Vermelha	Violeta	–	–
Oxalo-bórica	–	Amarelo-verde	–	–	–
Cloreto de antimônio	Amarela	Amarela	Amarela	Vermelha ou violeta	Amarela
Hidróxido de sódio	Amarela	Amarelo-escura	Amarela	Amarela	Amarela
Cloreto férrico	Verde	Verde-castanha	Verde-castanha	Amarela	Verde
Cloreto de alumínio	Amarelo-verde	Amarela	Fluorescência azul-verde (UV)	Amarela	Amarelo--castanha

Fonte: Costa.[1]

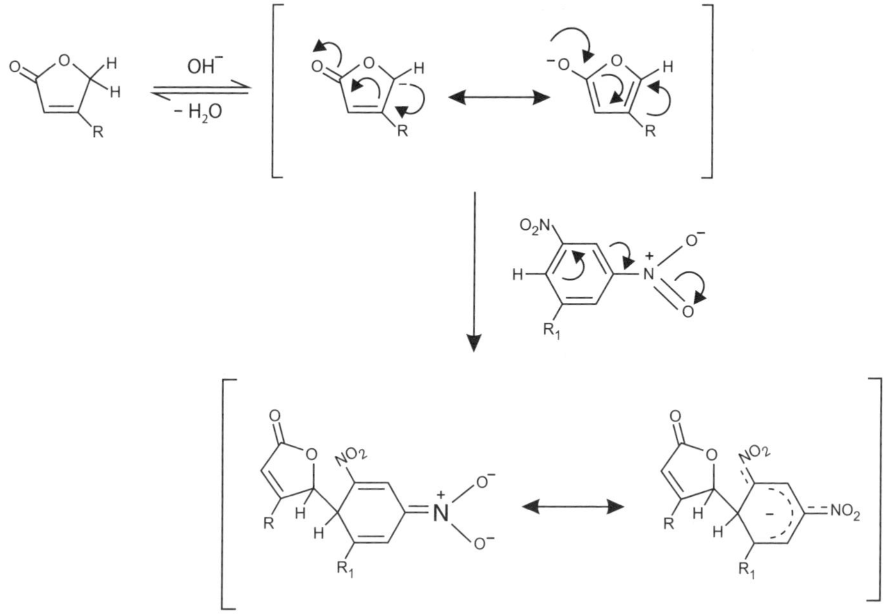

Figura 7.4 Reação de Kedde.
Fonte: Adaptada de Costa[1], Roth e colaboradores[8].

condensados originam um precipitado vermelho (flobafenos). Já os taninos hidrolisáveis permanecem em solução e podem ser detectados pela adição de acetato de sódio em excesso e solução etanólica de $FeCl_3$ a 2,5%, gerando coloração azul-escura.

Fracionamento, isolamento e purificação de metabólitos

O fracionamento de extratos vegetais tem como objetivos principais o isolamento e a identificação de metabólitos primários ou secundários por meio de processos cromatográficos e espectroscópicos. Esse procedimento também visa à obtenção de frações enriquecidas em compostos bioativos ou, ainda, à redução dos teores de compostos com potencial de toxicidade, como, por exemplo, os alcaloides pirrolizidínicos.

A primeira etapa para o isolamento dos metabólitos é a preparação dos extratos. Após essa etapa, pode ser realizada uma investigação farmacológica *in vitro* ou *in vivo* ou uma cromatografia analítica preliminar a fim de constatar a presença do grupo de metabólitos ou do composto de interesse no extrato da droga vegetal investigada.

Sob o ponto de vista fitoquímico, a sequência clássica visando ao isolamento dos compostos de interesse passa por um procedimento de partição com solventes (extração líquido-líquido) (Figura 7.5), sendo necessário que os líquidos envolvidos no processo sejam imiscíveis. Esse fracionamento por partição tem por objetivo separar os compostos considerando sua solubilidade e seu coeficiente de partição em diferentes solventes. Para esse procedimento, a escolha dos solventes ocorre baseada no grau de polaridade crescente deles (p. ex., hexano < diclorometano < acetato de etila < *n*-butanol).

Uma das alternativas para direcionar a busca dos compostos bioativos seria associar o fracionamento dos extratos com ensaios por bioautografia. A bioautografia é um método de detecção pós-cromatográfico

```
Droga vegetal + líquido extrator
        │
Filtrar/eliminar o líquido extrator
        │
Ressuspender em água ou em mistura hidroalcoólica
        │
        └─► Partição com solventes de polaridade crescente
            (hexano < diclorometano < acetato de etila < n-butanol)
                │
                ├─► Frações orgânicas
                │   (hexano, diclorometano, acetato de etila, n-butanol)
                │
                └─► Fração residual aquosa
```

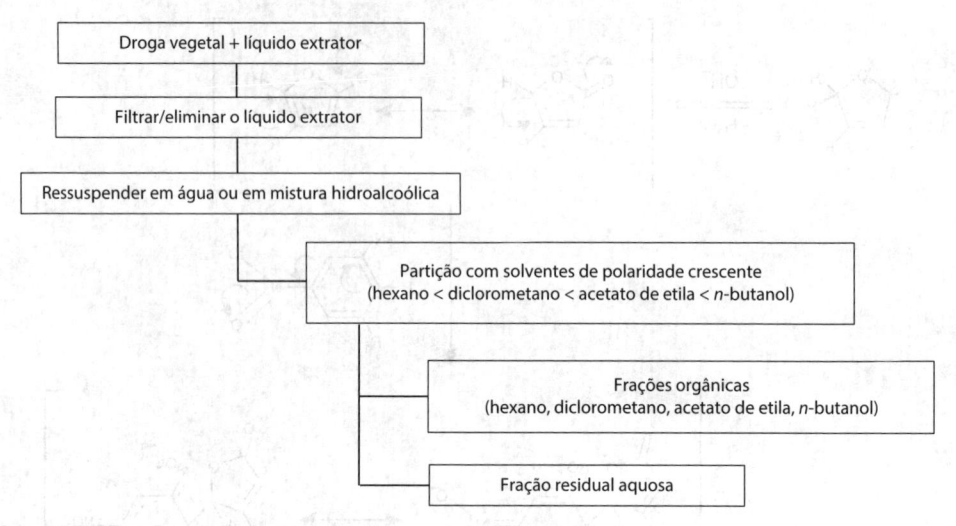

Figura 7.5 Processo de partição com solventes de polaridade crescente.

baseado na separação de substâncias por cromatografia em papel ou cromatografia em camada delgada. Ensaios bioautográficos podem ser usados para detectar substâncias antibacterianas, antifúngicas, antiprotozoários e antioxidantes. A finalidade desse tipo de ensaio é localizar e visualizar zonas de inibição de substâncias ou frações que foram aplicadas no suporte cromatográfico e que possuam atividade. A principal vantagem é permitir o isolamento de substâncias com maior objetividade. Uma revisão atual e detalhada das técnicas pode ser encontrada em um trabalho de Dewanjee e colaboradores.[9]

Após a preparação dos extratos e do processo de partição com solventes, a obtenção de frações enriquecidas ou o isolamento de compostos bioativos ocorre pelo uso de técnicas cromatográficas.

Técnicas cromatográficas

A cromatografia é uma ferramenta indispensável na área de produtos naturais, pois é a base para a caracterização dos constituintes presentes em matrizes complexas, como os extratos obtidos de origem vegetal. Os processos cromatográficos podem ser divididos em técnicas planares e em coluna. Os ensaios cromatográficos podem objetivar o isolamento de uma substância específica (processo preparativo) ou verificar a presença e o teor de determinado metabólito em uma matriz (processo analítico).

Atualmente, as técnicas planares estão focadas na cromatografia em camada delgada (CCD), pois o processo de cromatografia em papel (CP), apesar do baixo custo, está em desuso em razão da baixa confiabilidade dos resultados gerados em termos de exatidão, precisão e reprodutibilidade. Embora a CCD seja uma técnica empregada desde a primeira metade do século XX e, por muitos anos, tenha sido utilizada como uma ferramenta analítica qualitativa na área de produtos naturais, recentes avanços tecnológicos modificaram o grau de confiabilidade dos resultados obtidos por essa técnica.

Inicialmente, a CCD era utilizada com o objetivo de caracterizar os componentes presentes em uma mistura a partir de valores de Rf (fator de retenção = distância atingida pela mancha a partir da origem/distância percorrida pelo solvente desde a origem) e pela coloração desenvolvida frente a diferentes agentes cromogênicos. Contudo, os avanços tecnológicos permitiram a realização de análises qualitativas e quantitativas com graus de precisão e exatidão semelhantes aos das técnicas cromatográficas analíticas clássicas, como cromatografia a gás (CG) e cromatografia a líquido de alta eficiência (CLAE). Além disso, a possibilidade de a CCD ser utilizada de forma acoplada com detectores de massas e fase estacionária de alta resolução (em inglês, HPTLC-MS) reinseriu a cromatografia planar como método confiável, preciso e exato.[10,11]

É importante destacar duas obras clássicas indispensáveis quando se trata de CCD e HPTLC de produtos naturais: a primeira é *Plant drug analysis: a thin layer chromatography atlas*,[4] e a segunda é *High-performance thin-layer chromatography (HPTLC)*.[12]

Nessa mesma linha de técnicas cromatográficas analíticas, mas em coluna, tanto a CG como a CLAE são as técnicas analíticas mais descritas na literatura para a análise de produtos naturais. Essa preferência, nas últimas décadas, não está somente relacionada às especificidades de cada uma delas, mas também por serem as mais utilizadas pelos códigos oficiais farmacêuticos (Farmacopeias) de distintos países, como Brasil[13] e Estados Unidos[14], e da Comunidade Europeia.[15]

Dentre as técnicas de cromatografia em coluna, a cromatografia a líquido (CL) é a que permite a utilização de uma ampla gama de fases estacionárias, as quais empregam diferentes princípios de separação. Destas, podem-se citar as cromatografias sob fase normal e reversa, e por exclusão molecular, como as mais usadas na área de produtos naturais.[3] É possível também inserir neste contexto a técnica de cromatografia em contracorrente, a qual pode ser dividida em cromatografia centrífuga de partição (CCP) e cromatografia em contracorrente em alta velocidade (HSCCC, *High-Speed Counter Current Chromatography*), técnicas cuja separação está fundamentada em uma partição líquido-líquido e, como consequência, dependente do coeficiente de partição, entre dois líquidos imiscíveis, dos compostos presentes na mistura das fases móvel e estacionária.[16,17]

A CLAE é a técnica analítica mais utilizada na área de produtos naturais, especialmente pela amplitude de amostras passíveis de análise por essa metodologia, assim como pela possibilidade de quantificação dos compostos de interesse.[18] A grande vantagem de analisar produtos naturais por CLAE é a diversidade de detectores passíveis de serem acoplados ao cromatógrafo, como detectores por ultravioleta e arranjo de diodos, fluorescência, índice de refração, entre outros. Outro fato a ser salientado no universo analítico de produtos naturais foi o surgimento da cromatografia a líquido de ultraeficiência (CLUE), a qual emprega como fase estacionária partículas menores que 2 μm, gerando alta capacidade de resolução dos componentes presentes na mistura.[19] Contudo, o grande avanço na CLAE/CLUE na área de produtos naturais ocorreu quando o cromatógrafo passou a ser acoplado a espectrômetros de massas (EM) tipo triplo quadrupolo e tempo de voo (QqQ e Q-TOF, respectivamente) e de ressonância magnética nuclear (RMN), fato este que possibilitou a elucidação estrutural completa de moléculas sem a necessidade de amostras de referência para comparação.[18]

No acoplamento CL/EM, as interfaces de ionização a pressão atmosférica (IPA), ionização por *electrospray* (IES) e ionização química a pressão atmosférica (IQPA) permitem que sejam analisados compostos com ampla faixa de polaridade e massa molecular, além de tornar possível a seleção do modo de ionização. O analisador do EM (QqQ, TOF, Q-TOF) também deve ser cuidadosamente selecionado, pois, apesar da elevada sensibilidade e seletividade alcançadas, as análises usando IES e IQPA são suscetíveis a efeitos de matriz.[20]

Já a CG é, de forma geral, uma técnica aplicável para separação e análise de misturas cujos constituintes tenham ponto de ebulição de até 300 °C e que sejam termicamente estáveis. Essas características podem ser encontradas naturalmente nas amostras a serem analisadas, como os mono e sesquiterpenos constituintes dos óleos voláteis,[21] ou ainda introduzidas nas moléculas por reações de derivatização, como no caso dos ácidos graxos[22] e dos aminoácidos.[23] Os principais detectores utilizados são por ionização de chama e por espectrometria de massas (impacto de elétrons).

Eletroforese capilar

A eletroforese capilar (EC) é uma técnica analítica capaz de investigar desde moléculas pequenas e simples até moléculas volumosas e complexas, como proteínas e ácidos nucleicos. Essa versatilidade a torna uma ferramenta promissora para diversas áreas do conhecimento, incluindo a análise e doseamento de metabólitos secundários. A EC é definida como uma técnica de separação baseada na diferença de migração de compostos iônicos ou ionizáveis na presença de um campo elétrico.[24,25]

Existem vários modos de separação por EC, dos quais é possível destacar eletroforese capilar de zona, eletroforese capilar em gel, focalização isoelétrica capilar e cromatografia eletrocinética micelar. Cada modo de separação apresenta mecanismos característicos que permitem a separação diferencial dos analitos de interesse.[25,26]

Diversos grupos de metabólitos secundários podem ser analisados por EC, como alcaloides, flavonoides, ácidos fenólicos e terpenos. Mais detalhes sobre o tema podem ser encontrados no livro financiado pelo INCTFar e disponibilizado gratuitamente para *download*: *Revisões em processos e técnicas avançadas de isolamento e determinação estrutural de ativos de plantas medicinais.*[27]

Metabolômica

O termo metaboloma é recente, tendo surgido paralelamente a termos como genoma, transcriptoma e proteoma para denominar o conjunto de metabólitos presente em um tecido ou organismo. Os estudos metabolômicos são realizados a partir de análises comparativas dos perfis metabólicos individuais, obtidos a partir de métodos analíticos (cromatográficos e/ou espectroscópicos) que revelem todas as características químicas inerentes a determinados padrões funcionais e estruturais das classes de produtos naturais analisadas.[28,29]

O estudo metabolômico aplicado à bioprospecção pode ser feito em duas etapas. A primeira envolve o cruzamento de informações relativas aos perfis metabólicos dos extratos investigados e às atividades biológicas observadas para esses compostos. Havendo diferenças de atividades biológicas entre amostras, a segunda etapa envolve análises metabólicas mais detalhadas.

A diversidade química e a complexidade do metaboloma tornam a análise simultânea dos perfis de todos os metabólitos um grande desafio. Atualmente, o emprego de apenas uma técnica analítica não é capaz de fornecer o volume necessário de dados para esse tipo de análise, fato que pode ser minimizado pelo uso de extrações seletivas e análises paralelas utilizando uma combinação de tecnologias para uma compreensão maior do metaboloma. Nesse contexto, as técnicas de separação acopladas às técnicas espectrométricas de alta eficiência são usadas para a obtenção das informações qualitativas e quantitativas sobre o maior número possível de constituintes de cada amostra.[28,29]

Dentre as técnicas de separação utilizadas, destacam-se a cromatografia a gás de alta resolução e as cromatografias a líquido de alta e de ultraeficiência, sendo estas as mais aplicadas em estudos metabolômicos por serem compatíveis com um maior número de analitos.[29]

O uso da RMN vem crescendo devido à sua robustez e à alta sensibilidade, podendo ser feito a partir do acoplamento com a CL para a determinação dos constituintes majoritários de uma matriz ou pela coleta de frações em microcolunas de extração de fase sólida, permitindo a realização de espectros bidimensionais e a detecção dos compostos minoritários.[28,30]

Considerando que tais técnicas fornecem um grande conjunto de dados, muitos autores têm associado o uso da quimiometria para que esses dados sejam convertidos em informações úteis. A quimiometria emprega métodos matemáticos e estatísticos para planejar ou selecionar condições ótimas de medidas e experimentos, bem como extrair o máximo de informações a partir de dados químicos obtidos. Nesse contexto, a quimiometria pode auxiliar na diferenciação de espécies taxonomicamente relacionadas, com base na origem geográfica, e perfis fitoquímico e de DNA.[31]

Elucidação estrutural

O incremento na qualidade do processo de elucidação estrutural de produtos naturais passa pelos avanços tecnológicos inseridos nas principais técnicas espectroscópicas utilizadas [ultravioleta (UV), infravermelho (IV), espectrometria de massas (EM) e ressonância magnética nuclear (RMN)].

Embora a técnica de RMN seja a ferramenta mais eficiente para elucidação estrutural de compostos de origem natural, a utilização de UV e IV ainda contribui de forma significativa para a obtenção de dados específicos, como presença de grupos funcionais, padrão de insaturação e, em alguns casos, a posição de substituintes no núcleo fundamental.

Já o espectro de massas de um composto traz informações únicas, como sua massa molecular e seus padrões de fragmentação. Essas informações permitem estabelecer a fórmula molecular desta substância pelo valor de massa obtido, enquanto o padrão de fragmentação permite obter informações relativas aos grupos funcionais, radicais substituintes e presença ou ausência de cadeias laterais no composto investigado.[32]

A RMN caracteriza-se por ser uma técnica não destrutiva que fornece dados do número e do tipo de átomos de hidrogênio e de carbono dos compostos. Os espectros de hidrogênio (^{1}H) fornecem os deslocamentos químicos de todos os hidrogênios existentes na molécula em uma faixa de 0 a 16 ppm, a integração de cada hidrogênio e as constantes de acoplamento (J) com os hidrogênios que estão localizados nos carbonos adjacentes.

Os espectros de RMN ^{13}C unidimensionais fornecem os deslocamentos químicos dos diferentes tipos de carbonos presentes na molécula, os quais estão distribuídos em uma faixa de frequência de 0 a 220 ppm. Os deslocamentos dos carbonos podem ser divididos em quatro faixas: a referente à carbonila, aproximadamente entre 220 e 160 ppm; a dos carbonos aromáticos ou insaturados (160 a 110 ppm); a dos carbonos alifáticos oxigenados, entre 110 e 50 ppm; e a dos carbonos alifáticos (50 a 0 ppm). Contudo, os espectros de carbono totalmente desacoplados não permitem distinguir entre $-CH_3$, $-CH_2$, $-CH$ ou $-C$. Essa diferenciação somente é possível com experimentos suplementares, que permitem distinguir entre CH_3/CH e CH_2/C.[32]

É importante destacar que a elucidação de um composto frequentemente só é possível com a aquisição de experimentos bidimensionais de RMN (RMN 2D). O espectro de RMN 2D pode ser de correlação homonuclear ^{1}H-^{1}H ou heteronuclear de ^{1}H-^{13}C, e auxiliam de forma complementar na elaboração de um mapa estrutural mais preciso do que as técnicas unidimensionais. As correlações obtidas através de ^{1}H - ^{1}H COSY permitem correlacionar os hidrogênios que apresentam acoplamento mesmo a distância, enquanto o espectro NOESY (*Nuclear Overhauser Effect*

Spectroscopy) é de grande utilidade para estabelecer a estereoquímica de um composto, pois essa técnica permite determinar a correlação de hidrogênios espacialmente próximos, mesmo que estejam ligados a carbonos conectivamente distantes.

Atualmente, os dois experimentos mais utilizados que correlacionam hidrogênios e carbonos são os de correlação heteronuclear bidimensionais HSQC (*Heteronuclear Single Quantum Coherence*) e HMBC (*Heteronuclear Multiple Bond Correlation*). Nos espectros de HSQC é possível correlacionar o sinal do carbono com o sinal do respectivo hidrogênio a ele ligado. Já o espectro de HMBC permite correlacionar os sinais de carbonos com os sinais dos hidrogênios ligado aos carbonos adjacentes, contribuindo na confirmação da conectividade de regiões da molécula a ser elucidada. Esses experimentos utilizam um recurso chamado gradiente de campo e se tornaram viáveis com o desenvolvimento de sondas de detecção inversa[29].

Outras duas técnicas utilizadas na elucidação estrutural de produtos naturais são o dicroísmo circular e a cristalografia de raios X. O dicroísmo circular (DC) é uma técnica espectroscópica que permite a determinação da configuração absoluta de enantiômeros e baseia-se na medida da diferença de intensidade de absorção entre a luz polarizada dextrógira e levógira. Para a execução dessa metodologia, a substância a ser analisada deve absorver na região do ultravioleta e ser comparada com uma substância de configuração conhecida que tenha substituintes semelhantes (ou próximos) ao redor do centro estereogênico.[33]

A cristalografia de raios X (CRX) é uma técnica para analisar um grande número de materiais. Ela tem por objetivo conhecer a estrutura de um material em nível atômico, independentemente do seu estado físico e de sua origem, e as relações entre essa estrutura e suas propriedades. Nas áreas de produtos naturais e de fármacos e medicamentos, a CRX é a ferramenta mais utilizada para a determinação da estrutura tridimensional das moléculas, que se baseia na dispersão de raios X através de um cristal da molécula em estudo.[33]

Por fim, é importante destacar que somente a associação dessas diferentes técnicas espectroscópicas permitirá a elucidação estrutural de um composto de origem vegetal. Esse fato está relacionado às diferentes informações geradas pelas técnicas de IV, UV, EM, RMN, CRX e DC, dados indispensáveis para as corretas atribuições estruturais do composto.

Pontos-chave deste capítulo

No presente capítulo foram descritas, de maneira sucinta, as principais técnicas utilizadas para a caracterização de metabólitos secundários em plantas.

Inicialmente, foram apresentados, de modo resumido, os principais processos extrativos para o desenvolvimento de uma investigação fitoquímica. A sequência do texto citou as reações clássicas em Farmacognosia, as quais ainda são utilizadas como ensaios preliminares, mas que necessitam de técnicas analíticas mais precisas e exatas para corroborar os resultados observados.

Nesse sentido, foram descritas, posteriormente, as principais técnicas adotadas na atualidade pelos pesquisadores para a avaliação da presença e a quantificação dos principais metabólitos secundários, com foco nos processos cromatográficos e eletroforéticos.

Finalizando o capítulo, as técnicas atuais para a elucidação estrutural foram apresentadas, com ênfase nas análises por RMN mono e bidimensionais.

Salienta-se a importância de ampliar as informações aqui apresentadas com as obras sugeridas para leitura e as respectivas referências presentes nestas publicações.

Referências

1. Costa AF. Farmacognosia. 6. ed. Lisboa: Fundação Calouste Gulbenkian; 2002. 3 v.
2. Domínguez XA. Métodos de investigación fitoquímica. Cidade do México: Limusa; 1985.
3. Falkenberg MB, Santos RI, Simões CMO. Introdução à análise fitoquímica. In: Simões CMO, Schenkel EP, Gosmann G, Mello JCP, Mentz LA, Petrovick PR. Farmacognosia: da planta ao medicamento. 5. ed. Porto Alegre: UFRGS; 2003. p. 230-88.
4. Wagner H, Bladt S. Plant drug analysis: a thin layer chromatography atlas. Berlin: Springer; 1984.
5. Sociedade Brasileira de Farmacognosia. Alcaloides [Internet]. Curitiba: Sociedade Brasileira de Farmacognosia; c2009 [capturado em 26 abr. 2016]. Disponível em: http://www.sbfgnosia.org.br/Ensino/alcaloides.html.
6. Burke RW, Diamondstone BI, Velapoldi RA, Menis O. Mechanism of the Liebermann-Burchard and Zak color reactions for cholesterol. Clin Chem. 1974;20(7):794-81.
7. Sticher O. Phenolische Verbindungen. In: Sticher O., Heilmann,J. Zündorf, I. Hänsel/Sticher Pharmakognosie-Phytopharmazie. 10.Auf. Stuttgart: Wissenschafliche; 2015.
8. Roth HJ, Eger K, Troschütz R. Pharmazeutische Chemie II. Arzneistoffanalyse, Reaktivität, Stabilität, Analytik. 5.ed. Stuttgart: Georg Thieme; 2006.
9. Dewanjee S, Gangopadhyay M, Bhattacharya N, Khanra R, Dua TK. Bioautography and its scope in the field of natural product chemistry. J Pharm Anal. 2015;5(2):75-84.
10. Nicoletti M. HPTLC fingerprint: a modern approach for the analytical determination of botanicals. Rev Bras Farmacog. 2011;21(5):818-23.
11. Adhami HR, Scherer U, Kaehlig H, Hettich T, Schlotterbeck G, Reich E, et al. Combination of bioautography with HPTLC–MS/NMR: a fast identification of acetylcholinesterase inhibitors from Galbanum. Phytochem Anal. 2013;24(4):395-400.
12. Srivastava M. High-performance thin-layer chromatography (HPTLC). Berlin: Springer; 1995.
13. Brasil. Farmacopeia brasileira. 5. ed. Brasília: ANVISA; 2010.
14. The United States Pharmacopeial Convention. United States Pharmacopeia: USP 38. National Formulary: NF 8. Rockville: The United States Pharmacopeial Convention; 2015.
15. European Pharmacopoeia Commission. European pharmacopoeia. 8th ed. Strasbourg: Council of Europe; 2013. 2 v.
16. Leitão GG. Uso da cromatografia contracorrente na obtenção de padrões de origem vegetal. Rev Fitos. 2005;1(2):48-52.
17. Silva MA, Vilegas W. Cromatografia em contracorrente. In: De Souza GHB, De Mello JCP, Lopes NP. Revisões em processos e técnicas avançadas de isolamento e determinação estrutural de ativos de plantas medicinais. Ouro Preto: UFOP; 2012. p. 289-302.
18. Carollo CA, Demarque DP. Análises de produtos de origem natural por CLAE-RMN. In: De Souza GHB, De Mello JCP, Lopes NP. Revisões em processos e técnicas avançadas de isolamento e determinação estrutural de ativos de plantas medicinais. Ouro Preto: UFOP; 2012. p. 119-37.
19. Maldaner L, Jardim ICSF. O estado da arte da cromatografia líquida de ultra eficiência. Quím Nova. 2009;32(1):214-22.
20. Cass QB, Barreiro JC. Os avanços tecnológicos na química analítica: sucessos e desafios. Cienc Cult. 2011;63(1):37-40.
21. Wolffenbuttel AN, Zamboni A, Santos MK, Borille BT, Augustin OA, Mariotti KC, et al. Chemical components of citrus essential oils from Brazil. Nat Prod J. 2015;5(1):14-27.
22. Tsikas D, Zoerner AA. Analysis of eicosanoids by LC-MS/MS and GC-MS/MS: a historical retrospect and a discussion. J Chromatogr B Analyt Technol Biomed Life Sci. 2014;964:79-88.
23. Vancompernolle B, Croes K, Angenon G. Optimization of a gas chromatography-mass spectrometry method with methyl chloroformate derivatization for quantification of amino acids in plant tissue. J Chromatogr B Analyt Technol Biomed Life Sci. 2016;1017-1018:241-9.
24. Spudeit DA, Dalzan MD, Micke GA. Conceitos básicos em eletroforese capilar. Sci Chromatogr. 2012;4(4):287-97.
25. Mello JCP, Ito LA. Aplicação da eletroforese capilar na análise de produtos naturais. In: De Souza GHB, De Mello JCP, Lopes NP.

Revisões em processos e técnicas avançadas de isolamento e determinação estrutural de ativos de plantas medicinais. Ouro Preto: UFOP; 2012. p. 209-54.
26. Chen XJ, Zhao J, Wang YT, Huang LQ, Li SP. CE and CEC analysis of phytocemicals in herbal medicines. Electrophoresis. 2012; 33(1):168-79.
27. De Souza GHB, De Mello JCP, Lopes NP. Revisões em processos e técnicas avançadas de isolamento e determinação estrutural de ativos de plantas medicinais [Internet]. Ouro Preto: UFOP; 2012 [capturado em 26 abr. 2016]. Disponível em: http://www.sbfgnosia.org.br/livros.html.
28. Funari CS, Castro-Gamboa I, Cavalheiro AJ, Bolzani VS. Metabolômica, uma abordagem otimizada para exploração da biodiversidade brasileira: estado da arte, perspectivas e desafios. Quím Nova. 2013;36(10):1605-9.
29. Schripsema J. Application of NMR in plant metabolomics: techniques, problems and prospects. Phytochem Anal. 2010;21(1):14-21.
30. Sakhreliya B, Kansara S. LC-NMR: a powerful tool for analysing and characterizing complex chemical mixtures without the need of chemical separation. JPSBR. 2013;3(3):115-21.
31. Gad HA, El-Ahmady SH, Abou-Shoer MI, Al-Azizi MM. Application of chemometrics in authentication of herbal medicines: a review. Phytochem Anal. 2013;24(1):1-24.
32. Silverstein RM, Webster FX, Kiemle DJ. Identificação espectrométrica de compostos orgânicos. 7. ed. Rio de Janeiro: LTC; 2006.
33. Lima VLE. Os fármacos e a quiralidade: uma breve abordagem. Quím Nova. 1997;20(6): 657-63.

Leituras sugeridas

Bruneton J. Pharmacognosie. Phytochimie. Plantes médicinales. 4. ed. Paris: Lavoisier; 2009.

Heinrich M, Barnes J, Gibbons S, Williamson E. Fundamentals of pharmacognosy and phytotherapy. 2nd ed. Amsterdam: Elsevier; 2012.

Hostettmann K, Wolfender JL. The search for biologically active secondary metabolites. Pest Sci. 1997;51(4):471-82.

8

Qualidade de insumos farmacêuticos ativos de origem natural

Luiz Alberto Lira Soares, Mareni Rocha Farias

Introdução	83
Requisitos de qualidade	84
Amostragem	84
Ensaios de qualidade para IFAN	86
Preparações extrativas	101
Pontos-chave deste capítulo	102
Referências	103
Leituras sugeridas	105

Introdução

O termo **qualidade** pode ser definido de diferentes maneiras. Entretanto, o entendimento mais frequente é de que a qualidade seja traduzida como a adequação de um determinado bem a uma finalidade preestabelecida. Do ponto de vista farmacêutico, a qualidade é determinada pelas necessidades de uso e características do produto e do processo.

As especificações para os parâmetros da qualidade mínima aceitável para emprego farmacêutico de matérias-primas ou produtos farmacêuticos terminados podem estar descritas em monografias farmacopeicas ou outro código reconhecido. Entretanto, por si só, o estabelecimento e a avaliação das especificações de insumos farmacêuticos ativos não são suficientes para assegurar a conformidade de produtos finais resultantes de operações/processos não monitorados.[1]

No caso de insumos farmacêuticos ativos de origem natural (IFAN), as exigências para a qualidade não são significativamente diferentes.[2] Embora os IFAN sejam majoritariamente obtidos de plantas, um pequeno número de derivados animais e minerais também são usados como insumos ativos. Portanto, ao contrário do que pode ocorrer para insumos farmacêuticos ativos constituídos por entidades químicas únicas, matérias-primas de origem natural apresentam alta complexidade química. Além disso, a composição é passível de importantes variações qualitativas e quantitativas, resultantes tanto de fatores endógenos, como a variabilidade biológica e o estágio de desenvolvimento, quanto de fatores exógenos, como interferências edafoclimáticas, sazonalidade, pragas, entre outras.[3]

Portanto, um dos principais desafios para o controle de qualidade dos IFAN reside na busca e na avaliação das fontes de variabilidade para sua qualidade química, de maneira que seja possível o estabelecimento de especificações de concentrações para compostos que estejam relacionados ou que sejam indicativos da resposta clínica.[4] É nesse contexto que as Boas Práticas Agrícolas (BPA) e Agropecuárias e as Boas Práticas de Fabricação e Controle de Qualidade (BPFC) serão determinantes para assegurar que o IFAN atenda às especificações mínimas para a fabricação de Medicamentos Fitoterápicos, Produtos Tradicionais Fitoterápicos ou Opoterápicos com segurança e eficácia.[2]

Considerando que as especificações de qualidade de IFAN são estabelecidas a partir de dados de eficácia e segurança, isso quer dizer que as medidas dos parâmetros de qualidade não devem apresentar desvios ou variabilidade importantes sob o risco de comprometer seu uso seguro. Contudo, não se deve esquecer que apenas o controle de qualidade dos IFAN não é suficiente para assegurar a qualidade de produtos deles derivados. Portanto, a qualidade dos produtos preparados a partir de IFAN deve ser garantida durante todo o ciclo produtivo em conformidade com as Boas Práticas de Fabricação, para que não ocorram desvios da qualidade e o produto final também atenda às respectivas especificações.[5]

Requisitos de qualidade

A relação dos quesitos de qualidade e as respectivas técnicas de avaliação para IFAN estão descritas em farmacopeias ou outros códigos oficiais reconhecidos. Essas monografias abrangem aspectos relacionados à identidade, pureza e quantificação para as drogas vegetais e animais e para insumos minerais de interesse farmacêutico. Alguns IFAN de origem brasileira encontram-se descritos na FB 5[6] ou FHB 3,[7] e muitos IFAN de outras origens geográficas encontram-se nas Farmacopeias citadas e também podem ser encontrados em Farmacopeias estrangeiras. Para fins de especificação e avaliação da qualidade, são reconhecidas pela Agência Nacional de Vigilância Sanitária (ANVISA) as Farmacopeias Alemã, Norte-americana, Argentina, Britânica, Europeia, Francesa, Internacional (Organização Mundial de Saúde – OMS), Japonesa, Mexicana e Portuguesa.[8]

É importante salientar que, mesmo que um IFAN não se encontre inscrito em qualquer código oficial, sua utilização no Brasil vai depender de sua aprovação pela ANVISA e, para tanto, há necessidade de documentar a qualidade desse insumo considerando também sua qualidade conforme quesitos farmacopeicos.[2]

A importância das monografias farmacopeicas está na relação de ensaios gerais para a realização de provas de identidade, pureza e quantificação do IFAN. Ademais, as monografias também trazem os limites mínimos e máximos aceitáveis para assegurar que o material está de acordo com as exigências mínimas de qualidade. Entre os ensaios relacionados nas diversas monografias da FB 5, de 2010, destacam-se análise macro e microscópica; pesquisa de constituintes químicos; análise cromatográfica; pesquisa de material estranho; teor de umidade; teor de cinzas; teor de extrativos; determinação de índices de intumescimento, amargor e espuma; pesquisa de contaminantes (microbiológicos, agrotóxicos/pesticidas, micotoxinas); e análise quantitativa de marcadores. Conhecidos os parâmetros de qualidade e suas especificações, o próximo passo é a realização da inspeção dos lotes. Contudo, a inspeção de todas as unidades do lote é um processo tedioso, demorado e de custo elevado. Por essa razão, a inspeção de todos os lotes é comumente substituída por um plano de inspeção por amostragem, reduzindo de modo significativo o tempo e os custos operacionais.

Amostragem

A análise de qualidade de um lote de matéria-prima é realizada por amostragem, correspondendo o tamanho da amostra (n) ao grau de confiabilidade do resultado. Portanto, para que os dados obtidos a partir das análises realizadas nas amostras permitam conclusões confiáveis acerca da população que lhes deu origem, os elementos escolhidos precisam ser representativos. Por essa razão, o tamanho da amostra varia de acordo com a quantidade total de material a ser analisado.

Todos os IFAN parcialmente processados, quer sejam de origem animal, à base de plantas (inteiras ou suas partes secas) ou mineral, devem ser tratados como intrinsecamente heterogêneos. Procedimentos especiais que requerem prática são necessários para preparar amostras representativas, incluindo pilha cônica ou quarteamento.[9]

Os códigos oficiais oferecem diferentes planos de amostragem que dependem de três aspectos principais:

- Número de embalagens que contêm o lote da droga
- Grau de divisão da droga
- Quantidade de droga disponível

Antes de iniciar a coleta de amostras, a integridade de cada embalagem ou recipiente deve ser inspecionada individualmente, e sua conformidade deve ser verificada com as exigências preconizadas para embalagem e rotulagem. A presença de defeitos ou danos que possam comprometer a qualidade ou a estabilidade do conteúdo deve ser identificada, e todos os produtos defeituosos, separados. Caso o exame externo indique que há homogeneidade de embalagem e conteúdo do lote, inicia-se o processo de coleta aleatória de amostras conforme apresentado no Quadro 8.1.[6,10,11]

A partir de cada recipiente ou embalagem selecionada, devem ser tomadas três amostras iguais das partes superior, média e inferior de cima para baixo e de baixo para cima (direção vertical) e lateralmente (direção horizontal). As amostras devem apresentar massa mais uniforme quanto possível, e sua manipulação deve ser realizada com cautela para não alterar as características do material (granulometria e umidade residual). No caso de sacos e embalagens, devem ser coletadas manualmente três amostras, a primeira a partir de uma profundidade de não menos de 10 cm a partir do topo da embalagem, enquanto a segunda e a terceira a partir do meio e da parte inferior, respectivamente. Para materiais acondicionados em caixas, barricas ou tonéis; a primeira coleta deve ser realizada na camada superior da embalagem, seguida do esvaziamento de cerca da metade do conteúdo para a realização da segunda coleta. Por fim, deve-se remover o restante do material para realizar coleta do material acomodado no fundo da embalagem.[6,10,11]

A quantidade de material coletado dependerá da granulometria e da quantidade de material disponível. De acordo com a FB 5, para materiais pulverizados ou com fragmentos cuja maior dimensão seja inferior a 1 cm, deve ser recolhida amostra de, no mínimo, 250 g para lotes de até 100 kg de IFAN.[6] Quando

Quadro 8.1 Número de embalagens a serem amostradas

FB 5		Ph.Eur. 8.0		WHO	
Número total de embalagens	Tamanho da amostra (*n*)	Número total de embalagens	Tamanho da amostra (*n*)	Número total de embalagens	Tamanho da amostra (*n*)
1 a 3	Todas	1 a 3	Todas	1 a 5	Todas
4 a 10	3	> 3	$n = \sqrt{N+1}$	6 a 60	5
11 a 20	5				
21 a 50	6				
51 a 80	8			> 50	10%
81 a 100	10				
Mais de 100	10%				

N = quantidade total de embalagem.
Fonte: Agência Nacional de Vigilância Sanitária,[6] World Health Organization[10] e European Pharmacopoeia.[11]

os lotes pesarem mais do que 100 kg, deverão ser amostrados 250 g a cada 100 kg da droga, os quais serão reunidos e homogeneizados para obtenção, por quarteamento (Fig. 8.1), de amostra final de 250 g. No caso de materiais com menor dimensão superior a 1 cm, as amostras devem ser coletadas de cada embalagem aberta, com o cuidado para não aumentar o grau de fragmentação ou modificar significativamente o conteúdo de umidade durante a manipulação. Para quantidades de droga de até 100 kg, a quantidade de amostra coletada deve ser no mínimo de 500 g. Para quantidades de droga superiores a 100 kg, adota-se procedimento de amostragem com coleta de 500 g a cada 100 kg seguida de seleção por quarteamento, originando amostra de 500 g ao final do processo.

Por fim, naqueles casos em que a quantidade de material for inferior a 10 kg, é permitido amostrar quantidades inferiores às especificadas antes, independentemente da granulometria do material. Entretanto, a amostra final não deverá apresentar massa inferior a 125 g.

O procedimento de preparação da amostra por quarteamento consiste na combinação de misturas de amostras autênticas retiradas de uma mesma embalagem, sempre adotando a cautela necessária para não promover fragmentação ou aumentar a umidade do material. Em seguida, o material é distribuído de forma homogênea na forma de um quadrado dividido em quatro partes iguais, e são desprezadas as porções em dois quadrados opostos em uma das diagonais. As duas porções restantes são reunidas, e o processo é repetido até que seja obtida a quantidade especificada (Fig. 8.1). Qualquer material restante deve ser devolvido à embalagem original.[6,10,11]

As amostras finais serão submetidas aos testes de identificação, pureza e, sempre que possível, quantificação de componentes ativos. Durante a avaliação da adequabilidade, o IFAN deverá permanecer armazenado aguardando o laudo técnico final para sua liberação. Após conclusão da avaliação do IFAN, uma parte de cada amostra final deve ser mantida sob guarda para servir como material de referência, o qual pode também ser usado para fins de reensaio ou contraprova, caso seja necessário.[2,5,12]

Ensaios de qualidade para IFAN

Os procedimentos e métodos de avaliação da qualidade de IFAN descritos nas Farmacopeias e códigos equivalentes são destinados à comprovação da identidade, da pureza e à quantificação de compostos químicos de interesse presentes no material. A quantificação de substâncias de interesse é o ensaio de maior dificuldade, pois muitos dos compostos responsáveis pela eficácia do IFAN

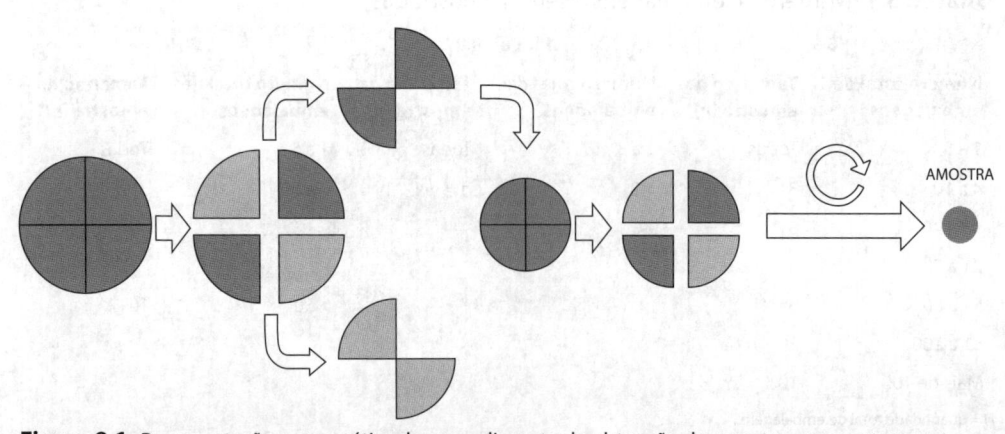

Figura 8.1 Representação esquemática do procedimento de obtenção de amostra por quarteamento.

ainda são desconhecidos. Por essa razão, muitas vezes alguns compostos são eleitos como marcadores apenas com o propósito de controle de qualidade, mesmo que não haja evidências de sua participação ou responsabilidade pela resposta clínica. Para a comprovação da identidade e da pureza do IFAN, devem ser adotados critérios como propriedades sensoriais, adulterantes, contaminantes, umidade e teor de cinzas.

Independentemente do objetivo do ensaio realizado (identidade, pureza ou teor), todos os procedimentos analíticos adotados devem estar descritos em Farmacopeias reconhecidas ou, caso contrário, ter sido adequadamente validados.

Identificação

A identidade do IFAN costuma ser confirmada por avaliação macroscópica e microscópica, bem como pela avaliação qualitativa dos constituintes químicos por métodos cromatográficos e reações químicas de formação de cor.

Para insumos de origem vegetal, a análise botânica baseia-se nas análises sensorial e comparativa dos caracteres morfoanatômicos do material vegetal. Quando o material é íntegro ou grosseiramente rasurado, a análise macroscópica com o auxílio de ilustrações botânicas presentes nas monografias farmacopeicas e das informações sensoriais (coloração, forma, textura e odor) permite a identificação sem grande dificuldade. Por outro lado, a análise do IFAN pulverizado é muito mais complexa e exige a análise de estruturas microscópicas características, diferenciais e complementadas pelas reações químicas.[6,10] Tais considerações podem ser utilizadas para insumos de origem animal, observando suas peculiaridades.

Análise macroscópica

A monografia farmacopeica do IFAN apresenta a descrição morfológica de toda a droga e/ou a droga pulverizada, na qual estão definidas com exatidão todas as características típicas do IFAN. Além disso, também estão descritas propriedades gerais como textura, coloração e consistência. Normalmente, o exame macroscópico é realizado a olho nu, mas também pode ser realizado com o auxílio de uma lupa.

Ainda por meio da análise macroscópica, é possível reconhecer a presença de espécies vegetais ou animais diferentes do IFAN em análise (adulterantes ou contaminantes) ou identificar outras partes do IFAN que não sejam permitidas ou não integrem originalmente o IFAN.

Análise microscópica

A análise microscópica do IFAN é indispensável para a identificação de materiais rasurados ou pulverizados. Porém, o exame por microscopia sozinho nem sempre oferece uma completa identificação, e o tratamento da amostra com reagentes para coloração de tecidos ou estruturas pode auxiliar a análise. Assim, em associação com outros métodos de análise, a microscopia frequentemente fornece elementos de prova de valor inestimável. As monografias farmacopeicas descrevem as estruturas microscópicas típicas do IFAN, em geral com o suporte de ilustrações.

Para a análise microscópica, o material precisa ser tratado adequadamente. As lâminas podem ser preparadas a partir de droga inteira ou rasurada, fazendo os cortes histológicos. Dependendo da origem do IFAN, os tratamentos são diferenciados. Quando o IFAN está dessecado, o material precisa ser amolecido em água quente e depois fixado em solução de etanol-água ou etanol-glicerol. O material é transferido para a lâmina, adicionado de solução de hidrato de cloral para dissolver grãos de amido. A lamínula é colocada, e a preparação, levada ao aquecimento. Por fim, o material é corado para destaque das estruturas e tecidos. Após resfriamento, o material pode receber uma gota de glicerol para evitar ressecamento dos tecidos.

Complementarmente, reações histoquímicas podem ser realizadas para caracterização de alguns grupos químicos que auxiliam na identificação de estruturas microscópicas. Ademais, a partir da histoquímica é possível fazer a avaliação química qualitativa do IFAN, além de figurar como uma ferramenta importante para a condução de estudos da distribuição de compostos de interesse nos tecidos vegetais.

No Quadro 8.2 estão sumarizados os principais reagentes e respectivos metabólitos preconizados na literatura.

Pesquisa de constituintes químicos típicos

A partir das reações químicas, é possível verificar a presença de grupos de substâncias típicos para o IFAN de maneira simples e rápida. Embora a maior parte dessas reações seja inespecífica, ocorrendo em grupos funcionais ou estruturas distribuídas em muitas substâncias, existem algumas reações que podem ser consideradas específicas. Neste último caso, a reação ocorre somente com algumas estruturas típicas e exclusivas de uma única classe de substâncias. A adoção de procedimentos apropriados de extração pode incre-

Quadro 8.2 Detecção histoquímica

Constituintes pesquisados	Reagentes	Resposta histoquímica
Amido	Iodo SR	Os grãos de amido adquirem coloração azul ou azul-violeta.
Carbonato de cálcio	Ácido clorídrico 2M ou ácido acético a 6%	A presença de carbonato de cálcio é notada pela efervescência.
Hidroxiantraquinonas	Hidróxido de potássio a 5%	As células que contêm 1,8-di-hidroxiantraquinonas coram-se de vermelho.
Inulina	1-naftol a 20% + H_2SO_4	A inulina cora-se de vermelho ou castanho-avermelhado e se dissolve.
Lignina	Floroglucina + HCl	Tecidos lignificados coram-se de vermelho.
	Sulfato de anilina	Tecidos lignificados coram-se de amarelo.
Lipídeos (incluindo cutina, ceras e suberina)	Sudan III ou sudan IV	Lipídeos, cutina e suberina coram-se de laranja-avermelhado a vermelho.
Oxalato de cálcio	Ácido clorídrico 2M ou ácido acético a 6%	Dissolução dos cristais lentamente em HCl sem formação de gases; os cristais são insolúveis em ácido acético.
Pectinas e mucilagens	Nanquim	A mucilagem permanece como fragmentos intumescidos contra o fundo escurecido.
	Tionina	A mucilagem forma glóbulos esféricos de coloração violeta-avermelhada, ao passo que a celulose, a pectina e os tabiques lignificados se colorem de azul ou azul-violeta.
	Azul de metileno	A mucilagem forma glóbulos de coloração violeta escura.
Saponinas	H_2SO_4	Ocorre uma sequência de cor amarela, seguida de cor vermelha e, finalmente, cor violeta ou azul-esverdeada.
Taninos	Cloreto férrico	Os taninos (hidrolisáveis) coram-se de azul-esverdeado escuro.
	Vanilina clorídrica	Os taninos (condensados) coram-se de vermelho.

Fonte: Agência Nacional de Vigilância Sanitária,[6] World Health Organization[10] e European Pharmacopoeia.[11]

mentar a especificidade das reações. De qualquer modo, tais reações são pouco eficazes como método exclusivo de identificação. No Quadro 8.3 estão sumarizadas as principais reações de pesquisa de metabólitos secundários em IFAN. (Ver também Capítulo 7, *Introdução à análise fitoquímica.*)

Análise cromatográfica

As técnicas cromatográficas figuram nos códigos oficiais como os procedimentos de escolha para análise de identidade de matrizes complexas como IFAN em função da especificidade e seletividade resultantes da capacidade de separação dos constituintes presentes na mistura. Portanto, a partir da análise cromatográfica é possível obter perfis químicos para o IFAN. Em razão das peculiaridades da constituição química observada para cada insumo, o desenvolvimento de perfis químicos cromatográficos muitas vezes permite que os cromatogramas obtidos sejam considerados como verdadeiras impressões digitais do IFAN. Assim, além da riqueza de dados específicos que asseguram a identidade (número e coloração de manchas e respectivas ordens de eluição no caso da cromatografia em camada delgada), esse tipo de abordagem confere maior entendimento acerca da qualidade química global do IFAN.

Nesse sentido, o perfil químico detalhado do IFAN tem papel importante na manutenção e reprodutibilidade da eficácia terapêutica, especialmente para aquelas espécies em que os marcadores ativos/clínicos são desconhecidos e/ou cuja a atividade é resultado do sinergismo de diversos compostos.[15] As análises cromatográficas qualitativas integram as monografias farmacopeicas e são exigências de qualidade, além de indicadores de estabilidade para o IFAN.[2,5,6,11,16,17]

As técnicas cromatográficas mais empregadas para a avaliação de perfis químicos de IFAN são a cromatografia em camada delgada (CCD), a cromatografia a líquido de alta eficiência (CLAE) e a cromatografia a gás (CG). Entre todas as técnicas cromatográficas, a CCD é a mais usada para avaliação de autenticidade do IFAN e produtos derivados.[10,18] Isso se deve à rapidez de execução, à simplicidade operacional e, além dos dados qualitativos, à possibilidade de análise semiquantitativa e quantitativa de componentes majoritários. Os *fingerprints* obtidos por CCD apresentam reprodutibilidade satisfatória e são apropriados para avaliação de autenticidade e pureza

Quadro 8.3 Principais reações químicas de caracterização de constituintes de IFAN

Grupos de metabólitos	Reações gerais	Reações específicas
Alcaloides	Reação de Mayer Reação de Dragendorff Reação de Wagner Reação de Bertrand	Reação de Otto (indólicos) Reação de Vitali (tropânicos) Reação de Wasicky (tropânicos)
Antraquinonas	Reação de Bornträger	
Flavonoides	Reação de Shinoda	
Glicosídeos cardiotônicos	Reação de Liebermann-Burchard Reação de Salkowsky	Reação de Kedde (cardenolídeos) Reação de Keller-Killiani (desoxioses)
Metilxantinas	Reação de murexida	
Taninos	Reação com $FeCl_3$ Reação com vanilina clorídrica	Precipitação com gelatina Precipitação com acetato de chumbo Precipitação com sais de alcaloides
Triterpenos/esteroides	Reação de Liebermann-Burchard	

Fonte: Agência Nacional de Vigilância Sanitária,[5] Costa[13] e Biavatti e Leite.[14]

do IFAN.[18] Assim, os cromatogramas obtidos experimentalmente podem ser comparados com os dados cromatográficos descritos nas monografias farmacopeicas ou outras fontes bibliográficas de referência.[18]

Durante o desenvolvimento de um cromatograma, diversas condições experimentais precisam ser ajustadas: fase estacionária, sistemas de eluição, reagentes de derivatização e técnicas de detecção. O fundamental é que o cromatograma resultante seja reprodutível e permita a separação e observação das manchas correspondentes às substâncias de interesse. A confirmação de substâncias nos cromatogramas pode ser realizada por análise comparativa de coloração e posicionamento na placa (eluição), entre as manchas observadas nas amostras e as manchas correspondentes às substâncias de referência ou a extratos de referência farmacopeicos.

A Figura 8.2 ilustra cromatoplacas preparadas para análise de taninos hidrolisáveis (A), taninos condensados (B) e flavonoides (C) em cascas de diferentes amostras de *Schinus terebinthifolia* Raddi.

Em razão das propriedades físico-químicas de cada um dos grupos de compostos do metabolismo secundário vegetal, existem diferentes condições de eluição e diversos reagentes de derivatização. O Quadro 8.4 relaciona as fases móveis e os reveladores mais usados para a caracterização química de IFAN.

No que pese o vasto emprego da CCD com fins de caracterização química de IFAN, tanto a CLAE quanto a CG também são usadas para o desenvolvimento de perfis químicos típicos para IFAN. Entretanto, a complexidade instrumental/operacional, aliada à dependência de detectores universais, restringe a aplicação prática dessas ferramentas. Por outro lado, quando a amostra apresenta propriedades pouco favoráveis à análise por CCD, como ocorre com drogas vegetais ricas em óleos voláteis, a CG é o método de escolha. Assim, em monografias de IFAN aromáticos, a CG é empregada tanto para avaliação de autenticidade quanto para determinação quantitativa dos componentes presentes no óleo volátil.[6,11]

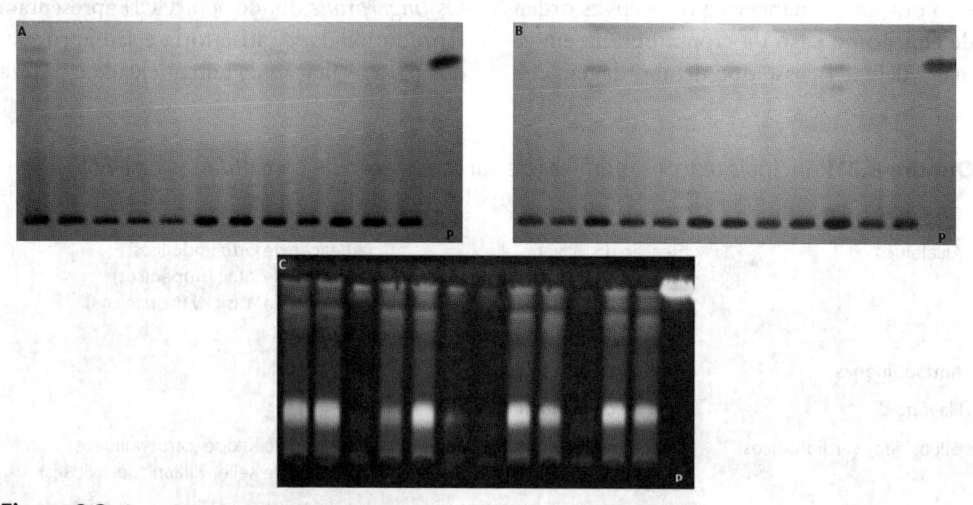

Figura 8.2 Cromatoplacas de amostras das cascas de *Schinus terebinthifolia*:
A – padrão ácido gálico; revelador $FeCl_3$.
B – padrão catequina; revelador vanilina clorídrica.
C – padrão quercetina; revelador reagente natural A (luz UV 365nm).
P – posição de aplicação do padrão.
* Para ver estas imagens coloridas, acesse loja.grupoa.com.br e procure pelo livro. Na página do livro, clique em Conteúdo *online*.

Quadro 8.4 Condições cromatográficas para caracterização química de IFAN

Grupo de metabólitos	Fase móvel	Revelador
Açúcares	n-BuOH-Me2CO-Tampão fosfato pH= 5,0 (40:50:10; v/v)	Trifeniltetrazólio fenol sulfúrico
Alcaloides	AcOEt-HCOOH-AcOH-H2O (100:11:11:27; v/v)	Dragendorff
Cumarinas	Éter-tolueno-AcOH 10% (50:50:50; v/v)	UV (365 nm)
Derivados cinâmicos	AcOEt-HCOOH-AcOH-H2O (100:11:11:27; v/v)	Reagente natural A
Flavonoides	AcOEt-HCOOH-AcOH-H2O (100:11:11:27; v/v)	Reagente natural A
Fenilpropanoglicosídeos	AcOEt-HCOOH-AcOH-H2O (100:11:11:27; v/v)	Reagente natural A
Taninos condensados	AcOEt-HCOOH-AcOH-H2O (100:11:11:27; v/v)	Vanilina clorídrica
Taninos hidrolisáveis	n-BuOH-Me2CO-Tampão fosfato pH=5,0 (40:50:10; v/v)	Reagente natural A $FeCl_3$
Triterpenos e esteroides	Tolueno-AcOEt (90:10; v/v)	Liebermann-Burchard

Fonte: Randau e colaboradores.[19]

Pureza

Os testes farmacopeicos de pureza geralmente incluem pesquisa de materiais estranhos, teor de umidade, cinzas e extrativos e, para alguns casos especiais, determinação de índices de intumescimento, amargor e espuma (afrogenicidade). Testes adicionais para determinação de contaminantes, como resíduo de metais pesados, resíduo de pesticidas, contaminação microbiana, micotoxinas e radioatividade, não são inseridos nas monografias específicas, mas como método geral para todos os insumos farmacêuticos ativos.[6,11]

O IFAN não deve estar deteriorado e deve ser livre de outras impurezas, como sujidades, poeira, poluição e ainda outros produtos não desejáveis como fungos, insetos e impurezas de origem animal diversa.[10] O tratamento de IFAN com óxido de etileno já é proibido em diversos países, inclusive no Brasil. Portanto, a presença de resíduos do tratamento com o gás também constitui uma impureza.[5,11]

Pesquisa de matéria estranha

A literatura define como matéria estranha, ou ingredientes estranhos, alguns aditivos indesejados ao IFAN, como fungos, insetos, detritos de animais e minerais, além de outras partes da mesma espécie, mas que não atendem à definição da droga, ou, ainda, de partes de outras espécies. O material também não deve apresentar odores incomuns, descoloração ou sinais de deterioração.[6,10,11]

Para a análise do material inteiro, rasurado ou pulverizado, as farmacopeias recomendam a inspeção visual a olho nu ou com o auxílio de uma lupa, com o objetivo de pesquisar, identificar e determinar a participação percentual de elementos estranhos na amostra. Quando o material é pulverizado, a inspeção deve ser auxiliada com a pesquisa microscópica. Nesse caso, os elementos estranhos devem ocorrer apenas esporadicamente.[6,11]

Mesmo com um processo de coleta/colheita cuidadoso, não é possível evitar a presença de pequenas quantidades de terra quando o farmacógeno é uma raiz ou a presença de pequenas porções de hastes para IFAN obtidos a partir de flores, frutos ou folhas inteiras.[20]

De acordo com a FB 5, caso não seja especificado diferente, a porcentagem de material estranho não deve ultrapassar 2% (m/m), e os elementos classificados como estranhos podem ser de três categorias:[6]

1 – partes do organismo ou organismos dos quais o IFAN deriva, excetuados aqueles incluídos na definição e descrição da droga e acima do limite especificado;

2 – quaisquer organismos, porções ou produtos de organismos não especificados na definição e descrição do IFAN, em sua respectiva monografia; e,

3 – impurezas de natureza mineral ou outras sujidades não inerentes ao IFAN.

Para a análise, a amostra é obtida geralmente por quarteamento nas quantidades descritas no Quadro 8.5.

O material também pode ser contaminado por insetos ou fungos durante o armazenamento e transporte. Portanto, os produtos devem ser acondicionados apropriadamente e mantidos em uma área limpa.

Determinação do teor de água

O teor de umidade é um parâmetro importante para a manutenção da qualidade do IFAN, pois o excesso de água favorece o crescimento microbiano, o aparecimento de fungos ou insetos e proporciona a deterioração do material seguida por hidrólise. O material fresco apresenta teor de água relativamente elevado, podendo chegar, em alguns casos, a cerca de 90% (Quadro 8.6).[21] Portanto, a secagem e estabilização apropriadas do IFAN são fundamentais para que a umidade residual não comprometa suas propriedades químicas e/ou físico-químicas.

De maneira geral, os teores de umidade estabelecidos em monografias farmacopeicas estão ranqueados entre 8 e 14%, com algumas exceções especificadas nas respectivas monografias. Na FB 5, os teores preconizados pelas monografias específicas variam de 6 a 15%.

Para confirmação do teor de água do IFAN, a FB 5 preconiza três metodologias: método gravimétrico (dessecação), método azeotrópico (destilação com tolueno) e método volumétrico (Karl Fischer).

O método gravimétrico é o mais simples, e o teor de água residual no IFAN é determinado por gravimetria após secagem em estufa a 105 °C. Embora simples, o procedimento pode levar várias horas em razão dos ciclos de aquecimento-resfriamento até alcançar peso constante.[10,11] Alternativamente, podem ser empregados analisadores de umidade por infravermelho, os quais apresentam ciclos operacionais com duração de até 5 minutos.

No caso de IFAN com elevado teor de compostos voláteis (óleos voláteis), o procedimento preconizado é de destilação azeotrópica. Nesse procedimento, a água presente no material é destilada com solvente praticamente imiscível (tolueno ou xileno) e, depois de condensada, é recolhida em aparelho graduado (Dean-Stark). O volume de

Quadro 8.5 Amostragem de IFAN para avaliação de material estranho

Amostra	Massa
Raízes, rizomas, cascas, planta inteira e partes aéreas	500 g
Folhas, inflorescências, sementes e frutos	250 g
Drogas vegetais fragmentadas (peso médio dos fragmentos inferior a 0,5 g)	50 g
Drogas vegetais pulverizadas	25 g

Fonte: Agência Nacional de Vigilância Sanitária[6] e World Health Organization.[10]

Quadro 8.6 Especificação para teor de umidade para os diversos órgãos vegetais

Órgão vegetal	Umidade no material fresco (%)	Umidade no material seco (%)
Casca	50 a 55	8 a 14
Erva	50 a 90	12 a 15
Folha	60 a 98	8 a 14
Flor	60 a 95	8 a 14
Fruto	15 a 95	8 a 14
Raiz	50 a 85	8 a 14
Rizoma	50 a 85	12 a 16
Semente	10 a 15	12 a 16

Fonte: Oliveira e colaboradores.[21]

água destilada é medido, e o teor de umidade no IFAN pode ser calculado.[10]

Por fim, o método volumétrico é baseado na titulação visual ou eletrométrica do reagente de Karl Fischer (mistura de iodo, dióxido de enxofre e piridina em metanol). Nessa reação, o iodeto é reduzido a iodo em presença de água. Após o esgotamento da água, a reação é encerrada, e o volume de reagente de Karl Fischer consumido é usado para calcular o teor de água presente no meio. O emprego do método é mais comum com amostras de baixo teor de umidade, mas exige reagente anidro padronizado, além de titulador automático munido de detector do ponto final da reação.

Determinação de cinzas (totais, sulfatas e insolúveis em ácido)

A determinação de cinzas totais permite a verificação de impurezas inorgânicas não voláteis nos IFAN vegetais ou animais, tanto de origem fisiológica (carbonatos, fosfatos, cloretos e óxidos) quanto de origem não fisiológica (areia, pedra, gesso e terra), e que podem estar presentes no IFAN como contaminantes.[5] Para tanto, o material é submetido a elevadas temperaturas em mufla até que toda a matéria orgânica seja incinerada, restando apenas resíduos minerais na forma de cinza. Entretanto, algumas vezes são observadas variações nos ensaios de determinação de cinzas em decorrência da volatilidade de cloretos de metal alcalino e de metal alcalino-terroso. Nesses casos, o material é submetido à combustão na presença de ácido sulfúrico (cinzas sulfatadas). Dessa maneira, o resíduo será constituído de sulfatos não voláteis. Por fim, o resíduo das cinzas sulfatadas é tratado com ácido clorídrico para verificação da presença de cinzas que não são de origem fisiológica, como resíduos silicosos.[6,10,11]

Os IFAN normalmente apresentam teores muito baixos de cinzas insolúveis em HCl, em geral inferiores a 1%, mas podendo alcançar teor de cerca de 20%.[5,6]

Determinação do teor de extrativos (substâncias extraíveis)

O teor de extrativos representa a quantidade de substâncias que podem ser extraídas com um determinado solvente (etanol, água ou outro solvente especificado), empregando métodos (maceração, refluxo ou Soxhlet) e condições de extração preestabelecidas (a frio ou a quente). O resíduo da evaporação é o resultado desse parâmetro.[6,10,11] O procedimento é usado em algumas monografias como critério de caracterização.[11]

Outros ensaios: índices de intumescimento, amargor e espuma (afrogenicidade)

A determinação dos índices de intumescimento, amargor e espuma baseia-se em propriedades típicas dos IFAN e também é um indicador de qualidade das drogas vegetais.[6,10,11,22]

A determinação do índice de intumescimento é um método simples para indicar a quantidade de polissacarídeos presentes em um IFAN. A avaliação é realizada a partir da leitura do volume (mL) ocupado por 1 g da droga após intumescimento em solução aquosa por três horas.

A determinação do índice de amargor é empregada para avaliação da qualidade de IFAN ricos em princípios amargos, típicos para drogas vegetais estimulantes do apetite, como as raízes de genciana (*Gentiana lutea* L.). O ensaio é determinado organolepticamente pela comparação do sabor amargo percebido por uma solução do IFAN com solução de cloridrato de quinina.[6]

O ensaio de afrogenicidade indica a presença de saponinas em drogas vegetais por meio da formação persistente de espuma após agitação vigorosa do material em água. Para determinação do índice de espuma ou afrogenicidade de um IFAN, a FB 5 recomenda que o decocto do material seja submetido a uma série de diluições (de 0 a 10x), seguidas de agitação vigorosa, e, após repouso por 15 minutos, a altura do halo de espuma formado seja medida. A altura do halo e a diluição do decocto são usadas para calcular o índice de espuma do IFAN.

Pesquisa de contaminantes microbiológicos

A origem natural e a escassez de procedimentos de desinfecção de drogas vegetais e animais fazem com que praticamente todos os IFAN apresentem microrganismos, mas em diferentes níveis de contaminação. A contaminação pode ser oriunda do solo, da microflora natural da espécie ou até mesmo introduzida durante a manipulação. Porém, IFAN cujos farmacógenos são raízes ricas em nutrientes e que são sobrecarregadas de partículas do solo sempre apresentam números muito mais elevados de microrganismos e fungos do que folhas e flores. Portanto, a contagem de microrganismos varia fortemente de droga para droga. Entretanto, condições inadequadas de manejo, secagem ou armazenamento podem favorecer o desenvolvimento dos microrganismos viáveis, intensificando a contaminação e comprometendo definitivamente o IFAN. A contaminação microbiológica é de preocupação toxicológica não apenas por motivos de higiene, mas também em razão da possibilidade de produção de toxinas por bactérias e fungos.

A carga microbiana é determinada pelo número de unidades formadoras de colônias (UFC) empregando um dos seguintes métodos: filtração em membrana, contagem em placa ou diluição seriada.[10,23] Os limites preconizados pela FB 5 e pela Ph.Eur. 8.0 estão sumarizados no Quadro 8.7.

Pesquisa de micotoxinas

Micotoxinas são metabólitos secundários formados durante o crescimento de certas espécies de fungos em substratos biológicos, podendo causar riscos agudos e crônicos para a saúde. Cerca de 20 micotoxinas são conhecidas por ocorrerem com frequência e em concentrações toxicologicamente nocivas em produtos vegetais. Os gêneros de fungos produtores de micotoxinas mais relatados estão apresentados no Quadro 8.8.[20]

Especial atenção é dada às aflatoxinas tanto pelo potencial toxicológico quanto por sua distribuição. As aflatoxinas já são produzidas na fase inicial do crescimento dos fungos, de modo que a contaminação pode ocorrer mesmo que os fungos não estejam visíveis. Em exposições agudas às concentrações tóxicas das aflatoxinas, os mamíferos podem desenvolver necrose celular e insuficiência hepática aguda. Além disso, podem ocorrer danos aos túbulos renais. No caso de exposições crônicas com doses baixas por longo período, é ocasionado câncer primário de fígado.

Quadro 8.7 Qualidade microbiológica de produtos de origem vegetal para uso oral

	Produtos de origem vegetal	Contagem total de bactérias aerobias UFC/g ou mL	Contagem total de fungos/leveduras UFC/g ou mL	Pesquisa
FB 5	Preparação para uso oral contendo matéria-prima de origem natural.	10^4	10^2	-Ausência de *E. coli* e *S. aureus* em 1 g ou 1 mL -Ausência de *Salmonella* em 10 g ou 10 mL -Máx. de 10^2 bactérias gram-negativas bile-tolerantes em 1 g ou 1 mL
FB 5	Drogas vegetais que serão submetidas a processos extrativos a quente.	10^7	10^4	-Máx. de 10^2 *E. coli* em 1 g -Máx. de 10^4 bactérias gram-negativas bile-tolerantes em 1 g ou 1 mL -Ausência de *Salmonella* em 10 g
FB 5	Drogas vegetais que serão submetidas a processos extrativos a frio.	10^5	10^3	-Máx. de 10^1 *E. coli* em 1 g -Máx. de 10^3 bactérias gram-negativas bile-tolerantes em 1 g ou 1 mL -Ausência de *Salmonella* em 10 g
Ph.Eur. 8.0	A) Medicamentos à base de plantas contendo IFAN, com ou sem excipientes, destinados à preparação de infusões e decocções com água de ebulição (p. ex., chás de ervas, com ou sem adição de aromas).	10^7 Máx. 50.000.000	10^4 Máx. 500.000	-Máx. de 10^3 *E. coli* por g ou mL -Máx. de *Salmonella* em 25 g -Máx. de 10^2 bactérias gram-negativas bile-tolerantes por g ou mL
Ph.Eur. 8.0	B) Medicamentos à base de plantas contendo IFAN, com ou sem excipientes, cujo método de processamento (p. ex., por extração) ou, eventualmente, no caso de medicamentos à base de plantas, cujo pré-tratamento reduz os níveis de organismos para baixo dos indicados nesta categoria.	10^4 Máx. 50.000	10^2 Máx. 500	-Ausência de *E. coli* por g ou mL -Ausência de *Salmonella* em 25 g -Máx. de 10^2 bactérias gram-negativas bile-tolerantes por g ou mL
Ph.Eur. 8.0	C) Medicamentos à base de plantas contendo, por exemplo, extratos e/ou IFAN vegetais, com ou sem excipientes, em que não possa ser demonstrado que o método de transformação (p. ex., extração com etanol em baixa concentração ou com água fria; ou concentração sob baixa temperatura) ou o pré-tratamento não seja capaz de reduzir o nível de organismos de maneira que atinjam os limites exigidos para a categoria B.	10^5 Máx. 50.000	10^4 Máx. 500	-Ausência de *E. coli* por g ou mL -Ausência de *Salmonella* em 25 g ou mL -Máx. de 10^4 bactérias gram-negativas bile-tolerantes por g ou mL

Fonte: Agência Nacional de Vigilância Sanitária[6] e European Pharmacopoeia.[11]

Quadro 8.8 Gêneros de fungos produtores de micotoxinas mais comuns

Gênero	Micotoxinas
Aspergillus	Aflatoxinas e esterigmatocistina
Penicillium	Ocratoxinas
Fusarium	Tricotecenos
Alternaria	Alternariol e ácido tenuazônico

De acordo com a Ph.Eur. 8.0, a aflatoxina B_1 é considerada a mais tóxica e, caso não seja indicado diferente em monografia específica, o IFAN não deve conter mais que 2 μg/kg da aflatoxina B_1.[11] O código ainda informa que a autoridade competente também pode exigir o cumprimento de um limite de 4 μg/kg para a soma de aflatoxinas B_1, B_2, G_1 e G_2. No Brasil, enquanto não houver limite definido, a ANVISA preconiza os limites da Ph.Eur. 8.0.[2]

A pesquisa de aflatoxinas em IFAN pode ser realizada qualitativamente por CCD ou quantitativamente por CLAE, CG ou métodos imunoquímicos como ELISA.[11,23]

Pesquisa de agrotóxicos e pesticidas

Os pesticidas são normalmente usados para evitar a infestação do material vegetal com grandes quantidades de espécies indesejáveis de outras espécies vegetais (herbicidas), fungos (fungicidas), insetos (inseticidas) ou animais (raticidas) e que possam causar danos ou apresentar interferências durante as fases de produção, armazenamento, processamento, transporte e comercialização do IFAN. Portanto, pesticidas podem estar presentes em drogas vegetais e devem ser controlados.

A presença de agrotóxicos no IFAN pode ser resultado de contaminação acidental de material oriundo de regiões próximas a cultivo intensivo onde são adotadas práticas agrícolas como pulverização e tratamento de solos. Contudo, a contaminação também pode ser resultante do emprego impróprio dessas substâncias em cultivos agrícolas e/ou administração de fumigantes durante o armazenamento. Portanto, a melhor alternativa para a minimização e o controle da contaminação por agrotóxicos e pesticidas em drogas vegetais deve ser mediante a adoção de medidas de garantia da qualidade com a implementação das boas práticas agrícolas de cultivo e coleta para plantas medicinais[24,25] e boas práticas de fabricação para medicamentos a partir de IFAN.[12,26]

No Quadro 8.9 estão resumidos alguns dos resíduos com mais probabilidade de serem encontrados em matérias-primas naturais biológicas.

Considerando que algumas preparações a partir de IFAN podem ser usadas de maneira crônica, a literatura recomenda que os limites para pesticidas e agrotóxicos sejam estabelecidos com base nas diretrizes da FAO (Food and Agriculture Organization of the United Nations).[27] A Ph.Eur. 8.0 apresenta uma lista extensa de substâncias e respectivos limites aceitáveis. Para aquelas substâncias que não estão listadas, seus limites podem ser calculados a partir da seguinte equação:

$$LDA = \frac{CDA \cdot M}{DDM_{(IFAN)} \cdot 100}$$

Onde
LDA: limite diário aceitável de agrotóxicos em mg/kg de IFAN;
CDA: consumo diário aceitável (mg/kg de peso corporal) segundo FAO-WHO;
M: massa corpórea (60 kg);
DDM_{IFAN}: Dose diária média de IFAN (kg);
O fator de 100 corresponde à participação da ingestão da droga na dieta diária (1%).

Para preparações obtidas de IFAN, os limites de pesticidas podem ser calculados empregando as seguintes equações:

Quando a RDE for menor ou igual a 10, então:

$$Limite\left(\frac{mg}{kg}\right) = LRM_{IFAN} \cdot RDE$$

Quadro 8.9 Classificação dos principais contaminantes e resíduos encontrados em plantas medicinais

Grupo	Subgrupo	Denominação	Fonte provável
Pesticidas	Inseticidas	Carbamato, hidrocarbonetos clorados, organofosforados	Ar, solo, água, durante o cultivo/crescimento, processamento pós-colheita
	Herbicidas	2,4-D, 2,4,5-T	Ar, solo, água, durante o cultivo/crescimento, processamento pós-colheita
	Fungicidas	Ditiocarbamato	Ar, solo, água, durante o cultivo/crescimento
Fumigantes	Agentes químicos	Fosfina, metilbromida, dióxido sulfúrico, óxido de etileno	Processamento pós-colheita
Controladores de doenças	Antiviral	Tiametoxam	Durante cultivo

Fonte: World Health Organization.[23]

Quando a RDE for maior que 10, então:

$$Limite\left(\frac{mg}{kg}\right) = DDM_{IFAN} \cdot \frac{CDA \cdot M}{DDM_{(IFAN)} \cdot 100}$$

Onde
LRM$_{IFAN}$: limite residual máximo do agrotóxico conforme legislação vigente;
RDE: razão droga:extrato.

Os métodos cromatográficos acoplados a espectrômetro de massas são os mais recomendados para a análise de resíduo de pesticidas.[23] Todos os procedimentos analíticos devem ser validados de acordo com os parâmetros preconizados pelo documento SANCO/10232/2006: *Quality Control Procedures for Pesticide Residues Analysis*.[28]

Pesquisa de metais pesados

Os metais pesados no ambiente são constituintes comuns da superfície terrestre e, portanto, podem contaminar raízes de plantas. Porém, a contaminação significativa de espécies vegetais, tanto alimentícias quanto medicinais, ocorre pelas emissões industriais. Sob a ótica da toxicidade, os contaminantes mais relevantes em ordem de frequência são chumbo, cádmio e mercúrio. De acordo com a localização (presença ou proximidade de rodovias, distritos industriais, etc.), os elementos podem contaminar as espécies vegetais ou produtos animais através do solo, da água e/ou da atmosfera. Dependendo do elemento, pode haver acúmulo das substâncias em um determinado órgão do vegetal. Porém, apenas o acúmulo desses elementos em seres humanos e animais é que tem maior importância toxicológica.

Não há relato de aumento significativo da contaminação de IFAN por metais pesados. Entretanto, seu controle tem papel importante em razão do seu efeito cumulativo e da existência de outras fontes de contaminação, como os alimentos (frutas, legumes e água e alimentos de origem animal) e o ar atmosférico.

Atualmente, não há limites definitivos para o teor de metais pesados em IFAN. A FB 5 apresenta nos métodos gerais um método para ensaio limite e outro para ensaio quantitativo por espectrofotometria de absorção atômica. Enquanto o ensaio limite consiste na formação de partículas de sulfetos dos metais pesados seguido de comparação de intensidade de cor entre a amostra e o padrão, o método por espectrometria atômica permite a quantificação de cada elemento contaminante na amostra, além do estabelecimento de limites diferenciados para cada elemento de acordo com a sua toxicidade e a forma farmacêutica. Os limites máximos especificados para produtos de uso oral são os seguintes: arsênico (As): 1,5 µg/g; cádmio

(Cd): 0,5 µg/g; chumbo (Pb): 1,0 µg/g; e mercúrio (Hg): 1,5 µg/g.

Pesquisa de resíduos de exposição à radiação

Após acidentes nucleares graves como o de Chernobyl na Ucrânia em 1986, ou ainda o de Fukushima no Japão em 2011, o meio ambiente pode ser seriamente contaminado com material radioativo através do ar. A composição de nuclídeos nas nuvens radioativas é alterada à medida que se distanciam do reator. Assim, os elementos menos voláteis são depositados nas proximidades, como nos casos de estrôncio-90 e plutônio-239, por exemplo. Porém, outros elementos como césio radioativo e isótopos de iodo podem ser transportados a longas distâncias. Nesses casos, para os IFAN oriundos de regiões ou das proximidades de regiões com provável contaminação radioativa, eles devem ser testados quanto à radioatividade ou radiação. Os riscos à saúde decorrentes do uso de IFAN acidentalmente contaminados por radionuclídeos não dependem apenas do elemento e do grau de contaminação, mas também do tempo de exposição (duração do uso) e da concentração de IFAN no produto consumido.[23]

Considerando que os radionuclídeos resultantes de acidentes são variados e dependem das instalações envolvidas, não existe um método geral de análise. Entretanto, caso haja suspeita de contaminação por radiação de um determinado IFAN, amostras do material devem ser encaminhadas para um laboratório competente.[10] No Brasil, o Instituto de Radioproteção e Dosimetria (IRD) da Comissão Nacional de Energia Nuclear (CNEN) é o organismo de referência oficial do governo e o guardião do padrão nacional para medidas de radiações.[2]

Encefalopatias espongiformes transmissíveis

As encefalopatias espongiformes transmissíveis (EET) são doenças crônicas degenerativas do tecido cerebral caracterizadas pela presença de vacúolos microscópicos e acúmulo de uma isoforma anormal da glicoproteína celular conhecida como proteína Prion (*Proteinaceous Infectious Particle*) ou PrP (*Prion Protein*). A isoforma anormal de PrP (PrP^{Sc}) é considerada o agente infeccioso responsável pela transmissão das EET e difere da PrP normal (PrP^c) pela elevada resistência a proteases e aos tratamentos de desnaturação térmica. A doença ocorre tanto no homem como em animais, e a principal via de transmissão é pela ingestão de alimentos contendo farinhas de carne e ossos provenientes de carcaças infectadas pelo PrP^{Sc}. Embora a doença seja relatada para ovelhas há mais de 200 anos, a forma que ataca o gado (*bovine spongiform encephalopathy* – BSE) só foi detectada em 1986. Quando ocorre em humanos, a encefalopatia espongiforme é denominada doença de Creutzfeldt-Jakob.

Até o momento não estão disponíveis ensaios validados para o diagnóstico da doença no animal vivo. Apenas o diagnóstico laboratorial realizado em amostras de tecido do sistema nervoso central do animal pode confirmar a existência da doença. As técnicas laboratoriais para o diagnóstico das EET são o exame histológico seguido da técnica imuno-histoquímica.[29]

Portanto, o emprego de matérias-primas ou produtos acabados para uso em humanos oriundos de tecidos/fluidos de animais ruminantes deve ser controlado em conformidade com a RDC nº 305 de 14 de novembro de 2002.[30]

Análise quantitativa de marcadores

Marcadores químicos

A identificação e quantificação de compostos químicos específicos (marcadores) é uma das estratégias mais importantes para o controle de qualidade moderno de matérias-primas e produtos derivados de IFAN. Para essa finalidade, em geral são eleitos um ou mais compostos presentes no IFAN e que sejam principais responsáveis pela atividade terapêutica (*marcadores clínicos*); ou que apresentem evidências de suas contribuições para resposta clínica (*marcadores ativos*); ou, ainda, aqueles compostos quimicamente relevantes, mas que não apresentam qualquer evidência de sua participação para a eficácia do IFAN (*marcadores analíticos*). Por fim, existem ainda aqueles compostos que apresentam algum risco aos usuários (*marcadores negativos*) e que devem atender limites máximos ou ser eliminados do IFAN.[2,4,5,17,31,32]

Do ponto de vista da análise quantitativa de marcadores em matérias-primas vegetais, as especificações de teor repercutirão a variabilidade biológica oriunda da natureza dessas matrizes e, com frequência, apresentam importantes flutuações lote a lote, seja dentro de uma mesma colheita/safra ou, principalmente, entre colheitas/safras diferentes. Entretanto, isso não significa que as especificações de teor de marcadores sejam de livre escolha. Além de indicadoras importantes de desvios da qualidade, as especificações mínimas e/ou máximas de teor são normalmente estabelecidas a partir da comprovação clínica ou do uso tradicional dos IFAN. Portanto, caso não haja comprovação de operações e/ou processos posteriores que levem ao enriquecimento dos marcadores (clínicos ou ativos) ou à eliminação de substâncias indesejáveis (marcadores negativos) em produtos derivados dos IFAN, as especificações farmacopeicas devem ser obedecidas rigorosamente.

Métodos analíticos

A quantificação de marcadores por métodos analíticos cromatográficos (p. ex., CLAE e CG) tem sido cada vez mais frequente em função dos avanços na instrumentação analítica. A eleição desses métodos se deve à eficiência na separação da mistura química complexa que apresentam os IFAN, além de elevada sensibilidade para detecção de compostos em concentrações significativamente reduzidas. Enquanto os marcadores voláteis são quantificados por cromatografia a gás, quase todos os demais metabólitos secundários podem ser quantificados por cromatografia a líquido. Certamente a escolha correta do sistema de detecção será determinante para o sucesso da análise por CLAE. Embora a determinação de um ou alguns marcadores pelas técnicas cromatográficas constitua uma abordagem de baixa complexidade, ainda existem alguns desafios, como a disponibilidade comercial de substâncias químicas de referência para o desenvolvimento e validação apropriados dos métodos analíticos. Além disso, a determinação de apenas um ou alguns marcadores não permite assegurar completamente a qualidade terapêutica de IFAN, pois, em muitos casos, a atividade terapêutica dos IFAN está relacionada à sua complexa composição química. Por essa razão, a quantificação de grupos de substâncias pode ser quimicamente mais representativa. Essa concepção permite o emprego de técnicas instrumentais de menor complexidade experimental, ao mesmo tempo em que apresenta procedimento de validação simples e preciso, como a espectrofotometria no UV-VIS. Por outro lado, a simplicidade e a agilidade operacional podem exigir maior tempo e dedicação durante a preparação das amostras em razão da necessidade de passos reacionais que assegurem a especificidade necessária ao procedimento analítico.[33,34]

Nesse contexto, métodos não seletivos ainda são preconizados por muitas Farmacopeias e códigos reconhecidos, especialmente para a análise de IFAN. No entanto, o que tem se observado nos últimos anos é a tendência de inclusão de exigência para a realização de dois ensaios quantitativos instrumentais objetivando ampliar o espectro da avaliação da qualidade química de IFAN.

No Quadro 8.10 é possível observar as principais classes de marcadores químicos e os respectivos métodos analíticos descritos na FB 5.

Quando a monografia farmacopeica para o IFAN ou documentação equivalente não está disponível, um método analítico precisa ser desenvolvido e validado. A melhor

Quadro 8.10 Relação das classes de marcadores e dos respectivos métodos analíticos constantes na FB 5

Classes de marcadores	Método analítico	Monografias
Açúcares	Espectrofotometria CLAE	Aloe; estévia Estévia
Alcaloides	Volumetria Espectrofotometria CLAE	Beladona; estramônio; meimendro Quina-amarela; rauvólfia Boldo; hidraste
Derivados cinâmicos hidroxicinâmicos	Espectrofotometria CLAE	Carqueija; chapéu-de-couro; melissa; salgueiro Melissa
Derivados antracênicos	Espectrofotometria CLAE	Ruibarbo; sene Centela; sene
Flavonoides	Espectrofotometria CLAE	Abacateiro; calêndula; cratego; maracujá-azedo; maracujá-doce; pitangueira; sabugueiro Sabugueiro
Metilxantinas	CLAE	Noz-de-cola; guaraná
Óleos voláteis	Hidrodestilação CG	Anis-doce; anis-estrelado; canela-da-china; canela-do-ceilão; cardamomo; cúrcuma; endro; hortelã; laranja-amarga; pitangueira Anis-doce; anis-estrelado; canela-da-china; canela-do-ceilão; cúrcuma; pitangueira
Saponinas	Espectrofotometria CLAE	Castanha-da-índia; polígala
Taninos (condensados/hidrolisáveis)	Espectrofotometria CLAE	Barbatimão; noz-de-cola; espinheira-santa; guaraná; pitangueira; quebra-pedra; ratânia Barbatimão; espinheira-santa; quebra-pedra
Terpenoides	CLAE	Arnica

Fonte: Agência Nacional de Vigilância Sanitária.[6]

estratégia é buscar uma metodologia já descrita em outras monografias farmacopeicas ou na literatura científica, adaptar o procedimento ao novo farmacógeno ou IFAN e realizar os ensaios de validação conforme preconizado pela autoridade sanitária.[10,35]

Validação de métodos analíticos

A validação de procedimentos analíticos reúne uma série de ensaios laboratoriais capazes de confirmar a adequabilidade do método à finalidade que se propõe. Diversos documentos apresentam os passos a serem seguidos para a realização da validação de métodos analíticos. Em meados da década de 1990, a Conferência Internacional sobre a Harmonização dos Requisitos Técnicos para o Registro de Produtos Farmacêuticos para Uso Humano (ICH) harmonizou os requisitos para validação de métodos analíticos em duas diretrizes. Enquanto a primeira diretriz descreveu os parâmetros de validação necessários para os diversos métodos analíticos e as exigências a serem consideradas quando os procedimentos são parte de processo de registro de produtos (Q2A), a segunda atualizou os dados experimentais requeridos e as respectivas interpretações estatísticas (Q2B). Juntas, as guias nortearam tanto autoridades reguladoras quanto o setor regulado, demonstrando a importância da realização de validação adequada de métodos analíticos. Enfim, a partir de 2005 as duas diretrizes do ICH foram reunidas em um só texto, renomeado como *Validação de Procedimentos Analíticos: Texto e Metodologia – Q2(R1)*. O documento reflete o atual estado técnico e científico sobre o tema.[36]

No Brasil, os parâmetros de validação para métodos analíticos estão descritos no *Guia de Validação de Métodos Analíticos e Bioanalíticos*, publicado pela ANVISA.[35] Portanto, quando não houver ou não forem usadas referências de monografias farmacopeicas reconhecidas pela ANVISA, o método analítico proposto deve ser avaliado conforme os seguintes parâmetros: especificidade e seletividade; linearidade; intervalo ou faixa de trabalho; precisão (repetibilidade e precisão intermediária); limites de detecção e quantificação; exatidão e robustez.[5,35,37]

Em razão da origem natural dos IFAN, durante o desenvolvimento de métodos analíticos, alguns aspectos merecem atenção especial: preparação das amostras (*clean-up*, concentração, método de extração, solvente, tempo de extração), estabilidade de soluções e condições reacionais (concentração de reagentes e tempo de reação).

Preparações extrativas

Diversos procedimentos gerais e técnicas específicas estão disponíveis para a obtenção de extratos a partir de IFAN. Considerando que produtos naturais incluem majoritariamente compostos ou substâncias produzidas por organismos vivos, eles podem ser extraídos de tecidos de plantas terrestres, organismos marinhos ou por fermentação de microrganismos.

Além de venenos, toxinas e peptídeos antibióticos de origem animal (como sapos, aranhas, cobras, etc.), atualmente a exploração de animais marinhos tem recebido atenção especial como fonte de novos produtos naturais, enquanto o uso de microrganismos já está bem estabelecido em processos biotecnológicos industriais. Porém, a preparação de extratos a partir de drogas vegetais, como plantas (íntegra ou suas partes, fragmentada ou rasurada), algas, fungos, liquens, ou, ainda, determinados exsudados que não tenham sido submetidos a tratamentos específicos, representa o recurso mais rico para a obtenção de compostos químicos de interesse farmacêutico.

A operação de extração é a base dos processos de obtenção de produtos oriundos de IFAN, e a análise detalhada das condições de preparação de extratos é fundamental para a maximização do rendimento em função das características específicas de cada matéria-prima. Um aspecto importante a ser levado em consideração é o objetivo do processo, ou seja, se o IFAN será empregado como ativo total ou como fonte para purificação de uma ou mais moléculas biologicamente ativas. No primeiro caso, o insumo deverá atender as especificações da respectiva monografia farmacopeica – ou de outro(s) processo(s) que assegurem a reprodutibilidade de sua qualidade. Já no segundo caso, a otimização das operações será determinante para a maximização do rendimento do(s) composto(s) de interesse.

Assim, as diferentes características do IFAN (p. ex., tipo de farmacógeno, umidade residual, granulometria, etc.) e os respectivos processos extrativos subsequentes (p. ex., percolação, maceração, expressão, etc.) resultarão em extratos com constituições químicas diferentes. Consequentemente, a eficácia clínica e a segurança do produto final dependerão da influência desses fatores.

Redução e granulometria

A redução do tamanho de partícula de IFAN tem diversas finalidades, entre as quais facilitar a manipulação, o armazenamento e a realização de processos extrativos. A FB 5 preconiza a classificação dos pós de acordo com as especificações a seguir:[6]

- Pó grosso: aquele cujas partículas passam em sua totalidade pelo tamis com abertura nominal de malha de 1,70 mm e, no máximo, 40% pelo tamis com abertura nominal de malha de 355 μm.

- Pó moderadamente grosso: aquele cujas partículas passam em sua totalidade pelo tamis com abertura nominal de malha de 710 μm e, no máximo, 40% pelo tamis com abertura nominal de malha de 250 um.
- Pó semifino: aquele cujas partículas passam em sua totalidade pelo tamis de abertura nominal de malha de 355 μm e, no máximo, 40% pelo tamis com abertura nominal de malha de 180 μm.
- Pó fino: aquele cujas partículas passam em sua totalidade pelo tamis com abertura nominal de malha de 180 μm.
- Pó finíssimo: aquele cujas partículas passam em sua totalidade pelo tamis com abertura nominal de malha de 125 μm.

Os IFAN vegetais destinados à produção industrial de extratos e tinturas devem ser classificados nas especificações de *pó moderadamente grosso* ou *semifino*. Os *pós finos* são amplamente usados para preparação de chá medicinais na forma de sachês, enquanto os *pós moderadamente grossos* são os mais usados para a produção de chás medicinais acondicionados a granel.

Preparações simples

A apresentação mais simples de uma preparação a partir de IFAN trata-se da droga seca e triturada. Nesse caso, a ingestão do material triturado pode ser inclusive auxiliada pela mistura da droga com mel. Entretanto, para esse tipo de preparação, todos os constituintes químicos presentes no IFAN são mantidos, inclusive eventuais compostos não desejáveis (tóxicos ou matriciais inertes). Considerando que o objetivo principal de uma preparação do IFAN é a eliminação de algumas substâncias indesejáveis ao mesmo tempo que ocorre o enriquecimento de compostos biologicamente ativos, a realização de operações de extração, como chás obtidos por infusão (abafado), permite que apenas algumas substâncias sejam extraídas, enquanto outros constituintes insolúveis permaneçam retidos no resíduo da droga.

Muitos passos podem ser adotados durante a preparação de derivados de um IFAN para que a eliminação de substâncias inertes seja assegurada e o enriquecimento em composto(s) ativo(s) seja promovido. As operações de enriquecimento também podem culminar em uma etapa de purificação, como, por exemplo, um método cromatográfico, e o produto final será uma molécula quimicamente definida obtida por cristalização.

Pontos-chave deste capítulo

A qualidade das matérias-primas é fundamental para a obtenção do máximo rendimento de qualquer processo de fabricação. Para o setor produtivo farmacêutico, além da redução de custos operacionais com eventuais correções de desvios da qualidade, o sucesso do processo de fabricação engloba a garantia da manutenção da segurança e eficácia do produto acabado. No caso de insumos farmacêuticos ativos naturais (IFAN), quer sejam a droga bruta (tecidos/partes vegetais ou animais), preparações simples (chás e extratos) ou extratos secos, os ensaios de qualidade precisam considerar dois desafios adicionais: a variabilidade biológica e a complexa composição química.

Diversos são os ensaios para a análise de qualidade de IFAN, estando divididos em três grupos:

- *Ensaios de identificação*: análises macro e microscópica, pesquisa de compostos típicos e análise cromatográfica (perfil químico).
- *Ensaios de pureza*: pesquisa de matéria estranha, teor de água, determinação de cinzas, teor de extrativos, outros índices (intumescimento, amargor e espuma), contaminantes microbiológicos, micotoxinas, agrotóxicos/pesticidas, metais

pesados, radiação e encefalopatias espongiformes transmissíveis, além de análises específicas para extratos líquidos (densidade relativa, teor alcoólico, metanol, 2-propanol, resíduo seco) e extratos secos (solventes residuais).
- *Ensaios quantitativos*: determinação quantitativa de marcadores químicos.

Todos os ensaios válidos e respectivos limites estão descritos nos métodos gerais ou em monografia específica da FB 5. Monografias presentes em qualquer uma das Farmacopeias reconhecidas pela Agência Nacional de Vigilância Sanitária (ANVISA) também podem ser usadas. A análise da composição química (qualitativa/quantitativa) é um dos passos mais importantes para o controle de qualidade de IFAN. Do perfil dos compostos químicos presentes no IFAN dependem diretamente a eficácia e a segurança dos produtos finais. Para os ensaios aplicados à quantificação de marcadores (clínicos, ativos, analíticos e/ou negativos) que ainda não tenham sido descritos em monografias farmacopeicas, ou que ainda não tenham sido aplicados ao IFAN em análise, deve ser realizado estudo de validação analítica de acordo com os guias de validação de métodos preconizados pela legislação em vigor.

Referências

1. Agência Nacional de Vigilância Sanitária (BR). RDC nº 17, de 16 de abril de 2010. Dispõe sobre as boas práticas de fabricação de medicamentos. Diário Oficial da União. 08 jul 2010.
2. Agência Nacional de Vigilância Sanitária (BR). Instrução Normativa nº 4 (IN4), de 18 de junho de 2014. Guia de orientação para registro de medicamento fitoterápico e registro e notificação de produto tradicional fitoterápico. Diário Oficial da União. 20 jun 2014.
3. Gobbo-Neto L, Lopes NP. Plantas medicinais: fatores de influência no conteúdo de metabólitos secundários. Quím Nova. 2007;30(2):374-81.
4. Gaedcke F, Steinhoff B. Herbal medicinal products: scientific and regulatory basis for development, quality assurance and marketing authorisation. Stuttgart: Medpharm Scientific; 2003.
5. Agência Nacional de Vigilância Sanitária. RDC nº 26, de 13 de maio de 2014. Dispõe sobre o registro de medicamentos fitoterápicos e o registro e a notificação de produtos tradicionais fitoterápicos. Diário Oficial da União. 14 maio 2014.
6. Agência Nacional de Vigilância Sanitária (BR). Farmacopeia Brasileira. 5. ed. Brasília: ANVISA; 2010.
7. Agência Nacional de Vigilância Sanitária (BR). Farmacopeia Homeopática Brasileira [Internet]. 3. ed. Brasília: ANVISA; 2011 [capturado em 17 maio 2016]. Disponível em: http://www.anvisa.gov.br/hotsite/farmacopeiabrasileira/conteudo/3a_edicao.pdf.
8. Agência Nacional de Vigilância Sanitária (BR). RDC nº 37, de 6 de julho de 2009. Trata da admissibilidade das Farmacopeias estrangeiras. Diário Oficial da União. 08 jul 2009.
9. World Health Organization. Guidelines for sampling of pharmaceutical products and related materials (Annex 4) – Technical Report Series nº 929. Geneva: WHO; 2005.
10. World Health Organization. Quality control methods for medicinal plant materials. Geneva: WHO; 2011.
11. Council of Europe. European Pharmacopoeia. 8th ed. Strasbourg: EDQM Council of Europe; 2013.
12. Agência Nacional de Vigilância Sanitária (BR). RDC nº 14, de 31 de março de 2010. Dispõe sobre o registro de medicamentos fitoterápicos. Diário Oficial da União. 05 abr 2010.
13. Costa AF. Farmacognosia. Lisboa: Calouste Gulbenkian; 2002. v. 2.
14. Biavatti MW, Leite SN. Práticas de farmacognosia. Itajaí: UNIVALI; 2007.
15. Wagner H. Synergy research: approaching a new generation of phytopharmaceuticals. Fitoterapia. 2011;82(1):34-7.
16. Food and Drug Administration (US). Center for Drug Evaluation and Research. Guidance for industry botanical drug products [Internet]. Rockville: FDA; 2004 [capturado em 20 mar. 2016]. Disponível em: http://www.fda.

gov/downloads/drugs/guidancecomplianceregulatoryinformation/guidances/ucm070491.pdf.
17. European Medicines Agency (UK). Guideline on quality combination herbal medicinal products/ traditional herbal medicinal products [Internet]. London: EMA; 2011 [capturado em 20 mar. 2016]. Disponível em: http://www.ema.europa.eu/docs/en_GB/document_library/Scientific_guideline/2011/09/WC500113209.pdf.
18. Wagner H, Bladt S. Plant drug analysis: a thin layer chromatography atlas. 2nd ed. Berlin: Springer; 1996.
19. Randau KP, Florêncio DC, Ferreira CP, Xavier HS. Estudo farmacognóstico de Croton rhamnifolius H.B.K. e Croton rhamnifolioides Pax & Hoffm. (Euphorbiaceae). Rev Bras Farmacogn. 2004;14(2):89-96.
20. Sticher O, Heilmann J, Zündorf I. Pharmakognosie Phytopharmazie. 10. Auf. Heidelberg: Springer; 2015.
21. Oliveira F, Akisue G, Akisue MK. Produção de drogas. In: Oliveira F, Akisue G, Akisue MK. Farmacognosia. São Paulo: Atheneu; 1998.
22. Heinrich M, Barnes J, Gibbons S, Williamson EM. Fundamentals of pharmacognosy and phytotherapy. 2nd ed. London: Elsevier; 2012.
23. World Health Organization. Guidelines for assessing quality of herbal medicines with reference to contaminants and residues. Geneva: WHO; 2007.
24. Brasil. Ministério da Agricultura, Pecuária e Abastecimento. Secretaria de Desenvolvimento Agropecuário e Cooperativismo. Boas Práticas Agrícolas (BPA) de plantas medicinais, aromáticas e condimentares: plantas medicinais e orientações gerais para o cultivo. Brasília, DF: MAPA/SDC; 2006.
25. Corrêa Júnior C, Scheffer MC. Boas Práticas Agrícolas (BPA) de plantas medicinais, aromáticas e condimentares. Curitiba: EMATER; 2013.
26. Agência Nacional de Vigilância Sanitária (BR). RDC nº 14, de 14 de março de 2013. Dispõe sobre as boas práticas de fabricação de produtos tradicionais fitoterápicos. Diário Oficial da União. 15 mar 2013.
27. Joint FAO/WHO Meeting on Pesticide Residues. Codex Alimentarius Commission. 37th session: report of the 46th session of the Codex Committee on Pesticide Residues – Nanjing, China, May/2014 [Internet]. Genebra: FAO/WHO; 2014 [capturado em 30 maio 2016]. Disponível em: ftp://ftp.fao.org/codex/reports/REPORTS_2014/REP14_PRe.pdf.
28. EU Reference Laboratories for Residues of Pesticides. Method validation and quality control procedures for pesticide residues analysis in food and feed. Document Nº SANCO/10232/2006 – Quality control procedures for pesticide residues analysis [Internet]. Fellbach: EURL; 2006 [capturado em 20 mar. 2016]. Disponível em: http://www.crl-pesticides.eu/library/docs/allcrl/AqcGuidance_Sanco_2006_10232.pdf.
29. Brasil. Ministério da Agricultura, Pecuária e Abastecimento. Secretaria de Defesa Agropecuária. Encefalopatia espongiforme bovina – EEB: doença da vaca louca. Brasília, DF: MAPA/DAS; 2008.
30. Agência Nacional de Vigilância Sanitária (BR). RDC nº 305, de 14 de novembro de 2002. Diário Oficial da União. 18 nov 2002.
31. European Medicines Agency (UK). Reflection paper on markers used for quantitative and qualitative analysis of herbal medicinal products and traditional herbal medicinal products [Internet]. London: EMA; 2008 [capturado em 20 mar. 2016]. Disponível em: http://www.ema.europa.eu/docs/en_GB/document_library/Scientific_guideline/2009/09/WC500003196.pdf.
32. Health Canada. Natural and Non-prescription Health Products Directorate. Quality of natural health products guide [Internet]. Ottawa: NNHPD; 2015 [capturado em 15 mar. 2016]. Disponível em: http://www.hc-sc.gc.ca/dhp-mps/prodnatur/legislation/docs/eq-paq-eng.php.
33. Bandaranayake WM. Quality control, screening, toxicity, and regulation of herbal drug. In: Ahmad I, Aqil F, Owais M. Modern phytomedicine: turning medicinal plants into drugs. Weinheim: Wiley-VCH; 2006.
34. Marques GS, Leão WF, Lyra MAM, Peixoto MS, Monteiro RPM, Rolim LA, et al. Comparative evaluation of UV/VIS and HPLC analytical methodologies applied for quantification of flavonoids from leaves of Bauhinia forficata. Rev Bras Farmacogn. 2013;23(1):51-7.

35. Agência Nacional de Vigilância Sanitária (BR). RE n° 899, de 29 de maio de 2003. Guia para validação de métodos analíticos e bioanalíticos. Diário Oficial da União. 02 jun 2003.
36. International Conference on the Harmonization of Technical Requirements for the Registration of Pharmaceuticals for Human Use. Q2B (R1): validation of analytical procedures: text and methodology. Geneva: ICH; 2005.
37. Kromidas S. Handbuch Validierung in der Analytik. 2. Auf. Weinheim: Wiley-VCH; 2011.

Leituras sugeridas

Bart HJ, Pilz S. Industrial scale natural products extraction. Weinheim: Wiley-VCH; 2011.

Collins CH, Braga GL, Bonato PS, organizadores. Fundamentos de cromatografia. São Paulo: UNICAMP; 2006.

Lucinda RM, Couto AG, Bresolin TMB. Medicinal plants and pharmaceutical technology. In: Cechinel Filho V. Plant bioactives and drug discovery: principles, practice, and perspectives. Hoboken: John Wiley & Sons; 2012. p. 359-94.

Waksmundzka-Hajnos M, Sherma J. High performance liquid chromatography in phytochemical analysis. Boca Raton: CRC; 2010.

Waksmundzka-Hajnos M, Sherma J, Kowalska T. Thin layer chromatography in phytochemistry. Boca Raton: CRC; 2008.

9

Produtos naturais e o desenvolvimento de fármacos

Lilian Sibelle Campos Bernardes, Karen Luise Lang, Pedro Ros Petrovick, Eloir Paulo Schenkel

Introdução	*107*
Importância histórica dos produtos naturais para a terapêutica	*108*
Produtos naturais como fonte de matérias-primas farmacêuticas	*110*
Substâncias ativas de produtos naturais como protótipos de fármacos	*116*
Pontos-chave deste capítulo	*126*
Referências	*126*
Leituras sugeridas	*128*

Introdução

Os produtos naturais fazem parte da vida do homem desde seus primórdios como fonte de alimentos e de materiais para vestuário, habitação, utilidades domésticas, defesa e ataque; na produção de meios de transporte; como utensílios para manifestações artísticas, culturais e religiosas; e como meio restaurador da saúde. Hoje representam uma das alternativas entre as diversas fontes de insumos necessários à existência da sociedade, tendo como principal vantagem o fato de serem uma fonte renovável e, em grande parte, controlável pelo gênio humano.

Este capítulo aborda a importância dos produtos naturais para a obtenção e o desenvolvimento de fármacos, contemplando os seguintes aspectos:

- Importância histórica dos produtos naturais para a terapêutica
- Produtos naturais como fonte de matérias-primas farmacêuticas
- Substâncias ativas de produtos naturais como protótipos de fármacos

A utilização de produtos naturais para a obtenção de outras matérias-primas e o desenvolvimento de outras classes de substâncias não especificamente farmacêuticas não foram contempladas.

Nesse contexto, centrado na obtenção e no desenvolvimento de fármacos a partir de produtos naturais, cabe ainda ressaltar o papel significativo que os produtos naturais, incluindo toxinas e venenos de animais, exerceram no desenvolvimento da fisiologia e da farmacologia como ferramentas que conduziram à elucidação de mecanismos fisiológicos. Ilustra essa contribuição a utilização, já em 1870, da pilocarpina por John Langley em experimentos com animais, verificando a indução da produção de saliva pelas glândulas salivares, efeito este bloqueado pela atropina, o que levou à proposta, muito antes do conhecimento do neurotransmissor acetilcolina, de que as duas substâncias atuariam sobre os mesmos sítios. Igualmente, a tubocurarina e a nicotina foram ferramentas decisivas para o conhecimento da neurotransmissão na junção neuromuscular e dos receptores nicotínicos, respectivamente.

É notável a contribuição dos produtos naturais na busca e identificação de protótipos para o desenvolvimento de fármacos. No início do século passado houve um interesse marcante por parte de universidades, institutos de pesquisas e também da indústria farmacêutica, o que contribuiu para um grande avanço na pesquisa de diversas plantas que eram utilizadas na medicina popular, tendo sido possível isolar e identificar vários compostos bioativos. Na década de 1960, foi observada uma diminuição desse interesse, provavelmente em função de algumas desvantagens, tanto em relação à complexidade química dos produtos naturais quanto ao processo de obtenção, que na maioria das vezes é lento, caro e que resulta frequentemente em quantidades insuficientes para dar sequência aos estudos necessários.[1,2]

Os obstáculos enfrentados, contudo, têm sido contornados pelo avanço de diversas técnicas para aquisição, isolamento e elucidação estrutural, acoplados a novos métodos de triagem biológica, que permitem avaliar uma grande quantidade de amostras em um tempo relativamente curto, como a triagem biológica automatizada em alta escala (*High-Throughput Screening*, HTS). Dessa forma, a investigação de produtos naturais como possíveis fontes de novos protótipos voltou a ser alvo de interesse dos pesquisadores, e isso pode ser comprovado por uma análise detalhada dos novos medicamentos aprovados junto à agência norte-americana de medicamentos e alimentos (Food and Drug Administration – FDA), feita por Newman e Cragg.[3] Essa análise revelou que, de todos os fármacos aprovados como novas entidades químicas entre os anos de 1981 e 2014, 65% deles eram produtos naturais ou derivados de produtos naturais (sintéticos ou semissintéticos); em contraponto, 35% deles são derivados totalmente sintéticos.

A importância dos produtos naturais no processo de desenvolvimento de novos fármacos recebeu reconhecimento recente, com a concessão do prêmio Nobel de 2015 aos pesquisadores William C. Campbell, Satoshi Omura e Tu Youyou. Eles foram pioneiros na descoberta de fármacos usados para o tratamento de doenças parasitárias, especificamente a ivermectina B_{1a}/B_{1b} (**1**), isolada de culturas de *Streptomyces* e utilizada no tratamento de filariose, e a artemisinina (**2**), isolada de *Artemisia annua* L. e utilizada no tratamento da malária[4] (Fig. 9.1).

Embora os produtos naturais tenham sido intensamente estudados no início do século passado, ainda existem diversos recursos que podem ser explorados na pesquisa atual dos produtos naturais. Há uma enorme variedade de organismos que ainda não foram investigados em um processo racional de desenvolvimento de novos fármacos. Os estudos sistemáticos bioguiados têm sido aprimorados com técnicas de quimioinformática para a construção de bibliotecas de compostos. Além disso, o desenvolvimento de técnicas de metagenômica tem contribuído para a exploração de fontes naturais não tradicionais, como os microrganismos.[5]

Importância histórica dos produtos naturais para a terapêutica

Até o século XIX, os recursos terapêuticos eram constituídos predominantemente por plantas e extratos vegetais, e secundariamente por drogas animais ou minerais, o que pode ser ilustrado pelas farmacopeias da época. No início do século XIX, a investigação a partir de plantas utilizadas na medicina tradicional de diferentes culturas passou a ser realizada de forma sistemática.

Em muitos casos, a descoberta da atividade dessas substâncias, como, por exemplo, dos alcaloides, não representou apenas o surgimento de um novo grupo de substâncias com estruturas diferenciadas, mas originou a identificação de uma nova possibilidade de intervenção terapêutica. Exemplificando, não se conheciam anestésicos

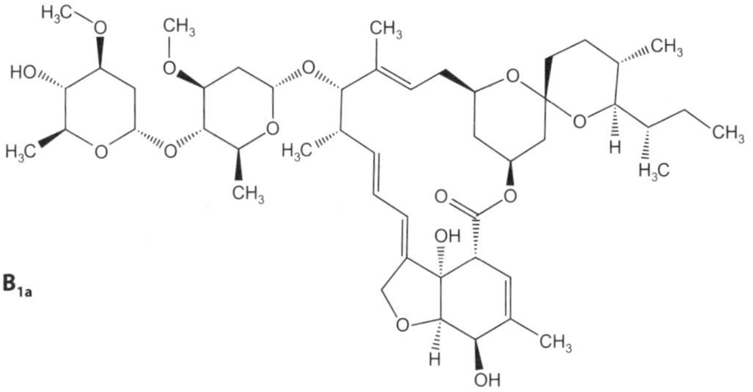

Figura 9.1 Estruturas químicas dos fármacos ivermectina B_{1a}/B_{1b} e artemisinina.

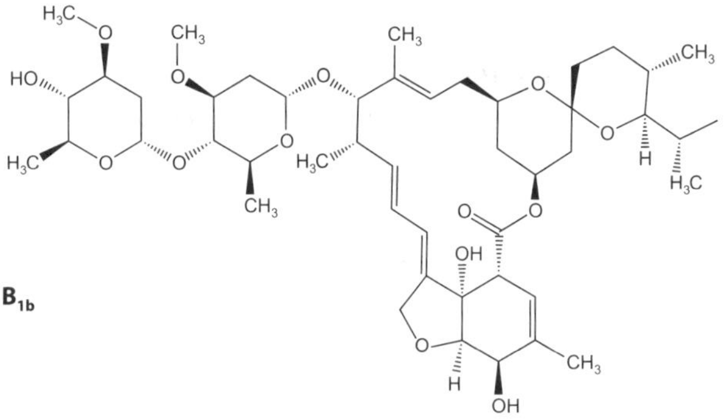

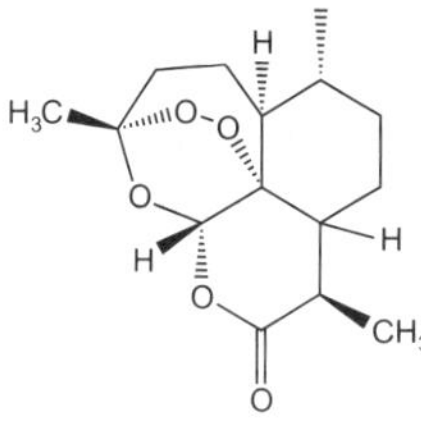

locais, bloqueadores musculares, anticolinérgicos, entre outras categorias terapêuticas, antes do isolamento e estudo da atividade da cocaína, tubocurarina e atropina, respectivamente. A terapêutica atual seria muito pobre se não tivesse ocorrido a descoberta dessas substâncias ativas.

Nesse contexto, merecem destaque também os antibióticos de origem natural, descobertos no final da década de 1920 como produtos do metabolismo de microrganismos. A descoberta da penicilina G (ou benzilpenicilina) em culturas de *Penicillium notatum*, por Alexander Fleming, em 1928, representou um grande marco no tratamento das infecções bacterianas, que até então dispunham de arsenal terapêutico limitado, especialmente no que se refere ao tratamento de infecções sistêmicas, devido à elevada toxicidade dos fármacos existentes. Apesar de sua propriedade antibiótica ter sido descrita em 1929, a penicilina G só foi introduzida como agente terapêutico em 1943, devido às dificuldades de isolamento e produção em larga escala.[6]

A constatação de que fungos produziam substâncias capazes de controlar a proliferação bacteriana motivou uma nova frente de pesquisas na busca de antibióticos, ou seja, a prospecção em culturas de microrganismos, sobretudo fungos. Dessa maneira, a triagem por novos compostos, entre os anos de 1940 e 1960, foi responsável pelo isolamento e desenvolvimento de um grande número de antibióticos precursores da maioria das principais classes ainda hoje utilizadas, como antibióticos beta-lactâmicos, tetraciclinas, macrolídeos, aminoglicosídeos, glicopeptídeos e outros, como cloranfenicol, rifamicina B, clindamicina e polimixina B.[7]

O impacto que a investigação de plantas teve no desenvolvimento de fármacos no século XIX (Quadro 9.1),[8] de certa forma, é comparável apenas à importância marcante da investigação de metabólitos de fungos e bactérias no século XX, o que está ilustrado no Quadro 9.2.

A pesquisa de *fungos endofíticos* também tem se revelado uma fonte importante de moléculas bioativas. A formação de substâncias de alta atividade citotóxica por fungos associados a determinadas espécies vegetais já vem sendo investigada há algumas décadas. Por exemplo, a toxicidade de certas espécies do gênero *Baccharis* de ocorrência no sul do Brasil é atribuída à presença de tricotecenos, metabólitos de fungos, que a princípio chamaram a atenção em uma pesquisa voltada à detecção de atividade citotóxica. Mais recentemente, a investigação da produção de metabólitos por fungos e bactérias endofíticos (microrganismos que habitam e vivem de forma simbiótica no interior de plantas e de organismos marinhos como algas e esponjas) tem revelado um potencial enorme para o fornecimento de novas substâncias bioativas, muitas das quais com atividades farmacológicas importantes. Para revisões sobre a relevância desses metabólitos, consulte Borges e colaboradores[9] e Newman e colaboradores.[1]

O estudo da Biodiversidade marinha e o potencial dos produtos naturais marinhos como fonte para o desenvolvimento de fármacos são relativamente recentes e estão abordados em detalhes no Capítulo 28, *Produtos naturais de origem marinha*.

Produtos naturais como fonte de matérias-primas farmacêuticas

Partindo-se do pressuposto de que a forma farmacêutica é constituída por um ou mais *componentes/ingredientes ativos*, responsáveis pela ação terapêutica, e por *adjuvantes*, substâncias que viabilizam a obtenção, a administração e a manutenção da qualidade do medicamento, deve-se considerar a contribuição dos produtos naturais como fornecedores de insumos para essas duas categorias de matérias-primas farmacêuticas.

Quadro 9.1 Cronologia da descoberta de fármacos protótipos de categorias terapêuticas a partir de plantas

Fármaco	Gênero	Data do isolamento	Categoria terapêutica
Digitoxina	*Digitalis*	1785-1875	Cardiotônico
Morfina	*Papaver*	1805	Hipnoanalgésico
Quinina	*Cinchona*	1820	Antimalárico
Atropina	*Atropa*	1833	Anticolinérgico
Fisostigmina	*Physostigma*	1864	Anticolinesterásico
Pilocarpina	*Pilocarpus*	1875	Colinérgico
Efedrina	*Ephedra*	1887	Adrenérgico
Cocaína	*Erythroxylum*	1895	Anestésico local
Tubocurarina	*Chondrodendron*	1895	Bloqueador neuromuscular
Ergotamina	*Claviceps*	1922	Bloqueador adrenérgico
Dicumarol	*Melilotus*	1941	Anticoagulante
Reserpina	*Rauvolfia*	1952	Neuroléptico

Fonte: Baseado em Rocha e Silva.[8]

Quadro 9.2 Cronologia da descoberta de fármacos protótipos de categorias terapêuticas a partir de microrganismos

Fármaco	Espécie	Data do isolamento	Categoria terapêutica
Benzilpenicilina	*Penicillium notatum*	1929-1945	Antibióticos – penicilinas
Estreptomicina	*Streptomyces griseus*	1944	Antibióticos – aminoglicosídeos
Cefalosporina	*Cephalosporium acremonium*	1945	Antibióticos – cefalosporinas
Cloranfenicol	*Streptomyces venezuelae*	1947	Antibióticos – tetraciclinas
Clortetraciclina	*Streptomyces aureofaciens*	1948	Antibióticos – anfenicóis
Eritromicina	*Streptomyces erythreus*	1949	Antibióticos – macrolídeos
Vancomicina	*Streptomyces orientalis*	1952	Antibióticos – glicopeptídeos
Daunorrubicina	*Streptomyces peucetius*	1962	Anticâncer
Bleomicina B_2	*Streptomyces verticillus*	1965	Antineoplásico
Rapamicina	*Streptomyces hygroscopius*	1965-1975	Antitumoral/imunossupressor
Mevastatina	*Penicillium citrinum*	1971	Hipolipêmico
Ciclosporina	*Tolypocladium inflatum*	1973	Imunossupressor
Mevinolina	*Aspergillus terreus e Monascus ruber*	1976	Hipolipêmico
Avermectina B_1	*Streptomyces avermitilis*	1978	Anti-helmíntico
Tacrolimus	*Streptomyces tsukubaensis*	1987-1994	Imunossupressor

Apesar do desenvolvimento nas áreas de síntese orgânica, microbiologia industrial e biologia molecular, parte dos fármacos continua sendo obtida de matérias-primas vegetais, seja pela dificuldade de conseguir sinteticamente moléculas com a mesma estereoquímica, por exemplo, em fármacos como a artemisinina, seja pela inviabilidade econômica, no caso de substâncias para as quais a síntese total já foi desenvolvida em laboratório, como o paclitaxel. Uma lista não exaustiva de fármacos com importância terapêutica obtidos de matérias-primas vegetais é apresentada no Quadro 9.3.

Em muitas outras situações envolvendo fármacos que não ocorrem na natureza, sua obtenção foi facilitada ou tornou-se economicamente viável apenas a partir da descoberta de substâncias que puderam ser usadas como precursores na sua síntese. Um exemplo clássico é o dos fármacos esteroidais, preparados a partir de matérias-primas vegetais das quais se extraem esteroides. A complexidade estrutural do núcleo esteroidal é um fator limitante para sua síntese total devido ao grande número de centros quirais e à forma de ligações dos anéis. Até a década de 1940, a síntese industrial de hormônios esteroidais era extremamente complexa e de custo elevado, já que utilizava como ponto de partida substâncias isoladas de animais, como colesterol e ácidos biliares. Em meados dos anos 1940, o químico norte-americano Russell Marker desenvolveu um processo para a síntese da progesterona (8) a partir da diosgenina (3), uma saponina esteroidal encontrada em abundância nas raízes de *Dioscorea mexicana* Scheidw. e *Dioscorea composita* Hemsl., conhecidas popularmente no México como *cabeza-de-negro*. O método (Fig. 9.2), conhecido como degradação de Marker, possibilitou a obtenção de grandes quantidades de progesterona e de outros importantes esteroides de maneira rápida, simples e a um custo muito inferior em relação ao método antes utilizado.[10]

Quadro 9.3 Exemplos de fármacos obtidos de matérias-primas vegetais

Fármaco	Utilização terapêutica	Espécie
Artemisinina	Antimalárico	*Artemisia annua* L.
Atropina	Anticolinérgico	*Atropa belladonna* L.
Cafeína	Estimulante central	Espécies de *Coffea*
Capsaicina	Anestésico tópico	Espécies de *Capsicum*
Colchicina	Antirreumático	*Colchicum autumnale* L.
Digoxina, digitoxina	Cardiotônicos	*Digitalis purpurea* L.
Emetina	Amebicida	*Carapichea ipecacuanha* (Brot.) L.Andersson
Escopolamina	Antiparkinsoniano	Espécies de *Datura*
Estrofantina (ouabaína)	Cardiotônico	Espécies de *Strophanthus*
Fisostigmina	Antiglaucomatoso	*Physostigma venenosum* Balf.
Galantamina	Anticolinesterásico	*Galanthus woronowii* Losinsk
Hiosciamina	Anticolinérgico	*Hyoscyamus muticus* L.
Morfina, codeína	Analgésico/antitussígeno	*Papaver somniferum* L.
Pilocarpina	Antiglaucomatoso	*Pilocarpus jaborandi* Holmes
Quinina, quinidina	Antimalárico/antiarrítmico	Espécies de *Cinchona*
Reserpina	Anti-hipertensivo	Espécies de *Rauvolfia*
Tubocurarina	Bloqueador neuromuscular	*Chondrodendron tomentosum* Ruiz & Pav.
Vimblastina, vincristina	Antineoplásicos	*Catharanthus roseus* (L.) G.Don

Após a descoberta de Marker, observou-se que a progesterona (8) poderia ser usada como precursor semissintético na síntese da cortisona (10). O desafio, no entanto, era funcionalizar o C-11 do núcleo esteroidal de maneira eficiente. A inserção de uma função oxigenada nessa posição, requisito fundamental para a atividade anti-inflamatória recém-descoberta, já era possível por métodos químicos, porém exigia um grande número de etapas, apresentava baixo rendimento e custo elevado. A mesma funcionalização por meio da hidroxilação do C-11 foi conseguida por biotransformação utilizando o fungo filamentoso *Rhizopus stolonifer* (Fig. 9.3). Dessa maneira foi possível a produção em larga escala da cortisona, e o método se converteu em um importante processo industrial empregado até hoje.[10]

A descoberta de Marker revolucionou a indústria de fármacos hormonais e estimulou a busca por outras fontes de esteroides naturais. Atualmente, além da diosgenina, são utilizados na síntese de fármacos hormonais os precursores solasodina (11), isolada de espécies do gênero *Solanum*; hecogenina (12), extraída do suco do sisal, que é descartado durante o processo de desfibramento das folhas do agave (espécies de *Agave*); e estigmasterol (13), encontrado e m concentrações elevadas nos resíduos industriais das sementes de soja (*Glycine max* (L.) Merr.) após extração do óleo (Fig. 9.4).

Outro exemplo da importância de precursores naturais na síntese de fármacos foi a descoberta e o desenvolvimento dos antineoplásicos da classe dos taxanos. Na década de 1950, o National Cancer Institute (NCI, EUA), motivado pela necessidade da descoberta de novos fármacos para o tratamento do câncer, iniciou um amplo programa de pesquisa para investigação das propriedades antitumorais de extratos vegetais. Fruto desse projeto, o pacli-

Figura 9.2 Degradação de Marker.
Fonte: Adaptada de American Chemical Society.[10]

taxel (**15**) (Fig. 9.5) foi isolado das cascas do tronco de *Taxus brevifolia* Nutt., em 1971, por Monroe E. Wall e Mansukh C. Wani, no Research Triangle Park (Carolina do Norte, EUA).[11] A estrutura do paclitaxel, de biossíntese mista, possui um esqueleto tetracíclico terpênico e uma cadeia lateral contendo um resíduo de μ-hidroxiaminoácido, rara em terpenos. Sua elevada complexidade estrutural, com 11 centros quirais, representou um grande desafio

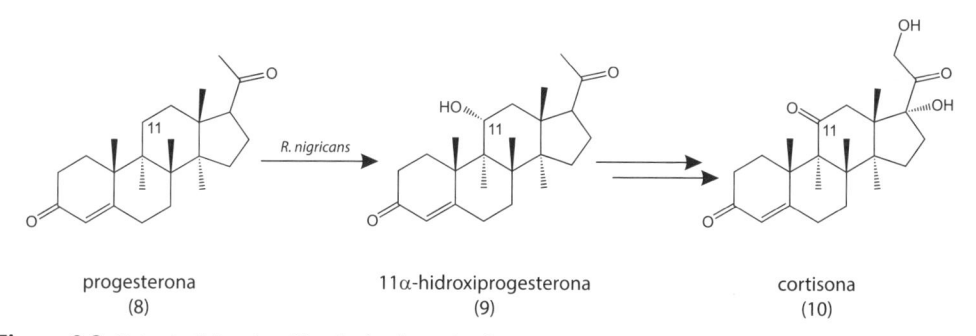

Figura 9.3 Rota sintética simplificada da obtenção da cortisona.

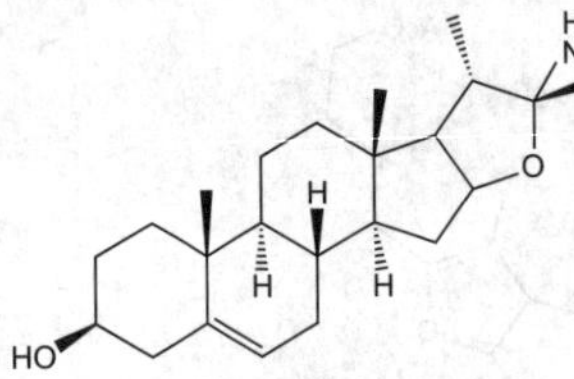

solasosina
(11)

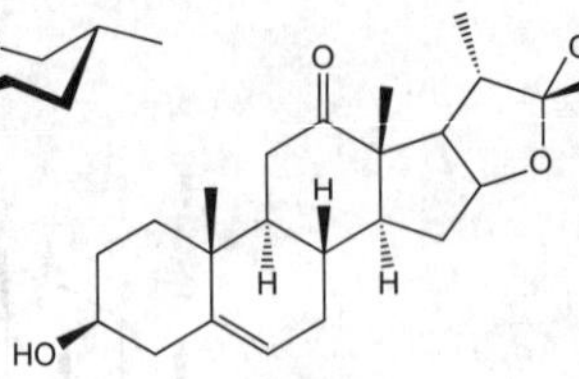

hecogenina
(12)

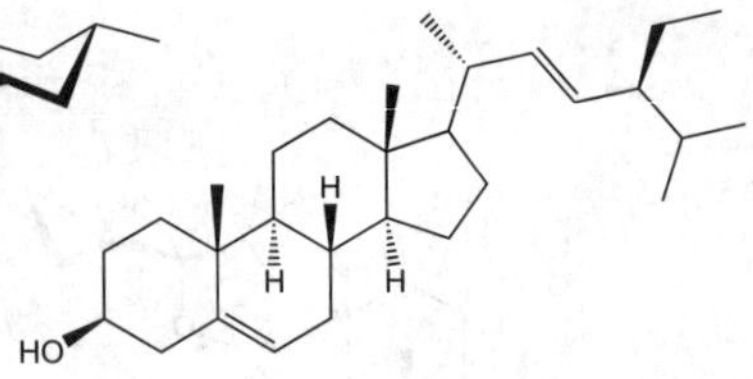

estigmasterol
(13)

Figura 9.4 Estruturas químicas da solasodina, da hecogenina e do estigmasterol.

para a elucidação à época e foi um dos motivos pelos quais a viabilidade do seu emprego terapêutico teria sido questionada. Além disso, a baixa concentração na planta (0,01 a 0,03% nas cascas de *T. brevifolia*) e o elevado tempo de crescimento necessário para a planta alcançar dimensões compatíveis com a exploração (60 a 100 anos) postergaram o início do desenvolvimento clínico do paclitaxel.[11,12]

O mecanismo de ação do paclitaxel, nunca antes observado para outra substância, foi elucidado em 1979 por Susan Horwitz no Albert Einstein College of Medicine (New York, EUA) e envolve o bloqueio da despolimerização de microtúbulos, importante etapa do processo de multiplicação celular. O mecanismo inédito e a atividade frente a tumores que até então não dispunham de tratamento adequado

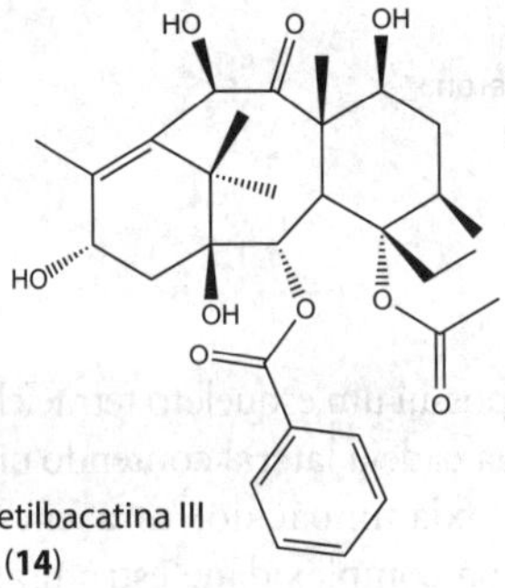

10-desacetilbacatina III
(14)

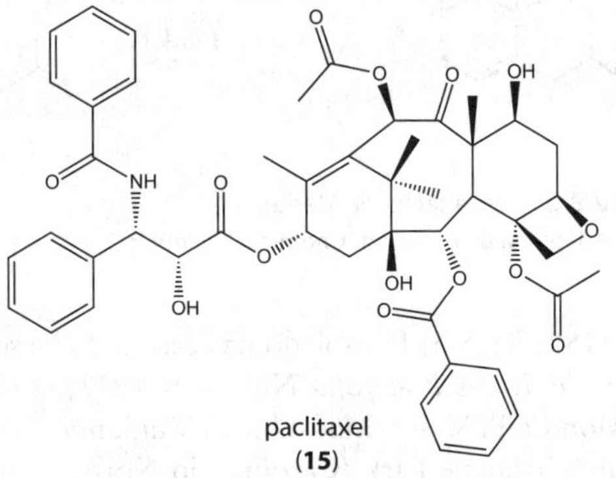

paclitaxel
(15)

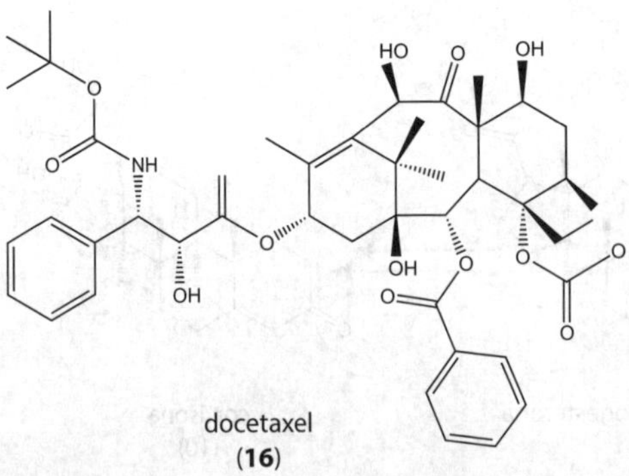

docetaxel
(16)

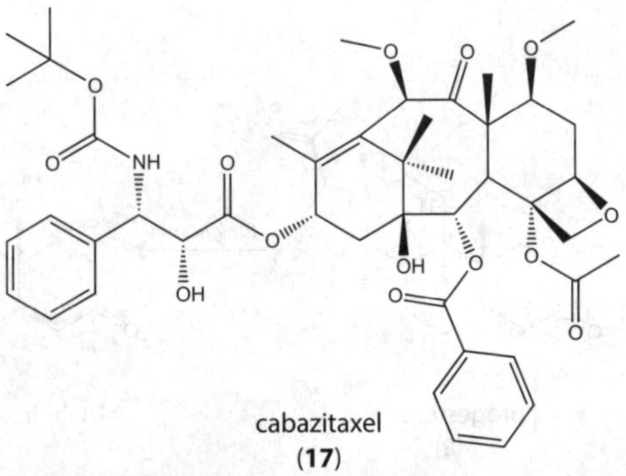

cabazitaxel
(17)

Figura 9.5 Estruturas químicas da desacetilbacatina, do paclitaxel e derivados.

estimularam a pesquisa por metodologias sintéticas para obtenção do paclitaxel em maior escala e a procura pela substância ou precursores biossintéticos em outras fontes vegetais. Assim, a 10-desacetilbacatina III (**14**) (Fig. 9.5) foi identificada nas folhas de *Taxus baccata* L. em 1981, por Potier e colaboradores, em concentração 10 vezes superior à do paclitaxel nas cascas de *T. brevifolia* Nutt. e, a partir daí, foi utilizada como matéria-prima para obtenção do paclitaxel (Taxol) e de outros antineoplásicos importantes como o docetaxel (Taxotere) (**16**) (Fig. 9.5). A síntese desses derivados ocorre pelo acoplamento de uma cadeia lateral peptídica protegida com o derivado bacatina III (**14**), também protegido.[13,14]

Um dos métodos mais eficientes usados (Fig. 9.6) envolve uma proteção cíclica da cadeia lateral peptídica, baseada na estereoquímica da cadeia e na natureza dos grupos proteto-

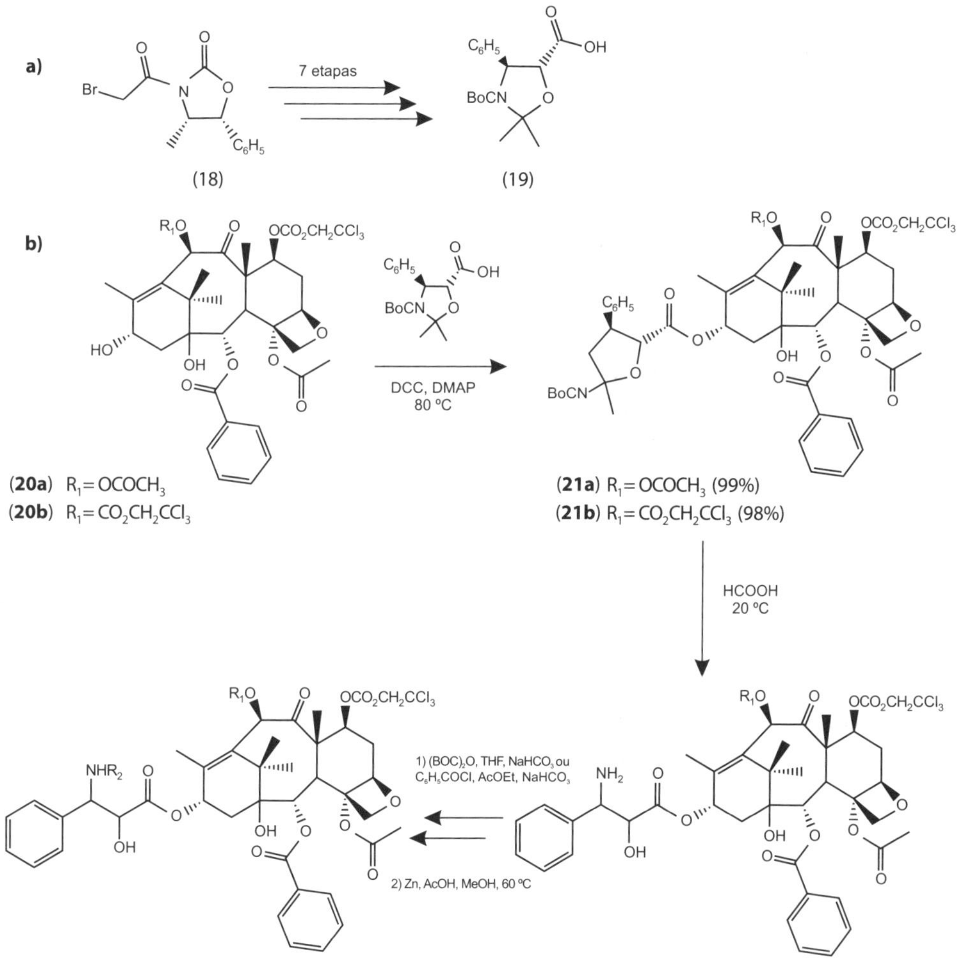

Figura 9.6 a) Esquema reduzido da síntese do peptídeo *N,O*-protegido 3-fenil-isoserina. **b)** Rota sintética da obtenção do paclitaxel e docetaxel a partir da desacetilbacatina.

res usados, conhecida como ciclização do tipo oxazolidina.[13,15] O peptídeo N,O-protegido 3-fenil-isosserina (19) é preparado estereosseletivamente a partir da condensação do boro-enolato de (4S,5R)-3-bromoacetil-4-metil-5-fenil-2-oxazilidinona (18) com um aldeído, em uma rota sintética de sete etapas (Fig. 9.6a). Na sequência é acoplado diretamente com bacatina III protegida (20), formando os ésteres derivados (21), com posterior desproteção da cadeia peptídica (22) e reações de N-acilação e O-desproteção, levando à formação do paclitaxel (15) e docetaxel (16) (Fig. 9.6b). A partir dessa metodologia, foi possível obter outros derivados contendo variações na cadeia lateral peptídica e dos grupos protetores, o que permitiu a identificação de novos compostos com atividade antineoplásica, como o cabazitaxel (Jevtana) (17), apresentado na Figura 9.5.

Outros exemplos de matérias-primas de origem vegetal utilizadas na semissíntese de fármacos podem ser encontrados no Quadro 9.4.

De forma semelhante, produtos naturais sempre desempenharam um papel importante como fontes de substâncias auxiliares na produção de remédios, por exemplo, a lanolina e o mel, cuja utilização é mencionada na Bíblia na preparação de unguentos e poções. Modernamente, o uso de *adjuvantes naturais* continua a apresentar relevância no cenário farmacêutico mundial. Segundo o Conselho Internacional de Adjuvantes Farmacêuticos (International Pharmaceutical Excipients Council),[16] dos 20 adjuvantes mais usados hoje, 86% são de origem natural. Deve também ser considerada a preocupação global com a utilização de fontes renováveis de matérias-primas industriais. As transformações físicas e químicas das moléculas originais conduziram ao surgimento de produtos modificados e de derivados semissintéticos, objetivando desempenhos específicos de cada adjuvante, como se observa em especial nos derivados da celulose.[17]

Soma-se a isso o desenvolvimento de adjuvantes combinados ou coprocessados, que possuem características finais sinérgicas de cada constituinte.[18] O Quadro 9.5 apresenta uma lista não exaustiva de alguns adjuvantes de uso atual na produção de medicamentos.

Substâncias ativas de produtos naturais como protótipos de fármacos

Para ilustrar o processo de desenvolvimento de novos fármacos a partir de produtos naturais vegetais, foram selecionados três exemplos: o desenvolvimento de anestésicos locais a partir da descoberta da cocaína como princípio ativo das folhas da coca, uma planta sul-americana (*Erythroxylum*

Quadro 9.4 Exemplos de matérias-primas vegetais utilizadas na semissíntese de fármacos

Matéria-prima	Fármacos	Espécie
Ácido betulínico	Bevirimat	*Syzygium claviflorum* (Roxb.) Wall. ex A.M.Cowan & Cowan
Ácido chiquímico	Oseltamivir	Espécies de *Illicium*
Camptotecina	Topotecano, irinotecano, belotecano	Espécies de *Camptotheca*
Catarantina e vindolina	Vimblastina, vinorrelbina	*Catharanthus roseus* (L.) G.Don
Escopolamina	N-butilescopolamina	Espécies de *Datura*
Morfina	Nalorfina, oxicodona, hidrocodona	*Papaver somniferum* L.
Oripavina e tebaína	Buprenorfina	*Papaver somniferum* L.
Podofilotoxina	Etoposídeo, teniposídeo	Espécies de *Podophyllum*

Quadro 9.5 Exemplos de adjuvantes farmacêuticos de origem natural

Adjuvante	Função principal	Fonte
Ácido algínico e derivados	Aglutinante, formador de gel, espessante.	*Fucus vesiculosus* L.
Amido e derivados	Aglutinante e desagregante.	*Zea mays* L.; *Solanum tuberosum* L.
Celulose e derivados	Aglutinante, desagregante, formador de gel, espessante, filmógeno, modificador de cedência.	Espécies de *Pinus* e de *Eucalyptus*
Cera de abelhas	Várias funções em formas farmacêuticas semissólidas.	Colmeias de espécies de *Apis*
Cera de carnaúba	Várias funções em formas farmacêuticas semissólidas.	*Copernicia prunijera* (Miller) H.E.Moore
Cochonilha	Corante.	*Dactylopius coccus* Costa, 1835
Dióxido de titânio (TiO_2)	Pigmento branco, agente de cobertura, bloqueador solar.	Ilmenita ($FeTiO_3$) e rutilo (TiO_2)
Estearato de magnésio	Lbrificante deslizante e antiaderente.	Gorduras (óleos fixos) vegetais e animais
Esteviosídeo	Edulcorante.	*Stevia rebaudiana* (Bertoni) Bertoni
Etanol	Veículo líquido.	*Saccharum officinarum* L.
Gelatina	Paredes de cápsulas, aglutinante, gelificante.	Tecidos animais (*Sus scrofa* L., 1758; *Bos taurus* L., 1758)
Goma caraia	Espessante.	*Sterculia tomentosa* Guill. & Perr.
Goma guar	Aglutinante, formador de gel.	*Cyamopsis tetragonoloba* (L.) Taub.
Lactose	Diluente, aglutinante seco.	Leite de vaca (*Bos taurus* L., 1758)
Manteiga de cacau	Base de supositórios.	*Theobroma cacao* L.
Óleos fixos	Veículo líquido.	*Arachis hvpogaea* L., *Olea europaea* L.
Óleos voláteis (essências)	Adequadores e corretivos organolépticos.	Espécies de *Citrus* e de *Mentha*
Pectinas	Aglutinante, formador de gel, espessante.	Espécies de *Citrus*
Quitosanas	Aglutinante seco, desintegrante, modificador de cedência.	Exoesqueletos de crustáceos da ordem dos decápodes (camarões)
Sacarose	Edulcorante, estruturador de xaropes, material de cobertura de drágeas.	*Saccharum officinarum* L.

coca Lam.); o desenvolvimento de analgésicos opioides a partir da investigação química das substâncias ativas presentes no ópio, extraído de uma das plantas medicinais (*Papaver somniferum* L., papoula) de uso mais antigo, recurso valioso já empregado na medicina tradicional da China, Índia e na cultura greco-romana; e, por último, o desenvolvimento de fármacos hipolipêmicos a partir da identificação e isolamento da mevastatina do fungo *Penicillium citrinum*.

Anestésicos locais derivados da cocaína

A descoberta da atividade anestésica da cocaína é um marco na história do desenvolvimento de novos fármacos a partir de produtos naturais. A cocaína é um alcaloide tropânico isolado das folhas da coca, sendo atualmente considerada droga de abuso, de uso sujeito à legislação de controle, estabelecido por acordos internacionais.

O conhecimento acerca da cocaína deriva da investigação sobre o uso tradicional da planta, de ocorrência nas regiões montanhosas do leste dos Andes, por indígenas na América do Sul, principalmente no Peru e na Bolívia, para aumentar a resistência física e aliviar dores e cansaço.

O isolamento da sua principal substância ativa foi feito em 1860, por Niemann, que na época trabalhava no laboratório de Wöhler (Göttingen, Alemanha), o qual realizou contribuição substancial para a química, descrevendo em 1828, pela primeira vez, a síntese de uma substância orgânica, a ureia. Wöhler deu o nome **cocaína** ao novo composto e a descreveu como uma substância com gosto ligeiramente amargo e que apresentava ação sobre os nervos gustativos, tornando-os quase completamente insensíveis.

Em 1884, Sigmund Freud passou a utilizar a cocaína como um estimulante, tal como na tradição indígena, para aumentar a resistência física, por exemplo, em casos de fadiga crônica e caquexia e também no tratamento de dependência à morfina, ópio e bebidas alcoólicas. Na época era usual a experimentação de compostos novos, obtidos de plantas ou de origem sintética, em voluntários sãos, em pacientes e no próprio organismo dos pesquisadores, especialmente médicos, químicos e farmacêuticos. Freud também aplicou a substância pura em certa região de seu corpo e percebeu que ela perdeu a sensibilidade por um tempo, sem afetar o sistema nervoso central.[19] Ele relatou o ocorrido para seu colega Carl Köller, cirurgião e oftalmologista, o qual introduziu na terapêutica o uso de soluções de cocaína como anestésico local em cirurgias e outros procedimentos oftalmológicos.[20,21]

Os diversos usos da cocaína (**23**), especialmente como anestésico local, difundiram-se pela Europa e pelas Américas, e logo seus efeitos tóxicos sobre o sistema nervoso central e o sistema cardiovascular foram identificados. No entanto, o uso da cocaína introduziu na terapêutica os anestésicos locais, e a indústria farmacêutica passou a desenvolver uma busca sistemática por derivados que conservassem a ação anestésica sem os efeitos no sistema nervoso central e sem o potencial de dependência. A Figura 9.7 mostra de forma esquemática o desenvolvimento de novos anestésicos a partir da cocaína como protótipo.

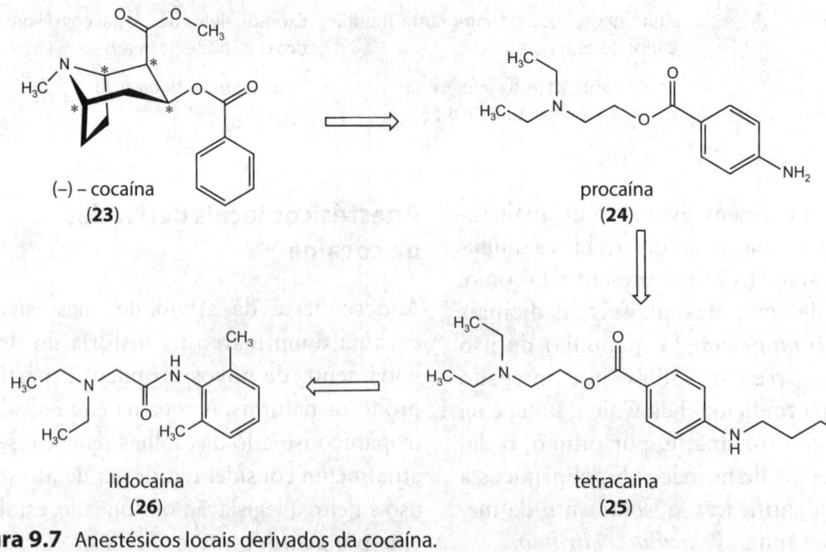

Figura 9.7 Anestésicos locais derivados da cocaína.

A cocaína (**23**) é formada por dois anéis funcionalizados (tropano e aromático), ligados entre si por um grupamento éster [-C(O)OR], e apresenta quatro centros estereogênicos. A presença desses centros estereogênicos dificulta o processo de obtenção de novos derivados, tornando o processo mais caro e, muitas vezes, longo. A síntese total da cocaína (**23**) envolve pelo menos 3 a 5 etapas de reação, sendo que uma delas objetiva a separação dos epímeros formados.[22] Portanto, o uso da estratégia de simplificação molecular permitiu o desenvolvimento dos anestésicos locais que podem ser facilmente sintetizados em laboratório. Diferentes frações da molécula foram sendo retiradas, levando à obtenção de diferentes análogos que não apresentam os efeitos colaterais indesejados, principalmente relacionados à dependência química.

A procaína (**24**), descoberta em 1904 por Einhorn (Munique, Alemanha), é um derivado cujo anel tropano foi substituído por uma cadeia amino-éster alifática. Não é utilizada por via tópica, pois possui reduzida capacidade para atravessar as membranas lipídicas, além de apresentar baixa potência e início de ação lento. A presença do grupo éster torna a procaína vulnerável à ação de esterases presentes no plasma, sendo, então, rapidamente metabolizada e, assim, possui um tempo de meia-vida curto.[21,23]

A tetracaína (**25**) foi desenvolvida para contornar os problemas de baixa potência e curta duração de ação apresentados pela procaína. Assim, foi introduzido um grupamento *n*-butila (-$CH_2CH_2CH_2CH_3$) no nitrogênio da amina aromática, o que levou ao aumento da lipofilicidade do fármaco e da potência para uso tópico. Porém, também sofre rápido metabolismo em função da presença do grupo éster.

A lidocaína (**26**), sintetizada em 1948, é um dos anestésicos locais mais usados. É caracterizada pela presença de um grupamento amida [-C(O)NHR] em substituição à função éster [-C(O)OR], além da eliminação da função amina aromática (-NR_2) e inclusão de dois grupos metila no anel, em posição *orto* à função amida e encurtamento da cadeia que liga o anel aromático à amina terciária. A inserção do grupamento amida favorece a estabilidade do fármaco frente às reações do metabolismo, pois é um grupo mais estável do que o éster. Tal estabilidade é reforçada pela presença dos grupos metílicos na posição *orto* do anel aromático, pois eles geram um impedimento estérico em torno da amida, dificultando o ataque pelas amidases. Dessa forma, a lidocaína apresenta um tempo de ação maior do que os derivados amino-ésteres, procaína e tetracaína.[21,23]

Com essas e outras variações estruturais, foi possível estabelecer estudos de relação estrutura-atividade e determinar um grupo farmacofórico para tal classe de compostos: i) um anel lipofílico (aromático), que pode sofrer substituições; ii) um grupo amino, que seja capaz de manter os valores de pK_a entre 7,5 e 9,0 (geralmente são aminas terciárias); e iii) um grupo espaçador lipofílico entre o anel aromático e a amina terciária, que pode ser de diferentes tamanhos e deve possuir um grupo éster ou amida.[21,23]

Conservando tais características, diversos outros derivados foram sintetizados, tendo a cocaína como protótipo: por exemplo, prilocaína, etidocaína, ropivacaína, bupivacaína, levobupivacaína, ropivacaína e articaína.

A estrutura da morfina e sua importância para o desenvolvimento de fármacos

A morfina (**27**) é o principal constituinte do ópio (Fig. 9.8), produto obtido dos frutos de uma espécie de papoula, *Papaver somniferum* L. Sua utilização é descrita desde a antiguidade, pela propriedade de reduzir a dor na maioria dos distúrbios, além de outros efeitos no sistema nervoso central, os quais conduziram ao seu uso como droga de abuso com elevado potencial de dependência, reconhecido apenas no início do século XIX. A investigação da constituição química do ópio levou à descoberta de mais de uma dezena de alcaloides, dos quais se destacam pelo teor a morfina, codeína, tebaína, noscapina, papaverina, todos eles com esqueleto benzilisoquinolínico.[24] Para maiores detalhes, consultar o Capítulo 22, *Alcaloides isoquinolínicos*.

A morfina (**27**) foi o primeiro alcaloide a ser isolado do ópio, o que foi realizado em uma farmácia, pelo farmacêutico Sertürner na Alemanha em 1806. Tal como no caso da cocaína, o isolamento da morfina é um marco na história do desenvolvimento de medicamentos. Até então, a maioria dos constituintes isolados de plantas eram substâncias de caráter ácido (ácidos cítrico e tartárico, entre outros). Com o isolamento de uma substância de caráter alcalino, teve início uma busca sistemática de substâncias básicas em plantas, o que resultou no isolamento de dezenas de compostos importantes para o desenvolvimento de fármacos, muitas das quais referidas no Quadro 9.1. Nessa abordagem histórica, pode-se dizer que o isolamento da morfina foi o marco inicial do desenvolvimento da Farmacognosia como uma ciência com base química.

A morfina (**27**) tem uma estrutura bastante complexa, com cinco anéis e cinco centros estereogênicos. Desde o seu isolamento até sua elucidação estrutural, passaram-se mais de 100 anos. Em 1925, Robinson propôs a estrutura correta da morfina, a qual foi comprovada apenas em 1968 por cristalografia de raios X. No entanto, muito antes da definição de todos os seus aspectos estruturais, foi feita a comprovação da presença dos grupos funcionais: fenol, álcool, anel aromático, ponte etérea e um alceno cíclico, além de um grupo amino terciário. Com base nesses grupos funcionais, foram realizadas modificações químicas que resultaram em análogos com propriedades diferenciadas e que permitiram o estabelecimento das primeiras relações estrutura-atividade para fármacos.[24,25] Assim, do ponto de vista histórico, a morfina contribuiu tanto para o início da Farmacognosia quanto para o início da Química Farmacêutica Medicinal.

Em vista da complexidade estrutural, ao longo da história, foram utilizadas cerca de uma dezena de representações espaciais diferenciadas para a estrutura da morfina (**27**). A Figura 9.8 mostra a estrutura, segundo Robert Robinson (1986-1975) (Prêmio

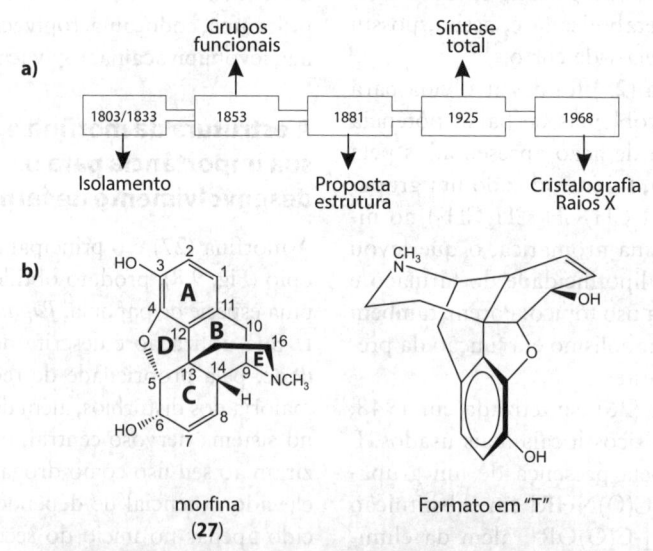

Figura 9.8 a) Cronologia da descoberta e b) representações químicas estruturais da morfina.

Nobel de Química, 1947), que ressalta o esqueleto básico de um fenantreno parcialmente hidrogenado, o que foi importante na elucidação estrutural. Sua rigidez pode ser observada pela representação tridimensional, com o formato em T.

Analgésicos opioides derivados da morfina

O primeiro derivado semissintético obtido por variação de grupos substituintes foi a diacetilmorfina (**28**) (heroína), preparada a partir da acetilação da morfina (**27**) (Fig. 9.9). Os pesquisadores da época acreditavam que a heroína teria maior atividade analgésica efetiva sem apresentar risco de dependência. Infelizmente, os resultados frustraram as expectativas e, hoje, a heroína é considerada uma das mais importantes drogas de abuso.[24]

A partir de então, diversos outros derivados foram obtidos na tentativa de se conseguir compostos com o mínimo de efeitos colaterais por meio de reações relativamente simples de oxidação, redução e eterificação (Fig. 9.9), dentre eles oximorfina (**29**) e oxicodona (**30**), que ainda estão em uso, embora sua vantagem terapêutica sobre a morfina seja mínima. A adição da -OH em C-14 sugere que esse grupo seja capaz de estabelecer uma interação de hidrogênio junto ao receptor opioide, aumentando sua afinidade e, consequentemente, sua atividade analgésica.[25]

Dentre as modificações realizadas, destaca-se a introdução de grupos substituintes alquílicos volumosos na porção amina da morfina, o que possibilitou a identificação de compostos com ação antagonista. Esses derivados alquílicos podem ser facilmente obtidos pela remoção do grupo *N*-metila, na presença de reagente cloroformiato, levando à formação da normorfina (**31**) e posterior

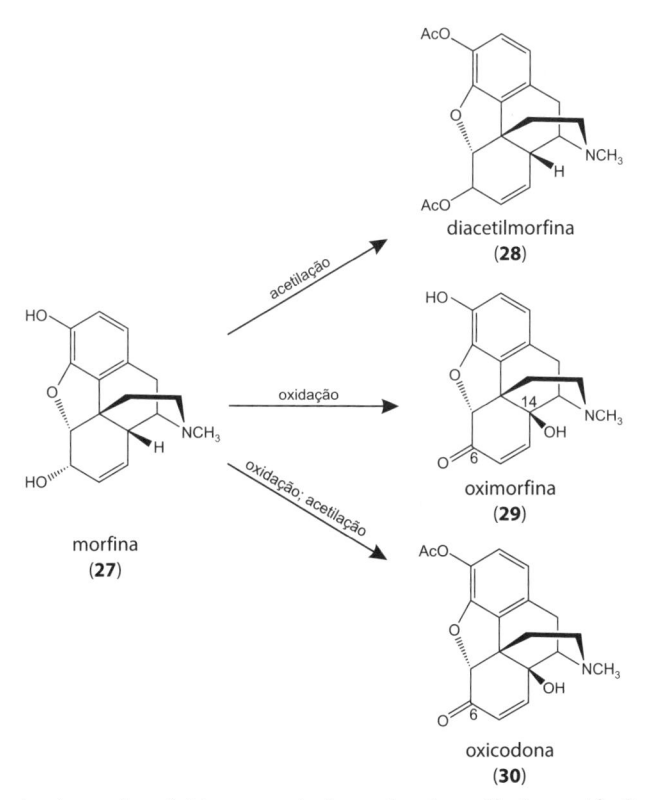

Figura 9.9 Derivados da morfina obtidos por meio de reações de acetilação e oxidação.

Figura 9.10 Esquema de obtenção de derivados alquilados da morfina e estruturas químicas da naloxona e naltrexona.

alquilação do grupo amino com haleto de alquila (Fig. 9.10). A naloxona (**32**) e a naltrexona (**33**) são exemplos de antagonistas competitivos utilizados como antídotos em caso de sobredose de opioides.[24,25]

A aplicação das estratégias clássicas da química farmacêutica medicinal para o desenvolvimento de novos fármacos permitiu a obtenção de uma diversidade estrutural de análogos opioides. Considerando a complexidade estrutural da morfina (**27**), principalmente em relação à presença de vários centros estereogênicos, a obtenção de derivados simplificados foi uma alternativa promissora na tentativa de conseguir, com melhores rendimentos, compostos que fossem capazes de manter a atividade analgésica, porém livres dos efeitos indesejados. A Figura 9.11 ilustra a estratégia de simplificação molecular, a qual, associada a outras estratégias, como variação de grupos substituintes e extensão de cadeia, conduziu à obtenção dos

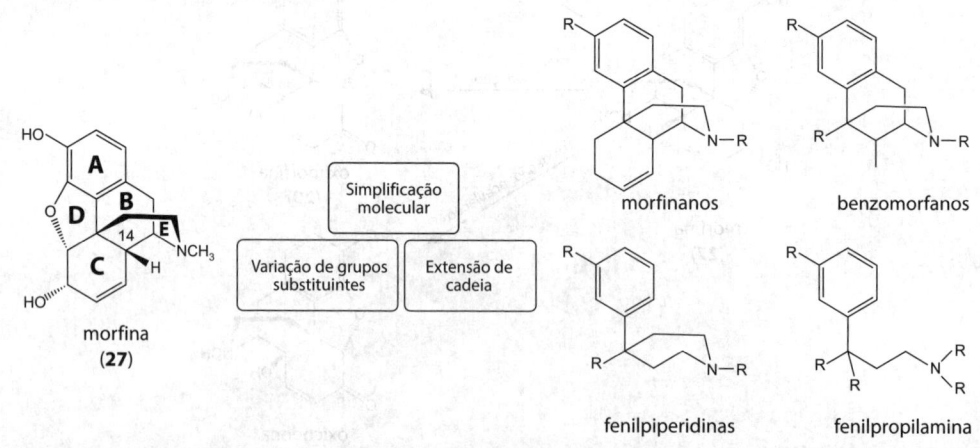

Figura 9.11 Derivados da morfina, obtidos por simplificação molecular, associada à variação de grupos funcionais e extensão de cadeia.

derivados com estruturas tetracíclicas (morfinanos), estruturas tricíclicas (benzomorfanos), bicíclicas (4-fenilpiperidinas) e derivados fenilpropilamínicos.[24]

Os morfinanos foram os primeiros derivados simplificados obtidos e podem ser exemplificados pelo levorfanol (**34**) (Fig. 9.12), o qual apresenta boa atividade analgésica e, apesar da alta toxicidade e risco de dependência, tem a vantagem de ser administrado por via oral.

O primeiro derivado benzomorfano foi a metazocina (**35**), a qual teve o grupo *N*-metila (-NCH$_3$) substituído por um grupo dimetilalila [-CH=C(CH$_3$)$_2$], originando a pentazocina (**36**) (Fig. 9.12). Os benzomorfanos são capazes de manter a atividade analgésica e apresentam menor risco de dependência.

A meperidina (**37**) é considerada o composto líder da classe dos derivados piperidínicos (Fig. 9.12). Sua modificação estrutural levou à formação da fentanila (**38**), a qual possui um átomo de nitrogênio entre os substituintes em C-4 e o anel piperidina e a presença de um grupo *N*-etilfenila [-N(CH$_2$)$_2$C$_6$H$_5$]. A ausência dos anéis B, C e D confere maior flexibilidade a esses compostos, conduzindo a uma alteração da conformação bioativa junto aos receptores opioides.

Os derivados fenilpropilamínicos representam os análogos mais simplificados da morfina. Tais derivados podem ser exemplificados pela metadona (**39**), cuja estrutura apresenta apenas um centro estereogênico simples e é obtida na forma de racemato. Porém, o enantiômero *R* é o responsável pela atividade analgésica (eutômero), sendo 7 a 50 vezes mais potente do que o enantiômero *S* (distômero) e com potência duas vezes superior à da morfina.

Por outro lado, trabalhando com a hipótese de que estruturas mais rígidas poderiam levar a uma maior seletividade de ação, derivados opioides rígidos (oripavinas) foram facilmente obtidos a partir da reação de condensação de Diels-Alder utilizando a tebaína (**40**), obtida também a partir do ópio, como dieno e um dienófilo de estrutura variada, como, por exemplo, metilvinil-cetona (Fig. 9.13).[26] Essa condensação permite a formação de um anel extra, o qual aumenta a rigidez da molécula. A introdução de um gru-

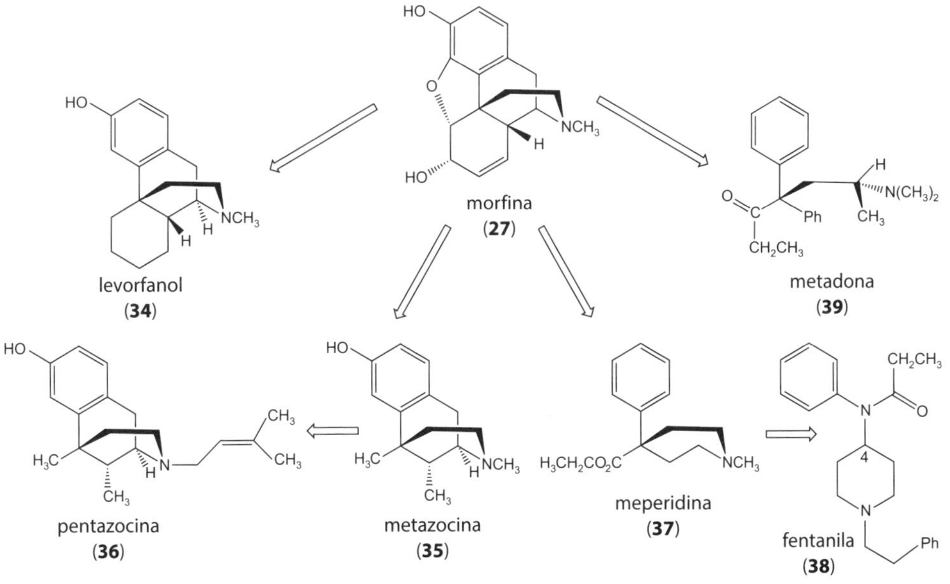

Figura 9.12 Exemplos de derivados opioides obtidos por simplificação molecular.

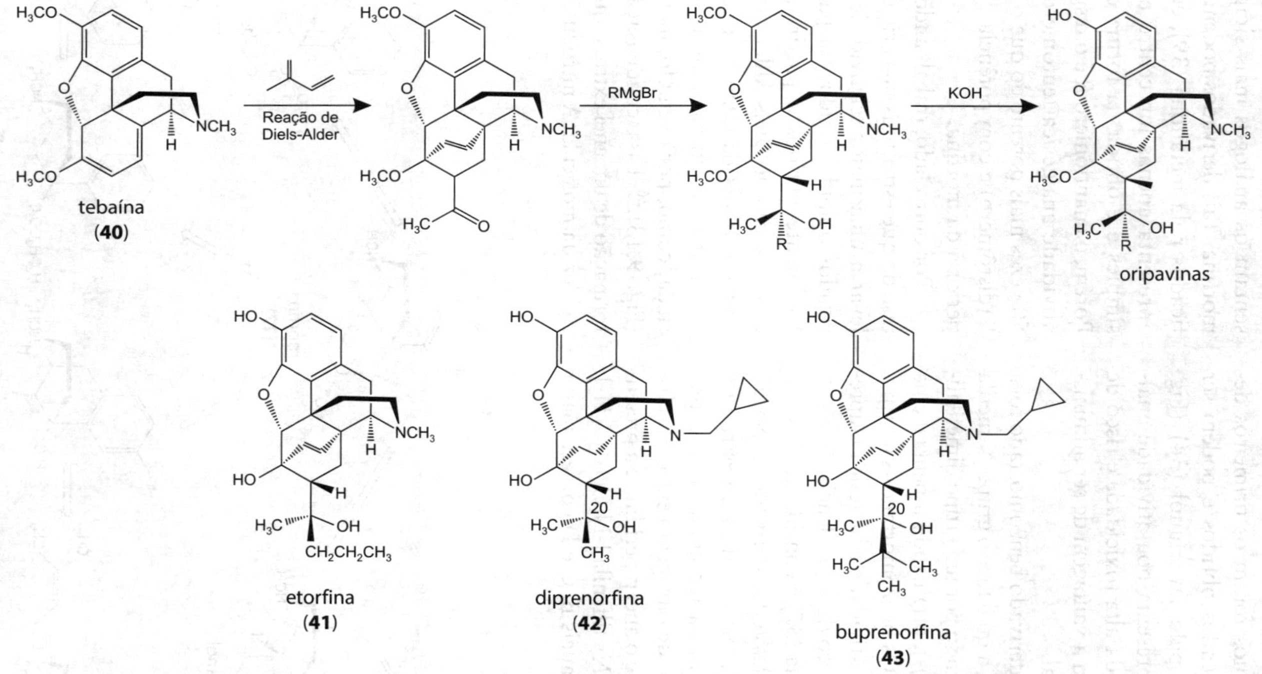

Figura 9.13 Processo de obtenção dos derivados oripavinas e estruturas químicas da etorfina (**41**), diprenorfina (**42**) e buprenorfina (**43**).

po cetona permite, por meio da estratégia de extensão de cadeia, adicionar diferentes grupos via reação de Grignard. A etapa final da síntese envolve o tratamento com hidróxido de potássio e etilenoglicol para desmetilar a posição 3 – sem desmetilar a posição 6. Essas modificações conduziram aos derivados hexacíclicos etorfina (**41**), diprenorfina (**42**) e buprenorfina (**43**), os quais apresentaram alta afinidade para todos os receptores opioides, atuando como agonistas ou antagonistas.

O desenvolvimento de diversos derivados opioides, estruturalmente diferentes entre si, contribuiu para a primeira proposta, feita por Beckett e Casy em 1954, de que a morfina e seus análogos se ligavam em receptores específicos, os receptores opioides. Mais tarde, na década de 1970, com o desenvolvimento de técnicas de radiomarcação, pesquisadores utilizaram alguns derivados opioides marcados e conseguiram postular a existência dos receptores opioides, bem como as diferenças entre eles.[24]

Considerando o conjunto de derivados opioides, pode-se observar um processo evolutivo, desde a identificação das propriedades terapêuticas do ópio, o isolamento de seu principal constituinte, a morfina (**27**), até o desenvolvimento de vários análogos que contribuíram não apenas para o entendimento do mecanismo de ação dessa classe de compostos, mas também para a elucidação e melhor compreensão dos processos fisiológicos que envolvem os receptores opioides. É importante ressaltar que, até o momento, esses são os únicos compostos capazes de atuar em casos de dores crônicas e agudas.

(**44**) mevastatina (R=H)
(**45**) lovastatina (R=CH$_3$)

sinvastatina
(**46**)

pravastatina
(**47**)

fluvastatina
(**48**)

atorvastatina
(**49**)

rosuvastatina
(**50**)

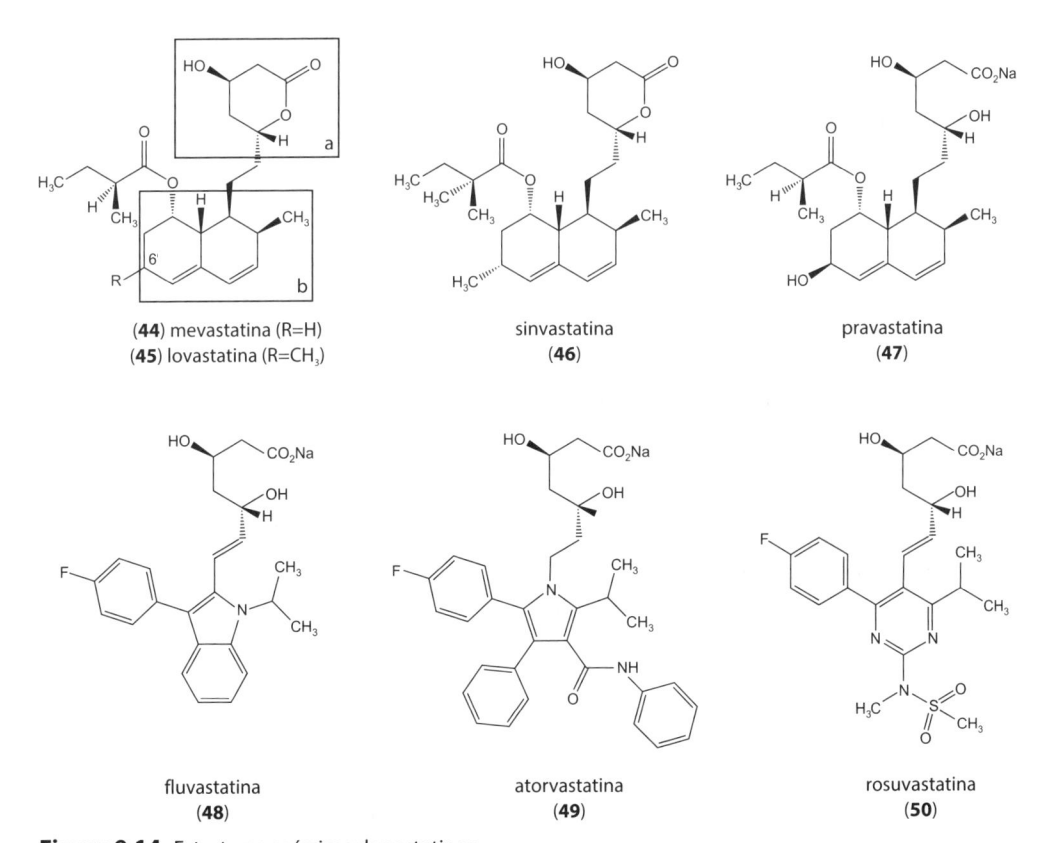

Figura 9.14 Estruturas químicas das estatinas.

A mevastatina e seus análogos hipolipêmicos

Vários compostos úteis na terapêutica são provenientes de diversas espécies de fungos. A descoberta e o isolamento da mevastatina (**44**) foram um marco para o desenvolvimento das estatinas, utilizadas no tratamento das hiperlipidemias. Esses fármacos atuam como inibidores da α-hidroximetilglutaril Co-A-redutase (HMGCoAR), uma enzima-chave no processo da biossíntese do colesterol.[27,28]

A mevastatina (**44**) foi isolada pela primeira vez do fungo *Penicillium citrinum* em 1976 pelo grupo de pesquisadores liderado por Akira Endo.[29] Ela é formada por um anel lactônico hidroxilado **a** (Fig. 9.14) ligado a um anel decanílico substituído **b** e possui sete centros estereogênicos. Alguns anos depois, a lovastatina (**45**), contendo um grupo metílico na posição 6' do anel decalínico, foi isolada de *Monascus ruber* e *Aspergillus terreus* e apresentou atividade superior à da mevastatina (**44**). A lovastatina (**45**) foi aprovada pela FDA em 1987, e a mevastatina foi abandonada em função de seus efeitos tóxicos.[27-30]

Ambas foram usadas como compostos líderes no desenvolvimento de outras estatinas. Pequenas modificações na função éster da cadeia lateral e no anel decalínico levaram à obtenção da sinvastatina (**46**) e pravastatina (**47**). Em estudos de relação estrutura-atividade, o anel lactônico – o qual sofre hidrólise, formando o derivado di-hidroxiácido – foi identificado como sendo o grupo farmacofórico, tendo sido observado que o anel decalínico pode ser substituído por outras unidades lipofílicas. Portanto, considerando tais características estruturais, o anel decalínico foi substituído por outros sistemas de anéis aromáticos, dando origem à fluvastatina (**48**), atorvastatina (**49**) e rosuvastatina (**50**).[27,31]

Pontos-chave deste capítulo

Os fármacos têm origem bastante diversificada, e o presente capítulo destaca sua obtenção a partir de plantas medicinais de uso tradicional, de bactérias e fungos, bem como o desenvolvimento de fármacos a partir de protótipos de origem natural.

A investigação de produtos naturais, com base em plantas medicinais de uso estabelecido em séculos passados, levou à descoberta de novas substâncias com estruturas diferenciadas que representaram novas possibilidades de intervenção terapêutica. Em consequência desses estudos, foram desenvolvidos os anestésicos locais, bloqueadores musculares, anticolinérgicos, bloqueadores adrenérgicos, hipnoanalgésicos, entre outras categorias terapêuticas.

A investigação de categorias terapêuticas a partir de fungos e bactérias resultou na descoberta de importantes antibióticos e imunossupressores. Exemplos clássicos são as penicilinas, cefalosporinas, tetraciclinas, vancomicina e a ciclosporina, respectivamente.

Muitos fármacos são obtidos diretamente de produtos naturais, por meio de processos extrativos, em geral a partir do cultivo das plantas que os originaram, como, por exemplo, artemisinina, atropina, cafeína, digoxina, quinina, morfina, entre outros.

A obtenção de muitos fármacos de estrutura complexa tornou-se economicamente viável a partir da descoberta de substâncias que puderam ser utilizadas como precursores na sua síntese. Como exemplos foram apresentados os fármacos esteroidais, preparados a partir de resíduos industriais das sementes de soja após extração do óleo, e os antitumorais, como o paclitaxel preparado a partir da 10-desacetilbacatina III, obtida de uma espécie do gênero *Taxus*.

Os compostos de origem natural são usados como protótipos para o desenvolvimento de fármacos, o que foi ilustrado com os exemplos dos anestésicos locais, desenvolvidos a partir da cocaína; dos hipnoanalgésicos, a partir da morfina; e dos hipolipêmicos, a partir da mevastatina.

Os produtos naturais contribuem não apenas para o desenvolvimento e a obtenção de novos fármacos, mas também, frequentemente, para o entendimento de novos mecanismos de ação, bem como para a elucidação e melhor compreensão de processos fisiológicos, o que foi ilustrado com a descoberta dos receptores opioides.

Referências

1. Newman DJ, Cragg GM, Kingston DGI. Natural products as pharmaceuticals and sources for lead structures. In: Wermuth CG, Aldous D, Raboisson P, Rognan D. The practice of medicinal chemistry. 4th ed. San Diego: Academic; 2015. p. 101-39.
2. Cragg GM, Newman DJ. Natural products: a continuing source of novel drug leads. Biochim Biophys Acta. 2013;1830(6):3670-95.
3. Newman DJ, Cragg GM. Natural products as sources of new drugs from 1981 to 2014. J Nat Prod. 2016;79(3):629-61.
4. McKerrow JH. Recognition of the role of natural products as drugs to treat neglected tropical diseases by the 2015 Nobel prize in physiology or medicine. Nat Prod Rep. 2015; 32(12):1610-1.
5. Harvey AL, Edrada-Ebel R, Quinn RJ. The re-emergence of natural products for drug discovery in the genomics era. Nat Rev Drug Discov. 2015;14(2):111-29.
6. Genty EJ. Antibiotics and antimicrobial agents. In: Lemke TL, Willians DA. Foye's principles of medicinal chemistry. 7th ed. Baltimore: Lippincott Williams & Wilkins; 2013. p. 1073-124.
7. Fernandes P. Antibacterial discovery and development – the failure of success? Nat Biotechnol. 2006;24(12):1497-503.
8. Rocha e Silva M. Fundamentos da farmacologia e suas aplicações à terapêutica. 3. ed. São Paulo: EDART; 1973.
9. Borges WS, Borges KB, Bonato PS, Said S, Pupo MT. Endophytic fungi: natural products, enzymes and biotransformation reactions. Curr Org Chem. 2009;13(12):1137-63.
10. American Chemical Society. An international historic chemical landmarks: the "marker degradation" and creation of the mexican steroid hormone industry 1938-1945 [Internet]. Washington, DC: ACS; 1999 [capturado em 07 jun. 2016]. Disponível em: http://www.acs.org/content/acs/en/education/whatischemistry/landmarks/progesteronesynthesis.html.
11. Wall ME, Wani MC. Camptothecin and taxol: discovery to clinic-thirteenth Bruce F. Cain memorial award lecture. Cancer Res. 1995;55(4):753-60.
12. Dingermann T. Das medizinische Potenzial von Pflanzenstoffen. In: Sticher O, Heilmann J, Zündorf I. Hänsel / Sticher Pharmakognosie Phytopharmazie. 10. Aufl. Stuttgart: Wissenschaftliche; 2015. p. 111-40.
13. Kingston DGI, Jagtap PG, Yuan H, Samala L. The chemistry of taxol and related taxoids. In: Herz W, Falk H, Kirby GW. Progress in the chemistry of organic natural products. Wien: Springer; 2002. p. 126-35.
14. Xiao Z, Morris-Natschke SL, Lee K. Strategies for the optimization of natural leads to anticancer drugs or drug candidates. Med Res Rev. 2016;36(1):32-91.
15. Commerçon A, Bézard D, Bernard F, Bourzat JD. Improved protection and esterification of a precursor of the Taxotere® and Taxol side chains. Tetrahedron Lett. 1992;33(36): 5185-8.
16. International Pharmaceutical Excipients Council [Internet]. Brussels: IPEC; 2016 [capturado em 07 jun. 2016]. Disponível em: http://www.ipec.org.
17. Lima Neto SA, Petrovick PR. A celulose na farmácia. Cad Farm. 1997;13(1):19-23.
18. Hoepfner EM, Reng A, Schmidt PC, editors. Fiedler encyclopedia of excipients. 5th ed. Aulendorf: Cantor; 2002.
19. Freud S. On cocaine. London: Hesperus; 2011.
20. Ruetsch YA, Böni T, Borgeat A. From cocaine to ropivacaine: the history of local anesthe-

tic drugs. Curr Top Med Chem. 2001;1(3): 175-82.
21. Friel CJ. Anesthetics. In: Beale JM, Block JH. Wilson and gisvold's textbook of organic and pharmaceutical chemistry. 12th ed. Baltimore: Lippincott William & Wilkins; 2011. p. 711-32.
22. Casale JF. A practical total synthesis of cocaine's enantiomers. Forensic Sci Int. 1987; 33:275-98.
23. Maher TJ. Anesthetic agents: general and local anesthetics. In: Lemke TL, Willians DA. Foye's principles of medicinal chemistry. 7th ed. Baltimore: Lippincott William & Wilkins; 2013. p. 508-39.
24. Aldrich JV, Vigil-Cruz SC. Narcotic analgesics. In: Abraham DJ. Burger's medicinal chemistry and drug discovery. 6th ed. New York: Wiley-Interscience; 2003. v. 6, p. 329-482.
25. Patrick GL. An introducion to medicinal chemistry. Oxford: Oxford University; 2013.
26. Lewis JW, Husbands SM. The orvinols and related opioids: high affinity ligands with diverse efficacy profiles. Curr Pharm Des. 2004;10(7):717-32.
27. Harrold M. Antihyperlipoproteinemics and Inhibitors of cholestreol biosynthesis In: Lemke TL, Willians DA. Foye's principles of medicinal chemistry. 7th ed. Baltimore: Lippincott Williams & Wilkins; 2013. p. 815-40.
28. Tobert JA. Lovastatin and beyond: the history of the HMG-CoA reductase inhibitors. Nat Rev Drug Discov. 2003;2(7):517-26.
29. Endo A. Compactin (ML-236B) and related compounds as potential cholesterol-lowering agents that inhibit HMG-CoA reductase. J Med Chem. 1985;28(4):401-5.
30. Patchett AA. 2002 Alfred Burger Award Address in Medicinal Chemistry. Natural products and design: interrelated approaches in drug discovery. J Med Chem. 2002;45(26): 5609-16.
31. Hoffman WF, Alberts AW, Cragoe EJ Jr, Deana AA, Evans BE, Gilfillan JL, et al. 3-Hydroxy-3-methylglutaryl-coenzyme A Reductase Inhibitors. 2. Structural modification of 7-(substituted aryl)-3,5-dihydroxy-6-heptenoic acids and their lactone derivatives. J Med Chem. 1986;29(2):159-69.

Leituras sugeridas

Barreiro EJ, Fraga CAM. Química medicinal: as bases moleculares da ação dos fármacos. 3. ed. Porto Alegre: Artmed; 2015.

Mishra BB, Tiwari VK. Natural products: an evolving role in future drug discovery. Eur J Med Chem. 2011;46(10):4769-807.

Weaver BA. How Taxol/paclitaxel kills cancer cells. Mol Biol Cell. 2014;25(18):2677-81.

10

Desenvolvimento tecnológico de produtos farmacêuticos a partir de produtos naturais

Valquiria Linck Bassani, Pedro Ros Petrovick

Introdução	129
Planejamento tecnológico	130
Ações de transformação	130
Produtos farmacêuticos derivados	137
Produtos farmacêuticos inovadores	142
Estabilidade de produtos farmacêuticos oriundos de produtos naturais	142
Pontos-chave deste capítulo	142
Referências	143
Leituras sugeridas	145

Introdução

O desenvolvimento tecnológico de produtos farmacêuticos oriundos de produtos naturais (PFPN) visa à obtenção de matérias-primas, ingredientes farmacêuticos ativos, adjuvantes, produtos intermediários ou terminados com o grau de qualidade requerido para a finalidade de seu uso. Tais produtos podem ser definidos como segue:

1. **Matérias-primas farmacêuticas de origem natural (MPFN):** processadas a partir de insumos obtidos diretamente da natureza, por extrativismo ou pela intervenção humana na sua produção (Quadro 10.1).
2. **Ingredientes farmacêuticos ativos naturais (IFAN):** substâncias isoladas ou produtos de origem natural de composição complexa com atividade terapêutica.
3. **Adjuvantes farmacêuticos:** substâncias ou produtos responsáveis pela viabilidade de obtenção, pelo estabelecimento e manutenção de características técnicas, pela viabilidade de administração e gerenciamento biofarmacêutico de uma forma farmacêutica.
4. **Produtos intermediários de processo (Pi):** produtos resultantes de uma determinada ação de transformação durante o ciclo produtivo.
5. **Produtos finais:** produtos resultantes do fluxo de transformação de PFPN, como medicamentos, chamados, neste caso, de produtos terminados.

O ciclo de obtenção de produtos farmacêuticos é constituído pelos seguintes elementos:

1. **Insumos** (*input* do sistema), dentre os quais se encontram as matérias-primas.
2. **Fluxo de transformação:** sequência de ações de transformação, sendo que de cada ação resulta um produto intermediário que conduz ao produto acabado, isto é, ao produto final acondicionado e embalado.
3. **Produto terminado**, considerado a saída (*output*) do sistema, liberado para dispensação ou comercialização, seja como matéria-prima ou medicamento.

Quadro 10.1 Fontes de matérias-primas farmacêuticas oriundas de produtos naturais

Materiais frescos: materiais existentes na natureza ou advindos de cultivos e/ou criações (vegetais, animais, microrganismos e minerais).

Materiais secos ou estabilizados: materiais frescos que sofreram operação de secagem e/ou estabilização. Tratando-se de matéria-prima vegetal, corresponde à droga.

Materiais selecionados: materiais obtidos após um ou mais procedimentos de retirada de componentes não desejados.

Extratos brutos: são obtidos por extração de materiais frescos ou secos, podendo ser líquidos, semissólidos ou sólidos.

Extratos purificados: extratos planejados para conter uma ou mais classes de compostos de interesse no produto farmacêutico oriundo de produtos naturais.

Fonte: Adaptado de Fahr.[1]

Desse modo, é racional entender que a qualidade do produto terminado depende da qualidade dos insumos (matérias-primas, materiais de acondicionamento e embalagem, áreas de produção e de controle de qualidade, equipamentos, documentação e recursos financeiros) e das pessoas inseridas no Sistema da Qualidade da empresa.

Sendo assim, considerando o ciclo de obtenção de PFPN, a qualidade das matérias-primas deve ser considerada como o marco fundamental no planejamento tecnológico de PFPN, conforme discutido por Gonçalves e Petrovick[2] (ver Capítulo 8, *Qualidade de insumos farmacêuticos ativos de origem natural*).

Planejamento tecnológico

O planejamento tecnológico pode ser mais bem entendido considerando-se as diferentes fases do ciclo de desenvolvimento de produtos.

Estudos de pré-formulação

Esta fase tem como objetivo o domínio de conhecimentos a respeito das matérias-primas e em especial dos IFAN, almejando o desenvolvimento de ensaios analíticos e a avaliação da qualidade, estabilidade e reatividade. Tanto o solvente de extração e os adjuvantes quanto o método de secagem influenciam as características dos produtos obtidos.[3]

Estudos de formulação

O escopo desta fase relaciona o conhecimento das interações dos IFAN com os demais componentes da formulação proposta e o comportamento conjunto desses ingredientes frente às etapas de transformação eleitas. Os estudos visam também desenvolver métodos analíticos adequados que permitam a avaliação da qualidade e da estabilidade do produto. Esse conjunto de informações alicerça a otimização de métodos de produção e de controle de qualidade dos produtos.

Transposição de escala produtiva

Uma vez escolhido o ciclo produtivo com seus respectivos controles de qualidade, o aumento da dimensão (*scaling up*) do lote deve ser planejado a fim de verificar sua adequabilidade ao produto pretendido. Serve também para prever pontos críticos do processo e para reduzir a escala de produção (*scaling down*).

Ações de transformação

O desenrolar de um ciclo de obtenção de PFPN está afeto à matéria-prima determinada como ponto de partida (ver Quadro 10.1) e do produto terminado pretendido. Por isso são contempladas neste capítulo as ações de transformação preliminares, principais e finais.

Ações de transformação preliminares

As ações de transformação preliminares consistem nos passos de processamento que tornam a matéria-prima adequada para ser incluída como produto de partida para obtenção do PFPN pretendido. Elas podem abranger as seguintes operações ou processos:

Limpeza

Contaminantes estranhos às MPFN são advindos dos procedimentos de retirada de seu *habitat*. Assim, em raízes observa-se a presença de terra, e em algas e animais marinhos observa-se a presença de sais e/ou outros materiais estranhos provindos do ambiente. A lavagem com água, etanol ou suas misturas, por imersão ou aplicação de jato (aspersão), é indicada, desde que sejam evitadas alterações irreversíveis de estruturas do material e/ou retirada por eluição (lixiviação) de constituintes químicos de interesse. O uso de jato de ar pode, em muitos casos, ser o mais apropriado, por evitar a adição de umidade ao material a ser limpo, a qual pode ser a causa de degradação das MPFN.

Programas de limpeza, que devem estar registrados no Manual de Boas Práticas da empresa, contemplam não somente a higienização, mas também a redução de contaminação microbiana (fungos e bactérias), seja por desinfecção ou esterilização. A exposição ao etanol em concentrações superiores a 60%, seus vapores ou vapores de água sob pressão (autoclavagem) são alternativas para alcançar essa finalidade. O emprego de radiações ou a exposição a gases ou vapores, como formol ou óxido de etileno, não são recomendáveis devido aos resíduos tóxicos que geram.

Seleção

Considera-se neste caso a eliminação de partes e/ou componentes não desejados (ver Capítulo 8, *Qualidade de insumos farmacêuticos de origem natural*). No caso de vegetais, leva-se em conta a retirada de partes da planta ou elementos que não constituam o farmacógeno, já que a presença deles é considerada como contaminante.

Matérias-primas contendo microrganismos também devem estar isentas de contaminantes e, em especial, de cepas não desejadas. Semelhantemente, deve ser assegurado que matérias-primas oriundas do reino animal não apresentem materiais estranhos ao de interesse. Por exemplo, na obtenção de quitosanas, a partir do exoesqueleto de crustáceos (camarões), deve ser garantida a eliminação de outros elementos anatômicos e/ou fluidos corporais do crustáceo.

Tratando-se de matérias-primas oriundas de minerais, a eliminação de componentes de origem orgânica e outros minerais deve ser realizada.

Estabilização

Ações de estabilização são empregadas basicamente em matérias-primas originadas de seres vivos (vegetais, animais e microrganismos) que podem apresentar processos de decomposição, os quais acontecem após serem retirados de seus *habitats*. Tal processo pode conduzir a alterações significativas da composição química da matéria-prima, causadas pela ação de elementos endógenos (enzimas, como oxidases) e exógenos (microrganismos ambientais), em geral favorecidas pela presença de água. Desse modo, a estabilização visa primordialmente à inativação enzimática e/ou à retirada do meio reacional – água – necessário para a vida microbiana e para a atividade enzimática.[4]

Entre os procedimentos de estabilização mais empregados, podem ser citados:

Criopreservação: manutenção do produto em ambientes refrigerados com controle de temperatura e umidade, como câmaras frias, refrigeradores, congeladores, recipientes com gases liquefeitos como nitrogênio líquido ou dióxido de carbono (gelo seco).

Termoestabilização: o emprego do calor, seja seco ou úmido, sob a forma de vapores d'água ou etanol, sob pressão normal ou elevada, conduz à perda de água e à desnaturação proteica, inviabilizando a vida da microbiota contaminante, e à inativação de enzimas. Deve sempre ser considerada a estabilidade química e estrutural do material exposto a essas condições de elevada energia.

Uperização (*ultra high temperature – UHT*): processo de ultrapasteurização por injeção de vapor e imediato resfriamento, com vistas à esterilização contínua de produtos líquidos.

Cominuição

A redução do material de partida a fragmentos menores ou pós é uma operação comumente empregada. Seu objetivo é tornar o material adequado às próximas operações de transformação envolvidas no ciclo produtivo, como secagem, extração e mistura, por exemplo. Os equipamentos empregados subdividem-se de acordo com o princípio de fragmentação das estruturas a serem moídas. As classes existentes agem por meio de concussão (impacto), atrito, corte (cisalhamento) e pressão ou por uma combinação de um ou mais desses.

A escolha do equipamento depende das características do material a ser cominuído. Devem ser consideradas, entre outras, a textura do material – se fibroso ou friável, gorduroso ou coesivo –, a relação entre as dimensões de entrada e saída no equipamento e a estabilidade dos constituintes, já que tal operação normalmente gera calor. Nesse caso, há necessidade de emprego de procedimentos especiais, como, por exemplo, a criomoagem (*cryomilling*), que consiste na fragmentação do material em baixas temperaturas, promovidas por gases resfriados/liquefeitos (ar, CO_2, N_2). Tem por finalidade a proteção de componentes que apresentem instabilidade térmica, química e/ou física, como enzimas, proteínas, óleos e voláteis.[5]

Seleção granulométrica

O conhecimento da granulometria de matérias-primas, produtos intermediários e produtos finais é fundamental para o desenvolvimento tecnológico de qualquer produto, pois a dimensão das partículas vai determinar basicamente o comportamento de fenômenos de superfície, sendo determinante para características farmacotécnicas e/ou biofarmacêuticas. A escolha da granulometria (diâmetro médio e amplitude da distribuição granulométrica) depende, portanto, das necessidades do processo ou do produto.

A avaliação granulométrica pode ser classificada de acordo com a finalidade em:

a) *Análise granulométrica*, a qual objetiva o conhecimento quantitativo da composição dimensional das partículas e serve tanto para o controle de qualidade de uma MPFN quanto do processo, como é o caso da operação de moagem.

b) *Corte granulométrico*, cuja finalidade é a eliminação de uma determinada fração granulométrica até um limite máximo ou mínimo de diâmetro de partícula com vistas a evitar sua interferência na eficiência de um processo ou produto.

c) *Calibração*, que consiste na seleção de uma determinada faixa granulométrica. Justifica-se tal ação quando a presença de partículas acima e abaixo de limites granulométricos máximos e mínimos venha a interferir negativamente no desempenho de processos ou produtos, como no empacotamento de pós ou grânulos utilizados na produção de cápsulas ou comprimidos e no rendimento de procedimentos extrativos.

Ações de transformação principais

Extração

A operação de extração tem por objetivo a retirada de um ou mais constituintes a partir de uma matéria-prima natural, sendo realizada frequentemente com auxílio de solventes líquidos. Quando pouco seletiva, a extração resulta em produtos denominados extratos brutos, que muitas vezes constituem-se em produtos intermediários para a obtenção de frações enriquecidas em um determinado constituinte ou em uma classe desses. A permanência ou não do líquido extrator ou de um de seus constituintes é possível, de acordo com a finalidade a que se destina. Assim, na extração de óleos fixos de origem animal, podem ser usados solventes orgânicos de baixa polaridade, que devem ser retirados em função de sua toxicidade inerente. Extratos especiais de *Ginkgo biloba* L. sofrem processamento extrativo, do qual pode participar a acetona, que também não pode estar presente no produto final destinado ao uso humano ou veterinário.[4] A escolha do solvente, portanto, depende da qualidade, ou seja, da propósito do produto final.

A preocupação mundial quanto à origem das matérias-primas tem conduzido ao emprego de insumos renováveis como fonte de substâncias de interesse industrial. Principalmente resíduos agroindustriais são utilizados para a obtenção de substâncias que irão servir de moléculas-base para a síntese de compostos bioativos ou de adjuvantes farmacêuticos[6,7] (ver Capítulo 9, *Produtos de origem natural e o desenvolvimento de fármacos*).

Prensagem

Produtos líquidos ou que se liquefazem com a temperatura, contidos em matérias-primas de origem animal ou vegetal, são extraídos com emprego de pressão. Como exemplos, podem ser citados os óleos fixos (azeite de oliva, óleo de fígado de bacalhau) e sucos. As técnicas consistem no exercício de força mecânica, a frio e em temperaturas ambiente ou elevadas. Os produtos resultantes contêm impurezas (materiais estranhos) que devem ser eliminadas.[8]

Extração sólido-líquido

O procedimento extrativo mais difundido baseia-se na dissolução de constituintes de uma matriz sólida, a matéria-prima de origem natural, com o uso de um solvente no estado líquido em condições normais de pressão e temperatura. Variantes nas condições extrativas especialmente no que se refere à temperatura, pressão e dinâmica de contato/passagem do solvente com a matriz caracterizam as diferenças entre os métodos extrativos empregados. Uma das formas mais aceitas de classificar as operações de extração é segundo a sua eficiência, permitindo reconhecer dois tipos: *operações de extração parcial* (extração sem esgotamento dos constituintes de interesse) e *operações de extração exaustiva*, que permitem o esgotamento da matéria-prima. A maceração e suas variáveis, assim como a turbo-extração, pertencem ao primeiro grupo, ao passo que a percolação, a extração em contracorrente, a extração em carrossel e a extração com gases supercríticos pertencem ao segundo grupo.

Maceração

Designa a operação na qual a extração da matéria-prima natural é realizada em recipiente fechado, em temperatura ambiente, durante um período prolongado (horas ou dias), sob agitação ocasional e sem renovação do líquido extrator. Pela sua natureza, não conduz ao esgotamento da matéria-prima, seja devido à saturação do líquido extrator ou ao estabelecimento de um equilíbrio difusional entre o meio extrator e o interior da célula.[4] Diversas variações conhecidas dessa operação objetivam, essencialmente, o aumento da eficiência de extração, entre elas:

- *Digestão*: consiste na maceração realizada em sistema aquecido entre 40 e 60 °C.
- *Maceração dinâmica*: maceração feita sob agitação mecânica constante.
- *Remaceração*: quando a operação de maceração é repetida utilizando a matéria-prima matriz já submetida a pelo menos uma extração (marco), renovando-se apenas o líquido extrator.

Os principais fatores que influenciam a eficiência da maceração estão vinculados à matéria-prima natural, ao líquido ou misturas de líquidos extratores e às condições do sistema, em conjunto.[4]

Percolação

A droga moída umedecida e intumescida é colocada em um recipiente cônico ou cilíndrico (percolador), de vidro ou metal, onde é deixada em contato com o líquido extrator por 24 horas. Na sequência, o líquido extrator inicia sua passagem através da droga empacotada no extrator. Os procedimentos usuais de percolação, como descritos em diversas farmacopeias, compreendem a *percolação simples* e a *percolação fracionada*.[4]

Diferentemente da maceração, a percolação é uma operação dinâmica, indicada para a extração de substâncias farmacologicamente muito ativas, presentes em pequenas quantidades ou pouco solúveis e quando o preço da droga é relevante. Entre as variações do processo, cabe destacar a *repercolação* e a *percolação em bateria* ou *sequencial*. Outras técnicas afins são a *extração em carrossel* e *em contracorrente*.[4] A extração por Soxhlet também não deixa de ser um tipo de percolação cíclica, empregando aquecimento, com destilação simultânea e reaproveitamento do solvente.

Na *percolação simples*, o procedimento usual inicia-se com o intumescimento prévio da droga com o líquido extrator, durante 1 a 2 horas, fora do percolador, de maneira que as forças de expansão resultantes não afetem o empacotamento da droga e a estrutura do percolador. Após o intumescimento, segue-se a fase mais crítica, que é o empacotamento homogêneo e não muito compacto no percolador. Nesse sentido, os principais fatores a serem considerados são similares àqueles vistos na preparação de colunas cromatográficas, como uniformidade de enchimento, tamanho de partícula e fenômenos de difusão. Juntamente com a qualidade de empacotamento, também a forma e as dimensões do percolador, assim como a velocidade de fluxo, desempenham papel determinante na eficiência da percolação. A altura do equipamento deve estar na proporção de 5:1 em relação ao diâmetro médio do recipiente. Em percoladores oficinais, a velocidade de fluxo pode ser lenta (0,5 a 1 mL/min/kg), moderada (1 a 2 mL/min/kg) ou rápida (2 a 5 mL/min/kg), considerando um tamanho de partícula de 1 a 3 mm. Partículas com diâmetros inferiores a 0,75 mm podem produzir uma compactação excessiva, reduzindo a velocidade de fluxo, sem que ocorra, necessariamente, um incremento na eficiência do processo.

A *percolação fracionada* implica a separação das duas ou três primeiras frações de percolado, que contêm, normalmente, em torno de 75 a 80% das substâncias passíveis de extração, das frações seguintes, mais diluídas. Estas últimas são destinadas à fase posterior de concentração ou de simples ajuste do volume final, como é o caso dos extratos fluidos.

A elevada quantidade de líquido extrator necessária para esgotar a matriz é uma das desvantagens da percolação simples. Uma das formas de contornar esse inconveniente é pelo uso de um sistema de percoladores em série, conhecido como bateria de percolação, em que três ou, geralmente, mais percoladores são interconectados de tal modo que as frações mais diluídas de um percolador passam a alimentar o próximo percolador, seguindo um esquema sequencial de percolação fracionada.

A *extração em carrossel* baseia-se no princípio da *extração em contracorrente*, em cujo equipamento, seccionado em vários compartimentos, ocorre sequencialmente uma percolação separada. Tanto essa técnica quanto a extração fracionada representam dois exemplos de técnicas exaustivas utilizadas na produção em grande escala.

Turbo-extração

A técnica baseia-se na extração com simultânea redução do tamanho de partícula, resultado da aplicação de elevadas forças de cisalhamento, geradas no pequeno espaço compreendido entre o estator e um rotor de alta velocidade (5.000 a 20.000 rpm). A redução drástica do tamanho de partícula e o consequente rompimento das células favorecem a rápida dissolução das substâncias ativas.[4] Nessas circunstâncias, a difusão das substâncias dissolvidas através da membrana celular fica relegada a um plano secundário, resultando em menor seletividade, tempos de extração da ordem de minutos e o quase esgotamento da droga. A esse incremento da eficiência somam-se a simplicidade, a rapidez e a versatilidade da técnica, que permitem a fácil utilização desta em processamentos em pequena e média escala.

Entre os inconvenientes da turbo-extração, cabe mencionar a difícil separação da solução extrativa por filtração, a geração de calor durante o procedimento, que obriga a controlar a temperatura, restringindo o emprego de líquidos voláteis, e a limitação técnica, quando se trata de matrizes sólidas de elevada dureza.[1]

Extração por ultrassom (*ultrasound-assisted extraction* – USAE)

O ultrassom é definido como o conjunto de ondas eletromagnéticas com frequência superior a 20 kHz. Seu emprego como meio de diagnóstico é largamente conhecido. A extração por ultrassom usa a alta potência que produz cavitação acústica conduzindo à desestruturação celular e tecidual, permitindo, assim, o contato imediato dos componentes com o solvente. Como vantagens da técnica, salientam-se a efetividade de extração, a economia de energia e solvente e, face às temperaturas moderadas no meio, a menor chance de degradação de substâncias termossensíveis.[9] A irradiação por ultrassom pode ser realizada isoladamente ou acoplada a outros métodos, como na extração por fluidos supercríticos.[10]

Extração por micro-ondas (*microwave-assisted extraction*)

Consiste na extração sólido-líquido com auxílio de micro-ondas [300 MHz (100 cm) a 300 GHz (0,1 cm)], as quais aquecem simultaneamente a matriz natural e o solvente. Representa uma técnica adaptada às necessidades de redução do volume de solvente empregado e do tempo de extração, diminuindo de maneira considerável os custos e o impacto ambiental. Novas variantes abrangem técnicas de extração com solventes pressurizados (*pressurized microwave-assisted extraction* – PMAE) e sem solventes (*solvent free microwave-assisted extraction* – SFMAE).[11]

Extração por fluidos supercríticos

A utilização de gases em condições de pressão e temperatura supercríticas na extração de IFAN tem emprego industrial cada vez mais difundido. Neste procedimento, o gás – por exemplo, CO_2, com pressão acima de $740 \cdot 10^2$ kPa e temperatura superior a 37 °C – transforma-se em um fluido solvente que, ao se difundir na matriz normalmente sólida, podendo ser também líquida, extrai os componentes de interesse, como na descafeinação ou na obtenção de óleos voláteis. A polaridade pode ser alterada com auxílio de cossolventes como etanol ou metanol.

As grandes vantagens desta técnica residem na possibilidade de alteração da seletividade de extração por mudanças da temperatura ou da pressão do gás e na sua completa eliminação, quando o sistema retorna às condições normais de temperatura e pressão. Por outro lado, a elevada pressão necessária, a limitada polaridade dos fluidos extratores e o custo elevado dos equipamentos são aspectos negativos para sua utilização.

A extração por fluidos supercríticos encontra larga aplicação em produtos naturais, seja na obtenção de substâncias isoladas ou frações de classes químicas específicas.[12]

Extração seletiva

A complexa composição química das MPFN sempre constituiu um grande problema técnico. Há enorme diversidade não somente entre as classes químicas, mas também entre as características físico-químicas desses constituintes, como polaridade e solubilidade. A falta de seletividade dos solventes conduz, portanto, a extratos que possuem compostos das mais variadas categorias afins à sua polaridade, que nem sempre são possuidores de uma atividade terapêutica ou de interesse industrial desejados. Desse modo, a extração seletiva tornou-se estratégia imperiosa para a obtenção de substâncias isoladas ou de classes de substâncias.[13]

Várias técnicas são clássicas, como a extração por partição em fases líquidas de alcaloides pela alteração do pH e da polaridade do meio extrativo e a extração por arraste de vapor de óleos voláteis (ver os Capítulos 20, *Alcaloides: generalidades e aspectos básicos*; e 12, *Óleos voláteis*).

Muito embora os produtos de partida sejam mais comumente extratos brutos, os extratos parciais, isto é, obtidos com sistemas solventes selecionados, são mais recomendados, pois são mais seletivos em sua constituição e reduzem as etapas de purificação.

Entre os métodos físico-químicos mais empregados, quer em escala laboratorial ou industrial, pode ser destacada a separação em fase sólida (SPF). Na SPF são empregadas matrizes sólidas particuladas capazes de adsorver seletivamente compostos. As substâncias retidas podem ser as de interesse ou não. A adsorção naturalmente pode ser reversível, a fim de liberar os compostos retidos. O segundo princípio que rege a SPF é a partição entre o solvente e a fase estacionária líquida adsorvida à matriz sólida. Várias matrizes são empregadas, como géis de sílica em fase normal ou fase reversa, resinas de troca iônica, polímeros quimicamente modificados, entre outras.[14]

Já a filtração seletiva emprega membranas de porosidade determinada para a retenção ou passagem de moléculas. A filtração tangencial sobre membrana, ultrafiltração ou a osmose reversa apresentam interesse industrial, tanto para a concentração como para a desalcoolização de extratos.[15]

Purificação

Dependendo do procedimento de extração, além dos constituintes de interesse, podem ser arrastados produtos ou artefatos indesejáveis. Desse modo, a sua eliminação, seja por via mecânica, física ou físico-química, faz-se necessária. Dentro desse grupo de operações estão a sedimentação, a decantação, a centrifugação e a filtração. As duas primeiras são operações de purificação preliminares, que normalmente antecedem a centrifugação ou a filtração e cuja eficiência de separação depende, sobretudo, do tamanho das partículas e da viscosidade do sistema. A filtração, por sua vez, pode ter caráter de operação preliminar ou terminal. No primeiro caso, constitui uma separação grosseira denominada *clarificação*, em que são utilizados septos porosos de metal, porcelana, vidro ou tecido. Na filtração terminal, são usados filtros de profundidade ou septos de vidro sinterizado, sendo o objetivo a obtenção de uma solução límpida. Os fatores determinantes da sua eficiência e velocidade são dados pela lei de Poiseuille, pela massa de sólidos em suspensão e pela aplicação de pressão positiva ou negativa.[16]

A centrifugação de soluções extrativas tem relevância maior em nível industrial, sendo a operação de escolha quando a sedimentação e a filtração, em função do pequeno tamanho das partículas ou da viscosidade do sistema, resultam ser impraticáveis.[4]

Concentração

A concentração tem por objetivo a eliminação parcial do líquido extrator ou total de um dos seus componentes, caso seja constituído por uma mistura de líquidos. A concentração leva à obtenção de um produto concentrado, com viscosidade e consistência variáveis, que deve atender a exigências técnicas específicas à finalidade do seu emprego. Em algumas situações, a concentração tem a função específica de eliminar a fração mais volátil de uma mistura de líquidos, como é o caso da desalcoolização. Um dos aspectos a ser avaliado é se a eliminação do etanol, ao alterar a polaridade do meio extrativo, pode causar precipitação irreversível de solutos de interesse.[17]

Se o líquido extrator é tóxico ou incompatível com a forma farmacêutica a ser elaborada, é recomendado evitar o uso de misturas azeotrópicas, que tornam mais laborioso e oneroso o procedimento.[1]

Secagem

A secagem pressupõe a eliminação da fase líquida até valores residuais, com uma eficiência que depende das características do líquido extrator tratado, geralmente água, do princípio da técnica e do tipo de evaporador. Com exceção da liofilização, as principais técnicas de secagem baseiam-se na utilização de calor, associado – ou não – a sistemas de redução da pressão. Entre as técnicas mais conhecidas, têm-se a evaporação por aspersão (*spray drying*), por formação de filme, com suas múltiplas derivações, e a evaporação sob vácuo.[18]

A secagem em torre de aspersão funciona segundo o princípio do aumento da superfície específica da solução, suspensão ou emulsão a secar, mediante sua aspersão, elevando, assim, a área de contato com o fluido de secagem. Existem equipamentos com dimensões compatíveis com o trabalho em pequena, média e larga escala, o que faz dessa técnica de secagem a mais versátil de todas. O volume de produção, as características físicas e físico-químicas do produto seco por aspersão e a maleabilidade operacional constituem algumas das vantagens associadas à técnica, a qual, porém, exige um aporte energético considerável.[19]

Ações de transformação finais

Acondicionamento e embalagem

Considera-se como ações de acondicionamento e embalagem a contenção em recipientes de produtos (matérias-primas, produtos intermediários e produtos finais) com o objetivo de manter as suas especificações técnicas e permitir seu transporte – tanto no processo de manufatura como na sua movimentação e armazenamento – e emprego corretos.

De importância fundamental, a escolha do material de acondicionamento (embalagem primária, material de acondicionamento imediato), por estar em contato direto com o produto, deve ser a mais criteriosa, pois pode introduzir desvios de qualidade no produto contido, como exemplifica o Quadro 10.2.[20]

Produtos farmacêuticos derivados

A partir de MPFN, é possível obter uma vasta gama de produtos derivados como substâncias ativas isoladas, frações ativas, insumos e produtos intermediários para ciclos de processos químico-farmacêuticos, ou produtos de emprego terapêutico (medicamento). A seguir são tratados somente aqueles produtos de composição complexa.

Quadro 10.2 Redução percentual da concentração de chamazuleno (Ch) e óleos voláteis (OV) após 10 semanas de armazenamento em diferentes temperaturas e umidades relativas ambientais (UR)

Material	20 °C/60% UR		40 °C/21% UR		40 °C/92% UR	
	Ch	OV	Ch	OV	Ch	OV
Vidro	39	1	64	3	65	1
PVC	52	0	67	3	67	2
PEBD	77	11	92	29	90	13
PEAD	80	39	93	56	93	69
PP	79	1	92	27	93	15

PVC = poli(cloreto de vinila) rígido; PEDB = polietileno de baixa densidade; PEAD = polietileno de alta densidade; PP = polipropileno.
Fonte: Neuwald e Scheel.[20]

Produtos farmacêuticos líquidos

O termo *suco* é utilizado para uma ampla variedade de preparações obtidas por diversos métodos, normalmente por pressão mecânica. Sucos expressos de frutas secas ácidas diferem na natureza e no método de preparação de sucos concentrados, que são obtidos pela concentração cuidadosa de extratos aquosos.[1] Devido ao meio aquoso, há necessidade de conservação, sobretudo do ponto de vista microbiológico. A escolha do adjuvante conservante vai depender do pH do preparado, da solubilidade do conservante no meio, da faixa de pH em que o conservante mantém sua atividade, do espectro de ação desejado e da via de administração almejada.

Extratos compreendem, modernamente, um conceito vasto de produtos fitoterápicos. Entendidos sob ponto de vista amplo, podem referir-se a extratos líquidos, moles, espessos ou secos. No primeiro caso, consideram-se todos aqueles produtos obtidos a partir de matérias-primas naturais, por meio de várias metodologias de extração ou dissolução, com o emprego de misturas solventes adequadas, em qualquer relação de concentração entre a matéria-prima e o meio líquido, com o objetivo de retirar, com maior ou menor especificidade, determinados componentes. Conforme essa ótica, são preparadas soluções extrativas em meio aquoso, hidroetanólico, hidroglicólico ou oleoso.[4] Sob ponto de vista restrito, consideram-se as soluções extrativas de composição e modo de preparação definidas em compêndios oficiais.

Extratos líquidos podem ser também preparados pela reconstituição de produtos secos ou concentrados. Inicialmente deve ser conhecida a relação droga:extrato de partida, que descreve a concentração ponderal da matéria-prima natural no produto a recompor. Assim, um produto com indicação 5:1 informa que uma parte do extrato representa cinco partes da matéria-prima natural original. O próximo passo é o da seleção da mistura solvente, a qual igualmente deveria estar declarada. Sendo um produto inscrito em alguma farmacopeia ou tendo seu modo de preparação descrito em código oficial ou outra literatura, sua reconstituição fica facilitada. Não existindo referências, a solução é testar sua dissolução em misturas solventes com diversas concentrações de etanol. Problemas de reconstituição completa podem ser contornados pela adição de adjuvantes, seja pela umectação com agente tensoativo, em especial os não iônicos, ou pela acidificação ou alcalinização da mistura hidroetanólica que apresentou melhores resultados.

A escolha do material de acondicionamento influi na qualidade do extrato, já que as interações entre o conteúdo e o continente são mais intensas para as formas farmacêuticas líquidas. Especialmente extratos hidroalcoólicos, face ao largo espectro de polaridade das substâncias extraídas, são propensos à perda de constituintes quando envasados em frascos plásticos.[20]

Extratos aquosos devem ser preparados para uso imediato, devido à sua suscetibilidade de degradação e de contaminação microbiana, inerente à presença de água como solvente. O emprego de conservantes pode contornar o segundo problema, mas a adição de tamponantes não assegura a estabilização de reações de hidrólise de componentes. A utilização de drogas estabilizadas, em que a ação de enzimas (hidrolases, peroxidases ou polimerases) foi inibida, como, por exemplo, pelo congelamento, nem sempre assegura a estabilidade dos extratos. Uma vez restabelecida a condição para a atividade enzimática, esta volta a ocorrer. A prevenção definitiva da decomposição enzimática só ocorre por meio da inativação das enzimas, incluindo as enzimas que se localizam no interior das células.

Alcoolatos ou *alcoolaturas* são preparados de MPFN frescas, excepcionalmente de materiais secos ou de drogas, por maceração em temperatura ambiente com etanol. Essa metodologia de preparação costuma ser usada para MPFN em que os constituintes a extrair podem ser degradados em operação de secagem ou concentração.

Tinturas são definidas como soluções extrativas alcoólicas ou hidroalcoólicas preparadas a partir de MPFN ou ainda de seus extratos, de tal modo que uma parte da droga é extraída com mais de duas partes, porém menos que dez partes, de líquido extrator, isto é, 10 mL de tintura devem corresponder aos componentes solúveis de 1 g de droga seca. Soluções obtidas pela diluição de extratos secos ou concentrados em misturas hidroetanólicas de concentrações adequadas são consideradas tinturas. As tinturas são classificadas em simples e compostas, conforme preparadas com uma ou mais MPFN (FB 5).[21]

Segundo a FHB 3, as tinturas-mães homeopáticas (TM, Φ) são obtidas por maceração ou percolação.[22] Dependendo da origem da MPFN (drogas vegetais secas ou frescas ou de origem animal), variam o método de extração, a composição do solvente e a relação quantitativa entre droga e solvente. Normalmente são empregadas misturas hidroetanólicas. Nesse caso, o teor alcoólico no início da extração deverá ser de 60% (v/v) e ao final da extração deverá ser de 55% (v/v) a 65% (v/v).

Extratos fluidos, como tinturas, são preparações líquidas e diferenciam-se destas por serem mais concentrados.[4] Em geral possuem misturas hidroetanólicas como solvente, em que cada mililitro de extrato contém os constituintes ativos correspondentes a 1 g da droga. Podem ser, ainda, obtidos pela dissolução do extrato seco ou diluição do extrato concentrado correspondente.

Elixires são preparações líquidas, límpidas, hidroalcoólicas, apresentando teor etanólico na faixa de 20 a 50% (V/V). São preparados por dissolução ou diluição simples de extratos secos ou concentrados.

Xaropes são soluções aquosas que apresentam em sua composição concentração de sacarose de, no mínimo, 45% (m/m) ou outros açúcares. Podem ser obtidos por dissolução de extratos líquidos, concentrados ou secos em xarope simples ou, menos frequentemente, por meio da utilização de soluções extrativas para a dissolução da sacarose por percolação ou maceração, a frio ou a quente. A adição de sorbitol ou glicose ao extrato pode impedir fenômenos de cristalização da sacarose em baixas temperaturas de armazenamento. A incorporação de extratos líquidos pode reduzir a viscosidade do xarope simples, a qual, por sua vez, pode ser corrigida pelo acréscimo de sacarose ou pelo uso de agentes espessantes, como derivados de celulose. Xaropes também podem ser obtidos pela reconstituição extemporânea de pós ou granulados obtidos pela secagem de extratos líquidos usando sacarose como adjuvante. Nas situações em que há contraindicação de produtos glicogênicos (restrição alimentar, diabetes, cariogênese), xaropes podem ser produzidos utilizando-se dispersões coloidais obtidas de polímeros como, por exemplo, carbóxi-metilcelulose e metilcelulose, adicionando-se a estas agentes edulcorantes. Em todos os casos, a compatibilidade física, físico-química e química do veículo com o produto natural a ser incorporado deve ser verificada.

Produtos farmacêuticos semissólidos

Extratos espessos são preparações viscosas em temperatura ambiente, obtidas pela concentração de soluções extrativas até o ponto de formar uma massa maleável contendo quantidades variáveis de umidade residual. A FB 5 classifica os extratos moles como preparações semissólidas obtidas por evaporação parcial de extratos de drogas vegetais, adicionadas – ou não – de adjuvantes, apresentando, no mínimo, 75% de resíduo seco.[21]

Eles podem ter sua concentração ajustada para uma substância marcadora definida pela adição de quantidades calculadas de adjuvantes como, por exemplo, lactose. Não é permitido o aumento da concentração das substâncias ativas pela incorporação de substâncias isoladas ou misturas, mesmo elas estando presentes no extrato.

Esse tipo de extrato está quase completamente substituído por extratos secos, em razão de sua baixa estabilidade, dificuldade de manuseio e suscetibilidade ao crescimento microbiano.[4]

Formas farmacêuticas plásticas, como pomadas ou cremes de consistência elevada, ou, ainda, géis, são normalmente destinadas à aplicação sobre a pele. As MPFN incorporadas abrangem desde as sólidas, como extratos secos e pós, até as líquidas, como soluções extrativas obtidas com os mais diversos sistemas solventes ou produtos nanométricos.[23]

De acordo com as características dos componentes de interesse da MPFN empregada, ela será suspensa ou dissolvida na fase aquosa ou oleosa, que constituirão o produto, ou então será incorporada à base. A inclusão de extratos líquidos à base pode trazer problemas de diminuição da viscosidade com consequente aumento da espalhabilidade e tendências à instabilidade físico-química. Já a incorporação de extratos secos à base causa um aumento da consistência e uma diminuição da espalhabilidade, produzindo, também, uma elevação do ponto de fluidez.[24]

Emulsões contendo MPFN são obtidas por metodologias usuais de emulsificação, mediante dissolução ou suspensão de extratos líquidos, concentrados ou secos na fase mais adequada. Cuidados especiais devem ser tomados, já que extratos totais podem apresentar atividade tensoativa, causada pelos compostos anfifílicos, como taninos, saponinas e polifenóis. A presença dessas substâncias pode causar quebra da emulsão ou até inversão de fase. O emprego de emulsionantes iônicos deve ser evitado ao máximo, devido à sua reatividade.

Supositórios podem ser preparados incorporando extratos líquidos, concentrados ou secos na massa da base, por meio de sua dissolução, emulsão ou suspensão. Preferentemente, a incorporação é feita quando a massa da base alcança uma temperatura levemente superior à de sua solidificação.

Produtos farmacêuticos sólidos

O produto farmacêutico sólido mais simples de preparação é constituído da droga grosseiramente seccionada, moída ou rasurada, em geral na faixa de 4 a 6 mm ou de 1 a 2 mm, sempre superior a 0,315 mm, que pode ser produzida como matéria-prima natural ou produto final destinado, no caso de plantas medicinais, à preparação extemporânea de infusos ou decoctos (chás). Cabe destacar, neste último caso, que o produto terminado não caracteriza um medicamento. Podem ser compostos por uma ou mais matérias-primas naturais ativas, adicionadas – ou não – de adjuvantes organolépticos, que conferem sabor e aroma.[21,22]

Pós são constituídos por partículas sólidas, de granulometria definida, inferior a 1,7 mm,[21] utilizados como matérias-primas, produtos intermediários ou terminados.[21,22] Podem, assim, ser destinados, como produtos terminados, para preparações extemporâneas, como os pós constituídos por drogas vegetais moídas empregadas na obtenção de chás, normalmente por infusão, ou por extratos e/ou produtos secos para a dissolução, a quente ou a frio, em um líquido adequado (água, misturas hidroalcoólicas, óleos, etc.).[21,22] Como produtos intermediários, salienta-se seu emprego como matriz para operações extrativas e material de enchimento de cápsulas.

Extratos secos são preparações obtidas pela eliminação total da fase líquida pela operação de secagem em pressão atmosférica ou reduzida, por liofilização ou ainda pela incorporação de solução extrativa em matriz sólida, com posterior secagem. Segundo a FB 5,[21] devem apresentar uma umidade residual máxima de 5%.

Granulados são obtidos pela aglomeração de matérias-primas sólidas particuladas e outros adjuvantes farmacêuticos mediante emprego de aglutinantes. Dependendo das características da matéria-prima, podem ser produzidos por via úmida, que exige a presença de um aglutinante líquido e de calor para sua secagem, ou por via seca, que elimina as etapas de exposição das matérias-primas à umidade e ao calor.[25,26]

A incorporação de matérias-primas vegetais líquidas como óleos, óleos voláteis, sucos, soluções extrativas e extratos na granulação por via úmida é uma alternativa metodológica na obtenção de granulados.[22]

Cápsulas representam uma das formas farmacêuticas de maior aceitação. Por definição, é uma forma farmacêutica de dose unitarizada, sendo constituída por um invólucro mais ou menos elástico e por um complexo farmacêutico que contém os constituintes ativos e os adjuvantes.[21] Os invólucros são obtidos a partir de gelatina, amido, polímeros de origem microbiana (pululanos) e derivados de celulose. Os complexos farmacêuticos podem ser produtos secos, em geral pós ou granulados, semissólidos, como oleogéis tixotrópicos, ou líquidos não aquosos, como óleos ou extratos oleosos.[1]

Enquanto cápsulas de gelatina mole estão exclusivamente restritas à produção em escala industrial, o emprego de cápsulas de invólucro rígido de gelatina, de amido, pululanos ou de derivados de celulose permite a obtenção dessa forma farmacêutica em escalas oficinal, hospitalar e industrial.[18]

Comprimidos, modernamente, devem ser entendidos como formas farmacêuticas sólidas monolíticas, obtidas mediante compactação, extrusão, moldagem ou outros métodos de consolidação, como impressão 3D ou liofilização.[4] Como matérias-primas para a produção de comprimidos, podem ser empregados complexos farmacêuticos (produto intermediário que antecede imediatamente a obtenção da forma farmacêutica) organizados como pós ou granulados ou uma mistura deles.[27]

Comprimidos demandam elevados cuidados de produção, devido às propriedades higroscópicas dos IFAN, assim como às suas parcas qualidades compressionais e à alta concentração na formulação.[28] A cedência das substâncias ativas e, com isso, sua biodisponibilidade, pode ser fortemente influenciada pelos adjuvantes, quer pela variação da sua qualidade ou quantidade na formulação.[3,29]

Tabletes homeopáticos segunda a FHB 3, são preparados por moldagem da lactose em tableteiro, sem a adição de adjuvantes, contendo IFAN líquidos ou sólidos, com peso compreendido entre 75 e 150 mg.[22]

Revestimento

Os produtos farmacêuticos de origem natural podem apresentar diversas características que exigem o seu revestimento, como sensibilidade a fatores ambientais (umidade e luz), propriedades organolépticas negativas (cor, odor e sabor), ou necessitam de direcionamento de sua cedência (perfis de liberação modificados ou localizados).[1] A fim de sobrepor tais problemas, granulados ou comprimidos contendo MPFN devem ser revestidos.[30]

Comprimidos revestidos abrangem as *drágeas*, caracterizadas pelo revestimento em camadas múltiplas, de composição heterogênea, constituídas principalmente por sacarose, ou *comprimidos peliculados* (*film tablets*), nos quais o revestimento é de composição homogênea, de baixa espessura, formado por agentes filmógenos poliméricos sintéticos.[31]

Os principais defeitos de qualidade estão relacionados com o núcleo, produto intermediário obtido pela compressão, que contém os constituintes ativos. Núcleos com teor de umidade elevado podem resultar no aparecimento de ruptura do comprimido revestido ou de manchas superficiais, causadas pela migração de compostos do interior para as camadas mais externas. A falta de cuidados durante as operações de revestimento, por sua vez, pode comprometer a qualidade do núcleo, quer pelo insuficiente isolamento das demais camadas de revestimento ou por solução de continuidade das camadas de revestimento.[1]

O aspecto brilhante e colorido desses produtos pode incitar ao seu consumo indevido por crianças. Por isso, a escolha do material de acondicionamento deve prever, além da proteção contra a ação da umidade externa e efeitos mecânicos, a segurança do usuário, mediante sistemas que dificultem sua ingestão acidental.

Produtos farmacêuticos inovadores

Complexos com ciclodextrinas

Uma das principais limitações observadas no desenvolvimento de produtos de origem natural é a reduzida hidrossolubilidade e biodisponibilidade das moléculas de interesse, inseridas ou não em uma matriz complexa. O uso de ciclodextrinas tem se tornado uma valiosa estratégia farmacotécnica para superar tal limitação, evidenciando o aumento da hidrossolubilidade de moléculas bioativas isoladas de origem natural pela formação de complexos de inclusão.[32] No que se refere ao seu emprego em matrizes mais complexas, como extratos vegetais, evidencia-se a possibilidade de complexação simultânea de várias substâncias em extratos parciais.[33]

Produtos nanoestruturados

Nanocarreadores fazem parte de inúmeras publicações científicas na área farmacêutica. Normalmente incorporam fármacos isolados. O emprego dessa estratégia para matrizes mais complexas, como, por exemplo, extratos vegetais, no entanto, representa um aspecto inovador na área. Nos últimos anos, tem-se observado um crescimento do número de artigos sobre este tema. Extratos aquosos, alcoólicos, hidroalcoólicos, lipofílicos, frações isoladas ou purificadas, como óleos voláteis, têm sido transformados em nanoemulsões, nanopartículas, nanocápsulas e lipossomas. Nesses sistemas de liberação, cabe observar que alguns dos adjuvantes utilizados provêm de produtos naturais, como quitosanas, lecitinas e óleos fixos. Entre as plantas brasileiras, houve o desenvolvimento de vários produtos nanoestruturados. A aplicação tópica de nanoemulsões contendo extratos vegetais, por exemplo, pode conduzir à modulação da liberação e à penetração cutânea de seus constituintes. Duas revisões recentes permitem visualizar o estado da arte neste tema.[23,34]

Estabilidade de produtos farmacêuticos oriundos de produtos naturais

A complexa composição química dos produtos de origem natural tem constituído a principal barreira na avaliação da sua estabilidade. De forma geral, os métodos analíticos capazes de avaliar a estabilidade dos constituintes de interesse, como os métodos cromatográficos (cromatografia a líquido de alta eficiência – CLAE, CLAE com espectrometria de massas – EM), têm contribuído de maneira significativa para o êxito da avaliação da estabilidade de matrizes complexas.[35,36] Protocolos para estudo da estabilidade de matrizes complexas, como extratos padronizados ou frações purificadas, permitem avaliar o comportamento frente a diversas condições de temperatura, umidade e luz dos constituintes, isoladamente ou como classes químicas, calcular a ordem reacional e, com isso, determinar o prazo temporal de manutenção da qualidade de tais produtos.[37,38]

Pontos-chave deste capítulo

- Produtos naturais representam uma fonte considerável da economia mundial. Produtos de origem animal e vegetal são renováveis e participam de uma cadeia produtiva sustentável.

- A transformação desses insumos em produtos destinados a ações de cuidado à saúde, com maior valor tecnológico agregado, requer planejamento e cuidados específicos. Esses recursos naturais podem servir como origem de novas matérias-primas e de produtos finais de aplicação industrial ou terapêutica.
- Atenção especial deve ser dada aos passos de transformação das matérias-primas farmacêuticas naturais, considerando a complexidade de sua composição ou o objetivo final de emprego do produto.
- Cada ação de transformação, seja preliminar, principal ou terminal, precisa ter como objetivo o alcance da qualidade desejada do produto final. Fatores que possam causar desvios da qualidade devem ser conhecidos e evitados.
- Novas abordagens têm resultado da aplicação de estratégias farmacotécnicas para a redução das limitações apresentadas pelos produtos naturais – ou para a valorização do seu potencial terapêutico, como a complexação com ciclodextrinas e sistemas nanométricos.

Referências

1. Fahr A. Voigt Pharmazeutische Technologie. 12. Aufl. Stuttgart: Deutscher Apotheker; 2015.
2. Gonçalves MLQ, Petrovick PR. Aspectos relacionados com a produção de medicamentos fitoterápicos em escala magistral no setor público. In: Rieck EB, Leffa FM, Heineck I, Gonçalves MLQ, Silva MS, Borges PE, et al. Assistência farmacêutica: contribuições para produção, gestão e utilização de medicamentos. Porto Alegre: DACASA; 2010. v. 1, p. 47-168.
3. Souza KC, Bassani VL, Schapoval EE. Influence of excipients and technological process on anti-inflammatory activity of quercetin and Achyrocline satureioides (Lam.) DC. extracts by oral route. Phytomedicine. 2007; 14(2-3):102-8.
4. Bauer KH, Frömming KH, Führer C. Pharmazeutische Technologie. 9. Aufl. Stuttgart: Wissenschaftliche; 2012.
5. Koniukhov IV, Chueshov VI, Soldatov DP. Research of technological and microbiological properties of the cryomilled medicinal plant raw material. AMI. 2012;3:62-8.
6. Patel S. Emerging bioresources with nutraceutical and pharmaceutical prospects. Wien: Springer; 2015.
7. Baiano A. Recovery of biomolecules from food wastes: a review. Molecules. 2014;19(9): 14821-42.
8. Ramalho HF, Suarez PAZ. A química dos óleos e gorduras e seus processos de extração e refino. Rev Virtual Quim. 2013;5(1):2-15.
9. Esclapez MD, García-Pérez JV, Mulet A, Cárcel JA. Ultrasound-assisted extraction of natural products. Food Eng Rev. 2011;3:108-20.
10. Vardanega R, Santos DT, Meireles MAA. Intensification of bioactive compounds extraction from medicinal plants using ultrasonic irradiation. Pharmacogn Rev. 2014;8(16): 88-95.
11. Delazar A, Nahar L, Hamedeyazdan S, Sarker SD. Microwave-assisted extraction in natural products isolation. Methods Mol Biol. 2012;864:89-115.
12. Nuñez PN, Do Espirito Santo AT, Scopel R, Anzolin JGP, Villarreal ML, Henriques AT, et al. A new approach in extracting active acylphloroglucinol derivatives from Dryopteris wallichiana and Elaphoglossum erinaceum. J Supercrit Fluid. 2015;101:222-30.
13. Bucar F, Wube A, Schmid M. Natural product isolation: how to get from biological material to pure compounds. Nat Prod Rep. 2013;30(4):525-45.
14. Kaiser S, Verza SG, Moraes RC, Pittol V, Peñaloza EMC, Pavei C, et al. Extraction optimization of polyphenols, oxindole alkaloids and quinovic acid glycosides from cat's claw bark by Box-Behnken design. Ind Crops Prod. 2013;48:153-61.
15. Paun G, Neagu E, Litescu SC, Rotinberg P, Radu GL. Application of membrane processes for the concentration of Symphytum officinale and Geranium robertianum extracts to obtain compounds with high anti-oxidative activity. J Serb Chem Soc. 2012;77(9):1191-203.
16. Sterner O. Isolation of microbial natural products. Methods Mol Biol. 2012;864:393-413.
17. Neagu E, Paun G, Radu GL. Chemical composition and antioxidant activity of Salvia

officinalis concentrated by ultrafiltration. Rom Biotech Lett. 2014;19(2):9203-11.
18. Allen Jr LV, Popovich NG, Ansel HC. Formas farmacêuticas e sistemas de liberação de fármacos. 9. ed. Porto Alegre: Artmed; 2013.
19. Oliveira OW, Petrovick PR. Secagem por aspersão (spray drying) de extratos vegetais: bases e aplicações. Rev Bras Farmacogn. 2010; 20(4):641-50.
20. Neuwald F, Scheel D. Untersuchungen über die Eignung von Behältern aus verschieden Kunststoffen als pharmazeutisches Verpackungsmaterial. Pharmaz Ind. 1969;31(11a): 879-82.
21. Agência Nacional de Vigilância Sanitária. Farmacopeia Brasileira. 5. ed. Brasília: ANVISA; 2010.
22. Agência Nacional de Vigilância Sanitária. Farmacopeia Homeopática Brasileira [Internet]. 3. ed. Brasília: ANVISA; 2011 [capturado em 17 maio 2016]. Disponível em: http://www.anvisa.gov.br/hotsite/farmacopeiabrasileira/conteudo/3a_edicao.pdf.
23. Zorzi GK, Carvalho ELS, Poser GLV, Teixeira HF. On the use of nanotechnology-based strategies for association of complex matrices from plant extracts. Rev Bras Farmacogn. 2015;25(4):426-36.
24. Borella JC, Ribeiro NS, Teixeira JCL, Carvalho DMA. Avaliação da espalhabilidade e do teor de flavonoides em forma farmacêutica semissólida contendo extratos de Calendula officinalis L. (Asteraceae). Rev Ciênc Farm Básica Apl. 2010;31(2):193-7.
25. Petrovick GF, Petrovick PR, Bassani VL. Achyrocline satureioides (Lam.) DC, Asteraceae: development of granules from spray dried powder. Rev Bras Farmacogn. 2010; 20(5):803-11.
26. Yatsu FK, Borghetti GS, Magalhães F, Ferraz HG, Schenkel EP, Bassani VL. Ilex paraguariensis pellets from a spray-dried extract: development, characterization, and stability. AAPS PharmSciTech. 2016;17(2):358-6.
27. Spaniol B, Bica VC, Ruppenthal LR, Petrovick PR. Compressional behavior of a mixture of granules containing high load of Phyllanthus niruri spray-dried extract and granules of adjuvants: comparison between eccentric and rotary tablet machines. AAPS PharmSciTech. 2009;10(3):1013-23.
28. Soares LAL, Schmidt PC, Ortega GG, Petrovick PR. Efeito da força e da velocidade de compressão sobre as propriedades de comprimidos contendo alta concentração de extrato seco vegetal. Acta Farm Bonaerense. 2003;22(2):147-54.
29. Souza TP, Bassani VL, Ortega GG, Costa TC, Petrovick PR. Influence of adjuvants on the dissolution profile of tablets containing high doses of spray-dried extract of Maytenus ilicifolia. Pharmazie. 2001;56(9):730-33.
30. Petrovick GF, Petrovick PR, Bassani VL. Granulação e revestimento em leito fluidizado. Cad Farm. 2006;22:107-18.
31. Souza TP, Spaniol B, Petrovick PR. Avaliação de comprimidos revestidos por película contendo alta concentração de produto seco por aspersão de Phyllanthus niruri. Acta Farm Bonaerense. 2005;24(1):61-7.
32. Xavier CR, Cappra Silva AP, Schwingel L, Borghetti GS, Koester LS, Mayorga P, et al. Improvement of genistein content in solid genistein/β-cyclodextrin complexes. Quím Nova. 2010;33:587-90.
33. Yatsu FK, Koester LS, Lula I, Passos JJ, Sinisterra RD, Bassani VL. Multiple complexation of cyclodextrin with soy isoflavones present in an enriched fraction. Carbohydr Polym. 2013;98(1):726-35.
34. Bonifácio BV, Silva PB, Ramos MA, Negri KM, Bauab TM, Chorilli M. Nanotechnology-based drug delivery systems and herbal medicines: a review. Int J Nanomedicine. 2014;9(1):1-15.
35. Carini JP, Kaiser S, Ortega GG, Bassani VL. Development, optimisation and validation of a stability-indicating HPLC method of achyrobichalcone quantification using experimental designs. Phytochem Anal. 2013; 24(3):193-200.
36. Bianchi SE, Teixeira HF, Kaiser S, Ortega GG, Schneider PH, Bassani VL. A bioanalytical HPLC method for coumestrol quantification in skin permeation tests followed by UPLC-QTOF/HDMS stability-indicating method for identification of degradation products. J Chromatogr B Analyt Technol Biomed Life Sci. 2016;1020:43-52.
37. Holzschuh MH, Silva DM, Schapoval EES, Bassani VL. Thermal and photo stability of phenolic constituents of an Achyrocline sa-

tureioides spray-dried powder. Pharmazie. 2007;62(12):902-6.

38. Yatsu FKJ, Pedrazza GPR, Argenta DF, Barreto F, Nemitz MC, Teixeira HF, et al. A new simplified and stability indicating liquid chromatography method for routine analysis of isoflavones aglycones in different complex matrices. Food Anal Methods. 2014;7: 1881-90.

Leituras sugeridas

List PH, Schmidt PC. Phytopharmaceutical technology. London: Heyden; 1989.

Sharapin N. Fundamentos de tecnologia de produtos fitoterapêuticos. Santafé de Bogotá: Convenio Andrés Bello (CAB) - Programa Iberoamericano de Ciencia y Tecnología para el Desarrollo (CYTED); 2000.

Nota dos autores:

Este capítulo é dedicado a todos os alunos de iniciação científica, mestrandos, doutorandos, pós-doutorandos e docentes pesquisadores que contribuíram para a formação de conhecimentos e de massa crítica na área de tecnologia de produtos fitoterápicos nestes últimos 35 anos de existência do Laboratório de Desenvolvimento Galênico da Faculdade de Farmácia da Universidade Federal do Rio Grande do Sul (UFRGS), razão pela qual contém alta concentração de referências baseadas nos resultados de pesquisa deste grupo.

Parte II Grupos de metabólitos vegetais

11

Biossíntese de metabólitos primários e secundários

Wolfgang Kreis, Jennifer Munkert, Rodrigo Maia de Pádua

Introdução	147
Metabolismos basal e especial	148
Relações biossintéticas entre os metabolismos basal e especial	152
Principais rotas biossintéticas de metabólitos especiais	152
Métodos básicos para elucidação de rotas biossintéticas	162
Síntese biológica de metabólitos especiais com importância terapêutica	162
Pontos-chave deste capítulo	163
Referências	165
Leituras sugeridas	166

Introdução

As plantas e os microrganismos produzem uma quantidade imensurável de compostos com estruturas químicas de altíssima complexidade que não apresentam funções bem definidas para os organismos produtores, uma vez que não cumprem um determinado papel no metabolismo, no crescimento e na divisão celular. Esses metabólitos de baixa massa molecular são classificados como metabólitos especiais (i.e., *metabólitos secundários*) e podem apresentar potencial relevância terapêutica. Adicionalmente, esses compostos podem ser contrapostos aos produtos do metabolismo de distribuição ubiquitária ou basal (i.e., *metabólitos primários*): aminoácidos, açúcares, nucleotídeos, vitaminas e ácidos graxos. Enquanto os caminhos biossintéticos (ou vias biossintéticas) dos metabólitos básicos apresentam semelhanças entre os diversos organismos, os caminhos biossintéticos dos metabólitos especiais são restritos, na maioria das vezes, a *taxa* específicos.

Todos os metabólitos especiais são derivados de componentes do metabolismo basal. Como exemplos, podem ser citadas as estruturas básicas de alguns aminoácidos, que podem ser encontrados novamente nas estruturas dos alcaloides, e o ácido acético, que, via ácidos mevalônico e malônico, tem sua estrutura química incorporada na biossíntese dos terpenoides e policetídeos. A biossíntese de vários metabólitos especiais pode ser derivada de três princípios básicos: as regras do isopreno (C-5), as do acetato e as dos aminoácidos. A aplicação dessas regras a partir de uma visão biossintética apurada facilita, em grande extensão, a classificação e o entendimento das estruturas químicas de vários produtos do metabolismo secundário.

A atribuição exata de um metabólito de baixa massa molecular em um grupo específico de metabólitos especiais exige um vasto conhecimento das vias biossintéticas. Um foco importante da pesquisa em Farmacognosia, Fitoquímica e Biologia Farmacêutica é a biossíntese de metabólitos especiais em animais, microrganismos e plantas. O foco baseia-se sempre na identificação dos precursores, dos intermediários, das enzimas envolvidas e na sequência completa da biossíntese. As vias biossintéticas representam partes de uma rede metabólica interligada de alta complexidade, que podem ser elucidadas empregando-se métodos químicos e espectroscópicos por meio do uso de isótopos radioativos ou pesados (^{2}H, ^{13}C, ^{18}O, ^{15}N, etc). Nos estudos biossintéticos, as enzimas que catalisam diferentes interconversões entre os intermediários têm grande importância e são, muitas vezes, purificadas e caracterizadas molecular e bioquimicamente. Após o processo de purificação, a enzima pode ser submetida à determinação das sequências parciais de polipeptídeos, que podem ser utilizadas, em última instância, para a clonagem do cDNA correspondente. A inserção de um único cDNA em um vetor de expressão pode levar à expressão heteróloga da enzima recombinante funcional, o que confirma a identidade de uma enzima específica. Além disso, a expressão de grandes quantidades de uma determinada enzima recombinante pode propiciar a realização de estudos de seu mecanismo de reação e de sua estrutura tridimensional.

O termo *metabolismo* refere-se à totalidade dos processos químicos que ocorrem em um organismo vivo. As técnicas atuais de análises químicas permitem a identificação dos metabólitos de baixa massa molecular de um organismo, cujo conjunto é denominado metaboloma. Existem três subdivisões do metabolismo: anabolismo, catabolismo e anfibolismo.

O *anabolismo* (assimilação) compreende, exclusivamente, os processos endergônicos, que, ao contrário do catabolismo, são responsáveis pela construção de substâncias de alto conteúdo energético a partir de precursores de menor conteúdo energético. O anabolismo é o ramo do metabolismo divergente; em última análise, toda a diversidade de biomoléculas surge a partir de CO_2, H_2O e NH_3.

O *catabolismo* (dissimilação) é o ramo do metabolismo convergente baseado em processos exergônicos, que estão relacionados com processos degradativos. A partir de biomoléculas complexas, são produzidas substâncias simples, em última instância, CO_2, H_2O e NH_3. Embora, em certas vias, o anabolismo e o catabolismo estejam ligados por reações reversíveis, estas ocorrem em diferentes compartimentos celulares e têm, geralmente, diferentes sequências químicas.

O *anfibolismo* refere-se às fases de interconversão de produtos do metabolismo, nas quais ocorre o cruzamento das reações de degradação e de síntese com reações metabólicas sequenciais e/ou cíclicas. Um exemplo típico de uma via metabólica anfibólica ocorre nas plantas verdes e em alguns organismos aeróbicos no ciclo de Krebs (ácido tricarboxílico). Assim, por exemplo, a acetil-CoA (acetil-coenzima A) é um produto comum da degradação de gorduras, carboidratos e aminoácidos. Essa acetil-CoA produzida pode ser utilizada na cadeia respiratória, em processo de ganho de energia pela sua degradação, ou ser substrato para a síntese de várias substâncias (Quadro 11.1). Quando a acetil--CoA e/ou outros intermediários do ciclo de Krebs (p. ex., piruvato, succinil-SCoA) são utilizados como precursores biossintéticos, o ciclo de Krebs fica empobrecido desses intermediários e, finalmente, ocorre um impasse, que é resolvido em parte pelas reações anapleróticas. Nessas reações, os intermediários são obtidos de outras fontes que não aquelas consideradas usuais, podendo-se citar como exemplo o processo de mobilização lipídica para ganho de energia.

Metabolismos basal e especial

O metabolismo basal inclui todos os compostos e processos que são essenciais para o crescimento e desenvolvimento de um indivíduo e é caracterizado por ser universalmente similar.

Quadro 11.1 Principais vias metabólicas do metabolismo basal

Metabolismo	Anabolismo: biossíntese	Catabolismo: degradação
Carboidratos	Fotossíntese, ciclo de Calvin, ciclo dos ácidos C-4, gliconeogênese	Clivagem hidrolítica de carboidratos, glicólise, ciclo da pentose-fosfato
Gorduras	Síntese de lipídeos: complexo-ácido graxo-sintase, acilglicerídeos, fosfolipídeos, glicolipídeos, carotenoides, esteróis	Clivagem hidrolítica de lipídeos, β-oxidação de ácidos graxos
Proteínas	Biossíntese de aminoácidos e proteínas (processo de tradução)	Clivagem hidrolítica de proteínas, degradação e conversão dos aminoácidos (descarboxilação, desaminação, transaminação)
Acetil-coenzima A	Carboidratos, ácidos graxos, aminoácidos, cetogênese, terpenos, esteroides	Ciclo de Krebs, cadeia respiratória, ciclo do glioxilato
Ácidos nucleicos	Biossíntese de nucleotídeos do RNA a partir de bases púricas e pirimídicas, replicação de DNA, formação de flavinas e pteridinas a partir de GTP	Clivagem de DNA e RNA

O metabolismo especial inclui todas as substâncias e todos os processos que envolvem as inter-relações do indivíduo com seu meio ambiente, sendo os compostos produzidos dispensáveis para o crescimento e desenvolvimento de um indivíduo isolado. Os produtos formados a partir desse metabolismo são indispensáveis para a existência e sobrevivência de uma espécie em seu ambiente, onde ela interage com diversos outros organismos. Muitas dessas substâncias também apresentam efeitos biológicos e farmacológicos em outras espécies de seres vivos.

A diferenciação entre os metabolismos basal e especial é um pré-requisito básico para a compreensão do tema de uma forma geral; por isso, são citadas a seguir algumas características essenciais que facilitam sua classificação.

O metabolismo basal (i.e., metabolismo primário) é destinado principalmente à manutenção da vida e à reprodução. Os metabolismos basais de plantas, animais e seres humanos, bem como de microrganismos procarióticos, apresentam grande semelhança, que pode ser evidenciada pelos seguintes exemplos: (i) o código genético é idêntico para todos os organismos: a atribuição dos respectivos tripletos de nucleotídeos para determinados aminoácidos é idêntica desde bactérias até o homem. O código genético, contudo, é degenerado, o que significa que aminoácidos idênticos podem ser codificados por diferentes tripletos de nucleotídeos. Diferentes organismos podem utilizar certos tripletos preferenciais para codificar aminoácidos. Essa observação é importante na tradução de sequências de proteínas em sequências de ácidos nucleicos; (ii) todos os organismos usam para armazenar e transferir energia os grupamentos fosfatos, especialmente moléculas de ATP; (iii) as células sintetizam e armazenam substâncias similares, gorduras, carboidratos e proteínas, pelo uso de vias metabólicas semelhantes. Além disso, as sequências do catabolismo das substâncias são similares na maioria das células; (iv) as reações metabólicas em geral são catalisadas por proteínas específicas, as enzimas (com exceção dos ribossomos). As proteínas com funções semelhantes são ubiquitárias e apresentam estruturas tridimensionais e sequências de aminoácidos similares; (v) existe um número limitado de compostos de baixa massa molecular que são de ampla distribuição, cujos processos metabólicos vitais são dependentes. A título de exemplo, podem ser citados alguns cofatores enzimáticos: tiamina, nicotinamida, flavinas, piridoxal, ácido pantotênico.

O metabolismo especial (i.e., metabolismo secundário), ao contrário do basal, é caracterizado por diferenças que podem ser constatadas pelas distintas vias metabólicas dos organismos, o que lhes confere alta variabilidade. Muitos genes de um metabolismo específico foram desenvolvidos, possivelmente, a partir de duplicação de genes, mutações e nova organização dos genes do metabolismo basal. Esses processos originaram novas funções e subfuncionalizações. No primeiro caso, a duplicação de um gene origina um novo, que codifica uma enzima com novas propriedades catalíticas, enquanto o gene de origem permanece conservado. Outra possibilidade baseia-se na duplicação de genes acrescida de uma alteração da sequência gênica original. Dessa forma, a partir de uma enzima com baixa eficiência e baixa especificidade, podem-se originar duas enzimas com alta especificidade e alta eficiência catalítica.[1]

Quando são observadas em um organismo sequências gênicas que apresentam homologia com um ancestral, nomeiam-se os respectivos genes como parólogos, ao passo que os genes ortólogos são caracterizados por duplicação e diversificação de genes em diferentes espécies. Esse princípio é particularmente utilizado para explicar as similaridades estruturais e mecanísticas entre a policetídeo-sintase e a ácido-graxo-sintase de microrganismos. É importante ressaltar que, nos microrganismos, os genes de uma biossíntese específica, frequentemente, são agrupamentos em *clusters* gênicos, os quais são classificados como uma região da sequência gênica que apresenta vários genes de estreita proximidade relacionados com uma biossíntese particular e que, muitas vezes, podem ser regulados pelos mesmos fatores.

Além disso, uma importante particularidade das vias metabólicas a ser observada é que não se deve imaginá-las como bidimensionais, nas quais, sequencialmente, a partir do composto A serão formados os compostos B, C,... até o produto X, mas sim como redes metabólicas multidimensionais (*metabolic grid*). Assim, os intermediários de uma rota metabólica podem ser utilizados e modificados de diferentes formas. No caso da produção de alterações metabólicas por técnicas de biologia molecular, é importante atentar para o princípio das vias multidimensionais, uma vez que uma alteração pontual na via pode levar a resultados, a princípio, inesperados.

Como já citado, os produtos do metabolismo especial são, muitas vezes, chamados de produtos do metabolismo secundário. O termo *secundário* toma como base o fato de que esses produtos são produzidos a partir de metabólitos conhecidos e ubíquos do metabolismo basal/primário. Apesar de ser comum uma separação didática entre o metabolismo basal e o metabolismo especial, deve-se admitir que uma separação entre metabólitos básicos e especiais ou, até mesmo, das suas vias metabólicas não tem sentido se forem considerados os aspectos biológicos e fisiológicos. A título de exemplo, os fitoesteróis são considerados produtos do metabolismo basal, enquanto seus derivados apenas ligeiramente modificados são classificados como metabólitos especiais. A classificação de uma substância como metabólito basal ou especial pode também ser alterada ao longo do tempo; assim, o ácido chiquímico, que foi originalmente identificado como um produto do metabolismo especial [isolado a partir da planta *Illicium religiosum* Siebold & Zucc. (*Shikimi*, em japonês), o tóxico anis estrelado japonês], é considerado, hoje, um metabólito basal que é um importante intermediário na biossíntese dos aminoácidos aromáticos. Ademais, alguns ésteres do ácido salicílico e do ácido jasmônico foram originalmente descritos como componentes de óleos voláteis e, na atualidade, são reconhecidos como importantes moléculas de sinalização em plantas. A seguir, apresenta-se uma série de características que devem ser observadas para a classificação de uma substância de baixa massa molecular como um metabólito especial:

- Os metabólitos especiais são, na maioria das vezes, de distribuição restrita e costumam ser encontrados em apenas alguns grupos de organismos. A gama de metabólitos especiais varia de espécie para espécie. Alguns são distribuídos nas angiospermas de forma ubiquitária, como alguns ácidos fenólicos.
- Os metabólitos especiais têm, muitas vezes, uma grande variabilidade química estrutural. Obviamente, substâncias com estruturas semelhantes não possuem necessariamente propriedades biológicas idênticas. Uma hipótese muito difundida para explicar a diversidade do metabolismo especial tem como base o modelo da coevolução química, que sugere que cada metabólito secundário teve ou tem uma atividade biológica no curso da evolução. Paralelamente, existe a hipótese da seleção por triagem,[2] que se fundamenta no fato de que organismos com potência metabólica alta mantêm a diversidade de formação de metabólitos especiais, o que gera uma vantagem evolutiva. Uma característica central do metabolismo é provavelmente a manutenção de genes que codificam sua sequência para enzimas que se ligam e convertem mais de um substrato (promiscuidade de substrato) ou que podem gerar mais de um produto a partir de um substrato (promiscuidade de produto). Essa afirmação é fundamentada pela observação de que as enzimas do metabolismo específico, pelo menos *in vitro*, têm números relativamente baixos de atividade catalítica por segundo.[3] A hipótese da seleção por triagem permite que muitos metabólitos especiais não tenham efeito benéfico algum para o organismo produtor. Antagonicamente, um intermediário ou produto marginal de uma enzima em uma via biossintética que leve ao organismo produtor uma vantagem evolutiva certamente será produzido em maior quantidade após seleção durante a evolução. Essa é uma razão pela qual o metabolismo especial tem sido nomeado como a área dos jogos da evolução.
- Os metabólitos especiais são, muitas vezes, formados apenas durante fases muito específicas do desenvolvimento das plantas. Como consequência, ocorrem alterações nos teores de metabólitos especiais específicos durante o curso do desenvolvimento individual (variabilidade ontogenética). Por exemplo, o óleo das folhas jovens da hortelã contém alto teor de mentona em relação ao de mentol, ao passo que no período de floração ocorre inversão dessas concentrações. Outro exemplo tem como base o tomate, cujos frutos jovens são ricos em alcaloides; porém, à medida que os frutos amadurecem, os alcaloides sofrem decomposição, o que é evidenciado pela baixíssima concentração de tomatina em tomates maduros. Em outros casos, a ocorrência de alguns metabólitos de plantas não é evidenciada sem que ocorra um processo de indução da via metabólica ou a absorção de um composto exógeno. Alguns metabólitos com propriedades antimicrobianas, chamados de fitoalexinas, são produzidos pelas plantas imediatamente após infecção por microrganismos. Além disso, algumas espécies de plantas podem assimilar metabólitos fúngicos presentes no solo, biotransformando-os e armazenando-os em suas folhas [p. ex., tricotecenos (micotoxinas) em espécies do gênero *Baccharis*].[4]
- Em plantas superiores, as moléculas de metabólitos especiais costumam ser depositadas e armazenadas em estruturas específicas. Os produtos lipossolúveis são armazenados em pelos glandulares

especiais, células de óleo, reservatórios de óleo ou cromoplastos. Já as substâncias naturais hidrossolúveis (glicosídeos e alcaloides na forma de sal) são armazenadas frequentemente nos vacúolos de células especializadas; é importante ressaltar que os locais da síntese e do armazenamento dos metabólitos especiais são, muitas vezes, distintos nas plantas.
- A capacidade de sintetizar metabólitos especiais específicos pode ser tanto adquirida como perdida durante o processo de mutação (variabilidade química).

Relações biossintéticas entre os metabolismos basal e especial

A base para a formação dos blocos de construção tem origem em metabólitos simples do metabolismo anfibólico. Os compostos se originam da glicólise, do ciclo de Krebs e do ciclo das pentose-fosfato (ciclo de Calvin), que são fontes de ácidos carboxílicos (acetato, piruvato, 2-oxoglutarato) e vários açúcares (trioses, tetroses). A investigação das vias biossintéticas de constituintes celulares essenciais e de metabólitos especiais leva aos intermediários em comum (Fig. 11.1). O Quadro 11.2 mostra exemplos de compostos que estão envolvidos na formação de metabólitos especiais.

Principais rotas biossintéticas de metabólitos especiais

Bloco de construção C-1

O bloco de construção C-1 tem importância destacada tanto no metabolismo basal quanto no metabolismo especial. Esse bloco de construção é observado em todos os estados possíveis de oxidação, como metila, hidroximetila, formila e carboxila. As enzimas responsáveis pela transferência C-1 de um átomo de carbono têm como coenzima o ácido fólico, que possui átomos de nitrogênio nas posições N-5 e N-10 presente no grupo pteridila, o qual é responsável pela doação do átomo de carbono (Fig. 11.2). O átomo de carbono transferido pode estar em diferentes graus de oxidação graças à ação de diferentes desidrogenases. O grupamento metila em geral não é transferido diretamente do ácido fólico para a molécula aceptora; esse trabalho é realizado por um carreador, a S-adenosilmetionina, que funciona como um doador imediato. Dessa forma, o grupo metila pode ser transferido para diferentes átomos na molécula doadora, a saber: carbono, enxofre, oxigênio e nitrogênio. Uma reação de metilação bastante conhecida em plantas superiores ocorre na cadeia lateral do colesterol/cicloartenol, produzindo fitoesteroides substituídos por um grupamento etila (Fig. 11.3).

O átomo de nitrogênio pode ser transmitido por meio de processos semelhantes à transaminação de aminoácidos, em que o fosfato de piridoxal é a coenzima utilizada. Além disso, existe a possibilidade de um ataque nucleofílico de aminas primárias ou secundárias a uma função aldeído de um composto aceptor. Pode-se observar também que o metabolismo basal pode doar outros compostos ou cofatores importantes na biossíntese de metabólitos especiais, a saber: os equivalentes de redução (NAD(P)H + H^+), o ATP e os nucleótidos de açúcar (p. ex., UDP-glicose).

Os produtos naturais, em geral, são agrupados conforme suas rotas biossintéticas. Até o momento, são conhecidos cerca de 100.000 metabólitos especiais provenientes de plantas; e calcula-se que entre 5.000 e 10.000 são encontrados nos alimentos. Uma vez que apenas um número limitado de rotas biossintéticas é utilizado para a síntese desses metabólitos, os produtos naturais são classificados em um número limitado de grupos. Uma visão geral dos grupos de metabólitos especiais que apresentam interesse terapêutico é apresentada na Figura 11.4.

A partir de estudos fitoquímicos, os metabólitos especiais foram organizados tendo

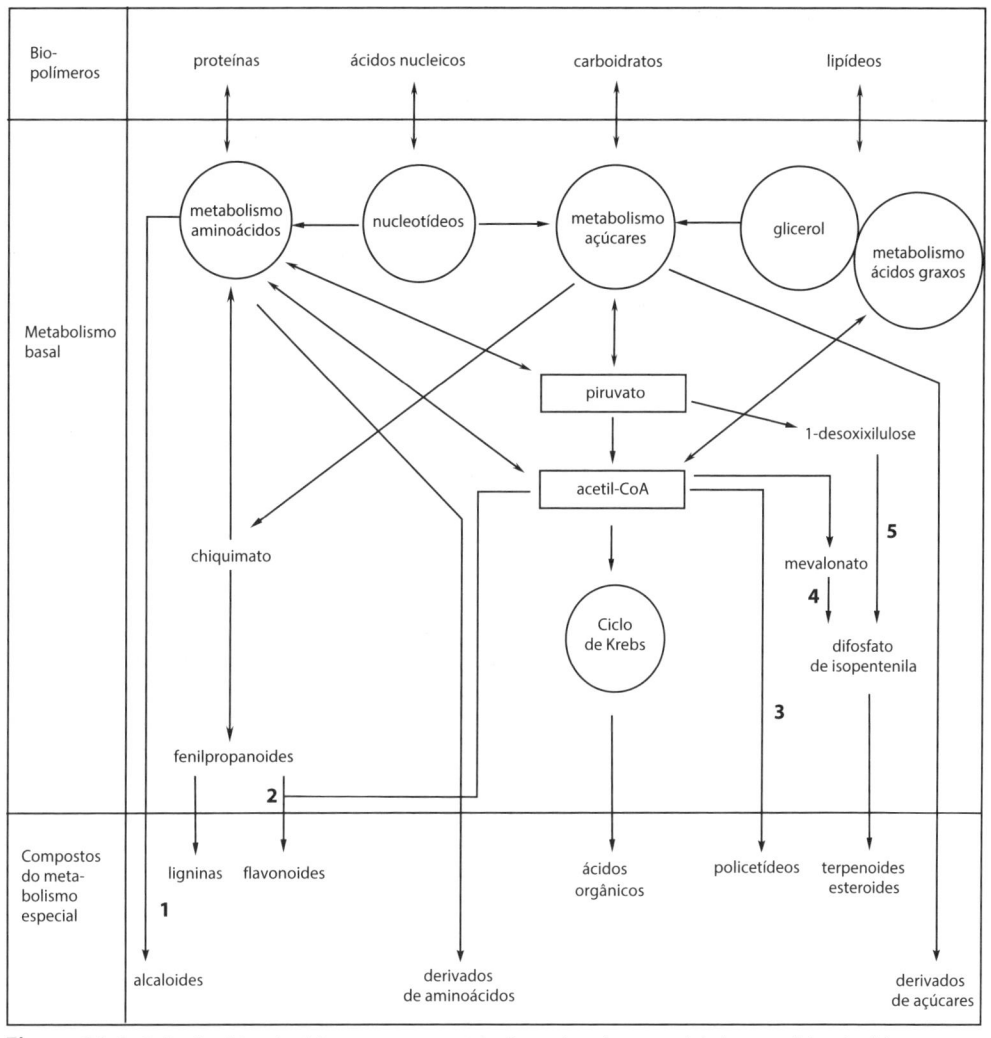

Figura 11.1 Relações biossintéticas entre o metabolismo basal e especial. As rotas biossintéticas para a síntese de metabólitos especiais ocorrem pelas seguintes vias: **1** via dos aminoácidos; **2** via do chiquimato; **3** via dos policetídeos; **4** via do ácido mevalônico; e **5** via do metileritritol fosfato (MEP).

como base suas estruturas químicas. A organização dessas estruturas baseada em semelhanças estruturais é uma abordagem científica muito utilizada e leva em conta aspectos biogenéticos. Os dois princípios mais antigos utilizados para a organização de metabólitos especiais são as regras do acetato e do isopreno. Adicionalmente, a regra dos aminoácidos auxilia na organização dos alcaloides, que apresentam estruturas químicas de alta complexidade.

Policetídeos

Para todos os policetídeos, a regra do acetato é válida. Essa regra preconiza que os produtos naturais com funções oxigenadas alternadas (padrão de substituição *meta*) formam um grupo de metabólitos especiais, que são construídos pela combinação formal de vários grupos acetato (Fig. 11.5). Essa regra pode ser confirmada, por analogia, pela facilidade com que compostos di- e tri-carboxílicos

Quadro 11.2 Origem dos metabólitos especiais em relação aos compostos do metabolismo basal

Compostos do metabolismo basal	Metabólitos especiais
Açúcar (em particular, D-eritrose, D-ribose, D-glicose)	Açúcares não usuais (amino- e desoxiaçúcares, açúcares metilados, açúcares com cadeia carbônica ramificada), produtos de oxidação (ácidos urônico, aldônico e ascórbico), produtos de redução (álcoois de açúcares, ciclitóis, estreptidina)
Metabólitos da glicólise e do ciclo de Krebs (especialmente frutose-6-fosfato, gliceraldeído-3-fosfato, fosfoenolpiruvato)	Derivados do piridoxal, ácido láctico, glicerol, derivados C-3 da via do corismato
Acetil-coenzima A	Ácidos graxos incomuns, eicosanoides, derivados de ácidos graxos (*n*-alcanos, derivados do acetileno), policetídeos, antranoides, tetraciclinas, griseofulvina, ácidos fenólicos de fungos e liquens, derivados da piridina
Isopentenil-difosfato	Monoterpenos, sesquiterpenos, diterpenos, triterpenoides tetra- e pentacíclicos, esteroides, carotenoides e xantofilas
Chiquimato	Naftoquinonas, antranoides (tipo alizarina), fenazina, quinolina e alcaloides quinolínicos
Aminoácidos alifáticos	Aminas, aminoácidos metilados, ácidos hidroxâmicos, glicosídeos cianogênicos, glucosinolatos, betaínas, alcaloides tropânicos e pirrolizidínicos, conjugados com glicina, glutamina e ornitina, derivados da S-alquil-cisteína, dicetopiperazinas, peptídeos
L-fenilalanina e L-tirosina	L-Dopa, alcaloides indólicos, fenilalquilaminas, alcaloides isoquinolínicos, melanina, betalaína, ácido cinâmico, cumarinas, lignanas, estilbenos, flavonoides e derivados da hidroquinona
L-triptofano	Ácido antranílico, quinolina, alcaloides quinolínicos, acridinas, derivados do ácido nicotínico, alcaloides da ergolina, alcaloides betacarbolínicos, alcaloides de cinchona
Purinas	Purinas metiladas, antibióticos derivados de purinas, benzopteridinas e pirrolopirimidinas

(acetoacetato de etila e di-acetilacetona) e compostos aromáticos (do tipo ácido orselínico) se condensam, e assim a mesma reação pode ser implementada em células de organismos vivos. Esses metabólitos podem ser relacionados com o bloco de construção C-2 e incluem não somente os derivados de menor complexidade, como resorcinol e floroglucinol, mas também as aflatoxinas, os antranoides, os macrolídeos, as tetraciclinas e as xantonas, entre outros.

Ademais, esses compostos podem ser chamados de acetogeninas e podem ser divididos pelo número (n) de blocos de C-2 na molécula como tricetídeos (n = 3), tetracetídeos (n = 4), pentacetídeos (n = 5), etc. As variações estruturais não se resumem apenas ao comprimento da cadeia que, em alguns derivados, pode ter n > 20. Existem também diferentes ramificações de cadeia antes da condensação que podem formar compostos cíclicos, bem como variações nas etapas de redução, metilação, substituição por grupos isopentenila, glicosilações e rearranjos. Além disso, diferentes ácidos carboxílicos iniciadores, sob a forma dos seus ésteres de CoA, são utilizados para formar os policetídeos com estruturas variadas

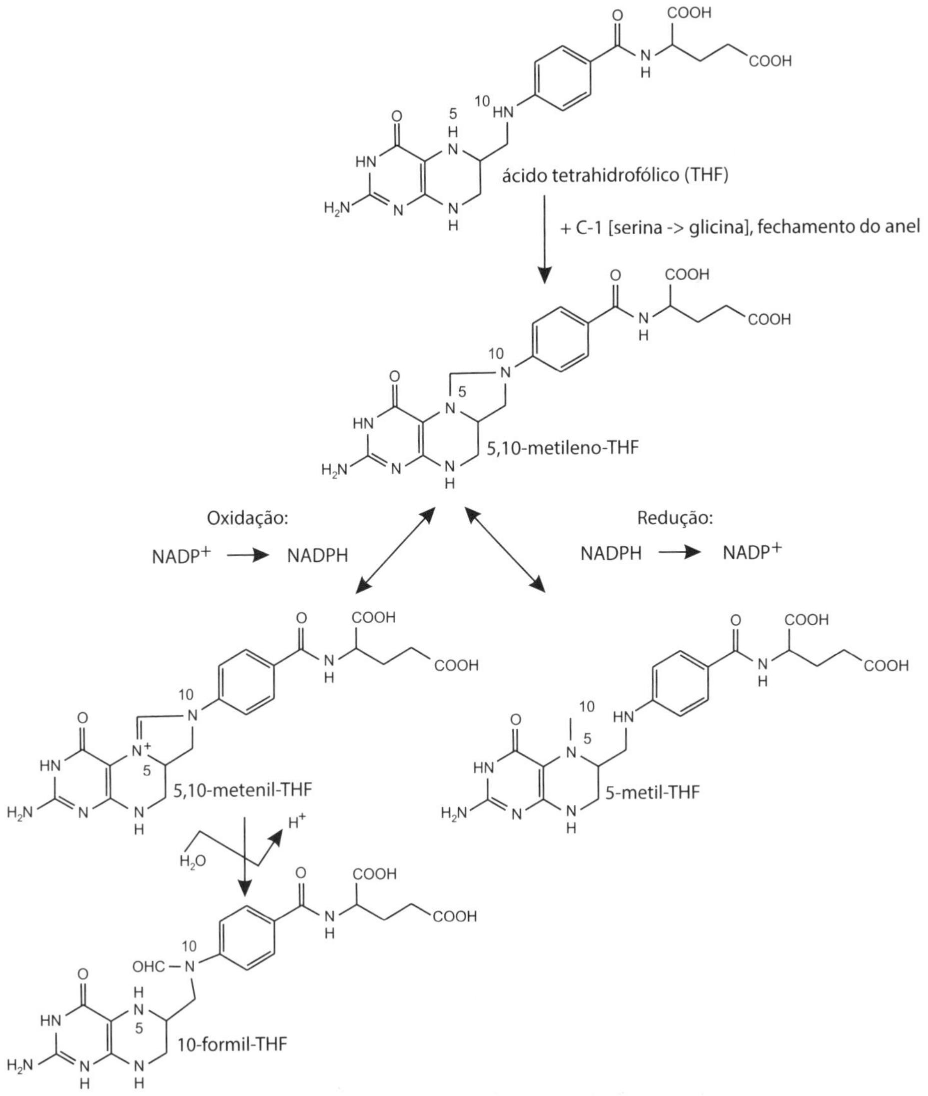

Figura 11.2 Resumo do metabolismo C-1, com enfoque nos derivados do tetra-hidrofolato. O grupo hidroximetila da serina é a principal fonte do bloco C-1; o bloco C-1 é transmitido na forma de um equivalente de formaldeído para o tetra-hidrofolato, formando o 5,10-metileno-tetra-hidrofolato. A adição de um átomo de carbono na forma de formaldeído ativo pode sofrer a influência de desidrogenases, acarretando hidrogenações e desidrogenações.

(Fig. 11.6). Dessa maneira, os compostos estruturalmente diferentes, como flavonoides, estilbenos, alcaloides acridônicos, compostos do lúpulo (que originam o sabor amargo da cerveja) e xantonas, têm em comum a mesma origem biogenética.

Terpenoides

Para todos os terpenoides, a regra que se aplica é a do isopreno. De forma análoga à observada para os policetídeos (regra do acetato), a regra do isopreno é baseada em observações de química orgânica. O bloco de

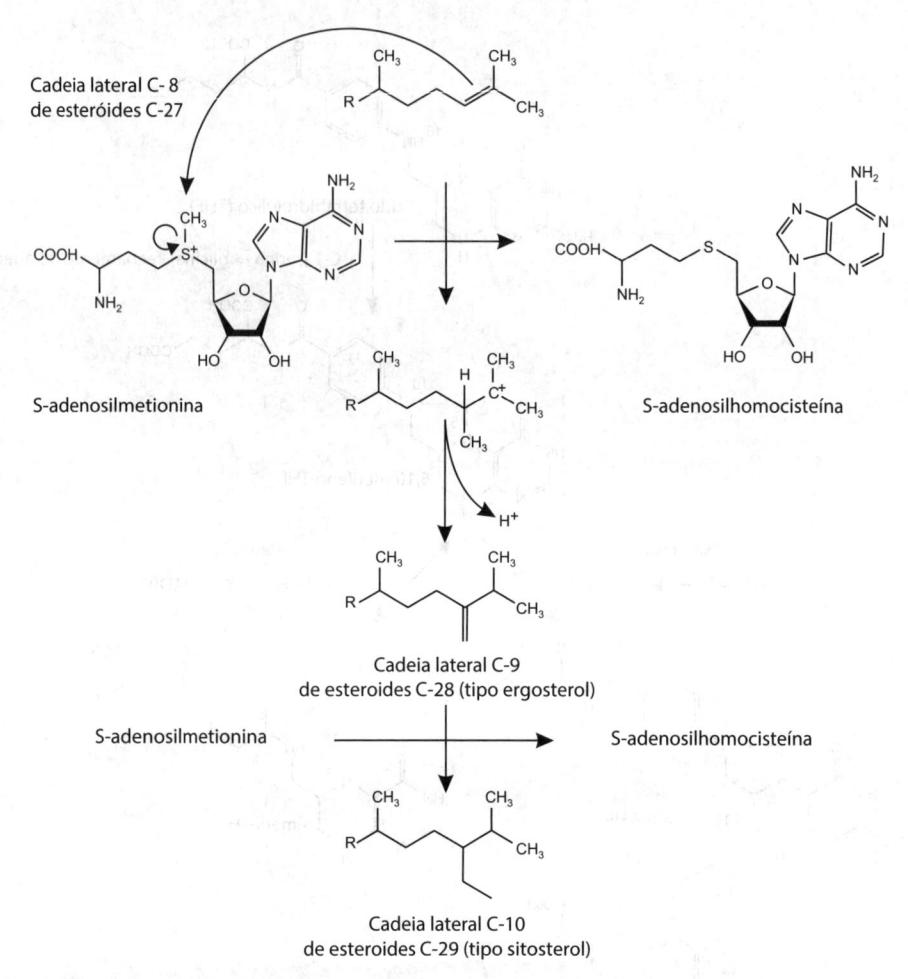

Figura 11.3 Exemplo de metilação de um produto natural: a formação da C29-esteróis (tipo sitosterol) a partir de C27-esteróis (tipo colesterol). O grupo metila é transferido como cátion metila (i.e., metileno ativo) do doador de metila, a S-adenosilmetionina.

construção de todos os terpenos utiliza como matéria-prima o difosfato de isopentenila (IPP), que é um isopreno na forma ativa que está em equilíbrio com o seu isômero, o difosfato de dimetilalila (DMAPP). As reações de condensação dos terpenos ocorrem com a participação do fosfato, diferentemente das reações de condensação clássica (p. ex., adição aldólica ou condensação de Claisen).

A biossíntese de terpenoides pode ser dividida em duas rotas principais. Até recentemente, acreditava-se que, em plantas superiores, os dois compostos principais, IPP e DMAPP, eram obtidos apenas via ácido mevalônico pela condensação de três moléculas de acetil-CoA e descarboxilação subsequente. Hoje se sabe que existe uma via alternativa de blocos de construção C-5, que, a partir da glicose, leva à formação de dois intermediários-chave 1-desóxi-D-xilulose (DOX) e 2-metileritritol fosfato (MEP) –, que vão originar, em última instância, IPP e DMAPP.[5] A partir dessa via são obtidos tanto blocos de construção de hemiterpenos (C-5) quanto de monoterpenos (C-10), diterpenos (C-20) e tetraterpenos (C-40) (ver

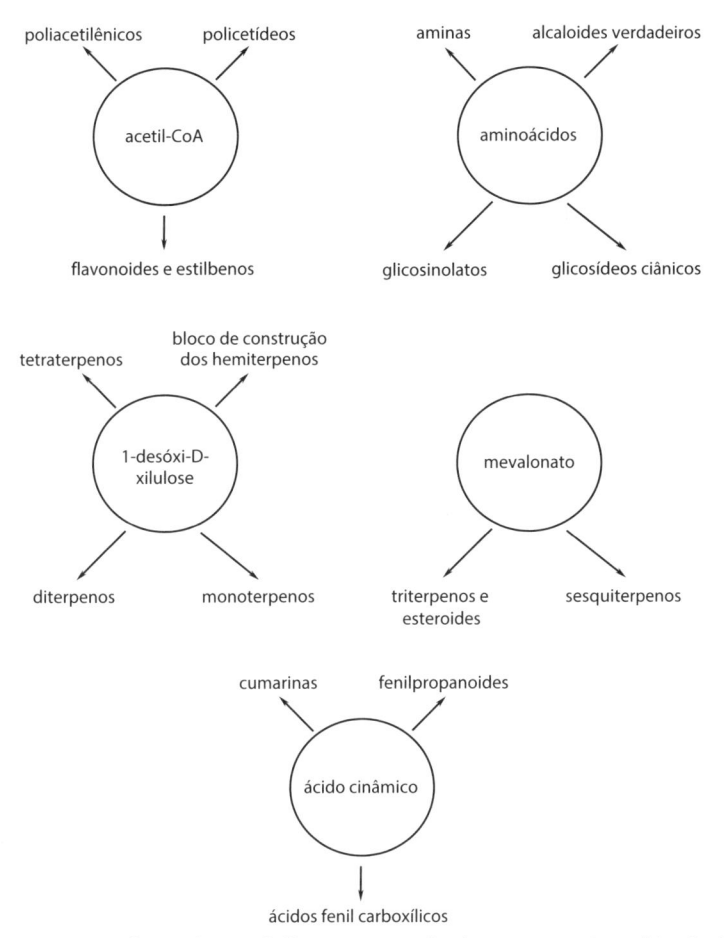

Capítulo 11 Biossíntese de metabólitos primários e secundários

Figura 11.4 Importantes classes de metabólitos especiais de plantas e sua origem biossintética.

Fig. 11.4). O uso de precursores marcados com o isótopo de carbono 13, bem como a aplicação de estatinas, inibidores da enzima HMG-CoA-redutase, enzima-chave da via do ácido mevalônico, mostrou que a biossíntese de monoterpenos não era bloqueada e abriu as portas para a existência de uma rota biossintética alternativa, nomeada de MEP (Fig. 11.7).

Alcaloides

Para a maioria dos alcaloides, a regra dos aminoácidos é válida e tem como base as observações de E. Winterstein e G. Trier,[6] que afirmaram, em 1910, que todos os alcaloides verdadeiros deveriam ser derivados de aminoácidos. O grupo amínico dos aminoácidos origina o átomo de nitrogênio do heterociclo de um alcaloide. Os aminoácidos que originam alcaloides são ornitina, arginina, lisina, fenilalanina, tirosina e triptofano. Mediante descarboxilação inicial da molécula de um aminoácido, é formada a amina biogênica correspondente, que vai promover a biossíntese dos alcaloides. O uso dessa prerrogativa biogenética mantém os alcaloides, que apresentam estruturas químicas diversas, agrupados em um mesmo grupo. No entanto, é importante ressaltar que nem todos os alcaloides seguem a regra dos aminoácidos, como os

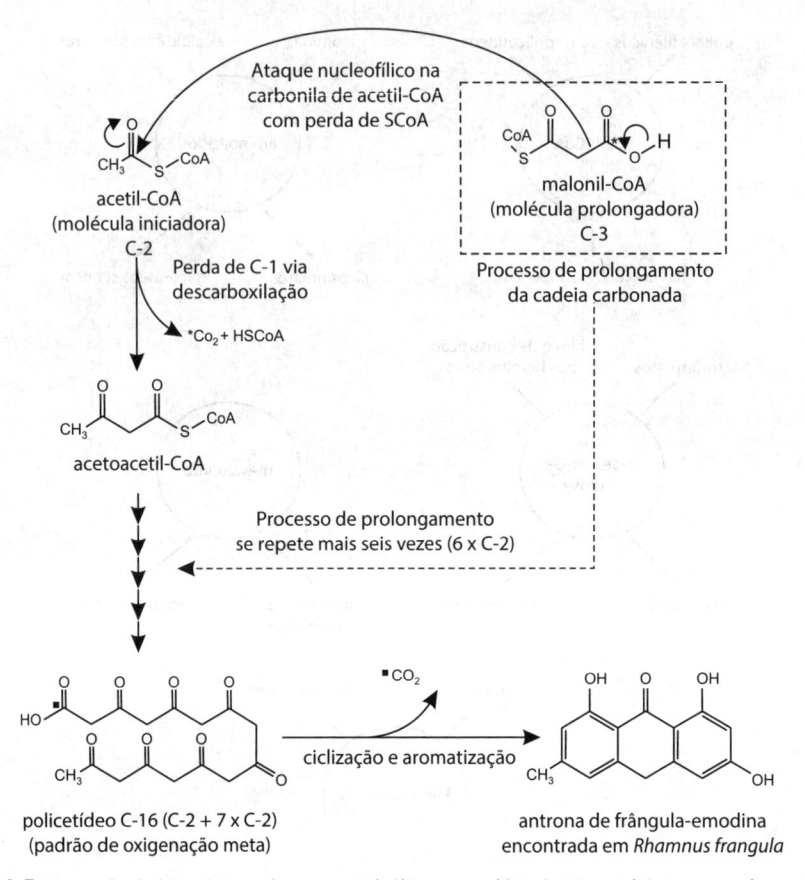

Figura 11.5 Exemplo da biossíntese de um metabólito secundário (antranoide) via regra do acetato.

alcaloides acridônicos, esteroidais, imidazólicos e púricos (metilxantinas).

Fenilpropanoides e fenóis

Os fenilpropanoides e os fenóis são formados pela via biossintética do ácido chiquímico. Para as plantas, já foram descritas, até o momento, todas as vias biossintéticas dos compostos fenólicos. Alguns poucos terpenoides fenólicos (timol e carvacrol) são facilmente reconhecidos por suas estruturas isoprênicas, ao passo que os policetídeos fenólicos podem ser reconhecidos pelo padrão de oxigenação *meta* de seus grupos hidroxila. Os alcaloides fenólicos (p. ex., morfina, cefaelina) são derivados da tirosina. Os compostos cujas estruturas químicas não permitem inferir diretamente sua biossíntese são ácidos cinâmicos aromáticos e fenólicos, ácido gálico, ácidos fenólicos (p. ex., ácido salicílico) e fenóis simples (p. ex., arbutina). Todos eles surgem a partir da rota do ácido chiquímico e têm sua origem biossintética baseada nos açúcares, da mesma forma que os aminoácidos aromáticos (Fig. 11.8). Com exceção do ácido gálico, provavelmente, todas as substâncias desse grupo são derivadas da L-fenilalanina ou, raramente, da L-tirosina. Uma enzima-chave do metabolismo especial de plantas é a fenilalanina-amônia-liase, que catalisa a desaminação oxidativa da L-fenilalanina na biossíntese do ácido cinâmico. O produto resultante C-6-C-3 (Fig. 11.8) é um bloco de construção característico do grupo de

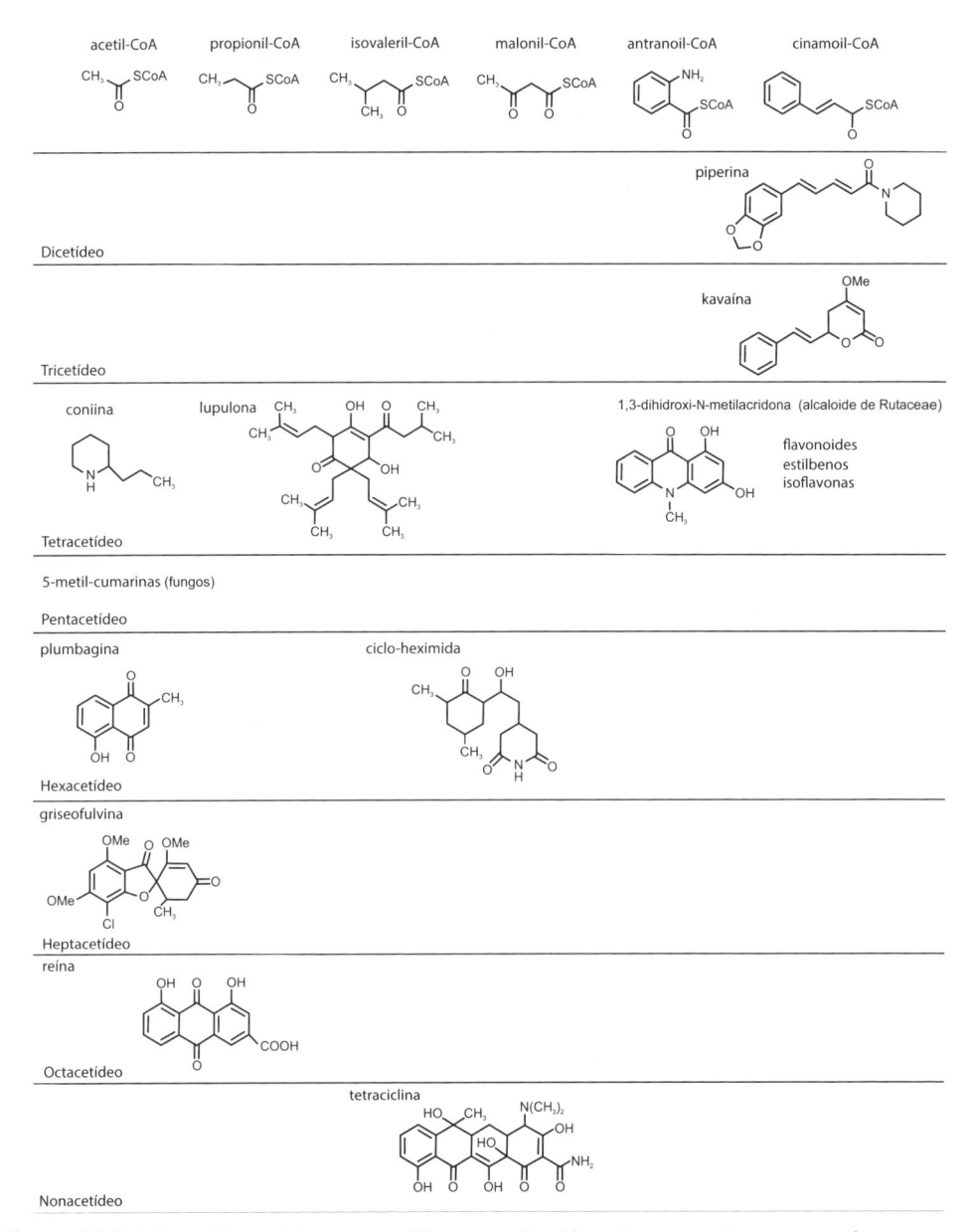

Capítulo 11 Biossíntese de metabólitos primários e secundários

Figura 11.6 Relação biogenética entre os diferentes policetídeos. No topo estão representados os respectivos pilares iniciais.

fenilpropanoides, que inclui os próprios derivados do ácido cinâmico, as cumarinas e as lignanas. A partir da degradação oxidativa da cadeia lateral dos ácidos cinâmicos são formados os ácidos fenólicos e os fenóis simples.

Metabólitos especiais de biossíntese mista

Os componentes de vias biossintéticas distintas podem se combinar para formar novos metabólitos especiais. Um número relativa-

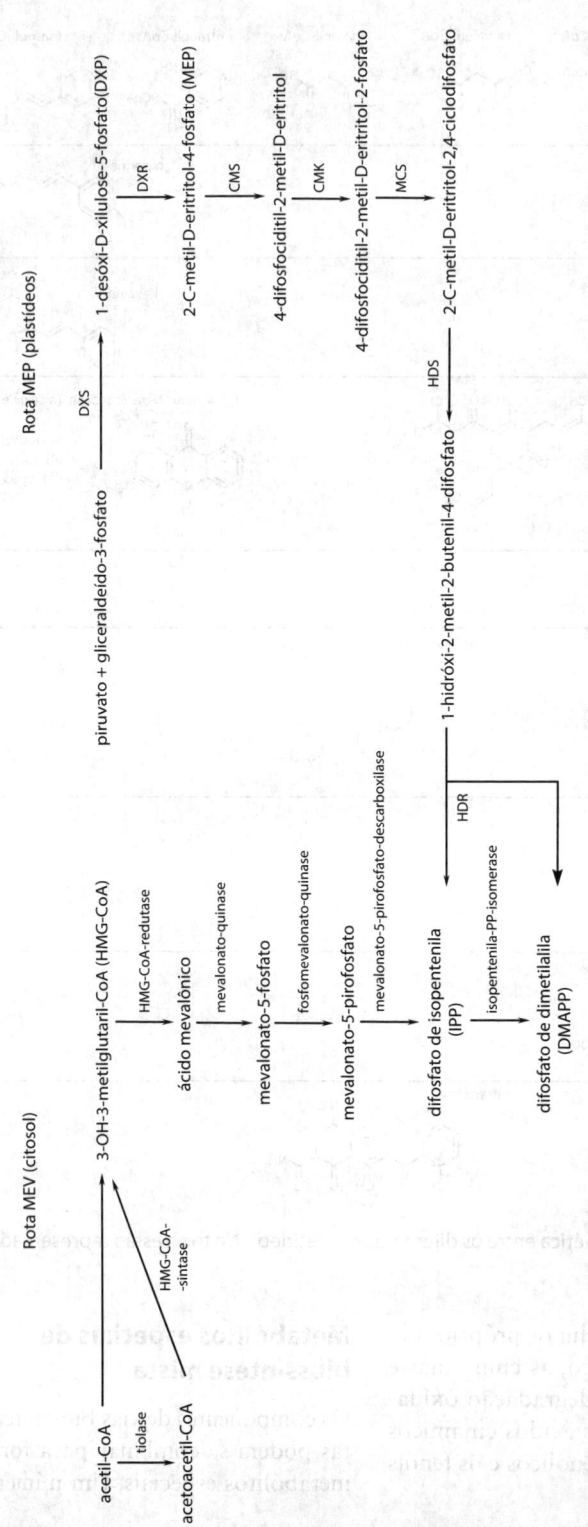

Figura 11.7 Via do mevalonato (rota MEV) e via de fosfato de 2-metileritritol (rota MEP) em plantas, levando à biossíntese IPP e DMAPP. DXS, 1-Desóxi-D-xilulose-5-fosfato-sintase; DXR, 1-desóxi-D-xilulose-5-fosfato-redutoisomerase; CMS, 4-difosfociditil-2-metil-D-eritritol-sintase; CMK, 4-difosfociditil-2-metil-D-eritritol-quinase; MCS, 2-C-metil-D-eritritol-2,4-ciclodifosfato-sintase; HDS, 1-hidróxi-2-metil-2-butenil-4-difosfato-sintase; HDR, 1-hidróxi-2-metil-2-butenil-4-difosfato-redutoisomerase. Apenas a rota MEV pode ser inibida pela mevastatina, um inibidor da HMG-CoA-redutase.

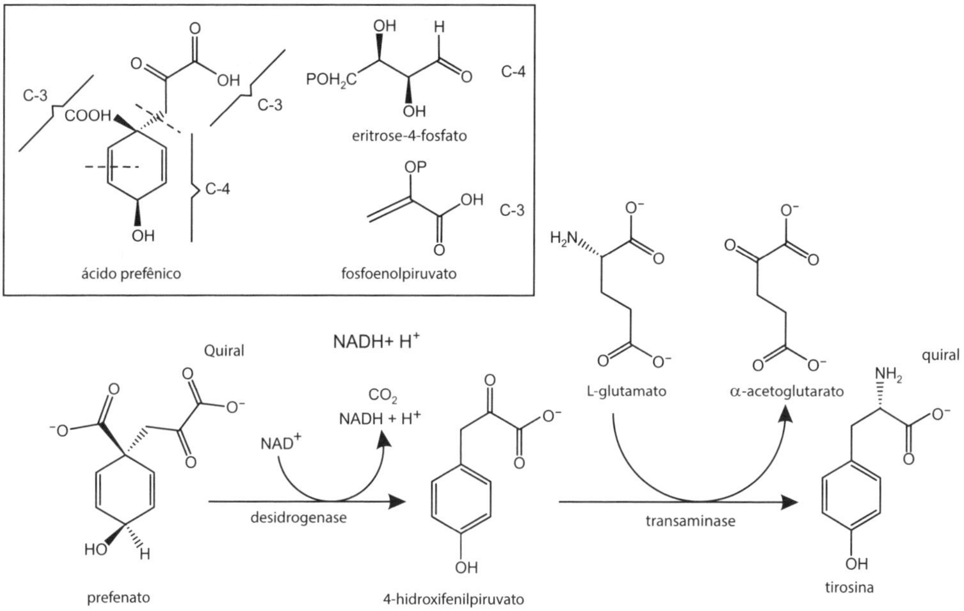

Capítulo 11 Biossíntese de metabólitos primários e secundários 161

Figura 11.8 O ácido prefênico, um ácido 4-hidroxiaromático, é um precursor básico de todos os metabólitos especiais que apresentam um anel aromático, excetuando-se aqueles formados pela via dos policetídeos. Na origem do bloco de construção C-6-C-3, o ácido prefênico perde um carbono C-1 na forma de dióxido de carbono durante suas modificações para dar origem aos aminoácidos aromáticos. A partir dos aminoácidos aromáticos, é produzido o ácido cinâmico, que é o intermediário mais simples dos fenilpropanoides.

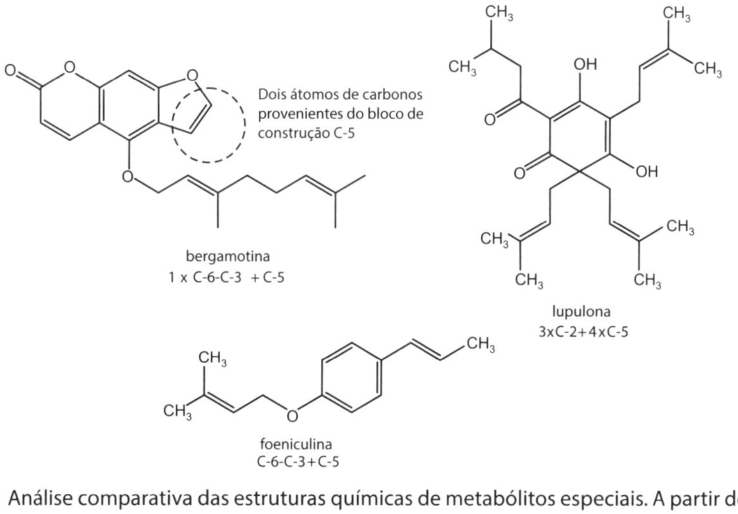

Figura 11.9 Análise comparativa das estruturas químicas de metabólitos especiais. A partir de três blocos de construção, podem ser obtidas diferentes estruturas químicas. O elemento C-2 da bergamotina não é proveniente da via do acetato, mas ocorre por eliminação oxidativa do bloco de construção C-5, que só pode ser confimada por estudos biossintéticos.

mente pequeno de blocos de construção produz, por meio de diferentes possibilidades de ligação, uma ampla variedade de produtos naturais. Os principais blocos de construção utilizados são C-1, C-2, C-5 e C-6-C-3 e os aminoácidos. A análise da Figura 11.9 demonstra que é possível dividir a estrutura de metabólitos especiais complexos em diferentes blocos de construção. A capacidade de interpretação de diferentes blocos de construção em estruturas complexas, em conjunto com as diferenças estruturais dos compostos, tem como resultado didático a organização dos metabólitos especiais em diferentes grupos, bem como a formulação de suas rotas biossintéticas.

Uma grande variedade de metabólitos especiais é encontrada nas células na forma de glicosídeos. A maioria das saponinas apresenta em suas estruturas químicas açúcares de ampla distribuição na natureza. Além disso, podem ser observados açúcares raros, como aqueles encontrados nas estruturas dos glicosídeos cardiotônicos (p. ex., digitoxose). A maioria dos açúcares encontrados é obtida do metabolismo basal a partir de hexoses e pentoses. O processo de transferência dos açúcares para os metabólitos especiais ocorre, na maior parte das vezes, pela ativação dos açúcares por nucleotídeos fosfatados, que se ligam às glicosiltransferases, as quais promovem a transferência para o produto natural alvo.

Compostos poliméricos

A classificação dos polímeros produzidos nas plantas em metabólitos básicos ou especiais não é comum. Esses polímeros geralmente são derivados do metabolismo de açúcares (polissacarídeos) ou dos fenilpropanoides (ligninas).

Métodos básicos para elucidação de rotas biossintéticas

Os metabolismos basal e especial são processos complexos que apresentam diversas rotas biossintéticas interligadas e controladas, em última instância, pelas informações genéticas. Nesse contexto, pode-se imaginar que o estudo de vias biossintéticas específicas seja um trabalho extremamente difícil. As principais questões que os pesquisadores buscam responder com os estudos são: (i) qual(is) é(são) o(s) intermediário(s) do metabolismo basal envolvido(s) na biossíntese?; (ii) qual é a sequência biossintética?; e (iii) quais são as enzimas envolvidas na biossíntese e como funcionam?

Para responder a essas perguntas, o pesquisador necessita utilizar técnicas de alta sensibilidade e especificidade. Os estudos podem utilizar como fonte de material a planta inteira, o órgão no qual a biossíntese ocorre ou – a melhor alternativa – uma suspensão de células vegetais, que mantém a biossíntese específica ativa. A vantagem dessa última abordagem é que se pode propagar, em grande quantidade, da mesma forma que com microrganismos, a cultura de células, que é o material básico para os estudos biossintéticos.

As técnicas utilizadas podem ser organizadas em: (i) técnicas que utilizam isótopos, que têm como base a síntese de intermediários marcados com isótopos pesados (^2H, ^{13}C, ^{18}O, ^{15}N, etc.) e/ou radioativos. A adição desses compostos marcados no local onde a rota biossintética ocorre leva à produção de metabólitos marcados, que podem ser seguidos e analisados por autorradiografia, espectrometria de massas e ressonância magnética nuclear; (ii) métodos enzimáticos – o estudo enzimático de uma rota biossintética tem de ser guiado por estudos anteriores utilizando isótopos. Sem esses estudos preliminares, uma abordagem enzimológica não é recomendada, uma vez que pode se tornar dispendiosa. Empregam-se métodos bioquímicos e de biologia molecular que têm como objetivos isolar e caracterizar a(s) enzima(s) e o(s) gene(s) envolvidos na rota biossintética; (iii) métodos que utilizam técnicas de engenharia genética – esses estudos têm como base o uso de mutantes, que podem ser isolados ou produzidos por métodos de indução (microrganismos). As mutações induzidas auxiliam na confirmação das vias biossintéticas formuladas. A indução de mutações direcionadas ou ao acaso pode interromper ou alterar uma rota biossintética. Os experimentos de cruzamentos entre diferentes espécies e de transferência genética podem complementar ou favorecer rotas biossintéticas de metabólitos especiais com interesse terapêutico.

Síntese biológica de metabólitos especiais com importância terapêutica

A obtenção de produtos naturais bioativos de forma alternativa ao isolamento direto das fontes está em grande expansão. Uma vez que a síntese total desses compostos de estruturas químicas de alta complexidade é praticamente inviável, o uso de processos de manipulação genética em *Escherichia coli* e leveduras (*Saccharomyces cerevisiae*) propiciou, até o momento, a obtenção de fármacos como cortisona, morfina e artemisinina em quantidades preparativas, apresentando como vantagem o fato de serem processos efetivos e eficientes. No caso da artemisinina, um terço da produção mundial já é obtida via organismos recombinantes. A produção de fármacos por meio de organismos recombinantes é de fácil controle em relação à obtenção proveniente de plantas, que é dependente do crescimento delas, de fatores climáticos e do seu acometimento por pragas. No caso da *Artemisia annua* L., planta produtora da artemisinina, o período total para a obtenção desse composto pode ser de 18 meses, o que aumenta, em grande extensão, os custos de sua produção. A título de comparação, a produção do mesmo composto por síntese biológica dura apenas três meses.[7]

Biossíntese da artemisinina e sua obtenção por síntese biológica

A síntese biológica da artemisinina, fármaco com uso no tratamento da malária, é um bom exemplo para demonstrar as potencialidades de um processo multidisciplinar que envolve conhecimentos em biologia molecular, microbiologia, enzimologia, engenharia de biorreatores, fermentação, isolamento e síntese química.

Para se ter uma visão geral do processo, explica-se, inicialmente, a biossíntese da artemisinina em *Artemisia annua*. A rota biossintética utilizada na planta é a do ácido mevalônico, que é dependente da produção de acetil-CoA no citosol a partir de açúcares produzidos nos cloroplastos durante a fotossíntese. O ácido mevalônico origina fosfato de isopentila (IPP), que reage sequencialmente com duas moléculas de fosfato de dimetilalila formando o difosfato de farnesila (FPP; C-15). Este último sofre uma reação catalisada pela enzima amorfadieno-sintase, que promove um fechamento do anel e produz o intermediário amorfadieno, que é oxidado ao ácido di-hidroartemisínico. A partir de uma reação catalisada pela luz solar, a artemisinina é produzida a partir desse ácido (Fig. 11.10).

A síntese biológica da artemisinina foi realizada paralelamente em *E. coli* e em levedura (*S. cerevisiae*). A estratégia inicial consistiu na superexpressão de genes da via do mevalonato e da amorfadieno-sintase. As reações subsequentes consistem em três etapas de oxidação catalisadas pela enzima P-450 CYP71AV1 e modificações catalisadas pelas desidrogenases do álcool e do aldeído artemisínico, para finalmente produzir os ácidos artemisínico e di-hidroartemisínico.

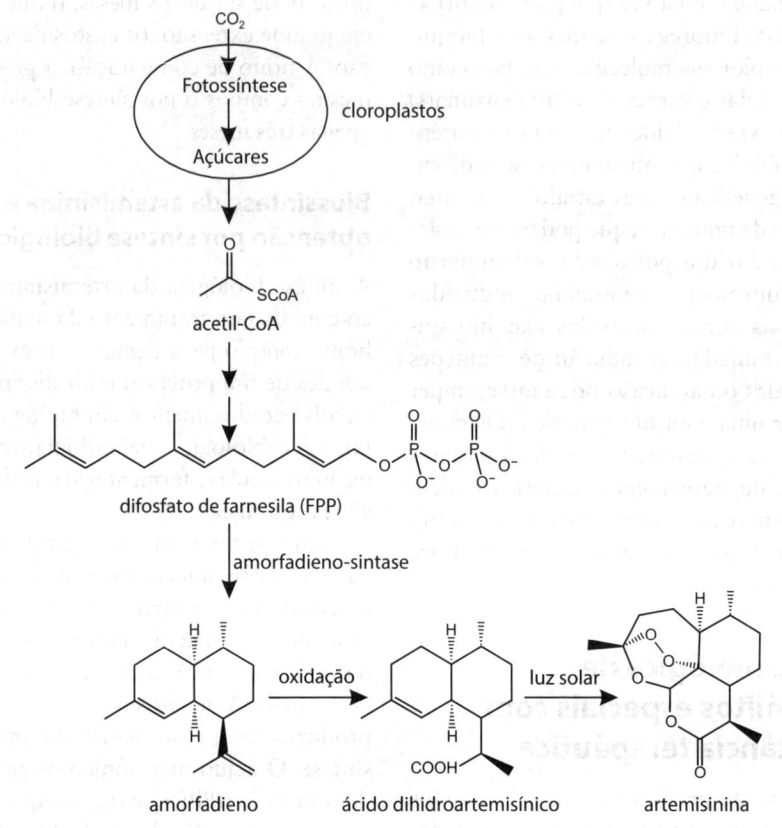

Figura 11.10 Rota da biossíntese da artemisinina em plantas.

A otimização dessa etapa levou em conta o conceito de rotas metabólicas multidimensionais (*metabolic grid*), uma vez que as reações de oxidação e redução podem ocorrer em sequências diversas. Nos experimentos com E. *coli*, a etapa das oxidações, que é essencial para a síntese da artemisinina, ocorreu em pequena extensão, o que descartou o uso desse microrganismo no processo. Uma provável explicação consiste na dificuldade da E. *coli* expressar genes de enzimas P-450 provenientes de eucariontes. Como exemplo, a empresa farmacêutica Sanofi desenvolveu uma reação fotoquímica capaz de converter 600 kg do ácido artemisínico em 360 kg de artemisinina (Fig. 11.11).[7]

Pontos-chave deste capítulo

O metabolismo basal inclui todos os compostos e processos que são essenciais para o crescimento e desenvolvimento de um indivíduo e é caracterizado por ser universalmente semelhante. Já o metabolismo especial inclui todas as substâncias e todos os processos relacionados às inter-relações do indivíduo com o seu meio ambiente, sendo os compostos produzidos dispensáveis para o crescimento e o desenvolvimento de um indivíduo isolado. Os produtos formados a partir desse metabolismo são indispensáveis para a existência e sobrevivência da espécie em seu ambiente, onde ela interage com diversos outros organismos. Muitas dessas substâncias

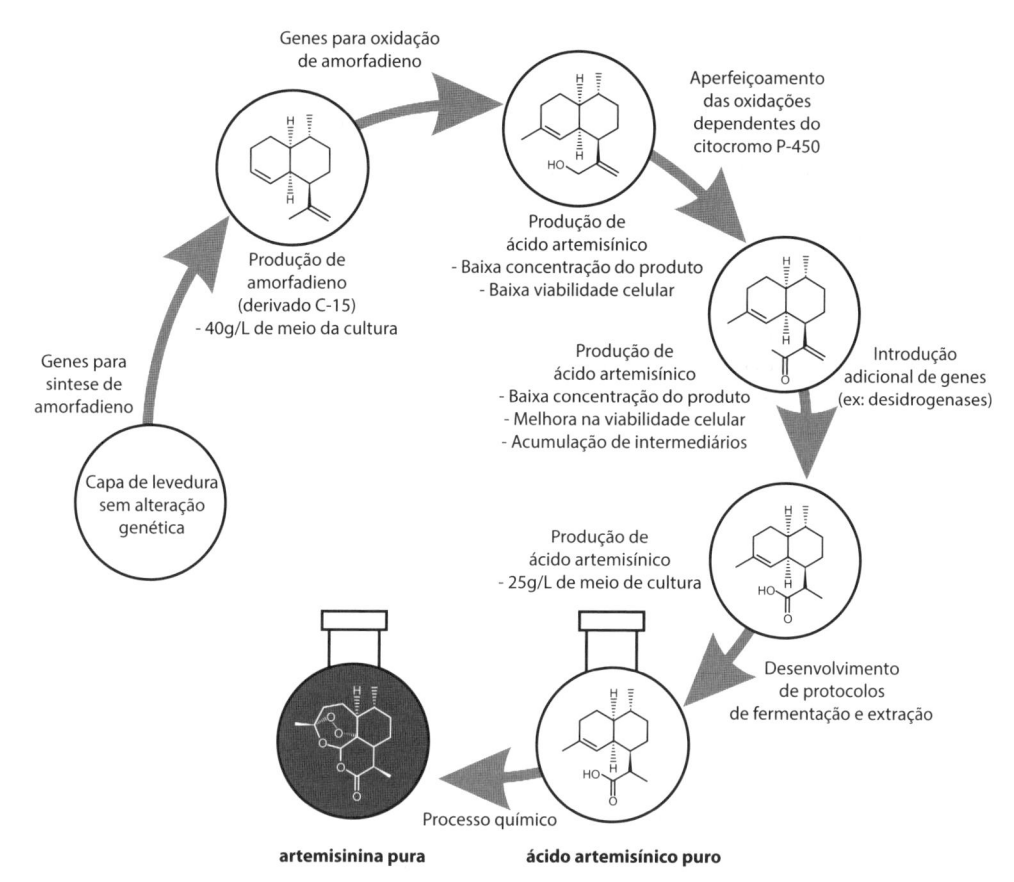

Figura 11.11 Histórico do desenvolvimento da síntese da artemisinina pelo processo de síntese biológica acoplada com etapas químicas. As etapas-chave consistem na superexpressão das enzimas da via do ácido mevalônico, da amorfadieno-sintase (ciclase) e do complexo P-450 (CYP71AV1), além de processos de fermentação, purificação e reação fotoquímica.

também apresentam efeitos biológicos e farmacológicos.

O metabolismo especial origina uma série de produtos, os metabólitos especiais (i.e., metabólitos secundários). A estrutura química da maioria dos metabólitos especiais segue regras biossintéticas básicas, a saber: as regras do acetato, do isopreno e dos aminoácidos.

Os metabólitos especiais podem ser biossintetizados por diferentes rotas biossintéticas, que podem formar as seguintes classes principais: policetídeos, terpenoides, alcaloides, fenilpropanoides e metabólitos de biossíntese mista.

As vias biossintéticas representam partes de uma rede metabólica interligada de alta complexidade, que podem ser elucidadas empregando-se métodos químicos e espectroscópicos por meio do uso de isótopos radioativos ou pesados (^{2}H, ^{13}C, ^{18}O, ^{15}N, etc.). Nos estudos biossintéticos, as enzimas que catalisam diferentes interconversões entre os compostos intermediários são de grande importância e são, muitas vezes, purificadas e caracterizadas molecular e bioquimicamente. Após o processo de purificação, a enzima pode ser submetida à determinação das sequências parciais de polipeptídeos, que podem ser utilizadas, em última instância, para a clonagem do cDNA correspondente.

A obtenção de produtos naturais bioativos de forma alternativa ao isolamento direto das fontes naturais está em grande expansão. Uma vez que a síntese total desses compostos de estruturas químicas de alta complexidade é praticamente inviável, o uso de processos de manipulação genética em *E. coli* e leveduras (*S. cerevisiae*) propiciou, até o momento, a obtenção de vários fármacos, como cortisona, morfina e artemisinina, em quantidades preparativas, apresentando como vantagem o fato de serem processos efetivos e eficientes.

Referências

1. Conant GC, Wolfe KH. Turning a hobby into a job: how duplicated genes find new functions. Nat Rev Genet. 2008;9:938-50.
2. Firn R. Nature's chemicals: the natural products that shaped our world. Oxford: Oxford University; 2009.
3. Bar-Even A, Noor E, Savir Y, Liebermeister W, Davidi D, Tawfik DS, et al. The moderately efficient enzyme: evolutionary and physicochemical trends shaping enzyme parameters. Biochemistry. 2011;50(21): 4402-10.
4. Harborne JB. Einführung in die ökologische Biochemie. Heidelberg: Spektrum Akademischer; 2002.
5. Lichtenthaler HK, Schwender J, Disch A, Rohmer M. Biosynthesis of isoprenoids in higher plant chloroplasts proceeds via a mevalonate-independent pathway. FEBS Lett. 1997;400(3):271-4.
6. Winterstein E, Trier G. Die Alkaloide. Berlin: Gebrüder Bornträger; 1910.
7. Paddon CJ, Keasling JD. Semi-synthetic artemisinin: a model for the use of synthetic biology in pharmaceutical development. Nat Rev Microbiol. 2014;12(5):355-67.

Leituras sugeridas

Barnes J, Anderson LA, Phillipson JD. Fitoterápicos. 3. ed. Porto Alegre: Artmed; 2012.

Dewick PM. Medicinal natural products a biosynthetic approach. 3rd ed. Chichester: Wiley; 2009.

Leite JPV. Fitoterapia bases científicas e tecnológicas. São Paulo: Atheneu; 2009.

Lobo AM, Lourenço AM. Biossíntese de produtos naturais. Lisboa: IST; 2007.

12

Óleos voláteis

Berta Maria Heinzmann, Volker Spitzer, Cláudia Maria Oliveira Simões

Introdução	167
Biossíntese	168
Distribuição e papel fisiológico	168
Propriedades físico-químicas	170
Fatores de variabilidade	172
Métodos de extração, tratamento e conservação	172
Caracterização e doseamento	175
Propriedades farmacológicas, uso terapêutico e efeitos adversos	177
Drogas vegetais mais importantes	180
Pontos-chave deste capítulo	183
Referências	183
Leituras sugeridas	184

Introdução

Óleos voláteis, também chamados de óleos essenciais, óleos etéreos ou essências, são misturas complexas de substâncias voláteis, lipofílicas, em geral odoríferas e líquidas, obtidas de matérias-primas vegetais. Esse conceito está de acordo com aquele da International Standard Organization (ISO), que define óleos voláteis como produtos obtidos de partes de plantas por meio de destilação por arraste com vapor d'água, bem como produtos obtidos por espremedura dos pericarpos de frutos cítricos.

As diversas denominações desta classe derivam de algumas de suas características físico-químicas, como, por exemplo, a de serem geralmente líquidos de aparência oleosa à temperatura ambiente, advindo, daí, a designação de *óleo*. Entretanto, sua principal característica é a volatilidade, diferindo, assim, dos óleos fixos, que são misturas de substâncias lipídicas, em geral obtidas de sementes. Outra característica importante é o aroma agradável e intenso da maioria dos óleos voláteis, sendo, por isso, também chamados de óleos essenciais ou essências. Eles também são solúveis em solventes orgânicos apolares, como éter, recebendo, por esse motivo, a denominação de óleos etéreos. Em água, os óleos voláteis apresentam solubilidade limitada, mas suficiente para aromatizar as soluções aquosas, que são denominadas hidrolatos.

O número de componentes de um óleo volátil costuma variar de 20 a 200, sendo chamados, de acordo com a sua concentração na mistura, de constituintes majoritários (de 20 a 95%), constituintes secundários (1 a 20%) e componentes-traço (abaixo de 1%). Até o momento, mais de 3.000 substâncias químicas distintas foram detectadas em óleos voláteis.[1] São hidrocarbonetos terpênicos, álcoois simples e terpênicos, aldeídos, cetonas, fenóis, ésteres, éteres, óxidos, peróxidos, furanos, ácidos orgânicos, lactonas, cumarinas, até compostos com enxofre. Além dos óleos voláteis obtidos de plantas, produtos sintéticos são encontrados no mercado. Esses óleos sintéticos podem ser imitações dos naturais ou composições de fantasia. Para uso farmacêutico, somente os naturais são permitidos pelas Farmacopeias. Exceções são aqueles óleos que contêm apenas uma substância, como o óleo volátil de baunilha (que contém vanilina). Nesses casos, algumas Farmacopeias permitem também os equivalentes sintéticos.

Biossíntese

Quimicamente, a grande maioria dos componentes dos óleos voláteis apresenta estrutura terpenoide ou fenilpropanoide. A origem biogenética dessas duas classes é abordada de forma resumida a seguir. Para maiores detalhes, consulte o Capítulo 11, *Metabólitos primários e secundários*.

No entanto, além dos terpenoides e fenilpropanoides, os óleos voláteis também podem apresentar na sua composição alcanos e alquenos lineares e constituintes contendo heteroátomos como N e S. Substâncias contendo N incluem principalmente derivados do ácido antranílico, ao passo que constituintes com S são formados, por exemplo, como artefatos a partir dos processos de destilação do alho.

Terpenoides

Os terpenoides constituem uma grande variedade de substâncias vegetais, cuja estrutura deriva do 2-metilbutadieno, também denominado isopreno. Essa molécula, após a ligação com radicais fosfato, origina as duas unidades de C5 básicas, o difosfato de isopentenila (IPP) e o difosfato de dimetilalila (DMAPP), a partir das quais os terpenoides são biossintetizados. Esses dois precursores ativados irão sofrer condensação, originando inicialmente hidrocarbonetos acíclicos, que podem dobrar-se de diferentes maneiras sobre a superfície das enzimas, de forma a preencher os pré-requisitos espaciais para sua ciclização (Fig. 12.1).[2] Dessa forma, originam-se as diferentes classes de terpenoides, que costumam apresentar um número de carbonos múltiplo de 5. O número de unidades formadoras permite uma primeira subdivisão.

Monoterpenoides (10C) e sesquiterpenoides (15C) constituem a maioria dos componentes dos óleos voláteis obtidos por processos de destilação, enquanto diterpenoides (20C), principalmente quando oxigenados, aparecem apenas em óleos obtidos por extração com solventes e por fluido supercrítico.

Nos vegetais, existem duas rotas biossintéticas distintas que levam à biossíntese dos terpenoides: uma ocorre no citoplasma (rota do ácido mevalônico), e a outra, nos plastídeos (rota do 2-C-metileritritol-4-fosfato, abreviado como MEP) (Fig. 12.2).[3] Nos plastídeos, são sintetizados mono e diterpenoides, ao passo que os sesquiterpenoides originam-se no citoplasma. No entanto, a separação compartimental dessas duas rotas não é absoluta, podendo haver trocas de precursores entre ambas.[1]

Fenilpropanoides

Os precursores biogenéticos dos fenilpropanoides são diferentes aminoácidos aromáticos, entre eles fenilalanina, tirosina e di-hidroxifenilalanina, que inicialmente originam o ácido chiquímico. A partir deste, originam-se os ácidos cinâmico e *p*-cumárico que, por sua vez, por meio de reduções enzimáticas produzem propenilbenzenos e/ou alilbenzenos e, por meio de oxidações com degradação das cadeias laterais, geram aldeídos aromáticos. Também ocorrem ciclizações enzimáticas intramoleculares, que produzem cumarinas, e reduções enzimáticas, que produzem propenilbenzenos e/ou alilbenzenos (Fig. 12.3).

Distribuição e papel fisiológico

Cerca de 30% das espécies vegetais já analisadas quanto à presença de óleos voláteis

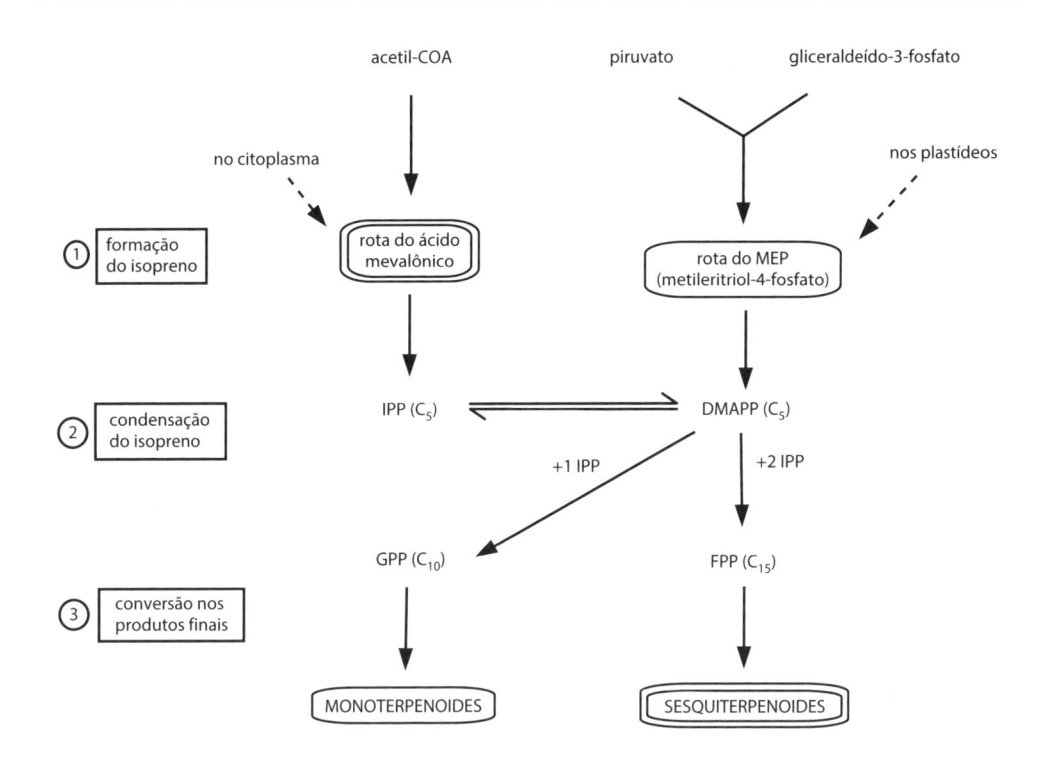

Figura 12.1 Principais hidrocarbonetos lineares que originam os terpenoides encontrados nos óleos voláteis.
Fonte: Adaptada de Sticher.[2]

IPP: difosfato de isopentina
DMAPP: difosfato de dimetilalila
GPP: difosfato de geranila
FPP: difosfato de farnesila

apresentaram essa classe de constituintes.[1] Óleos voláteis são raramente encontrados em gimnospermas (exceção de Coniferae). Em angiospermas monocotiledôneas, a ocorrência é relativamente rara, com exceção de Poaceae (sobretudo espécies de *Cymbopogon* e *Vetiveria*) e Zingiberaceae (espécies de *Alpinia* e *Curcuma*, entre outras). Todavia, plantas ricas em óleos voláteis são abundantes em angiospermas dicotiledôneas. Quase todas as espécies das famílias Apiaceae, Lamiaceae, Lauraceae, Myrtaceae, Piperaceae e Rutaceae contêm óleos voláteis. Esses também ocorrem em representantes das famílias Asteraceae e Myristicaceae, entre outras.[4]

Plantas contendo óleos voláteis se diferenciam pela ocorrência de estruturas morfológicas específicas, responsáveis pela sua secreção e estocagem. Sua construção anátomo-histológica é característica para todas as espécies de determinado gênero ou inclusive de uma família, de forma que podem auxiliar na diagnose de determinada espécie vegetal a partir de sua análise microscópica. Entre as estruturas secretoras especializadas, destacam-se as células oleíferas, como, por exemplo, em espécies de Zingiberaceae, Lauraceae, Piperaceae, entre outras. Também podem ocorrer em estruturas de depósito intracelulares, que por vezes podem ser visualizadas a olho desarmado, como no caso das

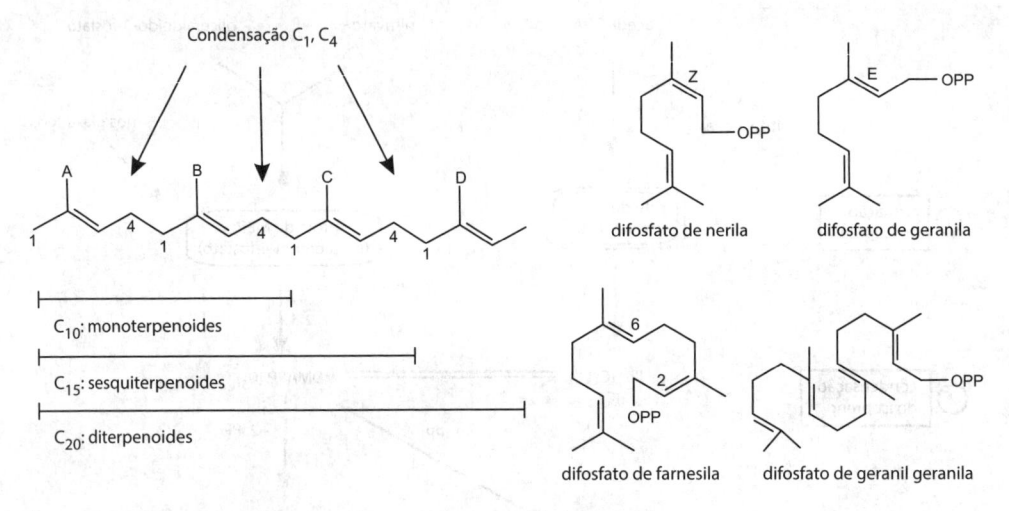

Figura 12.2 Representação esquemática da formação de terpenoides.
Fonte: Adaptada de Degenhardt e colaboradores.[3]

bolsas lisígenas de espécies de Rutaceae e das bolsas esquizógenas, que ocorrem em representantes de Apiaceae e Myrtaceae. Os óleos voláteis também podem ocorrer em estruturas localizadas entre a cutícula e a membrana celular, como, por exemplo, tricomas e escamas glandulares das famílias Asteraceae e Lamiaceae.[1]

Os óleos voláteis podem estar estocados em certos órgãos, como nas flores (laranjeira, bergamoteira), folhas (capim-limão, eucalipto, louro), cascas dos caules (canelas), madeira (sândalo, pau-rosa), raízes (vetiver), rizomas (cúrcuma, gengibre), frutos (anis-estrelado, funcho, erva-doce) ou sementes (noz-moscada). Embora todos os órgãos de uma planta possam acumular óleos voláteis, sua composição pode variar segundo a localização. Óleos voláteis obtidos de diferentes órgãos de uma mesma planta podem apresentar composição química, caracteres físico-químicos e odores bem distintos. Cabe lembrar que a composição química de um óleo volátil, extraído do mesmo órgão de uma mesma espécie vegetal, pode variar significativamente de acordo com época de coleta, condições climáticas e de solo.

Aos óleos voláteis têm sido atribuídas diferentes funções biológicas/ecológicas. Entre as mais importantes podem ser citadas a proteção contra herbívoros, a defesa contra patógenos, a atração de polinizadores, a proteção contra perda de água/aumento de temperatura, a proteção contra o estresse oxidativo, a sinalização entre órgãos vegetais distintos, a comunicação entre indivíduos da mesma espécie e o efeito alelopático. Para maiores informações, consulte as revisões publicadas sobre o assunto.[5,6]

Propriedades físico-químicas

Quando recém-extraídos, os óleos voláteis costumam ser incolores ou ligeiramente amarelados; são poucos os óleos que apresentam cor, como o óleo volátil da camomila-alemã (*Matricaria recutita* L.), de coloração azulada – pelo seu alto teor em azulenos – e o óleo volátil do cravo-da-índia, de coloração marrom-avermelhada.

Em geral, os óleos voláteis não são muito estáveis, principalmente na presença de ar, luz, calor, umidade e metais. Quando em contato com o oxigênio do ar, em especial óleos voláteis com alto teor de hidrocarbo-

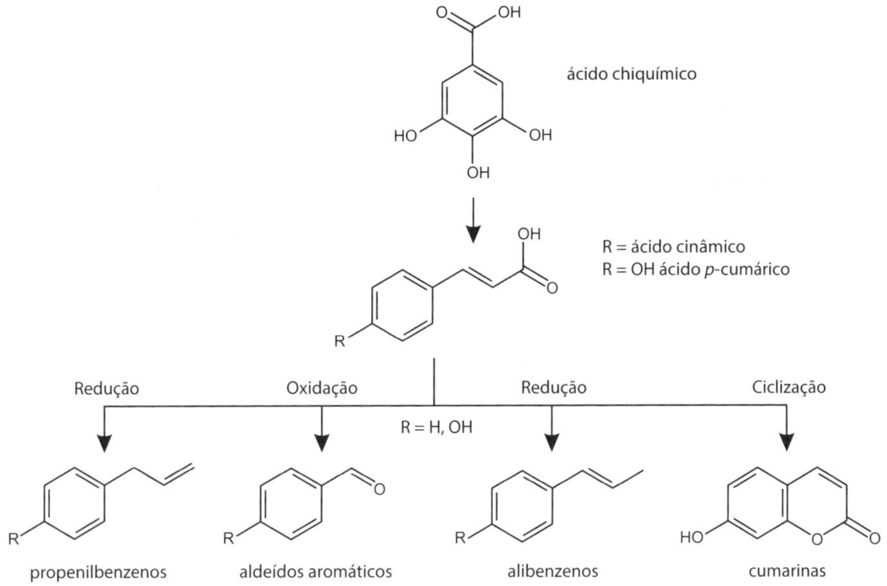

Figura 12.3 Representação esquemática da formação dos fenilpropanoides.

netos terpênicos insaturados sofrem oxidação, que é intensificada na presença de luz solar. Nesse caso, as alterações químicas podem ser evidenciadas pelo aparecimento de coloração, aumento de viscosidade e mudanças no aroma.

A densidade relativa dos óleos voláteis encontra-se entre 0,84 e 1,18. A maioria deles é menos densa do que a água; contudo, alguns, como os óleos voláteis das canelas, cravo-da-índia e mostarda, têm densidade relativa maior do que a da água.

Sua principal característica é a volatilidade à temperatura ambiente. Portanto, os óleos voláteis não deixam uma mancha translúcida, característica de gordura sobre papel, como ocorre no caso dos óleos fixos.

Seu ponto de ebulição é relativamente elevado (de 150 até acima de 300 °C), sendo que os monoterpenoides costumam apresentar pontos de ebulição mais baixos do que os demais componentes frequentemente encontrados nos óleos voláteis.[7]

Os óleos voláteis são muito solúveis em solventes lipofílicos, como óleos fixos, éter de petróleo, clorofórmio, éter e etanol. Sua solubilidade em água é baixa; entretanto, moléculas oxigenadas, principalmente contendo grupamentos alcoólicos e ácidos, são parcialmente solúveis em água e, como consequência, estão contidas nas infusões preparadas a partir de vegetais ricos nessas misturas de componentes. A presença de constituintes secundários, sobretudo açúcares, aumenta sua solubilidade em água.

A maioria dos óleos voláteis possui propriedade de refração da luz. Uma vez que seus componentes são opticamente ativos, também apresentam valores característicos de rotação óptica $[\alpha]_D^{20}$ (os intervalos dos valores preconizados pelas farmacopeias são relativamente grandes, por exemplo, óleo de eucalipto: $[\alpha]_D^{20}$ entre 0 e 10; óleo de menta: $[\alpha]_D^{20}$ entre 16 e 30).

Os óleos voláteis caracterizam-se pelo odor intenso, que lembra a planta da qual foram extraídos; porém, na maior parte das vezes, é menos agradável. Em geral apresentam um sabor pungente, acre (ácido) e picante; no entanto, após sua diluição, na maioria das vezes, o sabor é percebido como agradável.[1]

Fatores de variabilidade

A composição do óleo volátil de uma planta é determinada geneticamente, sendo em geral específica para um determinado órgão e característica para o seu estágio de desenvolvimento, mas as condições ambientais são capazes de causar variações significativas. Alguns aspectos determinantes da variabilidade são abordados a seguir.

Quimiotipos: a ocorrência de quimiotipos ou raças químicas é frequente em plantas ricas em óleos voláteis; nesse caso, os vegetais são botanicamente idênticos, mas diferem em termos químicos.

Ciclo vegetativo: em uma determinada espécie, a concentração de cada um dos constituintes do seu óleo volátil pode variar durante o desenvolvimento do vegetal.

Fatores extrínsecos: o ambiente no qual o vegetal se desenvolve e o tipo de cultivo também influenciam a composição química dos óleos voláteis. A temperatura, a umidade relativa, a duração total de exposição ao sol e o regime de ventos exercem influência direta, principalmente sobre as espécies que possuem estruturas histológicas de estocagem na superfície. Nos vegetais em que a localização de tais estruturas é mais profunda, a qualidade dos óleos voláteis é mais constante. O grau de hidratação do terreno e a presença de micronutrientes (N, P, K) também podem influenciar a composição dos óleos voláteis. Entretanto, não se pode prever ou estabelecer um único padrão, pois cada espécie reage de forma diferenciada.

Processo de obtenção: a labilidade dos constituintes dos óleos voláteis explica por que a composição dos produtos obtidos por arraste de vapor d'água difere da mistura dos constituintes inicialmente presentes nos órgãos secretores do vegetal. Durante o processo de destilação, a água, a acidez e a temperatura podem provocar hidrólise de ésteres, rearranjos, isomerizações, racemizações e oxidações.

Métodos de extração, tratamento e conservação

Os métodos de extração para óleos voláteis evoluíram muito nos últimos anos, tendo surgido técnicas e métodos híbridos que associam as técnicas convencionais às modernas. De forma geral, esses métodos variam de acordo com a localização do óleo volátil na planta e com a proposta de uso para ele. Adiante são citados os principais métodos para extração desses óleos voláteis. Para maiores informações, consulte as revisões publicadas sobre o assunto.[3,8-10]

Enfloração (do francês *Enfleurage*): este método já foi muito utilizado, mas atualmente é empregado apenas por algumas empresas da área de perfumaria, no caso de determinadas plantas com baixo teor de óleo de alto valor comercial. É empregado para extrair o óleo volátil de pétalas de flores (laranjeiras, rosas), no qual as pétalas são depositadas, à temperatura ambiente, sobre uma camada de gordura, durante certo período de tempo. Em seguida, essas pétalas esgotadas são substituídas por novas até a saturação total, quando a gordura é tratada com álcool. Para se obter o óleo volátil, o álcool é destilado à baixa temperatura e o produto assim obtido possui alto valor comercial.

Destilação: os processos que envolvem destilação são técnicas convencionais para obtenção de óleos voláteis. Embora existam pequenas variações entre a *hidrodestilação* e a *destilação por arraste de vapor d'água*, ambas se baseiam na alta pressão de vapor dos óleos voláteis e são relativamente simples, mas apresentam desvantagens. Entre elas, merecem destaque a possibilidade de degradação térmica de componentes termolábeis, em consequência da utilização de temperaturas elevadas; a ocorrência de reações de hidratação e hidrólise; além da solubilização de alguns componentes na água, o que leva à alteração no perfil odorífero e no sabor dos óleos. No entanto, os artefatos eventualmente originados nem sempre são indesejáveis. Como exemplo podem ser citados os azulenos, com atividade anti-inflamatória e resultantes da degradação da matricina, presente no óleo volátil da camomila-alemã. Muitas vezes também ocorre a extração incompleta do material vegetal e há a necessidade de remoção de traços de água do óleo obtido. Uma das opções para remoção da água é a filtração do óleo por meio de sulfato de sódio anidro. Contudo, essa operação não é recomendada quando se pretende avaliar as atividades biológicas/farmacológicas do óleo volátil, uma vez que o sódio pode interferir nos resultados dos ensaios.

Hidrodestilação: o material vegetal é transferido para um aparelho/balão e totalmente imerso em água, meio no qual a matéria-prima vegetal é aquecida. Os componentes voláteis são, então, arrastados pelo vapor d'água até chegar a um condensador, onde a mistura retorna ao estado líquido. A separação do óleo volátil e da água costuma ocorrer por diferença de densidade. Nesse método há um contato direto entre a água fervente e a matéria-prima vegetal, o que favorece os processos hidrolíticos e demais eventos indesejáveis dos processos de destilação antes descritos. A hidrodestilação também pode ser associada a técnicas modernas, como o uso de hidrodestilação com auxílio de micro-ondas, o que reduz significativamente o tempo de extração e, portanto, também a formação de artefatos. Em escala laboratorial, emprega-se o aparelho de Clevenger, que é, inclusive, preconizado pela FB 5, com modificações.[11] É bastante indicado para extrair óleos de plantas frescas.

Destilação por arraste de vapor d'água: embora o princípio deste método seja equivalente ao do método citado antes, sua vantagem é que o material vegetal não entra em contato direto com a água fervente. O vapor é produzido em uma caldeira e flui até a parte superior do extrator, onde o material vegetal encontra-se armazenado no interior de uma cesta perfurada. Da mesma forma que descrito para a hidrodestilação, a mistura óleo volátil-água também é separada por diferença de densidade, após a condensação.

Prensagem a frio ou espremedura: sua principal vantagem é a geração de pouco ou nenhum calor durante o processo. Todavia, os rendimentos são baixos, na maioria dos casos. Mesmo assim, esse é considerado o método de escolha para a obtenção dos óleos dos pericarpos de frutos cítricos, devido à relativa instabilidade térmica dos aldeídos neles contidos. Durante o processo extrativo, ocorre a ruptura das glândulas de óleo por meio da prensagem ou abrasão, e o óleo é removido do material vegetal prensado com um jato d'água. A seguir, o óleo é separado da emulsão formada com a água por meio de decantação, centrifugação ou destilação fracionada. Entretanto, os óleos obtidos por prensagem não são constituídos apenas de substâncias voláteis, podendo também conter cumarinas, pigmentos vegetais, entre outros. Portanto, quando o objetivo é obter óleo volátil puro, é necessário utilizar um processo de purificação posterior.

Extração com solventes: o caráter lipofílico e pouco polar dos óleos voláteis permite sua extração com solventes orgânicos, em especial éter de petróleo, hexano, éter etílico, etanol e diclorometano, ou misturas deles. O uso deste tipo de extração tem como uma das principais desvantagens a presença de resíduos de solvente no óleo, com o subsequente risco toxicológico. Esses resíduos precisam ser completamente eliminados antes da caracterização olfatória do óleo volátil ou o estudo de suas atividades biológicas/farmacológicas. Outro aspecto a ser considerado é que, com frequência, muitas moléculas de baixa massa molecular são perdidas durante a evaporação do solvente. Dessa forma, por vezes, o aroma do óleo volátil sofre alterações substanciais. Outras desvantagens são o longo tempo de extração requerido e a baixa seletividade dos solventes. Assim, além das substâncias voláteis desejadas, constituintes não voláteis de alta massa molecular, como óleos fixos, resinas, ceras epicuticulares e pigmentos, também são extraídos. A extração de óleos voláteis com solventes orgânicos pode ocorrer utilizando-se técnicas convencionais, como percolação a frio, mas também pode ser associada a técnicas mais atuais, como ocorre na extração por micro-ondas ou por ultrassom. O emprego de técnicas híbridas fornece várias vantagens, como aumento no rendimento, redução do tempo e consumo de solvente, o que leva à diminuição dos custos.

Extração por fluido supercrítico: este método permite recuperar vários aromas naturais e, atualmente, é o método de escolha para extração industrial de óleos voláteis. Os fluidos supercríticos apresentam várias vantagens em relação aos solventes orgânicos de uso convencional, como alta difusibilidade, baixa viscosidade, densidade e constante dielétrica ajustáveis. Não menos importantes são os benefícios ambientais e aqueles relacionados à saúde e à segurança, decorrentes da menor toxicidade e impacto ambiental do CO_2 supercrítico, que é o solvente de escolha para a extração. Nela, o CO_2 é primeiramente liquefeito por compressão e, em seguida, aquecido a uma temperatura superior a 31 °C. Nessa temperatura, o CO_2 atinge um quarto estado, no qual sua viscosidade é análoga a de um gás, mas sua capacidade de dissolução é elevada como a de um líquido. Uma vez efetuada a extração, faz-se o CO_2 retornar ao estado gasoso, resultando na sua total eliminação. No entanto, esse procedimento pode sofrer modificações visando à otimização do processo. Por meio de alterações de temperatura e pressão, a seletividade de um fluido supercrítico pode mudar, tornando-o apropriado para a extração seletiva de componentes específicos de uma mistura. Alguns procedimentos podem aumentar a extração seletiva de substâncias do material vegetal, como o processo de extração fracionada e a despressurização sequencial. Esta última é usada para a extração específica de óleos voláteis. Nessa técnica, constituintes vegetais de diferentes massas moleculares são extraídos simultaneamente utilizando-se um fluido de alta densidade, e, na sequência, o fluido supercrítico e o extrato passam por múltiplas etapas de despressurização, permitindo a separação fracionada. A otimização da extração por fluido supercrítico é função de vários parâmetros independentes. Além da temperatura e pressão antes citadas, também podem ser variados o fluxo do fluido, o tempo de contato entre o fluido e o material a ser extraído, o teor de umidade, o tamanho de partícula e sua distribuição e a possível utilização de cossolventes.

Para o **tratamento** de óleos voláteis, é necessário branquear, neutralizar ou retificá-los. A retificação, a seco ou por jato de vapor d'água sob pressão reduzida, permite eliminar os componentes irritantes ou com odor desagradável, obtendo-se produtos finais com alto valor. A desterpenização, que é um tipo especial de retificação, tem por objetivo eliminar os hidrocarbonetos terpênicos. O emprego de técnicas cromatográficas, em particular a cromatografia de exclusão, permite uma separação dos óleos voláteis dos outros compostos lipofílicos não voláteis e, até mesmo, um fracionamento dos mono- e sesquiterpenoides.

A relativa instabilidade dos componentes dos óleos voláteis torna difícil sua **conservação**. As possibilidades de degradação são inúmeras e podem ser estimadas pela medição de alguns índices (peróxido, refração), pela determinação de características físico-químicas (viscosidade, miscibilidade com álcool, poder rotatório), bem como pela análise por cromatografia a gás. A deterioração dos óleos voláteis reduz seu valor comercial, além de constituir um fator de risco quando eles são destinados ao uso externo, já que podem provocar alergias ou dermatites de contato. As alterações ocorrem, sobretudo, por meio de reações de oxidação (os constituintes insaturados são mais facilmente oxidáveis do que os saturados) e polimerização. Um fenômeno particular de deterioração é conhecido como resinificação e consiste na oxidação ao ar, sob a luz, com consequente mudança de odor, sabor, cor e viscosidade da essência de terebintina (óleo-resina extraída de várias espécies de *Pinus*). Os óleos voláteis devem ser guardados dessecados (secos com sulfato de sódio anidro) e livres de impurezas insolúveis. Para reduzir as degradações, devem ser empregados frascos de pequeno volume, em embalagens neutras, feitas de alumínio, aço inoxidável ou vidro âmbar, completamente cheios e hermeticamente fechados, que devem ser estocados a baixa temperatura ou, de preferência, em atmosfera de nitrogênio. O emprego de recipientes plásticos, em especial de polietileno e polipropileno, apresenta problemas de permeabilidade e adsorção de componentes dos óleos voláteis, como foi demonstrado para extratos de camomila. Devem-se evitar vedações de borracha, plásticas ou de couro, pois são materiais que podem se dissolver ou endurecer com o passar do tempo. Além disso, com o uso de materiais plásticos, agentes plastificantes, como os ftalatos, podem ser liberados e contaminar o óleo volátil, diminuindo seu valor comercial. A limpeza dos vidros é, também, de fundamental importância, pois traços de metais podem catalisar processos de oxidação. Dependendo da destinação do produto, pode-se adicionar um antioxidante.

Caracterização e doseamento

Os métodos de caracterização são distintos, dependendo do tipo de produto em avaliação: a) óleo volátil; b) droga vegetal, cuja atividade é determinada pela presença de óleo volátil; e c) especialidade farmacêutica que contém um óleo volátil ou um extrato de uma droga vegetal que contém óleo volátil.

Para a caracterização de óleos voláteis, as farmacopeias preconizam a utilização de métodos tradicionais, como resíduo por evaporação, solubilidade em etanol ou métodos cromatográficos como cromatografia em camada delgada (CCD) e cromatografia a gás (CG).

Provas de identidade: a CCD permite obter várias informações sobre um óleo volátil em curto espaço de tempo, com pouca amostra (menos que 1 μL) e com baixo custo. O perfil cromatográfico em CCD é característico para cada óleo e permite, em muitos casos, uma confirmação da identidade de um óleo e até a detecção de falsificações. Existe uma literatura muito rica sobre esse assunto, inclusive atlas com reproduções de cromatogramas para comparação.[12,13] Em geral, são usadas placas de gel de sílica como fase fixa e, como fase móvel, existe uma grande variedade de sistemas eluentes. A detecção é feita, inicialmente, sob luz ultravioleta, e depois a placa é revelada com um reagente adequado para cada caso, com o objetivo de facilitar a visualização dos componentes do óleo. As cores das manchas e seus valores de fator de retenção (Rf) fornecem informações sobre cada composto. Também é possível usar esse método com objetivo semiquantitativo: aplicam-se padrões de concentração conhecida ao lado da amostra e, após a revelação, a intensidade da coloração da mancha dos componentes é comparada visualmente com as manchas dos padrões.

Provas de pureza: além de determinações de rotina, as farmacopeias preconizam a determinação do perfil cromatográfico por CG, que também é utilizada como prova de identidade e para a determinação dos teores do(s) componente(s) majoritário(s) e/ ou indesejável(eis) do óleo volátil. A CG é o método de escolha para separar e quantificar substâncias componentes de óleos voláteis, que são dissolvidos em solventes como hexano, antes de serem injetados no cromatógrafo. A identificação dos compostos individuais pode ser realizada pela comparação do tempo de retenção relativo da amostra com padrões, obtido por injeção em colunas capilares. Para ser mais independente das variações do tempo de retenção, sob condições diferentes da medida, foi introduzido o índice de Kovats (IK), que relaciona o tempo de retenção dos compostos ao tempo de retenção de uma série de hidrocarbonetos homólogos. Alguns autores tabelaram extensas listas de índices de Kovats para compostos voláteis que permitem uma comparação com componentes da amostra.[14] Os valores encontram-se entre 900 (volátil) e 1.900 (menos volátil). Um valor de 950 significa que a substância está eluindo entre nonano (IK = 900) e decano (IK = 1.000).[14] Como duas substâncias diferentes podem ter, por acaso, o mesmo ou índices de Kovats muito parecidos em uma coluna, é recomendável usar pelo menos duas colunas de polaridades diferentes. Por outro lado, o uso de colunas com fases estacionárias como ciclodextrinas modificadas permite a separação de estereoisômeros.[1] Isso é importante na detecção de falsificações, já que, na natureza, na maioria das vezes, somente um isômero é formado, enquanto, por síntese, costuma se obter um racemato.

Para quantificar a composição de um óleo volátil, é usado o *método de normalização* ou *método dos 100%*: o valor total das áreas dos picos do cromatograma é considerado como 100%. Esse método não é muito exato, pois a resposta do detector (geralmente um detector de ionização de chama) é diferente para cada substância. Às vezes, é necessário quantificar um ou mais componentes com maior precisão. Nesse caso, o método do padrão interno ou método de adição é usado.

Para ter segurança na identificação dos picos individuais e controlar a pureza de um pico cromatográfico, é recomendável analisar um óleo volátil também por CG acoplada à espectrometria de massas (CG-EM). Esse método permite a separação dos componentes e fornece, ainda, um espectro de massas para cada pico. O espectro de massas costuma indicar a massa molecular e o padrão de fragmentação. O padrão de fragmentação pode ser comparado com aqueles constantes da espectroteca, que, normalmente, é instalada no computador. Em alguns segundos, o espectro da amostra é comparado com os das substâncias do banco de dados, e o computador faz propostas de probabilidade quanto à identidade da substância analisada. No entanto, os padrões de fragmentação podem mostrar variações na intensidade dos picos, e isso pode dificultar a comparação dos picos mais intensos da amostra e dos espectros da espectroteca. Por isso, para a identificação com segurança também é importante considerar os dados de retenção.

Outros métodos preconizados para a avaliação da pureza de óleos voláteis são a densidade relativa $[d]^{20}$ em relação à água (os valores encontram-se em geral entre 0,69 e 1,118 e são caraterísticos para cada óleo); o índice de refração $[\eta]_D^{20}$ (os valores encontram-se entre 1,450 e 1,590, e cada óleo tem um valor caraterístico); e a rotação óptica $[\alpha]_D^{20}$ (os intervalos dos valores preconizados pelas farmacopeias são relativamente grandes, por exemplo, óleo de eucalipto: $[\alpha]_D^{20}$ entre 0 e 10; óleo de menta: $[\alpha]_D^{20}$ entre 16 e 30). O ponto de solidificação costuma ser usado em casos de substâncias puras, mas pode ser referenciado para óleos voláteis que tenham uma substância majoritária, como os óleos voláteis de eucalipto (1,8-cineol) e de erva-doce (anetol). No último caso, o ponto de solidificação situa-se entre 15 e 19 °C, o anetol puro cristaliza a 21,1 °C, e um óleo com 85% de anetol apresenta um ponto de solidificação de 14 °C.

O resíduo de evaporação é obtido após aquecimento do óleo volátil em banho de água, durante um tempo definido. Um óleo de boa qualidade não deve apresentar resíduo. Assim, a adição de um óleo fixo ou de outras substâncias pouco voláteis é facilmente detectável; em óleos voláteis oxigenados ou polimerizados (antigos ou mal-armazenados) é comum a presença de produtos pouco voláteis. Pode-se, também, detectar a adição de óleos fixos nos óleos voláteis aplicando-se simplesmente uma gota do óleo em um papel de filtro: se uma mancha transparente persistir após 24 horas, isso indica a adição.

Outro método preconizado pelas farmacopeias é a determinação da miscibilidade em etanol, que permite a detecção de falsificações com óleos fixos, óleos minerais ou mesmo outro óleo volátil. Para cada óleo volátil natural, existe um valor que indica sua miscibilidade em uma solução de etanol/água (20 °C), em que o óleo volátil é miscível de forma transparente ou opalescente.

Outros métodos citados por algumas farmacopeias para avaliação de pureza de óleos voláteis são determinação da fração solúvel em água, determinação de ésteres do ácido ftálico e outros.[1]

Análise do teor de óleo volátil em drogas vegetais: muitas farmacopeias especificam um teor mínimo de óleo volátil para cada planta. Para avaliar esse teor, usam-se métodos baseados na grande volatilidade dos óleos voláteis, arrastados por vapor d'água. Para esse tipo de análise, o aparelho de Clevenger é bastante usado, como, por exemplo, na FB 5. Devido ao formato desse aparelho, o método somente funciona com óleos voláteis que tenham peso específico menor do que 1. Para usar esse aparelho no caso de óleos voláteis com pesos específicos próximos ou maiores do que 1 (p. ex., óleos de canela e de cravo-da-índia), é necessário adicionar um volume conhecido de xilol. Essa substância não se mistura com a água, mas dissolve o óleo volátil. Assim, a solução do óleo volátil com o xilol encontra-se acima da superfície da água e o conteúdo do óleo pode ser calculado após subtrair-se o volume do xilol adicionado.

Propriedades farmacológicas, uso terapêutico e efeitos adversos

Absorção, distribuição, metabolização e eliminação

Devido à sua alta lipofilia, os óleos voláteis são bem absorvidos pelo trato gastrintestinal. Os terpenoides, que constituem a maioria dos óleos, também são facilmente absorvidos pela pele, sendo que em termos quantitativos a absorção cutânea equivale à absorção oral. Determinações quantitativas sobre a velocidade de absorção, distribuição pelos diferentes órgãos e velocidade de eliminação dos terpenoides mais importantes e mais utilizados, na maioria dos casos, não são encontradas na literatura. Entretanto, a partir de casos de intoxicações, pode-se concluir que, após a absorção, ocorre a distribuição por todos os tecidos e que os terpenoides lipofílicos também chegam ao sistema nervoso central (SNC). Uma parte da dose é eliminada *in natura* pela urina e pelo ar expirado. No entanto, a maioria sofre metabolização oxidativa e aparece na urina sob a forma de vários metabólitos, por vezes ligados ao ácido glicurônico e à glicina. A formação de metabólitos no fígado segue os mecanismos conhecidos para outros xenobióticos.[1,15]

Propriedades farmacológicas e usos terapêuticos

É importante não confundir as atividades farmacológicas de uma droga vegetal rica em óleos voláteis com as atividades farmacológicas do óleo isolado dela. Tendo em vista que a maioria dos estudos farmacológicos foi feita com os óleos voláteis na forma pura, os resultados não podem ser extrapolados aos preparados que contêm óleos voláteis, como infusos, tinturas ou extratos incorporados a preparações farmacêuticas, sem uma análise crítica das relações entre intensidade de ação e dose. Infusos e extratos comerciais contêm quantidades bem menores de óleos voláteis do que aquelas calculadas teoricamente com base nos teores apresentados pelo material vegetal. As razões para tanto são a baixa solubilidade dos óleos em água e também as perdas ocasionadas durante os processos de extração.[1]

Entretanto, a afirmação de que as atividades farmacológicas descritas para os óleos voláteis e seus constituintes isolados (mentol, eucaliptol, etc.) não podem ser atribuídas aos extratos obtidos a partir da mesma planta, uma vez que a dose farmacologicamente ativa em geral não é atingida, não pode ser generalizada.[1] Deve-se considerar que, para atividades que ocorrem por via reflexa, bem como aquelas resultantes de uma irritação, são válidas relações dose-efeito especiais. Por outro lado, se é possível estabelecer a atividade farmacológica de uma substância isolada, o mesmo não é tão fácil para um óleo volátil, que é uma mistura complexa. Em consequência, como acontece no caso de muitos medicamentos fitoterápicos, o efeito detectado costuma resultar da interação entre diferentes constituintes, mediante efeitos aditivos, sinérgicos e/ou antagonistas.[16] Outro aspecto que deve ser observado são os diferentes fatores de variabilidade que podem alterar a composição química dos óleos voláteis, influenciando, consequentemente, suas atividades farmacológicas.

As atividades farmacológicas, os mecanismos de ação, os efeitos adversos e a utilização dos óleos voláteis foram abordados em algumas publicações recentes.[1,17-20] Com relação às atividades e aos mecanismos de ação, um espectro comum que abranja todos os óleos voláteis não pode ser esperado, uma vez que seus constituintes apresentam estruturas químicas distintas. Entretanto, algumas propriedades são comuns a todos os óleos voláteis e relacionam-se com suas características básicas, ou seja, lipossolubilidade e volatilidade (alta pressão de vapor) e encontram-se sumarizadas a seguir.

Atividade antimicrobiana: a maioria dos óleos voláteis, quando empregada em concentrações adequadas, apresenta a propriedade de danificar os microrganismos, resultando nas atividades antimicótica, antibacteriana e antiviral. Preparações farmacêuticas que sofrem degradação por fungos e bactérias, como cremes, loções e géis, não necessitam da adição de conservantes sintéticos quando apresentam como ativos determinados óleos voláteis, como os óleos de cravo-da-índia, eucalipto e alecrim.

Atividade rubefaciente: a maioria dos óleos voláteis caracteriza-se por uma ação irritante mais ou menos intensa. Apresentam atividade rubefaciente quando aplicados sobre a pele, propriedade que é utilizada para fins terapêuticos. A aplicação de produtos rubefacientes é acompanhada de sensações por vezes subjetivas, como calor, queimação, prurido e também uma leve sensação dolorosa. Óleos voláteis e algumas substâncias isoladas são incorporados a cremes, loções, géis, linimentos e emplastros e são empregados em casos de neuralgias, mialgias, contusões, distensões, lesões decorrentes de atividades esportivas, reumatismo ciático, muscular e articular.

Atividade expectorante: no caso de inalação, os óleos voláteis têm atividade irritante sobre a mucosa do trato respiratório. Contudo, a fluidificação efetiva do muco depende da dose e da forma de aplicação. Em doses baixas, ocorre um aumento das secreções brônquica e traqueal, ao passo que altas doses resultam em diminuição do muco. No caso de uma infecção bacteriana concomitante, o efeito antibacteriano dos óleos voláteis pode contribuir para a melhora do quadro. A maioria dos óleos voláteis pode ser classificada como expectorantes de ação direta, ou seja, é necessário que eles atinjam as células secretoras das vias aéreas em concentrações adequadas. Dos dois tipos de células secretoras existentes nas vias aéreas, mucosas e serosas, as células mucosas estão envolvidas na secreção patológica de muco. Óleos de ação direta estimulam preponderantemente a secreção das células serosas, resultando na alteração da composição e do volume da secreção brônquica. A fluidificação e o aumento do volume de secreção induzem o reflexo da tosse, o que facilita a expectoração. A ação expectorante dos óleos também pode resultar da estimulação da secreção brônquica por via reflexa, a partir do estômago. Portanto, além do efeito secretolítico sobre as células mucosas, os óleos voláteis apresentam um efeito secretomotor, ou seja, aumentam a depuração mucociliar. Óleos voláteis, bem como algumas substâncias deles isoladas, apresentam ação benéfica sobre a evolução de afecções das vias aéreas superiores e também podem ser usados em preparações farmacêuticas para uso externo. Óleos voláteis utilizados com finalidade expectorante são aqueles obtidos principalmente das seguintes espécies: *Eucalyptus globulus* Labill. (folhas de eucalipto); *Thymus vulgaris* L. (folhas e inflorescências de tomilho); *Mentha x piperita* L. (folhas de hortelã-pimenta); *Rosmarinus officinalis* L. (folhas de alecrim); espécies de *Pinus* (óleo de terebintina); entre outros.

Atividades estomáquica, carminativa, espasmolítica e colagoga: também no caso do uso interno pode ocorrer uma atividade irritante local dos óleos voláteis sobre as mucosas da boca e do trato gastrintestinal. Essa atividade é responsável pelo sabor intenso e picante e pela sensação de calor no estômago, que resulta do consumo de preparações à base de drogas vegetais ricas em óleos voláteis utilizadas como estimulantes do apetite.

A ação irritante local dos óleos voláteis induz de maneira reflexa uma série de outros efeitos. A partir da pele, a circulação sanguínea nos órgãos internos pode ser estimulada. A ação irritante sobre as mucosas, em combinação com o estímulo dos receptores olfativos e papilas gustativas, pode desencadear a liberação de secreções como a saliva e as secreções gástrica, biliar e pancreática. Esses efeitos sobre secreções do aparelho digestório ocasionados por substâncias que combinam os efeitos odoríferos e o sabor amargo são mediados pelo nervo vago e não se limitam ao período de contato da preparação com a cavidade oral ou mucosa do estômago, podendo apresentar uma duração de ação de 2 a 3 horas. Além de estimularem as funções digestivas, óleos voláteis de ação carminativa atuam como espasmolíticos e inibidores dos processos fermentativos.

Em consequência da atividade dos óleos voláteis sobre a fase reflexa da digestão, podem ser explicados, pelo menos em parte, os seguintes usos: como estomáquicos (estimulantes do apetite), colagogos e como condimentos. Entre as drogas vegetais contendo óleos voláteis que são utilizadas como estomáquicas, colagogas e carminativas, destacam-se cascas da laranja-amarga (*Citrus aurantium* L.), inflorescências da camomila-romana [*Chamaemelum nobile* (L.) All. (syn. *Anthemis nobilis* L.] e de camomila-alemã [*Matricaria chamomilla* L. (syn. *Matricaria recutita* L.)], rizomas da cúrcuma (*Curcuma longa* L.), folhas da hortelã-pimenta (*Mentha x piperita* L.) e da melissa (*Melissa officinalis* L.) e os frutos de espécies da família Apiaceae, entre elas erva-doce (*Pimpinella anisum* L.), funcho (*Foeniculum vulgare* Mill.), anis-estrelado (*Illicium verum* Hook.f.) e cominho (*Carum carvi* L.).

Comum aos óleos voláteis é a ação sobre os quimiorreceptores responsáveis pelo olfato e sensação de sabor. Por esse motivo, os óleos voláteis são utilizados como corretivos de odor e sabor na produção de medicamentos, como o óleo volátil de frutos de espécies de *Citrus*. A estimulação dos quimiorreceptores pode provocar alterações no humor. Alguns óleos voláteis têm efeito tranquilizante, e outros atuam como estimulantes. Exemplos de óleos voláteis com efeito tranquilizante são os óleos de lavanda (*Lavandula angustifolia* L.) e de melissa (*Melissa officinalis* L.). Já o efeito estimulante foi descrito para o óleo da canforeira [*Cinnamomum camphora* (L.) J.Presl].

Atividade intensificadora de estímulos fisiológicos: com base em testes pré-clínicos *in vivo*, foi demonstrado que certos estímulos são mais efetivos quando ocorrem concomitantemente com certos aromas. A partir desses experimentos, concluiu-se que a estimulação olfativa adicional eleva a importância do estímulo fisiológico e, como consequência, a eficácia no desencadeamento de determinadas reações. Dessa forma, produtos que utilizam os efeitos sensoriais, como travesseiros de ervas e aromatizantes de ambientes, podem ser empregados como adjuvantes em terapias psicossomáticas.

Efeitos adversos

Os efeitos adversos dos óleos voláteis também têm relação com a sua lipofilia e ação irritante local. A ingestão de doses tóxicas provoca uma ação irritante sobre o trato gastrintestinal, com náuseas, vômitos e diarreia. À gastrenterite relaciona-se uma hiperemia uterina, que poderia explicar a ação abortiva de alguns óleos quando utilizados de forma errônea. No entanto, a atividade abortiva também é causada pela lesão nos vasos e por alterações no metabolismo. Após a absorção, pode ocorrer irritação renal com retenção urinária, albuminúria e hematúria. A administração de doses elevadas também pode levar a lesões hepáticas. Como são misturas de componentes lipofílicos, os óleos voláteis também chegam ao SNC. As intoxicações provocam dores de cabeça e vertigens. Podem ocorrer excitação, convulsões e parada respiratória.

Os óleos voláteis e drogas que os contêm, também aqueles utilizados em cosméticos e como condimentos, podem causar reações alérgicas. O uso externo pode provocar dermatites de contato, enquanto o uso interno pode levar a alergias alimentares.

Também é importante considerar que alguns componentes dos óleos voláteis apresentam toxicidade *per se*, que não está relacionada à superdosagem e, sim, a características estruturais específicas. Como exemplo pode ser citada a atividade carcinogênica de alguns fenilpropanoides.[21]

Drogas vegetais mais importantes

Hortelã-pimenta

Nome científico: *Mentha* x *piperita* L.

Família botânica: Lamiaceae

Parte utilizada: folhas

A FB 5 apresenta monografias para a droga vegetal e para o óleo volátil.

A hortelã-pimenta, *Mentha x piperita* L., é um híbrido originário do cruzamento entre diversas espécies, provavelmente *Mentha spicata* L., *M. aquatica* (L.) L., *M. longifolia* (L.) L. e *M. rotundifolia* (L.) Huds. Junto com *Mentha arvensis* L., é a espécie de maior interesse econômico na obtenção de óleos voláteis e mentol. Embora também usada em preparações farmacêuticas no tratamento de distúrbios gastrintestinais, a droga é utilizada principalmente para a obtenção do óleo, bastante empregado como flavorizante, aditivo em alimento, em produtos de higiene bucal e em preparações farmacêuticas, no tratamento de problemas respiratórios e gastrintestinais. O óleo apresenta ações antimicrobiana e carminativa. Entretanto, as ações observadas após a administração do infuso, preparado a partir da droga vegetal, também se devem a outros componentes, como os ácidos clorogênico, cafeico e rosmarínico, que apresentam atividade colerética. Também contribuem para os efeitos benéficos a ação espasmolítica suave dos heterosídeos da apigenina e a luteolina. A hortelã-pimenta e seu óleo estão presentes em muitas farmacopeias, sendo que a FB 5 apresenta exigências distintas quanto ao teor de óleo volátil para a droga vegetal inteira (1,2%) e rasurada (0,9%). No caso do óleo volátil de hortelã-pimenta, essa Farmacopeia recomenda sua extração de partes aéreas frescas e preconiza um teor mínimo de 35% de mentol. O hidrolato de hortelã-pimenta, que consiste em uma solução saturada do óleo em água, também está presente em algumas farmacopeias.

Preparações extemporâneas a partir da droga vegetal são usadas nos casos de cólicas intestinais e biliares, dispepsia, flatulência e gastrite. Além dos usos citados antes, o óleo volátil de hortelã-pimenta também é utilizado para o tratamento da síndrome do cólon irritável, e seus benefícios foram evidenciados por metanálises.[21]

Canelas

Nome científico: *Cinnamomum cassia* (L.) J.Presl (sin. *C. aromaticum* Nees) – canela-da-china; *Cinnamomum verum* J.Presl (sin. *C. zeylanicum* Blume) – canela-do-ceilão

Família botânica: Lauraceae

Parte utilizada: cascas secas, livres da periderme e do parênquima cortical externo, provenientes dos caules e dos ramos

As cascas têm cor clara quando frescas, mas adquirem coloração marrom-avermelhada durante a secagem, devido à formação enzimática de flobafenos a partir das catequinas.

Embora o componente majoritário dos óleos voláteis da canela-da-china e da canela-do-ceilão seja o mesmo, seu teor varia de acordo com a espécie. O teor de óleo volátil também apresenta pequenas variações conforme a espécie. A FB 5 preconiza um teor mínimo de 1% de óleo volátil, contendo no mínimo 90% de *trans*-cinamaldeído para a canela-da-china. Já para a canela-do-ceilão, é preconizado um mínimo de 1,2% de óleo volátil, com no mínimo 60% de *trans*-cinamaldeído.

Os óleos voláteis da canela-do-ceilão e da canela-da-china têm atividade antibacteriana, fungistática e estimulante da mobilidade intestinal. Preparações à base das canelas são utilizadas nos casos de falta de apetite, no tratamento de dispepsias, cólicas gastrintestinais leves, plenitude gástrica e flatulência. Também são usados como corretivos de odor e sabor, componentes de bebidas estomáquicas e condimento.

Melissa

Nome científico: *Melissa officinalis* L.

Família botânica: Lamiaceae

Parte utilizada: folhas

Para o óleo volátil de melissa foram descritas atividades sedativas, carminativas e espasmolíticas. Tanto o óleo quanto o extrato aquoso apresentam atividade antioxidante. Preparações extemporâneas à base de melissa são usadas no tratamento de distúrbios do sono e em distúrbios funcionais do trato gastrintestinal.

Extratos aquosos também apresentaram atividade antiviral em diferentes ensaios *in vitro* e *in vivo*, e uma preparação de uso tópico contendo extrato aquoso de melissa teve seus benefícios evidenciados nos casos de herpes labial em um estudo clínico.[23] Seu efeito foi considerado equivalente ao de preparações contendo antimetabólitos derivados de nucleosídeos quando o tratamento foi iniciado em um estágio inicial da infecção. A atividade antiviral foi atribuída à presença de heterosídeos de ácidos hidroxicinâmicos e seus polímeros, que protegem as células não infectadas, impedindo a penetração.

A FB 5 preconiza um teor mínimo de 0,6% de óleo volátil nas folhas secas, com um teor mínimo de 79,4% de citral. No entanto, a droga também deve conter no mínimo 4% de derivados hidroxicinâmicos totais e no mínimo 2% de ácido rosmarínico.

Alecrim

Nome científico: *Rosmarinus officinalis* L.

Família botânica: Lamiaceae

Parte utilizada: partes aéreas floridas

Os componentes majoritários do óleo volátil das partes aéreas floridas são α-pineno,

1,8-cineol, cânfora e borneol (nas formas livre e acetilada). Contudo, o aroma do óleo sofre grande influência dos componentes secundários. Entre os componentes-traço que mais influenciam o odor do óleo volátil de alecrim, destaca-se a (+)-verbenona.

A FB 5 apresenta uma monografia para o óleo volátil de alecrim obtido de sumidades floridas.[11] Os teores mínimos exigidos para os componentes majoritários são 16% para o 1,8-cineol, 9% para o α-pineno, 5% para a cânfora e 2,5% para o canfeno.

O óleo de alecrim é utilizado incorporado em sais e óleos de banho, linimentos, géis e cremes, devido à sua atividade rubefaciente.

Erva-doce

Nome científico: *Pimpinella anisum* L.

Família botânica: Apiaceae

Parte utilizada: frutos

O teor de óleo volátil pode variar de 1,5 a 5% e deve conter *trans*-anetol como componente majoritário. Outros constituintes são *cis*-anetol, estragol, anisaldeído e hidrocarbonetos mono- e sesquiterpênicos.

A FB 5 preconiza para os frutos secos um teor mínimo de 2% de óleo volátil, com no mínimo 87% de anetol.

O óleo volátil de erva-doce apresenta atividades expectorante, espasmolítica suave e antibacteriana. Preparações à base de erva-doce são utilizadas nos casos de dispepsias (uso interno) e no tratamento de afecções das vias aéreas superiores (usos interno e externo). O óleo volátil de erva-doce também é usado como corretivo de odor e sabor e os frutos secos como condimento.

Eucalipto

Nome científico: *Eucalyptus globulus* Labill.

Família botânica: Myrtaceae

Parte utilizada: folhas

Esta droga vegetal é empregada em preparações farmacêuticas com indicação no tratamento de problemas respiratórios e, sobretudo, para a obtenção do óleo volátil, amplamente empregado pelas ações expectorante, antisséptica e flavorizante. A Ph. Eur. 8.0 preconiza um teor mínimo de 2% de óleo volátil para a droga vegetal inteira e 1,5% para a droga rasurada.[24] São conhecidas cerca de 400 espécies de *Eucalyptus*, que fornecem óleos de diferentes composições. Na terapêutica são utilizados aqueles que contêm teor elevado de cineol (acima de 70%). O óleo de eucalipto está inscrito em muitas farmacopeias, e a Ph. Eur. 8.0 permite sua obtenção a partir de diversas espécies, como *Eucalyptus globulus* Labill., *E. polybractea* F.Muell. ex R.T.Baker e *E. smithii* F.Muell. ex R.T.Baker, desde que atendidas, entre outras, as especificações já referidas quanto aos teores de cineol. Após sua obtenção por hidrodestilação, o óleo volátil deve passar por um processo de retificação para eliminar os aldeídos (butiraldeído, valeraldeído e capronaldeído) e os sesquiterpenoides tricíclicos do tipo viridiflorol, cuja presença é indesejável devido à ação irritante sobre as vias aéreas superiores. Óleos obtidos de outras espécies, com menor teor de cineol e que apresentam como componentes majoritários (-)-piperitona, citronelal ou linalol/acetato de linanila, são usados pela indústria de perfumaria.

O óleo volátil de eucalipto e o cineol apresentam propriedades antissépticas, secretolíticas e anti-inflamatórias. Sua utilização ocorre por via inalatória nos casos de inflamação da mucosa brônquica, porém essa via é contraindicada para lactentes e crianças pequenas. Preparações farmacêuticas de uso tópico são aplicadas nos casos de resfriados, bronquite, doenças inflamatórias da cavidade nasal e garganta, sendo contraindicadas na região da face em lactentes e crianças pequenas.

Pontos-chave deste capítulo

Óleos voláteis são misturas de constituintes vegetais, compostas principalmente de mono- e sesquiterpenoides, bem como de fenilpropanoides. São produtos voláteis obtidos de vegetais muito odoríferos, de consistência oleosa e pouco solúveis em água. Encontram-se depositados em estruturas específicas de estocagem nos tecidos vegetais.

Os principais métodos de extração dos óleos voláteis são enfloração, hidrodestilação, destilação por arraste de vapor d'água, prensagem a frio, extração com solventes e por fluido supercrítico.

Para a caracterização dos óleos voláteis, além das determinações físico-químicas tradicionais, é necessária a utilização de métodos analíticos, como a cromatografia a gás acoplada à espectrometria de massas e com detecção por ionização em chama. Informações sobre a farmacocinética e os mecanismos de ação dos óleos voláteis ainda são limitadas.

Seus principais usos terapêuticos são como antiespasmódicos, colagogos, carminativos, expectorantes, estimulantes ou depressores do SNC, anestésicos locais, anti-inflamatórios, antissépticos, entre outros.

Referências

1. Sticher O. Ätherische Öle und Drogen, die ätherisches Öl enthalten. In: Sticher O, Heilmann J, Zúndorf I. Hänsel / Sticher Pharmakognosie Phytopharmazie. 10. Aufl. Stuttgart: Wissenschaftliche; 2015. p. 663-740.
2. Sticher O. Ätherische Öle und Drogen, die ätherisches Öl enthalten. In: Hänsel R, Sticher O. Pharmakognosie Phytopharmazie. 8. Aufl. Stuttgart: Wissenschaftliche; 2007. p. 1029.
3. Degenhardt J, Gershenzon J, Baldwin IT, Kessler A. Attracting friends to feast on foes: engineering terpene emission to make crop plants more attractive to herbivore enemies. Curr Opin Biotechnol. 2003;14(2):169-76.
4. Hegnauer R. Chemotaxonomie der Pflanzen. Basel: Birkhäuser; 1962-1990.
5. Glinwood R, Ninkovic V, Pettersson J. Chemical interaction between undamaged plants: effects on herbivores and natural enemies. Phytochemistry. 2011;72(13):1683-9.
6. Unsicker SB, Kunert G, Gershenzon J. Protective perfumes: the role of vegetative volatiles in plant defense against herbivores. Curr Opin Plant Biol. 2009;12(4):479-85.
7. Cysne JB, Canuto KM, Pessoa ODL, Nunes EP, Silveira ER. Leaf essential oil of four Piper species from the State of Ceará - Northeast of Brazil. J Braz Chem Soc. 2005;16(6b):1378-81.
8. Reyes-Jurado F, Franco-Vega A, Ramírez-Corona N, Palou E, López-Malo A. Essential oils: antimicrobial activities, extraction methods, and their modeling. Food Eng Rev. 2015;7(3):275-97.
9. Waseem R, Low KH. Advanced analytical techniques for the extraction and characterization of plant-derived essential oils by gas chromatography with mass spectrometry. J Sep Sci. 2015;38(3):483-501.
10. Dudareva N, Negre F, Nagegowda DA, Orlova I. Plant volatiles: recent advances and future perspectives. Crit Rev Plant Sci. 2006;25(5):417-40.
11. Agência Nacional de Vigilância Sanitária. Farmacopeia Brasileira. 5. ed. Brasília: ANVISA; 2010.
12. Wagner H, Bladt S. Plant drug analysis: a thin layer chromatography atlas. 2. Aufl. Berlin: Springer; 1995.
13. Pachaly DC. Atlas-Dünnschichtchromatographie in der Apotheke. Stuttgart: Wissenschaftliche; 1996.
14. Adams RP. Identification of essential oil components by gas chromatography/ quadrupole mass spectroscopy. Carol Stream: Allured; 2009.
15. Kohlert C, Van Rensen I, März R, Schindler G, Graefe EU, Veit M. Bioavailability and pharmacokinetics of natural volatile terpenes in animals and humans. Planta Med. 2000;66(6):495-505.
16. Efferth T, Koch E. Complex interactions between phytochemicals. The multi-target concept of phytotherapy. Curr Drug Targets. 2011;12(1):122-32.

17. Edris AE. Pharmaceutical and therapeutic potentials of essential oils and their individual volatile constituents: a review. Phytother Res. 2007;21(4):308-23.
18. Reichling J, Schnitzler P, Suschke U, Saller R. Essential oils of aromatic plants with antibacterial, antifungal, antiviral, and cytotoxic properties – an overview. Forsch Komplementmed. 2009;16(2):79-90.
19. Adorjan B, Buchbauer G. Biological properties of essential oils: an updated review. Flav Fragr J. 2010;25:407-26.
20. Dobetsberger C, Buchbauer G. Actions of essential oils on the central nervous system: an updated review. Flav Fragr J. 2011;26:300-16.
21. Rietjens IMCM, Cohen SM, Fukushima S, Gooderham NJ, Hecht S, Marnett LJ, et al. Impact of structural and metabolic variations on the toxicity and carcinogenicity of hydroxyl- and alkoxy-substituted allyl- and propenylbenzenes. Chem Res Toxicol. 2014; 27(7):1092-103.
22. Khanna R, MacDonald JK, Levesque BG. Peppermint oil for the treatment of irritable bowel syndrome: a systematic review and meta-analysis. J Clin Gastroenterol. 2014; 48(6):505-12.
23. Wölbling RH, Leonhardt K. Local therapy of herpes simplex with dried extract from Melissa officinalis. Phytomedicine. 1994;1(1): 25-31.
24. Council of Europe. European Pharmacopoeia. 8th ed. Strasbourg: EDQM Council of Europe; 2013.

Leituras sugeridas

Figueiredo C, Barroso JG, Pedro LG, Scheffer JJC. Factors affecting secondary metabolite production in plants: volatile components and essential oils. Flav Fragr J. 2008;23: 213-26.

Raut JS, Karuppayil SM. A status review on the medicinal properties of essential oils. Ind Crops Prod. 2014;62:250-64.

Speziali MG. De aromas e perfumes, o mercado da indústria do "cheiro". Quím Nova. 2012;35(4):861-4.

13
Polissacarídeos

Gilsane Lino von Poser

Introdução	185
Classificação	186
Principais tipos	186
Propriedades	191
Impacto fisiológico	192
Aplicações clínicas	192
Efeitos adversos	193
Interações medicamentosas	193
Drogas vegetais mais importantes	194
Pontos-chave deste capítulo	195
Referências	196
Leituras sugeridas	196
Agradecimentos	196

Introdução

Polissacarídeos são polímeros de alta massa molecular resultantes da condensação de um grande número de moléculas de aldoses e cetoses. Cada molécula de açúcar é ligada à vizinha por intermédio de uma ligação osídica formada pela ligação da hidroxila hemiacetálica em C-1 com qualquer das hidroxilas da outra molécula de açúcar, com eliminação de uma molécula de água. Esses produtos têm uma ampla distribuição na natureza e são constituintes essenciais de todos os organismos vivos. Ocorrem em bactérias e fungos (dextranos e goma xantana), algas (alginas, carragenanos, ágar-ágar), vegetais superiores (amido, celulose, gomas, mucilagens e pectinas) e animais (glicogênio, quitina/quitosana, heparina), possuindo funções variadas nesses sistemas biológicos.[1]

Nas últimas décadas, os polissacarídeos emergiram como uma importante classe de produtos naturais bioativos. Atividades antitumoral, imunomoduladora, anti-inflamatória, anticoagulante e antitrombótica, antiviral, hipoglicêmica e hipocolesterolemiante, entre outras, têm sido relatadas para uma grande variedade de polissacarídeos.[1-4] Alguns estudos têm demonstrado, ainda, que certos polissacarídeos podem contribuir para a redução dos níveis de ureia e creatinina plasmáticas de pacientes portadores de insuficiência renal crônica.[5,6]

Quanto à nomenclatura, alguns termos utilizados nem sempre estão associados ao conceito científico correto, como, por exemplo, a palavra goma para denominar uma mucilagem e, ainda, resina, termo mais utilizado para substâncias de natureza terpênica. Alguns polissacarídeos são chamados de fibras alimentares. Há dificuldades em definir a expressão fibra alimentar, universalmente adotada por nutricionistas, pois representa mais um conceito nutricional e fisiológico do que uma classe definida de substâncias químicas. Basicamente, fibras alimentares são polissacarídeos resistentes à digestão pelas enzimas do trato gastrintestinal humano e que apresentam algum efeito laxativo. Contudo, nessa categoria são incluídos ainda a lignina (molécula de natureza fenólica) e certos oligossacarídeos não digeríveis, estes últimos com propriedades semelhantes àquelas de alguns polissacarídeos.[1,3,7]

Classificação

Os polissacarídeos podem ser divididos em homogêneos ou homoglicanos, quando resultantes da condensação de um grande número de moléculas do mesmo açúcar (amido, celulose), e heterogêneos ou heteroglicanos, formados pela condensação de diferentes tipos de açúcares (gomas, mucilagens e pectinas). Os produtos resultantes são, em ambos os casos, macromoléculas lineares ou ramificadas. O grau de polimerização (GP) representa o número de monossacarídeos contidos nas macromoléculas. Poucos polissacarídeos têm GP inferior a 100 – na maioria, a faixa está entre 200 e 3.000. As características dos diferentes polissacarídeos são determinadas pela estrutura primária, tipo e sequência dos monossacarídeos, pelo grau de polimerização e pela conformação, que, por meio da posição e do tipo de ligação, originam a distribuição espacial de suas cadeias. Os compostos também podem ser classificados pela sua solubilidade em água. Os polissacarídeos solúveis são as gomas, mucilagens e pectinas. Os polissacarídeos insolúveis, componentes da estrutura celular dos vegetais, são representados pela celulose e por algumas hemiceluloses.[1]

Principais tipos

Polissacarídeos de bactérias

• *Dextranos*: são homopolímeros ramificados de glicose de alta massa molecular (4 a 5 x 10^7) elaborados por uma enzima exocelular (dextrano-sucrase) de diferentes bactérias dos gêneros *Leuconostoc* (como *Leuconostoc mesenteroides*), *Lactobacillus* e *Streptococcus*. Dextranos de interesse comercial contêm cerca de 95% das unidades de glicose unidas por ligação α-(1→6) e 5% por ligações α-(1→3).

Dispersões aquosas de dextranos são atóxicas, totalmente eliminadas pelo organismo por excreção renal, e podem apresentar viscosidade e osmolaridade semelhantes às do plasma sanguíneo, sendo, por isso, utilizadas, após degradação parcial, como sucedâneas do plasma em estados de choque hipovolêmico. Os dextranos também são empregados como espessantes na formulação de colírios.[1]

• *Goma xantana*: essa goma é elaborada pela bactéria *Xanthomonas campestris*; é um heteroglicano com massa molecular de 1 x 10^6 que apresenta uma cadeia linear de unidades de glicose, através de ligações β-(1→4), com ramificações trissacarídicas, constituídas de ácido glicurônico, manose e glicose.

Esses dois tipos de polímeros são largamente empregados como estabilizantes na formulação de suspensões e emulsões na área farmacêutica e como estabilizantes e gelificantes em sopas e geleias. Suas aplicações industriais são múltiplas, estando presentes na composição de tintas, explosivos, pesticidas, tecidos, etc.[1]

Polissacarídeos de algas

O principal interesse econômico relativo às algas deve-se às propriedades espessantes e gelificantes de seus polissacarídeos, utilizados especialmente nas indústrias alimentícia e farmacêutica. Além dos compostos citados a seguir, uma série de polissacarídeos de macro e microalgas e suas respectivas aplicações são apresentadas no artigo de revisão de Raposo e colaboradores.[4]

• *Alginas*: o ácido algínico é uma mistura de poliuronídeos lineares, com diversas proporções de ácido α-L-gulurônico (GG) e β-D-manurônico (MM) com ligações 1→4, formando polímeros de bloco MM e GG como unidade de repetição periódica, intercaladas por blocos mistos GM. De acordo com as monografias oficiais, contêm, no mínimo, 19% e, no máximo, 25% de grupos carboxílicos, calculados sobre a substância dessecada. Esses heteropolissacarídeos são obtidos, sobretudo, de algas da classe Phaeophycaceae, especialmente das ordens Laminariales e Fucales, dos gêneros *Laminaria*, *Fucus* e *Macrocystis*. O teor de ácido algínico, nas algas, varia de 15 a 40% do peso seco. O ácido algínico, insolúvel em água, possui caráter aniônico acentuado que permite a formação de sais solúveis de sódio, potássio e amônio e sais insolúveis de cálcio. O ácido algínico e os alginatos formam géis viscosos e, dessa forma, atuam como protetores da mucosa gástrica, sendo incorporados em preparações destinadas ao tratamento sintomático de problemas como refluxo gastresofágico, hérnias de hiato e esofagites. Alguns alginatos são empregados como adjuvantes em regimes hipocalóricos, já que são limitadamente digeríveis. Também são utilizados como anti-hemorrágicos de uso externo por formarem géis fibrilares, provocando rápida homeostase, por meio da sua precipitação local ao captar íons cálcio. Além disso, atuam como espessantes e estabilizantes em produtos farmacêuticos e alimentícios, entre outros, e são bastante utilizados na produção de moldagens odontológicas. Os alginatos também têm sido utilizados na produção de curativos que, além da capacidade de remoção do exsudato da ferida, pela formação de gel, permitem a incorporação de fármacos como antivirais e antifúngicos.[1,4]

- *Carragenanos*: esses polímeros de galactose fortemente sulfatados são obtidos de diferentes espécies de algas rodofíceas dos gêneros *Chondrus* e *Gigartina*, entre outras. Tais sulfatos de galactanas lineares são constituídos por unidades de repetição periódicas oriundas da ligação de α-(l→3)-D-galactose e β-(l→4)-D-galactose, possuindo padrão de substituição diversificado. Os carragenanos têm aplicação terapêutica e dietética no tratamento sintomático da constipação, como mucoprotetor em proctologia e adjuvante em dietas hipocalóricas. Nas indústrias farmacêutica, cosmética e alimentícia, são utilizados como espessantes, gelificantes e estabilizantes.[1,4]

- *Ágar-ágar*: poligalactanos lineares de característica ácida obtidos de algas rodofíceas dos gêneros *Gelidium*, *Gracilaria*, *Gelidiella* e *Pterocladia*. A estrutura básica é constituída por unidades de D-galactose e 3,6-anidro-α-L-galactose unidas por ligações α-1→3 e β-1→4, possuindo padrões de substituição variáveis, de acordo com a fonte vegetal utilizada e o procedimento de obtenção. Esses polissacarídeos dispersam-se coloidalmente em meio aquoso a quente, formando, com o resfriamento, um gel espesso não absorvível, não fermentável, atóxico, utilizado como laxativo mecânico devido à capacidade de aumentar o volume e a hidratação do bolo fecal, regularizando o trânsito intestinal. Contudo, a principal utilização deste produto é como base para meios de cultura, embora tenha emprego farmacêutico como desintegrante em comprimidos. Da mesma forma que os alginatos, o ágar pode ser utilizado como biomaterial (*scaffold*) na engenharia de tecidos, agindo como adesivo para as células implantadas.[1,4,8]

- *Fucanos*: são polissacarídeos sulfatados obtidos de diversas espécies de algas, em especial do gênero *Fucus*. Os fucanos formam um grupo heterogêneo de polímeros contendo L-fucose, D-xilose e ácido glicurônico. Dependendo da composição e do tipo de ligação entre as unidades glicídicas, diferentes tipos de fucanos podem ser formados. Similarmente à heparina, apresentam ação anticoagulante e antitrombótica devido ao seu efeito fibrinolítico.[1,4]

Polissacarídeos de vegetais superiores

Polissacarídeos homogêneos

- *Amido*: é uma substância de reserva constituída por moléculas de glicose, ligadas por meio de ligações α-(1→4), para formar um polímero linear (amilose) com baixo grau de ramificação (0,3 a 0,5%), de configuração helicoidal, ou através de ligações α-(1→4) e α-(l→6), formando amilopectina, altamente ramificada. A amilose e a amilopectina podem ocorrer em diferentes proporções, dependendo da origem do amido. O aquecimento em água torna os grânulos de amido intumescidos, rompendo a estrutura cristalina, em um processo denominado gelificação, o que torna os polímeros mais vulneráveis ao ataque da α-amilase. O resfriamento permite que parte do amido modifique sua estrutura tridimensional, formando amido resistente, que passa inalterado através do intestino delgado.[1,9,10]

• *Amido resistente*: o amido resistente é classificado em cinco tipos (RS1 a RS5), de acordo com a fonte e com a proporção entre amilose e amilopectina, entre outras características químicas.[11] Por muito tempo, considerou-se que o amido era completamente hidrolisado devido à presença das amilases salivar e pancreática e, na forma de glicose, era, então, absorvido. Entretanto, certos alimentos, como batata, milho e banana, contêm este tipo de amido que resiste, em parte, à hidrólise enzimática, não sendo totalmente digerido no intestino delgado.[9,10] O amido resistente é constituído por amilose retrógrada – na qual a molécula é dobrada sobre si mesma tornando as ligações inacessíveis às α-amilases – e amilopectina retrógrada. Esta última é parcialmente digerível no intestino delgado, ao passo que a primeira é resistente. O amido que resiste à ruptura no intestino delgado passa ao intestino grosso, onde atua de maneira similar aos polissacarídeos solúveis.[1,9,10] Dessa forma, tais carboidratos servem como substrato para as bactérias, estimulando seu crescimento e gerando produtos finais de fermentação, como ácidos graxos de cadeia curta e gases, que afetam a motilidade do cólon contribuindo para a manutenção de sua função normal.[10] Além disso, também foi demonstrado que a ingestão de amido contendo elevados teores de amilose diminui de maneira significativa a glicemia pós-prandial e a secreção de insulina e promove maior saciedade em relação ao amido com alto percentual de amilopectina.[9] Nesse respeito, a ingestão por um longo tempo de amido resistente poderia ser benéfica na prevenção de doenças crônicas, incluindo diabetes, câncer de cólon e obesidade.

O emprego do amido na área farmacêutica, tanto na forma natural como após modificações químicas e físicas, está limitado às formas farmacêuticas sólidas, como aglutinante, desintegrante, diluente ou material de carga e enchimento. A amilose, por ação de enzimas de *Bacillus macerans*, gera estruturas cíclicas compostas de 6 a 8 unidades, chamadas de ciclodextrinas, de grande interesse farmacêutico.[1]

• *Celulose*: é encontrada ligada fortemente a outros constituintes da parede celular, sendo o principal constituinte das plantas; é formada por um polímero linear de glicose, constituído em média por 10.000 unidades, insolúvel em água e com limitada capacidade de retenção hídrica. As moléculas glicídicas apresentam um arranjo das ligações de forma a resistirem à hidrólise enzimática. Dessa maneira, a celulose não é digerida no sistema gastrintestinal humano.[2,7] É a mais importante matéria-prima farmacêutica, sendo empregada na confecção de compressas (gaze, algodão) e derivados quimicamente modificados (ésteres e éteres de celulose), utilizados como adjuvantes na produção de variadas formas farmacêuticas.[1,12]

• *Hemiceluloses*: polissacarídeos da parede celular vegetal, contendo um esqueleto de moléculas de glicose unidas por ligações glicosídicas β-(1,4). Esses compostos diferem da celulose em função da menor massa molecular, pelo fato de conterem uma variedade de açúcares (xilose, galactose, manose, arabinose e outros açúcares) e por serem, em geral, ramificados. São macromoléculas extremamente complexas, quimicamente variáveis, muito menos resistentes à digestão do que a celulose e encontradas em cascas de sementes de diversos cereais e em alguns tipos de frutas, legumes e nozes.[2,7]

• *Frutanos*: estas poli-β-D-frutofuranoses, também denominadas frutosanos, são substâncias de reserva, substituindo o amido, em vegetais superiores. Normalmente possuem GP até 50. De acordo com as ligações glicosídicas, os frutanos podem ser divididos em tipo *inulina*, com ligações β-(2→1), ocorrendo de forma predominante em Asteraceae, e tipo *levano*, com ligações β-(2→6), encontrado sobretudo em espécies de Poaceae, além de outros tipos de ocorrência mais restrita. A inulina, o principal representante desta classe, é encontrada nos órgãos subterrâneos, com teores que alcançam até 70% da massa seca, sendo obtida industrialmente de *Cichorium intybus* L., *Helianthus tuberosus* L. e *Taraxacum officinale* Weber ex F.H.Wigg.[1] As raízes de *Smallanthus sonchifolius* (Poepp.) H.Rob. (batata *Yacon*), também da família Asteraceae, têm sido bastante utilizadas *in natura* no controle da obesidade e como agente hipocolesterolêmico e hipoglicemiante.[13]

Polissacarídeos heterogêneos

• *Gomas*: são compostos de alta massa molecular, de natureza polissacarídica, parcial ou totalmente dispergíveis em água. Essas substâncias ocorrem em certos órgãos da planta, como caule e raízes, e são resultantes de lesões sofridas pelo vegetal devido a traumatismos e ação de microrganismos. Em outros casos, a formação de gomas parece estar relacionada a um processo de adaptação do vegetal a certas condições climáticas, constituindo a chamada *gomose fisiológica*. Quimicamente, as gomas são caracterizadas por apresentarem sempre estrutura ramificada contendo ácidos urônicos, além de açúcares comuns. As principais gomas, do ponto de vista econômico e industrial, são *goma arabica* [produzida por *Acacia senegal* (L.) Willd. e outras espécies do gênero da família Fabaceae], *goma caraia* [extraída principalmente de *Sterculia tomentosa* Guill. & Perr. e *Firmiana simplex* (L.) W.Wight (sin. *Sterculia urens* Roxb.)(Malvaceae)], *goma gati* [obtida de *Anogeissus latifolia* (Roxb. ex DC.) Wall. ex Guillem & Perr. (Combretaceae)] e *goma adraganta* [extraída de *Astracantha gummifera* (Labill.) Podlech (sin. *Astragalus gummifer* Labill.) (Fabaceae)].[1,7]

Uma das gomas mais utilizadas, a goma arábica, tem emprego nas indústrias farmacêutica e alimentícia, entre diversas outras, como estabilizante, espessante e emulsificante. A goma é o produto exsudado pelo tronco de espécies do gênero *Acacia*, espontâneas e cultivadas em diversas regiões tropicais e subtropicais. O material aparece nas árvores sob a forma de fragmentos irregulares ou ovoides de dimensões variadas, incolores ou levemente amarelados, duros e friáveis. O constituinte majoritário é um polissacarídeo ácido, com ramificações complexas, constituído de D-galactose (32 a 50%), L-arabinose (17 a 34%), ácido D-glicurônico (13 a 19%) e L-ramnose (11 a 16%).[1,5]

• *Mucilagem*: ao contrário das gomas, as mucilagens são constituintes naturais do vegetal, não sendo indicativas de alterações patológicas da planta. Ocorrem predominantemente em sementes, nas quais parecem ter a função de retenção de água para auxiliar na germinação, mas podem estar presentes também em outros órgãos do vegetal. Essas substâncias podem ser divididas em neutras e ácidas. As mucilagens neutras, como é o caso do guar, são compostas por açúcares comuns, ao passo que as mucilagens ácidas apresentam, à semelhança das gomas, ácidos urônicos em sua composição. O guar, obtido do endosperma das sementes de *Cyamopsis tetragonoloba* (L.) Taub. (Fabaceae), é uma mucilagem de grande importância do ponto de vista econômico. É um polissacarídeo extremamente ramificado formado por uma cadeia de resíduos manopiranosídicos ligados entre si e substituídos por moléculas de galactose. É, portanto, um D-galacto/D-manano que apresenta a característica de formar dispersões viscosas quando em contato com água, mesmo em pequenas concentrações. A propriedade das mucilagens de reter água explica a sua ação laxativa, ao formar um bolo fecal volumoso permanentemente túrgido, evitando a absorção de água através das paredes dos intestinos e o endurecimento das fezes, ao mesmo tempo em que excita, por via reflexa, as contrações intestinais. No entanto, em certos casos, as mucilagens atuam como antidiarreicos devido à sua natureza coloidal, impedindo a ação de substâncias irritantes e até de bactérias sobre a mucosa.[1,7,8]

Outra mucilagem bastante utilizada é a *goma carouba*, retirada das sementes de *Ceratonia siliqua* L. (Fabaceae), pequena árvore comum na região do Mediterrâneo. Essa mucilagem tem a propriedade de intumescer em presença de água e formar um gel que não é absorvido pelo organismo, diminuindo a assimilação dos alimentos e impedindo a ação das enzimas responsáveis pela digestão (tripsina, quimiotripsina, amilase e lipase). Quando administrada antes das refeições, diminui a sensação de fome por suas propriedades espessantes, dando a sensação de plenitude gástrica. É também usada em casos de vômitos de recém-nascidos. Nas indústrias farmacêutica e alimentícia, é utilizada como espessante, estabilizante e modificador da liberação de fármacos.[1,8]

- *Pectinas*: pectinas (do latim *pectos* = geleia) são macromoléculas glicídicas, constituintes da lamela média das paredes celulares do vegetal, abundantes em frutos, principalmente cítricos. Quimicamente, são polímeros do ácido galacturônico, podendo apresentar intercalações de ramnose, ramificações contendo galactose e arabinose e, ainda, estar esterificadas com metanol. O grau de metoxilação, também chamado de grau de esterificação, apresenta grande importância na determinação da dispergibilidade em água e viscosidade, intensificando essas características. Apresentam considerável capacidade retentora de água, são facilmente gelificáveis e, em razão de seus grupos carregados negativamente, ligam-se a cátions e ácidos biliares. Pectinas com alto grau de metoxilação gelificam por meio da formação de ligações de hidrogênio, enquanto pectinas com baixo grau de metoxilação o fazem por ligação iônica (sobretudo por interação com cálcio).[1,14] As pectinas são utilizadas especialmente como reguladores do sistema gastrintestinal e, na indústria alimentícia, como estabilizante e gelificante. A utilização regular de pectinas tem demonstrado sua eficácia no controle da glicemia e colesterolemia e na prevenção de doenças cardiovasculares.[1,7,14]

Polissacarídeos de origem animal

Polissacarídeos também são obtidos de fontes animais. São exemplos a heparina, um glicosaminoglicano polianiônico sulfatado com atividade anticoagulante, o glicogênio, polissacarídeo de reserva nutritiva de animais e também encontrado em fungos, e a quitina, presente em artrópodes e também na parede celular de fungos. Estes últimos compostos têm despertado bastante interesse na área farmacêutica.

Quitina e quitosana

A quitina (β-(1-4)-*N*-acetil-D-glicosamina) é, juntamente com a celulose, um dos polissacarídeos mais abundantes na natureza, existindo como o componente principal do exoesqueleto de crustáceos e insetos. A quitosana é obtida pela desacetilação da quitina, apresentando diferentes graus de desacetilação dependendo da fonte de quitina e do processo de obtenção.

Apesar das muitas aplicações da quitina e da quitosana, a baixa solubilidade em água restringe suas aplicações. Oligossacarídeos obtidos dessas substâncias por hidrólise ácida e enzimática apresentam menor massa molecular, são facilmente solúveis em soluções aquosas e têm demonstrado diversas atividades biológicas, como anti-inflamatória, antimicrobiana, hipocolesterolêmica, imunoestimulante e antitumoral. Além disso, como não são tóxicos nem alergênicos, são promissores na obtenção de dispositivos de liberação controlada de fármacos e na engenharia de tecidos.[15]

Propriedades

Certas propriedades apresentadas por vários polissacarídeos são importantes para explicar determinadas respostas fisiológicas provocadas por essas substâncias. A seguir, são citadas algumas dessas importantes propriedades.

Degradação bacteriana: certos polissacarídeos não podem ser enzimaticamente degradados no intestino delgado de mamíferos. No entanto, são fermentáveis no intestino grosso, e seu grau de degradação varia enormemente. Por exemplo, pectinas, mucilagens e gomas parecem ser completamente fermentadas, enquanto a celulose o é apenas parcialmente. A fermentação é o processo pelo qual a molécula sofre a ação das enzimas bacterianas, sendo parcial ou completamente degradada no intestino grosso, em condições anaeróbicas. A ação bacteriana é mais intensa no intestino grosso, que possui cerca de 10^{11} a 10^{12} microrganismos por grama de bolo fecal. Esses microrganismos contribuem para a formação de gases (H_2, O_2, CO_2, CH_4 e NH_3), ácidos (láctico, acético e outros) e ácidos graxos de cadeia curta* (AGCC), que são absorvidos no cólon e utilizados como fonte de energia, seguindo pela circulação entero-hepática.[1,3,16]

Capacidade de retenção hídrica: essa propriedade é muito relevante e advém da presença de açúcares com grupamentos polares livres. A hidratação das moléculas resulta na formação de uma matriz tipo gel, a qual pode conduzir a uma viscosidade maior do conteúdo do intestino delgado, favorecendo a evacuação e interferindo na absorção de nutrientes. Presumivelmente, tal absorção é retardada pela difusão desses nutrientes na matriz gelatinosa e pelo aumento da viscosidade do conteúdo intestinal.[2,7]

Adsorção de moléculas orgânicas: os ácidos biliares, o colesterol e alguns compostos tóxicos são adsorvidos, especialmente pelas pectinas e outros polissacarídeos ácidos. A adsorção de ácidos biliares por polissacarídeos pode ser medida *in vivo* pela capacidade que tais compostos têm de aumentar a excreção fecal desses ácidos e de esteroides neutros. A capacidade de elevar a excreção fecal de ácidos biliares está correlacionada ao efeito hipocolesterolemiante de certos polissacarídeos dispergíveis, não celulósicos, como pectinas e goma guar. Ainda que essa propriedade não tenha sido estudada de maneira adequada, a capacidade desses polissacarídeos em captar/adsorver potenciais agentes carcinogênicos tem sido proposta como um dos mecanismos protetores contra câncer de cólon e reto.[1,3,7]

Troca de cátions: a disponibilidade reduzida de alguns minerais e a baixa absorção de eletrólitos associadas à ingestão de alguns polissacarídeos estão diretamente relacionadas à capacidade de trocar cátions apresentada por essas moléculas. O número de grupamentos carboxílicos nos açúcares e o conteúdo de ácido urônico dos polissacarídeos parecem estar relacionados com as propriedades de troca iônica deles.[4,7]

---

* Os *ácidos graxos de cadeia curta* (AGCC) são ésteres que se originam da fermentação de polissacarídeos por bactérias anaeróbicas (*Bifidobacterium* e *Lactobacillus*) no intestino grosso. Os AGCC produzidos em maior abundância são acetato, propionato e butirato. Apesar de todos os polissacarídeos produzirem acetato como principal produto endógeno, há diferenças na razão propionato/butirato. Ramnose, arabinose e xilose tendem a produzir mais propionato, enquanto sorbitol, ribose, ácido galacturônico e ácido glicurônico produzem mais butirato. A predominância de um determinado ácido graxo de cadeia curta vai influenciar nos efeitos metabólicos dos polissacarídeos. A produção de AGCC promove aumento do volume fecal, auxiliando, consequentemente, em problemas de constipação. A redução do tempo de trânsito intestinal, decorrente do aumento do volume fecal, tem efeito na prevenção de câncer de cólon pelo menor tempo de contato de potenciais agentes carcinogênicos. Além disso, outros efeitos são relatados, conforme descrito a seguir, no item Aplicações clínicas.[3,16]

Impacto fisiológico

O Quadro 13.1 mostra o efeito fisiológico dos polissacarídeos em diversos órgãos.

Aplicações clínicas

Supressão do apetite: alimentos ricos em fibras são de digestão mais lenta e resultam em uma sensação de saciedade maior e mais duradoura. Essa característica tem sido aproveitada terapeuticamente na adição de algumas gomas, mucilagens e pectinas à dieta.[3]

Retardamento do esvaziamento gástrico: há evidências de que a ingestão de fibras viscosas como guar e pectinas causa um retardamento no esvaziamento gástrico, aumentando a sensação de saciedade e reduzindo a absorção de metabólitos. Assim, a ingestão dessas fibras solúveis tem efeitos benéficos na redução dos níveis plasmáticos de lipídeos, diminuindo também a absorção de glicose, beneficiando pacientes diabéticos.[2]

Prevenção de câncer colorretal: a alta incidência de câncer de intestino em populações submetidas a dietas pobres em fibras tem estimulado a proposição de muitas teorias. A ação de certos polissacarídeos na prevenção de câncer colorretal foi inicialmente atribuída à diluição e à redução do tempo de permanência de potentes substâncias carcinogênicas no intestino. Mais tarde, ainda que alguns estudos questionem tal propriedade, as atenções foram direcionadas para a alteração na biodisponibilidade do butirato (AGCC) luminal, que tem importante influência sobre a proliferação dos colonócitos (células do cólon).[1,16]

Efeito hipocolesterolêmico: um dos efeitos potencialmente mais importantes de dietas ricas em polissacarídeos, em especial o *guar*, é a capacidade de redução nos níveis séricos de colesterol. Esse efeito se deve à menor absorção do colesterol devido ao retardo no esvaziamento gástrico, à aceleração do trânsito colônico, ao aumento da excreção de ácidos biliares e, principalmente, à redução da absorção de colesterol, mediada pela viscosidade do bolo alimentar.[1,7] Além disso, a fermentação leva à produção de AGCC que podem (em particular o propionato) inibir a síntese hepática de colesterol.[3]

Redução dos níveis de metabólitos nitrogenados: na insuficiência renal crônica, a excreção urinária de ureia, creatinina, ácido úrico e outros metabólitos é deficiente, desenvolvendo-se uremia. Entre as intervenções que podem retardar a evolução da doença, destacam-se, além de um rigoroso controle da pressão arterial, a dieta hipoproteica e, mais recentemente, o uso de alguns polissacarídeos fermentáveis. O emprego desses últimos propicia a diminuição das concentrações de ureia, atenuando os sintomas clínicos e retardando a progressão da doença na redução da azotemia, por impedir a absorção de metabólitos proteicos e servir

Quadro 13.1 Impacto fisiológico dos polissacarídeos em diversos órgãos

Órgãos	Efeitos fisiológicos
Estômago e duodeno	Retardamento do esvaziamento gástrico; redução do pH do suco duodenal; aumento da viscosidade do suco duodenal e aumento da saciedade pós-prandial.
Intestino delgado e cólon	Alteração da velocidade do trânsito intestinal; diminuição da absorção de Zn, Fe, Ca, Mg e P; aumento do volume fecal; aumento do número de bactérias; redução da pressão do lúmen intestinal e alterações em atividades enzimáticas.
Pâncreas	Redução da secreção de lipase e amilase.
Fígado	Aumento da excreção de sais biliares e redução dos níveis de colesterol.

Fonte: Slavin,[3] Dhingra e colaboradores.[7]

como veículo para a eliminação destes nas fezes e, em especial, por promover a fermentação, processo por meio do qual as bactérias colônicas utilizam o nitrogênio endógeno e exógeno para sua síntese proteica. Esse procedimento, entretanto, é mais efetivo quando os polissacarídeos são administrados concomitantemente a uma dieta hipoproteica, uma vez que, na ausência de excedentes de proteínas, as bactérias utilizam a ureia plasmática como fonte de nitrogênio. O mesmo efeito também pode ser obtido pela administração de certos oligossacarídeos não digeríveis. Dessa forma, uma dieta rica em oligossacarídeos e/ou polissacarídeos fermentáveis, visando aumentar a excreção fecal de metabólitos nitrogenados em pacientes com insuficiência renal crônica, pode ser uma terapia adjunta benéfica.[5,6]

Efeitos adversos

Embora não sejam digeridos pelo aparelho digestivo humano, os polissacarídeos não são desprovidos de efeitos adversos. Tais efeitos manifestam-se, de modo geral, como distúrbios no trato gastrintestinal, principalmente dores abdominais, náuseas e flatulência, provocadas pelos produtos da degradação microbiana dos polissacarídeos (AGCC, gás carbônico, hidrogênio e metano). A capacidade desses polissacarídeos de trocar íons, além de importante para explicar a teoria de ligação aos ácidos biliares, que promove seu efeito hipocolesterolemiante, pode também estar relacionada à reduzida biodisponibilidade de alguns minerais, como zinco, ferro e cálcio, e à diminuição da absorção de alguns eletrólitos, conduzindo à elevada excreção fecal desses compostos. Vitaminas como o ácido ascórbico (vitamina C) e a cianocobalamina (vitamina B_{12}) podem ter sua absorção prejudicada de forma considerável. A propriedade dos polissacarídeos de modular a resposta glicêmica pode provocar, em indivíduos não diabéticos, hipoglicemia. A absorção de proteínas pode, também, ser prejudicada. O uso de modo indevido de polissacarídeos que formam dispersões viscosas, em dosagem acima daquela recomendada, pode originar obstruções no esôfago ou no intestino delgado. Efeitos como flatulência, desconforto abdominal e náuseas, apesar de transitórios, desaparecendo à medida que o tratamento prossegue, podem fazer com que a terapia seja interrompida ou que a quantidade administrada de polissacarídeo seja reduzida, em virtude da sua intensidade.[1,2]

Interações medicamentosas

A biodisponibilidade dos fármacos administrados oralmente depende dos processos de absorção e depuração plasmática e pode ser afetada pela presença de certos componentes da dieta no trato gastrintestinal. A ingestão de fibras alimentares como adjuvante no controle de diabetes, hipercolesterolemia ou obesidade pode promover interação com fármacos utilizados para o tratamento dessas doenças. No entanto, estudos sobre tais interações são escassos, e os seus resultados, variáveis. A maioria das avaliações sugere que certos polissacarídeos alteram a absorção de fármacos, enquanto outros não indicaram qualquer interação. O artigo de revisão de González Canga e colaboradores[17] relata diversas interações, algumas delas citadas a seguir.

Interação com fármacos que atuam no sistema nervoso central

Estudos demonstraram que números significativos de pacientes utilizando dietas ricas em fibras tiveram redução na absorção de alguns fármacos como lítio, amitriptilina, doxepina, imipramina e carbamazepina. Com a interrupção da ingesta de fibras, os níveis plasmáticos dos fármacos retornaram ao normal. Por outro lado, a ingestão de fibras e levodopa levou a um aumento na concentração plasmática do fármaco. Em outro estudo foi avaliada a utilização concomitante de pectina e ácido valproico, não sendo observada modificação na absorção do fármaco.

Interação com hipoglicemiantes orais

Alguns estudos mostram a redução da concentração plasmática de fármacos como glibenclamida (grupo das sulfonilureias) e metformina (grupo das biguanidas), quando coadministrados com glicomanano e goma guar, respectivamente. Por outro lado, a ingestão de goma guar não interferiu na absorção de glibenclamida e de glipizida (grupo das sulfonilureias). É necessário, entretanto, considerar que, em cada estudo, a quantidade de fibras ingerida era diferente.

Há relatos de interação de fibras alimentares com alguns fármacos que atuam no sistema cardiovascular e com antilipêmicos, antimicrobianos, quimioterápicos, entre vários outros. Embora as interações entre polissacarídeos e fármacos não sejam escassas e, em alguns casos, dotadas de certo significado terapêutico, a maior parte delas, por envolverem processos de adsorção, pode ser evitada pela ingestão intercalada dos medicamentos e dos polissacarídeos.

Drogas vegetais mais importantes

Plantago

Nome científico: *Plantago ovata* Forssk. e *Plantago indica* L. (sin. *Plantago psyllium* L.)

Família: Plantaginaceae

Parte utilizada: sementes

Monografias farmacopeicas:

Plantago ovata Forssk. (sin. *P. ispaghula* Roxb. ex Fleming) USP38/NF33

Plantago indica L. (sin. *Plantago psyllium* L.) [*Psyllii semen*] Ph.Eur. 8.0

Dados químicos:

O tegumento das sementes é particularmente rico em polissacarídeos (10 a 30%) do tipo xilano, constituídos por ácido galacturônico, galactose, arabinose e ramnose. A mucilagem pode ser separada em polímeros neutros e ácidos. As partes aéreas e raízes de diversas espécies do gênero contêm iridoides, em especial aucubina.[1]

Dados farmacológicos:

As sementes de plantago são classificadas como laxativas, e seu efeito, confirmado por ensaios clínicos, baseia-se no aumento do volume das fezes por absorção de água, estimulando o peristaltismo. Apresenta contraindicações em casos de obstrução intestinal e quando houver dificuldade de ajuste da administração de insulina. Além disso, é capaz de diminuir a absorção de alguns minerais, inclusive sais de lítio, vitamina B_{12}, glicosídeos cardíacos, derivados de cumarinas e carbamazepina.

Malva

Nome científico: *Malva sylvestris* L.

Família botânica: Malvaceae

Parte utilizada: flores e folhas

Monografias farmacopeicas: Ph.Eur. 8.0. e FB 5

Preparações das flores e folhas dessecadas de malva, especialmente na forma de infusos, são empregadas na redução e/ou alívio do estímulo do catarro das vias respiratórias superiores e em estados inflamatórios das mucosas bucal e faríngea.[1]

Dados químicos:

Os polissacarídeos, em concentrações de 5 a 10%, são semelhantes aos encontrados para as demais Malvaceae, com predomínio de arabino-galactanos e galacturono-ramnanos. Para as flores é relatada a presença de flavonoides, antocianidinas e leucoantocianidinas. Nas folhas foram detectados flavonoides sulfatados.[1]

Dados farmacológicos:

Avaliações farmacológicas realizadas especificamente com infusos de malva são raras, baseando-se sobretudo na correlação dos constituintes presentes.

Linhaça ou linho

Nome científico: *Linum usitatissimum* L.

Família botânica: Linaceae

Parte utilizada: sementes íntegras

Monografias farmacopeicas: Ph.Eur. 8.0

Duas variedades da planta são cultivadas na Europa: para obtenção de fibras têxteis e para a obtenção de sementes. Estas últimas são muito utilizadas para a obtenção do óleo de linhaça e em panificação. A Comissão E editou monografia positiva para as sementes de linho com indicações para uso interno em constipação crônica, irritação do cólon e diverticulite e, para uso externo, como cataplasma, em estados inflamatórios locais.[1,18]

Dados químicos:

As sementes de linho (linhaça) contêm óleos fixos (35 a 45%), constituídos de 35 a 50% por ácido linolênico, proteínas (20 a 25%) e mucilagens (6 a 10%). A mucilagem é constituída de um arabinoxilano muito ramificado, composto de ácido D-galacturônico, D-galactose, L-ramnose, D-xilose e L-arabinose.[1]

Dados farmacológicos:

Embora as indicações principais das sementes de linho sejam baseadas em estudos etnofarmacológicos, os principais ensaios clínicos avaliam efeito anticarcinogênico, redução do risco de aterosclerose associado à hiperlipidemia e a propriedades nutricionais.[19]

Pontos-chave deste capítulo

Os polissacarídeos, polímeros de alta massa molecular resultantes da condensação de um grande número de moléculas de aldoses e cetoses, têm uma ampla distribuição na natureza e são constituintes essenciais de todos os organismos vivos. Ocorrem em bactérias e fungos (dextranos e goma xantana), algas (alginas, carragenanos, ágar-ágar), vegetais superiores (amido, celulose, gomas, mucilagens e pectinas) e animais (glicogênio, quitina/quitosana, heparina), apresentando funções variadas em tais sistemas biológicos.

Os polissacarídeos são divididos em homogêneos ou homoglicanos, quando resultantes da condensação de um grande número de moléculas do mesmo açúcar (amido, celulose), e heterogêneos ou heteroglicanos, quando formados pela condensação de diferentes tipos de açúcares (gomas, mucilagens e pectinas).

Esses produtos têm múltiplas aplicações industriais, estando presentes na composição de tintas, explosivos, pesticidas e tecidos. No entanto, as principais aplicações são nas indústrias farmacêutica e alimentícia, como espessantes, estabilizantes e gelificantes. Mais recentemente, alguns polissacarídeos têm se mostrado promissores na obtenção de dispositivos de liberação controlada de fármacos e na engenharia de tecidos, como biomaterial (*scaffold*).

Além das aplicações industriais, os polissacarídeos têm grande impacto na saúde devido ao fato de constituírem algumas das chamadas fibras alimentares. Os efeitos de tais substâncias se devem ao fato de que certos polissacarídeos não podem ser enzimaticamente degradados no intestino delgado de mamíferos, sendo fermentáveis por bactérias do intestino grosso. Certas propriedades apresentadas por vários polissacarídeos podem explicar determinadas respostas fisiológicas provocadas por essas substâncias. Assim, a capacidade de retenção hídrica, a adsorção de moléculas orgânicas, a troca de cátions e a degradação bacteriana produzindo ácidos graxos de cadeia curta estão diretamente relacionadas aos efeitos na supressão do apetite e retardamento do esvaziamento gástrico, prevenção de câncer colorretal e redução dos níveis plasmáticos de glicose, colesterol e metabólitos nitrogenados, entre outros efeitos benéficos.

Referências

1. Bruneton J. Pharmacognosy phytochemistry medicinal plants. 2nd ed. Paris: Lavoisier; 1999.
2. Mudgil D, Barak S. Composition, properties and health benefits of indigestible carbohydrate polymers as dietary fiber: a review. Int J Biol Macromol. 2013;61:1-6.
3. Slavin J. Fiber and prebiotics: mechanisms and health benefits. Nutrients. 2013;5(4):1417-35.
4. Raposo MFJ, de Morais AM, de Morais RM. Marine polysaccharides from algae with potential biomedical applications. Mar Drugs. 2015;13(5):2967-3028.
5. Khalid SA, Musa AM, Saeed AM, Abugroun EA, Sid Ahmed EO, Ghalib MB, et al. Manipulating dietary fibre: Gum Arabic making friends of the colon and the kidney. Bioact Carbohydr Diet Fibre. 2014;3(2):71-6.
6. Chiavaroli L, Mirrahimi A, Sievenpiper JL, Jenkins DJ, Darling PB. Dietary fiber effects in chronic kidney disease: a systematic review and meta-analysis of controlled feeding trials. Eur J Clin Nutr. 2015;69(7):761-8.
7. Dhingra D, Michael M, Rajput H, Patil RT. Dietary fibre in foods: a review. J Food Sci Technol. 2012;49(3):255-66.
8. Prajapati VD, Jani GK, Moradiya NG, Randeria NP. Pharmaceutical applications of various natural gums, mucilages and their modified forms. Carbohydr Polym. 2013;92:1685-99.
9. Sajilata MG, Singhal RS, Kulkarni PR. Resistant starch: a review. Compr Rev Food Sci F. 2006;5(1):1-17.
10. Birt DF, Boylston T, Hendrich S, Jane JL, Hollis J, Li L, et al. Resistant starch: promise for improving human health. Adv Nutr. 2013;4(6):587-601.
11. Karimi P, Farhangi MA, Sarmadi B, Gargari BP, Zare Javid A, Pouraghaei M, et al. The therapeutic potential of resistant starch in modulation of insulin resistance, endotoxemia, oxidative stress and antioxidant biomarkers in women with type 2 diabetes: a randomized controlled clinical trial. Ann Nutr Metab. 2016;68(2):85-93.
12. Lima Neto AS, Petrovick PR. A celulose na farmácia. Cad Farm. 1997;13(1):19-23.
13. Delgado GT, Thomé R, Gabriel DL, Tamashiro WM, Pastore GM. Yacon (Smallanthus sonchifolius): derived fructooligosaccharides improves the immune parameters in the mouse. Nutr Res. 2012;32(11):884-92.
14. Yapo BM. Pectic substances: from simple pectic polysaccharides to complex pectins: a new hypothetical model. Carbohydr Polym. 2011;86(2):373-85.
15. Zou P, Yang X, Wang J, Li Y, Yu H, Zhang Y, et al. Advances in characterisation and biological activities of chitosan and chitosan oligosaccharides. Food Chem. 2016;190(1):1174-81.
16. Simpson HL, Campbell BJ. Review article: dietary fibre-microbiota interactions. Aliment Pharmacol Ther. 2015;42(2):158-79.
17. González Canga A, Fernández Martínez N, Sahagún Prieto AM, García Vieitez JJ, Díez Liébana MJ, Díez Láiz R, et al. Dietary fiber and its interaction with drugs. Nutr Hosp. 2010;25(4):535-9.
18. Blumenthal M, editor. The complete German commission e monographs. Austin: American Botanical Council; 1998.
19. Blumenthal M, Goldberg A, Brinckmann J, editors. Herbal medicine. Austin: American Botanical Council; 2000.

Leituras sugeridas

Hänsel R, Sticher O, Steinegger E. Pharmakognosie – Phytopharmazie. 6. Aufl. Berlin: Springer; 1999.

Ramawat KG, Mérillon JM, editors. Polysaccharides: bioactivity and biotechnology. Heidelberg: Springer; 2015.

Agradecimentos

Ao farmacêutico M. Sc. Rodrigo Dall'Agnol, pelo auxílio na elaboração deste capítulo.

14

Lignanas, neolignanas e seus análogos

José Maria Barbosa Filho

Introdução	*197*
Terminologia e classificação	*197*
Estruturas básicas e numeração	*199*
Biossíntese	*199*
Ocorrência e distribuição	*201*
Atividades biológicas e farmacológicas	*202*
Propriedades, obtenção e análise	*202*
Drogas vegetais mais importantes	*203*
Pontos-chave deste capítulo	*206*
Referências	*207*
Leituras sugeridas	*208*

Introdução

As ligninas são substâncias que se depositam nas paredes das células vegetais, conferindo-lhes notável rigidez. Formam de 15 a 35% da matéria seca dos troncos das gimnospermas e angiospermas arborescentes, além de serem constituintes de paredes celulares de tecidos associados a caules, folhas e raízes de todas as plantas vasculares, inclusive herbáceas. A quantidade de ligninas existente na superfície da Terra é imensa, inferior apenas à quantidade de carboidratos. Em função de sua importância, pode-se facilmente compreender os motivos pelos quais as ligninas recebem tanta atenção.

As ligninas são macromoléculas, polímeros de unidades básicas C_6-C_3, em geral abrangendo muitas unidades fenilpropânicas. Neste capítulo são abordadas as micromoléculas mais simples – as lignanas, neolignanas e seus análogos, produtos do metabolismo secundário e responsáveis, inclusive, por uma gama de atividades biológicas interessantes. Para uma visão mais abrangente sobre ligninas, consultar Beckham e colaboradores[1] e Zhao.[2]

Terminologia e classificação

Lignoide é uma designação genérica que caracteriza micromoléculas cujo esqueleto é formado exclusivamente pelo grupo fenilpropânico $(C_6$-$C_3)$n, sendo n restrito a poucas unidades, 1, 2, 3, etc. Os lignoides subdividem-se nos grupos a seguir relacionados, cujas moléculas citadas e numeradas encontram-se na Figura 14.1.

• *Lignanas* (do latim *lignum* = madeira, lenho). São dímeros formados pelo acoplamento oxidativo de álcoois cinamílicos entre si ou destes com ácidos cinâmicos. Este termo, criado em 1942 por Haworth,[3] prestava-se muito bem para as poucas substâncias descritas até aquela época. Estruturalmente, os dois resíduos *n*-propilbenzênicos apresentam o carbono gama (C-9) oxigenado, como, por exemplo, ciclolaricirresinol **1** isolado de *Araucaria angustifolia* (Bertol.) Kuntze (pinheiro-do-paraná).

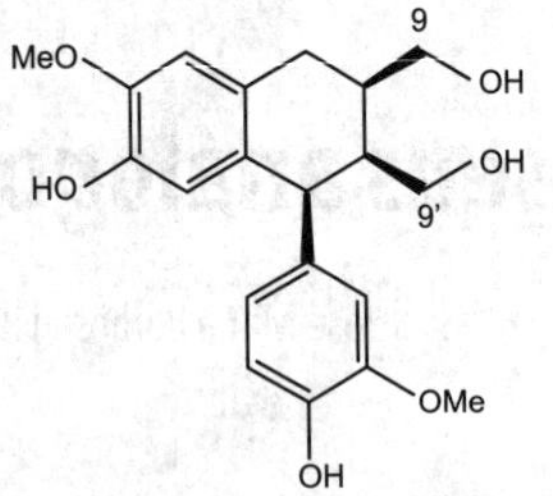

(**1**) ciclolariciresinol

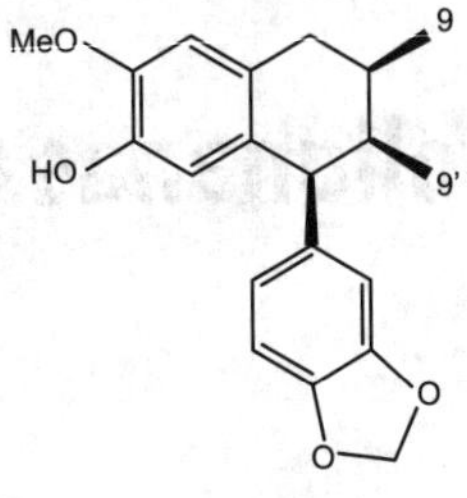

(**2**) otobafenol

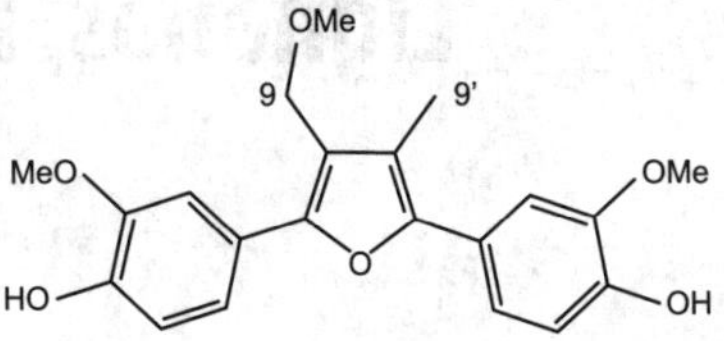

(**3**) furoguaiacidina

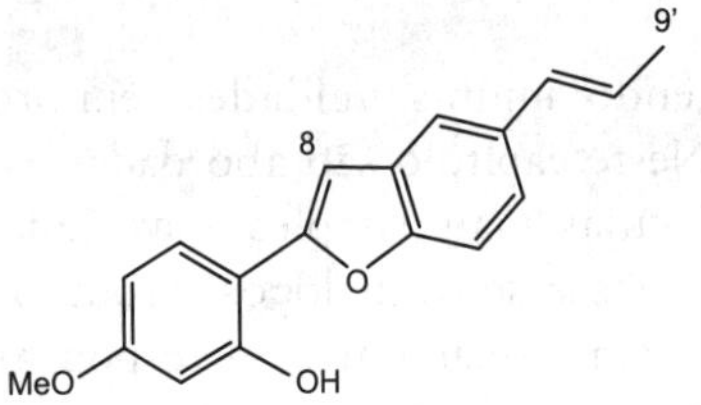

(**4**) rataniafenol I

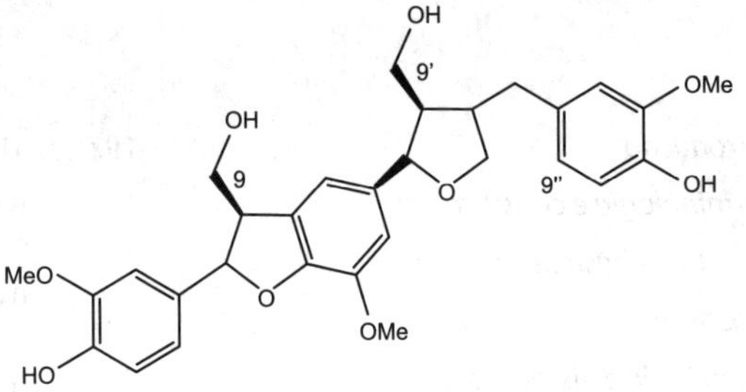

(**5**) herpetetradiona

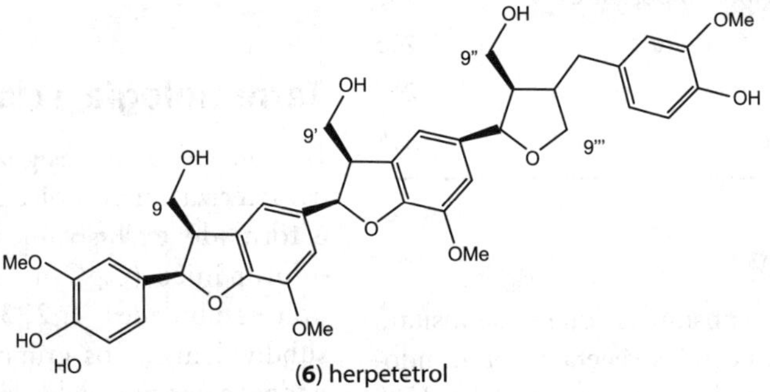

(**6**) herpetetrol

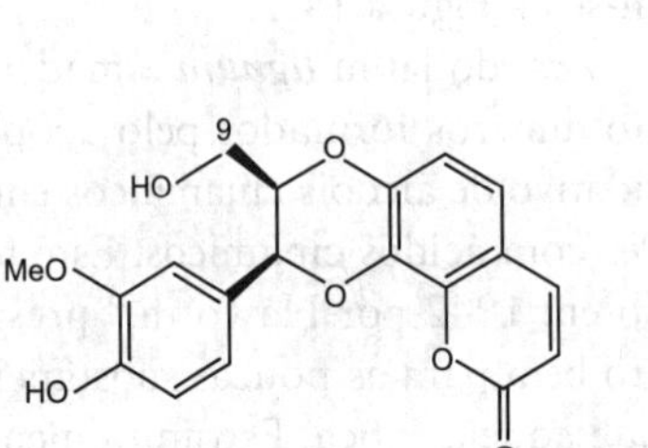

(**7**) propacina

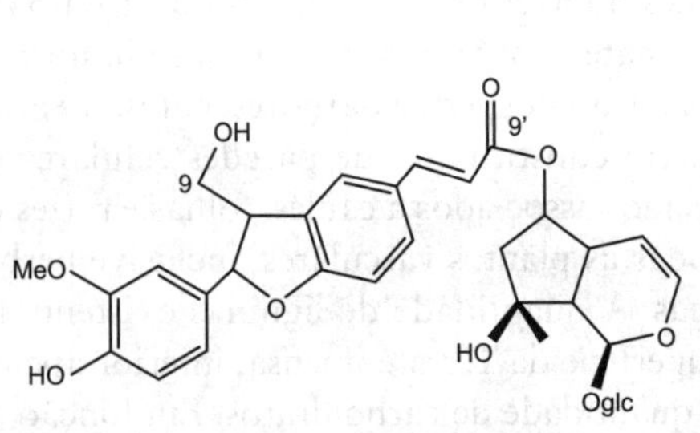

(**8**) lignana-iridoide

Figura 14.1 Exemplos de estruturas de lignanas (1), neolignanas (2), alolignanas (3), norlignanas (4), oligolignoides (5, 6) e heterolignoides (7, 8).

• *Neolignanas* (do grego *néos* = novo). Por causa da crescente variabilidade estrutural, a definição de Haworth ficou limitada, o que levou Otto Gottlieb, em 1978,[4] a criar o grupo das neolignanas, que são dímeros oxidativos de alilfenóis e de propenilfenóis, entre si ou cruzados e sem o C-γ oxigenado, como, por exemplo, otobafenol **2** isolado de *Osteophloeum platyspermum* (Spruce ex A.DC.) Warb. (ucuubarana).

• *Alolignanas* (do grego *állos* = um outro). São dímeros mistos de arilpropanoides, ou seja, um dos monômeros apresenta o C-γ oxigenado, e o outro, não. O termo alolignana não possui conotação biossintética, sendo uma designação meramente estrutural, visto que o dímero que apresenta um dos C-γ oxigenado não necessariamente apresenta acoplamento cruzado entre alil ou propenilfenóis com álcoois cinamílicos ou ácidos cinâmicos, pois tais substâncias poderiam ser formadas pela oxidação seletiva de uma neolignana, ou pela redução seletiva de uma lignana, como, por exemplo, furoguaiacidina **3** isolada de *Guaiacum officinale* L. (guáiaco).

• *Norlignanas* (*nor* = prefixo comumente usado na nomenclatura química para indicar a remoção de um átomo de carbono de um esqueleto bem definido). São quaisquer substâncias pertencentes a um dos grupos anteriores, com um átomo de carbono a menos em um dos precursores primários, como, por exemplo, rataniafenol I **4** isolado de *Krameria lappacea* (Dombey) Burdet & B.B.Simpson (sin. *K. triandra* Ruiz & Pav.) (ratânia).

• *Oligolignoides* (do grego *olígos* = pouco). São os oligômeros de lignoides, ou seja, os produtos resultantes da condensação de três a cinco unidades fenilpropanoídicas, como, por exemplo, o trímero herpetetradiona **5** e o tetrâmero herpetetrol **6**, ambos isolados de *Herpetospermum pedunculosum* (Ser.) C.B.Clarke (sin. *H. caudigerum* Wall. ex Chakrav.) (*se-ji-mei-duo*, linda-flor--auspiciosa).

• *Heterolignoides* (do grego *héteros* = diferente). São constituídos de moléculas de estruturas diversas, por exemplo, um lignoide acoplado a outra classe de metabólitos naturais, como propacina **7** isolada de *Protium opacum* Swart (breeira-da-folha-graúda), um cumarinolignoide; e o complexo lignana--iridoide-glicosilado **8** isolado de *Buddleja davidii* Franch. (arbusto-das-borboletas).

Estruturas básicas e numeração

Mais de 1.000 lignoides estão relatados na literatura; desse total, 80% pertencem ao grupo das lignanas e neolignanas, e pelo menos quatro dezenas de esqueletos carbônicos diferentes são conhecidos. A Figura 14.2 mostra os tipos estruturais mais representativos. Eles são assim denominados: **diarilbutano** (8.8') ou, quando apresentam um grupo lactona, **diarilbutanolido** (8.8',9.0.9'), **ariltetralina** (8.8',6.7' e 8.8',9.0.9',6.7') **dibenzocicloctano** (2.2',8.8' e 2.2',8.8',9.0.9'), **tetraidrofurano** (7.0.7',8.8'), **furofurano** (7.0.7',8.8',9.0.9' e 7.0.9',8.8',9.0.7'), **benzofurano** (7.0.2',8.1' e 7.0.4',8.3'), **futoenona** (8.1',7.9',6'.0.8'), **di-hidrodieugenol** (3.3'), **diarilciclobutano** (7.7',8.8'), **ariloxiarilpropano** (8.0.4'), **benzodioxano** (7.0.3',8.0.4') e **bicicloctano** (8.1',7.5').

Biossíntese

Um esquema geral de biossíntese dos lignoides é mostrado na Figura 14.3, envolvendo os metabólitos primários finais da via metabólica do chiquimato.

O caminho biossintético dos arilpropanoides, precursores primários dos lignoides, desenvolve-se a partir da fenilalanina ou da tirosina pela via redutora, que envolve a formação de ácidos cinâmicos, aldeídos cinâmicos e álcoois cinamílicos. Se o álcool for convertido a pirofosfato, o éter resultante será altamente suscetível ao ataque nucleofílico, fato conhecido em muitas reduções

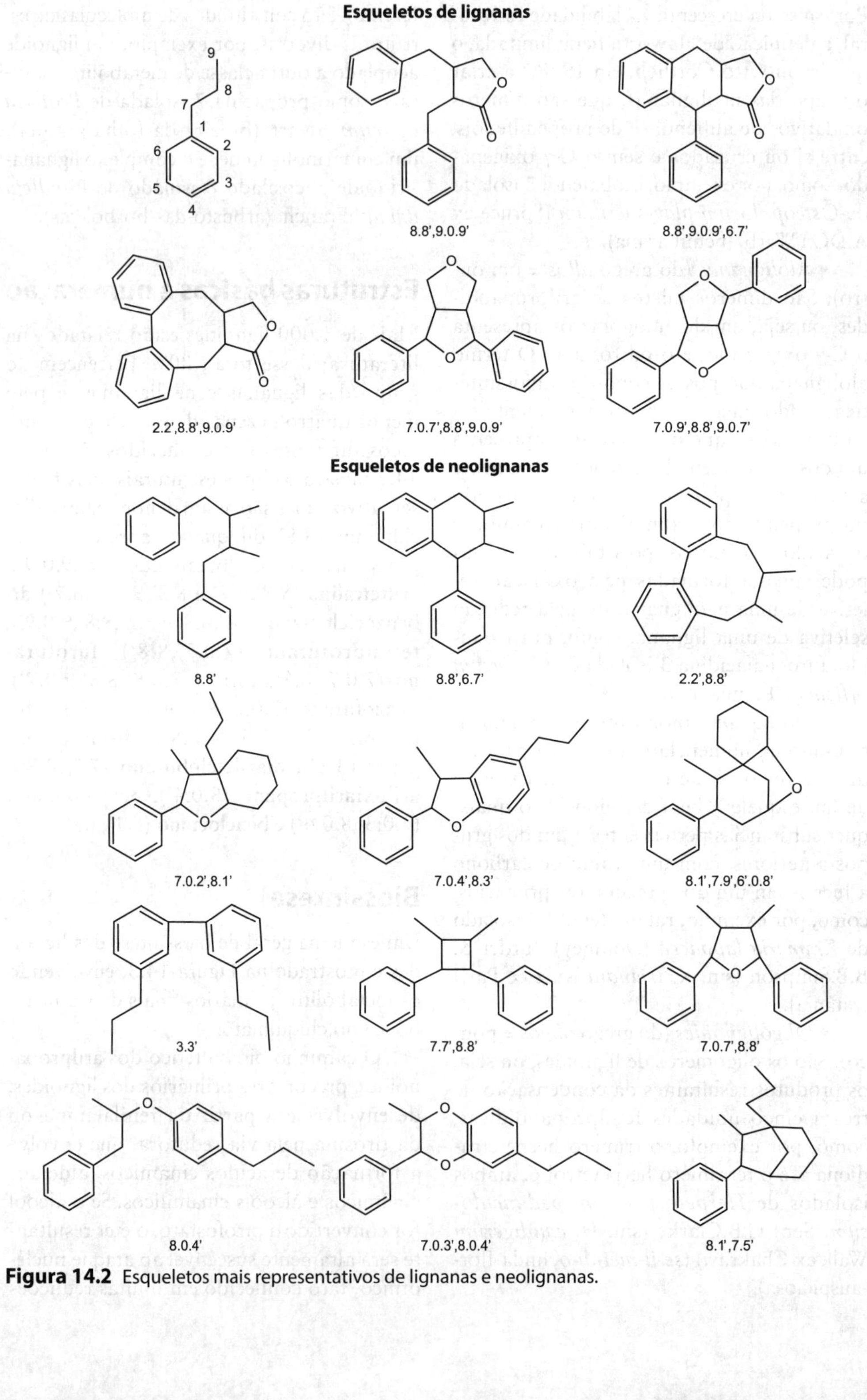
Esqueletos de lignanas
9
8
7
1
2
6
3
5
4
O
O
8.8',9.0.9'
8.8',9.0.9',6.7'
2.2',8.8',9.0.9'
7.0.7',8.8',9.0.9'
7.0.9',8.8',9.0.7'
Esqueletos de neolignanas
8.8'
8.8',6.7'
2.2',8.8'
7.0.2',8.1'
7.0.4',8.3'
8.1',7.9',6'.0.8'
3.3'
7.7',8.8'
7.0.7',8.8'
8.0.4'
7.0.3',8.0.4'
8.1',7.5'

Figura 14.2 Esqueletos mais representativos de lignanas e neolignanas.

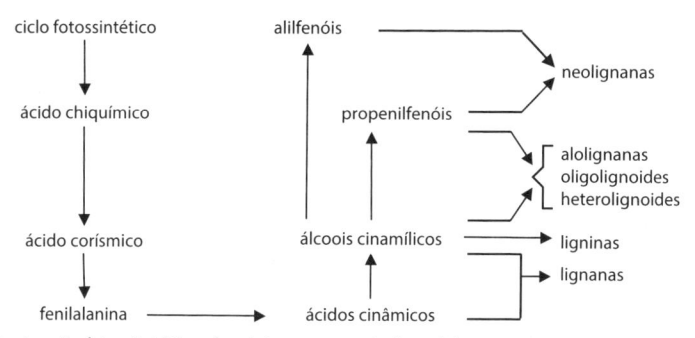

Figura 14.3 Derivação biossintética de vários grupos de lignoides.

biológicas. A ação enzimática de NADP conduziria aos alil e propenilfenóis. Portanto, quatro monômeros estão envolvidos no acoplamento oxidativo do processo biogenético dos lignoides: ácido cinâmico, álcool cinamílico, propenilfenóis e alilfenóis. Essas unidades precursoras são distribuídas em dois grupos, de acordo com a estrutura e ocorrência:

- Grupo A – ácido cinâmico (a) e álcool cinamílico (a')
- Grupo B – propenilfenóis (b) e alilfenóis (b')

A análise estrutural dos homolignoides, derivados do acoplamento oxidativo dos monômeros envolvidos no processo biogenético, revela a existência de produtos formados pelo acoplamento de (a+a, a+a', a'+a'), (b+b, b+b', b'+b') ou deles cruzados (a+b, a+b', a'+b, a'+b'), resultando em lignanas, neolignanas e alolignanas, respectivamente.

A biogênese dos lignoides, principalmente das lignanas e neolignanas, que formam a grande maioria das substâncias conhecidas, pode ser explicada pelo acoplamento oxidativo entre unidades monoméricas radicalares. Esses radicais podem apresentar várias estruturas canônicas de ressonância, e dependendo do acoplamento deles nas diferentes posições possíveis, origina-se um lignoide de determinado tipo estrutural. Assim, o acoplamento oxidativo entre esses radicais (p. ex., propenila, alila, cinamoila e

cinamila), seguido da adição de um ou dois íons hidretos, da adição de íon hidreto mais hidroxila inter ou intramolecular, além de ciclização e aromatização, conduzem a vários tipos de neolignanas e lignanas.

Para maiores detalhes sobre biossíntese e reatividade de lignanas e neolignanas, consultar revisões de Pan e colaboradores[5] e de Teponno e colaboradores.[6]

Ocorrência e distribuição

Os lignoides são amplamente distribuídos no reino vegetal. Se de um lado as plantas lenhosas são mais ricas em lignanas, nos arbustos predominam as neolignanas. Por outro lado, se considerados os produtos resultantes do acoplamento oxidativo dos monômeros do grupo A (biossíntese apoiada nos álcoois cinamílicos, que dão origem às lignanas), verifica-se que estes são de vasta distribuição no reino vegetal e foram detectados em 75 famílias. Estão bem representados em angiospermas e em poucas gimnospermas. Já os metabólitos derivados do grupo B (propenilfenóis e alilfenóis, que dão origem às neolignanas) têm se concentrado em poucos *taxa* morfologicamente aparentados como Magnoliales, Laurales e Piperales, embora não signifique que sejam restritos a esses *taxa*.

No Brasil, o grupo de pesquisa liderado pelo Prof. Otto Gottlieb contribuiu significativamente para o conhecimento da química das neolignanas. A família Lauraceae foi a mais estudada, sobretudo os gêneros *Aniba*, *Licaria*, *Nectandra* e *Ocotea*, com quase duas centenas de substâncias inéditas registradas na literatura. Para maiores informações sobre ocorrência e distribuição de lignoides no reino vegetal, consultar as revisões de Ward[7-10] e Teponno e colaboradores.[6]

Atividades biológicas e farmacológicas

O elevado número de lignanas e neolignanas existentes no reino vegetal leva à suposição de que suas propriedades biológicas sejam essenciais ao desenvolvimento do próprio vegetal e ao controle sobre a vida circunjacente. Por isso, não é de se admirar que essas substâncias também possam ser aproveitadas diretamente pelo homem ou possam servir de modelo para a síntese de fármacos. Nesse sentido, há vários relatos na literatura sobre atividades biológicas e farmacológicas desse grupo, e um pequeno resumo é aqui apresentado.

Com base em fitoquímica comparada, Gottlieb[11] mostrou que os lignoides são indicadores do processo evolutivo em angiospermas e desempenham um papel na adaptação ecológica. Há evidências de que esse grupo de substâncias esteja envolvido em interações de plantas com fungos, insetos ou outras plantas.

Sabe-se que as neolignanas se acumulam em madeiras como resposta a ferimentos mecânicos ou ao ataque de microrganismos e que exibem propriedades de defesa contra insetos. Tem sido demonstrado, também, que a lignificação faz parte da reação de plantas a patógenos, como a formação de lignina em folhas de *Coffea arabica* L. (cafeeiro), em resposta à inoculação do fungo *Hemileia vastatrix* (ferrugem do café).

As investigações concernentes às atividades biológicas de neolignanas se concentraram, inicialmente, no ácido nordi-hidroguaiarético (NDGA), utilizado amplamente como antioxidante em produtos alimentícios.

Como atividades farmacológicas já comprovadas para neolignanas e lignanas, destacam-se as propriedades anti-inflamatória, antioxidante, antifúngica, antiviral, antitumoral, imunossupressora, anti-hepatotóxica, relaxante muscular, cercaricida, anticonvulsivante, antiespasmódica, antialérgica, entre outras.

Como fonte de fármacos, destaca-se a lignana podofilotoxina, extraída de espécies de *Podophyllum* (ver no item "Drogas vegetais mais importantes").

Para maiores informações sobre propriedades farmacológicas dos lignoides, podem ser consultadas as revisões de Teponno e colaboradores,[6] Saleem e colaboradores,[12] Ayres e Loike,[13] Ionkova[14] e Zhang e colaboradores.[15]

Propriedades, obtenção e análise

Não existem reações químicas gerais, de coloração ou de precipitação, para detectar lignoides em extratos vegetais. Quanto à sua polaridade, pode-se generalizar e dizer que seus precursores biogenéticos são bons indicadores do comportamento dessas substâncias frente aos solventes orgânicos usuais. Assim, as neolignanas, que são dímeros fenilpropanoídicos, são solúveis em solventes apolares, principalmente se a porção do anel aromático estiver metoxilada, como acontece na maioria das vezes. As neolignanas em geral se apresentam como óleos de alta viscosidade. As lignanas são sólidos incolores cujo ponto de fusão varia de 60 a 300 °C e, por apresentarem o carbono gama oxigenado (carboxila ou hidroxila livre), são de polaridade intermediária. Já as lignanas glicosiladas, os oligolignoides e os heterolignoides são extraídos efetivamente com álcoois. A existência de hidroxila fenólica em algumas lignanas confere-lhes solubilidade em soluções aquosas diluídas de hidróxidos alcalinos. Quando se utilizam essas soluções muito concentradas, os derivados butanolídeos dissolvem-se no reagente, mas, em consequência da abertura do anel lactônico e formação de sais alcalinos, tornam-se solúveis na água.

As raízes e rizomas de *Sinopodophyllum hexandrum* (Royle) T.S.Ying (sin. *Podophyllum hexandrum* Royle) produzem quantidades comerciais de podofilotoxina, com rendimento que varia de 1,5 a 4,0% do peso seco, mas que dependerá da idade da planta. De *Piper cubeba* L.f. se extrai a lignana cubebina, usada como antisséptico urinário. Resinas de árvores costumam ser boas fontes de lignanas. No Quadro 14.1 são apresentadas algumas resinas obtidas comercialmente.

Atenção crescente tem sido dispensada à padronização de métodos de análises de lignanas e neolignanas, não apenas para extratos de plantas como também para fluidos biológicos. Além dos métodos tradicionais de separação envolvendo cromatografia em coluna com gel de sílica, são empregadas cromatografia a gás e cromatografia a líquido acopladas a espectrometria de massas (CG-EM e CL-EM, respectivamente) e cromatografia a líquido de alta eficiência (CLAE). Para maiores informações sobre obtenção, purificação e caracterização de lignoides, consultar as revisões de Ayres e Loike,[13] Apers e colaboradores[16] e Calvo-Flores e colaboradores.[17]

Drogas vegetais mais importantes

Podofilo

Nome científico: *Podophyllum peltatum* L. e *Sinopodophyllum hexandrum* (Royle) T.S.Ying (sin. *Podophyllum hexandrum* Royle)

Família botânica: Berberidaceae

Parte utilizada: rizomas e raízes dessecadas

Podophyllum peltatum L. é uma erva perene, nativa dos Estados Unidos e do Canadá empregada antigamente pelos índios e pelos primeiros colonizadores como agente cáustico para retirar verrugas, eliminar vermes e causar vômito. Desta planta prepara-se a resina de podofilo, da qual são extraídas diversas lignanas com propriedades antineoplásicas, sendo a mais conhecida a podofilotoxina 9.

Sinopodophyllum hexandrum (Royle) T.S.Ying (sin. *Podophyllum hexandrum* Royle e *P. emodi* Wall. ex Hook.f. & Thomson) é uma espécie nativa da Índia que produz 12% de resina e contém quase o dobro de podofilotoxina 9 em relação à espécie norte-americana.

Constituintes químicos

As substâncias presentes em espécies dos gêneros *Podophyllum*, *Dysosma* e *Sinopodophyllum* são lignanas do tipo ariltetralinas, na forma livre ou como glicosídeos, e já foram detectadas em *Sinopodophyllum hexandrum* (sin. *P. hexandrum*), *P. peltatum*,

Quadro 14.1 Resinas como fontes comerciais de lignanas

Lignoides	Fonte	Rendimento (%)
Matairresinol	*Podocarpus spicatus* R.Br.*	50
Olivil	*Olea europaea* L.	45
Pinorresinol	*Pinus sp., Picea sp.*	35
Ácido guaiarético	*Guaiacum officinale* L.	12
Eudesmina	*Eucalyptus hemiphloia* F.Muell. ex Benth.**	10

*Hoje *Prumnopitys taxifolia* (Sol. ex D.Don) de Laub.
**Hoje *Eucalyptus mollucana* Wall. ex Roxb.

Dysosma versipellis (Hance) M.Sheng (sin. *P. versipelle* Hance) e *Dysosma aurantiocaulis* (Hand.-Mazz) Hu (sin. *P. sikkimense* R.Chartterjee & Mukerjee). Com exceção da última espécie, nas outras ocorrem as seguintes lignanas: podofilotoxina, α-peltatina, β-peltaltina, demetilpodofilotoxina, desoxipodofilotoxina e podofilotoxona.

(**9**) podofilotoxina

Emprego farmacêutico

A utilização terapêutica sistêmica de preparações elaboradas com podofilotoxina não é aceitável devido à sua elevada toxicidade, que inclui distúrbios gastrintestinais, renais, hepáticos e do sistema nervoso central. Por outro lado, em tratamentos tópicos o extrato alcoólico da resina de podofilo é usado no tratamento de condilomas externos pequenos, ou como queratolítico. Contudo, a aplicação tópica não deve abranger os tecidos sãos, em razão da elevada ação irritante sobre pele, olhos e mucosas. A ação antitumoral da podofilotoxina é devida à inibição da polimerização da tubulina em microtúbulos e, portanto, ao bloqueio da divisão celular no início da metáfase.

Uma série de modificações químicas foi realizada com a podofilotoxina e levou ao desenvolvimento de diversos derivados semissintéticos, mas somente dois deles, etoposídeo **10** e teniposídeo **11**, que são acetais cíclicos, são usados terapeuticamente no tratamento de alguns tipos de câncer. Eles atuam por meio de outro mecanismo de ação, especificamente, por inibição das topoisomerases II, estabilizando o complexo enzima-DNA e impedindo a proliferação das células tumorais. As indicações clínicas do etoposídeo são, sobretudo, no tratamento do câncer de brônquios e de tumores embrionários de testículos. O teniposídeo é indicado no tratamento de alguns linfomas e tumores cerebrais.[18]

(**10**) etoposídeo R=Me

(**11**) teniposídeo R=

Guáiaco

Nome científico: *Guaiacum officinale* L. e *G. sanctum* L.

Família botânica: Zygophyllaceae

Parte utilizada: resina obtida do lenho

Da resina de guáiaco se prepara um reativo químico clássico usado para a pesquisa de oxidases e peroxidases e outras substâncias oxidantes, que determinam o aparecimento de cor azul devido à oxidação do ácido α-guaiacônico em azul de guáiaco. O guáiaco é também conhecido como pau-santo e usado popularmente no tratamento do reumatismo e para evitar gota e artrite reumatoide, mas não foram encontrados estudos científicos confirmando essas propriedades.

Constituintes químicos

A resina (15 a 20%) contém ácido guaiarético **12**, ácido di-hidroguaiarético **13**, guaiacina **14**, isoguaiacina **15**, furoguaiacidina **16**, tetraidrofuroguaiacina A **17** e furoguaiaoxidina **18**. Um dos constituintes mais importan-

(**12**) ácido guaiarético

(**13**) ácido di-hidroguaiarético

(**14**) guaiacina
(**15**) isoguaiacina (8-epímero)

(**16**) furoguaiacidina. R=CH$_2$OMe
(**19**) ácido α-guaiacônico. R=H

(**17**) tetra-hidrofuroguaiacidina A

(**18**) furoguaiaoxidina

tes dessa resina é o ácido α-guaiacônico (=furoguaiacina) **19**, que é uma neolignana do tipo furano. Foi descrita ainda a presença de β-sitosterol, ácido oleanólico e saponinas.[19]

Cardo-santo

Nome científico: *Silybum marianum* (L.) Gaertn.

Família botânica: Asteraceae

Parte utilizada: frutos maduros

O cardo-santo, também conhecido popularmente por cardo-de-leite ou cardo-maria, é uma erva bianual, originária da Europa e ambientada no Brasil, sendo cultivada como planta ornamental no sul do país e utilizada também em saladas.

Constituintes químicos

Os frutos acumulam grande quantidade de lipídeos (20 a 30%), além de proteínas, carboidratos e alguns flavonoides. Eles contêm, também, uma mistura de substâncias denominada silimarina (1,5 a 3%), que é constituída por várias flavolignanas, sendo seu constituinte majoritário a silibina (=silibinina) **20**, acompanhada de outros isômeros. A silibina é um heterolignoide de núcleo benzodioxano formado pela adição do álcool coniferílico à taxifolina. Os outros constituintes da silimarina são taxifolina **21**, silidianina **22** e silicristina **23**.

Emprego farmacêutico

Doenças hepáticas agudas e crônicas são consideradas de difícil tratamento, sendo poucos os medicamentos existentes para tal finalidade. Por outro lado, o cardo-santo é uma droga vegetal com uso tradicional no tratamento de distúrbios hepáticos.

Existem extratos padronizados elaborados com a mistura de flavolignanas, a silimarina, indicados no tratamento de disfunções hepáticas. Para a silimarina, foi demonstrada ação benéfica em diversos

(20) silibina

(21) taxifolina

(22) silidianina

(23) silicristina

modelos animais de lesão hepática, tendo sido também demonstrado efeito protetor quando administrada anteriormente a substâncias hepatotóxicas, como o tetracloreto de carbono. Nesse contexto, destaca-se a ação protetora da silimarina frente às toxinas do cogumelo *Amanita phalloides*, razão pela qual ela tem sido preconizada como antídoto nessas intoxicações. No entanto, seu benefício em lesões hepáticas já estabelecidas em humanos tem sido questionado, tendo em vista que, na maior parte dos estudos em animais, o produto hepatoprotetor é administrado anteriormente ou concomitantemente ao agente hepatotóxico, e muitas vezes usando a via intravenosa ou intraperitoneal, o que inviabiliza a extrapolação desses resultados para seres humanos, tratados por via oral. Especificamente em relação a produtos padronizados contendo silimarina, já existem ensaios clínicos em pacientes com lesões hepáticas decorrentes do uso abusivo de álcool, a causa mais frequente de doenças hepáticas crônicas, indicando aumento da taxa de sobrevivência e boa tolerância. Para aprofundar dessas questões, consultar Morazzoni e Bombardelli,[20] Blumenthal[21] e informativo da World Health Organization.[22]

Pontos-chave deste capítulo

Os lignoides pertencem a uma classe de metabólitos secundários cujo esqueleto é formado exclusivamente pelo grupo fenilpropânico $(C_6-C_3)n$, sendo n restrito a poucas unidades. Biogeneticamente, os lignoides subdividem-se da seguinte forma:

• *Lignanas* são dímeros formados pelo acoplamento oxidativo de álcoois cinamílicos entre si ou destes com ácidos cinâmicos; nelas, cada monômero *n*-propilbenzênico apresenta o carbono gama (C-9) oxigenado.

• *Neolignanas* são dímeros oxidativos de alilfenóis e de propenilfenóis, entre si ou cruzados, e não apresentam o carbono gama oxigenado.

• *Alolignanas* são dímeros mistos de arilpropanoides, ou seja, um dos monômeros apresenta o C-γ oxigenado, e o outro, não.

• *Norlignanas* são quaisquer substâncias pertencentes a um dos grupos anteriores, com um átomo de carbono a menos em um dos precursores primários.

• *Oligolignoides* são os oligômeros de lignoides, ou seja, os produtos resultantes da condensação de três a cinco unidades fenilpropanoídicas.

• *Heterolignoides* são constituídos de moléculas de estruturas diversas, como, por exemplo, um lignoide acoplado a outra classe de produtos naturais.

Os lignoides são amplamente distribuídos no reino vegetal. As plantas lenhosas são mais ricas em lignanas, ao passo que nos arbustos predominam as neolignanas. Estão bem representados em angiospermas e em poucas gimnospermas. Nas dicotiledôneas têm se concentrado em poucos *taxa* morfologicamente aparentados como Magnoliales, Laurales e Piperales, o que não significa, no entanto, que sejam restritos a eles.

Não existem reações químicas gerais, de coloração ou de precipitação, para detectar lignoides em extratos vegetais. Quanto à polaridade deles, pode-se generalizar e dizer que seus precursores biogenéticos são bons indicadores do comportamento dessas substâncias junto aos solventes orgânicos usuais. Assim, as neolignanas são solúveis em solventes apolares e costumam se apresentar como óleos de alta viscosidade. As lignanas são sólidos incolores cujo ponto de fusão varia de 60 a 300 °C e, por apresentarem o carbono gama oxigenado, são de polaridade intermediária. Já as lignanas glicosiladas, os oligolignoides e os heterolignoides são extraídos efetivamente com álcoois.

Atenção crescente tem sido dispensada para a padronização de métodos de análise de lignanas e neolignanas, não somente para extratos de plantas, mas também para fluidos biológicos. Além dos métodos tradicionais de separação envolvendo cromatografia em coluna, são empregadas CG-EM, CL-EM e CLAE.

Os lignoides apresentam um amplo espectro de atividades farmacológicas, como ações antitumoral, antifúngica, antiviral, antiprotozoária, antiplaquetária, antioxidante, anti-inflamatória, anti-hepatotóxica, entre outras, que vêm sendo investigadas nos últimos anos.

Referências

1. Beckham GT, Johnson CW, Karp EM, Salvachúa D, Vardon DR. Opportunities and challenges in biological lignin valorization. Curr Opin Biotechnol. 2016;42:40-53.
2. Zhao Q. Lignification: flexibility, biosynthesis and regulation. Trends Plant Sci. Forthcoming 2016.
3. Haworth RD. The chemistry of the lignan group of natural products. J Chem Soc. 1942: 448-56.
4. Gottlieb OR. Neolignans. Fortschr Chem Org Naturst. 1978;35:1-72.
5. Pan JY, Chen SL, Yang MH, Wu J, Sinkkonen J, Zou K. An update on lignans: natural products and synthesis. Nat Prod Rep. 2009; 26(10):1251-92.
6. Teponno RB, Kusari S, Spiteller M. Recent advances in research on lignans and neolignans. Nat Prod Rep. Epub 2016 May 9.
7. Ward RS. Lignans, neolignans, and related compounds. Nat Prod Rep. 1993;10(1): 1-28.
8. Ward RS. Lignans, neolignans, and related compounds. Nat Prod Rep. 1995;12(2): 183-205.
9. Ward RS. Lignans, neolignans, and related compounds. Nat Prod Rep. 1997;14(1): 43-74.
10. Ward RS. Lignans, neolignans, and related compounds. Nat Prod Rep. 1999;16(1): 75-96.
11. Gottlieb OR. Micromolecular evolution, systematics and ecology, an essay into a novel botanical discipline. Heidelberg: Springer; 1982.
12. Saleem M, Kim HJ, Ali MS, Lee YS. An update on bioactive plant lignans. Nat Prod Rep. 2005;22(6):696-716.
13. Ayres DC, Loike JD. Lignans: chemical, biological and clinical properties. Cambridge: University of Cambridge; 2008.
14. Ionkova I. Anticancer lignans: from discovery to biotechnology. Mini Rev Med Chem. 2011;11(10):843-56.

15. Zhang J, Chen J, Liang Z, Zhao C. New lignans and their biological activities. Chem Biodivers. 2014;11(1):1-54.
16. Apers S, Vlietinck A, Pieters L. Lignans and neolignans as lead compounds. Phytochem Rev. 2003;2(3):201-17.
17. Calvo-Flores FG, Dobado JA, Isac-García J, Martín-Martínez FJ. Lignin and lignans as renewable raw materials: chemistry, technology and applications. West Sussex: Wiley; 2015.
18. Medrado HHS, David JM, David JP, Brandão HN. Distribuição, atividade biológica, síntese e métodos de purificação de podofilotoxina e seus derivados. Quím Nova. 2015;38(2):243-58.
19. Newall CA, Anderson LA, Phillipson JD. Herbal medicines, a guide for health-care professionals. London: Pharmaceutical; 1996.
20. Morazzoni P, Bombardelli E. Silybum marianum (Cardus marianus). Fitoterapia. 1995;66(1):3-42.
21. Blumenthal M, Milk Thistle fruit. In: Blumenthal M, editor. The complete German Commission E monographs: therapeutic guide to herbal medicines. Austin: American Botanical Council; 1998. p. 169-70, 350, 563-5.
22. World Health Organization. Essential medicines and health products information portal: fructus silybi mariae [Internet]. Geneva: WHO; c2016 [capturado em 05 jun. 2016]. Disponível em: http://apps.who.int/medicinedocs/en/d/Js4927e/29.html#Js4927e.29.

Leituras sugeridas

Gottlieb OR, Yoshida M. Lignoides, com atenção especial à química das neolignanas. Quím Nova. 1984;7(4):250-73.

Kumar R, Silakari O, Kaur M. Lignans as anticancer agents: recent advances in the discovery and development of lignans as anticancer agents. Saarbrücken: Lambert Academic; 2012.

Massanet GM, Pando E, Rodriguez-Luis F, Zubia E. Lignans: a review. Fitoterapia. 1989;60(1):3-35.

15

Flavonoides

José Ângelo Silveira Zuanazzi, Jarbas Alves Montanha, Silvana Maria Zucolotto

Introdução	*209*
Flavonas, flavonóis e seus O-heterosídeos	*212*
Flavonoides C-heterosídeos	*214*
Antocianos	*214*
Chalconas	*215*
Auronas	*216*
Di-hidroflavonoides	*216*
Flavanas, leucoantocianidinas e proantocianidinas	*218*
Isoflavonoides	*218*
Neoflavonoides	*220*
Biflavonoides	*221*
Propriedades físico-químicas	*221*
Métodos de extração	*222*
Caracterização	*223*
Isolamento e purificação	*224*
Identificação	*226*
Propriedades farmacológicas	*226*
Drogas vegetais mais importantes	*230*
Pontos-chave deste capítulo	*231*
Referências	*232*
Agradecimentos	*233*

Introdução

Os flavonoides, biossintetizados a partir da via dos fenilpropanoides, constituem uma importante classe de polifenóis presentes em relativa abundância entre os metabólitos secundários de vegetais. Uma *substância fenólica ou polifenólica* é aquela que possui um ou mais núcleos aromáticos contendo substituintes hidroxilados e/ou seus derivados funcionais (ésteres, éteres, glicosídeos e outros). Entretanto, uma definição levando em conta somente a estrutura química não é apropriada, já que existem compostos contendo hidroxilas fenólicas que fazem parte de outras classes de metabólitos. Dessa forma, é mais conveniente empregar-se uma definição que leve em conta também a origem biogenética.

Uma representação esquemática da biossíntese dos flavonoides está apresentada na Figura 15.1. Os nomes triviais dos flavonoides empregados possuem, na maioria dos casos, relação com a planta na qual foram identificados pela primeira vez. Por exemplo: tricina foi isolada de *Triticum sp.*; robinetina, de *Robinia sp.*; vitexina, de *Vitex sp.*; e quercetina, de *Quercus sp.* A grande diversidade de nomes triviais de tais substâncias pode causar certa confusão para aqueles ainda não familiarizados com esse tipo de nomenclatura. Essa classe de compostos é bastante distribuída no reino vegetal. Quase ausente em algas, alguns representantes foram identificados em briófitas e fungos, e mais recentemente em fungos endofíticos. Em pteridófitas também foram encontrados,

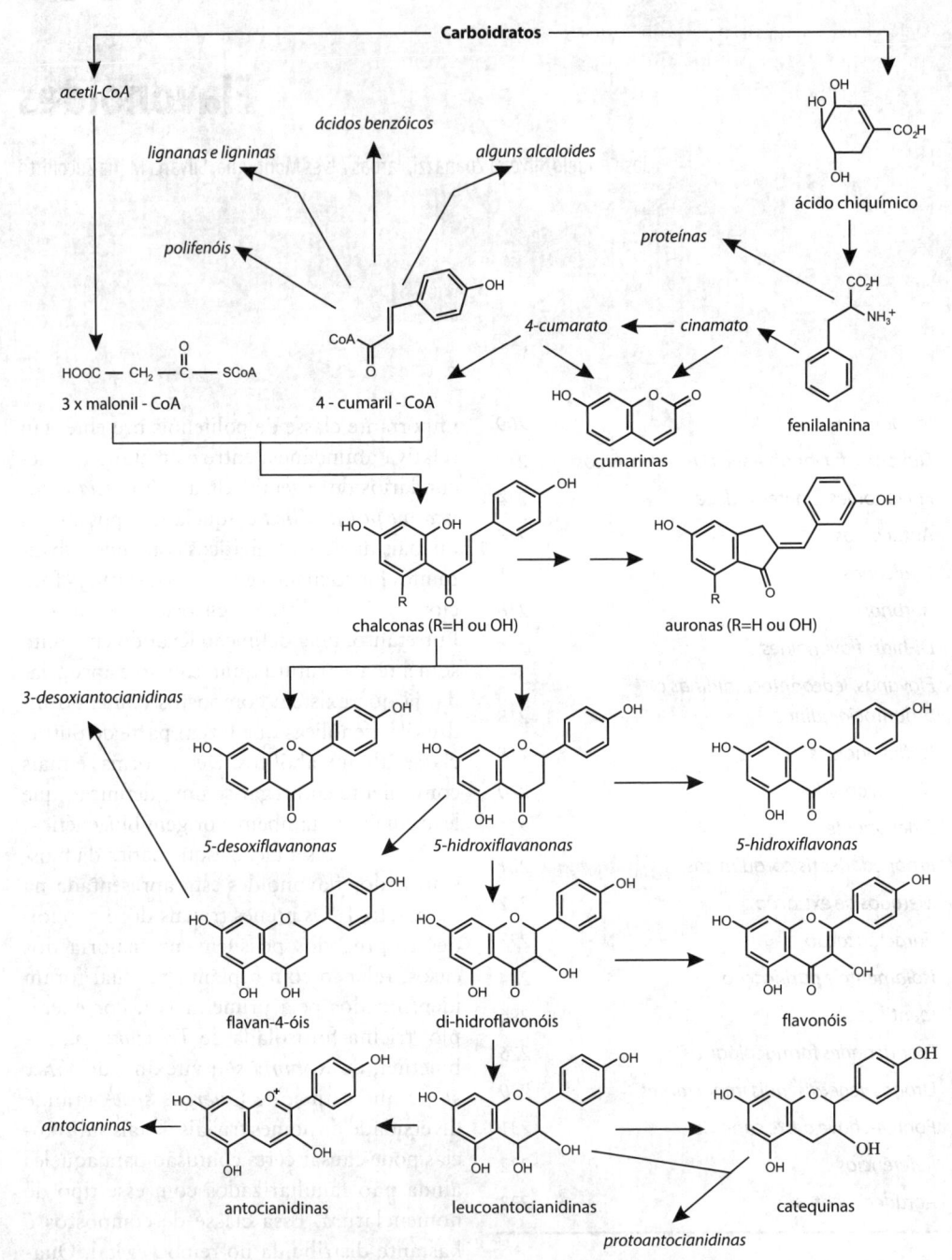

Figura 15.1 Representação esquemática simplificada da biossíntese dos flavonoides.

mas sua variabilidade estrutural é pequena. Todavia, estão presentes em abundância em angiospermas, apresentando nesse grupo enorme diversidade estrutural.

Podem-se encontrar flavonoides sob diversas formas estruturais. Entretanto, a maioria dos representantes dessa classe possui 15 átomos de carbono em seu núcleo fundamental, constituído de duas fenilas ligadas por uma cadeia de três carbonos entre elas. Nos compostos tricíclicos, as unidades são chamadas núcleos **A**, **B** e **C**, e os átomos de carbono recebem a numeração com números ordinários para os núcleos **A** e **C** e os mesmos números seguidos de uma linha (') para o núcleo **B** (Fig. 15.2). Alguns autores substituem a numeração **9** e **10** nos flavonoides por **8a** e **4a**, respectivamente. As chalconas, excepcionalmente, possuem uma numeração diferente, como apresentado no item correspondente a seguir.

Em 1994, o número de flavonoides identificados foi estimado em acima de 4.000, e em 2005, superior a 7.000, sendo que o número de novas estruturas identificadas quase dobrou nos últimos 20 anos. Os flavonoides de origem natural apresentam-se frequentemente oxigenados, e um grande número ocorre conjugado com açúcares. Essa forma, chamada de conjugada, também é conhecida como heterosídeo. São denominados O-heterosídeos quando a ligação se dá por intermédio de uma hidroxila e C-heterosídeos quando a ligação se dá com um átomo de carbono. Quando o flavonoide encontra-se sem o açúcar, é chamado de aglicona ou genina, sendo muitas vezes denominada de forma livre. A classificação dos flavonoides é baseada no estado de oxidação e no grau de insaturação do anel heterocíclico central (anel C) (ou perda, como no caso das chalconas). No Quadro 15.1 estão apresentadas as principais classes de flavonoides e um resumo de suas propriedades biológicas mais importantes.

Diversas funções são atribuídas aos flavonoides nas plantas. Dentre elas, podem-se citar: (a) proteção dos vegetais contra a incidência de raios ultravioleta e visível, além de proteção contra insetos, fungos, vírus e bactérias; (b) atração de animais com finalidade de polinização; (c) antioxidante; (d) controle da ação de hormônios vegetais; (e) agentes alelopáticos e (f) inibidores de enzimas.

Os flavonoides podem ser utilizados como marcadores taxonômicos, sobretudo em razão de: (a) sua abundância relativa em quase todo o reino vegetal; (b) sua especificidade em algumas espécies; (c) sua relativa facilidade de identificação; (d) sua relativa estabilidade; e (e) seu acúmulo com menor influência do meio ambiente. Como extensão dessas aplicações, os flavonoides podem ser usados na determinação do parentesco de híbridos e na determinação de novos cultivares. Nesse contexto, são considerados marcadores analíticos e/ou ativos, que auxiliam no controle de qualidade de vários fitoterápicos, como *Ginkgo biloba* L. (ginco), *Matricaria recutita* L. (camomila) e *Sambucus nigra* L. (sabugueiro).[1] Mais recentemente, o estudo dos flavonoides tem sido um capítulo novo nas interações entre plantas e microrganismos, sobretudo entre leguminosas e rizóbios.

Os flavonoides encontrados nas folhas podem ser diferentes daqueles presentes nas flores, nos galhos, nas raízes ou nos frutos, e até mesmo nas diferentes partes dos frutos. O mesmo composto ainda pode ocorrer em diferentes concentrações dependendo do órgão vegetal em que se encontra e da época do ano.

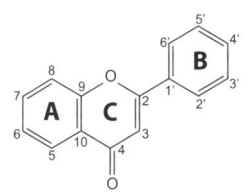

Figura 15.2 Núcleo fundamental dos flavonoides e sua numeração.

Quadro 15.1 Classes de flavonoides e algumas características conhecidas

Classes	Características
Flavonas, flavonóis e seus O-heterosídeos e c-heterosídeos	Copigmentação em flores; protetores contra raios ultravioleta (UV) nas folhas.
Antocianos	Pigmentação do vermelho até o azul.
Chalconas	Pigmentação amarela.
Auronas	Pigmentação amarela.
Di-hidroflavonóis	Estão frequentemente presentes em tecidos de madeiras.
Flavanonas	Podem apresentar sabor amargo.
Di-hidrochalconas	Podem apresentar sabor amargo.
Flavanas, leucoantocianidinas e proantocianidinas	Substâncias adstringentes com propriedades tanantes.
Isoflavonoides	Propriedades estrogênicas e/ou antifúngicas.
Neoflavonoides	
Biflavonoides	Propriedades antifúngicas.

O interesse econômico pelos flavonoides é decorrente de suas diferentes propriedades, como, por exemplo, do fato de alguns serem corados e poderem ser usados como pigmentos, sua importância no processo de tanagem do couro, na fermentação do chá-da-índia, na manufatura do cacau e pelo fato de conferirem cor e valor nutricional para alguns alimentos. Além disso, esses compostos possuem importância farmacológica, resultado de algumas propriedades biológicas atribuídas a alguns representantes da classe, como antitumorais, anti-inflamatórias, antioxidantes, antivirais, entre outras.

Devido ao grande número de flavonoides sintetizados pelas plantas, são apresentados a seguir alguns representantes de flavonoides agrupados em classes de acordo com suas características químicas e biossintéticas.

Flavonas, flavonóis e seus O-heterosídeos

Esses compostos fazem parte de um grande grupo de flavonoides de origens biossintéticas muito próximas. Como os flavonóis são flavonas substituídas na posição C-3 por uma hidroxila, essas duas classes são em geral classificadas juntas. Isso é justificado já que suas análises, síntese e reações químicas possuem uma base teórica comum.

Suas cores variam da branca à amarela, sendo identificados em quase todo o reino vegetal. As flavonas e flavonóis naturais são frequentemente oxigenados, substituídos por hidroxilas e/ou metoxilas. Outros substituintes encontrados com bastante frequência são acila, C-metila, metileno, dioxila, isopreno, pirano, furano e seus derivados clorados. A maioria das flavonas e flavonóis identificados em plantas está sob a forma conjugada, isto é, com um ou mais açúcares ligados aos grupos hidroxilas por uma ligação hemiacetal facilmente destruída por hidrólise ácida. Além disso, existem formas desses flavonoides que possuem um ou mais sulfatos ligados à hidroxila e/ou à parte osídica da molécula. Alguns desses metabólitos têm sido identificados com ácidos ligados aos açúcares da molécula. Os mais comuns são os ácidos acético, gálico, p-cumárico e ferúlico, mas também foram relatados os ácidos malônico, 2-hidroxipropiônico, succínico, butírico, 2-metilbutírico, tíglico, 3-hidroximetilglutárico, quínico, benzoico, *p*-hidroxibenzoico, cafeico, isoferúlico e sinápico.

As flavonas são derivadas da 2-fenilcromona, e os flavonóis, da 3-hidróxi-2-fenilcromona (Quadro 15.2). As flavonas que possuem um grupamento metoxila ou isoprenila ligados ao carbono 3 são chamadas de 3-metoxiflavonas ou 3-prenilflavonas, respectivamente. A numeração do núcleo fundamental está apresentada no Quadro 15.2. Nos heterosídeos, os carbonos dos açúcares são numerados por números ordinários seguidos de uma linha ('), segundo a distância deste da aglicona.

Alguns tipos de oxigenação, como aqueles das posições dos carbonos 5, 7, 3' e 4', são sempre os mesmos para as duas classes. Isso se deve ao fato de as flavonas e os flavonóis serem originários da mesma via biossintética. As flavonas e os flavonóis mais comuns estão apresentados no Quadro 15.2.

A apigenina e a luteolina, livres (agliconas) ou conjugadas (heterosídeos), são as flavonas mais abundantes encontradas em plantas. Os flavonóis mais encontrados em vegetais são galangina, canferol, quercetina e miricetina. A isorramnetina também é encontrada com frequência. Entre os heterosídeos de flavonoides, as variações estruturais são consideráveis. Os açúcares conjugados com flavonoides identificados até o presente são nove: as pentoses D-apiose, L-arabinose, L-ramnose e D-xilose; as hexoses D-alose, D-galactose e D-glicose; e os ácidos D-galacturônico e D-glicurônico. Os flavonoides também podem estar associados a dissacarídeos e trissacarídeos. Os heterosídeos flavonoídicos mais comuns são quercetina 3-rutinosídeo

Quadro 15.2 Núcleo fundamental das flavonas (R=H) e flavonóis (R=OH) e alguns representantes mais comuns

Nome trivial	Substituintes	Nome trivial	Substituintes
Flavonas		*Flavonóis*	
Acacetina	4'-Me-apigenina	Astragalina	Canferol-3-O-glc
Apiína	7-O-apio(1-2)glc-apigenina	Canferol	5,7,4'-tri-OH
		Ficetina	7,3',4'-tri-OH
Apigenina	5,7,4'-tri-OH	Galangina	5,7-di-OH
Crisina	5,7-di-OH	Gossipetina	5,7,8,3',4'-penta-OH
Crisoeriol	3'-Me-luteolina	Herbacetina	5,7,8,4'-tetra-OH
Diosmetina	4'-Me-luteolina	Isorramnetina	3'-O-Me-quercetina
Escutelareína	6-OH-apigenina	Miricetina	5,7,3',4',5'-penta-OH
Luteolina	5,7,3',4'-tetra-OH	Miricitrina	Miricetina-3-O-ram
Tricetina	5'-OH-luteolina	Morina	5,7,2',4'-tetra-OH
Tricina	3',5'-di-O-Me-tricetina	Quercetina	5,7,3',4'-tetra-OH
		Ramnetina	7-O-Me-quercetina
		Rutina	Quercetina-3-O-rutinosídeo

(rutina) e luteolina 7-glicosídeo. As geninas mais comumente associadas a açúcares são apigenina e luteolina nas flavonas e quercetina, canferol e miricetina nos flavonóis.

Flavonoides C-heterosídeos

Os flavonoides C-heterosídeos são diferenciados dos O-heterosídeos pela ligação açúcar-genina, sendo que nos primeiros a ligação é feita entre o carbono C-1 (anomérico) do açúcar e um ou dois carbonos do anel **A** do flavonoide (sempre nos carbonos 6 e/ou 8). O sistema de numeração é o mesmo empregado para os O-heterosídeos. No Quadro 15.3 estão apresentados alguns representantes dessa classe. Sua principal característica química é a resistência à hidrólise ácida. Além dos C-heterosídeos de flavonas, os mais abundantes, foram identificados ainda em flavanonas flavonóis, di-hidroflavonóis, chalconas, di-hidrochalconas, isoflavonas, isoflavanonas, flavanóis e proantocianidinas. Também estão presentes em plantas em formas derivadas O-acilas e O-heterosídeos.

Antocianos

Antociano é um termo empregado originalmente para descrever os pigmentos azuis de *Centaurea cyanus* L. É um dos mais importantes grupos de corantes de plantas solúveis em água, ao lado das betaínas (também hidrossolúveis) e dos carotenos (em geral lipofílicos).

Os antocianos, distribuídos em diversas famílias vegetais, são em grande parte responsáveis pelas cores laranja, rosa, escarlate, vermelha, violeta e azul das pétalas de flores e frutos de vegetais superiores. Também são encontrados em outros órgãos de plantas como as raízes e folhas. Uma das mais importantes funções dos antocianos é de agir como atraentes de insetos e pássaros, com o objetivo de polinizar as flores e dispersar as sementes, sendo, assim, de grande interação entre plantas e animais. Também são respon-

Quadro 15.3 Os flavonoides C-heterosídeos mais comuns

Nome trivial	Substituintes
Lucenina-2	6,8-di-C-glc-luteolina
Orientina	8-C-glc-luteolina
Chaftosídeo	6-C-glc-8-C-ara-apigenina
Escoparina	8-C-glc-crisoeriol
Vicenina-1	6-C-xil-8-C-glc-apigenina
Vicenina-2	6,8-di-C-glc-apigenina-
Vicenina-3	6-C-glc-8-C-xil-apigenina
Violantina	6-C-glc-8-C-ram-apigenina
Vitexina	8-C-glc-apigenina

sáveis pela atividade inibidora do crescimento de larvas de alguns insetos.

Pigmentos antociânicos são responsáveis pela cor vermelha de sucos de frutas, vinhos e doces de confeitaria. São considerados aditivos eficazes e seguros na indústria alimentícia, não sendo empregados em grande escala em razão de sua instabilidade, decorrente de diferentes fatores físicos (p. ex., luz e pH), dificuldades de purificação e de síntese e as possíveis reações com o dióxido de enxofre, muito empregado como conservante de alimentos. Também possuem algum interesse farmacológico resultante de suas atividades anti-inflamatórias e antiedematogênicas.

As antocianidinas (forma livre) podem apresentar-se de maneira mais estável na forma de heterosídeos, chamadas de antocianosídeos. Os açúcares mais encontrados são glicose, galactose, ramnose, arabinose e xilose. Esses sacarídeos estão localizados na maior parte dos casos nas posições C-3 e C-5 do núcleo flavílio (fenil-2-benzopirílio – Quadro 15.4). Os antocianos e antocianidinas apresentam frequentemente substituintes acilas, sendo mais comuns os derivados dos ácidos hidroxicinâmicos: ácido *p*-cumárico, ácido cafeico e ácido ferúlico. Os antocianos também podem fazer parte de grandes complexos coloridos com outros compostos e muitas vezes diferentes metais.

Quadro 15.4 O cátion flavílio, núcleo fundamental dos antocianos, e as antocianidinas mais encontrados na natureza

Nome trivial	3'	5'
Cianidina	OH	H
Delfinidina	OH	OH
Malvidina	OMe	OMe
Pelargonidina	H	H
Peonidina	OMe	H
Petunidina	OMe	OH

Quadro 15.5 Núcleo fundamental das chalconas e alguns representantes da classe

Nome trivial	Substituintes
—	2',4'-di-OH-6'-OMe
—	2',6'-di-OH-4'-OMe
Buteína	2',4',3,4-tetra-OH
Coreopsina	2',3,4-tri-OH-4'-Oglc
Flavocavina-B	2'-OH-4',6'-di-OMe
Isoalipurposídeo	4',6',4-tri-OH-2'-Oglc
Isoliquiritigenina	2',4',4-tri-OH
Isoliquiritina	2',4'-di-OH-4-Oglc
Mareína	2',3',3,4-tetra-OH-4'-Oglc
Ocanina	2',3',4',3,4-penta-OH

Chalconas

O termo chalcona é utilizado para caracterizar uma família de compostos possuindo como núcleo fundamental o 1,3-diarilpropano, modificado pela presença de uma ligação olefínica, de um grupamento cetona e/ou de um grupo hidroxila. Nessa classe, o núcleo **A** é numerado com números ordinários seguidos de uma linha ('), e o **B**, com números ordinários (Quadro 15.5), contrariamente à maioria dos outros flavonoides. Isso se deve ao fato de que as primeiras chalconas identificadas foram comparadas às acetofenonas, as quais empregam esse sistema de numeração.

As chalconas são compostos precursores da via de biossíntese dos flavonoides. Uma característica marcante em tal grupo, também verificada em auronas (abordadas a seguir), é a de apresentar pigmentação amarela que passa a vermelha em meio alcalino. Chalconas e auronas são identificadas em geral nas mesmas plantas, tendo um papel importante em sistemas ecológicos em função das cores que produzem nos vegetais. As cores estão implicadas na polinização como atraentes de insetos e/ou pássaros. Alguns representantes de chalconas estão apresentados no Quadro 15.5.

A isomerização das chalconas em seus isômeros flavanonas ocorre por meio de uma reação de relativa facilidade, por exemplo, durante o isolamento das plantas ou após hidrólise alcalina. As chalconas apresentam uma grande variedade de atividades biológicas, sendo as mais comuns edulcorantes ou protetores contra o calor e a luz.

Esses compostos são encontrados em diferentes órgãos vegetais, sobretudo nas flores. Grande parte da cor amarela das plantas se deve à presença de carotenos, mas em certos membros das famílias Asteraceae, Oxalidaceae, Scrophulariaceae, Gesneriaceae, Acanthaceae e Liliaceae, as chalconas dão uma contribuição significativa à pigmentação da corola.

Uma classificação primária das chalconas leva em conta o número de substituintes presentes no núcleo **B**, que podem ser um, dois ou três. As chalconas de origem natural são sempre substituídas, e entre os substituintes mais comuns, localizados no núcleo aromático, estão as hidroxilas, metoxilas, O-glicosilas, C-glicosilas e C-alquilas.

As chalconas hidroxiladas no carbono β podem existir em duas formas tautoméricas diferentes: dicetônica e enólica. A segunda forma é a predominante. Outras formas possíveis apresentam uma hidroxila simples em C-4' – no núcleo A e no núcleo B os substituintes oxigenados em 2,4-, 2,3,4- ou 2,4,6-, sendo chamados de retrochalconas. A substituição no carbono α em produtos de origem natural é muito rara.

Auronas

O termo aurona foi proposto por Bate-Smith e Geissman em razão da cor de ouro apresentada por esses compostos e da semelhança estrutural com as flavonas.[2] As auronas são derivadas de 2-benzilidenocumaranona. A presença de uma ligação olefínica introduz, nessas estruturas, a isomeria geométrica. A maior parte das auronas de origem natural apresenta a configuração Z-olefina, sendo chamadas de Z-auronas (Quadro 15.6). Dessa forma, aquelas que possuem a configuração E-olefina são chamadas de E-auronas. A numeração dos substituintes em auronas é feita como na maior parte dos flavonoides; isto é, os números ordinários seguidos de uma linha (') atribuídos ao núcleo B e os números ordinários para o núcleo A, ao contrário das chalconas. Outra possibilidade de numeração atribui o número 2 para o carbono CH-olefínico, o número 3 para o C-2, 4 para o C-3 e assim sucessivamente. Nessa classificação, o C-3a e o C-7a são substituídos pelos números 10 e 9, respectivamente. Para o núcleo B, os mesmos números são utilizados. É importante salientar que, na proposição descrita no Quadro 15.6, a posição C-4 é equivalente à posição C-5 nas outras classes de flavonoides. Quanto à classificação, deve-se observar o número de substituintes hidroxilados no núcleo B. As auronas também são encontradas na forma de heterosídeos.

Quadro 15.6 Núcleo fundamental das auronas e alguns representantes da classe

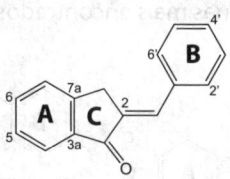

Nome trivial	Substituintes
Aureusina	4,3',4'-tri-OH-6-O-glc
Aureusidina	4,6,3',4'-tetra-OH
Cernuosídeo	6,3',4'-tri-OH-4-O-glc
Leptosina	3',4'-di-OH-7-OMe-6-O-glc
Maritimeína	7,3',4'-tri-OH-6-O-glc
Maritimetina	6,7,3',4'-tetra-OH
Sulfureína	3',4'-di-OH-6-O-glc
Sulfuretina	6,3',4'-tri-OH

Di-hidroflavonoides

Os representantes desta classe são as flavanonas (ou di-hidroflavonas), os di-hidroflavonóis (ou flavanonóis ou 3-hidroxiflavanonas) e as di-hidrochalconas. Alguns desses metabólitos mais comuns estão apresentados nos Quadros 15.7, 15.8 e 15.9. Como característica comum, possuem uma ligação simples entre os carbonos 2 e 3 (ou α e β para as di-hidrochalconas) em seu núcleo fundamental (hidrogenado), ao contrário das outras classes de flavonoides. A numeração é a mesma de seus isômeros: flavonas, flavonóis e chalconas – ver Quadros 15.7, 15.8 e 15.9, respectivamente. Como consequência, esses flavonoides apresentam centros de assimetria em suas moléculas. Todavia, devido ao fato de terem sido isoladas, em geral, pequenas quantidades dessas substâncias nos vegetais, a estereoquímica é muitas vezes omitida em publicações.

As flavanonas são intermediários biossintéticos da maioria das classes de flavonoides. As flavanonas possuem dois centros assimétricos possíveis: o núcleo B pode apresentar as configurações 2S- ou 2R-. As flavanonas

Quadro 15.7 Núcleo fundamental das flavanonas e os representantes mais comuns

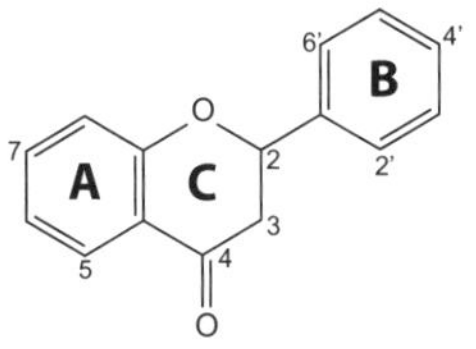

Nome trivial	Substituintes
Alpinetina	7-OH 5-OMe
Butina	7,3',4'-tri-OH
Citromitina	5,6,7,8,3',4'-hexa-OMe
Eriodictiol	5,7,3',4'-tetra-OH
Farrerol	5,7,4'-tri-OH-6,8-di-Me
Glabranina	5,7-di-OH-8-prenila
Hesperetina	4'-OMe-eriodictiol
Hesperidina	Hesperetina 7-O-rutinosídeo
Liquiritigenina	4',7-di-OH
Naringenina	5,7,4'-tri-OH
Naringina	Naringenina 7-O-neo-hesperidosídeo
Pinocembrina	5,7-di-OH
Pinostrobina	5-OH-7-OMe
Prunina	Naringenina 7-O-glc
Sacuranetina	5,4'-di-OH-7-OMe

Quadro 15.8 Núcleo fundamental dos di-hidroflavonóis e os representantes mais comuns

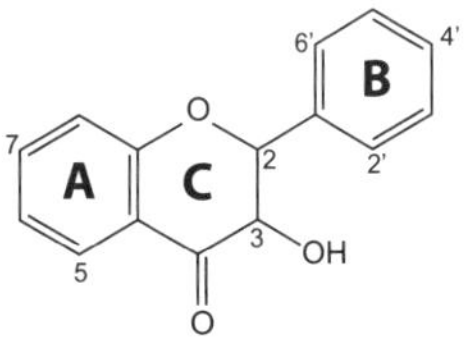

Nome trivial	Substituintes
Alpinona	5-OH 7-OMe
Ampelopsina (di-hidromiricetina)	5,7,3',4',5'-penta-OH
Aromadendrina (di-hidrocanferol)	5,7,4'-tri-OH
Astilbina	Taxifolina 3-ram
Di-hidromorina	5,7,2',4'-tetra-OH
Garbanzol	7,4'-di-OH
Lecontina	Garbanzol 3-O-glc
Pinobanksina	5,7-di-OH
Strobobanksina	5,7-di-OH 6-Me
Taxifolina (di-hidroquercetina)	5,7,3',4'-OH

de origem natural apresentam a configuração (2S)- e são frequentemente levorrotatórias. Em di-hidroflavonóis, são encontrados dois centros de assimetria nos carbonos 2 e 3 e, dessa forma, quatro isômeros são possíveis para cada estrutura. De 30 di-hidroflavonóis identificados que tiveram sua estereoquímica estudada, 25 possuíam a configuração (2R:3R), três (2R:3S) e dois (2S:3S). Nenhum apresentou a configuração (2S:3R) (Fig. 15.3).

As di-hidrochalconas não apresentam centros assimétricos. Da mesma forma que, nas outras classes de flavonoides, as variações de estruturas consistem em substituintes hidroxilas, metilas, açúcares, alquilas, etc. dos núcleos fundamentais (Quadro 15.9).

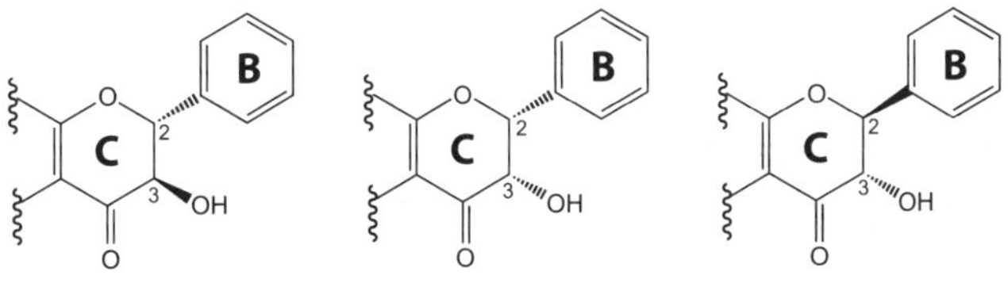

Figura 15.3 Esquema representando a estereoquímica dos di-hidroflavonóis.

Quadro 15.9 Núcleo fundamental das di-hidrochalconas e os representantes mais comuns

Nome trivial	Substituintes
Asebogenina	2',6',4-tri-OH-4'-OMe
Asebotina	6',4-di-OH-4'-OMe-2'-O-glc
Davidigenina	2',4',4-tri-OH
Davidiosídeo	4',4-di-OH-2'-O-glc
Floretina	2',4',6',4-tetra-OH
Floridzina	4',6',4-tri-OH-2'-O-glc
Uvangoletina	2',4'-di-OH-6'-OMe

Muitos di-hidroflavonoides foram identificados na forma de heterosídeos.

Os flavonoides são protetores contra doenças causadas por microrganismos em plantas. Eles podem servir como alimento dissuasivo contra insetos e animais herbívoros. Alguns representantes dessa classe podem reagir com enzimas e, como consequência, interferir em processos biológicos. Dessa forma, eles possuem uma atividade farmacológica em potencial. A atividade dos heterosídeos, em certos casos, pode ser diferente de suas geninas correspondentes. As flavanonas e as di-hidrochalconas podem apresentar uma influência no gosto, que pode ser amargo ou doce. Pequenas modificações na molécula, seja nas posições e/ou na natureza dos açúcares ou outros substituintes nos núcleos A e/ou B, podem produzir grandes alterações nas suas propriedades físicas.

Flavanas, leucoantocianidinas e proantocianidinas

Esses compostos fazem parte de uma classe de flavonoides, junto com os biflavonoides e os isoflavonoides, na qual é possível encontrar estruturas oligomerizadas. Uma vez que os flavonoides da classe das proantocianidinas também fazem parte de uma das classes de taninos, estas se encontram apresentadas no Capítulo 16, *Taninos*.

Isoflavonoides

Os isoflavonoides são caracterizados, como os demais flavonoides, por uma cadeia arila-C3-arila, mas do tipo difenil-1,2-propano. Tais estruturas ocorrem em grande abundância em vegetais da família Fabaceae, apresentando uma diversidade estrutural importante: além de isoflavonas, isoflavanonas, isoflavenos e aril-3-cumarinas, encontram-se estruturas ciclizadas como os pterocarpanos, cumestanos, cumaronocromonas, sendo que algumas possuem um carbono suplementar (rotenoides). Cerca de outras 20 estruturas podem se formar por diferenciação de seu nível de oxidação e variação do núcleo fundamental. Biogeneticamente, os isoflavonoides são formados, como os demais flavonoides, via chalconas. Em vegetais, uma grande parte dos isoflavonoides comporta-se como fitoalexinas – substâncias produzidas pela planta em resposta a uma infecção por um agente patogênico.

As estruturas principais dos isoflavonoides estão apresentadas na Figura 15.4. Os substituintes mais comuns são os grupamentos hidroxila, metoxila e metilenodioxila. São conhecidas muitas isoflavonas substituídas por grupamentos isoprenila. Existem também, com frequência, 5-desóxi-isoflavonoides, assim como moléculas hidroxiladas em posição C-6 e C-2'.

Em comparação com a grande variedade de flavonas e flavonóis ligados a açúcares, o número de isoflavonoides isolados sob a forma de heterosídeos é muito reduzido. Os isoflavonoides *C*-heterosídeos são ainda mais raros. Na natureza, a ocorrência de isoflavonas é maior que a de isoflavanonas.

Os rotenoides não possuem uma nomenclatura sistemática e são conhecidos frequen-

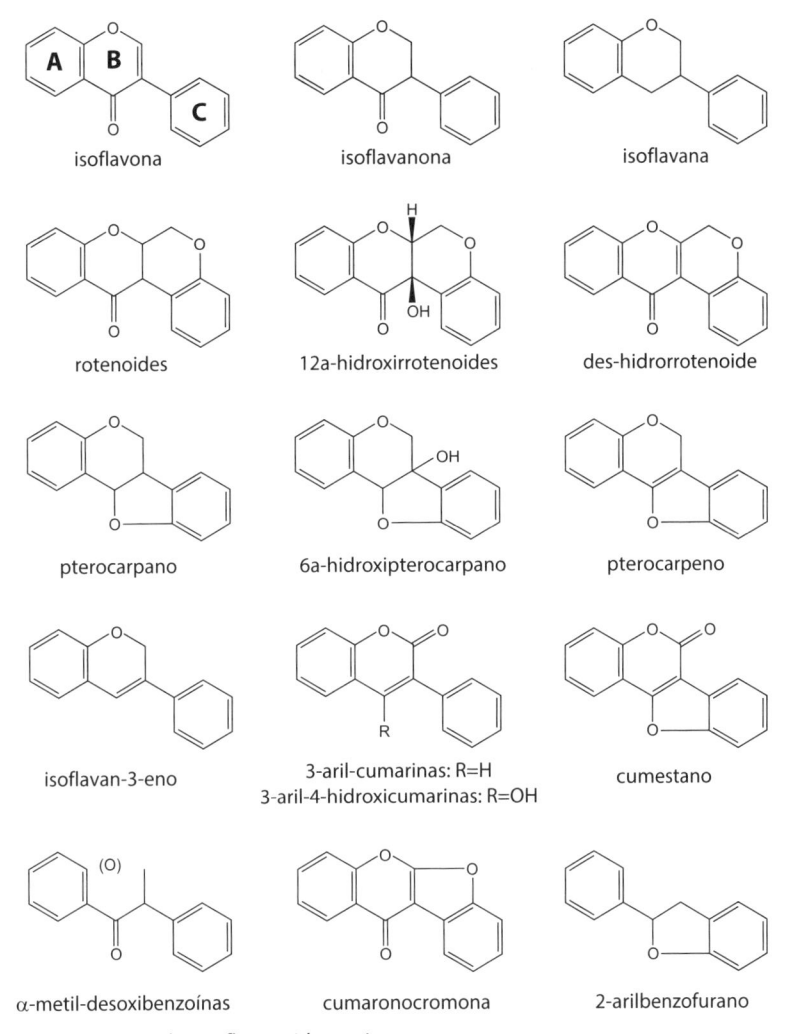

Figura 15.4 As estruturas dos isoflavonoides mais comuns.

temente por nomes triviais. Podem ser divididos em rotenoides, 12a-hidroxirrotenoides e di-hidro-rotenoides. A maior parte dos rotenoides possui um substituinte isoprenila. Os pterocarpanos representam a maior classe de isoflavonoides, depois das isoflavonas. Apresentam um núcleo tetracíclico derivado do núcleo fundamental das isoflavonas. Os pterocarpanos apresentam uma numeração diferente das isoflavonas. Eles também são subdivididos em pterocarpanos, 6a-hidroxipterocarpanos e pterocarpenos.

A forma mais reduzida pertencente à classe das isoflavonas é a isoflavana. O equol, um de seus representantes, é encontrado na urina de mamíferos, sendo formado pela redução de isoflavonas ingeridas pela alimentação. A presença de oligômeros de isoflavonoides também foi descrita. Os principais isoflavonoides de origem natural conhecidos estão apresentados no Quadro 15.10.

As três propriedades biológicas mais importantes dos isoflavonoides são atividade

Quadro 15.10 Os isoflavonoides mais comuns

Nome trivial	Substituintes
Isoflavonas	
—	7-*O*-(6″-malonil)-glc-biochanina-A
Biochanina-A	5,7,-di-OH-4′-OMe
Daidzeína	7,4′-di-OH
Daidzina	7-*O*-glc-daidzeína
Formononetina	7-OH; 4′-OMe
Genisteína	5,7,4′-tri-OH
Genistina	7-*O*-glc-genisteína
Malonilononina	6″-malonil-ononina
Ononina	7-*O*-glc-formononetina
Isoflavanonas	
Dalbergioidina	5,7,2′,4′-tetra-OH
Di-Hidroononia	7-*O*-glc;4′-OMe
Di-Hidroxiformononetina	7-OH; 4′-OMe
Quievitona	5,7,2′,4′-tetra-OH-8-isoprenila
Vestitona	7,2′-di-OH; 4′-OMe
Pterocarpanos	
Maaquiaína	3-OH; 8,9-OCH$_2$O
Medicarpina	3-OH; 9-OMe
Soforajaponicina	3-*O*-glc-maaquiaína
Isoflavanas	
Equol	7,4′-di-OH
Vestitol	7,2′-di-OH-4′-OMe
Sativan	7-OH; 2′,4′-di-OMe
Cumestanos	
Coumestrol	3,9-di-OH
Vairol	3-OH;7,9-di-OMe

estrogênica das isoflavonas e dos cumestanos, antifúngica e antibacteriana (fitoalexinas) dos isoflavonoides e as propriedades inseticidas dos rotenoides.

Neoflavonoides

O termo neoflavonoide é empregado para caracterizar um grupo de compostos de origem natural, contendo 15 átomos de carbono, que são associados estrutural e biogeneticamente aos flavonoides e isoflavonoides. Os neoflavonoides estão agrupados segundo suas estruturas e origem. Entre eles, os mais abundantes são as 4-arilcumarinas e as dalbergionas. Na Figura 15.5, estão apresentados alguns exemplos de neoflavonoides e classes às quais pertencem.

Apesar do número limitado de estruturas isoladas, aquelas conhecidas têm sido

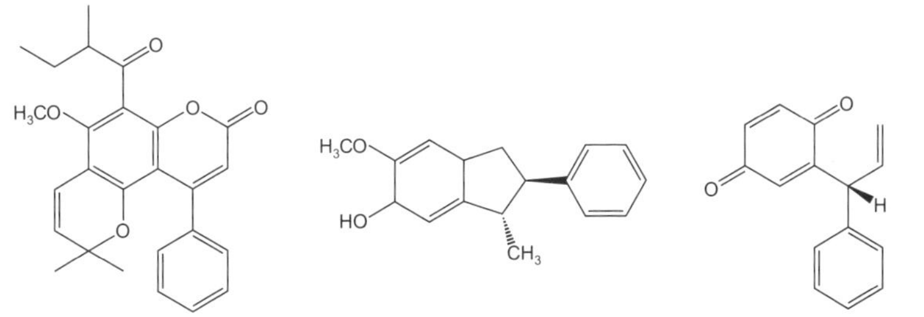

Figura 15.5 Alguns exemplos de neoflavonoides.

4-arilcumarinas   3-arilbenzofuranos   dalbergiona

identificadas em diferentes famílias botânicas, diversificando sua presença em vegetais.

Biflavonoides

Os biflavonoides constituem uma classe de flavonoides diméricos, diferenciando-se de outros oligômeros, como as proantocianidinas, devido à sua origem biogenética comum. A maioria dos biflavonoides de ocorrência natural são dímeros de flavonas e flavanonas – raras vezes chalconas –, apresentando substituintes nas posições dos carbonos 5, 7, 4' e, mais raramente, 5, 7, 3', 4'. Os monômeros podem ser iguais ou de diferentes tipos: flavona-flavona, flavanona-flavanona ou flavona-flavanona. Certos grupamentos hidroxilas podem apresentar-se metoxilados. Os heterosídeos são pouco frequentes.

Existem duas maneiras de numerar os biflavonoides. Em uma delas são utilizados números ordinários para os núcleos **A** e **C** e números seguidos de uma linha (') para o núcleo **B** de um dos monômeros (como para as flavonas e flavanonas), e para a segunda unidade monomérica são empregados números ordinários seguidos de duas linhas ('') para os núcleos **A** e **C** e números ordinários seguidos de três linhas (''') para o núcleo **B** (Fig. 15.6). Uma segunda possibilidade, que parece mais simples, é empregar os algarismos romanos I e II para cada monômero seguido da numeração comum de flavonoides, por exemplo I-3, I-4', II-5, II-2', etc. Os biflavonoides são classificados segundo o tipo de ligações entre monômeros e o tipo de núcleo fundamental. A ligação das unidades pode ser feita entre carbono-carbono ou carbono-oxigênio-carbono. Os biflavonoides mais abundantes apresentam a ligação C-C entre C-3' e C-8". A amentoflavona e seus éteres metílicos são o exemplo desta classe. Outras ligações identificadas são os carbonos 6-8" (agatisflavona), 8,8" (cupressoflavona) e 6-3" (robustaflavona). O grupamento mais abundante dos C-O-C é a série das hinoquiflavonas, com ligação entre os carbonos 6-4" (Fig. 15.6).

Os biflavonoides são encontrados em grandes quantidades em diferentes plantas e muitos tecidos vegetais. Apesar disso, seu papel biológico não é claro. A função mais importante seria a de agir como antifúngico ou alimento dissuasivo para insetos. Outra seria a de proteger contra os raios ultravioletas nas folhas. Esta última é atribuída a muitos compostos fenólicos. As atividades farmacológicas conhecidas são, por exemplo, cardioestimulantes ou anti-inflamatórias, entre outras.

Propriedades físico-químicas

As agliconas costumam ser obtidas na forma de cristais amarelos. Os heterosídeos em geral são solúveis em água e em álcoois diluídos, mas insolúveis nos solventes orgânicos habituais, ao passo que as respectivas

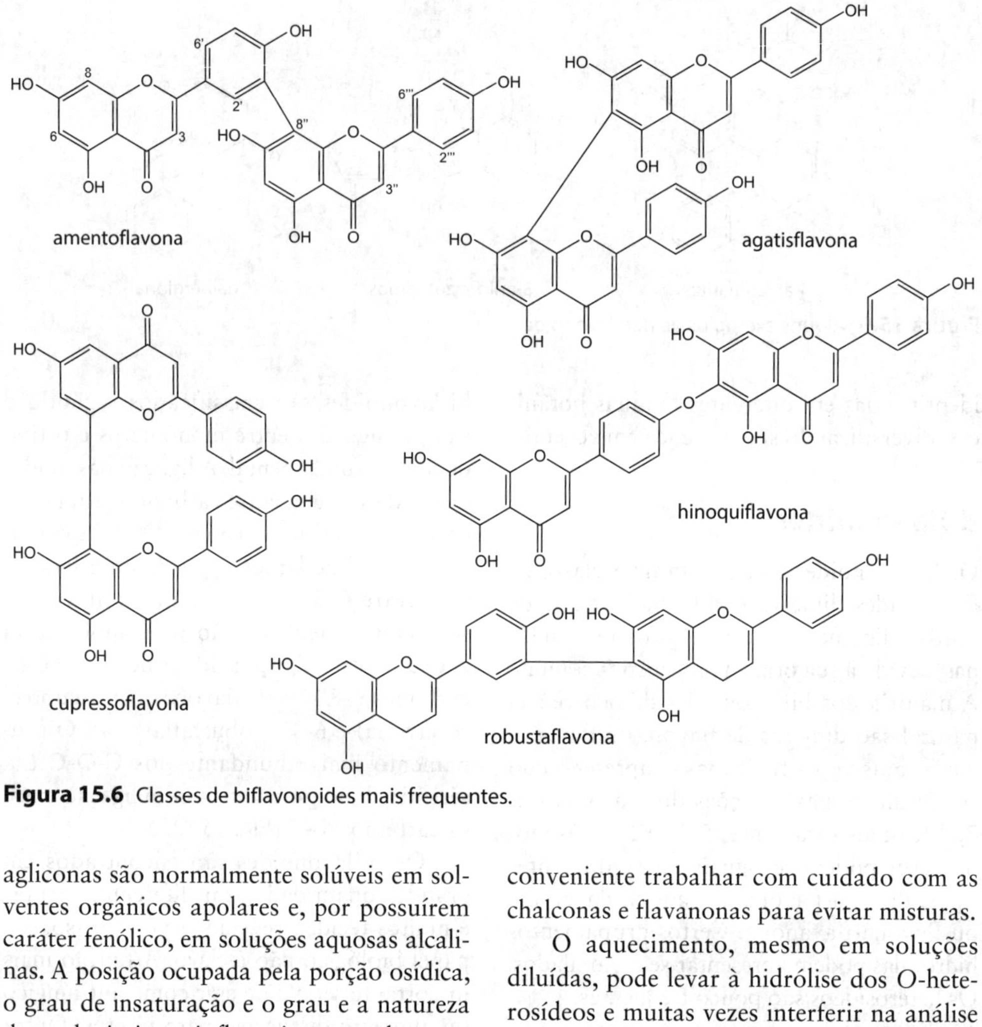

Figura 15.6 Classes de biflavonoides mais frequentes.

agliconas são normalmente solúveis em solventes orgânicos apolares e, por possuírem caráter fenólico, em soluções aquosas alcalinas. A posição ocupada pela porção osídica, o grau de insaturação e o grau e a natureza dos substituintes influenciam grandemente na solubilidade da molécula e na sua capacidade de precipitação na presença de metais.

As flavonas e flavonóis são pouco solúveis em água, enquanto os di-hidroflavonóis são mais solúveis. Os 3-hidroxiflavanos (catequinas) e os 3,4-flavanodióis são solúveis em água, mas o 3-hidroxiflavano pode ser extraído com éter etílico e os 3,4-flavanodióis com acetato de etila. Os poliglicosídeos são mais solúveis em água e menos solúveis em solventes orgânicos. As antocianinas só são estáveis como sais e convém mantê-las em meio ácido armazenando-as na forma de cloridrato. Por serem intercambiáveis, é conveniente trabalhar com cuidado com as chalconas e flavanonas para evitar misturas.

O aquecimento, mesmo em soluções diluídas, pode levar à hidrólise dos O-heterosídeos e muitas vezes interferir na análise estrutural dos flavonoides. As hidrólises alcalina e ácida facilitam a identificação dos núcleos flavônicos, enquanto a hidrólise enzimática rompe pontos específicos das moléculas, facilitando a identificação dos constituintes da parte osídica.

Métodos de extração

Para extração, utilizam-se geralmente solventes com polaridade crescente. A extração pode ser sólido-líquido, seguida de uma extração líquido-líquido. Se a extração for sólido-líquido, a primeira etapa pode ser realizada com solvente apolar, para retirar óleos, gorduras, esteróis e pigmentos, facilitando a extração posterior dos flavonoides. A segunda extração, com solvente um pouco mais polar (clorofórmio, diclorometano, acetato de etila ou éter etílico), permite recuperar as agliconas livres pouco polares como flavonas, flavonóis, flavanonas, di-hidroflavonóis, isoflavonas e outras agliconas com alto grau de metilação. Aumentando a polaridade do solvente (*n*-butanol, acetona, metanol, água), extraem-se agliconas poli-hidroxiladas, flavonas e flavonóis mais polares, auronas, chalconas e flavonoides glicosilados.

A extração sólido-líquido também pode ser realizada com água quente (p. ex., infusão ou decocção); nesse caso, ela dissolverá os heterosídeos mais polares, como os poliglicosídeos, flavanodióis, catequinas e procianidinas, bem como os açúcares. Em meio ácido, podem-se extrair antocianinas e antocianidinas. Outra opção é proceder a uma extração sólido-líquido em uma mistura de álcool etílico e água ou somente álcool (p. ex., maceração); na separação de agliconas e heterosídeos desse extrato, uma alternativa eficiente, após a eliminação do solvente, é retomar o extrato com água e proceder a uma extração líquido-líquido em funil de separação com um solvente de média polaridade (éter etílico ou diclorometano) para separação das agliconas e, na sequência, extrair com *n*-butanol para obtenção dos heterosídeos. Convém salientar que, sem estabilização na secagem do material vegetal, as enzimas continuam agindo, podendo levar a um falso teor de flavonoides-O-heterosídeos.

Caracterização

Embora atualmente tenham sido introduzidas diversas técnicas empregando-se cromatografia/espectroscopia de alta eficiência na caracterização dos flavonoides, as análises químicas elementares clássicas ainda podem ser usadas. Sua justificativa baseia-se na facilidade de emprego e baixo custo implicado.

A caracterização pode ser realizada diretamente no farmacógeno (histoquímica) ou em extratos vegetais, por ensaios cromáticos, cromatográficos, espectroscópicos ou fotométricos. Os ensaios com extratos vegetais são os mais utilizados, pois permitem a avaliação simultânea de vários constituintes.

Uma desvantagem dos ensaios histoquímicos diretos é que muitos polifenóis estão localizados nos vacúolos, podendo, assim, ocorrer alguma perda de material durante a análise. Todavia, no caso das antocianinas, que já são coradas, raras vezes há dificuldade na sua caracterização *in situ*, sobretudo em flores e folhas estioladas. Os flavonoides incolores são um pouco mais difíceis de caracterizar, mas, como ocorrem principalmente em células epidérmicas da superfície superior, podem ser rapidamente caracterizados por suas absorvâncias no UV.

Testes *in situ* podem ser realizados quando os compostos fenólicos estão localizados na parede celular e/ou quando se tem uma alta produção dessa classe de metabólitos secundários. A reação com ácido nitroso, por exemplo, pode ser usada para ensaios histoquímicos de proantocianidinas incolores em cultura de células vegetais, mas só fornece resultados positivos quando os compostos fenólicos são majoritários. A principal desvantagem das reações cromáticas para compostos fenólicos é que muitas outras substâncias presentes podem interferir na reação.

Ensaios cromáticos

Os ensaios cromáticos apresentam importância como estágio preliminar de análise e, em alguns casos, podem ser empregados em conjunto com as dosagens dos respectivos derivados flavônicos. Em algumas situações, é possível distinguir entre as diversas classes de flavonoides. As cores obtidas variam conforme o núcleo, o número e a disposição dos substituintes hidroxilados. Dessa forma, os hidroxiflavonoides reagem a frio com soluções alcalinas, resultando em fenolatos geralmente corados, solúveis em água, mas decomponíveis por ácidos; os vapores de amônia mudam a coloração das antocianinas de vermelha para azul e a das chalconas e auronas de laranja para vermelha. Alguns exemplos de ensaios cromáticos estão apresentados a seguir.

Reação da cianidina, de Shinoda ou hidrogenação: consiste em adicionar à solução alcoólica ácida (adição de HCl) da substância um pequeno fragmento de magnésio. Essa reação baseia-se no fato de que os derivados flavônicos de cor amarela reduzem-se, adquirindo coloração avermelhada ou, no caso dos antociânicos, azulada. Esse ensaio produz reação negativa para chalconas e isoflavonas. Na presença de clorofila, é indicado levar o extrato a secura e lavá-lo com clorofórmio, para eliminação da clorofila, antes da adição do HCl e do magnésio em pó.

Reação citro-bórica ou reativo de Wilson: as soluções cetônicas de flavonas, flavonóis e chalconas adquirem tons amarelados e fluorescência amarelo-esverdeada quando os ácidos cítrico e bórico são dissolvidos em acetona, ou soluções vermelho-alaranjadas quando esses mesmos ácidos são dissolvidos em anidrido acético (reativo de Dimroth). O ensaio é negativo com as flavanonas e isoflavonas. Quando se usa o ácido oxálico, somente os flavonóis com hidroxila livre em C-3 originam composto corado de amarelo-esverdeado solúvel em éter, com fluorescência verde-amarelada perceptível em grandes diluições.

Reação com H_2SO_4 conc.: os compostos flavônicos formam sais de oxônio com ácido sulfúrico concentrado que podem ser precipitados pela adição de água. As flavonas e flavonóis formam soluções fortemente amareladas; as flavanonas, laranjas a vermelhas; e as chalconas e auronas, coloração vermelha a carmim.

Ensaios cromatográficos

A técnica mais empregada é a cromatografia em camada delgada (CCD), e como fase estacionária pode-se utilizar gel de sílica, celulose ou poliamida. As aglíconas costumam ser eluídas em sistema *n*-butanol-ácido acético-água (BAW – diferentes proporções) e os heterosídeos em acetato de etila-ácido fórmico-água (8:1:1, v/v/v ou diferentes proporções, com ou sem acréscimo de metanol e/ou ácido acético, de acordo com o número de açúcares conjugados à aglicona).

Em algumas situações, é preferível cromatografar o extrato vegetal bruto antes mesmo de testar a presença ou ausência de compostos fenólicos, pois muitos podem ser caracterizados diretamente pela observação da extinção de fluorescência (no caso de a fase estacionária conter pigmento fluorescente) sob luz ultravioleta.

Após a secagem, a placa é analisada sob luz ultravioleta utilizando comprimentos de onda curto (254 nm) e longo (365 nm). A visualização sob luz ultravioleta pode ser efetuada antes e depois da exposição a vapores de amônia, o que resulta em trocas significativas nas fluorescências observadas. Após a análise sob luz ultravioleta, a cromatoplaca pode ser exposta a um ou mais dos reagentes cromogênicos listados no Quadro 15.11.

O Reagente Natural A (difenilboriloxietilamina a 1% em metanol) constitui o reagente cromogênico de escolha para a detecção de flavonoides. A fluorescência observada sob luz UV 365 nm é uma informação importante para o reconhecimento do núcleo flavonoídico. Detalhes sobre a relação da coloração *versus* núcleo do flavonoide e/ou do grau de hidroxilação podem ser obtidas em *Plant drug analyis: a thin layer chromatography atlas*.[3]

Outras técnicas cromatográficas como cromatografia circular e cromatografia a líquido de alta eficiência (CLAE) também podem ser empregadas.

Quadro 15.11 Reagentes empregados na detecção de flavonoides

Reagente	Coloração obtida	Especificidade
$AlCl_3$ a 1% alcoólico	Fluorescência no UV	Todos os flavonoides.
NaOH a 2%, NH_4, Na_2CO_3 a 0,2%	Várias cores	Muitos compostos fenólicos.
p-nitroanilina a 0,2% diazotada com 20% Na_2CO_3	Várias cores	Todos os compostos fenólicos.
Reagente de Gibbs (2,6-dicloroquinona a 2% alcoólico; clorimida com AcOH ou Na_2CO_3)	Várias cores	Muitos compostos fenólicos.
Difenilborioxietilamina a 1% em metanol (Reagente Natural A)	Laranja, amarela ou verde	Todos os flavonoides.
$FeCl_3$ a 1% alcoólico	Azul, verde, marrom ou vermelha	Muitos compostos fenólicos.
$FeCl_3$ ou $K_3Fe(CN)_6$ a 1% aq.	Azul	Todos os compostos fenólicos.
Reagente de Folin-Ciocalteu (fosfomolibdato-fosfotungstato)	Azul	Todos os compostos fenólicos.
$AgNO_3$ amoniacal a 5% em acetona	Preta	Todos os compostos fenólicos.
Vanilina clorídrica a 0,1%	Cor-de-rosa	Muitos compostos fenólicos.

Isolamento e purificação

Técnicas clássicas de separação como cromatografia em coluna, utilizando poliamida, gel de sílica, sephadex LH-20, amberlite ou resina de troca iônica, além de cromatografia circular, cromatografia em camada delgada preparativa, cromatografia a líquido de média pressão e cromatografia a líquido de alta eficiência (CLMP e CLAE), cromatografia a gás (CG) e recristalização com etanol, metanol ou clorofórmio, quando aplicadas adequadamente, oferecem excelentes resultados.

Na cromatografia em camada delgada preparativa, após a visualização das bandas sob luz ultravioleta, estas devem ser raspadas ou cortadas, extraídas em solvente adequado, filtradas e concentradas para obtenção dos componentes de interesse. A cromatografia em camada delgada preparativa, a cromatografia circular e a cromatografia em coluna são aplicáveis a compostos menos hidrofílicos como as agliconas livres e oferecem uma separação mais rápida.

A cromatografia a gás é restrita a poucas agliconas termoestáveis e voláteis. Normalmente, é necessária a realização de derivatização para que haja o aumento da volatilidade dos flavonoides, limitando o uso dessa técnica na separação de flavonoides.

A CLAE é uma das técnicas mais utilizadas para separação de misturas complexas de substâncias orgânicas. Consiste em uma técnica versátil que possibilita a separação de flavonoides com excelentes resultados. Embora possa separar uma ou mais classes de flavonoides, essa técnica é mais usada na separação de substâncias de uma mesma classe estrutural e, por meio de comparação do tempo de retenção e do aumento da área do pico (coinjeção do extrato acrescido da substância de referência), associado ao espectro de ultravioleta do pico (cromatógrafos com detectores de diodos em série), pode ser usada também na caracterização desses compostos.

A dosagem conjunta dos flavonoides é dificultada pelo comportamento dos heterosídeos das respectivas agliconas e pela dificuldade de isolamento dessas substâncias de outras classes de fenóis.

Reações de precipitação são muito utilizadas, como a precipitação com cloreto de alumínio em meio alcalino, por meio da formação de um gel que adsorve os flavonoides, permitindo purificá-los por lavagem e centrifugação. Esse precipitado dissolve-se posteriormente em ácido acético adquirindo colorações próprias, permitindo, assim, a dosagem colorimétrica.

A partir dos ensaios cromáticos citados anteriormente, podem-se realizar técnicas fotométricas que, quando se dispõe de elementos para montagem de uma curva-padrão, são uma técnica rápida e de fácil execução. As diferentes técnicas de cromatografia, assim como a eletroforese, também podem ser usadas. Na análise de substâncias convenientemente purificadas, pode-se empregar o método espectrofotométrico, medindo-se a absorção em determinados comprimentos de onda.

Hoje, a CLAE é o método cada vez mais utilizado para a avaliação do teor de flavonoides em compêndios oficiais, permitindo a separação e o doseamento de quantidades relativamente pequenas de material. Mais recentemente, a cromatografia a líquido de ultraeficiência (CLUE) vem sendo bastante usada na análise de extratos que contêm flavonoides, embora ainda não seja uma técnica preconizada na FB 5.[4]

Identificação

A espectroscopia no ultravioleta é a principal técnica tanto para a detecção quanto para o monitoramento da pureza de derivados flavônicos durante os processos de isolamento. Possuem espectros de absorção característicos no ultravioleta, determinados pelo núcleo comum da benzopirona, com dois máximos de absorção: um ocorrendo entre 240 e 285 nm (banda II) e outro entre 300 e 400 nm (banda I). Em geral, a banda II pode ser considerada como devendo-se à existência do anel A, e a banda I, devendo-se ao anel B. Em flavonas, a banda I aparece entre 304 e 350 nm, e em flavonóis, entre 352 e 385 nm. Di-hidroflavonóis, flavanonas e isoflavonas exibem uma banda I de baixa intensidade, muitas vezes aparecendo como ombro da banda II. As chalconas e auronas apresentam espectro UV com uma banda I dominante e uma banda II relativamente pequena. Em chalconas, observa-se uma banda II com máximos entre 220 e 270 nm e banda I com máximos entre 340 e 390 nm, ocorrendo frequentemente um pico entre 300 e 320 nm. As antocianinas e antocianidinas apresentam uma banda I com máximo de absorção entre 465 e 550 nm e banda II representada por um sinal de pequena intensidade ocorrendo entre 270 e 280 nm. O aumento do grau de hidroxilação do núcleo leva ao aumento do efeito batocrômico e, como consequência, os espectros deslocam-se no sentido dos maiores comprimentos de onda. A metilação ou esterificação dos grupamentos hidroxila não altera, em geral, os respectivos espectros, exceto na hidroxila característica dos flavonóis (em C-3) ou em C-4', quando se percebe efeito hipsocrômico na banda de maiores comprimentos de onda.

Em geral, outras técnicas espectroscópicas, como infravermelho e ressonância magnética nuclear (RMN), são reservadas para compostos puros. A espectrometria de massas (EM) é importante para a determinação da massa molecular e, quando associada à cromatografia a gás ou a líquido, constitui-se em um importante método de identificação, podendo ser útil também durante o processo de *screening*.

A possibilidade de interconversão estrutural de flavonoides deve sempre ser levada em consideração, como, por exemplo, a isomerização entre flavanonas e chalconas e a conversão de flavanona em flavonol e flavonas.

Propriedades farmacológicas

A grande abundância e diversidade dos flavonoides sugere que eles sejam importantes para as plantas superiores. Contudo, não está claro que sejam indispensáveis para o homem. De qualquer forma, sabe-se que os humanos ingerem muitos gramas de flavonoides diariamente, sendo encontrados com frequência nas frutas e muitas outras espécies vegetais, no vinho, em cereais e ocasionalmente em corantes alimentares. Embora tenham sido descritas inúmeras atividades biológicas para esses metabólitos, não há, até o momento, comprovação evidente de que tais compostos sejam imprescindíveis à alimentação humana.

O emprego terapêutico de plantas contendo flavonoides é vasto e, em muitos casos, ainda empírico. Embora alguns resultados tenham mostrado que os flavonoides possam apresentar efeito mutagênico, em geral são considerados como benéficos. Alguns medicamentos são elaborados a partir de flavonoides, em particular para o tratamento de doenças circulatórias como hipertensão e agindo como cofator da vitamina C. Outras pesquisas sugerem que alguns flavonoides sejam responsáveis por uma ação antitumoral, podendo, ainda, agir como antivirais, anti-hemorrágicos, hormonais, anti-inflamatórios, antimicrobianos e antioxidantes.

Atividade antiviral

A maioria dos estudos sobre a atividade antiviral dos flavonoides tem se restringido ao grupo das flavonas de maior ocorrência: flavonóis, chalconas e seus análogos sintéticos, sendo os heterosídeos considerados menos ativos do que as agliconas.

À quercetina tem sido atribuída atividade contra o vírus herpes simples do tipo 1 (HSV-1) e contra o vírus da dengue tipo 2 em células VERO. Foi relatado ainda que a quercetina potencializa o efeito do 5-etil-2'-desoxiuridina e do aciclovir contra o HSV-1 e o vírus pseudorrábico. Canferol e luteolina apresentam efeito sinérgico contra o HSV-1. Já 5,7-dimetóxi-flavanona-4-O-β-D-glicopiranosídeo e o 5,7,30-tri-hidroxiflavanona-40-O-β-D-glico-piranosídeo apresentaram atividade antiviral contra o vírus parainfluenza 3. Mais informações podem ser obtidas em Orhan e colaboradores[5] e Kumar e Pandey.[6]

Atividade antioxidante

Os flavonoides e outros derivados fenólicos são conhecidos por atuarem na captura e neutralização de espécies oxidantes como o ânion superóxido (O^{2-}.), radical hidroxila ou radical peróxido, atuando por sinergismo com outros antioxidantes como as vitaminas C e E. Alguns flavonoides são capazes de se ligar a íons metálicos, impedindo-os de atuarem como catalisadores na produção de radicais livres. Tal atividade é o resultado de um conjunto de propriedades, como atividade quelante de ferro, atividade sequestrante de radicais livres, inibição das enzimas cicloxigenase, lipoxigenase, NADPH-oxidase, xantina-oxidase e fosfolipase, além de estimulação de enzimas com atividade antioxidante como a catalase e a superóxido-dismutase.

Do ponto de vista estrutural, sabe-se, por exemplo, que a buteína e outras 3,4-di-hidroxichalconas são mais ativas do que as flavonas análogas devido à sua maior deslocalização eletrônica. Da mesma forma, as isoflavonas são muitas vezes mais ativas do que as flavonas devido ao efeito estabilizante da carbonila em C-4 e da hidroxila em C-5. A flavona baicaleína, extraída de *Scutellaria baicalensis* Georgi, e a antocianidina e a cianidina, isoladas de cerejas amargas, também apresentam atividade antioxidante, sendo empregadas na indústria de alimentos.

Várias substâncias desta classe, como quercetina, isorramnetina, ramnozina, luteolina, eriodictiol e taxifolina, entre outras, apresentam efeito inibidor da peroxidação microssomal de lipídeos.

Entre as chalconas, tem sido relatada a atividade antioxidante das retrochalconas, de algumas licochalconas e da equinatina. O mecanismo de ação é devido, possivelmente, à facilidade de o núcleo catecólico sofrer oxidação e à formação de um radical *orto*-semiquinona estável. Com relação às características estruturais, ficou evidenciado que a presença dos grupos *orto*-di-hidróxi nas posições 3' e 4' da flavona é importante para essa atividade biológica.[7]

Atividade anti-inflamatória

A atividade anti-inflamatória desta classe de substâncias tem sido bastante investigada, como, por exemplo, os extratos das inflorescências de *Achyrocline satureioides* (Lam.) DC., da família Asteraceae, que apresenta atividade antiedema também verificada para os flavonoides quercetina, luteolina e 3-O--metilquercetina. Várias substâncias dessa classe são conhecidas como tendo atividade anti-inflamatória e/ou antiedema, e entre elas podem-se citar fisetina, hipolaetina, miricetina, quercetina, santina, 6-hidroxicanferol-3,6-dimetiléter, canferol e seus derivados, artemetina, hesperidina, diosmina, luteolina, apigenina, vogonina e as antocianidinas. Quanto ao mecanismo de ação, este pode ser explicado por vários meios, como inibição da expressão das isoformas da óxido nítrico--sintetase reduzida, cicloxigenases, 5-lipoxigenase, inibição da granulação tecidual, redução da permeabilidade vascular, atividade antioxidante, inibição do crescimento de fibroblastos, produção de óxido nítrico e inibição da enzima histidina-descarboxilase, entre outros. Informações adicionais podem ser obtidas em Kumar e Pandey,[6] Serafini e colaboradores.[8]

Atividade antitumoral

Vários estudos têm relatado o potencial dos flavonoides na quimioterapia preventiva do câncer, sendo que alguns têm demonstrado capacidade de interagir sobre a gênese do câncer, bloqueando o estágio de promoção mediante inibição da síntese da ornitina--descarboxilase. As subclasses de flavonoides que têm apresentado atividade antitumoral *in vitro* e em modelos animais são chalconas, flavanonas, flavanóis, flavonas, flavonóis e isoflavonas. Entre os flavonóis, o galato de epigalocatequina, presente em folhas de *Camellia sinensis* Kuntze, mostrou atividade preventiva no modelo animal de câncer duodenal, e o mecanismo dessa atividade envolve a inibição da liberação do fator de necrose tumoral alfa (TNF-α). Para a quercetina, existem relatos da inibição de papilomas de pele e de fibrossarcoma em modelos animais. Para as isoflavonas genisteína e biochanina A, também existem relatos de atividade antitumoral. A galangina é considerada, por alguns autores, um candidato à quimioterapia preventiva do câncer. A biochanina A e a genisteína inibem o crescimento de células de adenocarcinoma colorretal, e a isoflavona daidzeína demonstrou atividades citostática e citotóxica. Além disso, de acordo com Srinivas,[9] vários estudos demonstraram que alguns flavonoides podem aumentar potencialmente os níveis plasmáticos de antitumorais como doxorrubicina, etoposídeo, paclitaxel e tamoxifeno.

Atividade sobre a permeabilidade capilar

Aos flavonoides rutina e hesperidina tem sido atribuída propriedade protetora capilar ou ação tônico-venosa. Chamadas historicamente de fatores P ou vitamina P, essas substâncias são empregadas no tratamento de enfermidades caracterizadas por hemorragias e fragilidade capilar. No Brasil, são exemplos os medicamentos que contêm como constituintes farmacêuticos ativos a associação dos flavonoides hesperidina e diosmina, ambos flavonoides O-glicosídeos empregados no tratamento de manifestações de insuficiência venosa crônica, funcional e orgânica dos membros inferiores, como varizes e varicosidades, edema e sensação de peso nas pernas, estados pré-ulcerosos, úlceras varicosas e úlceras de estase e sintomas do plexo hemorroidário. Também existem especialidades farmacêuticas elaboradas com extratos de *Ginkgo biloba* L., espécie rica em heterosídeos de flavonóis e biflavonoides, aos quais é atribuída atividade favorável sobre a insuficiência vascular.

Atividade estrogênica

Observa-se menor incidência de osteoporose nas mulheres asiáticas do que nas ocidentais, havendo evidências de que as isoflavonas previnem a fragilidade óssea. A ipriflavona, uma isoflavona sintética, reduz a dor e aumenta a mobilidade das pacientes com osteoporose. Estudos indicam que a substância atue por inibição da reabsorção óssea osteoclástica, modulando o cálcio livre intracelular.[10] Não se sabe ao certo se mulheres do ocidente que iniciem o uso de isoflavonas na meia-idade terão o mesmo efeito das mulheres orientais; porém, evidências apontam para uma possível prevenção da osteoporose pela reposição hormonal, reduzindo a liberação de cálcio ósseo e a reabsorção óssea.

No mercado brasileiro, existem especialidades farmacêuticas contendo a ipriflavona com essa indicação. Na Relação Nacional de Medicamentos Essenciais, de 2015,[11] foi incluída a isoflavona-de-soja (*Glycine max* (L.) Merr.) como componente básico da Assistência Farmacêutica no Sistema Único de Saúde (SUS).

Farmacocinética

A absorção dos flavonoides da dieta depende de suas características físico-químicas, tamanho molecular, configuração, lipofilicidade, solubilidade e pK_a. Os flavonoides podem ser absorvidos no intestino delgado (no caso das agliconas e de alguns glicosídeos) ou transportados para o cólon antes da absorção (glicosídeos). Em mamíferos se sabe que alguns flavonoides na forma glicosilada são considerados não absorvíveis, sendo as agliconas passíveis de absorção intestinal. A unidade de açúcar dos flavonoides é um determinante importante da sua biodisponibilidade. A dimerização, no caso dos biflavonoides, tem demonstrado reduzir a biodisponibilidade. Das subclasses de flavonoides, as isoflavonas exibem a maior biodisponibilidade. Os flavonoides O-glicosídeos são transportados ao longo do intestino delgado pelo cotransportador de glicose Na^+-dependente. Um mecanismo alternativo sugere que alguns glicosídeos podem ser hidrolisados por uma β-glicosidase, a lactase-florizina-hidrolase. A aglicona liberada pode ser absorvida pelo intestino delgado. Os glicosídeos, dependendo do tipo e do número de açúcares, que não são substratos para essas enzimas, são transportados em direção ao cólon, onde bactérias têm a capacidade de hidrolisar esses compostos. Os flavonoides C-monoglicosídeos, em especial, apresentam fraca absorção, e poucos metabólitos são encontrados na urina e nas fezes, já que são desglicosilados e degradados por uma bactéria intestinal do cólon humano. Sabe-se que a absorção no intestino delgado é muito maior do que no cólon. Entretanto, flavonoides C-glicosídeos que contêm mais de uma molécula de açúcar são absorvidos sem nenhuma alteração no intestino e distribuídos a outros tecidos. O metabolismo é principalmente hepático, porém rim e parede intestinal também seriam locais de metabolização. No fígado são conjugados por glicuronidação, sulfatação ou metilação ou metabolizados a pequenos compostos fenólicos. Informações detalhadas sobre a farmacocinética dos flavonoides podem ser obtidas em Kumar e Pandey,[6] Xiao e colaboradores,[12] Ma e colaboradores.[13]

Toxicidade

Os flavonoides em geral não são considerados substâncias tóxicas, e várias especialidades farmacêuticas contendo flavonoides os descrevem como isentos de toxicidade. Todavia, não há na atualidade respaldo na literatura científica para isentá-los completamente de toxicidade. Sabe-se que doses elevadas poderiam induzir danos ao DNA.[14] Tal toxicidade pode ser exemplificada pelo efeito mutagênico sobre *Salmonella typhimurum* da quercetina e canferol, entre outros derivados.[15] Sabe-se também que as isoflavonas são conhecidas por apresentarem atividade estrogênica, podendo, assim, influenciar no desenvolvimento sexual de animais e humanos. Em especial as agliconas flavonoídicas, por apresentarem baixa solubilidade em água, permanecem por curto período no intestino e não são tão bem absorvidas, o que dificulta casos de toxicidade aguda frente ao consumo de flavonoides.

Isso mostra que, embora os flavonoides constituam um dos grupos de metabólitos secundários com grande potencial terapêutico curativo e preventivo de várias enfermidades, ainda são necessários estudos clínicos e toxicológicos que permitam o emprego dessas substâncias com maior segurança.

Drogas vegetais mais importantes

Diversos vegetais empregados na medicina popular têm ações atribuídas à presença de flavonoides. Alguns experimentos farmacológicos justificam tais afirmações. Todavia, é importante sublinhar que a quase totalidade dos vegetais possui algum tipo de flavonoide, tornando difícil em muitos casos atribuir-lhes exclusivamente a responsabilidade de uma atividade farmacológica específica. A seguir, são citados exemplos de drogas vegetais empregadas em terapêutica com teor significativo de flavonoides.

Citrus

Família botânica: Rutaceae

Os cítricos são árvores de origem oriental cultivados pelos seus frutos, apresentando inúmeras espécies, variedades e híbridos. Muito utilizados devido ao seu teor em óleo volátil, são também fonte de pectinas e flavonoides. Estes, abundantes no pericarpo, são principalmente heterosídeos de flavanonas (hesperidosídeo, naringosídeo, eriodictiosídeo, entre outros) e heterosídeos de flavonas (diosmina, rutosídeo, entre outros). São chamados de citroflavonoides, sendo empregados puros ou em associações diversas como, por exemplo, com ácido ascórbico. A indicação reconhecida para as formas contendo citroflavonoides é, sobretudo, no tratamento de manifestações de insuficiência venosa crônica, funcional e orgânica dos membros inferiores. Nos últimos anos, tem se tornado intenso o uso de produtos contendo como ativo o extrato do suco dos frutos de *Citrus* x *aurantium* L., com a finalidade de emagrecimento, ação justificada pela presença de antocianinas, flavonoides, ácidos fenólicos e outros componentes. No entanto, poucas evidências científicas foram encontradas até o momento e derivam de estudos não clínicos.

Ginco

Nome científico: *Ginkgo biloba* L.

Família botânica: Ginkgoaceae

Parte utilizada: folhas (*Ginkgo folium*)

Monografias de *Ginkgo biloba* com informações de segurança e eficácia e/ou de controle de qualidade podem ser encontradas em World Health Organization,[16] European Scientific Cooperative on Phytotherapy,[17] Wichtl,[18] Health Canada,[19] European Medicines Agency,[20] USP38/NF33,[21] entre outros.

Trata-se de árvore de origem oriental cultivada em muitos países (Coreia, França e Estados Unidos) com o objetivo de produzir folhas para o mercado farmacêutico.

Composição química:

Além de esteróis, álcoois e cetonas alifáticas, ácidos orgânicos, sesquiterpenos (bilobalida) e açúcares, a folha de ginco contém dois grupos de compostos dotados de propriedades farmacológicas interessantes: os flavonoides e os diterpenos. Os flavonoides são representados por cerca de 20 compostos, derivados heterosídeos de flavonóis e biflavonoides.

Dados farmacológicos:

A ação dos terpenos (conhecidos como gincolídeos) está relacionada à capacidade destes de inibir o fator de ativação plaquetária (PAF), e aos flavonoides é atribuída uma atividade captadora de radicais livres. No Brasil, fitoterápicos que contêm como insumo farmacêutico ativo vegetal (IFAV) extrato de ginco são classificados como Medicamentos Fitoterápicos de Registro Simplificado.[1] O uso preconizado do extrato padronizado em gincoflavonoides (22 a 27%) expressos em quercetina, canferol e isorramnetina, e terpenolactonas (5 a 7%) expressos em gincolídeos A, B, C e bilobalídeo, é indicado para casos de vertigens e zumbidos resultantes de distúrbios circulatórios, distúrbios circulatórios periféricos (claudicação intermitente) e insuficiência vascular cerebral.

Maracujá

Nome científico: *Passiflora* spp.

Família botânica: Passifloraceae

Parte utilizada: folhas e partes aéreas

Monografias de espécies de *Passiflora* com informações de segurança e eficácia e/ou de controle de qualidade podem ser encontradas na FB 5, de 2010,[4] European Scientific Cooperative on Phytotherapy,[17] Health Canada,[19] European Medicines Agency,[19] World Health Organization,[22] Ph.Eur. 8.0,[23] entre outras.

As folhas secas de maracujá são empregadas como calmante, embora os componentes responsáveis por essa atividade não sejam conhecidos com clareza. Apesar de alguns autores correlacionarem a atividade calmante à presença de flavonoides em espécies de *Passiflora*, até o momento são considerados apenas marcadores analíticos, especialmente os C-glicosídeos, como isovitexina, isoorientina, entre outros. Diversas espécies são conhecidas em todo o Brasil, sendo *P. edulis* Sims e *P. alata* Dryand as mais cultivadas. Na FB 5,[4] foi incluída a monografia de *P. edulis* Sims e *P. alata* Dryand, sendo que *P. edulis* é a espécie mais cultivada no país, cuja denominação correta é *P. edulis* variedade *flavicarpa* Degener, conhecida como maracujá-amarelo. Nas Ph.Eur. 8.0[23] e USP38/NF33[21] e na maioria dos demais compêndios oficiais, encontra-se inscrita a espécie *P. incarnata* L.

Dados químicos:

Os constituintes químicos identificados são ácidos fenólicos, glicosídeos cianogênicos e vários flavonoides. Os flavonoides majoritários são di-C-heterosídeos de flavonas, considerados os marcadores analíticos para a droga vegetal. Em relação aos alcaloides do tipo harmano, em trabalhos mais recentes não foi detectada a presença desses compostos em diferentes espécies de *Passiflora* em concentrações superiores a 0,0187 ppm.[24,25] A presença de maltol também tem sido questionada em trabalhos mais recentes.

Dados farmacológicos:

A utilização popular atribui aos derivados vegetais obtidos de folhas e/ou partes aéreas do maracujá propriedades sedativas, antiespasmódicas e ansiolíticas, parcialmente confirmadas por experiência em animais. Sobretudo para *P. incarnata*, são encontrados estudos clínicos sobre a avaliação do efeito ansiolítico, mas com alguns vieses. Por ser considerada uma espécie de uso seguro já comprovado em literatura técnico-científica, produtos que contêm o extrato das partes aéreas de *P. incarnata*, como ingrediente farmacêutico ativo vegetal (IFAV), são considerados pela atual resolução vigente no Brasil como Produto Tradicional Fitoterápico de Registro Simplificado,[1] indicado como ansiolítico. No Brasil, a grande maioria das especialidades farmacêuticas registrada na ANVISA com extrato de maracujá contém *P. incarnata*, alguns registros com *P. alata* e nenhum registro com *P. edulis*.

Pontos-chave deste capítulo

Os flavonoides constituem uma importante classe de polifenóis, oriundos da via dos fenilpropanoides, presentes em relativa abundância entre os metabólitos secundários de vegetais. A maioria dos representantes dessa classe possui 15 átomos de carbono em seu núcleo fundamental, constituído de duas fenilas ligadas por uma cadeia de três carbonos entre elas. Nos compostos tricíclicos, as unidades são chamadas de núcleos **A**, **B** e **C**, e os átomos de carbono recebem a numeração com números ordinários para os núcleos **A** e **C** e os mesmos números seguidos de uma linha (') para o núcleo **B**. As chalconas, excepcionalmente, possuem uma numeração diferente.

As principais classes de flavonoides são:

a) as flavonas (hidrogênio na posição 3 no anel **C**);
b) os flavonóis (hidroxila na posição 3 do anel **C**), seus –O-heterosídeos (ligação glicídica via hidroxila principalmente nas posições 7 do anel **A** e 3 do anel **C**) e –C-heterosídeos (ligação C–C, sempre nas posições 6 e 8 do anel **A**);
c) chalconas (1,3-diarilpropano);
d) auronas (presença de uma ligação olefínica, que liga o anel **C** ao **B**);
e) di-hidroflavonoides, abrangendo flavanonas = flavonas com ligação simples na posição 2-3 no anel **C**; flavanonóis = flavonóis com ligação simples na posição 2-3 no anel **C** e di-hidrochalconas = chalconas com ligação simples na posição α e β no anel **C**);
f) isoflavonas (anel **B** ligado na posição 3 do anel **C**);
g) biflavonoides (flavonoides diméricos com a substituição em geral nos carbonos 5, 7, 4' e, mais raramente, 5, 7, 3', 4'); e
h) neoflavonoides (contêm 15 átomos de carbono, que são associados estrutural e biogeneticamente aos flavonoides e isoflavonoides).

Para a identificação dos flavonoides, a técnica de ultravioleta constitui uma importante ferramenta, tendo em vista que, de acordo com o núcleo básico flavonoídico, os espectros de UV são muito característicos. No caso de novas estruturas, a elucidação estrutural é realizada com base nas informações dos espectros UV, somadas aos dados de RMN e EM.

A análise por CCD, após revelação com reagentes específicos e observação sob luz ultravioleta, também fornece informações importantes sobre o núcleo básico, de acordo com a coloração da mancha desenvolvida.

Em relação às atividades farmacológicas, destacam-se as ações antiviral, antioxidante, anti-inflamatória e atividade sobre a permeabilidade capilar dos flavonoides. De modo geral, os flavonoides podem ser absorvidos no intestino delgado (no caso das agliconas e de alguns glicosídeos) ou transportados para o cólon para serem absorvidos, no caso dos flavonoides C-glicosídeos.

Em relação à toxicidade, os flavonoides em geral não são considerados substâncias tóxicas; de modo geral, o uso de produtos que contêm flavonoides é considerado seguro; porém, não há respaldo na literatura científica para isentá-los completamente de toxicidade.

Entre as drogas vegetais mais importantes, destacam-se fitoterápicos registrados na ANVISA, como os que contêm extratos de *Ginkgo biloba* e espécies de *Passiflora*, os quais têm flavonoides como marcadores ativos e analíticos, respectivamente.

Referências

1. Brasil. Agência Nacional de Vigilância Sanitária. Instrução Normativa nº 02, de 13 de maio de 2014 [Internet]. Publica a "Lista de medicamentos fitoterápicos de registro simplificado" e a "Lista de produtos tradicionais fitoterápicos de registro simplificado". Brasília, DF: Ministério da Saúde; 2014 [capturado em 22 mar. 2016]. Disponível em: http://bvsms.saude.gov.br/bvs/saudelegis/anvisa/2014/int0002_13_05_2014.pdf.

2. Harborne JB, Mabry TJ, Mabry H, editors. The flavonoids. Part 1. New York: Academic; 1975.
3. Wagner H, Bladt S. Plant drug analysis: a thin layer chromatography atlas. 2nd ed. Berlin: Springer; 1996.
4. Agência Nacional de Vigilância Sanitária (BR). Farmacopeia brasileira. 5. ed. Brasília: ANVISA; 2010.
5. Orhan DD, Ozçelik B, Ozgen S, Ergun F. Antibacterial, antifungal, and antiviral activities of some flavonoids. Microbiol Res. 2010; 165(6):496-504.
6. Kumar S, Pandey AK. Chemistry and biological activities of flavonoids: an overview. Sci World J. 2013(11-12):162750.
7. Haraguchi H, Ishikawa H, Mizutani K, Tamura Y, Kinoshita T. Antioxidative and superoxide scavenging activities of retrochalcones in Glycyrrhiza inflata. Bioorg Med Chem. 1998;6:339-47.
8. Serafini M, Peluso I, Raguzzini A. Flavonoids as anti-inflammatory agentes. Proc Nutr Soc. 2010;69(3):273-8.
9. Srinivas NR. Recent trends in preclinical drug-drug interaction studies of flavonoids. Review of case studies, issues and perspectives. Phytother Res. 2015;29(11):1679-91.
10. Di Carlo G, Mascolo N, Izzo AA, Capasso F. Flavonoids: old and new aspects of a class of natural therapeutic drugs. Life Sci. 1999; 65(4):337-53.
11. Brasil. Ministério da Saúde. Secretaria de Ciência, Tecnologia e Insumos Estratégicos. Departamento de Assistência Farmacêutica e Insumos Estratégicos. Relação Nacional de Medicamentos Essenciais: RENAME 2014. 9. ed. Brasília, DF: Ministério da Saúde; 2015.
12. Xiao J, Capanoglu E, Jassbi AR, Miron A. Advance on the Flavonoid C-glycosides and health benefits. Crit Rev Food Sci Nutr. 2015:0.
13. Ma Y, Zeng M, Sun R, Hu M. Disposition of flavonoids impacts their efficacy and safety. Curr Drug Metab. 2014;15(9):841-64.
14. Trueba GP, Sanchez GM. Los flavonoides como antioxidantes naturales. Acta Farm Bonaerense. 2001;20(4):297-306.
15. Martino V. Los flavonoides como promissorios agentes preventivos y terapéuticos. Acta Farm Bonaerense. 2000;19(4):303-8.
16. World Health Organization. WHO monographs on selected medicinal plants: volume 1 [Internet]. Malta: WHO; 1999 [capturado em 14 maio 2016]. Disponível em: http://apps.who.int/medicinedocs/en/d/Js2200e/.
17. European Scientific Cooperative on Phytotherapy. Monographs: the scientific foundation for herbal medicinal products. 2nd ed. Exeter: ESCOP; 2003.
18. Wichtl M, editor. Herbal drugs and phytopharmaceuticals: a handbook for practice on a scientific basis. 3rd ed. Washington: CRC; 2004.
19. Health Canada. Drugs and health products: compendium of monographs [Internet]. Ottawa: Natural and Non-prescription Health Products Directorate; 2009 [capturado em 14 maio 2016]. Disponíveis em: http://www.hc-sc.gc.ca/dhp-mps/prodnatur/applications/licen-prod/monograph/index-eng.php.
20. European Medicines Agency. Herbal medicines for human use. London: EMA; c1995-2016 [capturado em 14 maio 2016]. Disponível em: http://www.ema.europa.eu/ema/index.jsp?curl=pages/medicines/landing/herbal_search.jsp&mid=WC0b01ac058001fa1d.
21. The United States Pharmacopeia. 38th ed. Rockville: United States Pharmacopeial Convention; 2015.
22. World Health Organization. WHO monographs on selected medicinal plants: volume 3 [Internet]. Malta: WHO; 2007 [capturado em 14 maio 2016]. Disponível em: http://apps.who.int/medicinedocs/en/m/abstract/Js14213e/.
23. Council of Europe. European Pharmacopoeia. 8th ed. Strasbourg: EDQM Council of Europe; 2013.
24. Costa GM, Gazola AC, Zucolotto SM, Castellanos L, Ramos F, Reginatto F, et al. Chemical profiles of traditional preparations of four South American Passiflora species by chromatographic and capillary electrophoretic techniques. Rev Bras Farmacogn. 2016.
25. Zucolotto SM, Fagundes C, Reginatto FH, Ramos FA, Castellanos L, Duque C, et al. Analysis of C-glycosyl flavonoids from South American Passiflora species by HPLC-DAD and HPLC-MS. Phytochem Anal. 2012; 23(3):232-9.

Agradecimentos

À colaboração da professora Renata Pereira Limberger (UFRGS) e à doutoranda Júlia Morais Fernandes (UFRN) no auxílio de pesquisa deste capítulo.

16
Taninos

João Carlos Palazzo de Mello, Suzana da Costa Santos

Introdução	235
Classificação	235
Análise	237
Aplicações medicinais e outros usos	240
Biodisponibilidade e metabolismo	241
Drogas vegetais mais importantes	242
Pontos-chave deste capítulo	246
Referências	246
Leituras sugeridas	248

Introdução

Historicamente, a importância das plantas ricas em taninos está ligada às suas propriedades de transformar a pele animal em couro. Hoje, o curtimento da pele também é industrialmente conseguido com substâncias minerais, porém, ao longo de vários milênios, esse processo requeria exclusivamente o uso de plantas taníferas. Durante o curtimento, são formadas ligações entre as fibras de colágeno na pele animal, a qual adquire resistência ao calor, água e abrasivos. Essa capacidade dos taninos em combinar-se com macromoléculas explica a capacidade de precipitarem celulose, pectinas e proteínas. Tais propriedades são a base da definição clássica dos taninos: substâncias fenólicas solúveis em água com massa molecular entre 500 e cerca de 3.000 dalton, as quais apresentam a habilidade de formar complexos insolúveis em água com alcaloides, gelatina e outras proteínas.

Essas substâncias são, particularmente, importantes componentes gustativos, sendo responsáveis pela adstringência de muitos frutos e vegetais. A complexação entre taninos e proteínas é a base para suas propriedades como fatores de controle de insetos, fungos e bactérias tanto quanto para suas atividades farmacológicas.

Classificação

Tradicionalmente, os taninos são classificados segundo sua estrutura química em dois grupos: taninos hidrolisáveis e taninos condensados. Ambos os tipos se acumulam em quase todas as partes das plantas: raízes, rizomas, lenho, cascas, sementes, frutos e folhas. Os taninos condensados são amplamente distribuídos em plantas lenhosas, tanto em angiospermas quanto em gimnospermas. Já os taninos hidrolisáveis ocorrem em dicotiledôneas herbáceas e lenhosas, porém dentro de limites taxonômicos bem definidos, sendo encontrados em algumas famílias das subclasses do sistema de Cronquist: Hamamelidae, Dilleniidae, Rosidae, Magnoliidae e Caryophiliidae.[1]

Os taninos hidrolisáveis são caracterizados por um poliol central, em geral β-D-glicose, cujas hidroxilas são esterificadas com o ácido gálico (ácido 3,4,5-tri-hidroxi-benzoico), formado na via do chiquimato. A susbtância β-1,2,3,4,6-pentagaloil-D-glicose (Fig. 16.1) (**1**) representa o padrão máximo de substituição alcançado, sendo considerado o precursor imediato para ambas as classes de taninos hidrolisáveis: galotaninos (**2**) e elagitaninos (**3**).[2]

Os galotaninos resultam da união entre unidades de ácido gálico via ligações denominadas *meta*-depsídicas (**4**). O grau de substituição total de 10 a 12 resíduos de ácido gálico por molécula de glicose pode ser alcançado, como relatado para os galotaninos encontrados em galhas de *Rhus chinensis* Mill., citada sob o nome *Rhus semialata* Murray, chamados de ácido tânico.[3]

Os elagitaninos possuem um ou dois resíduos de hexa-hidroxidifenoil-D-glicose (HHDP), os quais são obtidos pelo acoplamento oxidativo C-C entre dois resíduos de ácido gálico espacialmente adjacen-

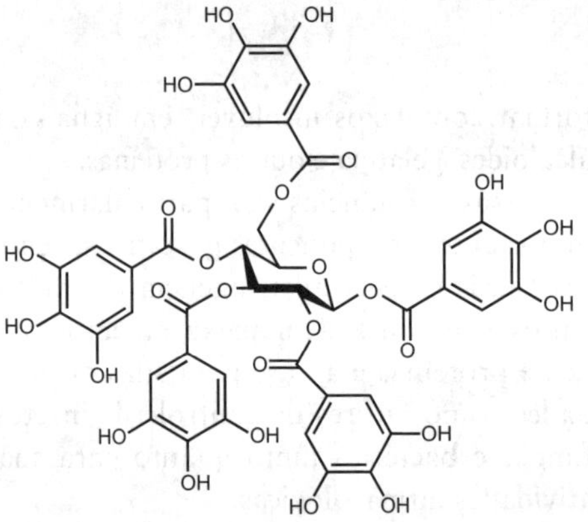

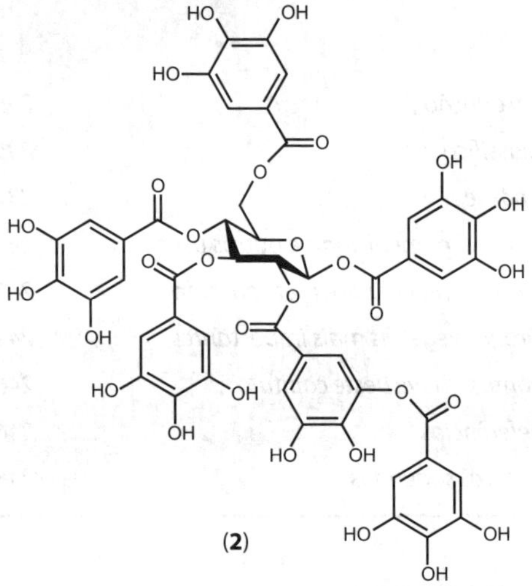

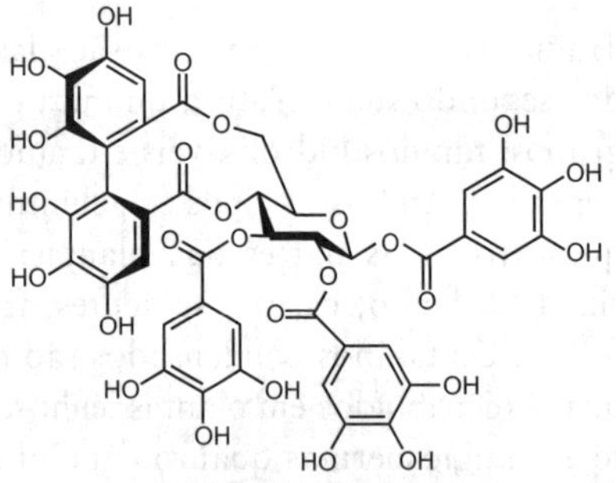

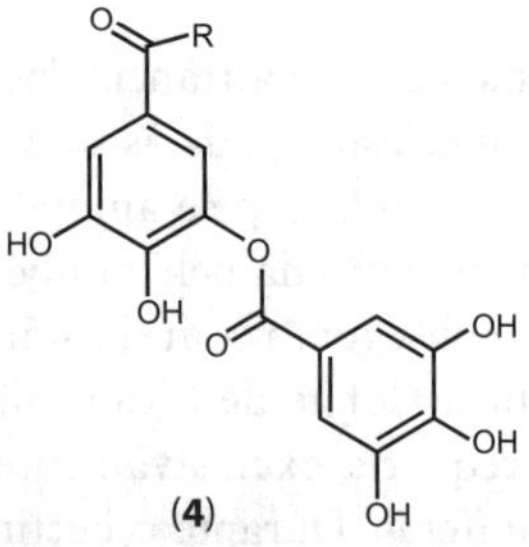

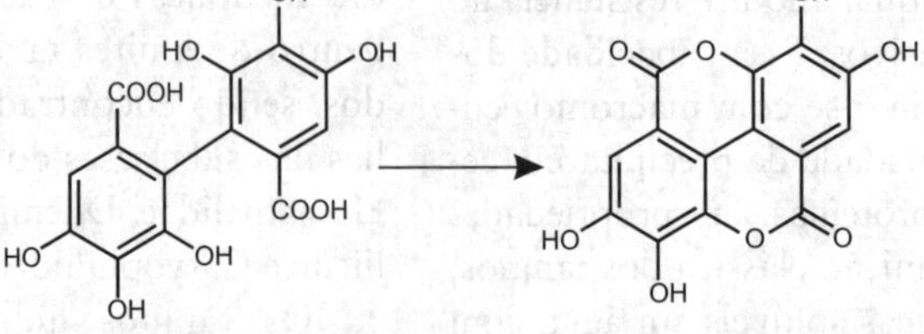

Figura 16.1 Exemplos de taninos hidrolisáveis.

tes. Após hidrólise ácida das ligações éster, ocorre a liberação do ácido difênico (**5**), que se rearranja de forma espontânea para ácido elágico (**6**). A partir do isolamento de numerosos monômeros e oligômeros de elagitaninos (cerca de 1.000), pôde-se conhecer a diversidade de variações estruturais que surgiram como resultado de reações de desidrogenação e oxidação.[1,3]

Os taninos condensados são oligômeros e polímeros formados pela policondensação de duas ou mais unidades flavan-3-ol e flavan-3,4-diol. Essa classe de taninos também é denominada de proantocianidinas,[3] devido ao fato de os taninos condensados produzirem pigmentos avermelhados da classe das antocianidinas, como cianidina e delfinidina, após degradação com ácido mineral diluído a quente (Fig. 16.2) (**7**). As unidades flavan-3-ol, que são produtos finais da rota biossintética dos flavonoides,[4] podem diferir no padrão de hidroxilação dos anéis A e B e na estereoquímica do C-3, sendo que os mais comuns são os diastereômeros: (+)-catequina/(-)-epicatequina e (-)-galocatequina/(-)-epigalocatequina (Fig. 16.3) (**8**).

Os dímeros de procianidinas foram divididos em dois grupos, designados por A ($C_{30}H_{24}O_{12}$) e B ($C_{30}H_{26}O_{12}$). As procianidinas do grupo B (**9, 10, 11**) são aquelas que possuem uma ligação C-C entre C-4 da unidade superior e C-8 ou C-6 da unidade inferior, enquanto os representantes do grupo A (**12**) possuem complementarmente uma ligação do tipo éter (Fig. 16.3). Proantocianidinas oligoméricas ou poliméricas adotam a estereoquímica 3,4-*trans* durante a formação das ligações entre as unidades flavan-3-ol.[5]

Análise

Análises qualitativas e/ou quantitativas de taninos requerem inicialmente a extração dessas substâncias do material vegetal, que em geral deve estar seco. A secagem deve ser feita à temperatura ambiente ou, de preferência, por liofilização para evitar alterações

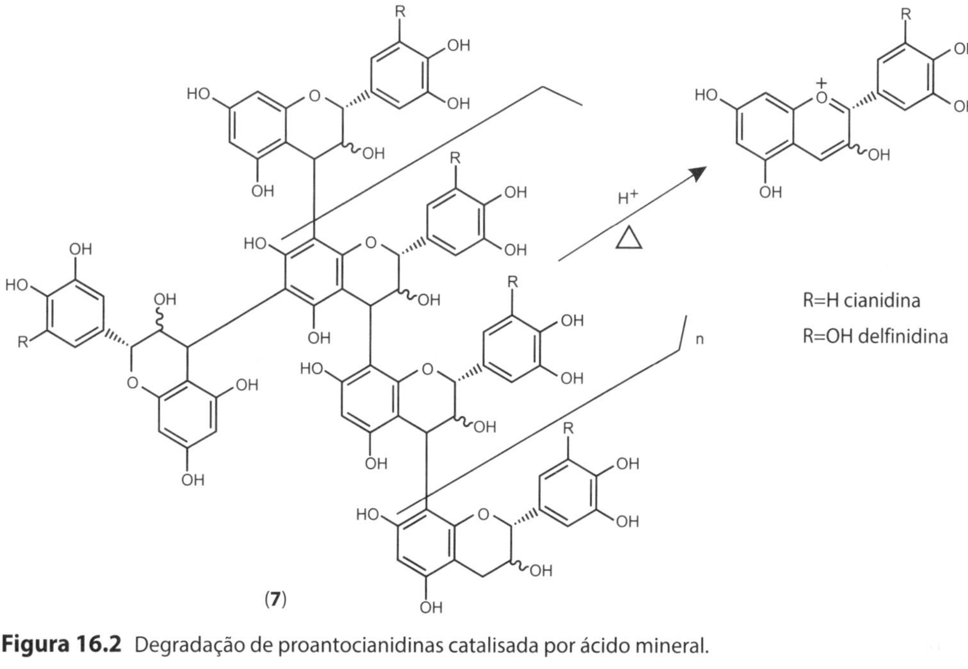

Figura 16.2 Degradação de proantocianidinas catalisada por ácido mineral.

R1=OH, R2, R3=H catequina
R2=OH, R1, R3=H epicatequina
R1, R3=OH, R2=H galocatequina
R2, R3=OH, R1=H epigalocatequina
(8)

dimero procianidina B1
(9)

dimero procianidina B5
(10)

trimero misto de procianidina e prodelfinidina
(11)

dimero procianidina A2
(12)

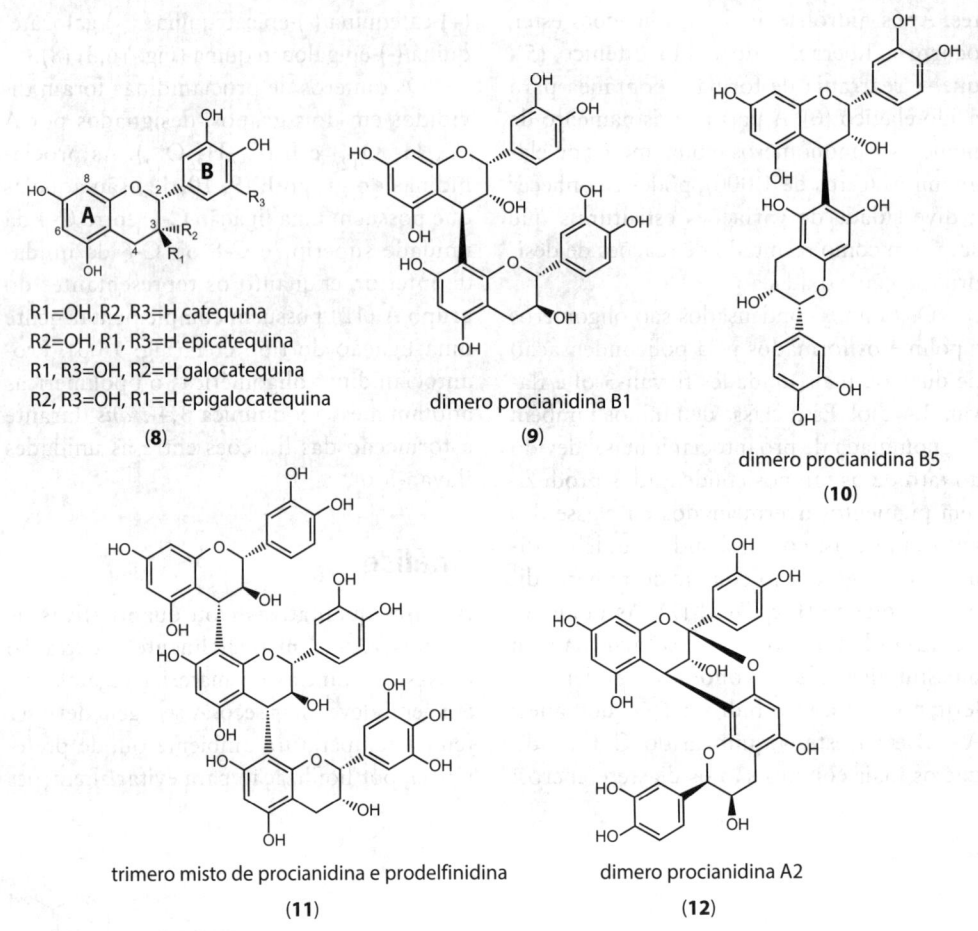

Figura 16.3 Exemplos de flavan-3-óis e proantocianidinas.

nos teores de taninos e outras substâncias fenólicas. A seleção do solvente de extração vai depender da finalidade da análise; por exemplo, utiliza-se acetona/água, de 50 a 80%, quando se pretende isolar e identificar taninos puros. Se o objetivo for a análise quantitativa do extrato bruto por métodos colorimétricos ou a análise direta do extrato por cromatografia a líquido de alta eficiência (CLAE), então o solvente de escolha será metanol/água em várias proporções. Alguns cuidados devem ser tomados: para prevenir a oxidação durante a extração, pode-se adicionar 0,1% (m/v) de ácido ascórbico ao solvente, a extração deve ser a temperatura ambiente ou abaixo dela, o extrato não pode estar em contato com a luz, e deve-se evitar o uso de ácidos (ácidos acético ou clorídrico).

Para o isolamento dos taninos, condensados ou hidrolisáveis, deve-se eliminar do extrato a acetona em evaporador rotatório, sob pressão reduzida, em temperatura abaixo de 40 °C. A fase aquosa restante é filtrada, para retirar as substâncias de baixa polaridade, e pode ser liofilizada ou submetida a uma partição líquido-líquido com solventes como acetato de etila e *n*-butanol. As frações obtidas são evaporadas e liofilizadas. As frações liofilizadas obtidas são submetidas à cromatografia em coluna, utilizando-se diferentes suportes, como Sephadex LH-20, gel de sílica de fase reversa C18, ou polímeros vinílicos (MCI-gel CHP-20P, Diaion HP 20 e Toyopearl HW-40).[6-8] O sistema eluente utilizado é geralmente o gradiente água, água/metanol e metanol ou água/acetona.[9,10] A combinação de cromatografia por contracorrente em alta velocidade e Sephadex LH-20 também pode ser utilizada para o isolamento e a purificação de taninos condensados e hidrolisáveis.[11]

O acompanhamento da eluição das substâncias da cromatografia em coluna é feito pelo uso de cromatografia em camada delgada (CCD), utilizando-se como suporte gel de sílica F_{254} e, como fase móvel, para taninos condensados, acetato de etila:ácido fórmico:água (90: 5: 5; v/v) ou acetona:tolueno:ácido fórmico (3: 3: 1; v/v), e para taninos hidrolisáveis, tolueno:formiato de etila:ácido fórmico (1: 7: 1; v/v). Na revelação, as cromatoplacas são borrifadas com solução etanólica de cloreto férrico ($FeCl_3$) a 1% ou solução de vanilina/HCl a 1% seguida de aquecimento.

A purificação final das substâncias é obtida por CLAE com a utilização de colunas de gel de sílica em fase reversa C18 preparativa e, como sistema de solventes, misturas de metanol/água ou acetonitrila/água.[9,12] Após a purificação, os taninos hidrolisáveis apresentam uma estabilidade razoável e podem ser mantidos à temperatura ambiente sem sofrer decomposição; já os taninos condensados precisam ser mantidos a baixas temperaturas e sem exposição à luz.

A elucidação estrutural de taninos puros faz-se por meio da espectroscopia de ressonância magnética nuclear de hidrogênio (RMN ^1H) e de carbono (RMN ^{13}C),[6,12,13] utilizando técnicas uni e bidimensionais, para determinação estrutural; da espectrometria de massas,[9,14] objetivando determinar a massa molecular da substância, além das fragmentações; e do dicroísmo circular, visando à determinação da configuração absoluta do hidrogênio na posição C-2 do anel C, no caso dos taninos condensados, e à configuração dos anéis aromáticos dos grupos HHDP nos taninos hidrolisáveis.[6,12]

Análises qualitativas e quantitativas de taninos em extratos brutos também podem ser realizadas. Alguns testes tradicionais de precipitação com solução de gelatina a 1%, contendo 10% de cloreto de sódio ou com soluções de cinchonina, cafeína ou estricnina de 1 a 2%, podem indicar a presença de taninos. Testes colorimétricos com solução de $FeCl_3$, vanilina-HCl ou dimetilaminobenzaldeído podem diferenciar os tipos de taninos.[5]

Existem vários ensaios colorimétricos para o doseamento de polifenóis, desde os mais gerais para fenóis totais e taninos, como os mais específicos para proantocianidinas, galotaninos e elagitaninos. Revisões podem ser consultadas sobre esse assunto.[15-17]

O método de Folin-Ciocalteu mede todas as hidroxilas fenólicas livres e, por isso, é um dos mais utilizados para quantificar fenóis solúveis. Vários métodos que envolvem precipitação de proteínas são empregados no doseamento de taninos, e neles pode-se usar como fonte de proteína pó-de-pele, caseína ou albumina bovina sérica, com ou sem o corante azul brilhante. Esses métodos são úteis não apenas para o doseamento de taninos, mas também para a obtenção de informações quanto à capacidade de cada tanino de complexar-se com proteínas. Os doseamentos mais específicos requerem a degradação ou hidrólise dos dois tipos de taninos, e os produtos liberados são, então, quantificados por espectrofotometria.

Os taninos condensados podem ser quantificados pelo método da proantocianidina, que utiliza a degradação ácida das cadeias poliméricas formando antocianidinas coloridas.[15] Os taninos hidrolisáveis (galo- e elagitaninos) podem ser quantificados pelo ensaio do iodato de potássio. No entanto, existem dois ensaios mais específicos para os taninos hidrolisáveis. O ácido gálico liberado na hidrólise dos galotaninos é complexado com o corante rodamina, enquanto o ácido elágico oriundo da hidrólise dos elagitaninos forma um complexo colorido com nitrito de sódio. Todos esses métodos apresentam inconvenientes que são discutidos nas revisões de Schofield e colaboradores[16] e Mueller-Harvey.[17]

Os taninos condensados podem ser analisados na composição de suas unidades monoméricas e no comprimento médio de suas cadeias por dois métodos: tiólise e degradação com floroglucinol. Nesses dois métodos, ocorre a despolimerização dos taninos condensados e a formação de adutos com benzilmercaptano ou com floroglucinol, e tais produtos são quantificados por CLAE.[16] Dois métodos desenvolvidos recentemente também medem a razão procianidinas/prodelfinidinas (PC/PD) e a razão *cis/trans*-flavan-3-ol; no primeiro, é utilizada espectroscopia de RMN bidimensional e, no segundo, cromatografia a líquido de ultraeficiência acoplada a espectrometria de massas, sendo que, em ambos, são analisadas frações purificadas de taninos condensados.[10,18]

Técnicas modernas de CLAE acopladas a espectrometria de massas têm permitido a análise de extratos brutos de plantas e alimentos ricos em taninos condensados e/ou hidrolisáveis.[19] Entretanto, a combinação de informações obtidas de várias técnicas, como espectroscopia no ultravioleta (UV), cromatografia em Sephadex LH-20 e espectrometria de massas, pode ser muito eficiente para a identificação de taninos hidrolisáveis e outras substâncias fenólicas.[9]

Aplicações medicinais e outros usos

Plantas ricas em taninos são empregadas na medicina tradicional para o tratamento de diversas moléstias, como diarreias, pressão alta, reumatismo, hemorragias, feridas, queimaduras, problemas estomacais (azia, náusea, gastrite e úlcera gástrica), problemas renais e do sistema urinário e processos inflamatórios em geral.[5]

Testes *in vitro* realizados com extratos ricos em taninos ou com taninos puros detectaram diversas atividades farmacológicas para essa classe de substâncias. Dentre elas, podem-se citar as ações bactericida, fungicida, antiviral, citotóxica, cicatrizante, antimutagênica inibitória de várias enzimas e da peroxidação lipídica e sequestradora de radicais livres. Revisões podem ser consultadas sobre esse assunto.[1,5,20]

Acredita-se que as atividades farmacológicas dos taninos são devidas, pelo menos em parte, a três características gerais que são comuns, em maior ou menor grau, aos dois grupos de taninos, os condensados e os hidrolisáveis: i) complexação com íons metálicos (ferro, manganês, vanádio, cobre, alumínio, cálcio, entre outros); ii) atividades antioxidante e sequestradora de radicais livres; e iii) complexação com outras moléculas, incluindo macromoléculas, como proteínas e polissacarídeos.[4]

A capacidade dos taninos e de outras substâncias fenólicas de serem antioxidantes é frequentemente citada como uma propriedade-chave na prevenção e/ou redução de doenças crônicas e ligadas ao envelhecimento, que estão relacionadas com o estresse oxidativo, como doenças cardiovasculares, câncer e doenças neurodegenerativas. As substâncias fenólicas podem agir como antioxidantes pela quelação de íons metálicos, como ferro(II)/cobre(I) e ferro(III)/cobre(II), que estão envolvidos na conversão do ânion superóxido (O_2^-) e peróxido de hidrogênio (H_2O_2) no radical hidroperóxido ($HO^\cdot$) altamente reativo. Eles também podem bloquear as enzimas responsáveis pela geração do O_2^-, xantina-oxidase e proteína-quinase C. Contudo, a ação antioxidante mais efetiva é pela transferência de um átomo de hidrogênio ou de um elétron do tanino/fenol para o radical livre.[20]

Acreditava-se que a capacidade dos taninos de se complexarem com proteínas não era seletiva e acontecia de forma não específica;[4] entretanto, várias evidências sugerem que os mecanismos pelos quais os taninos exercem suas ações de proteção contra diabetes, aterosclerose, câncer e doenças ligadas ao envelhecimento (Parkinson e Alzheimer) não se devem somente à atividade antioxidante, mas sobretudo à capacidade dessas substâncias de se ligarem diretamente a proteínas ou peptídeos específicos. Esse modo de ação pode induzir inibição de enzimas, modulação de receptores celulares ou de fatores transcricionais, além de perturbar agregados de proteínas, que podem regular funções celulares ligadas ao crescimento e proliferação celulares, inflamação, apoptose, angiogênese, metástase, bem como respostas imunológicas. Várias enzimas de relevância terapêutica são inibidas por taninos, podendo-se citar COX e LOX, CYP, proteína-quinases, xantino-oxidase, NADH-oxidase, adenosina-desaminase, topoisomerases, metil-transferases e uroquinase, uma enzima requerida por tumores humanos para formar metástases e que é fortemente inibida pela epigalocatequina-3-O-galato, encontrada em grande quantidade no chá-verde.[20]

A capacidade dos diversos taninos de se complexarem com proteínas varia conforme as suas estruturas químicas. Foi observado que a massa molecular e a flexibilidade da molécula são fatores importantes no processo de complexação.[20] Diferentes estudos comparando as afinidades relativas dos grupos galoil-ésteres com várias proteínas demonstraram a tendência decrescente na sequência penta- > tetra- > tri- > di- > mono-galoil-glicose; ou seja, quanto maior o número dos grupos galoila, maior a afinidade pelas proteínas. Por outro lado, características estruturais das proteínas, como conformação e tamanho do polímero, também influenciam na afinidade dessas moléculas com os taninos.[20] Vários estudos mostraram a grande afinidade dos taninos, condensados e hidrolisáveis, por proteínas ricas em prolina, como as proteínas presentes na saliva de mamíferos, o que explica o efeito adstringente de vários extratos vegetais e frutos ricos em taninos.[3,20]

A complexação dos taninos com proteínas, como o colágeno, tem sido utilizada no curtimento de couro desde a Antiguidade, sendo que sua obtenção permanece como uma das mais importantes aplicações comerciais de todo extrativo obtido de madeiras. As espécies vegetais mais utilizadas como fonte de taninos são quebracho (*Schinopsis* spp.) e acácia (*Acacia mearnsii* De Wild.). Além dessas, também são produzidos extratos de taninos a partir de espécies dos gêneros *Tsuga*, *Castanea*, *Quercus* e *Terminalia*.

Os taninos condensados podem ter vários usos industriais, como na produção de polímeros com alto poder aglutinante, que são formados pela reação dos polifenóis com formaldeído. Esses polímeros têm sido empregados para reduzir o fluxo de água em barragens, para estabilizar o solo em fundações de construções, na produção de borrachas e na fabricação de aglomerados e laminados de madeira, bem como na fabricação de resinas de troca catiônica.[21] Derivados produzidos entre taninos condensados e amônio quaternário com etanolamina, dimetilamina e formaldeído, ou cloreto de dietilaminoetila e iodeto de metila, têm sido usados como base para agentes floculantes ou coagulantes para o tratamento de água.[22]

Biodisponibilidade e metabolismo

As atividades biológicas *in vitro* que foram confirmadas para os taninos têm sido associadas com os efeitos farmacológicos *in vivo* de plantas medicinais e alimentos ricos nesses polifenóis. Contudo, se faz necessário considerar o destino dos taninos e de seus metabólitos no trato gastrintestinal, além de se conhecer sua absorção, distribuição, metabolismo e biodisponibilidade tecidual. Somente com esses dados é possível um completo entendimento do real papel fisiológico dos taninos e de seus metabólitos.

Vários estudos em ratos e humanos já confirmaram a absorção e metabolização no intestino delgado e no fígado de taninos condensados monoméricos, onde catequina e epicatequina são O-metilados ou conjugados com ácido glicurônico.[5] Diferentemente dos monômeros, a biodisponibilidade sistêmica de procianidinas, oligoméricas e poliméricas, é muito baixa (0,3 a 4% da dose), devido à reduzida absorção dessas substâncias na forma intacta pelo intestino.[23] Por outro lado, dímeros e trímeros, que geralmente são solúveis em água e etanol, são absorvidos pelo intestino e distribuídos em todos os tecidos e plasma. Estudos em ratos mostraram que polímeros de proantocianidinas não foram despolimerizados para formar monômeros do tipo flavan-3-ol no meio ácido estomacal ou no intestino; ao contrário, eles formaram complexos com proteínas, amido e enzimas digestivas, como pectinas, amilase, lipase, protease e β-galactosidase, sendo que tais complexos são menos solúveis e mais difíceis de serem digeridos.[5]

As proantocianidinas, que atingem o intestino grosso, são altamente degradadas pelas enzimas da flora bacteriana em monômeros de flavan-3-ol e cerca de 24 metabólitos, até o momento identificados, sendo que os principais são γ-valerolactonas e derivados dos ácidos hidroxifenilacético, hidroxifenilpropiônico e hidroxibenzoico.[23]

Os taninos hidrolisáveis contidos em alimentos em geral não são absorvidos intactos pelo trato gastrintestinal, exceto quando administrados em altas doses, como em experimentos realizados com ratos alimentados com frações de romã ricas em punicalagina, um elagitanino com massa de 1.084 daltons. Nesse experimento, foi possível detectar esse tanino no plasma na concentração de 30 μg/mL.[24] Os taninos hidrolisáveis costumam ser hidrolisados no pH alcalino do intestino delgado, liberando ácido gálico no caso dos galotaninos, e ácido elágico no caso dos elagitaninos. O ácido gálico é absorvido em sua forma livre no intestino delgado e depois ocorre sua metabolização formando o derivado metoxilado.[5]

Uma pequena parte do ácido elágico também é absorvida pelas células intestinais no jejuno e íleo, sendo prontamente metabolizada para os produtos mono e dimetoxilados e/ou conjugada com ácido glicurônico, que são detectados na bile, no plasma e na urina. O restante do ácido elágico é degradado pelas bactérias presentes na microflora intestinal, formando as urolitinas, que são dibenzopiranonas hidroxiladas. As urolitinas são formadas e absorvidas no intestino delgado e, após absorção, são hidroxiladas, metiladas e conjugadas com ácido glicurônico. Os glicuronídeos das urolitinas A e B são os principais metabólitos de elagitaninos detectados no plasma e na urina, e, devido à sua maior biodisponibilidade, esses metabólitos podem ser os reais responsáveis pelas atividades biológicas de alimentos e plantas ricas em ácido elágico e elagitaninos.[24]

Drogas vegetais mais importantes

Hamamélis

Nome científico: *Hamamelis virginiana* L.

Família botânica: Hamamelidaceae

Partes utilizadas: folhas e cascas

Arbusto bastante encontrado nos bosques úmidos dos Estados Unidos e do Canadá. Extratos das folhas e cascas são tradicionalmente utilizados em vários países. Essa planta é indicada como medicamento nas doenças do sistema venoso, como hemorroidas, úlceras varicosas, flebite e varicocele. Também é usada como hemostático em hemorragias internas e externas e como adstringente na cura de feridas, queimaduras e inflamações. Possui largo emprego em cosmética devido às suas propriedades adstringentes. A monografia da tintura de hamamélis consta na FB 5.[25]

Dados químicos

As cascas e folhas contêm uma mistura complexa de taninos condensados e hidrolisáveis, sendo que o hamamelitanino (2',5-di-O-galoil-hamamelofuranose) é o principal constituinte das cascas. Outros taninos hidrolisáveis, como mono e tri-O-galoil-hamamelofuranoses e derivados galoil-hamameloses com substituição em C1, são conhecidos, além de proantocianidinas diméricas, ácidos fenólicos e flavonoides.

Dados farmacológicos

Vários estudos *in vitro* e *in vivo* avaliaram as atividades farmacológicas dos extratos de cascas e folhas. As ações relatadas foram de inibição da 5-lipoxigenase e liso-PAF-acetil-CoA e antiviral contra o Herpes Simplex Virus Tipo 1 (HSV-1) para as frações enriquecidas com proantocianidinas e diminuição da formação de radicais de ânion superóxido para as frações ricas em elagitaninos; os taninos condensados com grupos galoil inibiram a proliferação de células de câncer de colo humano, HT29 e HCT116.[25]

Estudos realizados com cultura de células epidérmicas, os queratinócitos, mostraram que proantocianidinas poliméricas obtidas das cascas da hamamélis aumentaram a proliferação dessas células. A utilização de uma formulação semissólida contendo as proantocianidinas no tratamento de pele com dermatite reduziu a perda de água transepidérmica e a formação de eritema. O hamamelitanino puro inibiu o fator α de necrose tumoral (TNF-α) de células endoteliais, o que poderia explicar o uso da hamamélis como anti-hemorrágico.[25]

Ratânia

Nome científico: *Krameria triandra* Ruiz & Pav.

Família botânica: Krameriaceae

Partes utilizadas: raízes

A planta é originária dos Andes e, por isso, também é conhecida como ratânia-do-peru. Os taninos extraídos são denominados vermelho de ratânia, pela sua coloração característica. Na medicina popular do Peru e da Bolívia, ela tem sido usada para problemas intestinais e estomacais pelas suas propriedades adstringentes, antidiarreicas e antimicrobianas. As monografias da planta e da tintura de ratânia constam na FB 5.[25]

Dados químicos

As cascas das raízes devem possuir, no mínimo, 10% em taninos, sendo a maioria taninos condensados (flavan-3-ol). Proantocianidinas oligoméricas com grau de polimerização entre 5 e 10 unidades, além de *neo*- e *nor*-neolignanas, procianidinas diméricas e catequinas glicosiladas também foram isoladas.[26]

Dados farmacológicos

Esta droga vegetal possui propriedades adstringentes em virtude do seu conteúdo em taninos condensados, sendo utilizada para a obtenção de tinturas, administradas sob a forma de colutórios no tratamento de afecções da região orofaríngea, ou topicamente no tratamento de hemorroidas.

Cratego

Nome científico: *Crataegus monogyna* Jacq. e *Crataegus laevigata* (Poir.) DC.

Família botânica: Rosaceae

Partes utilizadas: flores, folhas e frutos

Estas espécies são amplamente distribuídas em zonas temperadas do hemisfério norte, incluindo a região mediterrânea. Suas folhas, flores e frutos são utilizados na medicina popular europeia como adstringente, antiespasmódico, cardiotônico, diurético e hipotensivo. O suco dos frutos verdes ou maduros é aplicado sobre a pele para aliviar dores musculares e artrite. A monografia destas espécies consta na FB 5.²⁵

Dados químicos

O teor de procianidinas oligoméricas e flavan-3-óis chega a cerca de 2,7%. Os teores de fenóis totais são mais altos nas folhas do que nas cascas e na polpa dos frutos. Análises por CLAE/EM sugeriram a presença das seguintes substâncias: ácido clorogênico, procianidina B2, epicatequina, vitexina, rutina, hiperosídeo, isoquercitrina, delfinidina-3-O-glicose e hidroximetilfurfural.²⁷

Dados farmacológicos

Experimentos *in vivo* mostraram que o extrato dos frutos do cratego inibiu a oxidação da lipoproteína de baixa densidade (LDL) humana, além de ter efeitos expressivos no sistema cardiovascular, como no tratamento da insuficiência cardíaca e na redução da mortalidade após ter sido provocada isquemia em animais. Sua ação cardiotônica deve-se, provavelmente, às atividades anti-isquêmica, antiarrítmica, hipolipidêmica e hipotensora, que já foram comprovadas para esta espécie. Comparação entre extratos de diferentes partes de C. *monogyna* mostrou propriedades antioxidantes, que decrescem na seguinte ordem: folhas > flores > frutos, sendo que essa atividade foi correlacionada diretamente com os teores totais de proantocianidinas e flavonoides.²⁷

Espinheira-santa

Nome científico: *Maytenus ilicifolia* Mart. ex Reissek

Família botânica: Celastraceae

Partes utilizadas: folhas, cascas, raízes

Planta originária do sul do Brasil, Uruguai, Paraguai, norte da Argentina, Chile e Bolívia. Seus usos na medicina popular são atribuídos aos seus efeitos cicatrizante, antiespasmódico, anti-inflamatório, antiulcerogênico, antiasmático, diurético, analgésico e contraceptivo. A monografia desta planta consta na FB 5.

Dados químicos

Os constituintes majoritários de extratos aquosos das folhas são taninos condensados monoméricos (catequina, epicatequina, epigalocatequina, epigalocatequina-3-galato e 4'-O-metilepigalocatequina) e diméricos (procianidinas B1 e B2), além de flavonoides glicosilados, alcaloides (maiteína, maitamprina e maitensina) e terpenos (maitenina, tringenona, isotenginona II, congorosinas A e B, ácido maitenoico, friedelan-3-ona, friedelan-3-ol, friedelina, maitefolina A, B e C, cafeato de uvaol), entre outras substâncias.²⁸

Dados farmacológicos

Estudos pré-clínicos demonstraram a atividade protetora do chá (abafado) preparado com folhas secas ou frescas contra lesões gástricas induzidas por indometacina e estresse causado pelo frio, em ratos. Após a administração desse chá liofilizado, houve redução do número de úlceras e aumento do volume e do pH do suco gástrico, efeitos estes semelhantes aos da cimetidina. Além disso, uma fração rica em flavonoides e o galato de epigalocatequina também reduziram as lesões gástricas causadas pela indometacina e pelo álcool, em ratos. Tais resultados *in vivo* foram correlacionados com a inibição *in vitro* da atividade gástrica da H⁺,K⁺-ATPase de coelhos, explicando o efeito antiulcerogênico de M. *ilicifolia*, que também foi reforçado pela atividade *in vitro* e *in vivo* da catequina contra a bactéria *Helicobacter pylori*. Estudos de toxicidade aguda e crônica demonstraram que o chá e diferentes extratos das folhas não apresentaram nenhum efeito tóxico, mutagênico, teratogênico ou abortivo. A avaliação *in vitro* da atividade citotóxica de várias substâncias isoladas de M. *ilicifolia* demonstrou que elas inibiram a proliferação de inúmeras linhagens celulares tumorais de diversas origens, incluindo algumas de tumores do trato digestivo, mediante diferentes modos de ação. Também foi evidenciada a atividade antimutagênica do extrato aquoso desta espécie, que está relacionada à atividade antioxidante da catequina e seus derivados, principalmente na mucosa gástrica. Extratos de folhas e frações purificadas desta planta, ricos em taninos, causaram diminuição da pressão arterial, pelo relaxamento dos anéis da aorta, por meio de mecanismos que, provavelmente, envolvem a produção de óxido nítrico, ativação da guanilato-ciclase e abertura dos canais de potássio.[28]

Barbatimão

Nome científico: *Stryphnodendron adstringens* (Mart.) Coville

Família botânica: Leguminosae

Partes utilizadas: cascas

Árvore característica da região do cerrado brasileiro, ocorrendo do sul do Pará até o norte do Paraná e Mato Grosso do Sul. As cascas do barbatimão são empregadas na medicina popular nas leucorreias, diarreias e como cicatrizante por sua atividade adstringente. A monografia desta planta consta na FB 5.[25]

Dados químicos

As cascas possuem em torno de 20% de taninos totais. A partir de um extrato acetona:água das cascas, foram isolados diferentes taninos condensados, entre eles flavan-3-óis, prodelfinidinas e prorobinetinidinas.[7,8]

Dados farmacológicos

Diversos estudos foram realizados com extratos e frações das cascas de barbatimão, comprovando suas atividades cicatrizante, anti-inflamatória, analgésica e protetora da mucosa gástrica contra úlceras. O medicamento Fitoscar foi desenvolvido, e os ensaios pré-clínicos e clínicos demonstraram sua eficácia na cura de feridas. Taninos obtidos das cascas desta espécie inibiram o crescimento ou a replicação de parasitas protistas, bactérias, fungos e vírus, inclusive em ensaio clínico realizado para o controle da candidíase vaginal, causada por *Candida albicans* e *C. tropicalis*. Além disso, frações ricas em proantocianidinas poliméricas inibiram o crescimento da espécie *C. tropicalis* e a formação do biofilme, o que interfere diretamente na adesão das células fúngicas.[29]

Pitangueira

Nome científico: *Eugenia uniflora* L.

Família botânica: Myrtaceae

Partes utilizadas: folhas

Árvore de pequeno porte que ocorre naturalmente nas regiões sul e sudeste do Brasil. Produz frutos comestíveis que podem variar de forma, tamanho, sabor e coloração (vermelha a roxa), dependendo da variedade de pitangueira. Na medicina popular, o decocto ou a infusão das folhas são empregados como hipotensor, anti-inflamatório, diurético e no tratamento de problemas digestivos. Também são utilizados como adstringentes antipiréticos e antirreumáticos.[30] A monografia desta planta consta na FB 5.

Dados químicos

As folhas são ricas em taninos hidrolisáveis, incluindo *monômeros*: 2,3-di-O-galoil-β-D-glicose, 1,2,4,6-tetra-O-galoil-β-D-glicose, 1,2,3,4,6-penta-O-galoil-β-D-glicose, gemina D e hipomanina A; e *dímeros*: camptotina A, oenoteina B, eugeniflorina D1 e eugeniflorina D2, sendo que os três últimos são dímeros macrocíclicos. Também foram isolados e identificados vários flavonoides glicosilados, galocatequina e antraquinonas. As folhas são fonte de óleo volátil contendo, principalmente, selina-1,3,7(11)-trien-8-ona e seu epóxido, germacrona, furanodieno e curzereno.[30]

Dados farmacológicos

Testes *in vitro* e *in vivo* confirmaram várias atividades farmacológicas dos extratos das folhas, tais como diurética, anti-inflamatória, antidiarreica, hipotensora, antipirética, antiespasmódica, bactericida e citotóxica. Ensaios para detectar ação antioxidante, DPPH e ORAC, realizados com taninos e flavonoides isolados das folhas demonstraram que os dímeros camptotina A, oenoteina B e eugeniflorina D2 foram os mais potentes sequestradores de radicais livres quando comparados aos monômeros e flavonoides.[30]

Pontos-chave deste capítulo

Taninos são polifenóis hidrossolúveis de massa molecular entre 500 e 3.000 daltons (sendo que os polímeros podem chegar até 30.000 daltons) e que formam complexos com alcaloides, proteínas e polissacarídeos. Eles são agrupados em duas principais classes: taninos condensados, ou proantocianidinas, e taninos hidrolisáveis, que são subdivididos em galotaninos e elagitaninos.

Devido à grande polaridade dos taninos, para sua extração são utilizadas misturas de solventes como acetona:água ou metanol:água, e para seu fracionamento são empregados adsorventes, como Sephadex LH-20 e sílica de fase reversa C18. Para seu isolamento são empregados várias técnicas cromatográficas, e para sua elucidação estrutural podem ser usados métodos espectroscópicos e/ou espectrométricos.

Os taninos apresentam diversas atividades biológicas e farmacológicas cujos mecanismos de ação podem ser atribuídos às suas propriedades de quelação de metais, principalmente, e às suas atividades antioxidante e de complexação com proteínas/enzimas, de forma específica. A absorção de taninos condensados pelo trato gastrintestinal varia de acordo com seu grau de polimerização, pois, quanto maior o número de unidades, menor será sua absorção. Eles são metabolizados no intestino grosso pela flora bacteriana, que os converte em flavan-3-óis e derivados de ácidos fenólicos. Os taninos hidrolisáveis são pouco absorvidos, sendo hidrolisados no intestino delgado em ácido gálico e ácido elágico, este último posteriormente degradado pelas bactérias intestinais em urolitinas.

Referências

1. Okuda T. Systematics and health effects of chemically distinct tannins in medicinal plants Phytochemistry. 2005;66(17):2012-31.
2. Niemetz R, Gross GG. Enzymology of gallotannin and ellagitannin biosynthesis-review Phytochemistry. 2005;66(17):2001-11.
3. Haslam E. Pratical polyphenols: from structure to molecular recognition and physiological action. Cambrige: Cambrige University; 1998.
4. Haslam E. Vegetable tannins: lessons of a phytochemical lifetime. Phytochemistry. 2007;68(22-24):2713-21.
5. Serrano J, Puupponen-Pimi R, Dauer A, Aura A-M, Saura-Calixto F. Tannins: current knowledge of food sources, intake, bioavailability and biological effects. Mol Nutr Food Res. 2009;53 Suppl 2:S310-29.
6. Okuda T, Yoshida T, Hatano T. New methods of analyzing tannins. J Nat Prod. 1989;52(1): 1-31.
7. Mello JCP, Petereit F, Nahrstedt A. Flavan-3--ols and prodelphinidins from Stryphnodendron adstringens. Phytochemistry. 1996; 41(3):807-13.
8. Mello JCP, Petereit F, Nahrstedt A. Prorobinetinidins from Stryphnodendron adstringens. Phytochemistry. 1996;42(3):857-62.
9. Moilanen J, Sinkkonen J, Salminen J-P. Characterization of bioactive plant ellagitannins by chromatographic, spectroscopic and mass spectrometric methods. Chemoecology. 2013;23(3):165-79.
10. Zeller WE, Ramsay A, Ropiak HM, Fryganas C, Mueller-Harvey I, Brown RH, et al. ^{1}H–^{13}C HSQC NMR spectroscopy for estimating procyanidin/prodelphinidin and cis/trans-flavan-3-ol ratios of condensed tannin

samples: correlation with thiolysis. J Agric Food Chem. 2015;63(7):1967-73.
11. Grace MH, Warlick CW, Neff SA, Lila MA. Efficient preparative isolation and identification of walnut bioactive components using high-speed counter-current chromatography and LC-ESI-IT-TOF-MS. Food Chem. 2014;158:229-38.
12. Esatbeyoglu T, Jaschok-Kentner B, Wray V, Winterhalter P. Structure elucidation of procyanidin oligomers by low-temperature ^{1}H NMR spectroscopy. J Agric Food Chem. 2011;59(1):62-9.
13. Yoshida T, Hatano T, Okuda T. Two-dimensional NMR spectra of hydrolysable tannins which form equilibrium mixtures. Magn Reson Chem.1992;30(13):S46-55.
14. Von Bargen C, Hübner F, Cramer B, Rzeppa S, Humpf H-U. Systematic approach for structure elucidation of polyphenolic compounds using a bottom-up approach combining ion trap experiments and accurate mass measurements. J Agric Food Chem. 2012; 60(45):11274-82.
15. Hagerman AE. Tannin chemistry. In: Hagerman AE. The tannin handbook [Internet]. Oxford: Miami University; c2011 [capturado em 10 jan. 2016]. Disponível em: http://www.users.miamioh.edu/hagermae/.
16. Schofield P, Mbugua DM, Pell AN. Analysis of condensed tannins: a review. Anim Feed Sci Technol. 2001;91(1-2):21-40.
17. Mueller-Harvey I. Analysis of hydrolysable tannins. Anim Feed Sci Technol. 2001;91(1-2):3-20.
18. Engström MT, Pälijärvi M, Fryganas C, Grabber JH, Mueller-Harvey I, Salminen J-P. Rapid qualitative and quantitative analyses of proanthocyanidin oligomers and polymers by UPLC-MS/MS. J Agric Food Chem. 2014;62(15):3390-9.
19. Arapitsas P. Hydrolyzable tannin analysis in food. Food Chem. 2012;135(3):1708-17.
20. Quideau S, Deffieux D, Douat-Casassus C, Pouységu L. Plant polyphenols: chemical properties, biological activities, and synthesis. Angew Chem Int Ed. 2011;50(3):586-621.
21. Celzard A, Szczurek A, Jana P, Fierro V, Basso M-C, Bourbigot S, et al. Latest progresses in the preparation of tannin-based cellular solids. J Cellular Plastics. 2015;51(1):89-102.
22. Yin C-Y. Emerging usage of plant-based coagulants for water and wastewater treatment. Process Biochem. 2010;45(9):1437-44.
23. Goodrich KM, Neilson AP. Simultaneous UPLC–MS/MS analysis of native catechins and procyanidins and their microbial metabolites in intestinal contents and tissues of male wistar furth inbred rats. J Chromatogr B. 2014;958:63-74.
24. Tomás-Barberan FA, Espín JC, García-Conesa MT. Bioavailability and metabolism of ellagic acid and ellagitannins. In: Quideau S, editor. Chemistry and biology of ellagitannins: an underestimated class of bioactive plant polyphenols. Singapore: World Scientific; 2009. p. 273-97.
25. Sanchez-Tena S, Fernandez-Cachon ML, Carreras A, Mateos-Martin ML, Costoya N, Moyer MP, et al. Hamamelitannin from witch hazel (Hamamelis virginiana) displays specific cytotoxic activity against colon cancer cells. J Nat. Prod. 2012;75(1): 26-33.
26. Møller C, Hansen SH, Cornett C. Characterisation of tannin-containing herbal drugs by HPLC. Phytochem Anal. 2009;20(3):231-9.
27. Belkhir M, Rebai O, Dhaouadi K, Congiu F, Tuberoso CIG, Amri M, et al. Comparative analysis of Tunisian wild Crataegus azarolus (yellow azarole) and Crataegus monogyna (red azarole) leaf, fruit, and traditionally derived syrup: phenolic profiles and antioxidant and antimicrobial activities of the aqueous--acetone extracts. J Agric Food Chem. 2013; 61(40):9594-601.
28. Dutra RC, Campos MM, Santos ARS, Calixto JB. Medicinal plants in Brazil: pharmacological studies, drug discovery, challenges and perspectives. Pharmacol Res [Internet]. 2016 [capturado em 27 abr. 2016]. Disponível em: http://dx.doi.org/10.1016/j.phrs.2016.01.021.
29. Morey AT, Souza FC, Santos JP, Pereira CA, Cardoso JD, Almeida RSC, et al. Antifungal activity of condensed tannins from Stryphnodendron adstringens: effect on Candida tropicalis growth and adhesion properties. Curr Pharm Biotechnol. 2016;17(4): 365-75.

30. Fortes GAC, Carvalho AG, Ramalho RRF, Silva AJR, Ferri PH, Santos SC. Antioxidant activities of hydrolysable tannins and flavonoid glycosides isolated from Eugenia uniflora L. Rec Nat Prod. 2015;9(2):251-6.

Leituras sugeridas

Aron PM, Kennedy JA. Flavan-3-ols: nature, occurrence and biological activity. Mol Nutr Food Res. 2008;52(1):79-104.

Quideau S. Chemistry and biology of ellagitannins: an underestimated class of bioactive plant polyphenols. Singapore: World Scientific; 2009.

17

Quinonas

Miriam de Barcellos Falkenberg

Introdução	249
Histórico	250
Biossíntese	251
Distribuição e papel fisiológico	252
Propriedades físico-químicas	254
Métodos de extração	255
Caracterização e doseamento	256
Propriedades farmacológicas e uso terapêutico	257
Emprego farmacêutico	258
Drogas vegetais mais importantes	260
Pontos-chave deste capítulo	267
Referências	268

Introdução

Quinonas são compostos orgânicos que podem ser considerados produtos da oxidação de fenóis; da mesma forma, a redução de quinonas (**1a**) pode originar os correspondentes fenóis ou hidroquinonas (**1b**). Sua principal característica é a presença de dois grupos carbonílicos que formam um sistema conjugado com pelo menos duas ligações duplas entre átomos de carbono (C=C). Apenas algumas nafto-, antra- e fenantraquinonas podem ser classificadas como substâncias com caráter aromático. As *o*- e *p*-quinonas são 1,2- e 1,4-dicetonas cíclicas conjugadas; *m*- ou 1,3-quinonas não existem na natureza.

As unidades quinoides 1,4-dicetociclo-hexa-2,5-dieno (**1**) ou 1,2-dicetociclo-hexa-3,5-dieno (**2**) ocorrem com relativa abundância em substâncias de origem biológica. A nomenclatura das quinonas é definida pelo esqueleto do anel aromático, estabelecendo-se as posições dos dois grupos carbonílicos na molécula (1,2- ou *orto*-, 1,4- ou *para*-) e acrescentando-se o sufixo quinona (**1a, 2, 3** e **4**, na Fig. 17.1).

Em função do tipo de ciclo no qual o sistema de ligas duplas e cetonas conjugadas está inserido, existem três grupos principais de quinonas nos quais se enquadra a maioria dos compostos conhecidos atualmente: benzo-, nafto- e antraquinonas. Este último (**5**) é o ciclo mais comum, mas também são encontradas na natureza quinonas terpênicas e policíclicas de estrutura mais complexa, como as diterpenoquinonas com esqueleto do tipo abietano (**6**) e as derivadas de fenantrenoquinonas com diferentes graus de insaturação, frequentes em espécies de Lamiaceae, como o alecrim e a sálvia e os pigmentos policíclicos relacionados com as hipericinas (**7a, 7b**), encontradas no gênero *Hypericum* (Fig. 17.1). Nestas últimas, a função quinona se encontra em uma forma estendida, com as duas carbonilas em anéis diferentes e unidas por uma série de ligas duplas conjugadas.

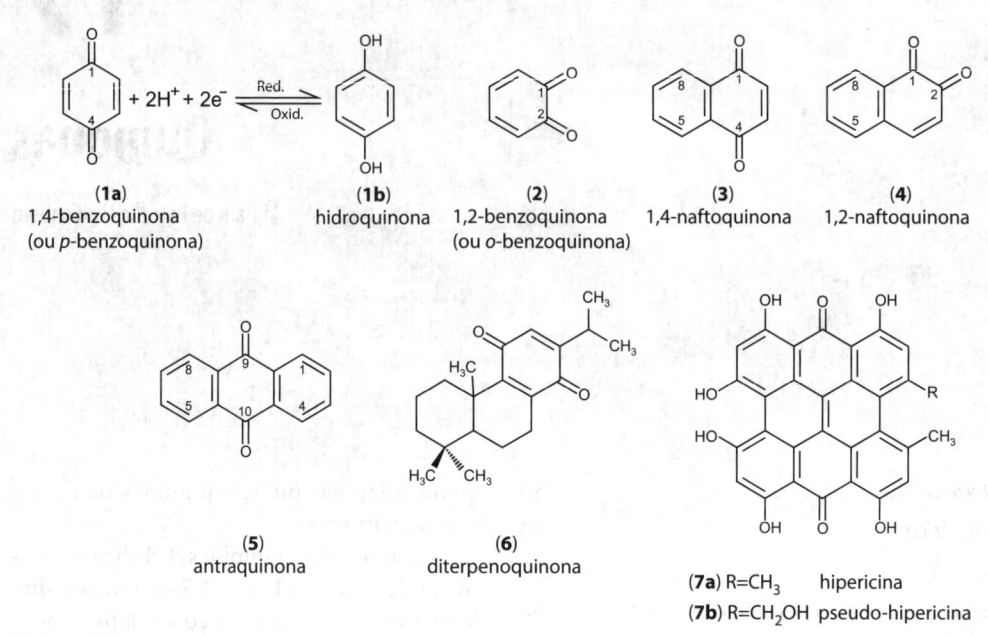

Figura 17.1 Redução de quinonas (**1a**) a fenóis (**1b**), principais tipos de anéis encontrados em quinonas naturais (**1** a **5**) e exemplos de esqueletos encontrados em grupos taxonômicos específicos (**6** e **7**).

(**1a**) 1,4-benzoquinona (ou *p*-benzoquinona)
(**1b**) hidroquinona
(**2**) 1,2-benzoquinona (ou *o*-benzoquinona)
(**3**) 1,4-naftoquinona
(**4**) 1,2-naftoquinona
(**5**) antraquinona
(**6**) diterpenoquinona
(**7a**) R=CH$_3$ hipericina
(**7b**) R=CH$_2$OH pseudo-hipericina

Histórico

Desde a Antiguidade, plantas contendo quinonas têm sido usadas por suas atividades biológicas ou como fonte de corantes naturais.[1] As raízes de *Rubia tinctorum* L. (Rubiaceae) já eram conhecidas e usadas no antigo Egito, na Pérsia e na Índia. O nome do gênero (e da família) se deve justamente à intensa coloração das raízes dessa planta, a qual foi um dos primeiros materiais corantes usados pelo homem, que a utilizava também na sua dieta alimentar e como alimento para os animais.[2] Os ossos desses animais adquiriram coloração púrpura-avermelhada, pela capacidade de ligação das antraquinonas alizarina (**8a**) e purpurina (**8b**) ao tecido em calcificação (Fig. 17.2). A purpurina foi uma das primeiras quinonas obtidas na forma pura (em 1826, pelos franceses Robiquet e Collin), mas seu uso diminuiu no final do século XIX, com o advento dos corantes sintéticos. A lawsona (**9**), naftoquinona isolada das folhas da hena (*Lawsonia inermis* L.), é outro exemplo de quinona utilizada há milênios por suas propriedades corantes (Fig. 17.1). A múmia de uma princesa egípcia que teria vivido por volta de 1.400 a.C. já apresentava os cabelos tingidos por hena.

O sene era utilizado medicinalmente pelos árabes já no século IX, mas seu uso como laxante só passou a ter maior destaque na época do Renascimento e é o responsável pelo seu emprego terapêutico atual. Tradicionalmente, essa e outras drogas vegetais contendo antraquinonas, como a babosa e o ruibarbo, adquiriram importância terapêutica na medicina oriental e também na ocidental como laxantes, mas as me-

(**8a**) R=H alizarina
(**8b**) R=OH purpurina
(**9**) lawsona

Figura 17.2 Quinonas obtidas de plantas com importância histórica como corante: *Rubia tinctorum* (**8a** e **8b**) e *Lawsonia inermis* (**9**).

dicinas tradicionais da Ásia e da África incluem diversas outras plantas contendo quinonas que apresentam diferentes atividades farmacológicas. Algumas quinonas de origem natural foram identificadas como tendo importante função fisiológica para o ser humano, como a filoquinona (**10a**, conhecida como vitamina K1 ou fitomenadiona), que não é sintetizada pelo homem e provém da dieta, embora uma forma sintética (**10b**) possa ser utilizada hoje como fármaco. Organismos marinhos (em especial esponjas e microrganismos) também produzem quinonas.

No Brasil e em outros países da América do Sul, espécies de Bignoniaceae popularmente denominadas ipê ou lapacho eram utilizadas na medicina tradicional de vários povos indígenas. Hoje se sabe que elas contêm naftoquinonas com ação citotóxica e antiparasitária.

Para o grupo de substâncias denominadas genericamente *antraquinonas*, encontram-se na literatura também outras denominações como *antranoides*, *derivados antracênicos* ou *derivados hidroxiantracênicos*.

Biossíntese

As quinonas de plantas superiores são sintetizadas por várias rotas metabólicas. Os derivados hidroxiantracênicos podem ser formados a partir de unidades provenientes de acetil- ou malonilcoenzima A (Fig. 17.3),

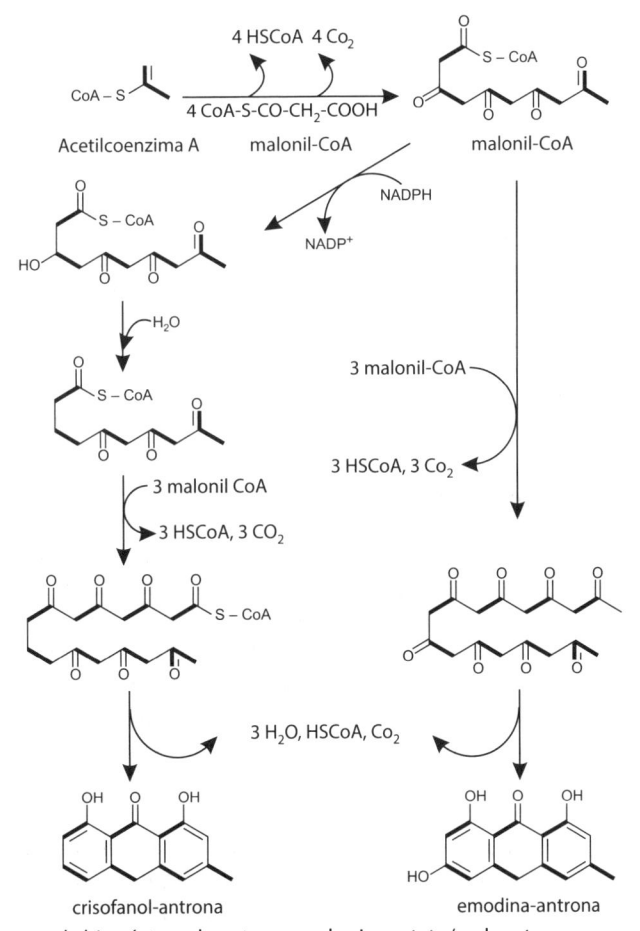

Figura 17.3 Esquema da biossíntese de antronas pela via acetato/malonato.

resultando em policetídeos com grupos OH em C-1, C-8 e às vezes também em C-6, além de grupos CH_3, CH_2OH, CHO ou COOH em C-3. Frequentemente, o grupo carbonila da terceira unidade mevalonato é reduzido após formação da cadeia de policetídeo, de modo que o derivado formado não apresenta OH em C-6. Outra via de biossíntese pode envolver o ácido *o*-succinilbenzoico, como são sintetizadas lawsona (**9**), filoquinona (**10a**) e juglona (**11a**); outras naftoquinonas, como a chiconina (**12**), são formadas a partir do ácido *p*-hidroxibenzoico (Fig. 17.4). Algumas quinonas, como as ubiquinonas, têm origem biossintética mista, com o anel formado pela via do acetato (policetídeo) e cadeia lateral derivada do isopreno.[3]

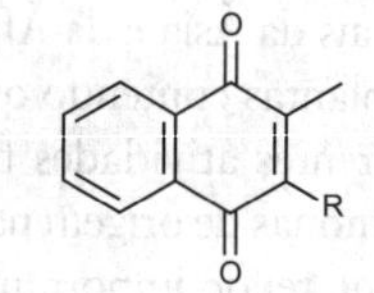

Os derivados contidos nas drogas vegetais secas costumam apresentar-se em estado mais oxidado do que as substâncias desse grupo presentes originalmente na planta fresca. As antronas e os antranóis são os primeiros policetídeos antranoides que se formam nas plantas, possuem função oxigenada apenas no C-9, e a maioria ocorre na natureza na forma de glicosídeos. As antraquinonas propriamente ditas são mais estáveis e em geral são formadas a partir das antronas livres por auto-oxidação ou pela ação de enzimas próprias das plantas (peroxidases ou oxidases). As antronas também podem ser transformadas enzimaticamente nas correspondentes diantronas e naftodiantronas (Fig. 17.5), sendo estas últimas desprovidas de ação laxante.

Em derivados antracênicos são característicos os grupos hidroxilas em C-1 e C-8, bem como o grupo cetônico em C-9 e C-10. Grupamentos metila, metoxila e carboxila podem estar presentes em C-3, e um grupo hidroxila ou metoxila, em C-6. A maioria das substâncias deste grupo apresenta-se originalmente como O-glicosídeos, com ligação glicosídica sobretudo nos grupamentos hidroxila presentes nos carbonos C-1, C-8 ou C-6. Os C-glicosídeos são derivados das antronas, sendo a ligação C-C ao açúcar sempre em C-10. Tanto O- como C-glicosídeos

(**10a**) R=CH_2 ⁀⁀⁀⁀ filoquinona (fitomenadiona = vit. K_1)
(**10b**) R=H menadiona = vit. K_3 (sintética)

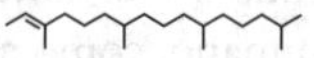

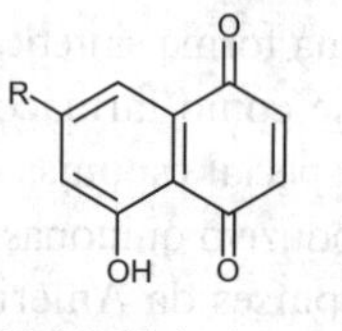

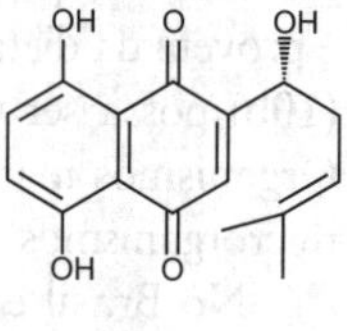

(**11a**) R=H juglona
(**11b**) R=CH_3 7-metiljuglona

(**12**) R=H chiconina

Figura 17.4 Algumas quinonas obtidas por biossíntese a partir de derivados de ácido benzoico e a forma sintética da vitamina K (**10b**).

(**13** e **14**, Fig. 17.6) podem ser formados a partir de glicose, ramnose ou apiose.

Distribuição e papel fisiológico

Atualmente, são conhecidas na natureza cerca de 2.000 quinonas, encontradas em bactérias, fungos, líquens, gimnospermas e angiospermas. No reino animal também já foram encontradas quinonas em esponjas, ouriços-do-mar e certos artrópodes como cochonilhas (insetos produtores do corante carmim) e os chamados besouros-bombardeadores.

Filoquinonas (como **10a**, vitamina K_1, ver Fig. 17.4) e plastoquinonas (**15**, Fig. 17.7) são metabólitos primários, presentes em plantas superiores e algas, em todos os tecidos que realizam fotossíntese; nas plantas, as filoquinonas parecem ter função hormonal, necessária, entre outras para a formação das raízes. Já as ubiquinonas (como **16**) têm sido encontradas na maioria das plantas e também em animais, diferenciando-se das plastoquinonas pelo tipo de substituintes no anel. As ubiquinonas e as naftoquinonas da série da vitamina K são exemplos de *bioquinonas* de ampla distribuição na natureza,

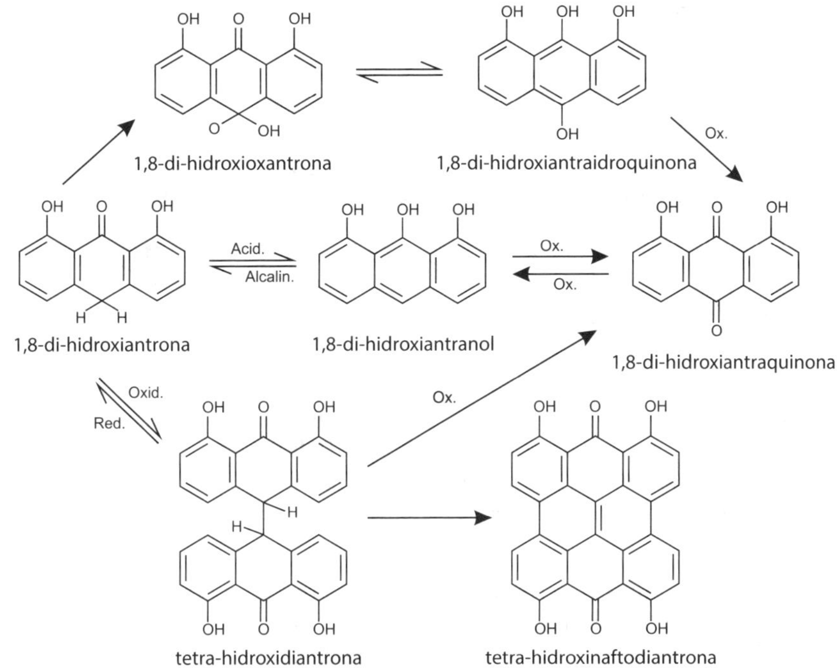

Figura 17.5 Inter-relação entre formas oxidadas e reduzidas dos derivados antracênicos.

participando da cadeia de transporte de elétrons na respiração celular procariótica e eucariótica. Para o ser humano, as filoquinonas são essenciais na formação da protrombina e de outros fatores da coagulação.

Apesar de serem substâncias fortemente coradas, sua contribuição para a coloração natural dos organismos que as contêm é, entretanto, pequena, se comparada com a das antocianinas e dos carotenoides.

Em plantas superiores, encontram-se antraquinonas nas famílias Rubiaceae, Fabaceae, Rhamnaceae, Polygonaceae, Liliaceae, Verbenaceae, Asphodelaceae, entre outras. A maioria das naftoquinonas conhecidas ocorre em Bignoniaceae, Juglandaceae, Plumbaginaceae, Boraginaceae, Lythraceae, Ebenaceae, Droseraceae, entre outras famílias. As benzoquinonas tendem a concentrar-se em plantas das famílias Myrsinaceae, Boraginaceae, Iridaceae e Primulaceae. Em diversos gêneros da família Lamiaceae, por exemplo, em *Rosmarinus*, *Plectranthus* (como *P. barbatus* Andrews, conhecida no Brasil como falso-

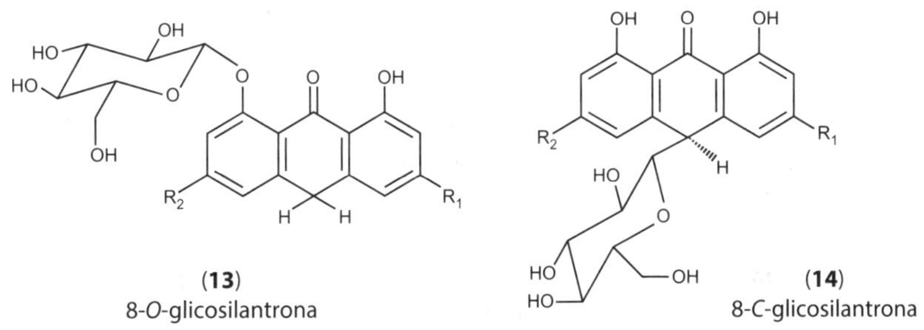

(13)
8-*O*-glicosilantrona

(14)
8-*C*-glicosilantrona

Figura 17.6 Glicosídeos de derivados antracênicos.

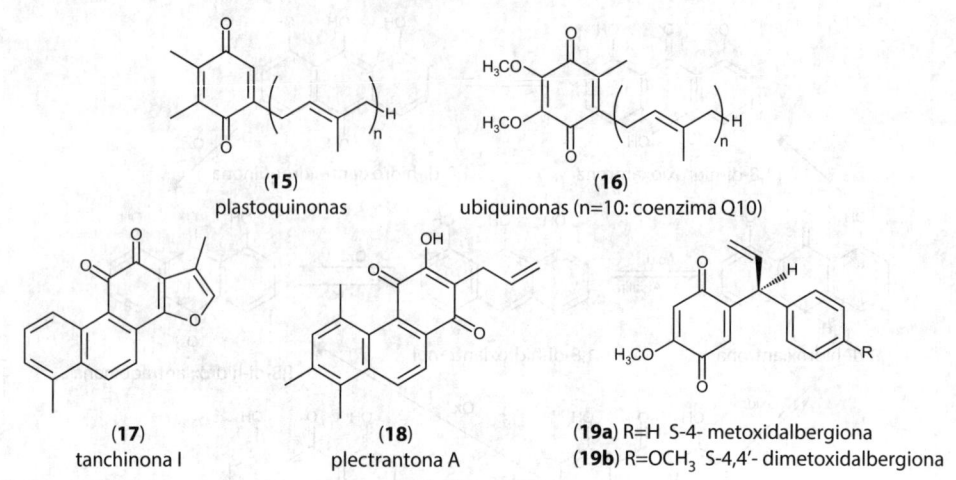

(15) plastoquinonas
(16) ubiquinonas (n=10: coenzima Q10)

(17) tanchinona I
(18) plectrantona A
(19a) R=H S-4- metoxidalbergiona
(19b) R=OCH$_3$ S-4,4'- dimetoxidalbergiona

Figura 17.7 Estruturas de quinonas com ampla distribuição na natureza (**15** e **16**), diterpenoquinonas de Lamiaceae (**17** e **18**) e quinonas com caráter de neoflavonoide de Fabaceae (**19a** e **19b**).

-boldo) e *Salvia*, encontram-se diterpenoquinonas com esqueleto do fenantreno (**17** e **18**, Fig. 17.7), sendo essa ocorrência considerada uma característica quimiotaxonômica, principalmente para o gênero *Salvia*.

Para Fabaceae, são típicas as antraquinonas do tipo emodina-crisofanol, embora benzoquinonas e outros tipos de quinona como os neoflavonoides de cadeia aberta derivados da dalbergiona (**19a** e **19b**, Fig. 17.7) também tenham sido relatados. Para a abordagem quimiotaxonômica dessa família e, sobretudo, dos gêneros *Cassia* e *Senna*, de difícil sistemática, as antraquinonas foram de grande importância.

Em geral, aceita-se a teoria de que certas quinonas tenham um papel na defesa da planta contra insetos e outros patógenos (Fig. 17.8). A benzoquinona primina (**20**), comum em espécies ornamentais do gênero *Primula*, demonstrou ação protetora contra insetos fitófagos. Mais uma função de defesa química atribuída às quinonas relaciona-se com a chamada atividade alelopática, ou seja, a produção e excreção para o ambiente de substâncias capazes de inibir a germinação de diversas espécies nas proximidades. A naftoquinona juglona (**11a**), excretada pelas raízes da nogueira (*Juglans regia* L., Juglandaceae), é considerada um exemplo clássico de substância alelopática, pois inibe a germinação de outras plantas, protegendo o vegetal contra distintos competidores. Outras naftoquinonas, como lawsona (**9**), 7-metiljuglona (**11b**) e plumbagina (**21**), também inibiram a germinação.

Várias quinonas encontradas no lenho de espécies vegetais apresentam toxicidade para fungos e cupins; dessa forma, a resistência da madeira aumenta seu valor comercial. Um exemplo é a madeira da teca (*Tectona*

(20) primina
(21) plumbagina
(22) tectoquinona

Figura 17.8 Exemplos de quinonas com papel de defesa química em plantas.

Quadro 17.1 Propriedades de algumas quinonas

Substância	Cor	Ponto de fusão (°C)
Alizarina (**8a**)	Laranja	290
Chiconina (**12**)	Marrom-avermelhada	149
Primina (**20**)	Amarelo-limão	63

grandis L.f.), na qual foram identificadas diversas quinonas, como a tectoquinona (22).

Propriedades físico-químicas

As quinonas apresentam-se em geral como substâncias cristalinas de cor amarela a vermelha, mas ocasionalmente podem ser azuis, verdes ou mesmo pretas (Quadro 17.1). A cor sob luz visível é explicável pelo número de ligas duplas conjugadas presente em sua estrutura, que confere absorção na região do ultravioleta/visível. As antronas e os antranóis costumam ser amarelados, enquanto as antraquinonas propriamente ditas têm cor laranja ou vermelha, e as naftodiantronas, coloração violeta-avermelhada.

A estrutura quinoide condiciona uma alta reatividade química, e as quinonas são agentes fortemente oxidantes em processos que, por exemplo, reduzem as 1,4-benzoquinonas às correspondentes hidroquinonas (como demonstrado na Fig. 17.1). Essas reações de oxirredução são responsáveis pelo papel importante das quinonas como carreadoras de elétrons nos processos metabólicos das células. Assim, as atividades e propriedades das quinonas baseiam-se primariamente em sua capacidade de interagir com sistemas redox ou transferir elétrons em ambiente físico ou biológico; essa condição é provavelmente modificada pela presença de substituintes nos anéis.

Entre os derivados antracênicos, as antraquinonas são as mais estáveis; antronas e diantronas são relativamente estáveis em soluções aquosas acidificadas, mas na presença de álcalis são rapidamente oxidadas a antraquinonas.

Em meio alcalino, as quinonas hidroxiladas transformam-se nos ânions fenolatos correspondentes, os quais apresentam intensa coloração púrpura a violeta. Os grupos hidroxilas localizados nos carbonos C-1 e C-8 das antraquinonas têm uma acidez comparável àquela dos ácidos orgânicos, pelo fato de constituírem uma estrutura viníloga de ácido carboxílico (Fig. 17.9). A alcalinização necessária para essa reação pode ser obtida inclusive com soluções de bases fracas como, por exemplo, hidróxido de amônio. Essa caracterização em meio alcalino é denominada *reação de Bornträger* e costuma ser utilizada para a detecção e identificação de compostos antraquinônicos hidroxilados.

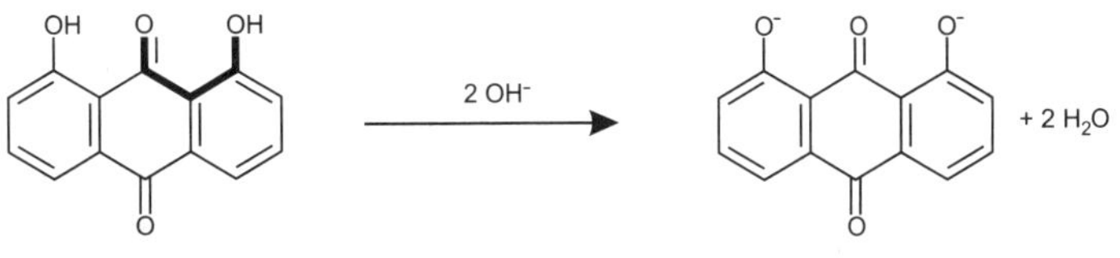

1,8 di-hidroxiantraquinona

ânion fenolato correspondente a 1,8 di-hidroxiantraquinona

Figura 17.9 Estrutura viníloga de ácido carboxílico apresentada pelas 1,8-di-hidroxiantraquinonas e formação de ânion fenolato em meio alcalino a partir de antraquinonas hidroxiladas.

Métodos de extração

Clorofórmio e acetona são considerados bons solventes para a extração de quinonas, sendo o primeiro preferido quando se deseja obter quinonas poliméricas (di-, tri-ou tetrâmeros), empregando-se a maceração, percolação ou, ainda, sua combinação como métodos extrativos. A extração de quinonas a partir de material vegetal em geral não apresenta problemas, já que a maioria dessas substâncias são quimicamente estáveis. Para estas, podem ser empregadas técnicas de extração com auxílio de água quente pressurizada, micro-ondas ou ultrassom.[4] Entretanto, o isolamento das formas reduzidas requer precauções especiais para evitar a sua oxidação. Nesse sentido, alguns procedimentos de extração em condições anaeróbicas, com uso de CO_2 sólido ou nitrogênio líquido, têm sido relatados na literatura.

Algumas quinonas como a 7-metiljuglona (**11b**) são particularmente instáveis e podem sofrer oxidação ou dimerização pelo contato com gel de sílica durante procedimentos cromatográficos. Também a extração com metanol pode levar à formação de artefatos metoxilados (p. ex., 7-metiljuglona em solução metanólica à temperatura ambiente é convertida em 2- e 3-metoxiderivados). A presença de amônia em extratos de espécies de *Aloe* leva à interconversão dos isômeros aloína A e B, que também podem sofrer decomposição.

O isolamento e a purificação de quinonas costumam ser realizados com cromatografia em coluna (usando gel de sílica ou alternativamente resinas como Sephadex LH-20 e/ou Amberlite XAD-2) e cromatografia em camada delgada (CCD) preparativa, mas também há relatos do uso de cromatografia em contracorrente de alta velocidade e cromatografia a líquido de alta eficiência preparativa.[5]

Caracterização e doseamento

Os compostos quinoides em geral são caracterizados pela combinação de reações químicas e análises espectroscópicas. A reação de quinonas com substâncias redutoras como ditionito de sódio leva à formação das hidroquinonas correspondentes (quase sempre incolores), redução esta que é facilmente revertida por oxidação espontânea em contato com o ar atmosférico.

A alteração da coloração das quinonas em meio alcalino (ver seção mais adiante neste capítulo) pelo reagente de Bornträger pode ser utilizada como reação de detecção, permitindo diferenciar hidroxiantraquinonas. As 1,2-di-hidroxiantraquinonas (p. ex., alizarina) apresentam coloração azul-violeta em meio alcalino, enquanto as 1,8-di-hidroxiantraquinonas (p. ex., emodina) apresentam cor vermelha. Antronas e diantronas produzem de início cor amarela, que muda rapidamente para vermelha com a formação, por oxidação, das correspondentes antraquinonas.

A maioria das *p*-quinonas reage com solução etanólica de 2,4-dinitrofenil-hidrazina, sendo que esses produtos de condensação adquirem cores intensas (do laranja até violeta ou verde) ao contato com vapores de amônia. A reação com o reagente de Craven (cianoacetato de etila em solução etanólica de hidróxido de amônio) permite detectar *p*-benzo- ou naftoquinonas que apresentam pelo menos um dos carbonos adjacentes à carbonila livres de substituição mediante produção de intensa cor azul.

A presença de ligações duplas conjugadas confere a todas as quinonas uma coloração intensa na luz visível; pela presença de grupos cromóforos, as quinonas também apresentam absorção na região do ultravioleta. Nos espectros de infravermelho, os grupamentos carbonila de quinonas são responsáveis por bandas intensas, típicas, entre 1.630 e 1.700 cm^{-1}, diferentemente de cetonas, ésteres ou ácidos carboxílicos, que costumam apresentar a banda de carbonila acima de 1.700 cm^{-1}.

Para a elucidação estrutural das quinonas, vêm sendo utilizadas extensivamente técnicas de ressonância nuclear magnética (RNM) de hidrogênio e de carbono 13, análise por difração de raios X, além de espectrometria de massas, que permitem a observação do padrão de fragmentação e de picos característicos.

Para a análise quantitativa e identificação de quinonas específicas, têm sido desenvolvidas várias metodologias, com frequência envolvendo sua absorção no ultravioleta e na região de luz visível, ou suas propriedades oxidantes. Com a utilização da reação de Borntråger, a concentração de antraquinonas em farmacógenos ou em extratos vegetais pode ser determinada espectrofotometricamente. Cromatografia a líquido de alta eficiência (com detectores de ultravioleta/visível, fluorescência ou massas), eletroforese capilar e técnicas de UPLC (*Ultra Performance Liquid Chromatography*), além de cromatografia com fluido supercrítico, também têm sido relatadas na literatura para a quantificação de quinonas, inclusive em amostras biológicas.

Propriedades farmacológicas e uso terapêutico

A atividade laxante é a responsável pela utilização terapêutica da maioria dos vegetais que contêm antraquinonas, sendo as substâncias ativas, no caso, os derivados hidroxiantracênicos. Drogas vegetais contendo sobretudo naftoquinonas apresentam atividades farmacológicas e biológicas bastante variadas, mas são usadas com menor frequência do que as drogas laxantes.

Em relação aos compostos antracênicos, que constituem o maior grupo das quinonas e o mais homogêneo, já se dispõe de alguns aspectos de *relação estrutura-atividade*:

- Os glicosídeos constituem as formas de transporte e de maior potência farmacológica; porém, pela reduzida lipossolubilidade, são menos absorvidos (menor biodisponibilidade) do que as correspondentes antraquinonas livres.
- As antronas e diantronas são até 10 vezes mais ativas do que as formas oxidadas e constituem as formas realmente ativas dos compostos antracênicos, sendo formadas ou liberadas no intestino grosso pela flora bacteriana após hidrólise dos glicosídeos ou, em menor proporção, pela redução das antraquinonas. Assim, os glicosídeos de antronas são os mais potentes, enquanto os glicosídeos de antraquinonas só têm ação laxante em doses bem maiores.
- As hidroxilas nas posições C-1 e C-8 são essenciais para a ação laxante.[6]

Há pelo menos três mecanismos conhecidos para a atividade laxante dos antranoides:

a) estimulação direta da contração da musculatura lisa do intestino, aumentando a motilidade intestinal – mecanismo possivelmente relacionado com a liberação ou com o aumento da síntese de histamina ou outros mediadores;[6]
b) inibição da reabsorção de água pela inativação da bomba de Na$^+$/K$^+$-ATPase; a bomba de Na$^+$/K$^+$ parece ser inibida apenas por reína, frângula-emodina, pelas correspondentes antronas e por outras antraquinonas com um grupamento de hidroxila fenólica adicional;
c) inibição dos canais de Cl$^-$, comprovada para 1,8-hidroxiantranoides (antraquinonas e antronas), sendo mais intensa para aloe-emodina.

O consumo regular, por pelo menos um ano, leva frequentemente ao escurecimento da mucosa do reto e cólon, reversível com a interrupção do uso. Tal alteração pode ser utilizada para diagnóstico do consumo abusivo de laxantes. Os efeitos adversos e tóxicos das drogas laxantes contendo derivados antracênicos podem envolver modificações morfológicas no reto e no cólon, como fissuras anais, prolapsos hemorroidais e outras alterações que não regridem espontaneamente, exigindo intervenção cirúrgica. Também podem ocorrer processos inflamatórios e degenerativos, com risco de redução severa do peristaltismo, o que pode conduzir à atonia.[7,8] A redução do tônus intestinal em geral leva ao uso crônico e abusivo de laxantes, instituindo-se, assim, um círculo vicioso. Outro risco sério relacionado ao uso abusivo de laxantes é a perda de eletrólitos. A perda de K^+ pode levar à redução do tônus intestinal, distúrbios renais, sintomas neuromusculares e distúrbios da formação e condução dos estímulos em nível do miocárdio; especialmente crítico é o risco de hipocalemia para pacientes usando medicamentos digitálicos no tratamento da insuficiência cardíaca.

Várias investigações apontaram o potencial mutagênico de diversos antranoides em sistemas de testes envolvendo bactérias e células de mamíferos, em especial as antraquinonas emodina, aloe-emodina, crisofanol e fisciona.[7] A reína e os senosídeos não apresentaram mutagenicidade.[8]

Embora haja poucos estudos em relação a interações medicamentosas com antraquinonas,[9,10] o uso de laxantes reconhecidamente pode diminuir a absorção de fármacos ingeridos concomitantemente. Estudos em linhagens de células Caco-2 mostraram que a emodina pode inibir a função da glicoproteína P.[11] Além disso, já foram registrados casos graves de interações entre produtos de uso oral contendo *Aloe vera* (L.) Burm.f. e o sevoflurano.[7] Relatos de interações envolvendo a espécie *Hypericum perforatum* L. são bem mais comuns (ver *erva-de-são-joão* mais adiante neste capítulo). A espécie *Salvia multiorrhiza* Crevost & Pételot, conhecida popularmente como *danshen*, tem amplo uso nos países asiáticos, contém terpenoquinonas e também pode estar envolvida em potenciais interações medicamentosas.[12]

Outro aspecto que merece atenção é o fato de que espécies laxantes são componentes comuns dos chamados chás emagrecedores, cujo risco em geral não é considerado pela população leiga, de modo que é provável que o uso de tais produtos não chegue a ser relatado aos profissionais da saúde.

Presentemente, diversos estudos clínicos estão sendo realizados com quinonas em forma isolada ou com extratos vegetais contendo tais compostos, com vistas a atividades diversas.[13] Entretanto, a grande maioria dos relatos de atividades biológicas publicados com quinonas desprovidas de ação laxante ou antidepressiva envolveu apenas estudos pré-clínicos.

Benzoquinonas e naftoquinonas vêm se destacando pela potencial atividade antiparasitária e citotóxica. Diversas naftoquinonas presentes em gêneros das famílias Ebenaceae, Bignoniaceae e Plumbaginaceae apresentaram atividade contra *Leishmania*. Naftoquinonas também são responsáveis pelas atividades antibacteriana, antifúngica e antitumoral de extratos de diversas plantas da família Bignoniaceae. Benzoquinonas como primina (**20**) e perezona (**23**) e naftoquinonas como β-lapachona (**24**) e mansononas A, C, E e F (**25** a **28**) (Fig. 17.10) apresentaram atividade contra tripanossomatídeos.

A primina (**20**), isolada originalmente de *Primula obconica* Hance (Primulaceae), também foi isolada de plantas brasileiras dos gêneros *Miconia* e *Eugenia*. Essa benzoquinona apresentou atividade antileucêmica *in vitro* comparável à da daunorrubicina, além de atividade anti-inflamatória pela inibição de 5-lipoxigenase.[14] Esta e outras benzoquinonas comuns em plantas ornamentais de diversos gêneros (p. ex., *Iris*), além de naftoquinonas como a plumbagina, apresentam ação alergizante ou irritante de mucosas. Assim, essas substâncias vêm sendo objeto de estudos de derivatização com o objetivo de melhorar as suas propriedades farmacológicas.

Figura 17.10 Estruturas de benzo- e naftoquinonas com atividades biológicas diversas.

Emprego farmacêutico

As quinonas estão incluídas entre os pigmentos naturais utilizados como corantes alimentares, e nesse grupo incluem-se antraquinonas de diversas espécies de Rubiaceae (*Morinda*, *Rubia*, *Cinchona* e *Galium*), destituídas de ação laxante e obtidas, sobretudo, a partir de cultura *in vitro*, em condições que permitam rendimentos otimizados.

Entre as quinonas que apresentam maior valor comercial como pigmentos estão as naftoquinonas chiconina (**12**) e alcanina (**29**), pigmentos vermelhos obtidos das raízes de *Alkanna tinctoria* (L.) Tausch. (Boraginaceae). A molécula apresenta um centro assimétrico (Fig. 17.11), sendo que o isômero dextrógiro (1'*R*) corresponde à chiconina, enquanto o levógiro (1'*S*) é denominado alcanina.[15] A alcanina é utilizada como corante para cosméticos e alimentos (*Natural Red* 20).

A naftoquinona juglona (**11a**) tem uso industrial como corante (*Natural Brown* 7) e também como indicador de pH. A antraquinona alizarina (**8a**) é usada como corante biológico e como matéria-prima para a síntese de outros corantes, além de ser utilizada como indicador ácido-base e em testes de identificação de metais. A aloe-emodina (30, Fig. 17.11) é utilizada como matéria-prima para a síntese de antibióticos do grupo das antraciclinas.[15]

Extratos à base de antraquinonas e também algumas substâncias isoladas, como a aloína, são utilizados como laxante. O uso do derivado diacetilado da reína (denominação comum brasileira: diacereína, **31**) como monofármaco foi aprovado no Brasil e em vários países para o tratamento de artrite. Diferentemente de outros anti-inflamatórios não esteroides, o mecanismo de ação não envolve inibição das cicloxigenases (COX); o efeito laxante configura um potencial efeito adverso, mas, segundo os estudos, com frequência relativamente baixa nas doses empregadas.[7]

Atualmente, no Brasil, a maioria das especialidades farmacêuticas contendo compostos antraquinônicos, com indicação de laxante, consiste em associações de vários extratos vegetais e, às vezes, inclui também outras substâncias ativas de origem não vegetal. Nesse grupo, os vegetais mais utilizados contendo antraquinonas (cáscara-sagrada, sene e ruibarbo) são os mais amplamente

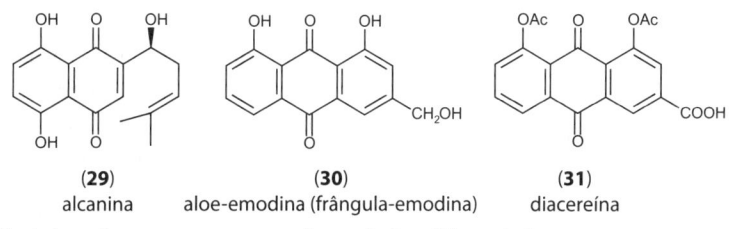

Figura 17.11 Antraquinonas com emprego farmacêutico diferenciado.

empregados pela indústria farmacêutica no Brasil e em outros países.

Encontram-se ainda no mercado produtos nutracêuticos à base de ubiquinona, conhecida como ubidecarenona ou *coenzima Q10* (ver estrutura **16** na Fig.17.7). As evidências sobre o emprego dessa naftoquinona para doenças cardiovasculares são inconclusivas, e a agência norte-americana Food and Drug Administration (FDA) não aprovou o seu uso como medicamento.

Drogas vegetais mais importantes

Entre as drogas vegetais contendo antraquinonas, destacam-se a *babosa*, a *cáscara-sagrada*, o *ruibarbo* e o *sene*. Tais farmacógenos são encontrados nas várias edições da Farmacopeia Brasileira e em Farmacopeias internacionais. A *erva-de-são-joão* tem amplo uso na Europa e tornou-se popular no Brasil nas últimas décadas. Mais recentemente, produtos à base de *noni* vêm sendo encontrados também no mercado brasileiro.

Drogas de origem animal são raras hoje em dia, mas, entre aquelas contendo antraquinonas, o destaque fica por conta do *carmim da cochonilha* (contendo ácido carmínico, material corante para alimentos, cosméticos e medicamentos). Para detalhes sobre esse farmacógeno, ver Dufossé[16] e referências ali contidas.

As drogas vegetais contendo naftoquinonas mais utilizadas popularmente são a hena e o ipê-roxo, aqui apresentadas depois das drogas contendo antraquinonas.

Ruibarbo

Nome científico: *Rheum palmatum* L., *Rheum officinale* Baill. e híbridos destas espécies

Parte utilizada: rizomas e raízes

Família botânica: Polygonaceae

O ruibarbo é originário da China e do Tibete, sendo essas espécies atualmente cultivadas em toda a Ásia e também na Europa. Trata-se de uma das plantas mais antigas e conhecidas na medicina tradicional chinesa, sendo muito usado como laxante, anti-inflamatório e hemostático. O ruibarbo da região do Himalaia era denominado *hemodi* pelos gregos, sendo essa a origem da palavra *emodina*. O ruibarbo considerado *verdadeiro* é obtido de plantas que crescem em altitudes elevadas, com cerca de seis anos, na época de floração, sendo os rizomas e raízes descascados ainda frescos, cortados em pedaços e dessecados. A droga procedente de cultivo é obtida de plantas mais jovens, já que a cultura por seis anos seria economicamente pouco viável.

Assim como as Farmacopeias de outros países, a monografia da FB 5[17] considera aceitáveis ambas as espécies, bem como seus híbridos, inclusive em mistura, mas não aceita a espécie *Rheum rhaponticum* L. (o chamado ruibarbo-rapôntico, ruibarbo-do-jardim ou ruibarbo-francês), nem mesmo em mistura, já que esta última espécie apresenta teores bem menores de derivados antracênicos do que as espécies consideradas oficinais. O teor mínimo de derivados hidroxiantracênicos, segundo a FB 5, é de 2,2%.[17]

A maior parte desses derivados corresponde a glicosídeos das agliconas crisofanol (**32**), emodina (**33**), fisciona (**34**), aloe-emodina (**35**) e reína (**36**), representados na Figura 17.12a. O ruibarbo também apresenta alguns glicosídeos de diantronas, como os senosídeos A e C (ver Fig. 17.15, na abordagem da droga vegetal Sene).

A caracterização do ruibarbo-rapôntico por cromatografia em camada delgada é possível pela identificação da presença de rapontigenina (**37**) ou do raponticosídeo (**38**), heterosídeo não antraquinônico que apresenta forte fluorescência azul, ambos representados na Fig. 17.12b), bem como pela ausência de reína e aloe-emodina.

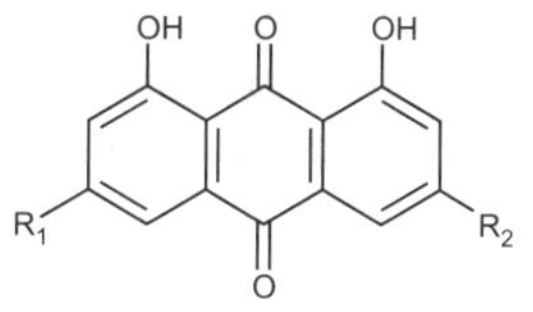

	R₁	R₂	Derivados
(32)	H	CH₃	criosofanol
(33)	OH	CH₃	emodina (reo-emodina)
(34)	OCH₃	CH₃	fisciona
(35)	H	CH₂OH	aloe-emodina (frângula-emodina)
(36)	H	COOH	reína

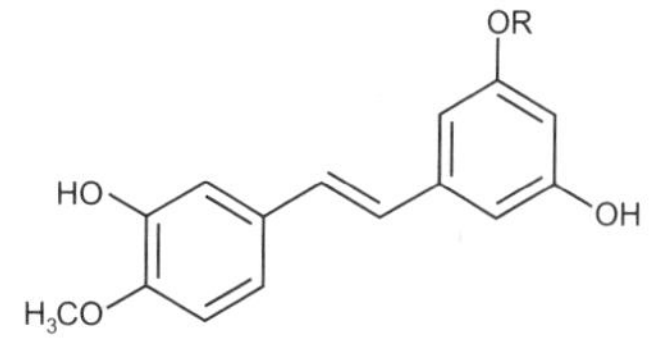

(37) R=H   rapontigenina
(38) R=β-D-glicose   raponticosídeo

Figura 17.12 a) Principais agliconas antraquinônicas dos ruibarbos oficinais. b) Estruturas dos metabólitos característicos do ruibarbo-rapôntico, considerado espécie adulterante.

Babosa

Nome científico: *Aloe vera* (L.) Burm.f. (sin. *Aloe barbadensis* Mill.) e *Aloe ferox* Miller (aloe-do-cabo)

Família botânica: Xanthorrhoeaceae (anteriormente Asphodelaceae)

Parte utilizada: látex dessecado das folhas ou as folhas frescas contendo gel

Entre as drogas vegetais contendo derivados antracênicos, os aloes são as que apresentam maior atividade laxante.[18]

O farmacógeno tradicionalmente usado como laxante é obtido a partir do látex amarelado, produzido pelas células excretoras, localizadas junto às camadas do mesofilo das folhas, abaixo da epiderme. Esse látex é concentrado até a secura, mediante cozimento em fogo direto e mais tarde vertido em recipientes metálicos, nos quais a massa endurece.[18] A droga assim obtida tem ação laxante e constitui o farmacógeno clássico, não devendo ser confundida com o chamado gel de *Aloe vera* – mucilagem obtida das folhas –, que é muito utilizado em cosméticos por suas propriedades emolientes, hidratantes, anti-inflamatórias e antibacterianas e que consta pela primeira vez na FB 5.[17]

Na Farm.Bras. III[19] constam como oficinais dois tipos de aloe: tanto o aloe-do-cabo quanto o aloe-do-curaçao apresentam altos teores de aloína A (**39**) e B (**40**), também chamadas de aloína e barbaloína, respectivamente, que são os principais constituintes de ambos, chegando a 13 a 27% (Cabo) ou 25 a 40% (Curaçao). As estruturas desses com-

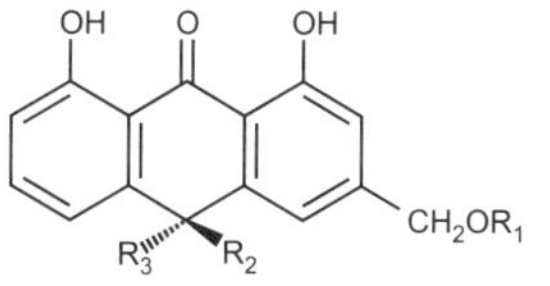

	R₁	R₂	Derivados
(39)	H	β-D-glc	aloína A
(40)	H	H	aloína B
(41)	α-L-ram	H	aloinosídeo A
(42)	α-L-ram	β-D-glc	aloinosídeo B

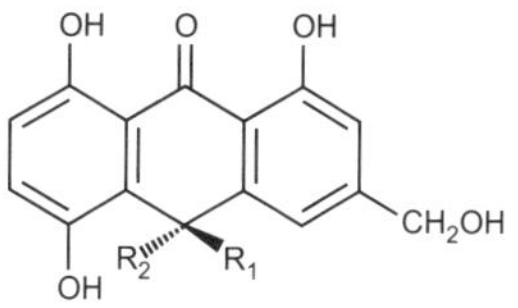

	R₁	R₂	Derivados
(43)	β-D-glc	H	5-hidroxialoína A
(44)	H	β-D-glc	5-hidroxialoína B

Figura 17.13 Principais derivados hidroxiantracênicos presentes na babosa.

postos e de seus derivados (**41** e **42**) podem ser visualizadas na Figura 17.13.

A literatura relata estudos que sugerem eficácia da babosa em relação a outras indicações terapêuticas, como colite ulcerativa e dislipidemia, mas há clara contraindicação do seu uso durante a gravidez. Efeito nefrotóxico foi relatado para preparações contendo aloe-do-cabo.[7] Em relação ao gel de *Aloe vera*, pode haver reações adversas, em especial após *peeling* químico ou dermoabrasão.

Cáscara-sagrada

Nome científico: *Rhamnus purshiana* DC.

Sinonímia científica: *Frangula purshiana* (DC.) Cooper

Família botânica: Rhamnaceae

Parte utilizada: casca seca dos caules e ramos

Trata-se de uma espécie originária da costa oeste dos Estados Unidos, atualmente cultivada também em outras regiões e no Canadá, de forma que quase toda a cáscara-sagrada utilizada medicinalmente provém de cultivo. O seu uso como laxante é muito popular nos Estados Unidos, onde existem vários medicamentos de venda livre contendo extratos desta planta. Ela é considerada a mais suave entre as drogas laxantes contendo derivados antracênicos.

Segundo a Farm.Bras. IV,[20] a cáscara-sagrada deve conter no mínimo 8,0% de derivados hidroxiantracênicos, dos quais no mínimo 60% devem corresponder aos cascarosídeos. O doseamento em ambos os casos envolve espectrofotometria no visível. As cascas não devem ser utilizadas antes de um ano decorrido após a coleta (a menos que submetidas à oxidação acelerada em estufa a 100 a 105 °C durante uma hora), já que a droga vegetal recentemente coletada contém antronas, podendo provocar fortes vômitos e até espasmos nos usuários. Com o armazenamento, as antronas são oxidadas às respectivas antraquinonas.

O total de glicosídeos antracênicos é composto por 80 a 90% de C-glicosídeos e 10 a 20% de O-glicosídeos (Figura 17.14). O grupo dos C-glicosídeos inclui glicosídeos mistos do tipo 8-O-,10-C-diglicosídeos (como os cascarosídeos A, B, C e D, **45 a 48** na Fig. 17.14), além das aloínas (10-C-glicosídeos derivados da aloe-emodina, contidas também na babosa – ver Fig. 17.13). Os cascarosídeos em geral são O-glicosídeos de aloína e 11-desoxialoína, sendo que os cascarosídeos A e B são diastereoisômeros da aloína-8-O-β-D-glicosídeo com diferente configuração no C-10, enquanto os cascarosídeos C e D constituem diastereoisômeros da desoxialoína-8-O-β-D-glicosídeo. Os isômeros de cada par podem sofrer interconversão até o estabelecimento de um estado de equilíbrio.[3,6] Já os O-glicosídeos são repre-

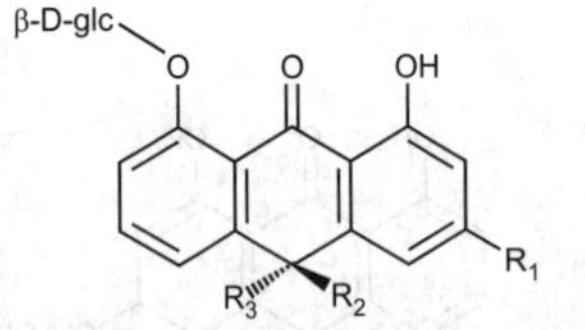

	R_1	R_2	R_3	cascarosídeos
(**45**)	CH_2OH	β-D-glc	H	A
(**46**)	CH_2OH	H	β-D-glc	B
(**47**)	CH_3	β-D-glc	H	C
(**48**)	CH_3	H	β-D-glc	D

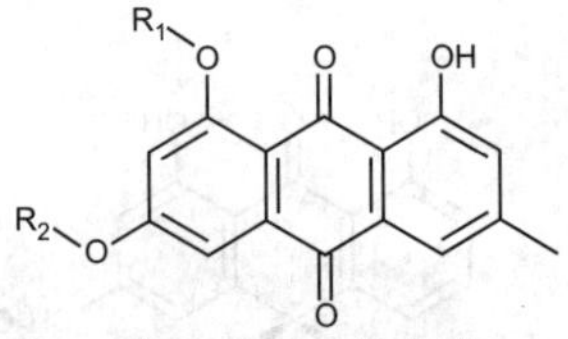

	R_1	R_2	Derivados
(**49**)	glc	ramnose	glicofrangulina A
(**50**)	glc	apiose	glicofrangulina B
(**51**)	H	ramnose	frangulina A
(**52**)	H	apiose	frangulina B

Figura 17.14 Estruturas de *O*- e *C*- glicosídeos da cáscara-sagrada (**45 a 48**) e *O*-glicosídeos do amieiro-preto (**49 a 52**).

sentados por monoglicosídeos da emodina, aloe-emodina e crisofanol.

Na Europa, a casca dessecada dos ramos de *Rhamnus frangula* L. (amieiro-preto) é incluída em várias farmacopeias. Diferentemente de outras drogas vegetais contendo derivados antranoides, as cascas do amieiro-preto contêm sobretudo O-glicosídeos das formas antraquinônicas, menos ativas do que as antronas e diantronas, tendo, por isso, uma ação laxante mais suave. Os principais constituintes hidroxiantracênicos (Fig. 17.14) são os diglicosídeos da emodina (49 a 52).[18]

Sene

Nome científico: *Senna alexandrina* Mill.

Sinonímia científica: *Cassia angustifolia* Vahl, *C. senna* L. e *C. acutifolia* Delile

Família botânica: Fabaceae

Parte utilizada: folíolos e frutos

Senna alexandrina Mill. é encontrada na maioria das Farmacopeias sob dois nomes: *Cassia senna* L. (sene-de-alexandria ou sena-egípcia) e *Cassia angustifolia* Vahl (sene-de-tinnevelly ou sena-indiana). A primeira é nativa do norte da África, Egito e Sudão, enquanto a segunda é originária do Egito, mas vem sendo cultivada na Índia, especialmente nas regiões de Tinnevelly, Madras e Bombaim desde o século XIX. Esses dois nomes foram sinonimizados.

De forma geral, a composição de derivados antracênicos é semelhante nos folíolos e nos frutos, mas o teor total de glicosídeos antranoides é maior nos frutos – cerca de 5% – do que nos folíolos – em torno de 3%.[8]

Na FB 5,[17] folíolos são os farmacógenos oficiais, devendo apresentar teor mínimo de derivados hidroxiantracênicos de 2,5%.

Os principais constituintes são diantronas-8-8'-diglicosídeos chamados de senosídeos A-F, com predomínio dos senosídeos A e B (homodiantronas de reína). Os senosídeos primários E e F correspondem a glicosídeos conjugados com grupos sulfato e oxalato.[6] Durante a secagem lenta da planta, entre 20 e 50 °C, mediante uma combinação de reações redox e processos enzimáticos, formam-se a partir desses glicosídeos as correspondentes diantronas e antraquinonas. Por esse motivo, as Farmacopeias em geral preconizam que o uso do farmacógeno somente ocorra após um período mínimo de armazenamento após a coleta para possibilitar a estabilização da composição.

Como as diantronas possuem dois centros assimétricos (em C-10 e C-10'), tem-se a possibilidade de uma série de estereoisômeros, bem como de alguns compostos opticamente ativos. Conforme a combinação de antronas, têm-se diferentes agliconas e glicosídeos de diantronas, como pode ser visto no Quadro 17.2 e na Figura 17.15.

Algumas espécies de *Senna* encontradas eventualmente como adulterantes do sene,

Quadro 17.2 Agliconas e glicosídeos diantrônicos de folhas e frutos de sene

Aglicona	Combinação de antronas	Glicosídeo
Senidina A	Reína-antrona/reína-antrona	Senosídeo A
Senidina B	Reína-antrona/reína-antrona	Senosídeo B
Senidina C	Reína-antrona/aloe-emodina-antrona	Senosídeo C
Senidina D	Reína-antrona/aloe-emodina-antrona	Senosídeo D
Reidina A	Reína-antrona/emodina-antrona	Reosídeo A
Palmidina A	Aloe-emodina-antrona/emodina-antrona	Palmosídeo A

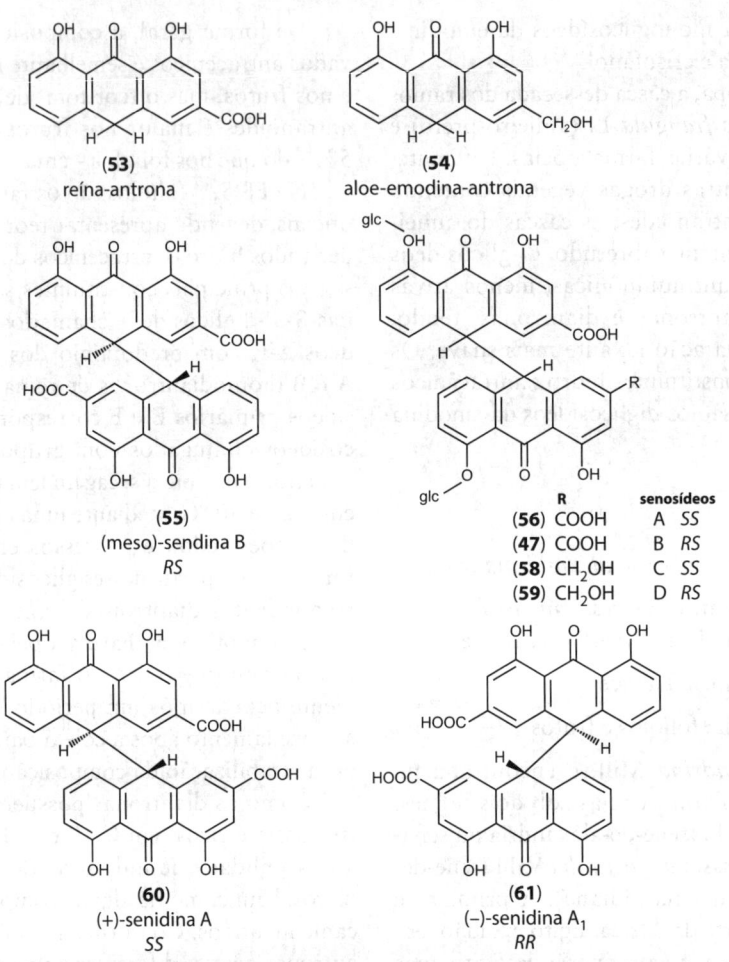

Figura 17.15 Estruturas das principais antronas e diantronas presentes em espécies do gênero *Senna*.

(53) reína-antrona
(54) aloe-emodina-antrona
(55) (meso)-sendina B — RS
(56) COOH — senosídeos A SS
(47) COOH — B RS
(58) CH₂OH — C SS
(59) CH₂OH — D RS
(60) (+)-senidina A — SS
(61) (−)-senidina A₁ — RR

como *S. auriculata* (L.) Roxb., *S. italica* Mill. e outras, praticamente não apresentam derivados antracênicos em sua composição. Já os frutos da espécie *Cassia fistula* L., originária provavelmente da Ásia tropical, mas cultivada no Brasil e em outros países, apresentam senosídeos A e B, reína e outros antranoides em concentrações menores do que os senes oficinais, podendo ser considerados como laxantes suaves.[6] As antraquinonas das sementes de outra espécie, *Senna occidentalis* (L.) Link (sin. *Cassia occidentalis* L.), têm sido relacionadas com intoxicações de humanos na Índia e de gado no Brasil e na Argentina.

Uma investigação recente apontou o uso de sene como uma alternativa para pacientes oncológicos em uso prolongado de opioides (que podem provocar constipação).[21]

Noni

Nome científico: *Morinda citrifolia* L.

Parte utilizada: cascas e raízes

Família botânica: Rubiaceae

Esta espécie é nativa do Sudeste Asiático e da Austrália, sendo utilizada por polinésios como alimento (frutos), corante e remédio para diversas doenças. As raízes e cascas são ricas em antraquinonas com diversas atividades biológicas relatadas, como antiviral, citotóxica, antioxidante e anti-inflamatória.[22]

Produtos contendo suco de noni (folhas e frutos) vêm sendo comercializados mundialmente, e a potencial presença de antraquinonas em tais preparações foi motivo de alerta na comunidade europeia há alguns anos. Foi publicada metodologia para análise e detecção das antraquinonas em noni.[23] Entretanto, pela falta de controle sanitário de tais produtos na maioria dos países (considerando a suposta classificação como alimento, que dispensa análise química detalhada, entre outros requisitos que se aplicam a medicamentos), deixa dúvidas quanto à segurança do seu consumo. Particularmente pacientes com doença renal podem desenvolver hipercalemia, mas também há relatos de hepatotoxicidade. Não há evidência de segurança para o uso em gestantes ou durante período de amamentação. O problema se torna maior, considerando que nas redes sociais é comum a atribuição de potenciais atividades terapêuticas aos produtos comercializados, o que estimula o consumo por parte de pessoas portadoras de doenças diversas.

As antraquinonas contidas nesta espécie, como **62** e **63**, diferem consideravelmente daquelas com ação laxante, em especial pela ausência de hidroxila em C-8; algumas antraquinonas de noni apresentam ainda um ou mais substituintes com grupo éter (Fig. 17.16).

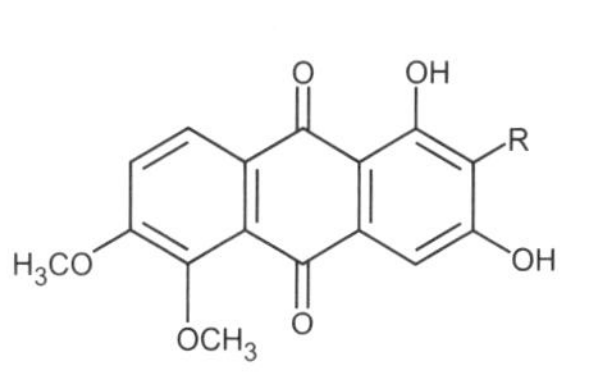

(**62**) R=CH$_3$
(**63**) R=CH$_2$-O-CH$_3$

Figura 17.16 Exemplo de estrutura de antraquinonas de cascas e raízes de *Morinda citrifolia* (noni).

Erva-de-são-joão

Nome científico: *Hypericum perforatum* L.

Família botânica: Clusiaceae (anteriormente Hypericaceae)

Parte utilizada: botões florais e partes aéreas

O nome popular da planta (em inglês, *Saint John's wort*) é tradicionalmente explicado pelo fato de a planta encontrar-se em plena floração no mês de junho, na Europa: a cor vermelha dos pigmentos das anteras e das manchas nas sépalas e pétalas teria sido relacionada ao sangue extravasado durante o martírio de São João Batista. Entretanto, no Brasil, outras espécies distintas e de famílias diferentes podem ser popularmente designadas erva-de-são-joão, de modo que é necessário ter cautela com o risco de eventuais confusões em função do nome popular.

Esta espécie tem amplo uso na Europa e nos Estados Unidos, onde é utilizada especialmente em fitoterápicos para o tratamento de depressão. A hipericina (**7a**), que pode ser considerada um produto da oxidação da emodina-diantrona, foi um dos primeiros metabólitos caracterizados na droga vegetal, que também apresenta outros pigmentos relacionados (designados no plural como hipericinas), além de hiperforina, entre outros compostos potencialmente ativos.[24] Segundo a Ph.Eur. 8.0,[25] a droga vegetal deve conter no mínimo 0,08% de hipericinas (botões florais), enquanto a USP38/NF33[26] preconiza no mínimo 0,04% para as partes aéreas, além de no mínimo 6% de hiperforina. Ambas as Farmacopeias preconizam a coleta logo no início ou durante a floração.[27]

A hipericina pode causar reações de hipersensibilidade, e o uso do extrato da planta já foi relacionado a diversas interações medicamentosas, envolvendo o complexo citocromo P450 (em especial CYP3A4) e a glicoproteína P. Entre os fármacos envolvidos nas interações, incluem-se contraceptivos orais, inibidores da protease do vírus da imunodeficiência humana (HIV), anticonvulsivantes e heparina.

Ipê-roxo

Nome científico: *Handroanthus heptaphyllus* (Vell.) Mattos

Sinonímia científica: *Tabebuia avellanedae* var. *paulensis* Toledo, *Tabebuia heptaphylla* (Vell.) Toledo, *Tabebuia impetiginosa* var. *lepidota* (Bureau) Toledo

Família botânica: Bignoniaceae

Parte utilizada: casca dos caules

No Brasil, os nomes populares pau-d'arco e ipê são usados para diversas bignoniáceas, sobretudo dos gêneros *Handroanthus*, *Tabebuia* e *Tecoma*, mas também para algumas boragináceas e leguminosas. O nome popular ipê geralmente é acompanhado pela especificação de características especiais (ipê-roxo, ipê-do-cerrado, etc.). Diversas dessas espécies são conhecidas nos países latino-americanos de língua espanhola como *lapacho*. As espécies mencionadas são originárias das Américas do Sul e Central, sendo muito comuns no Brasil. O nome pau-d'arco provém do costume indígena de confeccionar arcos com a madeira dessas árvores. Quase todos os ipês possuem um lenho bastante resistente, o que confere à sua madeira um grande valor comercial; muitas espécies apresentam potencial de utilização como corante. As cascas das árvores também são usadas na medicina popular com várias finalidades, sobretudo como adstringente, febrífugo e antirreumático. Na década de 1970, a publicidade envolvendo o uso de extratos à base de espécies de ipê (principalmente dos gêneros *Tabebuia* e *Handroanthus*) contra diversos tipos de câncer quase colocou algumas espécies em risco de extinção.

A atividade antitumoral das espécies de *Handroanthus* e *Tabebuia* é atribuída à naftoquinona lapachol (64) e a outras quinonas (Fig. 17.17). Os extratos do lenho de várias espécies destes gêneros contêm sobretudo lapachol e lapachonas (como 22 e 65), enquanto os extratos das cascas contêm apenas traços dessas substâncias e teores maiores de furonaftoquinonas citotóxicas (como 66 a 68). Assim, variações da matéria-prima vegetal, bem como do processo extrativo, podem resultar em produtos de composição bastante heterogênea.

O lapachol apresentou atividade antitumoral *in vitro* e chegou a ser testado clinicamente pelo National Cancer Institute (NCI) dos Estados Unidos. As investigações foram suspensas devido à baixa biodisponibilidade da substância, que tornava necessário o uso de altas doses para atingir concentrações terapêuticas no plasma. Essas doses implicavam efeitos tóxicos, entre os quais o prolongamento do tempo de protrombina, sendo tal efeito anticoagulante devido possivelmente à similaridade estrutural do lapachol com a vitamina K. Assim, embora

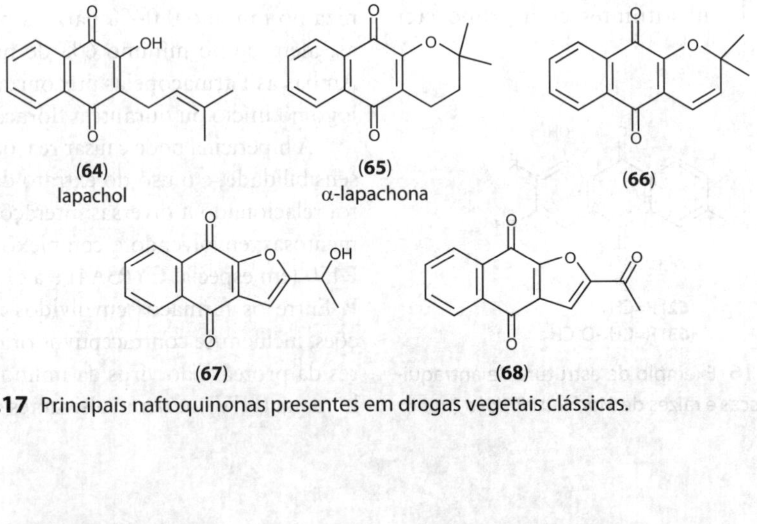

(64) lapachol

(65) α-lapachona

(66)

(67)

(68)

Figura 17.17 Principais naftoquinonas presentes em drogas vegetais clássicas.

a publicidade que cerca as preparações (em geral comercializadas pela Internet com o nome *lapacho*) afirme o contrário, o uso de cascas do ipê no tratamento do câncer não é validado cientificamente.

O lapachol e outras quinonas de Bignoniaceae continuam, todavia, sendo objeto de interesse científico e tema de muitas investigações, tanto em relação a novos alvos moleculares quanto para síntese e obtenção de derivados semissintéticos. Uma revisão abrangente a respeito do lapachol e outras naftoquinonas relacionadas pode ser encontrada em Ravelo e colaboradores;[28] estudos mais recentes sobre compostos individuais também podem ser encontrados na literatura científica.

Hena

Nome científico: *Lawsonia inermis* L.

Sinonímia científica: *Lawsonia alba* Lam.

Família botânica: Lythraceae

Parte utilizada: folhas

Originária dos países do Oriente Médio e da Índia, essa espécie é cultivada em toda a Ásia e na costa africana do Mediterrâneo.

As folhas são utilizadas na medicina tradicional de países asiáticos como diurético e adstringente e externamente no tratamento de eczemas, micoses e feridas, mas sobretudo como corante para cabelos, pele e unhas.[18] Nos países ocidentais, seu uso como corante capilar e em tatuagens é atualmente muito difundido. Preparados de hena pura costumam tingir de forma diferenciada os cabelos, conforme sua cor original, em variações de tons avermelhados. Visando à obtenção de tons mais naturais, alguns preparados misturam folhas de hena com folhas de *Indigofera tinctoria* L. (Fabaceae), cuja cor azul neutralizaria a coloração avermelhada da hena, de forma que a coloração resultante varie do louro natural até marrom ou preto, dependendo da dose aplicada e da duração do contato. Os preparados comerciais de hena exibem frequentemente a especificação preta, vermelha ou neutra. Esta última deveria manter a cor natural, apenas conferindo mais brilho aos cabelos; de qualquer forma, antes do seu uso seria recomendável testar sua efetiva ausência de efeito corante e para todas elas dever-se-ia também testar sua potencial atividade alergizante.

Um dos componentes responsáveis pela ação corante é a naftoquinona lawsona (**9**) (Fig. 17.2), que apresenta uma baixa potência sensibilizante. Há relatos de casos de dermatites de contato supostamente provocadas por hena, muitas vezes envolvendo preparações contendo parafenilenodiamina, substância sintética de alta potência sensibilizante que é proibida em cosméticos, mas tem sido encontrada pela FDA em produtos para tatuagens em elevada concentração.

Muitas atividades biológicas têm sido relatadas para a hena, sobretudo antioxidante e antimicrobiana. Uma revisão abrangente sobre esta espécie pode ser encontrada em Singh e colaboradores.[29]

Pontos-chave deste capítulo

- As quinonas são metabólitos secundários cíclicos contendo carbonilas conjugadas a outras ligas duplas, especialmente na forma de benzo-, nafto- e antraquinonas, podendo ser produzidas a partir de diferentes rotas biossintéticas, sobretudo pela via do acetato/malonato.
- Os derivados antracênicos incluem as antraquinonas e também as antronas, constituindo o grupo de maior importância terapêutica; eles podem estar presentes nas plantas como aglicona ou na forma de glicosídeos. Farmacógenos contendo derivados antracênicos requerem cuidados especiais na secagem, que muitas vezes deve ocorrer lentamente,

- para propiciar a conversão de antronas às respectivas antraquinonas.
- As drogas vegetais de maior importância terapêutica pelo potencial efeito laxante contêm derivados antracênicos com grupamentos hidroxila nas posições C-1 e C-8. Aí se incluem os rizomas de ruibarbo, os folíolos e frutos do sene, bem como as cascas de caules da cáscara-sagrada. Cabe ressaltar que as folhas da babosa fornecem um látex amarelado rico em aloínas, enquanto o gel transparente das folhas constitui um farmacógeno diferenciado.
- Quinonas em geral apresentam cor sob luz visível e intensa absorção na região de luz ultravioleta.
- Espectros de infravermelho, RNM e de massas são fundamentais para a elucidação estrutural de compostos com estrutura inédita na literatura.
- A detecção cromatográfica em CCD pode ser feita em 254 e 365 nm; a revelação com solução alcalina (reagente de Bornträger) pode ser usada para identificação e também para doseamento de antraquinonas.
- O uso abusivo de laxantes contendo derivados antracênicos pode resultar em alterações no reto e cólon, além de processos inflamatórios e redução severa do peristaltismo.
- Quinonas podem estar envolvidas em diversas interações medicamentosas, seja por conta do efeito laxante (antraquinonas) como do seu potencial oxidante, alterando, assim, a absorção ou o metabolismo enzimático de um grande número de fármacos.

Referências

1. Thomson RH. Naturally occurring quinones. 2nd ed. London: Academic; 1971.
2. Derksen GCH, Van-Beek TA. Rubiatinctorum L. In: Atta-Ur-Rahman, editor. Studies in natural products chemistry. Amsterdam: Elsevier; 2002. p. 629-84.
3. Rimpler H. Polyketide. In: Rimpler H, editor. Pharmazeutische Biologie II: Biogene Arzneistoffe. Stuttgart: George Thieme; 1990. cap. 7.
4. Barrera Vázquez MF, Comini LR, Martini RE, Núñez Montoya SC, Bottini S, Cabrera JL. Comparisons between conventional, ultrasound-assisted and microwave-assisted methods for extraction of anthraquinones from Heterophyllaea pustulata Hook f. (Rubiaceae). Ultrason Sonochem. 2014;21(2):478-84.
5. Zhu L, Li H, Liang Y, Wang X, Xie H, Zhang T, et al. Application of high-speed counter-current chromatography and preparative high-performance liquid chromatography mode for rapid isolation of anthraquinones from Morinda officinalis How. Sep Purif Technol. 2009;70:147-52.
6. Wagner H. Pharmazeutische Biologie 2: Drogen und ihre Inhaltsstoffe. 4. Aufl. Stuttgart: Gustav Fischer; 1988.
7. Aronson JK, editor. Meyler's side effects of drugs: the international encyclopedia of adverse drug reactions and interactions. 16th ed. Amsterdam: Elsevier; 2016.
8. Westendorf J. Anthranoid derivatives: general discussion. In: de Smet PAGM, Keller K, Hänsel R, Chandler RF, editors. Adverse effects of herbal drugs. Berlin: Springer; 1993. v. 2, p. 105-28.
9. Ma L, Zhao L, Hu H, Qin Y, Bian Y, Jiang H, et al. Interaction of five anthraquinones from rhubarb with human organic anion transporter 1 (SLC22A6) and 3 (SLC22A8) and drug-drug interaction in rats. J Ethnopharmacol. 2014;153(3):864-71.
10. Panigrahi GK, Suthar MK, Verma N, Asthana S, Tripathi A, Gupta SK, et al. Investigation of the interaction of anthraquinones of Cassia occidentalis seeds with bovine serum albumin by molecular docking and spectroscopic analysis: correlation to their in vitro cytotoxic potential. Food Res Int. 2015;77(3):368-77.
11. Choi RJ, Ngoc TM, Bae K, Cho HJ, Kim DD, Chun J, et al. Anti-inflammatory properties of anthraquinones and their relationship with

the regulation of P-glycoprotein function and expression. Eur J Pharm Sci. 2013;48(1-2):272-81.
12. Xiao W, Lu M. In vitro evidence of Danshen's influence towards the therapeutic index of zidovudine (AZT). Latin Am J Pharm. 2013;32(9):1405-7.
13. U.S. National Institutes of Health. ClinicalTrials.gov [Internet]. Bethesda: U.S. National Library of Medicine; 2016 [capturado em 29 fev. 2016]. Disponível em: https://clinicaltrials.gov.
14. Landa P, Kutil Z, Temml V, Vuorinen A, Malik J, Dvorakova M, et al. Redox and non-redox mechanism of in vitro cyclooxygenase inhibition by natural quinones. Planta Med. 2012;78(4):326-33.
15. Thomson RH. Naturally occurring quinones III: recent advances. London: Chapman & Hall; 1987.
16. Dufossé L. Anthraquinones, the Dr Jekyll and Mr Hyde of the food pigment family. Food Res Int. 2014;65:132-6.
17. Agência Nacional de Vigilância Sanitária (BR). Farmacopeia Brasileira. 5. ed. Brasília: ANVISA; 2010.
18. Wichtl M, editor. Teedrogen. Stuttgart: Wissenschaftliche; 1989.
19. Farmacopeia Brasileira. 3. ed. Brasília, DF: Ministério da Saúde; 1977.
20. Farmacopeia Brasileira. 4. ed. Brasília, DF: Ministério da Saúde; 1988/1996.
21. Feudtner C, Freedman J, Kang T, Womer JW, Dai D, Faerber J. Comparative effectiveness of senna to prevent problematic constipation in pediatric oncology patients receiving opioids: a multicenter study of clinically detailed administrative data. J Pain Symptom Manage. 2014;48(2):272-80.
22. Wang N, Su M, Liang S, Sun H. Investigation of six bioactive anthraquinones in slimming tea by accelerated solvent extraction and high performance capillary electrophoresis with diode-array detection. Food Chem. 2016;199:1-7.
23. Deng S, West BJ, Jensen CJ, Basar S. Westendorf, J. Development and validation of an RP-HPLC method for the analysis of anthraquinones in noni fruits and leaves. Food Chem. 2009;116(2):505-8.
24. Nahrstedt A, Butterweck A. Lessons learned from herbal medicinal products: the example of St. John's Wort. J Nat Prod. 2010;73(5):1015-21.
25. Council of Europe. European Pharmacopoeia. 8th ed. Strasbourg: EDQM Council of Europe; 2013.
26. The United States Pharmacopeia. 38th ed. Rockville: United States Pharmacopeial Convention; 2015.
27. Micromedex Health Care Series. Theophylline [Internet]. Greenwood Village: Micromedex; c2016 [capturado em 2 fev. 2016]. Disponível em: http://www-micromedexsolutions-com.ez45.periodicos.capes.gov.br/micromedex2/librarian.
28. Ravelo AG, Estévez-Braun A, Pérez-Sacau E. The chemistry and biology of lapachol and related natural products α- and β-lapachones. In: Atta-Ur-Rahman, editor. Studies in natural products chemistry. New York: Elsevier; 2003. v. 29, p. 719-60.
29. Singh DK, Luqman S, Mathur AK. Lawsoniainermis L. A commercially important primaeval dying and medicinal plant with diverse pharmacological activity: a review. Ind Crops Prod. 2015;65:269-86.

18

Heterosídeos cardioativos

Stela Maris Kuze Rates, Raquel Bridi, Fernão Castro Braga, Cláudia Maria Oliveira Simões

Introdução	271
Distribuição	271
Biossíntese	272
Estrutura química	272
Relações estrutura-atividade	273
Propriedades físico-químicas	275
Obtenção e análise	275
Farmacologia	277
Drogas vegetais mais importantes	280
Pontos-chave deste capítulo	282
Referências	282
Leituras sugeridas	284

Introdução

Alguns esteroides naturais apresentam alta especificidade e potente ação sobre o músculo cardíaco. Esses esteroides ocorrem na forma de heterosídeos e, devido à sua ação farmacológica, são chamados de heterosídeos cardioativos ou cardiotônicos. Na Antiguidade, vários povos utilizavam preparações de diversas plantas contendo tais substâncias como diurético, emético e tônico cardíaco. Em 1785, o médico inglês William Withering publicou o livro *An account of the foxglove and its medical uses*, no qual indica o emprego de espécies de *Digitalis (*dedaleira) em estados edematosos. Ferriar foi o primeiro pesquisador a atribuir a ação cardiotônica a esses heterosídeos, em 1799. No entanto, somente no início do século passado as estruturas químicas dessas substâncias foram elucidadas e suas ações farmacológicas foram investigadas, tendo sido definido o seu emprego no tratamento da insuficiência cardíaca congestiva e de outros problemas cardíacos. Para detalhes sobre a história do uso das drogas vegetais contendo heterosídeos cardioativos, consultar Gaignault e Bidet.[1]

Distribuição

Mais de 400 glicosídeos cardioativos são conhecidos. No reino vegetal, esses metabólitos secundários são restritos às angiospermas. A maioria dos gêneros concentra-se nas famílias Plantaginaceae (*Digitalis*), Asclepiadaceae (*Asclepias*), Apocynaceae (*Nerium, Strophanthus, Thevetia*), Asparagaceae (*Urginea* e *Convallaria*), Ranunculacae (*Helleborus* e *Adonis*) e, ainda, em Brassicaceae, Celastraceae, Fabaceae, Moraceae e Tiliaceae. Heterosídeos cardiotônicos com anel lactônico de seis membros (bufadienolídeos) ocorrem em Liliaceae e Ranunculaceae.[2] Todos os órgãos dessas plantas podem conter heterosídeos cardioativos, sendo que, salvo raras exceções, os teores totais são inferiores a 1%.

Essas substâncias podem também ser encontradas no reino animal, como em algumas espécies de anfíbios do gênero *Bufos* e lepidópteros, geralmente atuando como venenos ou toxinas que servem como proteção contra predadores. Porém, nos lepidópteros (lagartas), elas são provenientes de plantas da família Asclepiadaceae, fonte de alimentação desses insetos. Alguns besouros do gênero *Chrysolina* sintetizam esteroides cardioativos a partir de fitosteróis.[3] Vários heterosídeos esteroidais já foram encontrados em tecidos de mamíferos, como cérebro e glândulas suprarrenais, e em fluidos corporais, como plasma, urina e líquido cefalorraquidiano. As substâncias identificadas incluem ouabaína, digoxina, marinobufagenina e proscilaridina. Para uma revisão aprofundada sobre digitálicos endógenos, consultar Buckalew.[4]

Biossíntese

O precursor da genina esteroidal é o esqualeno. Os cardenolídeos são resultantes da condensação de um derivado da série do pregnano (20-cetopregnano) funcionalizado (5β-pregnan-3,14,21-triol-20-ona) e uma unidade dicarbonada (acetato, no caso dos cardenolídeos) ou tricarbonada (propionato, no caso dos bufadienolídeos).[5]

Estrutura química

A estrutura dos heterosídeos cardioativos (Fig. 18.1) é constituída por moléculas de açúcar ligadas à aglicona esteroidal por meio da hidroxila β-posicionada em C-3. A maioria dos cardenolídeos naturais apresenta de 1 a 4 resíduos de hexoses, unidos por meio de ligações 1,4-β-glicosídicas, mas também existem derivados com cinco moléculas de açúcares. Quando a glicose está presente, encontra-se sempre na porção terminal da cadeia. Os heterosídeos cardioativos podem ser classificados em primários e secundários. Os primários costumam encontrar-se nas plantas frescas e apresentam uma molécula terminal de glicose, que pode ser facilmente eliminada por hidrólise durante o procedimento de secagem, formando os heterosídeos secundários.[3,5]

Estrutura das geninas

Todas as agliconas têm em comum o esqueleto tetracíclico característico dos esteroides.[3] A junção dos anéis A/B é do tipo *cis*, raramente *trans* (encontrado nas Asclepiadáceas), B/C *trans* e C/D *cis*, sendo a estereoquímica de ligação desses últimos anéis específica dos cardioativos. Todas as geninas apresentam duas hidroxilas β-posicionadas, uma secundária em C-3 e uma terciária em C-14; um hidrogênio ou uma hidroxila em C-5; e uma metila em C-13. O último elemento que completa a estrutura básica das geninas é a presença de um anel lactônico α,β insaturado na posição C-17β. As geninas são chamadas de cardenolídeos ou bufadieno-

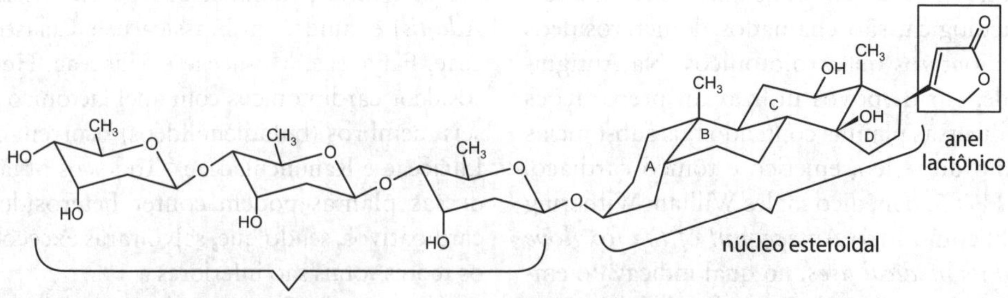

Figura 18.1 Exemplo de estrutura dos heterosídeos cardioativos (digoxina).

lídeos de acordo com o número de átomos constituintes do anel lactônico (Fig. 18.2). Os mais prevalentes na natureza são os cardenolídeos, os quais possuem anel lactônico com quatro carbonos, ou seja, apresentam uma γ-butirolactona-α,β-insaturada em C-17β. Os bufadienolídeos são menos abundantes entre os vegetais e podem ser encontrados também no reino animal. O anel lactônico dos bufadienolídeos é formado por cinco carbonos, originando uma δ-lactona-di-insaturada (=pentadienolídeo). O termo bufadienolídeo vem de *Bufos*, um gênero de anfíbio.[1]

A presença ou ausência de substituintes nas posições C-12 e/ou C-16 nas geninas dos cardenolídeos digitálicos origina cinco séries de compostos (A-E)[5] (Fig. 18.2).

Estrutura da parte osídica

Dentre os monossacarídeos mais frequentes, podem ser destacadas as 2,6-didesóxi-hexoses, como a β-D-digitoxose; e as 2,6-didesóxi-3-metil-hexoses, como a α-L-oleandrose e a β-D-diginose. Além dessas oses particulares, também são encontradas 6-desóxi-hexoses (α-L-ramnose, β-D-fucose) e 6-desóxi-3-metil-hexoses (α-L-tevetose ou 6-desóxi-3-metil-L-glicose e β-D-digitalose). A glicose também pode estar presente nessas estruturas heterosídicas. A 2,6-didesoxi-hexose, também chamada de 2-desoximetilpentose, aparece frequentemente metilada ou acetilada na posição C-3[3] (Fig. 18.3).

Relações estrutura-atividade

Em geral, os heterosídeos são mais potentes do que as geninas correspondentes, mas causam efeitos tóxicos similares. A porção aglicona do heterosídeo retém a atividade cardíaca, mesmo quando isolada. Porém, a porção osídica confere solubilidade, que é importante na absorção e distribuição dessas moléculas. Além disso, os resíduos de oses protegem a hidroxila em C-3β de biotransformação, e algumas características estruturais desses açúcares determinam a afinidade de ligação pelo sítio ligante da proteína

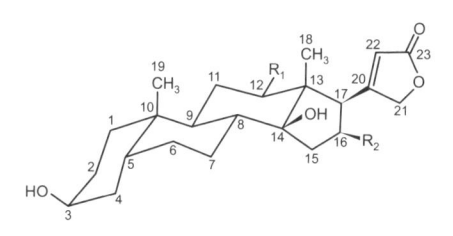

bufalina
(aglicona de um bufadienolídeo)

AGLICONA (cardenolídeos)	R$_1$ (C-12)	R$_2$ (C-16)	SÉRIE
digitoxigenina	H	H	A
gitoxigenina	H	OH	B
digoxigenina	OH	H	C
diginatigenina	OH	OH	D
gitaloxigenina	H	O-CHO	E

Figura 18.2 Exemplos de variações estruturais nas agliconas esteroidais cardioativas.

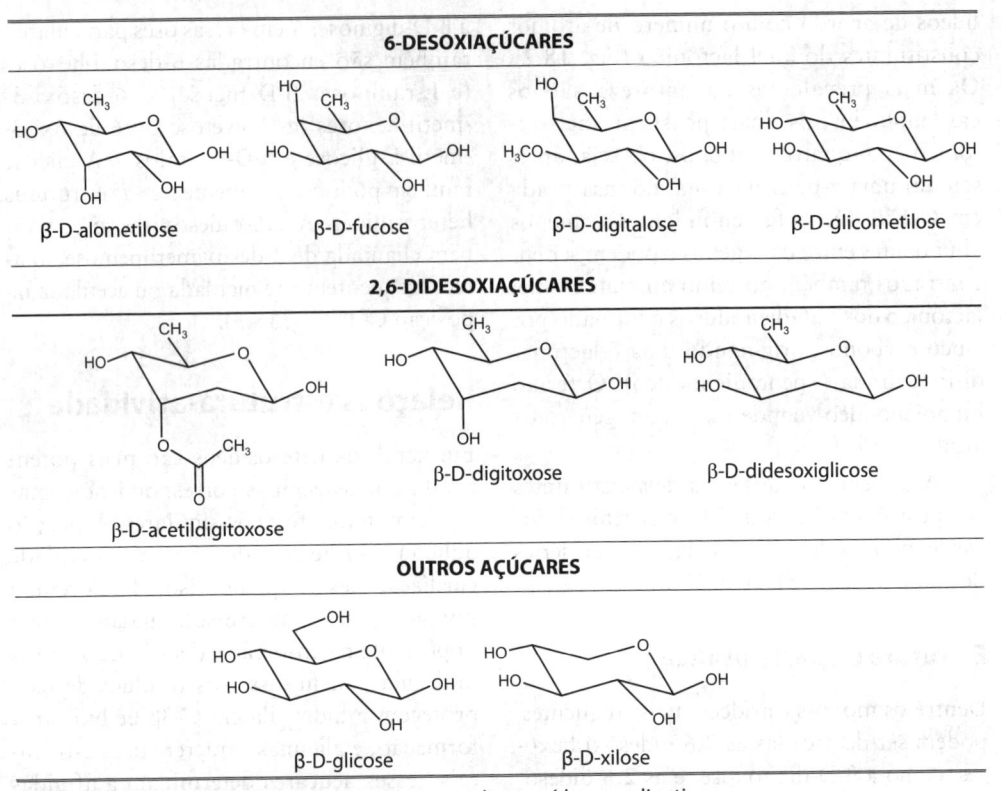

Figura 18.3 Exemplos de açúcares presentes nos heterosídeos cardioativos.

receptora. As características estruturais essenciais ou favoráveis à atividade cardiotônica dos heterosídeos estão descritas a seguir e resumidas no Quadro 18.1.[3,6,7]

Anel lactônico: a presença de uma γ-lactona α,β-insaturada, β-posicionada em C-17, é fundamental para a atividade biológica. A epimerização da ligação em C-17 (lactona α-posicionada) elimina a atividade cardiotônica, ao passo que a saturação da lactona diminui de forma acentuada tal atividade. O efeito cardiotônico tem sido relacionado à polarização da cadeia lactônica na vizinhança do sítio receptor, para uma forma na qual

Quadro 18.1 Características estruturais relacionadas com a atividade cardiotônica dos heterosídeos cardioativos

Parte da molécula	Característica fundamental	Característica favorável	Característica desfavorável
Anel lactônico	C-17 β-posicionado	–	Epimerização (C-17 α)
Anel esteroidal	Junção cis dos anéis C/D	Junção cis/trans/cis dos anéis A/B/C/D	Junção trans dos anéis A/B; insaturação parcial do anel A
Substituintes	OH β-posicionada em C-14	OH β-posicionada em C-3	OH β-posicionada em C-16
Cadeia osídica	–	Ligação com orientação β em C-3; 6-desoxiaçúcares	Esterificação ou cetalização das hidroxilas osídicas

Fonte: Bruneton,[3] Fraga e Barreiro[6] e Melero e colaboradores.[7]

o oxigênio possui carga parcial negativa, enquanto o carbono em C-20 apresenta caráter parcialmente positivo.

Anel esteroidal: a atividade é máxima quando o encadeamento dos ciclos A/B/C/D é *cis/trans/cis*. A atividade é fortemente diminuída quando a junção dos anéis A e B é *trans*, sendo a junção *cis* dos ciclos C e D essencial para a atividade. Se o ciclo A é parcialmente insaturado, a atividade é ainda mais reduzida.

Substituintes: a inversão da configuração β do C-3 diminui a atividade, mas os compostos 3-0-desoxilados não são completamente inativos. A orientação C-14β parece ser muito importante para o efeito cardiotônico, já que o isômero C-14α é consideravelmente menos ativo. A presença de hidroxila nessa posição é importante, mas não fundamental, para a atividade, e sua substituição por um átomo de hidrogênio reduz de maneira significativa o efeito biológico. Em geral, a introdução de grupos funcionais oxigenados reduz a ação inotrópica positiva, particularmente a presença de um grupo OH em C-16β.

Subunidade osídica: a ligação de açúcares ao núcleo esteroidal modifica tanto a farmacocinética quanto a farmacodinâmica dos glicosídeos digitálicos. As geninas livres são absorvidas mais rapidamente do que os glicosídeos, armazenadas em maior extensão no sistema nervoso central e mais facilmente metabolizadas para o epímero C-3α OH, menos ativo. Ou seja, as geninas são menos ativas, mas não destituídas de toxicidade. Além disso, os resíduos de oses protegem a hidroxila em C-3β de reações de biotransformação. Com relação à natureza das oses, os 6-desoxiaçúcares conferem a maior potência, e a presença de uma OH equatorial em C-4 é importante para a atividade biológica. A esterificação ou cetalização de algumas hidroxilas das oses reduz a atividade inotrópica, mostrando que tais grupos contribuem para a interação com o receptor.

Propriedades físico-químicas

Os heterosídeos são preferencialmente solúveis em água e ligeiramente solúveis em etanol e clorofórmio. A polaridade da molécula depende da presença ou ausência de hidroxilas suplementares, que determinam o grau de lipofilia e definem a farmacocinética dos heterosídeos cardioativos. O anel lactônico presente nesses compostos é instável, podendo ocorrer sua abertura em meio alcalino.

Obtenção e análise

Devido ao baixo teor de heterosídeos cardioativos presentes nas plantas, os extratos utilizados para sua caracterização devem ser previamente purificados e concentrados. Para a extração dos heterosídeos primários, são utilizadas plantas frescas ou estabilizadas por congelamento. A inativação enzimática possibilita manter a cadeia de açúcares. Por outro lado, a secagem da planta ocasiona a perda da molécula de açúcar terminal, com obtenção dos heterosídeos secundários. A técnica habitual para a extração, sobretudo da digitoxina, consiste na extração a quente com misturas hidroalcoólicas, precipitação de macromoléculas interferentes (clorofilas) com acetato de chumbo e partição com solventes de média polaridade, como clorofórmio puro ou em mistura com isopropanol. Na solução orgânica, são realizadas as reações de caracterização e análise cromatográfica. Essas reações são colorimétricas e direcionadas ao anel lactônico, ao núcleo esteroidal e à cadeia osídica. Para a obtenção das agliconas livres, realiza-se hidrólise da solução extrativa hidroalcoólica com ácido sulfúrico 1 M ou hidrólise enzimática.[8,9]

Caracterização colorimétrica

Várias reações colorimétricas estão descritas a seguir para detectar as geninas e os açúcares dos heterosídeos cardiotônicos.[3,8]

Parte osídica

As únicas reações que apresentam interesse são as específicas para as 2,6-didesóxi-hexoses. A reação de *Pesez* é conhecida como reação do xantidrol. A solução clorofórmica é levada à secura, e o resíduo obtido é dissolvido em ácido acético concentrado, seguido da adição do reativo de xantidrol. Com aquecimento, há desenvolvimento de cor vermelha na presença de desoxiaçúcares.

Outra reação muito utilizada é a de *Keller-Kiliani*: adição de ácido sulfúrico concentrado à solução extrativa em ácido acético concentrado, contendo sais férricos. Forma-se um anel vermelho pardo, e a solução acética adquire lentamente coloração azul-esverdeada na presença de desoxiaçúcares. Essa reação é considerada específica para desoxiaçúcares e heterosídeos facilmente hidrolisáveis que os contêm diretamente ligados a agliconas. Porém, quando a cadeia de açúcares é constituída por um resíduo terminal de glicose, o ensaio é negativo, mesmo na presença de desoxiaçúcares.

Parte aglicônica

As reações atribuídas às geninas carecem de especificidade e, desse modo, todas as reações para o núcleo esteroidal são válidas. No caso dos cardenolídeos, é interessante recorrer a reações específicas devido à existência da γ-lactona α,β-insaturada: reações de *Kedde* e de *Baljet*. O ponto comum entre essas reações é a utilização de um derivado aromático nitrado em meio alcalino. A reação de Kedde utiliza o ácido 3,5-dinitrobenzoico resultando em coloração vermelho-violácea estável. O ensaio de Baljet usa ácido pícrico, e seu resultado é uma coloração laranja estável. Em substituição à reação de Kedde, pode ser utilizada a reação de *Raymond-Marthoud*, com *m*-dinitrobenzeno em meio alcalino, que determina o aparecimento de coloração laranja ou violeta fugaz.

A reação de *Legal* também é baseada na reatividade do anel pentagonal α,β-insaturado das geninas e seus heterosídeos, sendo que a solução extrativa alcalinizada adquire cor vermelha após a adição do nitroprussiato de sódio. Com a saturação do anel, a reação é negativa.

Em meio ácido desidratante, os heterosídeos cardioativos são convertidos em derivados fluorescentes, sendo que a intensidade da detecção varia de acordo com o tipo de genina. Vale notar que tal reação é útil como agente de revelação em cromatografia de camada delgada (CCD).[9]

Análise cromatográfica

A BP 2014,[10] preconiza CCD utilizando como suporte gel de sílica G e como fase móvel metanol/cicloexano/diclorometano (15:40:90, v/v/v). A detecção é realizada com aspersão da solução etanólica a 10% de ácido sulfúrico, seguida de aquecimento a 130 °C por 15 minutos e observação no visível. A FB 5, de 2010,[11] preconiza a identificação do lanatosídeo C por CCD de gel de sílica e eluição com mistura de tolueno/etanol/diclorometano/água (60:30:20:1, v/v/v/v), procedendo-se a detecção por nebulização com solução metanólica de ácido sulfúrico a 5%.[11] Outro sistema cromatográfico utiliza CCD de gel de sílica e eluição com mistura de acetato de etila/metanol/água (81:11:8, v/v/v), sendo a detecção realizada com o reagente de Kedde. Imediatamente após a nebulização da placa cromatográfica com o reagente, aparecem bandas de cores azul e vermelho-violácea. Outro agente cromogênico empregado é o cloreto de antimônio.[9]

Análise quantitativa

A maioria das farmacopeias preconiza o doseamento fotocolorimétrico em 540 nm, utilizando o princípio das reações de Kedde e de Baljet para a quantificação das geninas de cardenolídeos. A FB 5 descreve o doseamento do lanatosídeo C por espectrofotometria de absorção no visível em 484 nm.[11] A USP USP38/NF33,[12] preconiza o doseamento de digitoxina e digoxina por cromatografia a líquido de alta eficiência (CLAE), utilizando coluna de fase reversa de octadecilsilano, eluição com água/acetonitrila (55:45, v/v) e detecção no ultravioleta em 218 nm. Também adota o doseamento biológico, mediante determinação das concentrações mínimas de soluções extrativas hidroalcoólicas capazes de produzir, em circunstâncias padronizadas, a morte de pombos. A potência da amostra é calculada a partir da preparação-ensaio, sendo satisfatória se o resultado não for inferior a 0,85 unidades digitálicas USP por 100 mg.

Farmacologia

Emprego terapêutico

Os heterosídeos cardioativos, em particular digoxina e lanatosídeo C, são utilizados na clínica para o tratamento da insuficiência cardíaca (IC) e controle da taxa de resposta ventricular em pacientes com fibrilação arterial crônica.[13,14] O lanatosídeo C é usado unicamente por via intravenosa. O tratamento com digoxina costuma ser associado ao uso de diuréticos, inibidores da enzima conversora da angiotensina, β-bloqueadores ou antagonistas de canais de cálcio. Os glicosídeos cardioativos não são os fármacos de primeira escolha para o tratamento dessas condições, e sabe-se que eles não alteram a taxa de mortalidade. Seu uso clínico vem decaindo em função de seu baixo índice terapêutico, dificuldade de estabelecimento dos níveis plasmáticos e da dose ideal, bem como ocorrência de inúmeras interações medicamentosas.[15] Porém, esses fármacos ainda são reconhecidos por melhorarem a qualidade de vida e reduzirem a taxa de hospitalização de pacientes com IC.[13] São contraindicados nos casos de fibrilação ventricular, bloqueio atrioventricular e na idiossincrasia aos digitálicos.[14]

Mecanismo de ação

A IC é uma síndrome clínica complexa de caráter sistêmico, definida como uma disfunção cardíaca, que ocasiona suprimento sanguíneo inadequado para atender necessidades metabólicas tissulares, sem induzir um aumento anormal de pressões de enchimento ventricular, na presença de retorno venoso normal. As alterações hemodinâmicas comumente encontradas na IC são a resposta inadequada do débito cardíaco e a elevação das pressões pulmonar e venosa sistêmica. Na maioria das formas de IC, a redução do débito cardíaco é responsável pela perfusão tecidual inapropriada. Além disso, entre as respostas fisiológicas associadas à insuficiência cardíaca congestiva está um aumento na atividade do sistema nervoso simpático.[16]

Os heterosídeos cardioativos aumentam o débito cardíaco, melhoram o retorno venoso e diminuem a resistência à ejeção. O débito renal e a diurese aumentam, o consumo de oxigênio diminui, e a frequência cardíaca é retardada. Esses compostos exercem ação inotrópica positiva sobre o músculo cardíaco, aumentando sua força contrátil.[13]

A ação inotrópica deriva de uma ligação específica e com alta afinidade à subunidade α da enzima Na^+/K^+ ATPase, que, uma vez ocupada, provoca a paralisação da bomba Na^+/K^+. Tal inibição causa aumento dos níveis intracelulares de Na^+, o que, por sua vez, modula a atividade de um carreador de membrana envolvido nas trocas de íons Ca^{+2} por íons Na^+, promovendo uma elevação considerável dos níveis intracelulares de Ca^{+2}, por influxo ou pela mobilização dos reservatórios sarcoplasmáticos (Fig. 18.4).[17] O Ca^{+2} nas proximidades das miofibrilas interage com a troponina, a qual provoca uma alteração conformacional na tropomiosina, possibilitando a formação do complexo actina-miosina, e induzindo a contração

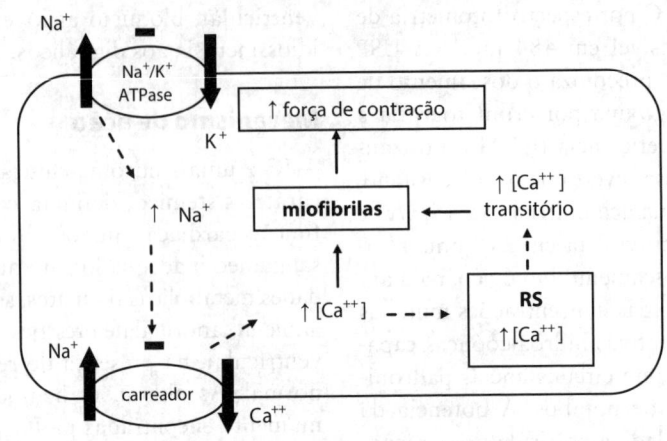

Figura 18.4 Diagrama esquemático da inibição da bomba Na$^+$/K$^+$ ATPase pelos heterosídeos cardiotônicos no músculo cardíaco.
Fonte: Adaptada de Clausen.[17]

miocárdica ATP-dependente.[18] Os heterosídeos cardíacos também apresentam efeitos autonômicos, entre os quais ação vagomimética e sensibilização dos barorreceptores, que conduzem à ação inotrópica positiva, e redução da resposta simpática e diminuição da saída do sistema renina-angiotensina (ativação neuro-hormonal).[14] Para a digoxina foi também descrita uma ação inibitória do canal de potássio cardíaco humano *hERG* (*human ether-a-go-go related gene*), resultando em efeitos inotrópicos e arritmias.[19]

Farmacocinética

A farmacocinética dos cardenolídeos é dependente da polaridade das moléculas, ou seja, do grau de hidroxilação das geninas, e da presença e da extensão da cadeia lateral de açúcares. Em geral, quanto mais grupamentos hidroxila houver, mais rapidamente se iniciam a ação e a subsequente eliminação dos heterosídeos pelo organismo. Alguns, como a digitoxina, possuem elevada lipossolubilidade, sofrem degradação hepática, apresentam eliminação lenta e têm duração de efeito de até sete dias. Outros, como a ouabaína, são hidrossolúveis (a genina possui seis hidroxilas), apresentam eliminação rápida e a duração do efeito é de 12 horas. Os heterosídeos cardioativos são eliminados majoritariamente pela via renal, 50 a 70% sob a forma não modificada.[14] Sua biotransformação se faz pela hidrólise da ligação glicosídica em C-3β, seguida pelas etapas de oxidação de C-3 e subsequente epimerização e conjugação com ácido glicurônico para produzir o principal produto de eliminação detectável na urina, sob a forma do glicuronato. O principal reservatório tecidual é o músculo esquelético, e não o tecido adiposo; portanto, o cálculo da dose deve basear-se na massa magra estimada.[20]

Toxicidade e efeitos adversos

Os heterosídeos cardíacos apresentam baixo índice terapêutico, sendo a concentração plasmática tóxica apenas duas vezes superior à concentração terapêutica. As reações adversas podem ser cardíacas ou não, mas sempre dose-relacionadas. Por isso, a dose deve ser avaliada para cada paciente. O monitoramento no plasma pode ser feito por radioimunoensaio.[18]

A maioria das intoxicações ocorre em pacientes que fazem uso crônico desses fármacos, por excesso de impregnação ocorrida com doses consideradas terapêuticas, ou pela presença de fatores predisponentes à intoxicação. A intoxicação moderada produz sintomas como vômitos, náuseas, anorexia, bradicardia e contrações ventriculares prematuras. A intoxicação aguda por doses elevadas causa diarreia, visão borrada, suor frio, taquicardia e fibrilação ventricular, podendo ocorrer diminuição do pulso, convulsões, síncope e morte.[14]

Os efeitos adversos eventualmente associados ao uso crônico são dor de cabeça, fadiga, torpor, ginecomastia, *rash* cutâneo e trombocitopenia.[14] Também podem acontecer transtornos neuropsíquicos, como fadiga, depressão, pesadelos, inquietação, confusão, vertigens, desorientação, mudanças de personalidade e, mais raramente, alucinações, com alteração na percepção das cores, além de outras reações psicóticas. Fatores e situações clínicas predisponentes à intoxicação incluem idade avançada, infarto do miocárdio, miocardite, cirurgia cardíaca recente, insuficiência renal, alcalose, hemodiálise, hipotireoidismo, anóxia e alterações eletrolíticas, como hipopotassemia, hipercalcemia e hipomagnesemia.[21]

A toxicidade também pode ser decorrente das inúmeras interações medicamentosas que os glicosídeos cardíacos apresentam. Entre as mais importantes estão aquelas com β-bloqueadores, pelo fato de causarem bradicardia excessiva, e com fármacos que alteram o equilíbrio hidreletrolítico, como os diuréticos tiazídicos.[14]

Outros fármacos podem aumentar a toxicidade ou reduzir a eficácia dos heterosídeos cardioativos por interações farmacocinéticas: colestiramina, caolim-pectina, fibras dietéticas, neomicina oral e sulfassalazina podem inibir a absorção e reduzir a sua biodisponibilidade. Antimuscarínicos, hidroxicloroquina, quinina, quinidina e bloqueadores de canais de cálcio (diltiazem e verapamil) aumentam os níveis séricos dos heterosídeos cardioativos.[14]

Hypericum perforatum L. (erva-de-são-joão) reduz as concentrações plasmáticas da digoxina. A hiperforina, que é o constituinte majoritário dessa planta, diminui a absorção intestinal da digoxina devido ao aumento da atividade da glicoproteína P, que atua como transportador desse fármaco.[22]

Um caso histórico e peculiar indica uma provável intoxicação por *Digitalis*. No final do século XIX, a planta era usada para tratar epilepsia e doenças mentais, e um paciente que se tornou famoso somente após sua morte parece ter sido tratado com ela. Várias obras realizadas na fase final da vida (1886-1890) do pintor holandês Vincent van Gogh são caracterizadas pela presença constante da cor amarela, que aparece como halos nas telas. Esse fato é sugestivo de que ele estaria sofrendo um dos efeitos adversos característicos da intoxicação com digitálicos: a xantopsia, perturbação visual caracterizada pelo predomínio da cor amarela. Tal suposição é reforçada em sua obra *Retrato do Dr. Gachet*, na qual seu médico, nos últimos anos de vida, foi por ele retratado com um ramo de *Digitalis purpurea*. Apesar de não haver registro documental de que van Gogh tenha sido tratado com a dedaleira, o pintor sofria de depressão profunda e alucinações, e a presença destacada dessa planta na obra citada poderia sugerir que ela lhe tenha sido administrada e interferido na sua obra. No entanto, a possibilidade de que a cor amarela seja simplesmente uma característica da poética do artista não pode ser descartada.[23]

Outras ações farmacológicas

A investigação de outros efeitos farmacológicos se intensificou nos últimos anos, apontando para novas possibilidades terapêuticas para compostos dessa classe.

Uma das investigações diz respeito à sua potencial ação antiviral, avaliada em modelos *in vitro*. O efeito inibitório do vírus herpético humano do tipo 1 (HSV-1) foi observado para digoxina, ouabaína e digitoxina.

A atividade antiviral da digoxina foi, ainda, relatada para outros vírus DNA e RNA. O mecanismo da ação inibitória da replicação do HSV-1 pelo cardenolídeo, glicoevatromonosídeo, isolado de uma cultivar brasileira de *Digitalis lanata* Ehrh., foi proposto por Bertol e colaboradores.[24] Outros estudos relataram a ação inibitória da replicação do HIV, como aquele que testou o extrato aquoso de *Nerium oleander* L. (espirradeira) e a oleandrina, e o que avaliou a digoxina. Além disso, o lanatosídeo C inibiu os eventos iniciais da replicação do vírus da dengue.[25]

Outra investigação crescente se refere ao potencial antitumoral dessas substâncias. As primeiras evidências dos efeitos citotóxicos *in vitro* dos cardenolídeos frente a células tumorais e sua ação antitumoral *in vivo* foram relatadas no final dos anos de 1960. Quase duas décadas depois, esses compostos despertaram a atenção dos pesquisadores com base em estudos epidemiológicos, que relatavam que pacientes com câncer de mama, tratados concomitantemente com heterosídeos cardioativos para o controle de problemas cardíacos, apresentaram taxas de mortalidade por esse câncer bastante inferiores àquelas de pacientes que não utilizaram tais medicamentos. Na sequência, eles também relataram que pacientes não tratadas com digoxina, cinco anos após a mastectomia, apresentaram recorrência do câncer 9,6 vezes superior às taxas de pacientes tratadas com o digitálico. Em 2001, foi publicado um estudo analítico-descritivo com 9.271 pacientes sobre os efeitos antineoplásicos da digitoxina no tratamento de cânceres dos rins, do trato urinário e leucemias. Tal estudo indicou que as doses ativas contra o câncer são semelhantes às concentrações plasmáticas terapêuticas encontradas nos pacientes cardíacos tratados com este fármaco.[26] Após esses relatos iniciais, foram publicados vários estudos sobre a atividade antiproliferativa de extratos vegetais contendo cardenolídeos, de cardenolídeos semissintéticos e de cardenolídeos naturais, bem como dos efeitos provocados por esses compostos em linhagens celulares de cânceres de mama, próstata, pâncreas, pulmão, rins, além de leucemias, neuroblastomas e melanomas.[27]

Até o momento, três produtos à base de cardenolídeos foram investigados para o tratamento de câncer em ensaios clínicos de fase I. O primeiro investigado foi o Anvirzel, um extrato aquoso liofilizado de *Nerium oleander* L. (espirradeira); o segundo foi o PBI-05204, outro extrato dessa planta, produzido por extração com CO_2 supercrítico; e o terceiro foi o composto UNBS1450, um cardenolídeo semissintético derivado da 2-oxovuscharina, extraído de *Calotropis procera* (Aiton) Dryand.[28]

Apesar dos inúmeros estudos realizados com esses compostos, o mecanismo pelo qual eles agem nas células tumorais ainda não é claro. Uma das hipóteses propostas é que o alvo primário dos cardenolídeos nas células tumorais seria a ligação na subunidade alfa da bomba Na^+/K^+ ATPase. Além da identificação do alvo primário, as vias de sinalização ativadas/inibidas pelos cardenolídeos também estão sendo investigadas. Assim, a interação com a bomba Na^+/K^+ ATPase e a ativação de cascatas de sinalização intracelular podem culminar em diferentes tipos de morte celular. Já se sabe que os cardenolídeos podem induzir apoptose ou autofagia, dependendo do tipo celular e de suas características químicas. Esse potencial citotóxico duplo está atraindo o interesse dos pesquisadores, uma vez que ele poderia ser uma alternativa para os tumores resistentes à quimioterapia realizada com agentes indutores de apoptose.[28]

Drogas vegetais mais importantes
Digitalis

Os principais fármacos que abastecem o mercado farmacêutico são extraídos de

Digitalis purpurea L. (digitoxina) e *D. lanata* Ehrh. (digitoxina, digoxina, lanatosídeo C e desacetil-lanatosídeo C = deslanosídeo). Essas espécies fornecem cerca de 90% da produção total dos heterosídeos cardioativos, que são obtidos exclusivamente de fontes naturais.[3] A concentração dessas substâncias ativas varia de modo apreciável com a origem da planta e as condições de crescimento.[18] A FB 5, de 2010,[11] apresenta monografias para lanatosídeo C e comprimidos de digoxina. A Relação Nacional de Medicamentos Essenciais, de 2015,[29] inclui apenas a digoxina.

Nome científico: *Digitalis purpurea* L.

Sinonímia vulgar: dedaleira

Nome científico: *Digitalis lanata* Ehrh.

Sinonímia vulgar: digital-de-flor-amarela

Família botânica: Scrophulariaceae

Parte utilizada: folhas rapidamente dessecadas

Composição química de *Digitalis purpurea* L.: as folhas secas contêm, no mínimo, 0,3% de heterosídeos cardiotônicos.[10] O pó padronizado das folhas contém de 0,36 a 0,44% de cardenolídeos calculados como digitoxina.[3] Entre os numerosos heterosídeos encontrados estão digitoxina, gitoxina e gitaloxina.[1]

Composição química de *Digitalis lanata* Ehrh.: as folhas secas podem conter um teor superior a 1% de heterosídeos cardiotônicos, principalmente lanatosídeos A, B, C e D.[3]

Estrofantos

Nomes científicos: *Strophanthus gratus* (Wall. ex Hook.) Baillon; *S. kombe* Oliv.; *S. hispidus* DC.

Família botânica: Apocynaceae

Parte utilizada: sementes

Composição química de *S. gratus* (Wall. ex Hook.) Baill.: as sementes contêm de 3 a 7% de heterosídeos cardioativos, sendo o principal a estrofantina G, também conhecida como ouabaína. Ela é indicada quando se precisa de uma ação cardiotônica rápida e breve, e deve ser administrada intravenosamente. Também é utilizada para estudos da atividade da enzima Na^+/K^+ ATPase.[3]

Composição química de *S. kombe* Oliver: as sementes contêm de 5 a 10% de heterosídeos cardioativos, representados por uma mistura de estrofantosídeos K α, β e γ.[3]

Composição química de *S. hispidus* DC.: as sementes contêm estrofantidina, cimarina, cimarol e periplogenina. Alguns autores consideram *S. kombe* como uma variedade de *S. hispidus*.[8]

Cila

Nome científico: *Urginea maritima* (L.) Baker

Família botânica: Asparagaceae

Parte utilizada: escamas do bulbo

Existem duas variedades: bulbo branco e bulbo vermelho, sendo que ambas possuem composição quantitativa e qualitativa distintas. A droga é constituída pela variedade branca, que contém até 4% de bufadienolídeos, sendo a cilarina A o composto principal.[3]

Outras espécies

Muitas delas são mais potentes do que as espécies de *Digitalis*, mas não são empregadas na terapêutica, sendo seu uso popular totalmente desaconselhado em função de sua toxicidade, entre as quais se destacam, pela ampla ocorrência, a espirradeira e o chapéu-de-napoleão.

Espirradeira – *Nerium oleander* L., Apocynaceae: arbusto ou árvore pequena comum na arborização das cidades brasileiras. É originária da região Mediterrânea, sendo cultivada em todo o mundo, exceto nas zonas montanhosas ou muito frias. As folhas contêm 1,5% de cardenolídeos. Foram relatados casos de acidentes tóxicos com crianças e pessoas que inadvertidamente utilizaram os galhos dessa planta como espetos para assar carne. O constituinte majoritário é a oleandrina, derivado da gitoxigenina.[3,30]

Chapéu-de-napoleão – *Thevetia neriifolia* Juss. (sin. *T. peruviana* K. Schum.), Apocynaceae: arbusto também comum na arborização das cidades no Brasil. É originária da América tropical e foi introduzida em outras regiões quentes do globo devido às suas características ornamentais. As sementes possuem os cardenolídeos ativos: tevetosídeos e gentiobiosil-tevetosídeos da digitoxigenina (p. ex., tevetina B), da uzarigenina e da canogenina; e as folhas contêm tevetiosídeos.[3]

Pontos-chave deste capítulo

Os heterosídeos cardioativos são esteroides com potente atividade farmacológica utilizados clinicamente no tratamento da insuficiência cardíaca congestiva. Ocorrem sobretudo em vegetais da família Plantaginaceae (p. ex., *Digitalis lanata* e *Digitalis purpurea*) e Apocynaceae (p. ex., *Strophanthus gratus*, *Nerium oleander* e *Thevetia neriifolia*), bem como em alguns anfíbios do gênero *Bufos*. Digoxina, deslanosídeo e lanatosídeo C são os cardenolídeos atualmente em uso clínico, sendo obtidos industrialmente das folhas de *D. lanata* e *D. purpurea*.

Os heterosídeos cardioativos em geral são extraídos com misturas hidroalcoólicas, seguidas da eliminação de clorofilas. O doseamento é realizado por espectrofotometria no UV-Vis, após reação com reagentes específicos para a lactona α,β-insaturada presente nas geninas dos cardenolídeos (reagentes de Kedde e de Baljet).

Os heterosídeos cardioativos, particularmente digoxina, lanatosídeo C e desacetil-lanatosídeo C (deslanosídeo), são indicados para o tratamento da insuficiência cardíaca e no controle da taxa de resposta ventricular em pacientes com fibrilação arterial crônica. Não são fármacos de primeira escolha para o tratamento dessas condições, e sabe-se que não alteram a taxa de mortalidade. Seu uso clínico vem decaindo, em função de seu baixo índice terapêutico, dificuldade de estabelecimento dos níveis plasmáticos e da dose ideal, bem como ocorrência de inúmeras interações medicamentosas. Porém, esses fármacos ainda são reconhecidos por melhorarem a qualidade de vida e reduzirem a taxa de hospitalização de pacientes com insuficiência cardíaca.

Esses compostos exercem ação inotrópica positiva sobre o músculo cardíaco, aumentando sua força contrátil. Exercem esse efeito inotrópico por meio da inibição da enzima Na+/K+ ATPase, com consequente aumento do influxo de sódio e cálcio para o interior da célula miocárdica e mobilização de cálcio dos reservatórios sarcoplasmáticos. Também apresentam efeitos autonômicos, entre os quais ação vagomimética, sensibilização dos barorreceptores, redução da resposta simpática e diminuição da saída do sistema renina-angiotensina (ativação neuro-hormonal). A toxicidade e as reações adversas dos cardenolídeos resultam de seu baixo índice terapêutico, sendo a concentração tóxica apenas duas vezes superior à terapêutica.

Dados recentes relativos às atividades antitumoral e antiviral apontam para novas perspectivas de uso terapêutico dos cardenolídeos.

Referências

1. Gaignault JC, Bidet D. Hétérosides cardiotoniques: 35 siécles d'histoire. Fitoterapia. 1988;59(4):259-315.
2. Malcolm SB. Cardenolide-mediated interactions between plants and herbivores. In: Rosenthal GA, Berenbaum MR, editors. Herbivores: their interactions with secondary plant

metabolites. San Diego: Academic; 1991. v. 1, p. 251-69.
3. Bruneton J. Pharmacognosie. Phytochimie. Plantes médicinales. 4. ed. Paris: Lavoisier; 2009.
4. Buckalew VM. Endogenous digitalis-like factors: an overview of the history. Front Endocrinol. 2015;6:1-9.
5. Kreis W, Hensel A, Stuhlemmer U. Cardenolide biosynthesis in foxglove. Planta Med. 1998;64(6):491-9.
6. Fraga CAM, Barreiro EJ. Cardiotônicos: histórico e perspectivas de uma importante classe de agentes terapêuticos. Quím Nova. 1996;19(2):182-9.
7. Melero CP, Medarde M, San Feliciano A. A short review on cardiotonic steroids and their aminoguanidine analogues. Molecules. 2000;5:51-81.
8. Costa AF. Farmacognosia. Lisboa: Calouste-Gulbenkian; 1994.
9. Wagner H, Bladt S, Zgajnki EM. Plant drug analysis: a thin layer chromatography atlas. Berlin: Springer; 1993.
10. British Pharmacopoeia. London: The Stationery Office; 2014.
11. Farmacopeia Brasileira. 5. ed. Brasília: ANVISA; 2010.
12. The United States Pharmacopeia. The national formulary. 38th ed. Rockville: United States Pharmacopeial Convention; 2015.
13. Rhode LE, Fuchs FD. Fármacos usados em insuficiência cardíaca. In: Fuchs FD, Wanmacher L, editores. Farmacologia clínica: fundamentos da terapêutica racional. 4. ed. Rio de Janeiro: Guanabara Koogan; 2010. cap. 54, p. 862-75.
14. Micromedex Health Care Series [Internet]. Greenwood Village: Micromedex; c2016 [capturado em 10 abr. 2016]. Disponível em: http://www-micromedexsolutions-com.ez45.periodicos.capes.gov.br.
15. Opie LH. Digitalis, yesterday and today: but not forever. Circ Cardiovasc Qual Outcomes. 2013;6:511-3.
16. III Diretriz Brasileira de Insuficiência Cardíaca Crônica. Arq Bras Cardiol. 2009;93(1 Suppl 1):1-71.
17. Clausen T. Clinical and therapeutic significance of the Na^+, K^+ pump. Clin Sci (Lond). 1998;95(1):3-17.
18. Robbers JE, Speedie ME, Tyler VE. Pharmacognosy and pharmacobiotechnology. 9. ed. Baltimore: Williams & Wilkins; 1996.
19. Wang L, Wible BA, Wan X, Ficker E. Cardiac glycosides as novel inhibitors of human ether-a-go-go-related gene channel trafficking. J Pharmacol Exp Ther. 2007;320(2):525-34.
20. Cardiac agents: cardiac glycosides, antianginonal, and antiarrhytmic drugs. Foye WO, editor. Principles of medicinal chemistry. 3rd. ed. Philadelphia: Lea & Fabinger; 1990.
21. Candau LA. Intoxicação digitálica: diagnóstico e tratamento. Arq Bras Cardiol. 1989; 52(3):163-6.
22. Gurley BJ, Swain A, Williams DK, Barone G, Battu SK. Gauging the clinical significance of P-glycoprotein-mediated herb-drug interactions: comparative effects of St John's wort, echinacea, clarithomycin, and rifampin on digoxin pharmacokinetics. Mol Nutr Food Res. 2008;52(7):772-9.
23. Arnold WN, Loftus LS. Xanthopsia and van Gogh's yellow palette. Eye (Lond). 1991;5(Pt 5):503-10.
24. Bertol JW, Rigotto C, de Pádua RM, Kreis W, Barardi CR, Braga FC, et al. Antiherpes activity of glucoevatromonoside, a cardenolide isolated from a Brazilian cultivar of Digitalis lanata. Antiviral Res. 2011;92(1):73-80.
25. Cheung YY, Chen KC, Chen H, Seng EK, Chu JJ. Antiviral activity of lanatoside C against dengue virus infection. Antiviral Res. 2014;111:93-9.
26. Haux J, Klepp O, Spigset O, Tretli S. Digitoxin medication and cancer; case control and internal dose-response studies. BMC Cancer. 2001;1:11.
27. Cerella C, Dicato M, Diederich M. Assembling the puzzle of anti-cancer mechanisms triggered by cardiac glycosides. Mitochondrion. 2013;13(3):225-34.
28. Slingerland M, Cerella C, Guchelaar HJ, Diederich M, Gelderblom H. Cardiac glycosides in cancer therapy: from preclinical investiga-

tions towards clinical trials. Invest New Drugs. 2013;31(4):1087-94.
29. Brasil. Ministério da Saúde. Secretaria de Ciência, Tecnologia e Insumos Estratégicos. Departamento de Assistência Farmacêutica e Insumos Estratégicos. Relação Nacional de Medicamentos Essenciais: RENAME 2014. 9. ed. Brasília, DF: Ministério da Saúde; 2015.
30. Kiran C, Prasad DN. A review on: Nerium oleander Linn (Kaner). IJPPR. 2014;6(3):593-7.

Leituras sugeridas

Bagrov AY, Shapiro JI, Fedorova OV. Endogenous cardiotonic steroids: physiology, pharmacology, and novel therapeutic targets. Pharmacol Rev. 2009;61(1):9-38.

Prassas I, Diamandis EP. Novel therapeutic applications of cardiac glycosides. Nat Rev Drug Discov. 2008;7(11):926-35.

19

Saponinas

Margareth Linde Athayde[†], Alexandre T. Cardoso Taketa, Grace Gosmann, Eloir Paulo Schenkel

Introdução	285
Propriedades gerais	286
Terminologia e classificação	286
Características químicas	287
Ocorrência e distribuição	290
Detecção, identificação e obtenção	291
Métodos de extração e purificação	292
Propriedades biológicas	294
Emprego farmacêutico	295
Drogas vegetais mais importantes	296
Pontos-chave deste capítulo	302
Referências	302

Introdução

As saponinas são metabólitos muito comuns no reino vegetal. Quanto à sua natureza química, são glicosídeos de esteroides ou de terpenos policíclicos que apresentam como característica a propriedade de, em solução aquosa, formar espuma abundante e apresentar ação detergente e emulsificante. Tal propriedade é a mais característica desse grupo de compostos, da qual deriva o seu nome (do latim *sapone* = sabão). Essa propriedade decorre de suas estruturas, que possuem uma parte com característica lipofílica (triterpeno ou esteroide) e outra parte hidrofílica (açúcares), o que determina seu caráter anfifílico, capaz de baixar a tensão superficial da água.

Em comparação a outros metabólitos secundários, as saponinas são substâncias de elevada massa molecular (600 a 2.000); de modo geral, elas ocorrem em misturas complexas devido à presença concomitante de estruturas com um número variado de açúcares, produtos da sua formação ou degradação na planta ou, ainda, à presença de diversas agliconas. A cadeia de açúcares pode ser linear ou ramificada, e uma das dificuldades na elucidação estrutural desses compostos está justamente em determinar os carbonos das ligações interglicosídicas. Por essas razões, o isolamento de saponinas, bem como sua elucidação estrutural, pode ser bastante difícil. Esse é um dos motivos pelos quais o conhecimento sobre a química e as propriedades biológicas das saponinas desenvolveu-se mais tarde do que as outras classes de metabólitos e tem relação com a evolução das técnicas cromatográficas e espectroscópicas.

Apesar de tais dificuldades, ao longo do tempo, esse grupo de substâncias sempre tem sido alvo de interesse farmacêutico, seja como adjuvante em formulações, componente ativo em drogas vegetais ou, ainda, como matéria-prima para a síntese de esteroides (ver capítulo 10, *Desenvolvimento*

[†] Em memória de Margareth Linde Athayde – que muito nos alegrou em sua vida!

tecnológico de produtos farmacêuticos a partir de produtos naturais).

Propriedades gerais

As saponinas em solução aquosa formam espuma persistente e abundante. Essa atividade provém, como nos outros detergentes, do fato de apresentarem na sua estrutura, como já referido, uma parte lipofílica, denominada aglicona ou sapogenina, e uma parte hidrofílica, constituída por um ou mais açúcares. O número de unidades de açúcar pode chegar a 12, o que se definiria como uma saponina oligosídica. A espuma formada é estável à ação de ácidos minerais diluídos, diferenciando-a daquela dos sabões comuns. Outras propriedades físico-químicas e biológicas encontradas, mas nem sempre presentes em todas as saponinas, são:

- Elevada solubilidade em água e em solventes polares: as saponinas são geralmente bem solúveis em misturas de água com metanol ou etanol e insolúveis em solventes de baixa polaridade como éter, clorofórmio ou éter de petróleo. A solubilidade em água das saponinas costuma aumentar de acordo com o número de unidades de açúcar que as compõe, e as saponinas com uma unidade de açúcar podem ser solúveis em dissolventes menos polares como o acetato de etila, que pode ser usado para extração de compostos de baixa polaridade como as sapogeninas.
- Ação sobre membranas: muitas saponinas são capazes de causar desorganização das membranas das células sanguíneas (ação hemolítica) ou das células das brânquias em peixes (ação ictiotóxica);[1,2]
- Complexação com esteroides: razão pela qual as saponinas frequentemente apresentam ação antifúngica e hipocolesterolemiante.[1-3]

Cabe ressaltar que existem saponinas que não apresentam a maioria dessas propriedades mencionadas, como as saponinas de *Glycyrrhiza glabra* L., que não possuem atividade hemolítica; por outro lado, há alguns compostos que apresentam muitas características em comum com as saponinas, mas que são classificadas em outras classes por apresentarem atividades biológicas muito específicas,[3] como no caso dos cardioglicosídeos (ver Capítulo 18, *Heterosídeos cardioativos*).

Terminologia e classificação

As saponinas podem ser classificadas de acordo com o núcleo fundamental da aglicona ou, ainda, conforme seu caráter ácido, básico ou neutro. Assim, quanto à aglicona, há as saponinas esteroides e as triterpênicas. No grupo das saponinas esteroides, podem ser considerados também os glicosídeos nitrogenados esteroides, que são tratados por alguns autores como um grupo à parte.

O caráter ácido pode ser devido à presença de um grupamento carboxila na aglicona ou na cadeia de açúcares (p. ex., ácidos glicurônico e galacturônico) ou ambos. Esses dois últimos açúcares conferem acidez às saponinas isoladas de espécies do gênero *Glycyrrhiza*, por exemplo. Já o caráter básico decorre da presença de nitrogênio, em geral sob a forma de uma amina secundária ou terciária, como nos glicosídeos nitrogenados esteroides.

Outra classificação refere-se ao número de cadeias de açúcares ligadas na aglicona. Assim, saponinas monodesmosídicas possuem uma cadeia de açúcares, enquanto as saponinas bidesmosídicas têm duas cadeias de açúcares – a maioria com ligação éter na hidroxila em C-3, e a outra com ligação éster. Essa diferenciação é importante, já que, em geral, as saponinas bidesmosídicas não apresentam as atividades biológicas relatadas para as saponinas monodesmosídicas. Menos frequentes são as saponinas tridesmosídicas, como as que ocorrem em espécies de *Chenopodium* e *Astragalus*.

O número de cadeias de açúcares também influi na solubilidade desses compostos. Saponinas monodesmosídicas têm baixa solubilidade em água, enquanto as saponinas bidesmosídicas apresentam maior hidrossolubilidade. As saponinas apresentam um número variável de monossacarídeos ligados entre si em cadeia linear ou como uma cadeia ramificada. Os açúcares encontrados mais comumente são: D-glicose, D-galactose, L-ramnose, L-arabinose, D-xilose, D-fucose e os ácidos D-glicurônico e D-galacturônico.

As ligações interglicosídicas podem ser α ou β, e os monossacarídeos podem ocorrer na forma de piranose ou furanose (Fig. 19.1). Note que, quando a hidroxila do carbono anomérico (C-1) dos açúcares da série D se encontra no plano superior, ela receberá a configuração β, mas quando o açúcar pertence à série L e a hidroxila também se encontra no plano superior, a configuração será α.

Características químicas

A variação estrutural das aglíconas pode ser mais facilmente entendida considerando a classificação em saponinas esteroides e saponinas triterpênicas.

Saponinas esteroides neutras

Nas saponinas esteroides, a aglicona é formada por um esqueleto de 27 carbonos dispostos em um sistema tetracíclico. Biogeneticamente, formam-se via pirofosfato de isopentenila, originando o óxido de esqualeno, que cicliza em uma conformação cadeira-barco-cadeira-barco formando o cicloartenol (em algas e plantas verdes) ou o lanosterol (em fungos e organismos não fotossintéticos) após vários rearranjos do tipo 1,2. Nessa rota biogenética, o derivado cicloarteno, depois da clivagem oxidativa de três metilas, forma, entre outros, os esteroides e os cardenolídeos (Fig. 19.2).

As saponinas esteroides apresentam duas estruturas básicas comuns: o espirostano (16,22:22,26-diepóxi-colestano) e o furostano (16,22-epóxi-colestano). O espirostano é o cetal de 16,26-di-hidróxi-22-colestanona, ao passo que o hemiacetal correspondente, furostano-22,26-diol, é estável apenas quando o grupo hidroxila em C-26 está ligado a um açúcar. Quando este é cindido, ocorre espontaneamente a cetalização formando o derivado espirostano (Fig. 19.3).

As saponinas do tipo espirostano possuem núcleo espirocetal em C-22 e podem ser divididas nas séries 25R (metila em posição α; série *normal*) ou 25S (metila em posição β; série *iso*). As saponinas de núcleo furostano apresentam cadeia lateral com um açúcar ligado à hidroxila em C-26. Esse núcleo é menos frequente e, por hidrólise, transforma-se no núcleo espirostano por meio do fechamento do anel.

Em relação à conformação espacial, a fusão dos anéis A e B pode ser *cis* (H-5 em posição β, como na esmilagenina) ou *trans* (H-5 em posição α, como na digitogenina). Já a fusão dos anéis B/C e C/D é *trans*, enquanto os anéis D/E têm junção *cis* (ver Fig. 19.3).

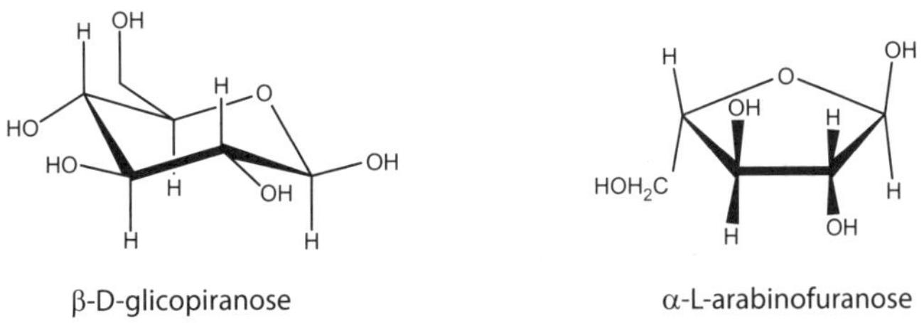

β-D-glicopiranose

α-L-arabinofuranose

Figura 19.1 Açúcares nas formas piranose e furanose.

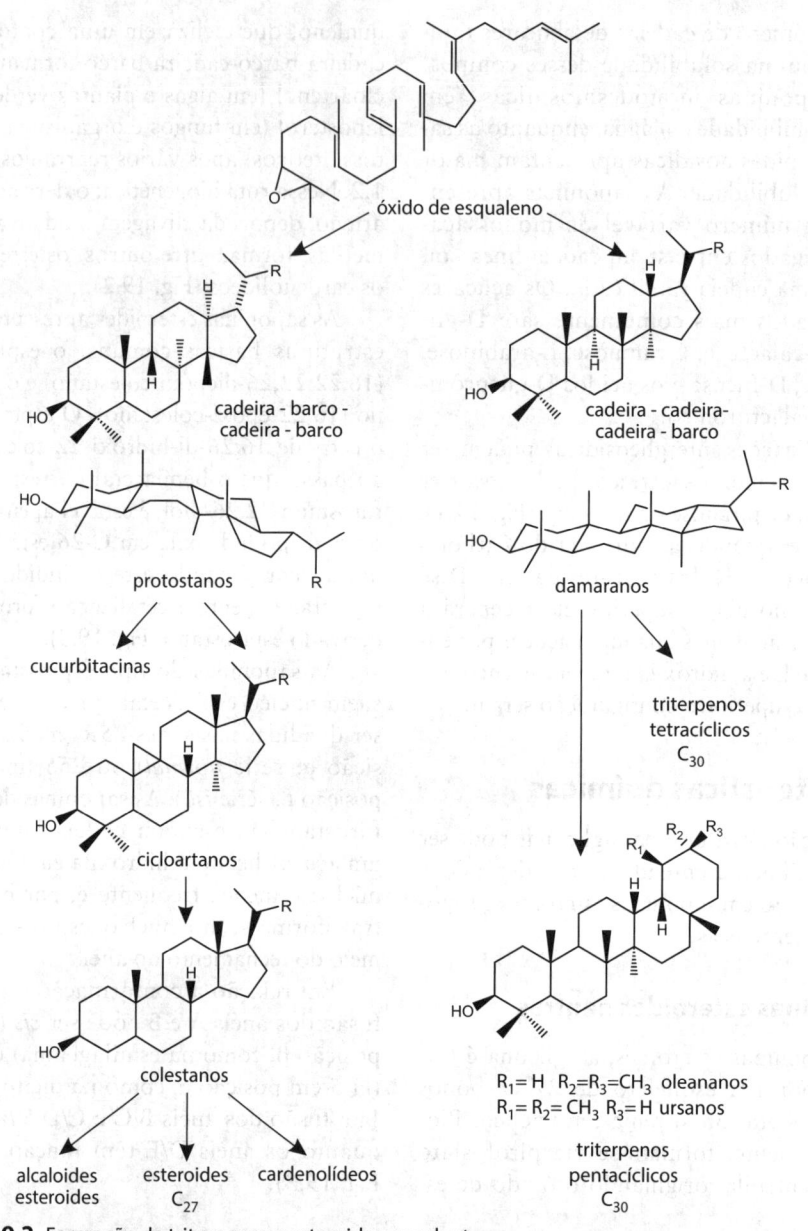

Figura 19.2 Formação de triterpenos e esteroides em plantas.

Saponinas esteroides básicas

As saponinas de caráter básico pertencem ao grupo dos alcaloides esteroides, que são característicos do gênero *Solanum* (família Solanaceae). Possuem nitrogênio no anel F e são conhecidos dois tipos de estruturas: espirossolano (quando o nitrogênio é secundário) e solanidano (quando o nitrogênio é terciário).

Os compostos com núcleo espirossolano podem existir nas configurações 22R,25R (p. ex., solasodina, encontrada na batata-inglesa) ou 22S,25S (p. ex., tomatidina, encontrada no tomate) (Fig. 19.4).

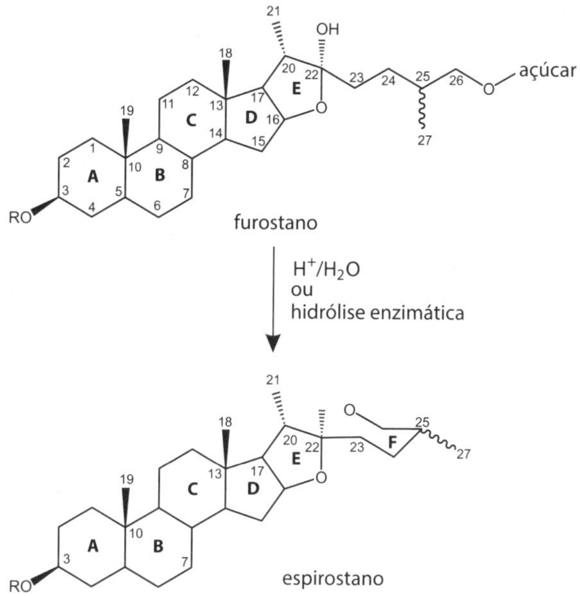

Figura 19.3 Formação do núcleo espirostano por meio de hidrólise.

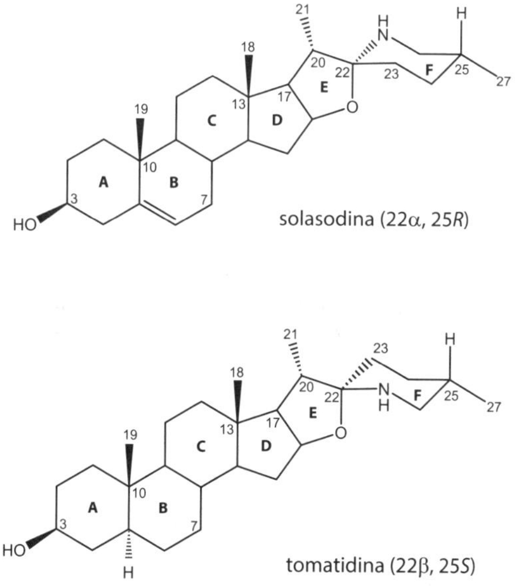

Figura 19.4 Aglicona do grupo espirossolano.

Nos compostos com núcleo solanidano, o nitrogênio pertence aos dois anéis E e F, simultaneamente, sendo também conhecidos como indolizidinas. Os solanidanos têm a configuração $22R,25S$, estando a metila do carbono 25 em posição equatorial (Fig. 19.5).

Vários substituintes, em geral hidroxilas, caracterizam os diversos compostos desses dois grupos de esteroides. Os açúcares estão geralmente ligados na hidroxila em C-3, sendo que, naquelas de tipo furostano, também encontram-se açúcares em C-26. Às vezes, há ligação dupla entre os carbonos 5 e 6.

Saponinas triterpênicas

As saponinas mais frequentemente encontradas na natureza possuem 30 átomos de carbonos e núcleo triterpênico. Esse núcleo tem a mesma origem do esqueleto esteroide até a formação do óxido de esqualeno. No entanto, este último, ao ciclizar em uma conformação cadeira-cadeira-cadeira-barco – e de acordo com dois tipos de rearranjos –, pode originar os triterpenos tetracíclicos e os triterpenos pentacíclicos (ver Fig. 19.2).

Os triterpenos pentacíclicos podem ser divididos em três grupos principais, segundo seu esqueleto: β-amirina, α-amirina e lupeol. As saponinas do tipo β-amirina (conhecidas também como oleananos) apresentam duas metilas em C-20. Aquelas do tipo α-amirina (ou ursanos) apresentam uma metila em C-20 e outra em C-19. Nessas saponinas, a estereoquímica entre os anéis A/B, B/C e C/D é *trans*, e entre D/E é *cis*. As saponinas do tipo lupeol diferem daquelas citadas anteriormente na estereoquímica entre os anéis D/E, que é *trans*. Além disso, o quinto anel (E) possui cinco carbonos, não sendo hexagonal como nas outras saponinas triterpênicas (Fig. 19.6).

Substituintes no núcleo básico, como hidroxilas, carboxilas e metoxilas, diferenciam os compostos identificados nesse grupo. Os açúcares estão geralmente ligados na hidroxila em C-3 (como ligação éter) ou na carboxila em C-28 (como ligação éster). Quando ocorre ligação dupla, ela é, em geral, entre C-12 e C-13, nos grupos de oleananos, de ursanos e do lupeol. Outros tipos de núcleos mais raramente encontrados incluem: friedelano, taraxastano e hopano.

Dentre as saponinas tetracíclicas incluem-se aquelas com núcleo damarano, encontradas em *Panax ginseng* C.A.Mey. e de distribuição mais restrita.

Ocorrência e distribuição

As saponinas esteroides e triterpênicas apresentam uma distribuição diferenciada no reino vegetal.

As saponinas esteroides neutras são encontradas quase exclusivamente em monocotiledôneas, principalmente nas famílias Liliaceae, Dioscoreaceae e Agavaceae. Os gêneros *Smilax*, *Dioscorea*, *Agave* e *Yucca* são especialmente ricos nessas saponinas. Em dicotiledôneas, a ocorrência dessas saponinas é bastante rara, tendo sido isoladas na família Scrophulariaceae, mais especificamente nos gêneros *Digitalis* e *Trigonella*

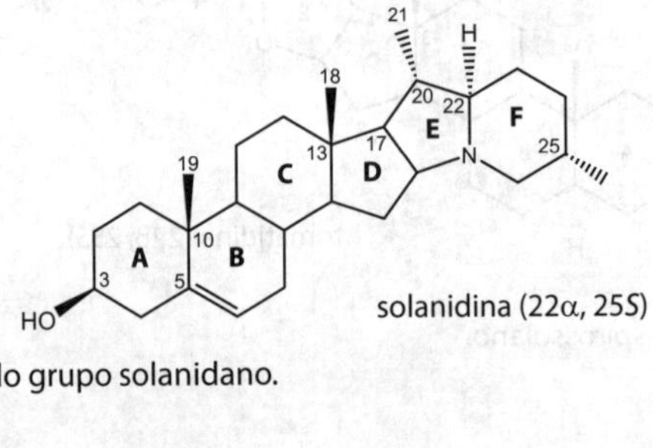

solanidina (22α, 25S)

Figura 19.5 Aglicona do grupo solanidano.

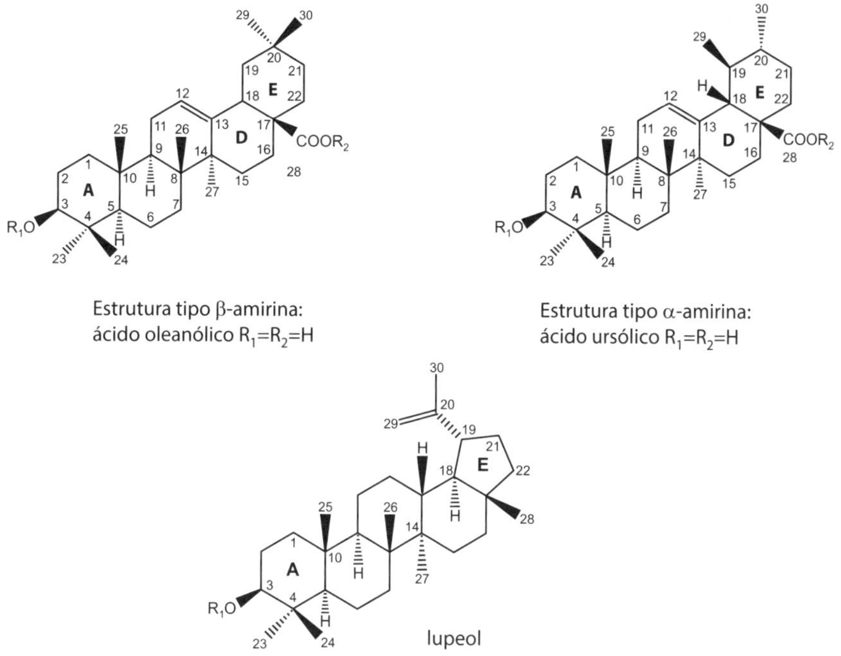

Estrutura tipo β-amirina:
ácido oleanólico R₁=R₂=H

Estrutura tipo α-amirina:
ácido ursólico R₁=R₂=H

lupeol

Figura 19.6 Núcleos mais comuns das saponinas triterpênicas.

As saponinas esteroides básicas ou alcaloídicas são encontradas principalmente no gênero *Solanum*, pertencente à família Solanaceae.

Já as saponinas triterpênicas encontram-se predominantemente em dicotiledôneas, principalmente nas famílias Sapindaceae, Hippocastanaceae, Sapotaceae, Polygalaceae, Caryophyllaceae, Primulaceae e Araliaceae.

Detecção, identificação e obtenção

Detecção no vegetal

A detecção de saponinas no vegetal é realizada a partir de suas propriedades químicas e físico-químicas, em especial pela diminuição da tensão superficial e/ou pela ação hemolítica. Esses testes podem ser realizados qualitativa ou quantitativamente. O teste de ação superficial é realizado com o extrato aquoso obtido a partir do decocto do vegetal. Após agitação enérgica do extrato filtrado em tubo de ensaio, a formação de espuma, que não desaparece com a adição de um ácido mineral diluído, indica a presença de saponinas.

A ação hemolítica pode ser determinada tanto em tubo de ensaio contendo uma solução tamponada de células sanguíneas quanto em placa cromatográfica, após migração dos diferentes extratos vegetais em teste. No primeiro caso, a presença de solução avermelhada, após centrifugação, caracteriza a liberação de hemoglobina das células. Na cromatografia em camada delgada (CCD), o aparecimento de halos esbranquiçados sobre fundo avermelhado homogêneo caracteriza hemólise. Apesar de outras substâncias presentes nos vegetais também apresentarem ação hemolítica (p. ex., alguns taninos) ou existirem saponinas que não são hemolíticas, esse teste é bastante útil quando aplicado em conjunto com outros.

O perfil cromatográfico das saponinas, estabelecido por CCD ou cromatografia a líquido de alta eficiência (CLAE) e cromatografia a líquido de ultraeficiência (CLUE), pode ser utilizado como um método de identificação de drogas ou extratos vegetais. Com o mesmo objetivo, mais recentemente, tem sido utilizado o acoplamento de técnicas, como cromatografia a líquido e espectrometria de massas; ver, por exemplo, a análise de saponinas na erva-mate[4] e a análise de saponinas em espécies de quillaja.[5]

Métodos de extração e purificação

Sendo glicosídeos, portanto, substâncias polares, as saponinas são geralmente solúveis em água e pouco solúveis em solventes apolares. O extrato aquoso apresenta como vantagem, além do custo menor, a ausência de lipídeos e clorofila. No entanto, como desvantagens devem ser consideradas as possibilidades de contaminação microbiana (favorecida pela presença de açúcares em meio aquoso), hidrólise (durante o processo extrativo, ou termólise, no caso de extração a quente), bem como a baixa estabilidade desses extratos.

Por essas razões, de modo geral, são utilizados álcoois, etanol ou metanol, ou misturas hidroalcoólicas para a extração, por meio de maceração, decocção, percolação ou extração exaustiva sob refluxo. Frequentemente, o extrato hidroalcoólico assim obtido é submetido à purificação, após eliminação do conteúdo alcoólico, por meio da partição com solventes de baixa polaridade (diclorometano ou clorofórmio) para a retirada de compostos apolares, seguida da partição com *n*-butanol para a eliminação de açúcares livres, aminoácidos e ácidos orgânicos, entre outras substâncias hidrofílicas que ficam na fase aquosa, obtendo-se uma fração purificada de saponinas na fase butanólica. Tradicionalmente, também tem sido usada como técnica de purificação a precipitação fracionada pela adição do extrato concentrado de saponinas a solventes de menor polaridade, como éter etílico ou acetona, provocando sua precipitação por redução da solubilidade.

Outros métodos de purificação incluem a complexação com colesterol, a diálise, a cromatografia de troca iônica ou a extração seletiva utilizando a formação de sal, quando na presença de saponinas de reação ácida, bem como os métodos cromatográficos, utilizando resinas sintéticas (Amberlite), gel de sílica ou géis de exclusão molecular, tipo Sephadex.[6]

Devido à crescente demanda por saponinas, estimulada principalmente pela sua importância nas indústrias farmacêuticas e de cosmética, algumas alternativas de extrações mais eficientes e seletivas, com menor volume de solvente e tempo de extração, assim como processos menos agressivas ao meio ambiente, têm sido desenvolvidos. As técnicas de extração convencionais, como a maceração, Soxhlet e refluxo, apesar de ainda serem usadas, tendem a ser substituídas pelas técnicas auxiliadas por ultrassom, micro-ondas, extração acelerada com solvente e, também, pelo emprego de fluidos supercríticos.

Como exemplo, a extração acelerada por solvente, usando um sistema de água quente sob pressão, resultou em um maior rendimento de ginsenosídeos (11,2 mg/g) em comparação com o método auxiliado por ultrassom (7,2 mg/g) de saponinas de *Panax quinquefolius* L. A extração com líquido pressurizado (acelerada por solvente) mostra vantagens sobre outros métodos, com melhores rendimentos de saponinas (7,36%) de *P. notoginseng* (Burkill) F.H.Chen em relação à extração com ultrassom (5,77%) e extrações convencionais mediante Soxhlet (6,99%) e por maceração (6,00%). Uma revisão sobre as três primeiras pode ser consultada no trabalho de Cheok e colaboradores.[7]

O uso de tecnologias menos agressivas ao meio ambiente para a extração de saponinas também pode ser alcançado pela extração com fluidos supercríticos, que apresenta vantagens em função de sua extração seletiva. Algumas publicações descrevem a extração de ginsenosídeos do ginseng, saponinas de *Bupleurum chinense* (DC.) Franch., do ácido glicirrético do alcaçuz, mediante o uso de CO_2 em condições supercríticas, assim como o uso de cossolventes polares como metanol, etanol e água, em diferentes condições de pressão e temperatura.[8,9]

Isolamento e análise

De modo geral, as saponinas ocorrem na forma de misturas complexas, com variações quanto ao número de açúcares presentes para uma aglicona específica e/ou abrangendo variações quanto às agliconas e aos açúcares presentes, o que torna o seu isolamento um processo bastante trabalhoso. Assim, são utilizados diversos tipos de processos cromatográficos e, em não se obtendo substâncias suficientemente puras para a análise estrutural, são também empregados métodos de derivatização, como acetilação, metilação e benzoilação. As saponinas isoladas são, então, caracterizadas, após hidrólise, por análises cromatográficas e espectroscópicas.

Eventualmente, é usada a hidrólise do extrato bruto, que é realizada sem o processo moroso de isolamento dos constituintes individuais, o que permite caracterizar as agliconas e açúcares presentes. Dependendo dos objetivos, essa hidrólise, junto com a análise cromatográfica, pode ser suficiente para a caracterização de uma droga ou extrato vegetal. De acordo com o tipo de saponinas presentes, a hidrólise pode ser enzimática, em meio ácido ou alcalino, ou mesmo por hidrotermólise. Para uma abordagem mais detalhada dos processos de hidrólise e possíveis reações de degradação, ver Hostettmann e Marston.[6]

Para a elucidação estrutural, é imprescindível a utilização de métodos espectroscópicos, incluindo a espectrometria de massas, a espectroscopia de ressonância magnética nuclear (RMN) e as respectivas técnicas bidimensionais. A presença de múltiplas unidades de açúcares aumenta a complexidade da caracterização estrutural das saponinas em um espectro de RMN de hidrogênio, já que possuem sinais com elevada similaridade, gerando sobreposições dos mesmos e dificultando sua correta determinação. O uso de técnicas bidimensionais é necessário, como a de correlação a longa distância (HMBC), que permite definir os pontos de glicosilação, e com auxílio da espectroscopia de correlação total (TOCSY), cuja vantagem é determinar com precisão os acoplamentos entre os hidrogênios de uma mesma unidade de açúcar, o que facilita a definição correta da sua estereoquímica e de sua identidade.

Para a espectrometria de massas, são necessários métodos especiais que abranjam o âmbito de massas elevadas, em geral presentes nas saponinas. Atualmente, as principais fontes de ionização para análise de saponinas são a ionização de dessorção laser auxiliada por matriz (MALDI) e a ionização por *electrospray* (ESI), sendo esta última a de eleição por poder acoplar-se a sistemas de cromatografia a líquido, melhorando consideravelmente o potencial analítico de ambos. As ligações interglicosídicas eram determinadas sobretudo via análise de RMN, porém mais recentemente foram desenvolvidas técnicas refinadas de derivatização para a obtenção de produtos per-O-metilados e acetatos de alditóis O-metilados, os quais, em conjunto com os derivados isopropilidênicos, permitem definir a posição inequívoca de açúcares na estrutura de uma saponina (ver, por exemplo, Souza e colaboradores).[4]

Métodos de análise quantitativa

As determinações baseadas nas propriedades clássicas das saponinas (complexação com colesterol, atividade hemolítica e atividade ictiotóxica) têm sido substituídas nas últimas décadas pela cromatografia a líquido de alta eficiência (CLAE).[10,11] Métodos espectrofotométricos são bastante sensíveis, porém não são adequados para a quantificação de saponinas em extratos brutos, pois as reações não são específicas e outros produtos coloridos podem se formar a partir da reação com compostos como fitosteróis e flavonoides. Entre os problemas mais frequentemente encontrados em trabalhos analíticos envolvendo saponinas estão a extração incompleta do material vegetal e a dificuldade de obtenção de uma fração livre de compostos interferentes para a sua quantificação.

O grande destaque dado à CLAE decorre da rapidez da análise, sensibilidade e adaptabilidade a compostos polares não voláteis. As vantagens do uso da CLAE sobre outros métodos de quantificação existentes parecem ser bastante apreciáveis, pois essa técnica cromatográfica possibilita a determinação individual de saponinas em mistura, delineando a possibilidade da detecção de adulterantes.

A maior dificuldade, entretanto, quando é utilizada a detecção de saponinas por ultravioleta, é a necessidade de realizá-la em baixos comprimentos de onda (203 a 210 nm), o que conduz a problemas de linha de base instável e interferência dos eluentes na análise. Entretanto, a detecção na região de 203 a 210 nm é possível com o uso de solventes adequados e com alto grau de pureza. Essas dificuldades podem, também, ser contornadas com o uso de outros tipos de detectores, como por índice de refração (IR), por espectrometria de massas (EM) e por espalhamento de luz evaporativo (ELSD – *evaporative light scattering detection*) (ver revisão de Negi e colaboradores),[11] ou por meio da derivatização das saponinas, o que permite a detecção em comprimentos de onda mais elevados (p. ex., 254 nm para os derivados 4-bromofenacila. Um grande número de trabalhos tem sido descrito na literatura cujo objetivo é a quantificação de saponinas triterpênicas por CLAE, conforme já referido no item *Detecção no vegetal*. Uma variante da CLAE, a cromatografia a líquido de ultraeficiência (CLUE) tem sido amplamente empregada na quantificação de saponinas, devido às vantagens de um menor tempo de corrida, menor quantidade de solvente e uma melhor resolução de análise, já que se empregam fases estacionárias com um menor tamanho de partícula.

Propriedades biológicas

O comportamento anfifílico das saponinas e a capacidade de formar complexos com esteroides, proteínas e fosfolipídeos de membranas determinam um número variado de propriedades biológicas para essas substâncias, destacando-se a ação sobre membranas celulares, alterando a sua permeabilidade ou causando sua destruição. Relacionadas com essa ação sobre membranas, estão as atividades hemolítica, ictiotóxica e molusquicida, frequentemente observadas.[1-3]

A complexação com colesterol, propriedade também frequentemente observada, originou um número significativo de trabalhos objetivando avaliar o uso de saponinas na dieta para reduzir os níveis de colesterol sérico. Um dos primeiros trabalhos, datando de 1971, demonstrou a redução de colesterol no sangue e nos tecidos pela adição de saponinas à dieta de frangos.[12] Posteriormente, foi relatada a redução de lipídeos e colesterol no fígado de camundongos em dieta contendo saponinas da alfafa, *Medicago sativa* L. Efeitos semelhantes foram descritos também para as saponinas de *Calendula officinalis* L. (calêndula) e *Beta vulgaris* L. (beterraba).

O mecanismo da ação hipocolesterolemiante poderia ser explicado pelo aumento da excreção do colesterol, pela formação de complexo com as saponinas administradas por via oral, ou, ainda, pelo aumento da eliminação fecal de ácidos biliares, conduzindo a uma utilização maior do colesterol para a síntese dessas substâncias. Outra proposta de mecanismo leva em consideração também as propriedades irritantes das saponinas. Com a formação de complexos entre as saponinas e o colesterol das membranas das células da mucosa intestinal, ocorreria uma esfoliação, com perda de função e redução da área de absorção.

A atividade anti-inflamatória dessa classe de substâncias é conhecida há muito tempo, tendo sido descrita inicialmente para as saponinas de *Aesculus hippocastanum* L. (castanheira-da-índia) e de *Glycyrrhiza glabra* L. (alcaçuz). Para um grande número de plantas contendo saponinas, foram relatadas atividades antiedematogênica e anti-inflamatória a partir de diferentes modelos que exploram a ação antiexsudativa e interferência na permeabilidade vascular da inibição de enzimas lisossomais como a elastase e a hialuronidase (responsável pela degradação do ácido hialurônico, principal substância do tecido conjuntivo que envolve os vasos). Outro modo de ação anti-inflamatória das saponinas seria a estimulação da liberação do hormônio adrenocorticotrófico (ACTH) e do aumento da secreção associada com a biossíntese de glicocorticoides no córtex adrenal, ou ainda a inibição de enzimas responsáveis pela degradação de cortisol no fígado, como no caso do ácido glicirrético (ver adiante em alcaçuz, no item *Drogas vegetais mais importantes*).

A atividade antiviral das saponinas tem sido investigada intensamente na última década, destacando-se as atividades verificadas para substâncias isoladas de *Glycyrrhiza glabra* L., *Gymnema sylvestre* (Retz.) R.Br. ex Sm., *Anagallis arvensis* L., *Calendula arvensis* M.Bieb., *Bupleurum falcatum* L., *Guettarda platypoda* DC., entre outras.

Hoje, existe um interesse renovado em plantas que são parte da dieta para a prevenção e o tratamento de tumores. Por exemplo, a platycodina D, uma saponina triterpênica e um dos principais componentes das raízes de *Platycodon grandiflorus* (Jacq.) A.DC., tem sido extensamente estudada, já que mostrou-se ativa no combate a diferentes tipos de tumores por meio de indução apoptótica, detenção do ciclo celular, autofagia e inibição da angiogênese, assim como do processo de invasão e de metástase, com múltiplos alvos de diferentes vias de sinalização que são frequentemente desreguladas nessa patologia.[13]

É importante ressaltar que muitas das propriedades recém-apontadas foram detectadas em testes *in vitro* ou em modelos animais, de modo que, para propiciar o desenvolvimento de aplicações terapêuticas, na maioria dos casos, é indispensável a avaliação de aspectos farmacocinéticos relativos à absorção, metabolização e eliminação (em muitos ensaios, a avaliação preliminar foi realizada por via i.p.), bem como ensaios pré-clínicos quanto à toxicidade e ensaios clínicos em todas suas fases.

Emprego farmacêutico

As saponinas são componentes importantes para a ação de muitas drogas vegetais, destacando-se aquelas tradicionalmente utilizadas como expectorantes e diuréticas. Exemplos de drogas de uso tradicional como expectorantes são: *Polygala senega* L. (polígala), *Primula veris* L. (prímula), *Grindelia robusta* Nutt. (grindélia), *Glycyrrhiza glabra* L. (alcaçuz); e como diuréticas, *Hedera helix* L. (hera), *Smilax* spp. (salsaparrilha), *Herniaria glabra* L. (herniária), *Betula pendula* Roth (vidoeiro-branco) e *Equisetum arvense* L. (cavalinha). No entanto, os mecanismos dessas atividades não estão completamente elucidados, e os estudos relacionados aos aspectos farmacocinéticos são ainda insuficientes.

Nesse contexto, são poucas as saponinas utilizadas como compostos isolados, destacando-se a glicirrizina, que não apresenta atividade hemolítica, e o seu derivado hemi-succinato sódico do ácido glicirrético, conhecido como carbenoxolona, o asiaticosídeo, obtido de *Centella asiatica* (L.) Urb. e a fração de saponina obtida de *Quillaja saponaria* Molina, QS-21, como adjuvante em vacinas.

Por outro lado, as saponinas encontram uso crescente na indústria de cosméticos, como tensoativos naturais (p. ex., em produtos de higiene para crianças, loções, xampus e alimentos). Outros empregos farmacêuticos destacados são como adjuvantes para aumentar a absorção de outros medicamentos mediante aumento da solubilidade ou interferência nos mecanismos de absorção e como adjuvante para aumentar a resposta imunológica (ver adiante, em *Quillaja saponaria*).

Como drogas vegetais mais importantes foram selecionadas alcaçuz, centela, ginseng e quilaia, considerando a amplitude do seu emprego farmacêutico e sua presença em farmacopeias de uso geral. Além dessas, outras plantas poderiam ser abordadas, levando-se em conta o elevado teor de saponinas e o potencial emprego farmacêutico. É o caso de *Quillaja brasiliensis* (A.St.-Hil. & Tul.) Mart., uma árvore nativa da Região Sul do Brasil (abordada no item Quilaia), e também da erva-mate – *Ilex paraguariensis* A.St.-Hil. (Aquifoliaceae). A erva-mate é abordada no Capítulo 26, *Metilxantinas,* em vista do elevado teor de cafeína e teobromina, mas também destaca-se pelo elevado teor de saponinas nas suas folhas e frutos, as quais são determinantes do sabor amargo do chimarrão e de outras bebidas derivadas. A presença de saponinas na erva-mate tem sido associada à inibição da aterosclerose e redução das concentrações séricas de triglicerídeos e de colesterol, mostrando efeitos hipolipidêmicos.[14] Também decorre da presença de saponinas a utilização de seus extratos em produtos como sabões e xampus, alimentos e bebidas.

Drogas vegetais mais importantes

Alcaçuz

Nomes científicos: *Glycyrrhiza glabra* L., *Glycyrrhiza inflata* Batalin e *Glycyrrhiza uralensis* Fisch.

Família botânica: Fabaceae

Parte utilizada: raízes e rizomas

Monografias farmacopeicas: Farm.Bras. IV e Ph.Eur. 8.0

Espécies de *Glycyrrhiza* têm longa tradição de uso nas prescrições chinesas tradicionais, sobretudo no tratamento de doenças alérgicas, distúrbios inflamatórios e úlceras gástricas. O termo glicirriza tem origem grega e significa raiz doce. O alcaçuz já era usado pelos gregos como edulcorante em bebidas, como expectorante e para o tratamento de úlceras. Tem emprego na atualidade como modificador de sabor em produtos alimentícios. O sabor doce deve-se à presença de saponinas com essa característica organoléptica.

A droga vegetal alcaçuz hoje é obtida do cultivo de *Glycyrrhiza glabra* L. e de outras espécies como *Glycyrrhiza inflata* Batalin e *Glycyrrhiza uralensis* Fisch., também aceitas em Farmacopeias como a europeia. Essas espécies são cultivadas principalmente na China, Rússia, Espanha e Turquia.

Dados químicos

As saponinas triterpênicas são consideradas os principais componentes, apresentando teor variável entre 2 a 15%, de acordo com a sua variedade e procedência. A saponina predominante é a glicirrizina (= ácido glicirrízico) (Fig. 19.7). A Ph.Eur. 8.0 apresenta monografia para o extrato fluido padronizado de alcaçuz, com teor mínimo de 4,0% de ácido 18 β-glicirrízico.[15] Após hidrólise, o heterosídeo fornece uma aglicona, o ácido glicirrético (ou ácido glicirretínico), que não possui sabor doce, e duas moléculas de ácido D-glicurônico. O ácido glicirrético (ácido 3β-hidróxi-11-oxo-olean-12-eno-29-oico) é um triterpeno pentacíclico do tipo β-amirina, caracterizado pela presença de uma cetona α,β-insaturada no anel C. O ácido glicirrético existe comercialmente nas formas estereoisômeras 18α-(configuração *trans* entre os anéis D/E) e 18β-(configuração *cis* entre os anéis D/E) devido à sua isomerização durante a hidrólise da glicirrizina.

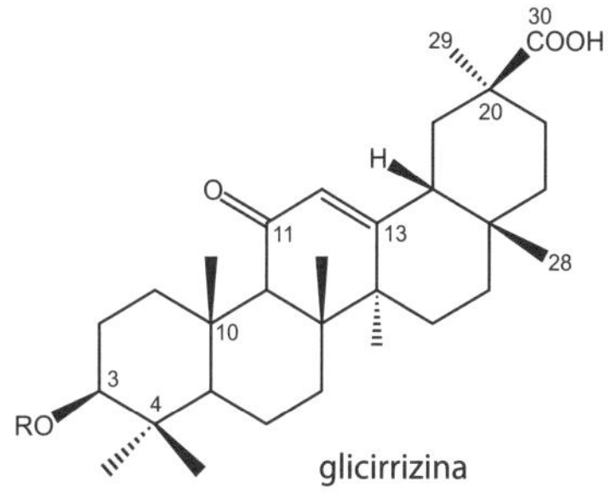

R= -β-D-ácido glicurônico-(2-1)-β-D-ácido glicurônico

Figura 19.7 Estrutura da glicirrizina.

A droga vegetal é caracterizada, ainda, pela presença de glicosídeos de flavanonas, flavonóis e isoflavonas, destacando-se o teor elevado da flavanona liquiritina e da chalcona isoliquiritigenina, esta última determinando a coloração amarela da droga.

Dados farmacológicos

O alcaçuz e seus componentes principais têm sido intensamente investigados quanto às atividades biológicas associadas ao uso tradicional. O emprego em preparações indicadas como expectorante é tradicional, mas de difícil comprovação científica, sendo provável que esteja relacionado com o teor elevado de saponinas de reconhecida atividade superficial.[3] Provavelmente o maior número de trabalhos está associado à investigação da atividade anti-inflamatória, que tem sido atribuída à inibição da enzima 11β-hidroxiesterol-desidrogenase, responsável pela inativação do cortisol (conversão do cortisol à cortisona). A inibição dessa enzima determina um aumento nos níveis de cortisol nos rins e em outros tecidos. Essa ação tem sido apontada também como responsável pelo desenvolvimento de efeitos adversos, tendo em vista que o cortisol ocorre em quantidades maiores do que a aldosterona e se liga com a mesma afinidade da aldosterona aos receptores mineralocorticoides. Assim, o resultado é um efeito hipermineralocorticoide do cortisol, causando retenção de sódio e perda de potássio, o que leva ao desenvolvimento de efeitos adversos como aumento da pressão arterial.

Outra atividade intensamente investigada é o efeito na cicatrização de úlceras gástricas. Estudos com compostos derivados da glicirrizina indicaram que provavelmente o efeito antiúlcera seria devido à inibição das enzimas 15-hidroxiprostaglandina-desidrogenase e Δ^{13}-prostaglandina-redutase.

O alcaçuz é uma das plantas sobre a qual mais estudos farmacológicos têm sido realizados, incluindo estudos em seres humanos, de farmacocinética e ensaios clínicos. De modo sucinto, estudos farmacocinéticos em humanos indicam a hidrólise da glicirrizina pela flora intestinal, a qual é encontrada em pequena quantidade na urina após a administração de uma dose terapêutica, com a formação do ácido glicirrético, o qual é encontrado no plasma após a administração oral de glicirrizina.

Entre as outras atividades em investigação, destacam-se os trabalhos sobre a atividade antiviral, incluindo a ação sobre os vírus relacionados com hepatites A, B e C, HIV-1, herpes simples 1, vírus Epstein-Barr, entre outros.[1,3]

Emprego farmacêutico

Além do seu uso como adoçante em confeitaria e produtos alimentares como chocolates, cervejas, licores, gomas de mascar e mesmo na indústria do tabaco, o extrato de alcaçuz é empregado como edulcorante em preparações farmacêuticas. Embora utilizadas em outros países em produtos com indicações relacionadas às atividades anti-inflamatória e antiúlcera, no Brasil as especialidades farmacêuticas atualmente presentes no mercado são produtos preconizados como expectorante. Como precauções de uso, pessoas com problemas cardíacos e hipertensão devem evitar o consumo excessivo de preparações contendo alcaçuz.

É importante destacar a comercialização no Brasil da espécie *Periandra mediterranea* (Vell.) Taub. (= *P. dulcis* Benth.), da mesma família, denominada alcaçuz-brasileiro, que de fato nada tem a ver com o alcaçuz em termos de composição química e atividades comprovadas. No entanto, as utilizações preconizadas na medicina popular são semelhantes, e as suas raízes também apresentam sabor doce e teor elevado de saponinas.[16]

Centela

Nome científico: *Centella asiatica* (L.) Urb.

Sinonímia científica: *Hydrocotyle asiatica* L.

Família botânica: Apiaceae

Parte utilizada: partes aéreas

Monografias farmacopeicas: Farm.Bras. IV e Ph.Eur. 8.0

A centela é uma planta cosmopolita que tem uso tradicional, principalmente em países da Ásia, no tratamento de feridas e lesões cutâneas diversas; na medicina Ayurveda, é usada para tratar disenteria, cólica, diarreia, dor abdominal e indigestão. No Brasil, ocorre nas Regiões Sul e Sudeste, sendo popularmente conhecida também como centelha, centela-da-ásia, pata-de-burro, entre outros nomes.

Dados químicos

Além de conter óleo volátil, diterpenos (nos rizomas), as folhas da centela acumulam grandes quantidades de saponinas triterpênicas conhecidas coletivamente como centeloides, que incluem o asiaticosídeo, centelosídeo, madecassosídeo, entre outros (Fig. 19.8). As propriedades farmacológicas são atribuídas às saponinas e aos triterpenos, destacando-se como componente principal o asiaticosídeo e o madecassosídeo. Em alguns países, a mistura do asiaticosídeo com triterpenos de estrutura similar (ácido madecássico, ácido asiático e ácido madasiático) está disponível no mercado em preparações de uso tópico e interno, inclusive no Brasil.

Dados farmacológicos

Encontram-se na literatura centenas de estudos farmacológicos sobre a centela que abrangem desde a atividade antimicrobiana e antiviral, o efeito cicatrizante e sobre a proliferação do colágeno, imunomodulação, efeitos sobre estrias decorrentes da gravidez, veias varicosas, até os efeitos no sistema nervoso central, entre vários outros, com destaque para possíveis benefícios na insuficiência venosa crônica. Para algumas dessas indicações foram realizados ensaios clínicos, muitos dos quais mostraram resultados promissores, no entanto com muitas críticas quanto à padronização dos extratos utilizados. Por outro lado, também foram efetuados alguns ensaios com extratos de composição definida quanto ao teor de ácido madecássico e asiaticosídeo. Para revisões detalhadas

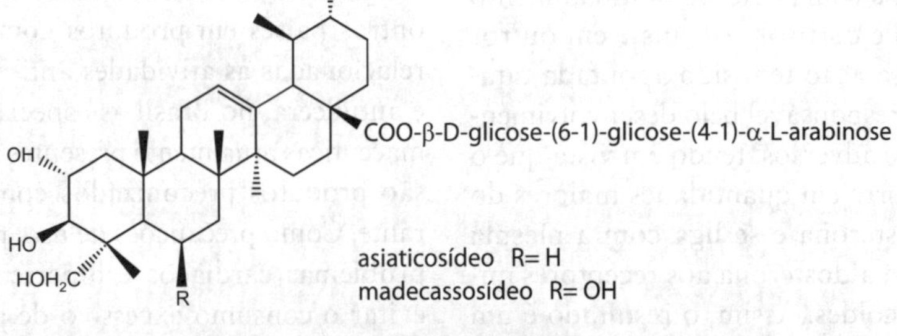

COO-β-D-glicose-(6-1)-glicose-(4-1)-α-L-arabinose

asiaticosídeo R= H
madecassosídeo R= OH

Figura 19.8 Estrutura do asiaticosídeo e do madecassosídeo.

sobre dados químicos e farmacológicos, ver Sticher[3] e Brinkhaus e colaboradores.[17]

Emprego farmacêutico

No Brasil, costuma ser empregada matéria-prima importada e padronizada quanto ao teor de saponinas triterpênicas. A FB 5, bem como a Ph.Eur. 8.0, incluem monografia da droga vegetal *Centellae folium*, a qual é constituída pelas folhas secas, com um teor requerido de, no mínimo, 2% de asiaticosídeo, uma das principais saponinas.[15]

Além disso, extratos de centela são mencionados na composição de produtos industriais cosméticos e em preparações magistrais, com indicações muito variadas. Para uma revisão sobre o uso de extrativos de *Centella asiatica* (L.) Urb. em preparações cosméticas, ver Bylka e colaboradores.[19]

Na FB 5,[18] a identificação da matéria-prima é realizada por CCD, sendo necessária a comparação com uma amostra de referência de asiaticosídeo. Como ensaio de qualidade, preconiza-se, entre outros, a realização do Índice de Espuma, sugerindo-se o doseamento por CLAE.

Ginseng

Nome científico: *Panax ginseng* C.A.Mey.

Família botânica: Araliaceae

Parte utilizada: rizomas e raízes

Monografias farmacopeicas: Ph.Eur. 8.0

O ginseng, originário da Manchúria e Coreia, é usado na China há mais de 3.000 anos como uma planta estimulante, reconstituinte, geradora de vitalidade, conhecido como elixir da longa vida. A palavra *panax* significa panaceia. As raízes secas, das quais a periderme é retirada, são chamadas de ginseng-branco, enquanto o ginseng-vermelho é obtido pela exposição das raízes ao vapor de água, com posterior secagem, sem retirada da periderme. Esse procedimento altera a cor do produto para marrom-avermelhado. Os produtos comercializados provêm de cultivo realizado principalmente na China e Coreia do Sul.

Dados químicos

Muitos compostos foram isolados das partes subterrâneas do ginseng, sobretudo saponinas triterpênicas tetracíclicas e pentacíclicas, cujo teor nas raízes pode variar de 0,5 a 3%. A maioria pertence ao grupo damarano (protopanaxadiol e protopanaxatriol), ao passo que a saponina triterpênica pentacíclica é do grupo do ácido oleanólico. A denominação ginsenosídeo seguida de letras foi dada por pesquisadores japoneses de acordo com os valores de Rf em um determinado sistema cromatográfico (p. ex., ginsenosídeos R_0, Ra, Rb_1, Rb_2, ...), o que é determinado pelo número de cadeias osídicas e pelo número de açúcares presentes em cada molécula (Fig. 19.9). Já os panaxosídeos, designados desse modo pelos pesquisadores russos, foram denominados por letras (A, B, C,...). Alguns ginsenosídeos e panaxosídeos possuem a mesma estrutura (ginsenosídeo Rg-1 = panaxosídeo A). O ginsenosídeo R_0 possui como aglicona o ácido oleanólico, enquanto as demais saponinas pertencem aos grupos do protopanaxadiol e protopanaxatriol, que são muito instáveis, sofrendo ciclização da cadeia lateral após hidrólise ácida. A estereoquímica do protopanaxadiol e do protopanaxatriol no carbono 20 foi estabelecida, sendo que as *20S*-sapogeninas são rapidamente epimerizadas ao isômero *20R*, formando uma mistura de equilíbrio na qual a forma *R* é predominante.

Cerca de 112 saponinas já foram descritas para *P. ginseng*, sendo que mais de 80 foram isoladas da matéria-prima ou do ginseng processado, e as restantes como produtos de hidrólises ácidas/básicas e a partir de saponinas semissintéticas.[20,21] Além dos ginsenosídeos, polissacarídeos e flavonoides, aminoácidos e vitaminas foram isolados em diferentes partes da planta.

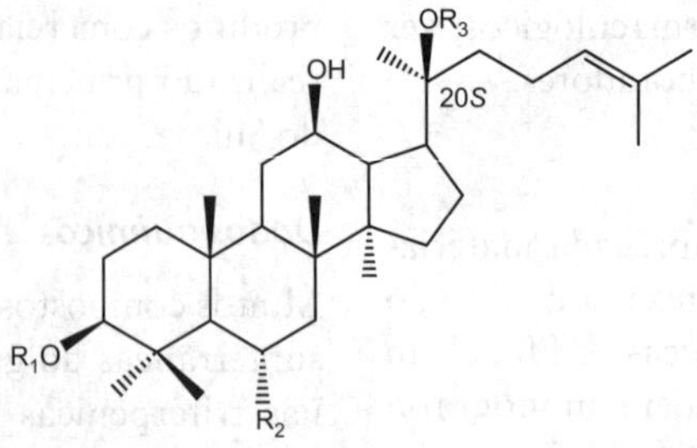

protopanaxadiol $R_1=R_2=R_3=H$
protopanaxatriol $R_1=R_3=H$ $R_2=OH$
ginsenosídeo Rb_1 $R_1=$-β-D-glicose-(2-1)-β-D-glicose
$R_2=H$
$R_3=$-β-D-glicose-(6-1)-β-D-glicose

Figura 19.9 Núcleos fundamentais das saponinas triterpênicas do ginseng.

Dados farmacológicos

A literatura sobre a atividade dos extratos de ginseng é ampla, abrangendo milhares de artigos científicos. Muitas atividades farmacológicas têm sido investigadas, principalmente aquelas sugeridas pelo uso tradicional, como uma planta estimulante e reconstituinte, em especial a atividade sobre o sistema imunológico, o sistema nervoso central e o metabolismo, como a síntese proteica e de RNA e DNA.

Com base nesses estudos, os extratos de ginseng têm sido classificados como uma nova classe de compostos conhecidos como adaptógenos ou agentes antiestresse, o que ainda é um termo controverso e não conta com aceitação geral. O termo adaptógeno foi sugerido em 1947 para descrever a ação de fármacos que aumentam a resistência não específica do organismo às influências externas, como as infecções e o estresse. Os ginsenosídeos são considerados os responsáveis pela maioria das atividades farmacológicas do ginseng (ver revisão de Kim e colaboradores[22] e Cao e colaboradores).[23]

Emprego farmacêutico

No mercado brasileiro estão presentes dezenas de especialidades farmacêuticas com indicação para aumentar a resistência natural do organismo ao estresse e a infecções, bem como para reduzir a fadiga, muitas das quais contendo extratos de ginseng.

Outras plantas relacionadas

O nome ginseng pode se referir a pelo menos 22 espécies de plantas. O ginseng da Coreia é considerado a espécie típica; no entanto, outras espécies são utilizadas, como *Panax quinquefolius* L., cultivado na América do Norte, e conhecido como ginseng-americano; o *P. notoginseng* (Burkill) F.H.Chen, cultivado na China; o *P. japonicus* (T.Nees) C.A.Mey. (sin. *P. pseudoginseng* Wall. ssp. *japonicus* (C.A.Mey.) H.Hara), que ocorre no Japão e no sul da China, sendo conhecido como ginseng-do-japão. Existem ainda diversas subespécies e variedades de *P. japonicus* e de *P. zingiberensis* C.Y.Wu & Feng que ocorrem na China. Devido ao alto valor comercial dessas espécies, muitas vezes são encontradas adulterações.

No Brasil, é comum a comercialização de espécies de *Pfaffia paniculata* (Mart.) Kuntze (Amaranthaceae) com a designação de ginseng-brasileiro. As indicações populares são semelhantes às do ginseng, porém, são necessários estudos científicos para a confirmação das atividades atribuídas a essa planta. Para uma revisão sobre a composição de espécies de *Pfaffia*, ver Mroczek.[24]

Quilaia

Nome científico: *Quillaja saponaria* Molina

Família botânica: Quillajaceae

Parte utilizada: cascas

Monografias farmacopeicas: Farm.Bras. IV e Ph.Eur. 8.0

É uma árvore encontrada no Chile, no Peru e na Bolívia. O nome é derivado da palavra chilena *quillean*, que significa para lavar, pois suas cascas produzem espuma abundante quando agitadas na água. As saponinas atualmente industrializadas provêm das raízes de diferentes espécies europeias do gênero *Gypsophylla* ou das cascas do tronco de *Q. saponaria*. A droga quilaia é constituída por cascas dos ramos, destituídas de periderme, dessecadas e fragmentadas. A Ph.Eur. 8.0 estabelece de 9 a 10% como o teor aceitável de saponinas. Na FB 5 não é preconizado um doseamento, mas a determinação do Índice de Espuma e de substâncias extraíveis por álcool.

A droga vegetal é usada principalmente para a obtenção da fração de saponinas, a qual encontra extensa aplicação como alternativa aos tensoativos sintéticos em cosméticos, como estabilizante de suspensões na indústria farmacêutica e como emulsionante em preparações que contêm corantes. Além disso, as saponinas da quilaia têm sido estudadas e utilizadas intensivamente quanto ao seu uso como um potente adjuvante de vacinas. Nesse sentido, a procura de novas fontes de saponinas na flora brasileira conduziu ao estudo de *Quillaja brasiliensis* (A.St.-Hil. & Tul.) Mart., uma árvore nativa da Região Sul do Brasil e do Uruguai, popularmente conhecida como árvore-sabão, que hoje representa uma alternativa promissora.[25]

Dados químicos

As frações de saponinas são consideradas como os compostos de maior interesse. Trata-se de uma mistura complexa de difícil separação e análise devido à presença de um número elevado de açúcares (6 a 10) e de resíduos de ácidos graxos, o que as diferencia marcadamente das saponinas de outras plantas. As principais agliconas são o ácido quiláico (o qual apresenta um grupo aldeído no carbono 4), a gipsogenina e o ácido gipsogênico (Fig. 19.10). Dado o interesse despertado pelo uso potencial como adjuvantes em vacinas, nos últimos anos foram isoladas dezenas de saponinas de quilaia. As predominantes são as saponinas bidesmosídicas, tendo o ácido quiláico como aglicona, com um trissacarídeo ligado no carbono 3 e um pentassacarídeo ligado na forma de éster à carboxila em C-28.

Quil A é uma fração de saponina derivada de um extrato aquoso das cascas de *Quillaja saponaria*. Trata-se de uma mistura composta por mais de 23 saponinas; no entanto, destaca-se um componente principal denominado QS-21, com um teor acima de 90% na fração de saponinas. As frações purificadas a partir desse extrato por CLAE de fase reversa, principalmente QS-21, têm sido intensivamente investigadas quanto à atividade imunoestimulante e à potencial utilização como adjuvante em vacinas.[26,27]

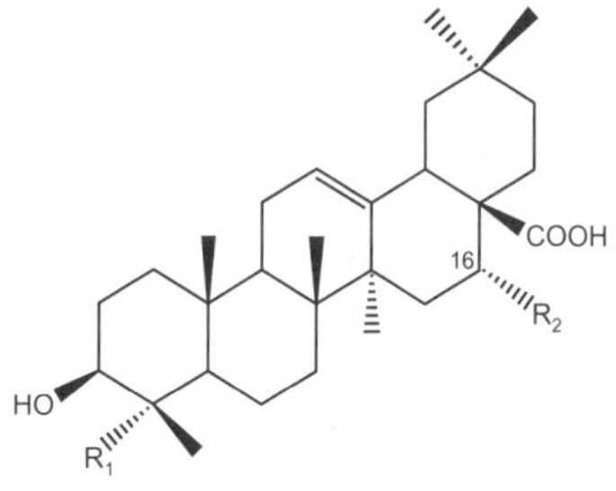

R_1 = CHO R_2 = OH   ácido quiláico
R_1 = CHO R_2 = H   gipsogenina
R_1 = COOH R_2 = H   ácido gipsogênico

Figura 19.10 Núcleos triterpênicos encontrados em quilaia.

Dados farmacológicos

Os principais estudos derivam da potencial aplicação como adjuvantes em vacinas, principalmente da saponina purificada por cromatografia de fase reversa, QS-21, que atua como adjuvante em vacinas contra vírus e bactérias, entre outros, contra herpes simples-2, HIV-1, sarampo e tuberculose,[26,27] destacando-se a aplicação em vacinas na área veterinária.

Pontos-chave deste capítulo

- As saponinas são produtos amplamente distribuídos na natureza, ocorrendo principalmente em plantas, mas também são encontradas em alguns organismos marinhos.
- Do ponto de vista químico, são glicosídeos de esteroides ou de terpenos policíclicos. Apresentam como propriedade característica a capacidade de formar espuma abundante em solução aquosa e por isso receberam esse nome (do latim *sapone* = sabão).
- A propriedade de formar espuma, bem como as ações detergente e emulsificante, relacionadas com a redução da tensão superficial da água, decorrem de suas estruturas, que apresentam uma parte lipofílica (triterpeno ou esteroide) e outra parte hidrofílica (açúcares). Muitas saponinas apresentam atividade hemolítica e atividade ictiotóxica, as quais estão relacionadas também com a estrutura anfifílica e a ação sobre membranas.
- De acordo com a estrutura das agliconas, as saponinas são classificadas em triterpênicas, esteroides neutras e esteroides básicas. Também são classificadas de acordo com o caráter ácido, básico ou neutro. O caráter ácido pode ser devido à presença de um grupamento carboxila na aglicona ou na cadeia de açúcares, no caso da ocorrência dos ácidos glicurônico e galacturônico.
- De acordo com o número de cadeias de açúcares ligadas na aglicona, as saponinas podem ser classificadas em monodesmosídicas e bidesmosídicas. Também ocorrem, com menor frequência, saponinas com três cadeias de açúcares.
- As saponinas são utilizadas industrialmente sobretudo em cosméticos e em produtos alimentícios. Na área farmacêutica, têm sido valorizadas pelas propriedades expectorante e antiedematogênica e, ainda, como adjuvantes potentes na produção de vacinas. Destaca-se, ainda, a utilização como matéria-prima para a semissíntese de hormônios esteroides.
- Algumas plantas medicinais, utilizadas na produção de medicamentos, que se destacam pelo elevado teor de saponinas são: o alcaçuz (*Glycyrrhiza glabra* L.), a centela (*Centella asiatica* (L.) Urb.), o ginseng (*Panax ginseng* C.A.Mey.) e a quilaia (*Quillaja saponaria* Molina).
- A análise de saponinas em drogas vegetais é baseada na cromatografia em camada delgada (CCD), bem como na cromatografia a líquido de ultraeficiência (CLAE) e na cromatografia a líquido de ultraeficiência (CLUE), para a análise quantitativa.
- A utilização de espectrometria de massas acoplada ou não à CLAE é uma ferramenta importante para a identificação das saponinas.

Referências

1. Osbourn A, Goss RJM, Field RA. The saponins-polar isoprenoids with important and diverse biological activities. Nat Prod Rep. 2011;28(7):1261-8.
2. Manaargadoo-Catin M, Ali-Cherif A, Pougnas J-L, Perrin C. Hemolysis by surfactants: a review. Adv Colloid Interface Sci. 2016;228:1-16.
3. Sticher, O. Triterpene, einschliesslich Steroide. In: Hänsel R, Sticher O, Heilmann J, Zündorf I. Pharmakognosie: Phytopharmazie. Berlin: Springer; 2014.

4. Souza LM, Dartora N, Scoparo CT, Cipriani TR, Gorin PAJ, Iacomini M, et al. Comprehensive analysis of maté (Ilex paraguariensis) compounds: development of chemical strategies for matesaponin analysis by mass spectrometry. J Chromatogr A. 2011;1218(41):7307-15.
5. Bankefors J, Broberg S, Nord LI, Kenne L. Electrospray ionization ion-trap multiple-stage mass spectrometry of Quillaja saponins. J Mass Spectrom. 2011;46(7):658-65.
6. Hostettmann K, Marston A. Saponins-chemistry and pharmacology of natural products. Cambridge: Cambridge University; 2005.
7. Cheok CY, Salman HAK, Sulaiman R. Extraction and quantification of saponins: a review. Food Res Intern. 2014;59:14-40.
8. Kim HS, Lee SY, Kim BY, Lee EK, Ryu JH, Lim GB. Effects of modifiers on the supercritical CO_2 extraction of glycyrrhizin from licorice and the morphology of licorice tissue after extraction. Biotechnol Bioprocess Eng. 2004;9(6):447-53.
9. Sun Y, Wei L, Wang J, Bi J, Liu Z, Wang Y, et al. Optimization of supercritical fluid extraction of saikosaponins from Bupleurum falcatum with orthogonal array design. J Sep Sci. 2010;33(8):1161-6.
10. Oleszek W, Bialy Z. Chromatographic determination of plant saponins: an update (2002-2005). J Chromatogr A. 2006;1112(1-2):78-91.
11. Negi JS, Singh P, Pant GJN, Rawat MSM. High-performance liquid chromatography analysis of plant saponins: an update 2005-2010. Pharmacogn Rev. 2011;5(10):155-8.
12. Cheeke PR. Nutritional and physiological implications of saponins: a review. Can J Anim Sci. 1971;51:621.
13. Khan M, Maryam A, Zhang H, Mehmood T, Ma T. Killing cancer with platycodin D through multiple mechanisms. J Cell Mol Med. 2016;20(3):389-402.
14. Bracesco N, Sanchez AG., Contreras V, Menini T, Gugliucci A. Recent advances on Ilex paraguariensis research: mini review. J Ethnopharmacol. 2011;136(3): 378–84.
15. Council of Europe. European Pharmacopoeia. 8th ed. Strasbourg: EDQM Council of Europe; 2013.
16. Negri G, Tabach R. Saponins, tannins and flavonols found in hydroethanolic extract from Periandra dulcis roots. Rev Bras Farmacogn. 2013;23:851-60.
17. Agyare C, Boakye YD, Bekoe EO, Hensel A, Dapaah SO, Appiah T. Review: African medicinal plants with wound healing properties. J Ethnopharmacol. 2016;177: 85-100.
18. Agência Nacional de Vigilância Sanitária (BR). Farmacopeia Brasileira. 5. ed. Brasília: ANVISA; 2010.
19. Bylka W, Znajdek-Awizen P, Studzinska-Sroka E, Dańczak-Pazdrowska A, Brzezińska M. Centella asiatica in dermatology: an overview. Phytother Res. 2014;28(8):1117-24.
20. Shin BK, Kwon SW, Park JH. Chemical diversity of ginseng saponins from Panax ginseng. J Ginseng Res. 2015;39(4):287-98.
21. Yang WZ, Hu Y, Wu WY, Ye M, Guo DA. Saponins in the genus Panax L. (Araliaceae): a systematic review of their chemical diversity. Phytochemistry. 2014; 106:7-24.
22. Kim HJ, Kim P, Shin, CY. A comprehensive review of the therapeutic and pharmacological effects of ginseng and ginsenosides in central nervous system. J Ginseng Res. 2013; 37(1):8-29.
23. Cao J, Zhang X, Qu F, Guo Z, Zhao Y. Dammarane triterpenoids for pharmaceutical use: a patent review (2005-2014). Expert Opin Ther Pat. 2015;25(7):805-17.
24. Mroczek A. Phytochemistry and bioactivity of triterpene saponins from Amaranthaceae family. Phytother Res. 2015;14(4):577-605.
25. Cibulski SP, Silveira F, Mourglia-Ettlin G, Teixeira TF, dos Santos HF, Yendo AC, et al. Quillaja brasiliensis saponins induce robust humoral and cellular responses in a bovine viral diarrhea virus vaccine in mice. Comp Immunol Microbiol Infect Dis. 2016;45: 1-8.
26. Kensil CR, Soltysik S, Wheller DA, Wu JY. Structure/function studies on QS-21, a unique immunological adjuvant from Quillaja saponaria. In: Waller GR, Yamasaki K, editors. Saponins used in traditional and modern medicin. New York: Plenum; 1996. p. 165-172.
27. Sun H-X, Xie Y, Ye Y-P. Advances in saponin-based adjuvants. Vaccine. 2009; 1787-96.

20

Alcaloides: generalidades e aspectos básicos

Luiz Carlos Klein-Júnior, Amélia T. Henriques

Introdução	*305*
Histórico	*306*
Biossíntese	*306*
Distribuição	*309*
Localização nos vegetais	*309*
Papel fisiológico	*310*
Propriedades físico-químicas	*310*
Métodos de extração e fracionamento	*311*
Análise química	*313*
Propriedades farmacológicas	*314*
Pontos-chave deste capítulo	*314*
Referências	*315*

Introdução

O termo *alcaloide* foi apresentado pela primeira vez no século XIX pelo farmacêutico W. Meißner para descrever os metabólitos que foram isolados no mesmo período e que apresentavam características de álcali (base). Assim, em sua primeira definição, os alcaloides apresentavam características básicas, continham um nitrogênio e eram obtidos de plantas. Mais tarde, com o conhecimento da sua origem biogênica, os requisitos de serem derivados de aminoácidos e apresentarem o nitrogênio na forma de heterociclo foram acrescentados.[1]

Hoje, já se aceita que os alcaloides podem ser obtidos de outros organismos que não plantas, como organismos marinhos, fungos e animais. Ademais, nem todos os alcaloides apresentam características básicas, sendo que alguns podem ser neutros ou até ácidos (alcaloides quaternários). Portanto, uma definição simples e ampla o suficiente para incluir as exceções ainda não foi cunhada. A definição provavelmente mais aceita, apresentada por Pelletier, diz que "[...] um alcaloide é uma substância orgânica cíclica contendo nitrogênio em um estado de oxidação negativo que possui uma distribuição limitada entre os organismos vivos".[2]

Algumas subclasses para este grupo de metabólitos foram criadas com o objetivo de acomodar as mais diversas estruturas que os alcaloides podem apresentar. Dessa forma, aqueles que efetivamente derivam de aminoácidos e possuem o nitrogênio em heterociclo são chamados de *alcaloides verdadeiros*. Aqueles alcaloides que possuem o nitrogênio fora de um heterociclo são chamados de *protoalcaloides*. Por fim, aqueles alcaloides que não se originam de aminoácidos, mas sim de outras vias (acetato, chiquimato, mevalonato ou desoxixilulose fosfato), porém que incorporam o nitrogênio por meio de outras reações, como transaminação, são denominados *pseudoalcaloides*.[3]

Histórico

O uso de plantas medicinais reconhecidas pelo fato de conterem alcaloides em sua constituição química, como *Papaver somniferum* L., *Atropa belladonna* L. e *Mandragora officinarum* L., data de mais de 4.000 anos atrás pelo povo Assírio. Na China, na Índia, no Egito, na Grécia, em diferentes períodos, plantas produtoras de alcaloides também foram listadas em compêndios no tratamento de diferentes patologias. Personalidades como Hipócrates, Aristóteles, Dioscórides, Galeno, Avicena e Paracelso estudaram o potencial dos alcaloides, direta ou indiretamente, e serviram como base para estudos que se seguiram.

Além do uso medicinal, o estudo de alcaloides evoluiu muito por seu emprego em assassinatos, feitiçaria e rituais religiosos. Coniina, atropina, estricnina e colchicina foram alguns dos alcaloides utilizados para assassinar pessoas, sobretudo antes e durante a Idade Média. Circe, a feiticeira de Odisseia, usou o extrato de *Mandragora* misturado com vinho para causar alucinações nos gregos enviados por Ulisses, fazendo com que se vissem como porcos. Índios fizeram (e fazem) uso de alcaloides como efedrina, psilocina e psilocibina por seus efeitos psicotrópicos.[4]

Tais substâncias, porém, não eram empregadas de forma isolada. O primeiro alcaloide isolado foi obtido pelo farmacêutico francês Derosne em 1803, enquanto a morfina foi isolada pelo farmacêutico alemão Sertürner em 1806. Todavia, essa substância só teve sua estrutura elucidada mais de 100 anos depois. O mesmo aconteceu com diversos alcaloides isolados durante o século XIX, como estricnina (1817), cafeína (1819), colchicina (1820) e coniina (1820). Este último de fato foi o primeiro alcaloide a ter sua estrutura determinada, 50 anos após seu isolamento. Foi também a primeira estrutura alcaloídica sintetizada, em 1889.[5] Atualmente, o isolamento e a determinação estrutural são muito mais rápidos, contando com técnicas modernas e hifenadas para o estudo desses metabólitos.

Biossíntese

Apesar de todos os alcaloides (verdadeiros) apresentarem aminoácidos na sua biossíntese, a variedade estrutural desta classe é enorme. Na realidade, já foram descritos milhares de estruturas diferentes para alcaloides isolados de plantas. Essa ampla diversidade estrutural está diretamente relacionada às unidades precursoras e à via biossintética. Dentre os aminoácidos precursores, destacam-se os aromáticos, como fenilalanina, tirosina e triptofano. Contudo, outros aminoácidos, como lisina e ornitina, também servem como precursores biossintéticos.[3] No Quadro 20.1 são listados alguns precursores (aminoácidos) e os respectivos núcleos que darão origem aos alcaloides.

Como pode ser observado no Quadro 20.1, um mesmo precursor pode dar origem a diferentes subclasses, como os alcaloides pirrolizidínicos e os alcaloides tropânicos, ambos oriundos da ornitina (Fig. 20.1).[6] Como demonstrado, diversas reações ocorrem até que esses alcaloides sejam sintetizados, sendo, assim, responsáveis pela formação de diferentes esqueletos. Todavia, algumas reações são comuns a várias vias biossintéticas. Uma das principais reações envolvidas na biossíntese de alcaloides é a formação da base de Schiff intermediária seguida da reação de Mannich (Fig. 20.2).[6]

Ao longo deste e dos outros capítulos relacionados ao tema alcaloides, diversas estruturas são apresentadas, algumas com grande semelhança com outros metabólitos secundários. Tal fato se deve à participação de vias comuns na síntese de alcaloides e outras classes de metabólitos originárias do metabolismo secundário de plantas: via do acetato, chiquimato, mevalonato e desoxixilulose-fosfato (ou via alternativa). Nesses casos, o nitrogênio é incorporado por meio de reações de transaminação, resultando em diferentes

Quadro 20.1 Aminoácidos precursores e seus respectivos núcleos alcaloídicos

Aminoácido	Núcleo	Estrutura
L-lisina	Piperidina	
	Indolizina	
	Quinolizidina	
L-ornitina	Pirrolidina	
	Tropânico	
L-histidina	Imidazol	
	Manzamina	
Ácido antranílico	Quinazolina	
	Quinolina	
	Acridina	
Ácido nicotínico	Piridina	
L-fenilalanina	Fenil	
L-triptofano	Indol	
	β-carbolina	
	Pirroloindol	

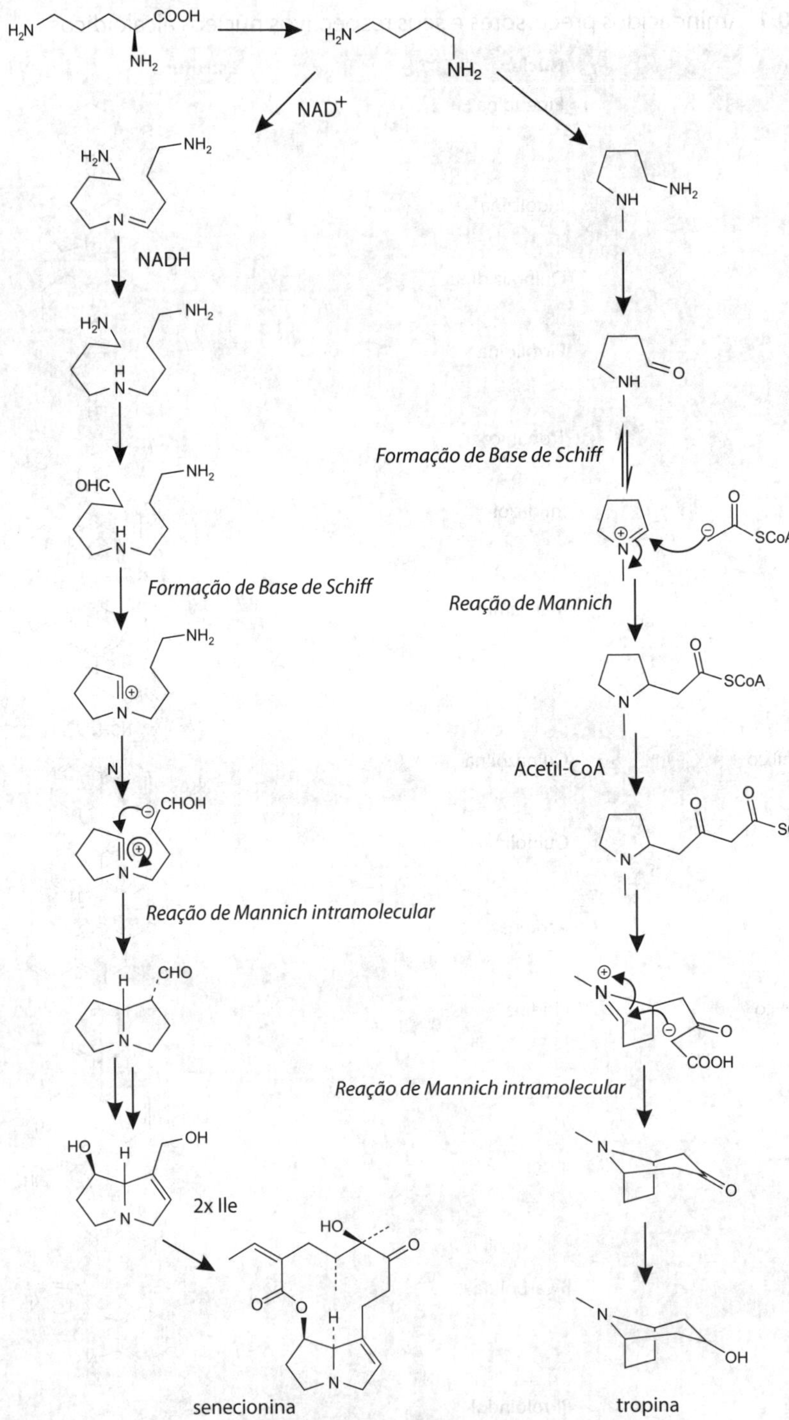

Figura 20.1 Vias biossintéticas de alcaloides pirrolizidínicos (senecionina) e tropânicos (tropina) a partir da ornitina.
Fonte: Adaptada de Dewick.[6]

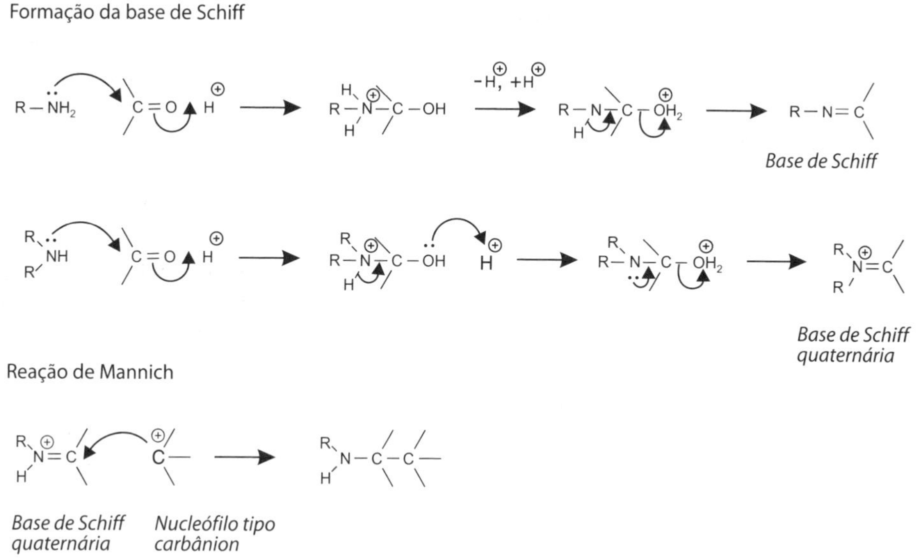

Formação da base de Schiff

Base de Schiff

Base de Schiff quaternária

Reação de Mannich

Base de Schiff quaternária   *Nucleófilo tipo carbânion*

Figura 20.2 Mecanismo da formação da base de Schiff e da reação de Mannich. Fonte: Dewick.[6]

alcaloides, recebendo a classificação de pseudoalcaloides. Um dos exemplos clássicos é a síntese dos alcaloides esteroidais.[3]

Outros pseudoalcaloides, também conhecidos como alcaloides purínicos, como as metilxantinas cafeína, teobromina e teofilina, possuem uma via sintética independente dos aminoácidos, sendo sua origem muito próxima à das bases púricas adenina e guanina.[3] Dessa forma, estabelecer uma única via biossintética para os alcaloides é impossível. Devido à sua diversidade estrutural, diversas rotas podem originar tais metabólitos.

Distribuição

Os alcaloides são encontrados especialmente em plantas superiores, mas também já foram descritos em organismos marinhos, fungos, bactérias e animais. De fato, o primeiro alcaloide isolado, fosfato de espermina, foi obtido de humanos por van Leeuwenhoek em 1678. No reino vegetal, os alcaloides encontram-se distribuídos sobretudo nas angiospermas, sendo menos frequentes em pteridófitas e em gimnospermas. Dentre as famílias que se destacam pela presença de alcaloides, podem-se citar Amaryllidaceae, Annonaceae, Apocynaceae, Asteraceae, Berberidaceae, Boraginaceae, Buxaceae, Celastraceae, Fabaceae, Lauraceae, Liliaceae, Loganiaceae, Menispermaceae, Papaveraceae, Piperaceae, Poaceae, Ranunculaceae, Rubiaceae, Rutaceae e Solanaceae.[1]

Com frequência, uma mesma família é capaz de biossintetizar diferentes classes de alcaloides. Cordel e colaboradores demonstraram que mais de 160 gêneros são capazes de produzir tanto alcaloides isoquinolínicos quanto indólicos, indicando que muitas vezes os alcaloides não podem servir como marcadores quimiotaxonômicos.[1] Contudo, em alguns casos, os alcaloides são extremamente específicos, como a morfina e a tebaína.

Localização nos vegetais

Os alcaloides tendem a se acumular em tipos celulares específicos, nos quais irão desempenhar a sua função fisiológica. Pode-se dizer que, em geral, esses metabólitos estão presentes principalmente em tecidos mais externos, como nas epidermes, nas primeiras camadas corticais e no tegumento das sementes. Eles se acumulam na forma de sal hidrossolúvel ou em associação com taninos.[2] Porém, cabe destacar que alcaloides podem ser encontrados nos mais diversos tipos celulares e, muitas vezes, são biossintetizados em diferentes estruturas e transportados até seu local de acúmulo.

Seu controle genético costuma ser específico. Assim, como exemplo, a biossíntese de alcaloides indolmonoterpênicos, em particular vindolina, de *Catharanthus roseus* (L.) G.Don demanda enzimas localizadas em diferentes tipos celulares. A enzima geraniol-10-hidroxilase, relacionada à síntese de loganina, que irá dar origem à porção terpênica da vindolina, localiza-se no parênquima interno do floema de órgãos aéreos jovens de *C. roseus*. Já a Cyp72A1, responsável pela conversão de loganina à secologanina, bem como triptofano-descarboxilase e estrictosidina-sintase, ambas relacionadas às etapas iniciais de biossíntese da vindolina, encontram-se distribuídas nas raízes, em células próximas ao meristema apical, bem como na epiderme de órgãos que realizam fotossíntese. Já as enzimas relacionadas às etapas finais, como a desacetoxivindolina-4-hidroxilase e a desacetilvindolina-4-O-acetiltransferase, estão ausentes nas raízes, porém estão presentes principalmente em laticíferos e idioblastos de folhas jovens, longe da epiderme. Desse modo, parece que a síntese de vindolina segue um fluxo do floema para a epiderme e desta para os laticíferos e idioblastos.[7]

Papel fisiológico

A produção de alcaloides tem um custo energético alto para as plantas. Portanto, sua gênese não é simplesmente um resíduo, mas, ao contrário, apresenta papel fisiológico de grande relevância para os organismos produtores. De fato, os alcaloides parecem desempenhar papel importante no estoque de nitrogênio e transporte deste no organismo.

Além disso, os alcaloides de núcleo aromático, como quinolínicos e indólicos, podem desempenhar função de proteção à radiação ultravioleta. Hipóteses também apontam para a possível atividade hormonal dos alcaloides no crescimento da planta; essa teoria, porém parece bastante contraditória.

Uma das principais funções dos alcaloides é na defesa química das plantas contra os predadores, desde vertebrados até fungos e outras plantas. Assim, os alcaloides devem ser capazes de interagir com diferentes alvos moleculares, modulando sua atividade e influenciando de forma negativa a comunicação intra e intercelular. Como consequência, o metabolismo e a função celular ficam comprometidos, podendo levar a um efeito tóxico desejado. Alguns desses alvos incluem receptores de dopamina, receptores adrenérgicos, colinesterases e monoaminoxidases, que justamente serão os mesmos alvos que acabarão desempenhando o potencial terapêutico de alcaloides.[8]

Propriedades físico-químicas

Em geral, os alcaloides isolados se apresentam na forma sólida como cristais, raramente coloridos. No entanto, alguns exemplos de alcaloides não oxigenados, como nicotina e coniina, são líquidos à temperatura ambiente. Quando em sua forma básica, são insolúveis ou pouco solúveis em água e solventes de alta polaridade. Já em solventes de baixa polaridade, são extremamente solúveis. Contudo, em meio ácido, poderão ficar protonados e, como resultado, ser mais solúveis em água e solventes de alta polaridade. Além disso, os alcaloides podem formar sais, como cloridratos, sulfatos, maleatos, o que também permite sua dissolução em meio aquoso. Muitas vezes, essa forma de sal é a escolhida para o armazenamento de alcaloides, uma vez que, quando cristalizados, apresentam boa estabilidade.

A solubilidade dos alcaloides está relacionada sobremaneira à sua basicidade. Esta, por sua vez, está diretamente vinculada à disponibilidade do par eletrônico livre do nitrogênio. Quando disponível em meio básico, os alcaloides serão mais solúveis em solventes orgânicos de baixa polaridade. Quando pouco disponível e em meio ácido, serão mais solúveis em solventes de alta polaridade. Alguns aspectos podem afetar a disponibilidade do par eletrônico. A presença de grupos doadores de elétrons próximos ao nitrogênio aumenta a basicidade, ao passo que grupos elétron-atraentes diminuem a disponibilidade do par eletrônico e, como resultado, a basicidade. Já em outros casos, quando o nitrogênio participa de um sistema de ressonância em um heterociclo, o par eletrônico estará menos disponível, consequentemente diminuindo a basicidade. Assim, algumas vezes os alcaloides apresentarão caráter neutro ou até ácido. Tais características são importantes para compreender os métodos de extração e análise de alcaloides, uma vez que estão amplamente relacionados à disponibilidade do par eletrônico do nitrogênio.[2]

Métodos de extração e fracionamento

A extração dos alcaloides em geral envolve duas etapas: a primeira de extração dos metabólitos propriamente e uma segunda etapa de fracionamento, ou *clean-up*, que objetiva a obtenção de uma fração enriquecida em alcaloides, livre de interferentes. A primeira etapa classicamente é realizada mediante maceração ou extração por Soxhlet. Já no caso do fracionamento, muitas vezes se realiza partição líquido-líquido utilizando funis de separação. Tais métodos se fundamentam nas características de solubilidade desses metabólitos em meio aquoso (na forma de sal) e em meio orgânico (em sua forma de base).

Duas estratégias clássicas principais são propostas para a obtenção de uma fração enriquecida em alcaloides. Na primeira situação, os alcaloides são obtidos na forma de sal. Assim, o material vegetal pulverizado é previamente desengordurado com um solvente de baixa polaridade, como hexano ou éter de petróleo. Em seguida, esse mesmo material vegetal é extraído com água acidificada (ou uma solução hidroalcoólica acidificada), resultando em um extrato contendo sais de alcaloides. Para purificação, em geral a fase aquosa é alcalinizada e particionada com um solvente orgânico de baixa ou média polaridade a fim de obter seletivamente os alcaloides como bases livres. Após evaporação do solvente, uma fração enriquecida em alcaloides será o produto (Fig. 20.3).

De modo alternativo, pode-se extrair diretamente o material vegetal com um solvente de alta polaridade, como metanol ou misturas hidroalcoólicas. O extrato já seco é retomado em água acidificada, como HCl 1M, e submetido à partição com um solvente de baixa polaridade (objetivando a eliminação de resinas e outros interferentes apolares). Em seguida, o extrato ácido é alcalinizado e novamente particionado com um solvente orgânico que, após evaporação, dará origem à fração alcaloídica.[1,9]

Na segunda situação, os alcaloides são extraídos na sua forma de base. Para tanto, o material vegetal pulverizado é desengordurado com um solvente apolar e, em seguida, umidificado com uma solução aquosa alcalina para liberar os alcaloides. A mistura é submetida à extração com o uso de um solvente orgânico, como clorados e éter etílico. Esse solvente orgânico é submetido a particionamento líquido-líquido, utilizando-se como fase aceptora uma solução aquosa ácida, extraindo, assim, os alcaloides na sua forma de sal, deixando outros interferentes neutros na porção orgânica. Por fim, a porção aquosa ácida, contendo os sais de alcaloides, é alcalinizada e particionada frente a um solvente de baixa polaridade, fazendo com que novamente os alcaloides migrem na forma de base livre para a fase orgânica. Esta é evaporada sob pressão reduzida, gerando a fração enriquecida em alcaloides (Fig. 20.4).[2]

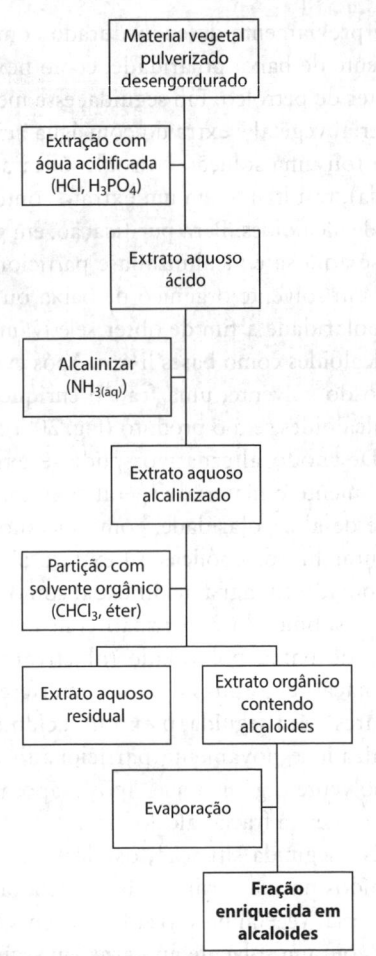

Figura 20.3 Esquema do processo de extração de alcaloides na forma de sal.

Alguns cuidados devem ser tomados durante o procedimento de extração, sobretudo em relação à exposição dos alcaloides a determinados solventes e condições. Por exemplo, a exposição prolongada de alcaloides a bases fortes pode levar à sua degradação, como hidrólise de ésteres. Ainda, para alcaloides fotossensíveis, a decomposição pode ser acelerada quando em solução com clorofórmio. Já o diclorometano pode reagir com nitrogênios terciários, resultando em alcaloides quaternários insolúveis em solventes orgânicos. Finalmente, peróxidos, muitas vezes presentes em éteres, podem levar à oxidação de alcaloides.[10]

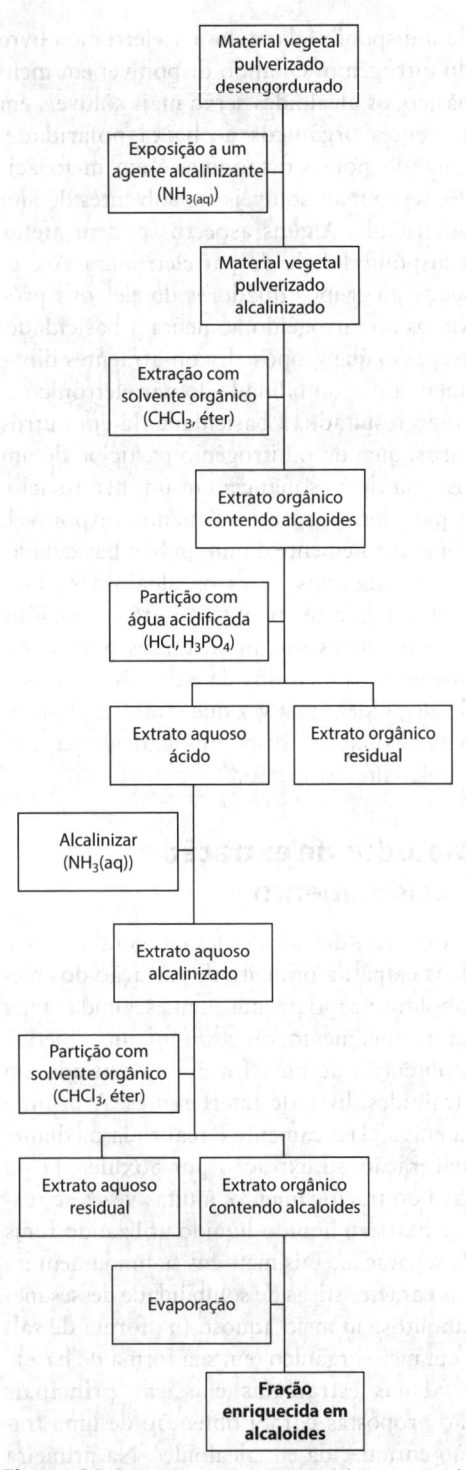

Figura 20.4 Esquema do processo de extração de alcaloides na forma de base livre.

Além dos métodos clássicos, diversos métodos mais modernos têm sido aplicados na extração de alcaloides, em especial visando à economia de tempo e de solvente. Uma das técnicas mais empregadas é a extração por ultrassom. Todavia, nesse método a temperatura tende a aumentar e há possibilidade de formação de radicais que podem levar à degradação dos alcaloides menos estáveis. Esse risco também está presente na extração por micro-ondas, que se baseia sobremaneira no aumento de temperatura para aprimorar o processo extrativo. Já as extrações por fluido supercrítico e por solvente pressurizado dependem principalmente do aumento de pressão para melhorar o rendimento de extrato. Aos poucos, tais técnicas vêm sendo inseridas, mas seu uso ainda é limitado devido aos altos custos de aquisição de alguns dos equipamentos (Ver Capítulo 10, *Desenvolvimento tecnológico de produtos farmacêuticos a partir de produtos naturais*).[11]

De forma semelhante, o processo de fracionamento também evoluiu, empregando estratégias líquido-líquido, como a extração com membrana líquida e o *chip* microfluídico. Entretanto, a técnica moderna mais usada para a etapa de *clean-up* envolve o uso de extração em fase sólida. Nesse caso, a amostra (extrato) é carregada em uma fase sólida que será responsável pela retenção dos alcaloides. Em uma segunda etapa, os interferentes serão removidos por meio de um solvente de lavagem e, finalmente, os alcaloides serão liberados por meio do solvente de eluição. As fases sólidas mais usuais são de fase reversa (C_{18}) e de troca iônica, sendo a eluição em geral realizada por solventes orgânicos polares em meio alcalino.[11]

Análise química

Um dos métodos clássicos de análise de alcaloides é a cromatografia em camada delgada (CCD). Nesse método, o objetivo costuma ser a avaliação qualitativa da fração em questão. Todavia, por meio de técnicas de densitometria e com o uso de CCD de alta eficiência, a avaliação quantitativa também pode ser realizada. Dentre as fases estacionárias mais usadas, pode-se destacar a sílica e a alumina. Nesses casos, prefere-se adicionar algum agente alcalinizante durante a eluição, como amônia, a fim de garantir que os alcaloides permaneçam na forma de base. Assim, geralmente misturas de solventes de baixa e média polaridade podem ser utilizadas para a avaliação inicial de frações enriquecidas em alcaloides, como hexano/acetato de etila. Para a visualização desses produtos naturais, a exposição à luz UV 254 nm e 365 nm pode ser empregada, bem como aspersão das placas com reagentes específicos, como o reagente de Dragendorff.[12,13]

Outra opção para o estudo químico de alcaloides é o uso de técnicas de cromatografia a líquido (CL). Em tais técnicas, diferentemente do observado para a CCD, raras vezes a fase normal é utilizada como fase estacionária. Em geral os alcaloides são eluídos em colunas de fase reversa, como C18. Como eluente, muito dificilmente se usa sistema sem a adição de algum modificador de pH, a fim de garantir que a maioria dos metabólitos estejam na sua forma de base (em meio alcalino) ou protonados (em meio ácido). Embora em grande parte dos estudos o meio ácido seja selecionado como fase móvel, em alguns casos é adicionada amônia para garantir a melhor separação. Já quando a eluição é realizada em meio ácido, ácidos fórmico, acético e trifluoroacético são as principais escolhas. O uso de fases móveis acidificadas faz com que a retenção dos alcaloides diminua (em fase reversa), comumente aumentando a simetria de pico e a eficiência do sistema.[13]

Propriedades farmacológicas

Os alcaloides possuem uma vasta gama de atividades farmacológicas dependentes de sua estrutura química. De forma geral, apresentam característica de neurotransmissores, demonstrando papel de regulação, estimulação e indução de funções. Esses metabólitos podem interagir com diversos alvos, como canais de Na^+ (ajmalina), receptores muscarínicos (atropina), acetilcolinesterase (galantamina), receptores opioides (morfina), receptores β-adrenérgicos (efedrina) e fosfodiesterase (cafeína).

Além disso, os alcaloides são conhecidos por seu potencial citotóxico a células de outros organismos. Podem-se citar os alcaloides de *Catharanthus roseus* (L.) G. Don. (vimblastina e vincristina), bastante conhecidos por seu uso no tratamento de câncer. Porém, a toxicidade extrapola as células cancerígenas, podendo os alcaloides apresentarem também atividade antifúngica e/ou antibacteriana, como berberina e sanguinarina. Finalmente, o efeito antiparasitário também já foi bastante evidenciado, como o observado para quinina e derivados.[3]

Considerando o exposto, deve-se levar em consideração que os alcaloides são uma classe de metabólitos extremamente versáteis, podendo apresentar características (e potenciais farmacológicos) diferentes apenas com uma variação de pH. Somada à variação estrutural, tais produtos naturais contemplam uma gama quase infindável de potenciais, o que justifica formarem o grupo de produtos naturais mais estudados e de maior interesse farmacêutico.

Pontos-chave deste capítulo

- Os alcaloides, em geral, são metabólitos cíclicos que apresentam nitrogênio em um estado de oxidação negativo e apresentam distribuição limitada em organismos vivos.
- A biossíntese dos alcaloides é bastante complexa e variada. Para alcaloides verdadeiros e protoalcaloides, sua origem se dá a partir de aminoácidos, envolvendo diversas reações, entre elas a formação da base de Schiff intermediária seguida da reação de Mannich. Já no caso dos pseudoalcaloides, sua biossíntese está atrelada às vias de outras classes de produtos naturais, sendo o nitrogênio incorporado principalmente por meio de reações de transaminação.
- Devido à presença do par eletrônico livre no nitrogênio de grande parte dos alcaloides, o pH tem forte influência sobre suas características de solubilidade. Assim, quando em sua forma básica, são pouco solúveis em água e solventes de alta polaridade. Já em meio ácido, poderão ficar protonados e, como consequência, tornarem-se hidrossolúveis.
- Dessa forma, duas estratégias clássicas principais podem ser empregadas para a extração de alcaloides: na forma de sais, utilizando água acidificada; e, na forma de bases, envolvendo sua liberação por uma base seguida de extração com solventes de baixa polaridade.
- A análise química desses metabólitos pode ser realizada em fase normal (principalmente em CCD), eluindo os alcaloides com misturas de solventes orgânicos em meio alcalino; ou em fase reversa (sobretudo em CL), na qual a fase móvel constituída de água e solventes orgânicos é acidificada.
- Os alcaloides são extremamente ativos, operando em uma diversidade de alvos, sendo especialmente reconhecidos por apresentarem características de neurotransmissores e por seu potencial citotóxico.

Referências

1. Cordell GA, Quinn-Beattie ML, Farnsworth NR. The potential of alkaloids in drug discovery. Phytother Res. 2001;15(3):183-205.
2. Bruneton J. Farmacognosia, fitoquímica, plantas medicinales. Zaragoza: Acribia; 2001.
3. Aniszewski T. Alkaloids: secrets of life. Alkaloid chemistry, biological, significance, applications and ecological role. Oxford: Elsevier; 2007.
4. Wink M. A short history of alkaloids. In: Roberts MF, Wink M, editors. Alkaloids: biochemistry, ecology and medicinal applications. New York: Plenum; 1998.
5. Evans WC. Trease and Evans pharmacognosy. London: W.B. Saunders; 2009.
6. Dewick MD. Medicinal natural products: a biosynthetic approach. Chichester: John Wiley & Sons; 2002.
7. Ziegler J, Facchini PJ. Alkaloids biosynthesis: metabolism and trafficking. Annu Rev Plant Biol. 2008;59:735-69.
8. Wink M. Ecological role of alkaloids. In: Fattorusso E, Taglialatela-Scafati O, editors. Modern alkaloids: structure, isolation, synthesis and biology. Weinheim: Wiley; 2008. p. 3-24.
9. Passos CS, Simões-Pires CA, Nurisso A, Soldi TC, Kato L, Oliveira CM, et al. Indole alkaloids of Psychotria as multifunctional cholinesterases and monoamine oxidases inhibitors. Phytochemistry. 2013;86:8-20.
10. Svendsen AB, Verpoorte R, editor. Chromatography of alkaloids Part A: thin-layer chromatography. J Chromatogr Libr. 1983; 23A.
11. Klein-Júnior LC, Vander Heyden Y, Henriques AT. Enlarging the bottleneck in the analysis of alkaloids: a review on sample preparation in herbal matrices. Trends Analyt Chem. 2016;80:66-82.
12. Wagner H, Bladt S. Plant drug analysis: a thin layer chromatography atlas. Berlin: Springer; 1995.
13. Petruczynik A. Analyisis of alkaloids from different chemical groups by different liquid chromatography methods. Cent. Eur J Chem. 2012;10(3):802-35.

21

Alcaloides quinolínicos

Cid Aimbiré de Moraes Santos, Cristiane Loiva Reichert, Thalita Gilda Santos

Introdução 317
Histórico 317
Biossíntese 318
Ocorrência e distribuição 319
Métodos de extração 321
Caracterização e doseamento 321
Falsas quinas do Brasil 323
Propriedades farmacológicas e uso terapêutico 324
Drogas vegetais mais importantes ... 329
Pontos-chave deste capítulo 329
Referências 329
Leitura sugerida 330

Introdução

Os alcaloides quinolínicos são substâncias que apresentam como característica a presença do núcleo quinolínico, o qual está relacionado a diferentes atividades farmacológicas. Dentre os exemplos clássicos desses alcaloides, destacam-se a quinina, a quinidina, a cinchonina e a cinchonidina (Fig. 21.1). Isoladas do gênero *Cinchona*, essas substâncias contribuíram para o tratamento da malária e o desenvolvimento de novos fármacos. Comercialmente, a quinina também é usada como aditivo amargo na produção de alimentos e bebidas, auxiliando no processo digestivo.

Outro exemplo dessa classe é a camptotecina (Fig. 21.1), isolada inicialmente da espécie *Camptotheca acuminata* Decne. A descoberta de sua atividade citotóxica promissora e seu mecanismo de ação possibilitou o desenvolvimento de novos fármacos para o tratamento do câncer, porém a camptotecina não foi utilizada para essa finalidade devido a problemas relacionados com toxicidade e solubilidade.

Histórico

A história da quina teve início em meados do século XVII. O amargo das cascas afugentava os indígenas do seu uso. Diversas histórias contam as propriedades das cascas de quina para a cura da febre. Por exemplo, sabe-se que uma tropa de soldados espanhóis foi curada de uma febre após beber a água amarga de um lago nas florestas do Peru, onde uma árvore de cinchona havia caído, tendo seus alcaloides sido dissolvidos nessa água.[1]

Acredita-se que o nome cinchona derive do nome da Condessa de Chinchon, esposa do Vice-rei espanhol no Peru que teria sido curada, em 1631, de uma febre (malária). O nome, então, cinchona – sem o "h" – parece ser devido a um erro. Em 1860, Clements Robert Markham, líder de uma expedição britânica, propôs o restabelecimento do nome correto chinchona, mas não obteve sucesso.[1]

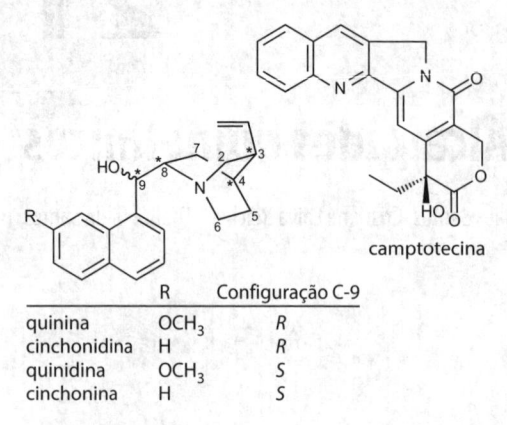

	R	Configuração C-9
quinina	OCH₃	R
cinchonidina	H	R
quinidina	OCH₃	S
cinchonina	H	S

Figura 21.1 Principais alcaloides quinolínicos.

Os jesuítas tiveram um papel muito importante na disseminação da espécie na Europa, pois aprenderam os poderes curativos da casca durante os anos de 1620 a 1630, tendo ela sido utilizada desde 1650 em diversos colégios jesuítas como em Gênova, Lyon, Louvain e outros centros. Os ingleses e os holandeses desenvolveram culturas de *Cinchona* e híbridos na Ásia.[1]

Até 1820, a casca era usada na forma de extrato do pó finamente moído e misturado com um líquido (em geral vinho (enólito) = vinho quinado) e bebida. Depois de 1820, a quinina foi isolada pelos farmacêuticos Pierre Joseph Pelletier e Joseph Caventou, e o alcaloide purificado passou a ser utilizado para o tratamento da malária.

No início do século XX, a quinina começou a não se mostrar efetiva no tratamento de alguns pacientes, além de apresentar alguns efeitos colaterais. Por volta de 1920, começaram a aparecer os antimaláricos sintéticos, especialmente a cloroquina, que foi bastante usada por cerca de 20 anos. Do século XVII até meados dos anos de 1940 (Segunda Guerra Mundial), as cascas de *Cinchona* e os derivados dos alcaloides da quina continuaram a ser utilizados no tratamento da malária.

Durante a Segunda Guerra Mundial, os suprimentos da droga ficaram escassos com a invasão do Japão nos países asiáticos produtores de quina, sobretudo Indonésia e Java, assim como as reservas de quinina em Amsterdã, que haviam sido tomadas pelos alemães.[2] A fraca atividade e a falta de suprimentos levaram à busca de antimaláricos sintéticos, como a cloroquina (derivada da quinina), a primaquina (derivado 8-aminoquinolínico), entre outros.[3] O uso intenso dessas substâncias levou o *Plasmodium falciparum* a desenvolver mecanismos de resistência, e a quinina, então, voltou a ter um papel importante no tratamento da malária.

Mais recentemente, o emprego de antimaláricos sintéticos associado à quinina natural voltou a ser incentivado devido ao grande número de pessoas, em particular crianças, que morrem de malária no mundo.

A bebida gim, feita utilizando os frutos de zimbro (*Juniperus communis* L.), nasceu na Holanda no século XIV, e desde o século XIX era bastante consumida na Inglaterra. O coquetel gim-tônica parece ter sido inventado durante a colonização na Índia pelos soldados ingleses, que misturavam a aguardente de zimbro com quinina, tornando o remédio para malária mais palatável.

Biossíntese

A biossíntese dos alcaloides quinolínicos é bastante complexa. Os estágios iniciais da biossíntese dos alcaloides indólicos se assemelham. O triptofano (**1**), um aminoácido de núcleo indólico, forma, por descarboxilação, a triptamina (**2**), a qual, mediante condensação de Pictet-Splengler com o monoterpeno secologanina (**3**), forma a estrictosidina (**4**). Experimentos em *Cinchona calisaya* Wedd. [sob o nome *Cinchona ledgeriana* (Howard) Bern. Moens ex Trimen] com precursores marcados levaram à proposta de uma rota biossintética representada na Figura 21.2. A incorporação do intermediário corinanteal (**5**) sugere que o grupo metóxi-carbonílico se perde em estágios anteriores, formando duas isoformas. A partir do corinanteal (**5**), os caminhos divergem completamente, e a formação do esqueleto quinolínico requer um rearranjo não apenas

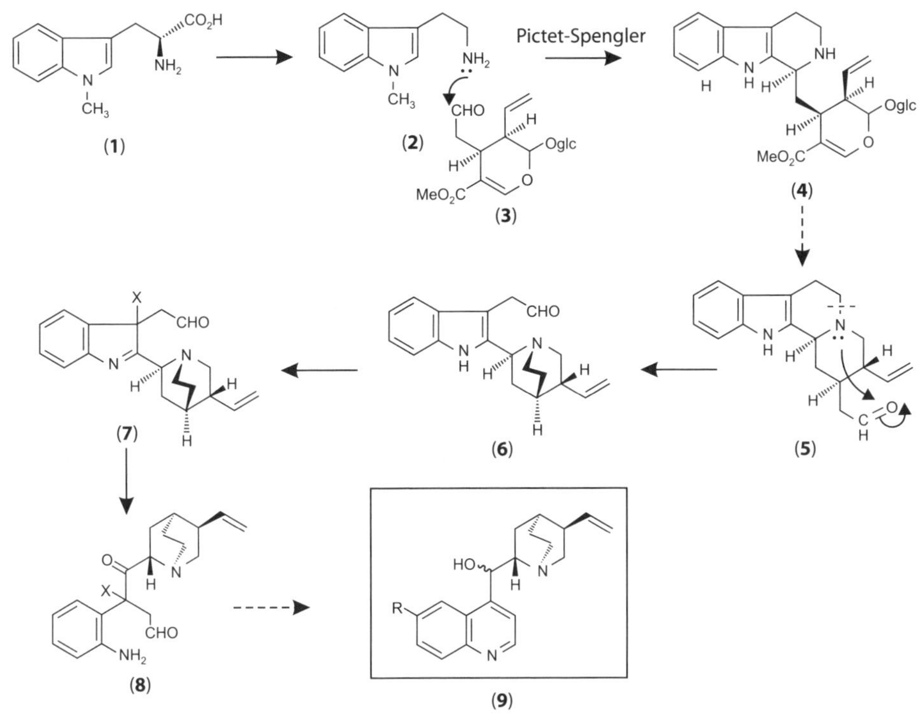

Figura 21.2 Rota biossintética para a formação da quinina.

da porção monoterpênica, mas também do núcleo indólico, formando intermediários como **6**, **7** e **8**, para formar os alcaloides quinina (**9**), cinchonidina, quinidina e cinchonina.

Outro alcaloide de núcleo quinolínico de grande importância é a camptotecina (**10**), isolada primeiramente de *Camptotheca acuminata* Decne. A biossíntese da camptotecina é única entre os alcaloides com núcleo quinolínico, uma vez que a estrictosidina não é imediatamente desglicosilada, conforme ocorre na biossíntese da quinina. Ao contrário, é formada a lactama estrictosamida (**11**). Embora os passos a partir da estrictosamida sejam, de alguma forma, especulativos, várias transformações foram propostas, apesar da pouca evidência experimental para esses passos. A incorporação de **11** marcado mostra a formação de 3(*S*)-pumilosídeo (**12**), que é reduzido a 3(*S*)-desoxipumilosídeo (**13**), formando o intermediário **14**, e este, a camptotecina (**10**) (Fig. 21.3).

Ocorrência e distribuição

Os alcaloides quinolínicos de *Cinchona* pertencem ao grupo de fármacos arilaminoálcoois e são extremamente básicos, em geral apresentados na forma de sal. São encontrados sobretudo nas cascas de espécies do gênero *Cinchona* (Rubiaceae).[4] Existem cerca de 12 espécies e híbridos que são utilizados para fins comerciais como fonte desses alcaloides, sendo que as duas espécies principais encontram-se descritas no Quadro 21.1.[4,5]

As espécies desse gênero são caracterizadas como árvores nativas da América do Sul (Colômbia, Equador, Peru e Bolívia)[4,5] e atualmente são cultivadas na Ásia (Indonésia, Índia e Filipinas), Oceania (Austrália e Papua-Nova Guiné), África (Congo, Tanzânia e Quênia) e América do Sul (Peru, Bolívia e Equador).[3] Para obtenção desses alcaloides, as cascas são retiradas de árvores de 8 a 12 anos de idade.[4,5]

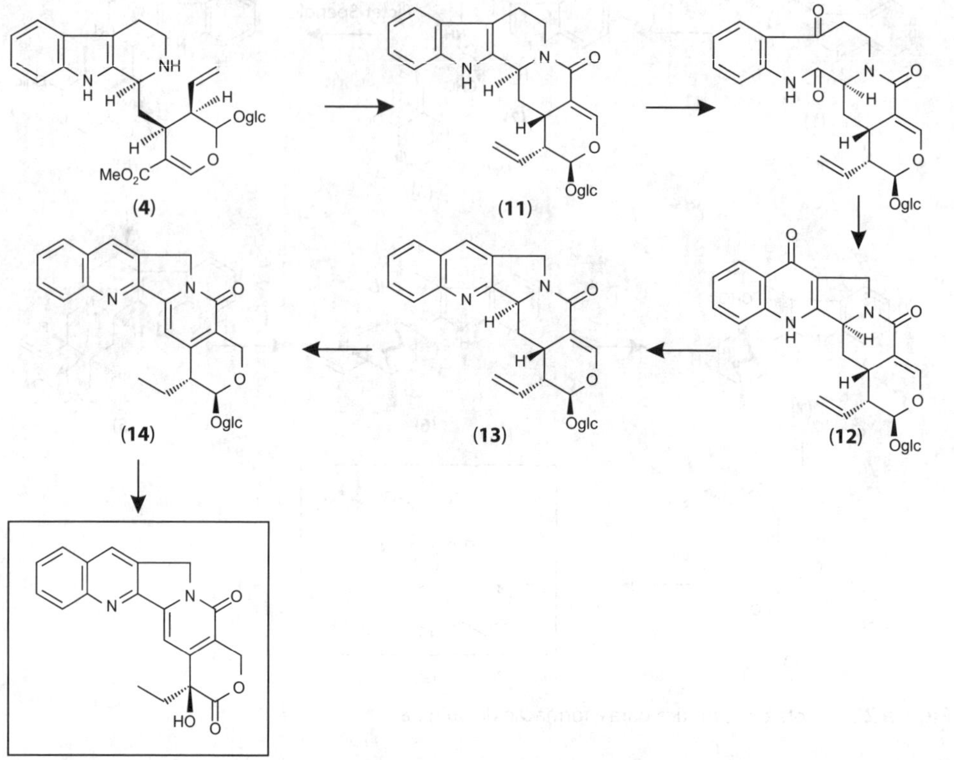

Figura 21.3 Rota biossintética da campotecina (10).

Apesar do conteúdo demonstrado no Quadro 21.1, híbridos dessas espécies podem apresentar um conteúdo alcaloídico de até 17%.[4] Os quatro alcaloides mais encontrados são quinina (geralmente 70 a 90%), quinidina (acima de 1%), cinchonidina (1 a 3%) e cinchonina.[4,6] É possível encontrar ainda outros 35 alcaloides minoritários nas espécies de *Cinchona*.[7]

Além dos alcaloides, outros metabólitos secundários podem ser encontrados nas espécies de *Cinchona*, como ácidos fenólicos, epicatequinas, antocianidinas, flavonoides e antraquinonas, sendo que as

Quadro 21.1 Principais espécies de *Cinchona* utilizadas para a obtenção de alcaloides quinolínicos e porcentagem dos alcaloides encontrada

Espécie	Tipo da casca	Porcentagem de alcaloides
Cinchona pubescens Vahl (sin. *C. succirubra* Pav. ex Klotzsch)	Casca vermelha	5-7
Cinchona calisaya Wedd (sin. *Cinchona ledgeriana* (Howard) Bern.Moens ex Trimen*	Casca marrom a amarela	4-7

*Atualmente os dois nomes são considerados sinônimos [*Cinchona calisaya* Wedd. [sin. *Cinchona ledgeriana* (Howard) Bern.Moens ex Trimen]].
Fonte: Dewick.[4]

antraquinonas podem ser encontradas em altas concentrações.[3]

Diversas outras espécies podem produzir alcaloides quinolínicos, entre elas *Anthocephalus chinensis* (Lam.) Hassk, *Aspidosperma excelsum* Benth. (sin. *Aspidosperma marcgravianum* Woodson), espécies de *Guettarda*, espécies de *Isertia*, *Ladenbergia oblongifolia* (Humb. ex Mutis) L.Andersson, *Ligustrum vulgare* L., *Olea europaea* L. e espécies de *Remijia*.[3]

Métodos de extração

Para a extração, a maioria dos autores utiliza extração líquido-líquido. Inicialmente realiza-se a extração aquosa em meio ácido (pH 2), seguida de partição com um solvente orgânico, em geral clorofórmio, em meio básico.

Segundo Kar,[8] os alcaloides da *Cinchona* (quinina, quinidina, cinchonina e cinchonidina) podem ser isolados das suas cascas conforme esta sequência:

1. Extrair o produto da moagem das cascas com óxido de cálcio usando solução de hidróxido de sódio a 10% (m/v) e água, mantendo em contato por 6 a 8 horas.
2. Em seguida, tratar com clorofórmio* sob refluxo por 12 a 16 horas. Filtrar a solução ainda quente.
3. Particionar o *filtrado* com solução aquosa de ácido sulfúrico 3 mol/L e aquecer a 90 °C por 20 a 30 minutos.
4. Após o resfriamento, adicionar carbonato de sódio até pH de 6,5.
5. Adicionar carvão ativo (proporção de 1 g:1 L) e levar a mistura à ebulição sob agitação, seguida de filtração.
6. Resfriar o filtrado (2 a 10 °C) e filtrar novamente. Separar o *precipitado* e o *filtrado*.
7. Aquecer o *precipitado* com água e adicionar cautelosamente carbonato de sódio até pH alcalino. O precipitado formado contém quinina.
8. Ao *filtrado*, adicionar cautelosamente solução de hidróxido de sódio a 10% (m/v) até pH alcalino e, em seguida, éter etílico. Separar a *fase orgânica* e a *fase aquosa*.
9. Evaporar a *fase aquosa* até a secura, adicionar etanol e carvão ativo e resfriar lentamente a 2 a 10 °C. A cinchonina é obtida pela formação de cristais.
10. À *fase orgânica*, adicionar 2 mol/L de ácido clorídrico até que a solução não apresente reação positiva para teste de alcaloides. Em seguida, juntar cautelosamente tartarato de sódio e potássio, para obtenção de um *precipitado*, o qual deve ser reservado.
11. Dissolver o *precipitado* com ácido clorídrico diluído (adicionar cautelosamente). Em seguida, adicionar hidróxido de amônio diluído para obtenção de **cinchonidina** como precipitado.
12. Adicionar cautelosamente ao *filtrado* iodeto de potássio até obtenção de precipitado. Em seguida, filtrar e, à fase líquida; adicionar hidróxido de amônio diluído até obtenção de quinidina como precipitado.

Caracterização e doseamento

Para os alcaloides de *Cinchona*, além dos testes clássicos de identificação de alcaloides,[9] preconiza-se a seguinte reação:

Reação de Grahe: pulverizar a droga vegetal e aquecer diretamente na chama. O desprendimento de vapores de coloração púrpura e a consequente coloração amarela na parede do tubo indicam reação positiva.

Segundo Kar,[8] por meio de reações específicas é possível ainda identificar os dois principais alcaloides de *Cinchona* a partir de reações colorimétricas:

---

* A referência Kar[8] faz uso do benzeno como solvente extrator, porém se sugere a substituição por clorofórmio.

Quinina

a) Com ácidos oxigenados: apresenta fluorescência azul na presença de ácido sulfúrico a 1%.
b) Teste da herapatita: adicionar à quinina (0,3 g) em 7,5 mL de ácido acético glacial, juntamente com 3 mL de etanol a 90% (v/v), 5 gotas de ácido sulfúrico concentrado e 3,5 mL de solução de iodo (1% m/v em etanol). Em seguida aquecer até a fervura. Resultado positivo: após o resfriamento, obtenção de cristais de iodossulfato de quinina (herapatita) que apresentam aspecto metálico.
c) Teste da taleioquina: adicionar gotas de água de bromo (recém-preparada) em 2 a 3 mL de uma solução ácida de quinina e, em seguida, 0,5 a 1 mL de solução de amônia. Resultado positivo: desenvolvimento de coloração verde-esmeralda.
d) Teste da eritroquinina: à solução de quinina em ácido acético diluído, adicionar gotas de água de bromo (recém-preparada) e uma gota de solução de ferrocianeto de potássio ($K_4[Fe(CN)_6]$) 10% (m/v). Resultado positivo: após a adição de uma gota de hidróxido de amônio concentrado, desenvolvimento de coloração vermelha.

Quinidina

Teste do ferrocianeto: juntar 10 a 15 mg do sal de quinidina a 0,5 a 1 mL de água de bromo (recém-preparada). Transferir essa mistura cuidadosamente para tubo de ensaio com auxílio de 1 mL de água destilada. Após adicionar 1 mL de clorofórmio, agitar o tubo por alguns minutos e adicionar gotas de ferrocianeto de potássio ($K_4[Fe(CN)_6]$) 10% (m/v). Em seguida, tratar com 3 mL de hidróxido de sódio 5 mol/L. Resultado positivo: desenvolvimento de coloração vermelha na camada orgânica.

A caracterização dos alcaloides de *Cinchona* pode ser realizada por cromatografia em camada delgada (CCD), usando gel de sílica GF_{254} (250 μm de espessura) como fase estacionária e móvel. Em geral se utilizam solventes como clorofórmio, acetona, acetato de etila com álcoois como metanol, propanol e butanol juntamente com dietilamina ou hidróxido de amônio.[6]

A FB 5 preconiza como fase móvel clorofórmio e dietilamina (9:1).[10] Após a eluição, a placa cromatográfica deve ser seca a 100 a 105°C por 10 minutos e revelada com ácido sulfúrico a 50% (m/v) em etanol. Em seguida, deve-se observar sob luz ultravioleta (UV). Nesse sistema é possível detectar a quinina (Rf~0,15), a quinidina (Rf~0,30) e a cinchonina (Rf~0,45).

A Ph.Eur. 8.0 preconiza como fase móvel dietilamina, acetato de etila e tolueno (10:20:70).[11] Em seguida, deve-se secar a placa a 100 a 105°C, borrifar com ácido fórmico anidro e analisar em 365 nm. A quinidina (parte superior) e a quinina (parte inferior) revelam-se como bandas fluorescentes azuis. Pode-se revelar também com solução de iodoplatina, sendo possível observar, do topo da placa para o local de aplicação, cinchonina como uma banda violeta que se torna violeta-cinza, quinidina como uma banda violeta que se torna violeta-cinza e cinchonidina como uma banda intensa azul-escura na parte superior. Na parte inferior, observa-se a quinina como uma banda violeta que se torna violeta-cinza.

Para o doseamento, podem-se utilizar métodos como ultravioleta, cromatografia a gás, cromatografia a líquido de alta eficiência (CLAE), espectrometria de massas (EM), eletroforese capilar, dicroísmo circular e cristalografia de raios X.[6,9]

A FB 5 preconiza o doseamento após extração específica dos alcaloides seguida de análise por espectroscopia de absorção no ultravioleta nos comprimentos de onda de 316 nm (cinchonina) e 348 nm (quinina).

A caracterização e quantificação dos quatro principais alcaloides de *Cinchona* por cromatografia a gás é possível com a utilização de fase estacionária polar (p. ex., análise a 280°C, fase estacionária: RSL-903 e fase móvel: H_2).[6,9]

Por CLAE, a análise desses compostos pode ser realizada usando fase normal, reversa ou de troca iônica.[9] As colunas de fase reversa (RP) são as mais empregadas e apresentam melhores resultados, sendo que C8 geralmente tem melhores resultados do que C18.[6,9] A fase móvel pode ser programada em modo de gradiente ou isocrática. A acetonitrila costuma apresentar melhor eficiência como modificador orgânico, em geral em pH ácido (pH 3). Podem-se utilizar também tampões, o tampão fosfato produz melhor formato de pico do que o de sódio, sendo o pH ajustado com amônia ou ácido acético.[6] Para identificar os quatro principais alcaloides de *Cinchona*, pode-se empregar coluna de cianopropila (p. ex., CN 5 µm × 250 × 4,6 mm) e, como exemplo, fase móvel constituída por acetonitrila-metanol-tetrahidrofurano-0,0068 M ácido fosfórico pH 7,0 com hidróxido de sódio 1 M (17:28,7:3,3:50).[6,12] Pode-se usar também como fase estacionária sílica C18 e, como fase móvel, por exemplo, metanol-água-ácido acético (25:75:1).[9]

Embora a fase reversa seja a mais utilizada, análises em fase normal também têm obtido sucesso nas separações, usando como fase móvel, por exemplo, hexano-diclorometano-metanol-dietilamina (66:31:2,6:0,4 v/v).[6,9]

Diferentes detectores têm sido acoplados à cromatografia a líquido, como espectrofotômetros na região do ultravioleta, fluorescência e espectrômetros de massas. A detecção por ultravioleta é a mais empregada, sendo geralmente realizada nos comprimentos de onda de 205, 220, 235, 254, 280, 312 ou 330 nm.[9] A detecção dos alcaloides de *Cinchona* é mais sensível pelo detector de fluorescência em comparação com os de ultravioleta, com comprimento de onda de excitação de 330 a 360 ou 245 nm e emissão de 420 a 450 ou 340 nm.[9]

A detecção pode ser realizada, ainda, pela técnica de espectrometria de massas, isolada ou com o acoplamento CLAE-EM. Com o emprego da espectrometria de massas, é possível diferenciar quinina e quinidina pela intensidade dos seus fragmentos.[13]

- Quinina – *m/z* (% pico): 136 (100), 137 (13), 81 (7), 189 (5), 79 (4), 95 (3), 82 (3), 117 (3), 158 (2) e 172 (2).
- Quinidina – *m/z* (% pico): 136 (100), 189 (15), 81 (15), 324 (14), 137 (13), 173 (11), 82 (7), 79 (6), 95 (6), 172 (6).

A análise de ressonância magnética nuclear (RMN) de ^1H e de ^{13}C permite distinguir entre derivados da quinina e da quinidina. Os deslocamentos de C-2 e C-6 podem ser utilizados para diferenciar esses dois derivados quinina (C_2: 56,9; C_6: 43,0) e quinidina (C_2:49,8; C_6:49,4).[13]

Falsas quinas do Brasil

Devido à falta de cascas de quina na Europa no período colonial, por ser a árvore originária de um país da América Latina e pela proximidade do Brasil com o Peru, foi estabelecido pela Coroa Portuguesa um prêmio em moedas de ouro para quem encontrasse no Brasil árvores de quina (*Cinchona* spp.). Dezenas de cascas amargas utilizadas popularmente para combater a febre foram apresentadas e coletadas por pesquisadores, embora nenhuma delas fosse a quina verdadeira. Essas espécies ficaram conhecidas como falsas quinas do Brasil. Em 1799, o naturalista Frei MC Velloso mencionou em seu livro *Quinographia Portugueza* 22 espécies de falsas quinas de diversas partes do país. Mais tarde, em 1916, Waldemar Peckolt, em sua tese *Contribuição ao Estudo das Falsas Quinas Medicinais da América do Sul*, apresentou 35 espécies. Dentre essas espécies, as mais importantes pertencem às famílias Rubiaceae e Loganiaceae.

Dessa forma, é importante o farmacêutico saber diferenciar essas cascas, uma vez que muitas das quinas vendidas nas feiras e nos mercados brasileiros são, na verdade, falsas quinas.

Para reconhecer uma quina verdadeira, isto é, uma espécie de *Cinchona*, é fundamental conhecer a morfoanatomia das cascas. Apesar de serem bastante fibrosas, as cascas de quina-verdadeira apresentam no parênquima cortical as células gigantes, conforme pode ser observado na Figura 21.4, o que não ocorre nas falsas quinas. Além disso, as fibras estão presentes apenas no parênquima floemático (Fig. 21.5). Uma comparação entre a quina verdadeira e as falsas quinas pode ser observada na Figura 21.6.

Propriedades farmacológicas e uso terapêutico

As cascas de quina vêm sendo utilizadas desde o século XVII em distúrbios gastrintestinais, no tratamento da malária e no controle de arritmias. Com os anos, o emprego da quina com finalidade terapêutica foi substituído pelo uso de seus alcaloides isolados (Quadro 21.2).

O uso das cascas da quina como antimalárico foi considerado o tratamento-padrão

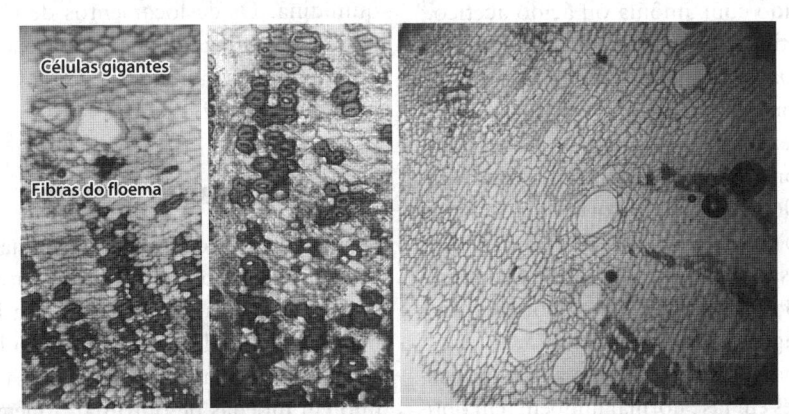

Figura 21.4 Corte microscópico das cascas de *Cinchona* sp., mostrando as fibras do floema e as células gigantes.
* Para ver estas imagens coloridas, acesse loja.grupoa.com.br e procure pelo livro. Na página do livro, clique em Conteúdo online.

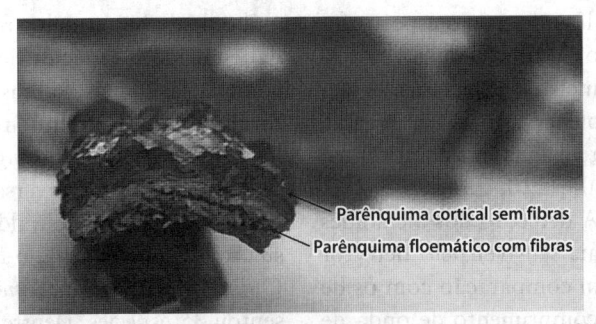

Figura 21.5 Casca de *Cinchona calisaya* fragmentada destacando a presença de fibras apenas no parênquima floemático.
* Para ver estas imagens coloridas, acesse loja.grupoa.com.br e procure pelo livro. Na página do livro, clique em Conteúdo online.

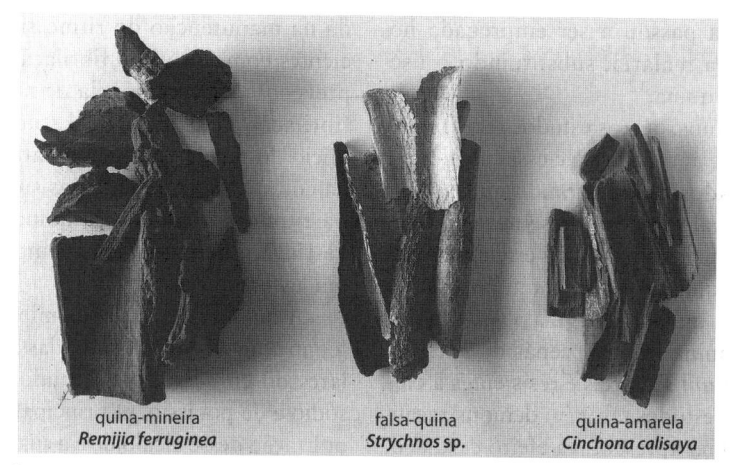

Figura 21.6 Comparação macroscópica das cascas de quina verdadeira com falsas quinas.
* Para ver estas imagens coloridas, acesse loja.grupoa.com.br e procure pelo livro. Na página do livro, clique em Conteúdo online.

para essa enfermidade. Após o isolamento dos alcaloides quinina, quinidina, cinchonina e cinchonidina a partir dessa droga vegetal, foram realizados ensaios clínicos em 3.600 pacientes, durante o período de 1866 a 1868, utilizando a forma sulfatada desses alcaloides. Com o objetivo de avaliar a eficácia dessas substâncias no tratamento da malária, tendo como principal desfecho a cessação do processo febril, os pesquisadores concluíram que os quatro alcaloides eram comparáveis, com taxa de cura superior a 98%. Como, dentre eles, a quinina se encontrava em maior concentração em espécies de

Quadro 21.2 Exemplos de alcaloides quinolínicos, atividade biológica e seu emprego farmacêutico

Estrutura	Nome usual	Atividade biológica	Importância/Uso
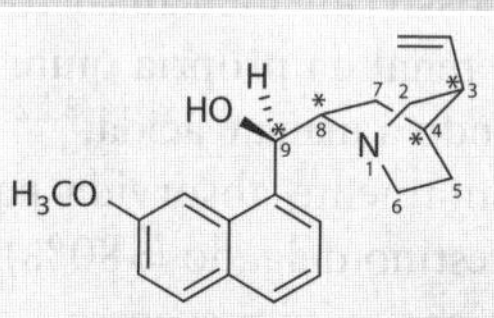	quinina	Antimalárica Auxilia o processo digestivo	Antimalárica em casos graves. Desenvolvimento de novos fármacos antimaláricos. Aditivo amargo na produção de alimentos e bebidas.
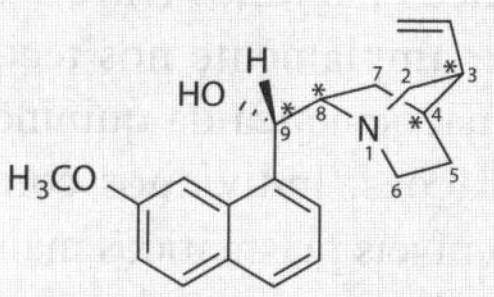	quinidina	Antimalárica Antiarrítmica	Desenvolvimento de novos fármacos antimaláricos. Prevenção da recorrência de taquicardia ou fibrilação ventriculares.
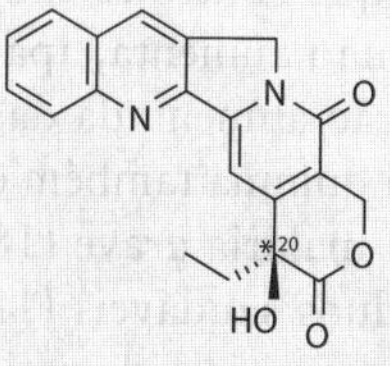	camptotecina	Inibidor da topoisomerase (agente citotóxico)	Desenvolvimento de novos fármacos anticâncer. Semissíntese de topotecano e irinotecano.

Cinchona, ela passou a ser empregada no tratamento da malária, substituindo o uso das cascas de quina.[12]

Com os anos, outros estudos relacionando a atividade antimalárica e esses alcaloides foram realizados, demonstrando que, apesar de os quatro alcaloides apresentarem eficácia, a quinidina e a cinchonina eram mais ativas do que a quinina e a cinchonidina, sendo a atividade da quinidina até 2 a 3 vezes maior do que a quinina frente a cepas de *Plasmodium falciparum* sensíveis e resistentes à cloroquina. Tais estudos também demonstraram que a quinidina apresentava efeito cardíaco, impossibilitando o seu uso no tratamento da malária.[3] Esse fato, associado à elevada concentração de quinina em fontes vegetais, reforçou a escolha da quinina como fármaco antimalárico, marcando o primeiro uso bem-sucedido de uma substância química para tratar uma doença infecciosa.[12]

A atividade antimalárica dos alcaloides da quina está intimamente relacionada com a presença do núcleo quinolínico e da estereoquímica da porção 1,2-aminoálcool, sendo ativas as que apresentam conformação *eritro*. A análise da relação entre a estrutura e a atividade de diferentes alcaloides isolados de *Cinchona* favoreceu o desenvolvimento de antimaláricos mais recentes, como a mefloquina. O mecanismo de ação da quinina ainda não é completamente compreendido. Supõe-se que esses alcaloides evitem a polimerização da hematina tóxica, formada pela degradação da hemoglobina nos eritrócitos, em hemozoína (β-hematina). O bloqueio desse processo de desintoxicação não enzimática desenvolvida pelos parasitas resulta em uma toxicidade da hematina não polimerizada.[3]

Atualmente, mesmo havendo fármacos com efeitos colaterais reduzidos, a quinina ainda é usada na terapêutica, sobretudo em casos graves causados por cepas de *Plasmodium falciparum* resistentes à cloroquina e a outros antimaláricos.

A quinina pode ser utilizada na clínica como agente antiarrítmico, sendo indicada na manutenção do ritmo sinusal em pacientes com *flutter* ou fibrilação atriais e na prevenção da recorrência de taquicardia ou fibrilação ventriculares. Estudos feitos no início do século XX identificaram a quinidina como a mais potente das substâncias antiarrítmicas extraídas da quina e, por volta de 1920, a quinidina já era empregada como um agente antiarrítmico.[3]

A quinidina é capaz de inibir a fibrilação (contração descoordenada das fibras musculares do coração), bloqueando os canais de sódio e de potássio. O principal problema da utilização desse alcaloide é a sua rápida absorção pelo trato gastrintestinal, aumentando o risco de sobredosagem, o qual pode levar a parada diastólica (arritmia ventricular) e morte. Por isso, a quinidina é administrada com precaução,[3] sendo comercializada atualmente na forma de comprimido de liberação retardada.

No que se refere à farmacocinética, os alcaloides da quina são extensamente metabolizados, em especial pela CYP3A4 hepática, e cerca de 20% da dose administrada são excretados de forma inalterada na urina. Esses fármacos não se acumulam no corpo durante a administração continuada. Entretanto, o principal metabólito da quinina, a 3-hidroxiquinina, retém alguma atividade antimalárica e, em pacientes com insuficiência renal, pode acumular-se e possivelmente causar toxicidade. A excreção renal da própria quinina é mais rápida quando a urina é ácida.[3,12]

A quinina é prontamente absorvida na parte superior do intestino delgado (>80%), atinge níveis plasmáticos máximos entre 1 e 3 horas e se distribui amplamente nos tecidos corporais. A farmacocinética da quinina varia entre as populações. Indivíduos com malária desenvolvem níveis plasmáticos mais elevados do fármaco do que controles saudáveis, mas a toxicidade não aumenta, aparentemente devido à ligação aumentada das proteínas. A meia-vida da quinina também é mais longa naqueles com malária grave (18 horas) do que em indivíduos saudáveis (11 horas). A quinidina tem uma meia-vida mais curta do que a quinina, principalmente como resultado de ligação reduzida às proteínas. A quinina é primariamente metabolizada no fígado e excretada na urina.[3,12]

O grupo de efeitos colaterais causados pelas doses terapêuticas de quinina e quinidina é conhecido como cinchonismo, o qual se manifesta por zumbido, cefaleia, tontura, rubor e perturbações visuais. Os sintomas leves do cinchonismo não justificam a interrupção da terapia. Achados mais graves são observados frequentemente após terapia prolongada, e incluem anomalias visuais e auditivas mais acentuadas, vômitos, diarreia e dor abdominal.[12]

A quinina também apresenta efeito relaxante da musculatura esquelética e é utilizada no tratamento de câimbras noturnas, um problema que atinge especialmente pessoas idosas.

A atividade antitumoral de alcaloides quinolínicos tem sido alvo de estudo de diversos grupos de pesquisa. Provenientes de produtos naturais ou de síntese, substâncias como a quinina, a quinidina e a cloroquina são capazes de induzir a morte celular de diferentes linhagens tumorais *in vitro*, atuando por diferentes mecanismos.[14,15]

Outro emprego industrial da quinina é como aditivo na produção de alimentos e bebidas, como, por exemplo, na água tônica (cerca de 80 mg/L). Por apresentar características amarga e adstringente, ao ser ingerida, a quinina induz as secreções gástricas e biliares, auxiliando no processo digestivo.[3]

Camptotecina

A camptotecina (**10**), um alcaloide quinolínico obtido da espécie chinesa *Camptotheca acuminata* Decne. (Nyssaceae), apresenta grande importância no desenvolvimento de fármacos anticâncer, como o topotecano e o irinotecano.[16]

A atividade anticâncer da camptotecina se deve à sua ligação ao complexo de clivagem DNA-topoisomerase I, estabilizando-o.

Isso faz com que a ação de clivagem inicial da topoisomerase I não seja afetada, porém a etapa de religação é inibida, levando ao acúmulo de quebras de filamento único no DNA. Essas lesões são reversíveis e, por si só, não são tóxicas para a célula. Entretanto, a colisão de um garfo de replicação do DNA com esse filamento clivado causa uma quebra irreversível do DNA de filamento duplo, provocando a morte celular.[16]

Apesar de ser um fármaco específico da fase S e com atividade citotóxica promissora, esse alcaloide apresentou dois principais problemas durante a realização de ensaios clínicos: toxicidade e baixa solubilidade. Na tentativa de obter derivados solúveis em água a partir da abertura do anel lactônico, observou-se que essas substâncias apresentavam uma atividade anticâncer menor do que a camptotecina. Tais resultados sugeriam que a atividade anticâncer da camptotecina fosse dependente do anel lactônico intacto.[16-18]

A partir de estudos de *docking*, pesquisadores mostraram que a atividade desse alcaloide estava presente na porção monoterpênica da molécula (Fig. 21.7). Isso possibilitou a produção de análogos semissintéticos da camptotecina, como topotecano (**15**) e irino-

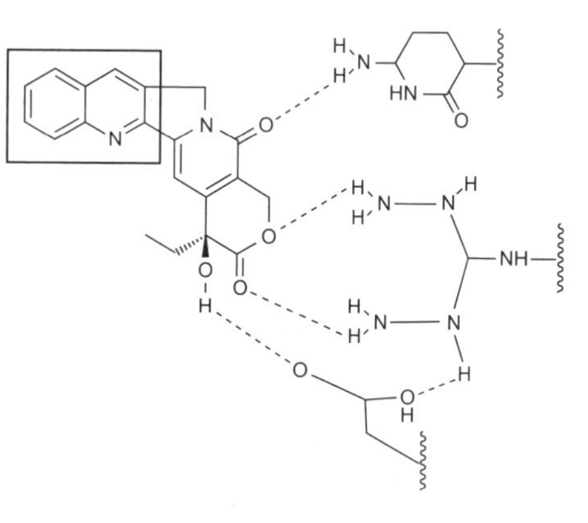

Figura 21.7 Estrutura da camptotecina e suas interações com o DNA e a topoisomerase I na porção monoterpenoide, deixando a porção aromática livre para preparar derivados mais solúveis e menos tóxicos.

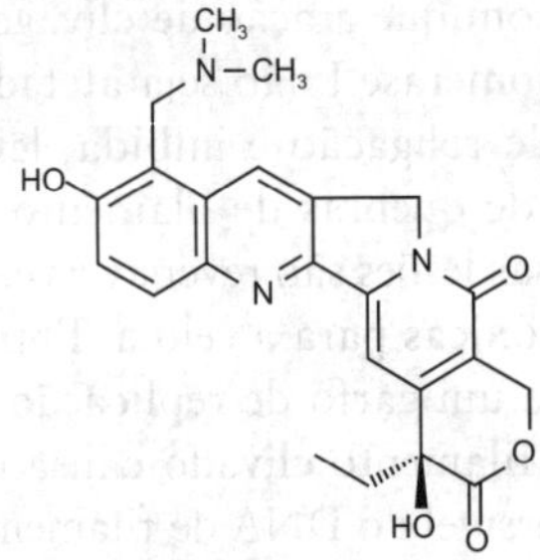

Figura 21.8 Análogos semissintéticos das camptotecinas: topotecano (**15**) e irinotecano (**16**).

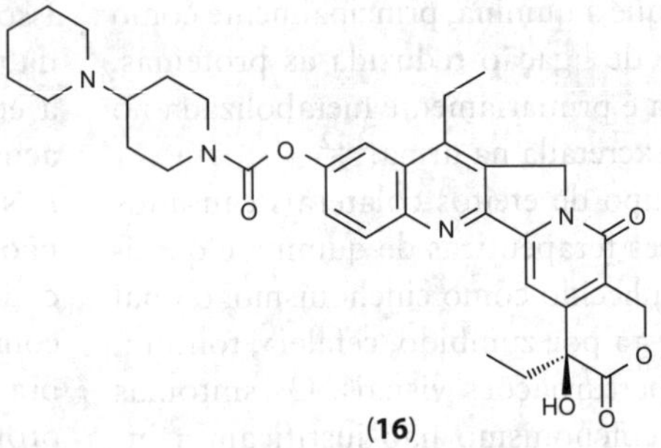

tecano (**16**) (Figura 21.8), os quais mostraram melhor solubilidade e uma boa resposta a um grande número de tumores.[16,18]

Atualmente, o topotecano e o irinotecano são utilizados no tratamento de diferentes tipos de câncer. Eles são sintetizados a partir da camptotecina extraída de duas espécies: *Camptotheca acuminata* e *Nothapodytes foetida* (Wight) Sleumer.

Outros alcaloides quinolínicos naturais

Alcaloides quinolínicos substituídos na posição 2 têm despertado grande interesse ultimamente por apresentarem acentuada atividade leishmanicida, além de um amplo espectro de outras atividades biológicas.

Espécies de *Galipea*, um gênero neotropical da família Rutaceae, são conhecidas por conterem diversos alcaloides com esqueleto 2-alquil e 2-alquilarilquinolinas (Fig. 21.9). Indígenas na Bolívia e em outros países da América do Sul utilizam cataplasmas feitos com extratos das cascas dessas espécies para o tratamento de leishmaniose cutânea. Estudos com chimanina B (**17**) e chimanina D (**18**) apresentaram atividade marcante (IC_{90} 25 mg/mL) contra formas promastigotas de *Leishmania braziliensis*. Testes *in vivo* de 2-*n*-propilquinolina (**19**) foram mais potentes do que o fármaco antimoniato de *N*-metilglucamina usado para o tratamento de leishmaniose na concentração de 100 mg/kg/dia. 2-*n*-Propilquinolina, quando administrada oralmente na concentração de 0,54 mmol/kg, suprimiu em 99% a presença do parasita *Leishmania donovani* no fígado de camundongos após 10 dias de tratamento.[19,20]

Outros alcaloides com estrutura como a cusparina (**20**) e a galipina (**21**) (Fig. 21.9) foram isolados de espécies do mesmo gênero.[21]

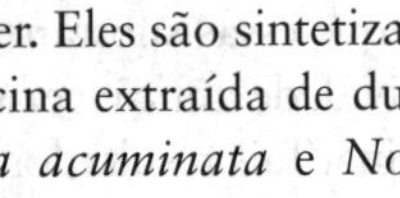

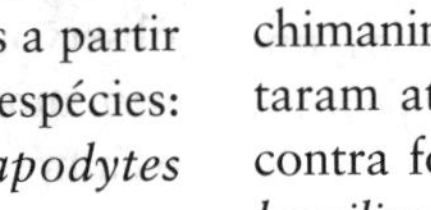

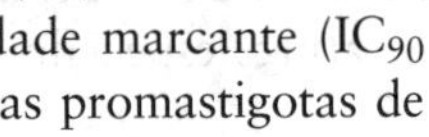

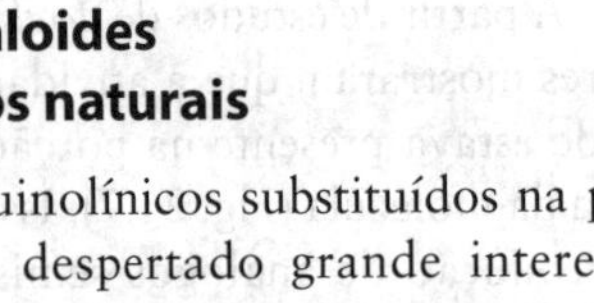

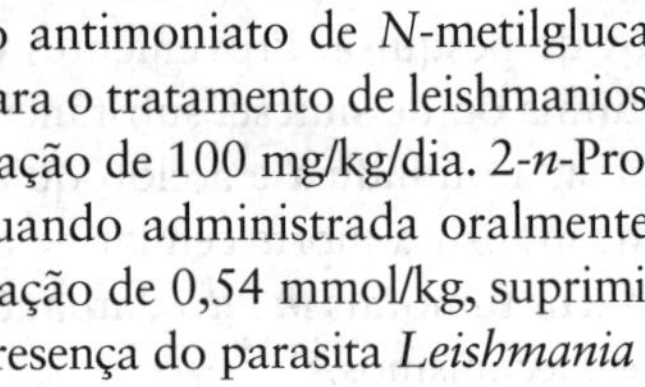

Figura 21.9 Alcaloides quinolínicos naturais com atividade anti-*Leishmania*.

Drogas vegetais mais importantes

Quina-amarela

Nome científico: *Cinchona calisaya* Wedd., suas variedades e híbridos

Família botânica: Rubiaceae

Parte utilizada: cascas

A quina-amarela está presente nas FB 5, Ph.Eur. 8.0, entre outras farmacopeias.

As espécies de quina são árvores nativas de países da América do Sul como Colômbia, Equador, Peru e Bolívia.[3] Apesar da toxicidade, as cascas de quina são usadas há séculos contra a malária devido à sua atividade antiprotozoária, atribuída aos alcaloides principais: quinina e quinidina.[17] Além disso, industrialmente a quinina é utilizada como aditivo amargo na produção de alimentos e bebidas (p. ex., água tônica), auxiliando no processo digestivo.[3] Uma revisão mais ampla sobre propriedades biológicas pode ser encontrada em Kacprzak[3] e Achan e colaboradores.[12]

Dados químicos

A droga contém no mínimo 6,0% de alcaloides totais, sendo que cerca de 60% destes são do tipo quinina.[9] Os quatro principais alcaloides encontrados nas espécies de quina são quinina (70 a 90%), quinidina (acima de 1%), cinchonidina (1 a 3%) e cinchonina.[4,6] É possível encontrar ainda em altas concentrações antraquinonas e, em menores concentrações, outros alcaloides minoritários, ácidos fenólicos, epicatequinas, antocianidinas e flavonoides.[3]

Pontos-chave deste capítulo

Os alcaloides quinolínicos são constituintes químicos derivados do triptofano. Caracterizam-se pela presença do núcleo quinolínico e apresentam diversas atividades farmacológicas. Os principais alcaloides quinolínicos são quinina, quinidina, cinchonina, cinchonidina e camptotecina.

Os alcaloides quinolínicos podem ser obtidos por extração alcaloídica ácido-base. Para a quina, pode-se realizar ainda uma sequência de extrações para o isolamento dos quatro alcaloides principais. Para a caracterização desses alcaloides, pode-se utilizar a reação de Grahe. Além disso, a quinina e a quinidina podem ser caracterizadas por diferentes testes colorimétricos de identificação. Nas farmacopeias, a caracterização dos alcaloides quinolínicos é realizada por cromatografia em camada delgada. Para doseamento, podem-se utilizar principalmente UV e CLAE.

Apesar de a quinina ser usada no tratamento da malária, os alcaloides isolados da quina foram importantes no desenvolvimento de novos fármacos para essa finalidade, dentre eles a cloroquina. A camptotecina, por sua vez, possibilitou o desenvolvimento dos fármacos topotecano e irinotecano, os quais são utilizados no tratamento de diferentes tipos de câncer.

Referências

1. Jaramillo-Arango J. A critical review of the basic facts in the history of Cinchona. J Linn Soc. 1949;53(352):272-311.
2. Goss A. Building the world's supply of quinine: Dutch colonialism and the origins of a global pharmaceutical industry. Endeavour. 2014;38(1):8-18.
3. Kacprzak KM. Chemistry and biology of cinchona alkaloids. In: Ramawat KG, Mérillon JM, editors. Natural products: phytochemistry, botany and metabolism of alkaloids, phenolics and terpenes. Berlin: Springer; 2013. cap. 21, p. 605-41.
4. Dewick PM. Medicinal natural products: a biosynthetic approach. Chichester: Wiley; 2009.
5. Evans WC, editor. Trease and Evans' Pharmacognosy. 16th ed. Philadelphia: Saunders; 2009.
6. McCalley DV. Analysis of the Cinchona alkaloids by high-performance liquid chromato-

graphy and other separation techniques. J Chromatogr A. 2002;967(1):1-19.
7. Vasil IK, editor. Phytochemicals in plant cell cultures. Amsterdam: Elsevier; 2012.
8. Kar A. Pharmacognosy and pharmacobiotechnology. New Delhi: New Age International; 2003.
9. Verpoorte R, Svendsen AB, editors. Chromatography of alkaloids Part B: gas-liquid chromatography and high-performance liquid chromatography. J Chromatogr Libr. 1984;23B.
10. Agência Nacional de Vigilância Sanitária. Farmacopeia Brasileira. 5. ed. Brasília: ANVISA; 2010.
11. Council of Europe. European Pharmacopoeia. 8th ed. Strasbourg: EDQM Council of Europe; 2013.
12. Achan J, Talisuna AO, Erhart A, Yeka A, Tibenderana JK, Baliraine FN, et al. Quinine, an old anti-malarial drug in a modern world: role in the treatment of malaria. Malar J. 2011;10:144.
13. Verpoorte R, Schripsema J, van der Leer T. Cinchona alkaloids. In: Arnold B, editor. The alkaloids: chemistry and pharmacology. London: Academic; 1989. v. 34, chap. 6, p. 331-98.
14. Solomon VR, Lee H. Chloroquine and its analogs: a new promise of an old drug for effective and safe cancer therapies. Eur J Pharmacol. 2009;625(1-3):220-33.
15. Ferreira Júnior WS, Cruz MP, Santos LL, Medeiros MFT. Use and importance of quina (Cinchona spp.) and ipeca (Carapichea ipecacuanha (Brot.) L. Andersson): plants for medicinal use from the 16th century to the present. J Herb Med. 2012;2(4):103-12.
16. Venditto VJ, Simanek EE. Cancer therapies utilizing the camptothecins: a review of the in vivo literature. Mol Pharm. 2010;7(2):307-49.
17. Springob K, Kutchan TM. Introduction to the different classes of natural products. In: Osbourn AE, Lanzotti V, editor. Plant-derived natural products: synthesis, function, and application. New York: Springer; 2009. p. 3-50.
18. Staker BL, Hjerrild K, Feese MD, Behnke CA, Burgin AB Jr, Stewart L. The mechanism of topoisomerase I poisoning by a camptothecin analog. Proc Natl Acad Sci U S A. 2002; 99(24):15387-92.
19. Akendengue B, Ngou-Milama E, Laurens A, Hocquemiller R. Recent advances in the fight against leishmaniasis with natural products. Parasite. 1999;6(1):3-8.
20. Fournet A, Barrios AA, Munoz V, Hocquemiller R, Roblot F, Bruneton J, et al. 2-substituted quinolines for the treatment of leishmaniasis. United States patente US 5541196 A. 1996.
21. Rakotoson JH, Fabre N, Jacquemond-Collet I, Hannedouche S, Fourasté I, Moulis C. Alkaloids from Galipea officinalis. Plant Med. 1998;64(8):762-3.

Leitura sugerida

Marella A, Tanwar OP, Saha R, Ali MR, Srivastava S, Akhter M, et al. Quinoline: a versatile heterocyclic. Saudi Pharm J. 2013;21(1): 1-12.

22

Alcaloides isoquinolínicos

Cid Aimbiré de Moraes Santos, Cristiane Loiva Reichert, Thalita Gilda Santos

Introdução	331
Histórico	331
Biossíntese	333
Ocorrência e distribuição	333
Métodos de extração	335
Caracterização e doseamento	337
Propriedades farmacológicas e uso terapêutico	339
Drogas vegetais mais importantes	344
Pontos-chave deste capítulo	345
Referências	346
Leituras sugeridas	347

Introdução

O grupo dos alcaloides com esqueleto isoquinolínico é constituído por uma grande variedade de subgrupos químicos, representados pela sua origem comum a partir da dopamina, que passa por uma adição de base de Schiff com aldeídos de origens diferentes. São conhecidas pelo menos 4.000 substâncias com esse tipo estrutural.

Os alcaloides morfina, codeína e papaverina, assim como a tubocurarina, a galantamina, a hidrastina, a boldina, a berberina, a emetina e a cefaelina, são exemplos clássicos de alcaloides pertencentes a esse grupo (Fig. 22.1).

Histórico

Talvez, dos grupos dos alcaloides isoquinolínicos, a morfina seja o mais representativo, pois é conhecida pela humanidade há milênios. A história da droga data de 3400 anos a.C., quando a espécie *Papaver somniferum* L. (Papaveraceae) era cultivada na Mesopotâmia para a obtenção de ópio (látex dessecado retirado por escarificações dos frutos imaturos). Em 1300 a.C., os egípcios cultivavam o chamado *opium thebaicum*, assim denominado por ser proveniente da cidade de Tebas, de onde era comercializado para a Europa. Oitocentos anos depois, Hipócrates disseminou a ideia de que o ópio era mágico, pois já o usava como um analgésico. Uma solução alcoólica de ópio chamada *Laudanum* foi formulada por Paracelso (Philippus Theophrastus Aureolus Bombastus von Hohenheim) em 1527, sendo utilizada até hoje para tratar uma série de enfermidades. O uso meramente recreativo de ópio teve início por volta de 1600, na Pérsia e na Índia, onde ele era empregado misturado a alimentos e bebidas. A expansão do comércio e da navegação marítima contribuiu para disseminar o tráfico de ópio em todo o mundo durante esse período. Em 1805, o farmacêutico Friedrich Sertürner, na época ainda assistente de farmácia, na Alemanha, isolou a morfina do ópio, descobrindo o

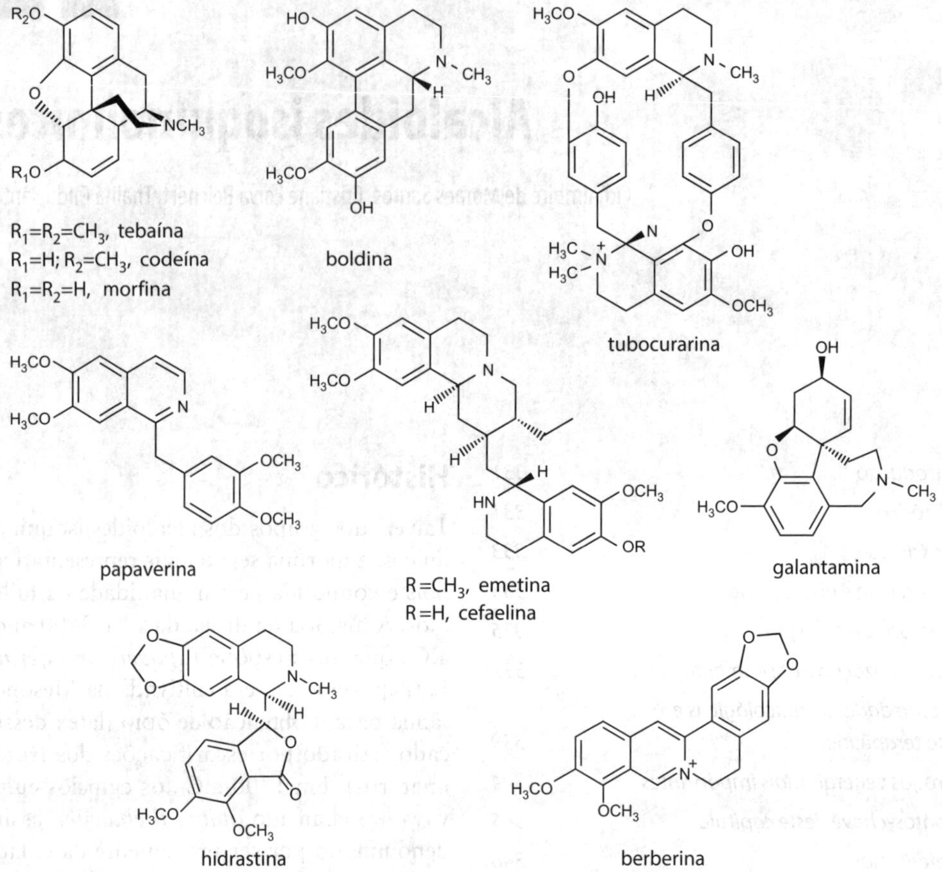

R₁=R₂=CH₃, tebaína
R₁=H; R₂=CH₃, codeína
R₁=R₂=H, morfina

boldina

tubocurarina

papaverina

R=CH₃, emetina
R=H, cefaelina

galantamina

hidrastina

berberina

Figura 22.1 Principais alcaloides isoquinolínicos.

caráter básico dos alcaloides. A descoberta da morfina é considerada um grande evento na história da Farmácia, e a comunidade médica declarou na época que o ópio havia sido domesticado.

Outras fontes de alcaloides isoquinolínicos também têm suas histórias, mas a ipeca-do-brasil, poaia ou ipeca, *Carapichea ipecacuanha* (Brot.) L. Andersson (Rubiaceae), não poderia deixar de ser mencionada. Lendas indígenas referem o uso das raízes da ipeca por animais e que teriam sido a origem do seu uso como emético e antidisentérico.[1] A droga foi introduzida na Europa em 1672 por um viajante, chamado Legras, que a levou a Paris. A emetina, seu principal alcaloide, foi isolada em 1819, por dois farmacêuticos franceses, Pierre Joseph Pelletier (1788-1842) e Joseph Caventou (1795-1877).

A história da galantamina, um alcaloide importante na atualidade pelo seu uso no tratamento da doença de Alzheimer, é mais recente. Ela foi descoberta em espécies de *Galanthus* (Amaryllidaceae) e mais tarde nos bulbos de narcisos e lírios. Essas flores eram usadas na medicina popular no Sudeste da Europa e Sudoeste da Ásia para tratar dores de cabeça, esfregando-as sobre a cabeça. O início dos estudos dessa droga e da galantamina aconteceu na década de 1950 na região do Cáucaso.[2] Nesse período foi comprovado que a galantamina atua como um inibidor da acetilcolinesterase, e a primeira aplicação clínica desse alcaloide foi no tratamento de doenças neurológicas; na década de 1990, os estudos mostraram sua aplicação no tratamento da doença de Alzheimer. Sua popularidade só veio após a síntese total, realizada por Ulrich Jordis na Universidade de Viena, em 1994. Desde então, a galantamina tornou-se um dos principais fármacos na terapia dessa enfermidade.

Biossíntese

Os alcaloides isoquinolínicos são formados a partir da fenilalanina (**1**), que por sua vez dá origem às substâncias tiramina (**4**) e dopamina (**5**), por meio da tirosina (**2**) e da L-DOPA (**3**). A dopamina, mediante uma reação tipo Mannich (rota A) com acetato, forma salsolinol (**6**), um alcaloide com núcleo isoquinolínico simples. Seguindo a rota B, a dopamina (**5**) reage da mesma forma com o 4-hidróxi-di-hidrocinamaldeído (**7**), resultando, assim, nos alcaloides com esqueleto isoquinolínico mais complexos como os morfinanos, os aporfínicos, as protoberbeninas e as benzofenantridinas, conforme demonstrado na Figura 22.2.

A biossíntese da **galantamina** (**8**) inicia-se com a fenilalanina (**1**), a qual se converte no aldeído pirocateico (**9**), e a tirosina (**2**), que passa a tiramina (**4**). A condensação da tiramina com o aldeído pirocateico forma a base de Schiff (**10**), precursora da norbeladina (**11**). Esta, por sua vez, é o precursor da 4'-O-metilnorbeladina (**12**), que sofre acoplamento oxidativo intramolecular originando uma dienona (**13**). Essa dienona cicliza espontaneamente formando a N-desmetilnarwenidina, em seguida reduzida para N-desmetilgalantamina (**14**), que, após a N-metilação, gera a galantamina (**8**) (Fig. 22.3).

A **emetina** (**20**) e a **cefaelina** (**21**), os dois principais alcaloides isoquinolínicos da ipeca, também são biossintetizadas a partir do aminoácido fenilalanina (**1**), que forma a L-DOPA (**2**). Neste caso, experimentos com marcadores mostraram que ocorre a condensação do tipo Pictet-Splengler entre **2** e o monoterpeno precursor secologanina (**15**), formando o ipecosídeo (**16**). A reorganização estrutural da porção monoterpênica, passando pela formação de **17** e **18**, e, após sucessivas reduções, hidrólise do éster e descarboxilação, forma o aldeído **19**, que por sua vez leva à formação da emetina (**20**) e da cefaelina (**21**) após outra condensação tipo Mannich com outra molécula de dopamina (**5**), conforme representado na Figura 22.4.

Ocorrência e distribuição

O **ópio** é obtido do látex dos frutos imaturos de *Papaver somniferum*. Provavelmente a espécie é originária da Ásia Menor, sendo hoje cultivada em países como Índia, Turquia, França, Rússia, Iugoslávia, Tasmânia, Paquistão, China e Tailândia.[3,4] Também podem ser utilizadas *Papaver bracteatum* Lindl., *P. orientale* L. e *P. pseudo-orientale* Medw. na obtenção de constituintes como a codeína e a tebaína.[4-6]

A **ipeca** consiste na raiz de *Carapichea ipecacuanha*, espécie nativa da América Central (Nicarágua, Costa Rica e Panamá) e América do Sul (Colômbia e Brasil).[7]

O **curare** é o extrato aquoso feito principalmente do cipó de espécies da família Menispermaceae (p. ex., *Chondrodendron tomentosum* Ruiz & Pav.) e de espécies da família Loganiaceae (p. ex., *Strychnos toxifera* R.H.Schomb. ex Lindl.).[5,6] Existem três tipos de curare, classificados pelos indígenas de acordo com o recipiente de preparo e armazenamento:

- Curare de tubo (de bambu), principalmente obtido de menispermáceas.
- Curare de cabaça (cascas dos frutos de espécies de Curcubitaceae), cujo extrato é obtido de espécies de loganiáceas.
- Curare de pote (barro), obtido dos extratos de misturas de espécies das duas famílias.

O principal alcaloide do curare de *Chondrodendron tomentosum*, espécie originária do Brasil e Peru, é a tubocurarina.[5,6] Nos curares de espécies de Loganiaceae, os alcaloides são derivados do aldeído de Wieland--Gumlich, com esqueleto indolina, como a toxiferina e a bisnordi-hidrotoxiferina.

A **boldina** é obtida das folhas do boldo--do-chile, *Peumus boldus* Molina (Monimiaceae).[6] Já a **hidrastina** é encontrada em raízes

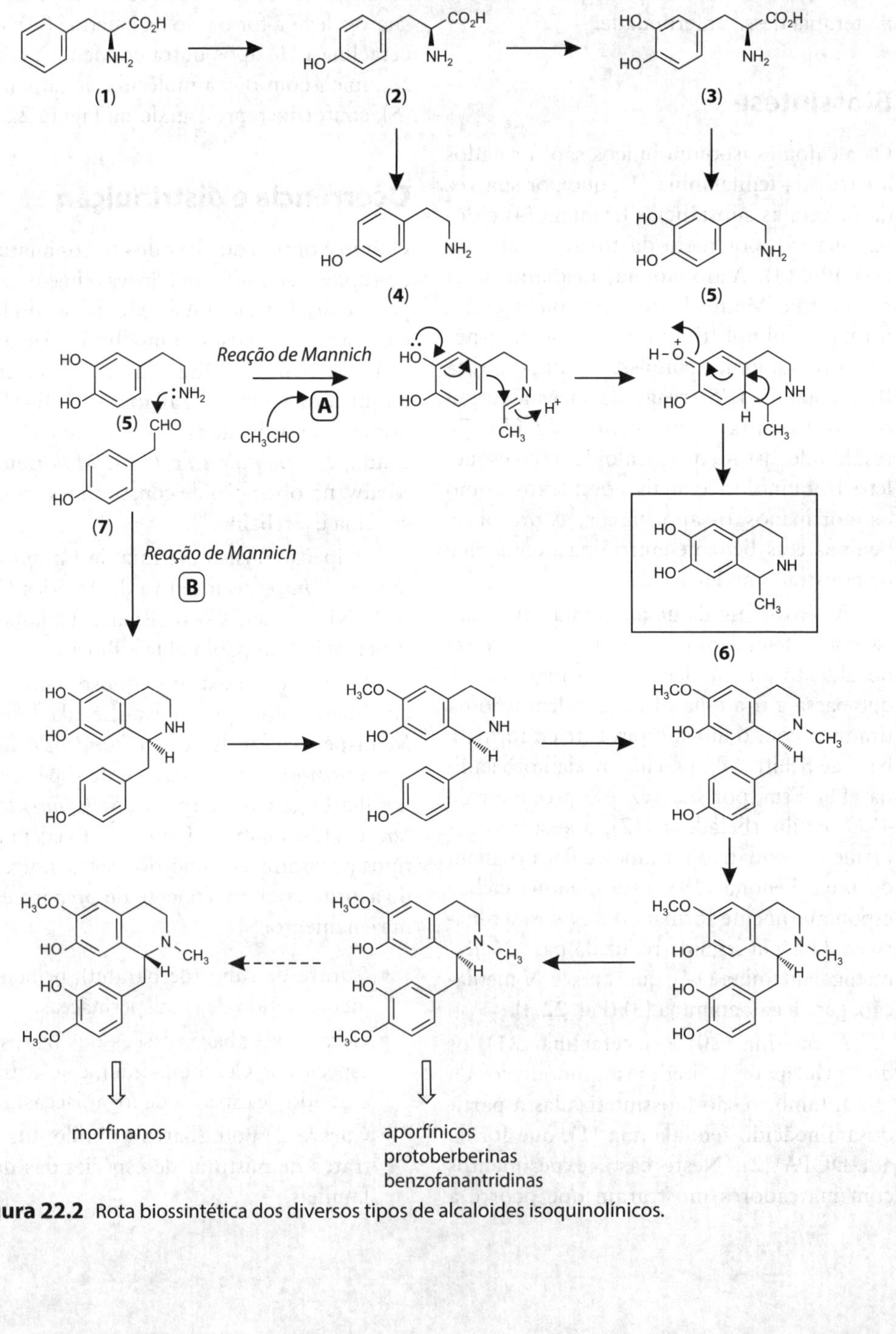

Figura 22.2 Rota biossintética dos diversos tipos de alcaloides isoquinolínicos.

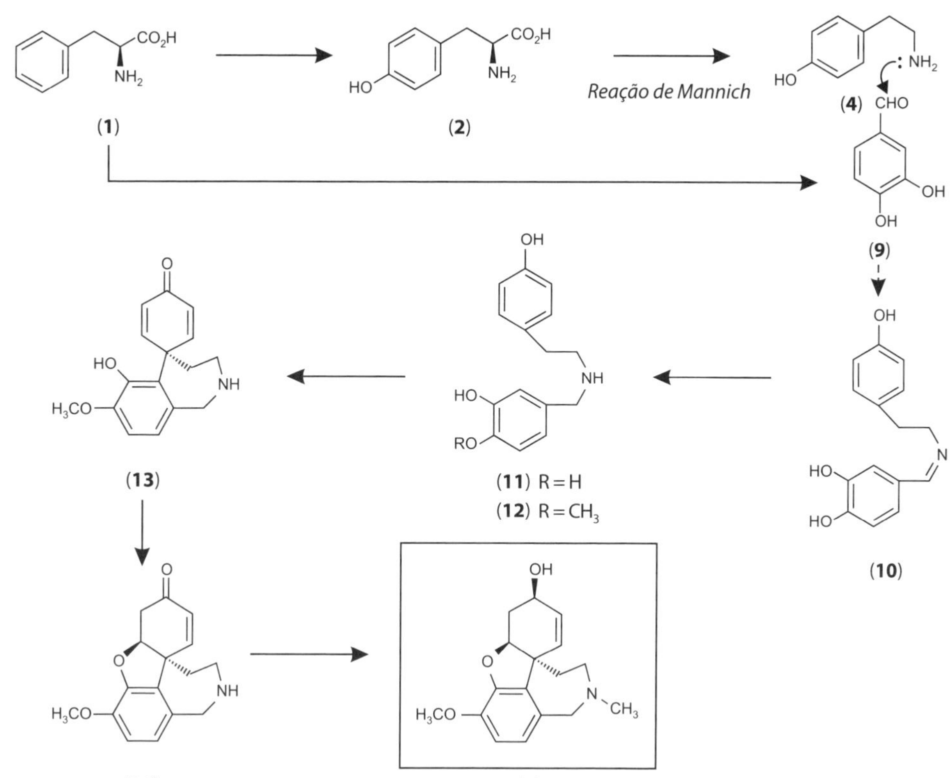

Figura 22.3 Rota biossintética da galantamina (**8**).

ou rizomas secos de *Hydrastis canadensis* L. (Ranunculaceae), originário do Canadá e dos Estados Unidos.[5,6]

A **galantamina** pode ser obtida de espécies do gênero *Galanthus*, *Narcissus* e *Leucojum* pertencentes à família Amaryllidaceae. Destacam-se as espécies *Galanthus woronowii* Losinsk., *G. nivalis* L., *Leucojum aestivum* L., *Narcissus pseudonarcissus* L. e *N. confusus* Pugsley.[5,6]

Métodos de extração

Existem diversas metodologias de extração de alcaloides, sendo que o método selecionado pode variar de acordo com o objetivo da extração. Mais detalhes podem ser obtidos no Capítulo 20, *Alcaloides: generalidades e aspectos básicos*.

A metodologia geral de extração dos alcaloides consiste em tratar o material vegetal na forma de pó com solução aquosa de ácido diluído e, em seguida, neutralizar e adicionar um solvente orgânico (p. ex., clorofórmio). Os alcaloides na sequência são precipitados com adição do excesso de solução de carbonato de sódio ou amônia.[4]

Entretanto, para os alcaloides obtidos do ópio, se o objetivo for a obtenção dos constituintes purificados, o procedimento de extração pode ser realizado conforme descrito em Kar.[8]

1. Inicialmente, ao material vegetal em pó adicionar solução de cloreto de cálcio e filtrar.
2. Em seguida, reduzir o volume do filtrado e adicionar cuidadosamente solução

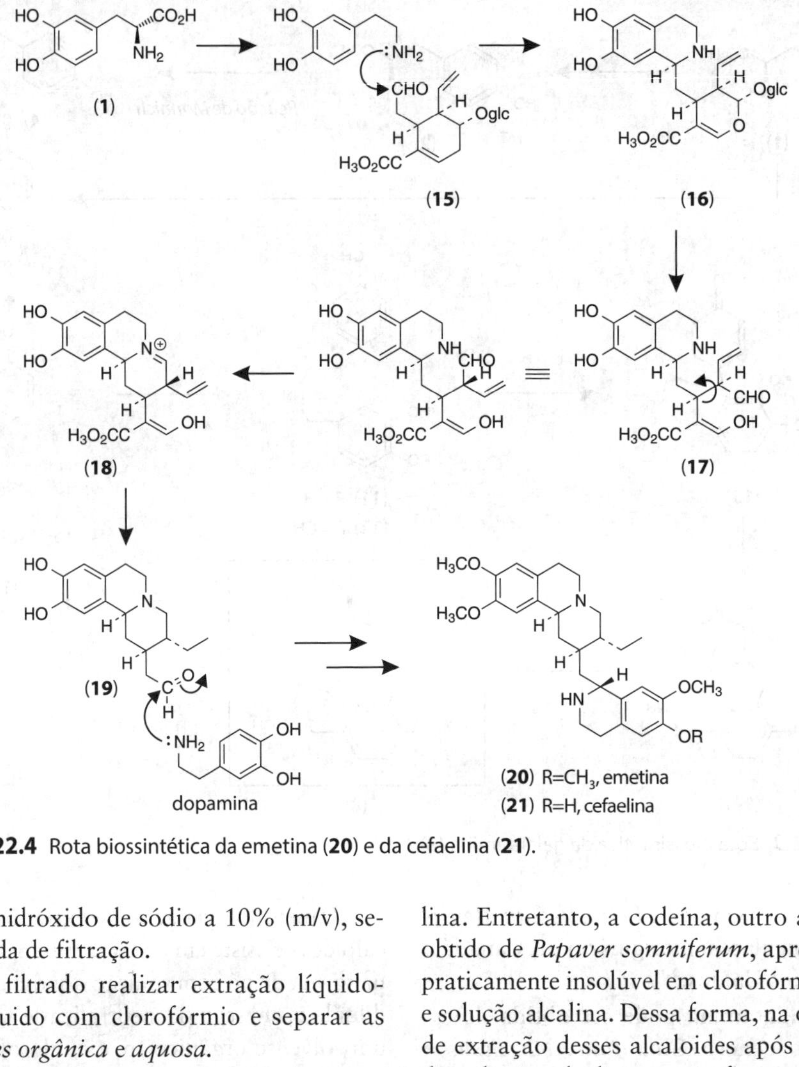

Figura 22.4 Rota biossintética da emetina (**20**) e da cefaelina (**21**).

de hidróxido de sódio a 10% (m/v), seguida de filtração.

3. Ao filtrado realizar extração líquido-líquido com clorofórmio e separar as *fases orgânica* e *aquosa*.
4. A *fase orgânica* contém **codeína** (~0,7 a 2,5%).
5. Acidificar a *fase aquosa* e em seguida alcalinizar com amônia, obtendo-se um precipitado branco constituído de **morfina** (~9,5%).

A morfina apresenta pK_a de 9,85, e a codeína, pK_a de 7,95, o que se reflete em diferenças nas solubilidades desses compostos. A principal diferença físico-química entre morfina e codeína é que a morfina se apresenta como uma base livre parcialmente solúvel em clorofórmio, água e solução alcalina. Entretanto, a codeína, outro alcaloide obtido de *Papaver somniferum*, apresenta-se praticamente insolúvel em clorofórmio, água e solução alcalina. Dessa forma, na operação de extração desses alcaloides após a adição de solução alcalina, a morfina permanece em solução e a codeína é obtida como precipitado.[8] Quimicamente, a morfina possui uma hidroxila fenólica na sua estrutura, de caráter ácido, cujo hidrogênio é facilmente retirado em presença de uma base, o que não ocorre com os demais alcaloides do ópio.

Também é possível separar os principais alcaloides da ipeca de acordo com suas propriedades físico-químicas. Os dois principais alcaloides obtidos são a emetina (estrutura não fenólica) e a cefaelina (estrutura fenólica), sendo que a emetina é solúvel em álcool, éter e clorofórmio, parcialmente solúvel em água e insolúvel em solução alcalina. A cefaelina é solúvel em clorofórmio, álcool e solução alcalina e insolúvel em água. Devido a essas diferenças quando o extrato aquoso acidificado de ipeca é submetido a extração alcalina, os alcaloides são convertidos em sua base livre, sendo que a cefaelina mantém-se em solução e a emetina é precipitada.[8]

Caracterização e doseamento

As reações de identificação dos alcaloides isoquinolínicos podem ser baseadas nas reações gerais de identificação de alcaloides. Além desses ensaios, algumas drogas vegetais apresentam testes específicos. Para a caracterização das drogas vegetais, realizam-se diversas análises, entre elas análise macro e microscópica, análise cromatográfica e ensaios colorimétricos.

Dentre os ensaios colorimétricos para o **ópio**, a Ph.Eur. 8.0 preconiza, para a identificação da droga, o ensaio do **cloreto férrico**, em que 5 mL de água são adicionados a 1 g da droga, seguidos por agitação por 5 minutos e filtração.[9] Após, adiciona-se 0,25 mL de solução de cloreto férrico (III). Resultado positivo: desenvolvimento de coloração vermelha (que permanece com a adição de ácido clorídrico diluído). Tal reação é devida à presença de ácido mecônico (**22**) nas espécies de *Papaver* (Fig. 22.5), de modo que a reação positiva não pode ser tomada como presença de morfina.

Para a identificação da morfina, existem alguns ensaios específicos, conforme descrito por Kar:[8]

1. Teste de Brouadrel-Boutmy: em solução aquosa do sal de morfina, adicionar gotas de solução de ferricianeto de potássio [$K_3Fe(CN)_6$] a 0,1% (m/v) e cloreto férrico a 0,1% (m/v). Resultado positivo: desenvolvimento de coloração azul.
2. Teste de Schneider-Weppen: adicionar morfina em 6 a 8 porções de sacarose em pó, seguida da adição de gotas de ácido sulfúrico concentrado. Resultado positivo: desenvolvimento de coloração vermelho-roxa.
3. Teste do ácido iódico: adicionar 10 mg de morfina em uma solução de ácido sulfúrico (1 mol/L), em seguida solução de ácido iódico ou iodato de potássio. Após, adicionar clorofórmio. Resultado positivo: após agitação, a camada clorofórmica desenvolve coloração violeta.
4. Teste do nitrito de sódio: adicionar morfina a uma solução de ácido clorídrico diluída e, em seguida, gotas de nitrito de sódio a 1% (m/v). Após 5 a 8 minutos, alcalinizar com solução de amônia. Resultado positivo: desenvolvimento de coloração vermelha. Tomar cuidado, pois compostos fenólicos também apresentam resultado positivo.
5. Teste do ácido nítrico: adicionar morfina a uma solução de ácido nítrico concentrado. Resultado positivo: desenvolvimento de coloração alaranjada-vermelha que, após aquecida, torna-se amarela.
6. Teste do cloreto férrico: adicionar morfina a uma solução de cloreto férrico a 1% (m/v). Resultado positivo: desenvolvimento de coloração azul-esverdeada.

Para a **ipeca**, a presença de **emetina** é constatada pelo ensaio descrito por Shah e Seth[3] e Evans,[6] em que se adiciona 0,5 g da droga vegetal em 20 mL de ácido clorídrico e 5 mL de água, realizando-se em seguida a filtração. Em 2 mL do filtrado, adiciona-se 0,01 g de cloreto de potássio. Resultado positivo: desenvolvimento de coloração amarela que gradualmente é alterada para vermelha (1 hora).

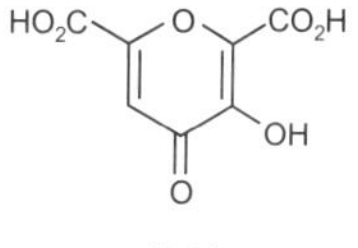

Figura 22.5 Ácido mecônico, substância presente em espécies de *Papaver*.

Como reação de identificação do **boldo-do-chile**, trituram-se as folhas em etanol, realizando-se na sequência a evaporação em banho-maria. Adiciona-se ao resíduo solução de vanilina a 1% em ácido clorídrico. Segundo a Farm.Bras. IV, o resultado é considerado positivo quando do desenvolvimento de coloração vermelha ou vermelho-castanha.[10]

Para o **hidraste**, é possível identificar a presença de **hidrastina**, de acordo com a reação descrita na FB 5, em que se macera 1 g da droga pulverizada com 5 mL de cloreto de metileno por 1 hora.[11] Em seguida, filtra-se a solução e evapora-se o filtrado. Ao resíduo adicionam-se 1 mL de ácido sulfúrico e um cristal de molibdato de amônio. Resultado positivo: desenvolvimento de coloração azul intensa.

Além dos testes colorimétricos, os alcaloides isoquinolínicos podem ser identificados por cromatografia em camada delgada, em que geralmente se usa como fase estacionária gel de sílica GF_{254}. A fase móvel é alterada de acordo com a droga vegetal e os alcaloides a serem identificados.

Para os alcaloides do **ópio**, pode-se impregnar base na fase estacionária,[12] e para a separação dos principais alcaloides, utiliza-se a fase móvel preconizada pela Ph.Eur. 8.0: amônia concentrada: etanol 96%: acetona: tolueno (2:6:40:40), usando como referências papaverina, codeína, noscapina e morfina. Como revelador, preconiza-se a solução de iodobismutato de potássio e ácido sulfúrico, com o qual se visualizam os alcaloides como manchas de coloração vermelho-alaranjada. No terço superior, encontra-se a noscapina; no terço médio, a papaverina; e no terço inferior, a codeína e a morfina. Se tebaína estiver presente, a sua mancha se localiza entre codeína e papaverina. Podem-se utilizar outros reveladores como reagente de Dragendorff, reagente iodo-platinato e iodo. A vantagem do reagente iodo-platinato é que este confere diferentes colorações para diferentes alcaloides.[12]

Para identificação dos alcaloides de **ipeca**, emprega-se como fase móvel: amônia concentrada: metanol: acetato de etila: tolueno (2:15:18:65), conforme preconizado pela Ph.Eur. 8.0. Como revelador, pode-se usar o reagente de Dragendorff ou solução de iodo em etanol 96% e aquecer a 60 °C por 10 minutos. Visualizam-se, com a solução de iodo, a emetina no terço inferior como uma banda amarela e a cefaelina mais abaixo como uma banda marrom. Emetina e cefaelina não apresentam fluorescência, mas podem ser rapidamente oxidadas a o-metilpsicotrina e psicotrina, as quais apresentam fluorescência em 365 nm.[12]

Para a análise por CCD de **tubocumarina**, a fase estacionária de óxido de alumínio ácido apresenta melhor resolução; na fase móvel, somente solventes altamente polares como metanol, acetona, etanol, isopropanol e dioxano em combinação com ácido são eficientes. Como exemplos de fases móveis, podem ser citadas metil etil cetona: água: ácido fórmico (8:1:1) ou clorofórmio: metanol: amônia (50:50:1), nas quais a tubocurarina apresenta Rf de 0,3 e 0,5, respectivamente. Para a detecção, podem-se empregar reagente de iodo-platinato, revelando-se em marrom, e reagente de Millons, em que se revela em marrom-avermelhado.[12]

Para identificação de **boldina** em *Peumus boldus*, ao utilizar como fase móvel acetato de etila: acetona: metanol: dietilamina (45:30:20:5), a boldina apresenta Rf 0,53.[12] A Ph.Eur. 8.0 e a FB 5 preconizam como fase móvel metanol: dietilamina: tolueno (10:10:80). Para revelar, emprega-se solução de iodobismutato de potássio e em seguida nitrito de sódio. Nesse revelador, a mancha da boldina (coloração azul-violácea no UV 365 nm sem revelador) desenvolve coloração castanha ou marrom-avermelhada no terço inferior, e a hioscina, uma banda marrom-clara no terço médio. Podem ser utilizados também o reagente de Dragendorff, sulfato de cério (IV) e o reagente de Gibbs (a mancha da boldina apresenta coloração marrom-roxa).[13]

Para o **hidraste**, a FB 5 usa como fase móvel *n*-propanol: ácido fórmico: água (9:1:9) e como revelador sob luz UV, iodeto de potássio e subnitrato de bismuto, sendo que a berberina apresenta fluorescência amarela no terço inferior e a hidrastina fluorescência azul-escura abaixo da berberina. Para a Ph.Eur. 8.0, a fase móvel utilizada é ácido fórmico anidro: água: acetato de etila (10:10:80). Outros reveladores alternativos são reagente de iodo-platinato, sulfato de cério (IV) e sulfato de cério (IV) e amônio.[12]

O doseamento dos alcaloides isoquinolínicos pode ser realizado por cromatografia a líquido de alta eficiência – CLAE (troca iônica, fase normal e fase reversa), cromatografia a gás[14] (CG) e volumetria. Na análise por CLAE dos alcaloides isoquinolínicos de forma geral, emprega-se fase reversa, sendo C18 a fase estacionária mais usada.[13] Para a detecção, costuma-se utilizar o ultravioleta (204, 254 ou 280 nm). Entretanto, os alcaloides podem ser derivatizados para melhorar a sensibilidade e ser detectados por fluorimetria. Além disso, é possível realizar o acoplamento cromatografia a líquido de alta eficiência–espectrometria de massas (CLAE-EM) e detecção eletroquímica.[13]

Para o **ópio**, preconiza a Ph.Eur. 8.0 no mínimo 9,8% de morfina e 1,0% de codeína, bem como um valor não superior a 3 a 6%[15] de tebaína na droga seca. A análise por CG do ópio geralmente emprega colunas apolares ou pouco polares em que se obtém a separação destes alcaloides: codeína (índice de retenção de 2.385), morfina (2.435), noscapina (3.100), papaverina (2.808) e tebaína (2.525). Esses alcaloides podem ser analisados como base livre ou derivatizados.[13] Para análise por CLAE como fase móvel, a Ph.Eur. 8.0 preconiza o uso de solução de heptanossulfonato de sódio monoidratado: ácido fosfórico (pH 3,2) e acetonitrila, sendo os alcaloides detectados no ultravioleta em 280 nm.

Segundo a Ph.Eur. 8.0, a droga seca da **ipeca** deve conter um mínimo de 1,8% de alcaloides totais expressos em emetina. Para tal análise, preconiza-se o ensaio volumétrico em que, após o preparo da amostra, esta é dissolvida em 0,02 mol/L de ácido clorídrico e 20 mL de água e titulada com 0,02 mol/L de hidróxido de sódio, utilizando vermelho de metila como indicador. Para análise por CLAE, pode-se usar como fase móvel 0,0025 mol/L de octanossulfonato de sódio e 0,5% de ácido acético em metanol: água (56:44).[13] Emetina e cefaelina também podem ser analisadas com fase normal utilizando clorofórmio e metanol como fase móvel.[13]

O doseamento de **tubocurarina** pode ser realizado empregando fase móvel gradiente, por exemplo, acetonitrila: água (18:82) contendo 0,2 mol/L de ácido perclórico (pH 5,4) ou 0,025 mol/L de fosfato de tetrametilamônio e metanol: água (1:3) (pH 4).

A FB 5 preconiza um mínimo de 0,1% de alcaloides totais expressos em **boldina** para *Peumus boldus* determinada por CLAE com fase móvel metanol: água (1:19).[13] As Ph.Eur. 8.0 e FB 5 utilizam como fase móvel acetonitrila e dietilamina (99,8: 0,2) e água: dietilamina: (99,8:0,2) (pH 3 ajustado com ácido fórmico) em que a boldina apresenta tempo de retenção de aproximadamente 6 minutos. A detecção é realizada no ultravioleta em 304 nm.

Para o **hidraste**, as Ph.Eur. 8.0 e FB 5 preconizam, por CLAE, um mínimo de 2,5% de hidrastina e 3,0% de berberina. Para sua quantificação, utiliza-se como fase móvel solução aquosa de fosfato monobásico de potássio e acetonitrila, com detecção no ultravioleta em 235 nm.

Propriedades farmacológicas e uso terapêutico

Conforme já mencionado, os alcaloides isoquinolínicos são encontrados em diferentes espécies vegetais e, na maioria das vezes, são responsáveis pelas propriedades farmacológicas das mesmas drogas. Seus extratos têm sido usados em formulações farmacêuticas diversas ou na obtenção de alcaloides (Quadro 22.1).

A **papoula** (*Papaver somniferum*) é a planta medicinal mais antiga relatada na história.[4] O **ópio** é utilizado como analgésico, indutor do sono (narcótico) e para o tratamento da tosse.[5] Dentre os seus constituintes químicos, são encontrados diversos alcaloides isoquinolínicos que lhe conferem efeitos analgésicos e narcóticos, além de atuar como um agente antiperistáltico, inibindo espasmos na musculatura intestinal e evitando movimentos propulsivos. O **ópio** é empregado na produção do **elixir paregórico**, o qual é indicado para distúrbios gastrintestinais como antiespasmódico, contra gases, dores estomacais e intestinais. Apesar de a morfina ser o alcaloide presente em maior quantidade no elixir (0,05%), estudos *in vivo* demonstraram que parte dos efeitos inibitórios sobre o trânsito intestinal deste produto é decorrente da presença da papaverina. Entretanto, acredita-se que as ações farmacológicas produzidas pelo elixir paregórico sejam devidas à ação sinérgica de seus principais constituintes (morfina, codeína e papaverina).[14]

Assim como o ópio, o uso da **ipeca** (*Carapichea ipecacuanha*) para fins medicinais foi estabelecido há muitos anos. O emprego do seu extrato é indicado nos casos de sobredosagem por medicamentos ou de envenenamento devido à sua ação emética. A ipeca também apresenta atividade expectorante e é encontrada em diversas preparações com essa finalidade.[3,5] No Brasil, é comercializada na forma de xaropes expectorantes, associada a derivados vegetais de outras espécies (fitoterápico composto). Também são encontrados produtos homeopáticos contendo derivados de ipeca, associados a outras substâncias.

Nas raízes e rizomas de *Hydrastis canadensis*, conhecido popularmente como **hidraste**, os principais alcaloides isoquinolínicos encontrados são a berberina e a hidrastina. Eles favorecem o processo de cicatrização de mucosas do trato respiratório e digestivo, restabelecendo a integridade das mucosas.[16] No Brasil, o hidraste é encontrado apenas em preparações homeopáticas e encontra-se contido na FHB 3.[17]

Em formulações farmacêuticas utilizadas como colagogo e colerético, o **boldo-do-chile** (*Peumus boldus*) é um dos principais constituintes. Ele pode ser encontrado na forma de fitoterápico simples, composto ou associado a outras substâncias. A padronização de seus produtos derivados é realizada com base na quantidade de alcaloides totais expressos em boldina, principal alcaloide isoquinolínico presente nessa planta.[18] Em alguns países é necessário comprovar a ausência de ascaridol, uma substância tóxica encontrada no óleo volátil do boldo-do-chile.[19] Além da

Quadro 22.1 Exemplos de espécies vegetais que contêm alcaloides isoquinolínicos, sua atividade biológica e seu emprego farmacêutico

Nome popular	Nome científico	Atividade biológica da droga	Uso
Papoula	*Papaver somniferum*	Antiespasmódica	Fitoterápico simples
Ipeca	*Carapichea ipecacuanha*	Expectorante	Fitoterápicos compostos
Hidraste	*Hydrastis canadensis*	Cicatrizante	Produtos homeopáticos
Boldo-do-chile	*Peumus boldus*	Colagoga e colerética	Fitoterápicos simples e compostos
Curare	*Chondrodendron tomentosum*	Bloqueador neuromuscular	Obtenção de tubocurarina

ação colagoga, a droga dessa espécie também apresenta ação diurética e hepatoprotetora, sendo seu uso indicado em problemas leves de vesícula biliar, como cálculos e inflamações biliares, e dor visceral relacionada com outros problemas no fígado ou vesícula biliar.[18] Seu uso é contraindicado em casos de obstrução do ducto biliar e de hepatopatias graves.[19]

Diferentemente das espécies citadas, o **curare** era bastante utilizado por nativos da América na caça de animais. Quando atingido por uma flecha cuja ponta continha curare, o animal atingido sofria paralisia da musculatura esquelética, e, após um curto período de tempo, o veneno se espalhava pelo corpo, levando o animal à morte por parada respiratória. Como a absorção do curare pelo trato gastrintestinal é praticamente nula, a carne do animal abatido poderia ser ingerida sem risco. O efeito provocado pelo curare se deve à presença do alcaloide tubocurarina.[5]

Devido à sua diversidade química, os alcaloides isoquinolínicos apresentam propriedades biológicas distintas e são usados com diferentes finalidades. Conforme exemplificado no Quadro 22.2, alguns deles possuem importância por serem usados como fármacos em medicamentos, enquanto outros servem como base para o desenvolvimento de novos fármacos.

A **morfina** é um poderoso analgésico e narcótico, sendo um dos analgésicos mais valiosos para o alívio da dor severa empregados na clínica. Ela causa dependência química e psíquica pois, ao mesmo tempo que promove o alívio de fortes dores, também induz a um estado de euforia e de desprendimento mental.[4,5,20] Ao interromper o uso regular, os usuários apresentam sintomas de abstinência (agitação, cólicas abdominais severas, diarreia, náuseas e vômitos) que podem durar de 10 a 14 dias e cessam com a administração de uma nova dose.[5] Pelo fato de causar tolerância e dependência, a morfina é utilizada somente em casos de dores intensas, quando o paciente não responde a outros analgésicos[5] e, ainda, em pacientes em estágio terminal.

Quando administrada por via oral, a morfina é menos potente do que quando administrada por via injetável, pois apresenta uma absorção rápida e incompleta. Sua ação tem duração de 4 a 6 horas e meia-vida de 3 a 4 horas. A morfina é biotransformada no fígado, originando os metabólitos morfina-3-glicuronídeo e morfina-6-glicuronídeo. O metabólito morfina-3-glicuronídeo é considerado inativo, devido à sua baixa afinidade com receptores opioides, porém o metabólito morfina-6-glicuronídeo é considerado ativo e um potente agonista dos receptores μ, contribuindo para o efeito analgésico da morfina.[5]

A **codeína** (3-metiléter da morfina) é um dos alcaloides do ópio mais empregados na prática terapêutica. Como é encontrada naturalmente em pequenas quantidades, ela é comercialmente obtida por semissíntese a partir da morfina. A codeína é um pouco menos eficaz do que a morfina, pois sua ação depende da desmetilação parcial da codeína no fígado em morfina. Após essa biotransformação, a metabolização da codeína será igual à da morfina.[3] Raramente a codeína é utilizada de forma isolada como analgésico, sendo empregada no Brasil em associações contendo anti-inflamatórios não esteroides (AINE), como o paracetamol e o diclofenaco sódico, administradas por via oral. Tanto a morfina quanto a codeína são consideradas protótipos para a semissíntese de outras substâncias opiáceas, como hidromorfona, oximorfona, heroína (diacetilmorfina ou diamorfina), apomorfina, hidrocodona e oxicodona.[4]

A **noscapina** (narcotina) apresenta boa atividade antitussígena e supressora da tosse, sendo comparável à codeína. Diferentemente desta, porém, a noscapina não apresenta ação analgésica ou narcótica, sendo utilizada como supressor da tosse por muitos anos. Ao serem comprovadas suas propriedades teratogênicas, preparações de noscapina foram excluídas da terapêutica.[4,5]

342 Farmacognosia

Quadro 22.2 Exemplos de alcaloides isoquinolínicos encontrados em espécies vegetais, sua atividade biológica principal e seu emprego farmacêutico

Estrutura	Nome usual	Atividade biológica	Importância/Uso
	Morfina	Analgésico narcótico	Soluções injetáveis Semissíntese de derivados
	Codeína	Analgésico narcótico	Associado a AINE* (via oral) Semissíntese de derivados
	Papaverina	Antiespasmódico	Soluções injetáveis Associado a outras drogas e substâncias isoladas (via oral)
	Tubocurarina	Bloqueador neuromuscular	Desenvolvimento de novos fármacos
	Galantamina	Tratamento da doença de Alzheimer	Formulações de liberação modificada (via oral)
	Berberina	Sedativo e descongestionante	Associado a outras substâncias (soluções oftálmicas)
	Boldina	Colerético e colagogo	Marcador biológico da espécie *Peumus boldus*

* AINE, anti-inflamatório não esteroide.

Quimicamente diferente da morfina e codeína, a **papaverina** atua inibindo canais de cálcio, resultando em efeitos antinociceptivos e antiespasmódicos não relacionados com a ativação dos receptores opioides sensíveis à naloxona.[14] Medicamentos contendo tal alcaloide são usados para essa finalidade em formulações injetáveis, sendo também encontrado em formulações por via oral em associação com outras substâncias. Além disso, ela é utilizada como droga-padrão (controle positivo) em ensaios que avaliam a atividade antiespasmódica de extratos vegetais e substâncias isoladas. A papaverina também promove o relaxamento do músculo liso nos vasos sanguíneos, sendo empregada no tratamento de impotência masculina, por meio de injeção direta. Porém, com a descoberta de novos fármacos administrados por via oral, sua aplicação para essa finalidade diminuiu consideravelmente.[5] A metabolização da papaverina ocorre no fígado e, por apresentar tempo de meia-vida curto (de 15 minutos a 1,3 horas), associado ao seu efeito sobre a musculatura lisa, estudos têm sido realizados sugerindo outras indicações para esse alcaloide, como no alívio da dor de cólica renal aguda a curto prazo.[21]

Outro alcaloide importante no desenvolvimento de novos fármacos é a **tubocurarina**. Sendo o principal alcaloide do ponto de vista medicinal presente no curare, ela age como um antagonista competitivo para a acetilcolina, ligando-se a receptores nicotínicos presentes na placa terminal. Como resultado, tem-se o bloqueio da transmissão neuromuscular e a paralisia muscular do animal atingido por flechas contaminadas em até 4 minutos. A descoberta da estrutura da tubocurarina e da relação com sua atividade permitiu a síntese de análogos como o decametônio, suxametônio, atracúrio, pancurônio, vecurônio, entre outros.[5] Quanto à sua farmacocinética, a tubocurarina não é absorvida pelo intestino e, após administração intravenosa, ela desaparece rapidamente no plasma, apresentando tempo de meia-vida ($t^1/_2$ α) de cerca de 12 minutos e tempo de meia-vida de eliminação ($t^1/_2$ β) de 1 a 3 horas, justificando o seu efeito residual. Dessa forma, doses subsequentes podem apresentar ação mais longa.[22]

A **galantamina** é um alcaloide isoquinolínico de grande importância no tratamento da doença de Alzheimer. Ela atua como um inibidor competitivo e reversível da acetilcolinesterase de ação central. Tal ação promove um aumento dos níveis de acetilcolina na fenda sináptica, melhorando significativamente a função cognitiva no tratamento da doença de Alzheimer. Sua toxicidade é menor do que a dos outros inibidores da acetilcolinesterase, como a fisostigmina.[5] Assim como os outros tratamentos para a doença de Alzheimer, a galantamina não promove a cura da doença, mas apenas retarda a taxa de declínio cognitivo.[5] Após administração por via oral, ela apresenta alta biodisponibilidade (cerca de 90%), atingindo concentração plasmática máxima depois de 1 a 2 horas. É uma substância de baixa depuração, com tempo de meia-vida terminal de 5 horas, apresentando perfil farmacocinético biexponencial.[23] No Brasil, a galantamina é bastante utilizada para essa finalidade na forma de cápsulas de liberação modificada.

No boldo-do-chile são encontrados vários alcaloides, entre eles a **boldina**. Estudos demonstram que a boldina, isoladamente, apresenta ação colerética e colagoga semelhante ao infuso das folhas do boldo-do-chile, sendo considerada o principal responsável pela atividade farmacológica e **marcador químico dessa espécie**. Ela também é capaz de inibir contrações peristálticas no intestino delgado por meio de ações anticolinérgicas.[23] A boldina apresenta outras propriedades farmacológicas como anti-inflamatória, antidiabética, antinociceptiva, antiaterogênica e protetora endotelial.[24] São poucos os estudos que demonstram a farmacocinética da boldina na literatura. Em ratos, sabe-se que a boldina apresenta uma rápida queda da concentração plasmática em 30 minutos após a sua administração e, em seguida, uma queda mais lenta até atingir concentrações não detectáveis após 120 minutos. O tempo de meia-vida é baixo, sendo de 17,9 minutos.[24] Atualmente, não são comercializadas preparações que contenham boldina, como fármaco isolado, em sua formulação.

Na espécie *Hydrastis canadensis*, a **berberina** é o único alcaloide utilizado em soluções oftálmicas associado a outras substâncias. A berberina tem demonstrado ações antiamebiana, antibacteriana, antifúngica, antimalárica, antitumoral, citotóxica e hepatoprotetora. Ela também atua como colagogo, auxiliando no processo digestivo, porém é considerada moderadamente tóxica em humanos (LD_{50} de 27,5 mg/kg), causando danos cardíacos, dispneia e hipotensão. A **hidrastina**, por sua vez, demonstrou atividades emética, expectorante e antiamebiana. Devido aos seus efeitos hemostático e antisséptico, a hidrastina era empregada no tratamento de hemorragias uterinas, mas caiu em desuso.[18]

Os alcaloides **emetina** e **cefaelina** também apresentam atividade antiamebiana e emética,[5] além das ações antitumoral e antiviral. Eles são potentes inibidores da síntese de proteína, inibidores em fase de translocação. Mesmo apresentando atividades promissoras, esses alcaloides não são utilizados como componentes farmacêuticos ativos na terapêutica por serem extremamente tóxicos, servindo como base para o desenvolvimento de novos fármacos.[5]

Drogas vegetais mais importantes

Ópio

Nome científico: *Papaver somniferum* L.

Família botânica: Papaveraceae

Parte utilizada: exsudato leitoso seco das cápsulas não maduras

Monografias farmacopeicas: Ph.Eur. 8.0

O ópio medicinal é obtido de espécies de *Papaver* cultivadas em países como Índia, Turquia, França, Rússia, Iugoslávia, Tasmânia, Paquistão, China e Tailândia.[3,5] O ópio era usado antigamente como analgésico, narcótico, antiperistáltico e no tratamento para tosse. Hoje, são mais utilizados os alcaloides purificados do ópio e seus derivados. O produto de uso medicinal mais conhecido é o elixir paregórico, contendo em sua formulação a tintura do ópio (equivalente a 0,05% de morfina). No Brasil, ele é comercializado devido à sua ação antiespasmódica.[5,14] Além de serem usados na terapêutica, de forma isolada ou associada a outras substâncias, os alcaloides morfina e codeína apresentam importância no desenvolvimento de novos fármacos. Para uma revisão mais ampla das atividades farmacológicas dos constituintes do ópio, consultar Schiff Jr.[4]

Dados químicos

De acordo com a Ph.Eur. 8.0, a droga seca contém um mínimo de 9,8% de morfina e 1,0% de codeína. A tebaína deve apresentar um valor de no máximo 0,3% na tintura de ópio, 3% no caso do ópio em pó e 6% no extrato seco.

Boldo-do-chile

Nome científico: *Peumus boldus* Molina

Família botânica: Monimiaceae

Parte utilizada: folhas

Monografia farmacopeica: FB 5

O boldo-do-chile é uma árvore nativa da Região Central e Sul do Chile. Atualmente o Chile exporta 800 toneladas de folhas secas por ano, sobretudo para Argentina, Brasil, Itália, França e Alemanha.[23] A droga tem sido utilizada por seus efeitos digestivos, hepatoprotetor e colagogo, sendo indicada para problemas leves de vesícula biliar como cálculos e inflamações. Existem diversas formulações farmacêuticas contendo extrato de boldo-do-chile, sendo que em alguns países é necessário comprovar a ausência de ascaridol na sua formulação devido à sua toxicidade.[18,19]

Dados químicos

As folhas de boldo-do-chile contêm alcaloides (no mínimo 0,1% expressos em boldina), 1,2% de taninos, flavonoides e 2 a 3% de óleo volátil, do qual os constituintes majoritários são o ascaridol (45%) e o cineol (30%).[23]

Ipeca, ipeca-do-brasil ou ipecacuanha

Nome científico: *Carapichea ipecacuanha* (Brot.) L.Andersson

Família botânica: Rubiaceae

Parte utilizada: raiz

Monografia farmacopeica: Ph.Eur. 8.0

A espécie *Carapichea ipecacuanha* é originária das Américas do Sul e Central e foi usada entre os nativos americanos por suas propriedades antidiarreica e emética. Ela tem uma longa e interessante história de uso e foi descrita como um remédio pelos padres jesuítas portugueses em 1625. Hoje é uma espécie ameaçada de extinção, devido ao intenso processo extrativo ocorrido em meados do século XX. Estudos vêm sendo realizados para auxiliar no cultivo e propagação desta espécie.[25] A droga é usada para alívio da tosse e resfriados. Por apresentar atividade expectorante, é facilmente encontrada em xaropes associados a outras drogas, como o alcaçuz. Ela também apresenta ação emética, sendo suas preparações utilizadas em casos de sobredosagem por medicamentos ou envenenamento.[5]

Dados químicos

Os principais compostos ativos são os alcaloides isoquinolínicos (2 a 3%) emetina e cefaelina. A proporção entre a quantidade de emetina e cefaelina presente na droga vegetal pode variar. Também são encontrados taninos, como o ácido ipecacuânico.

Hidraste

Nome científico: *Hydrastis canadensis* L.

Família botânica: Ranunculaceae

Parte utilizada: raízes e rizomas

Monografia farmacopeica: FB 5

O hidraste é uma erva perene, nativa do norte da América do Norte, e de crescimento lento. As raízes e os rizomas foram utilizados extensivamente por americanos nativos como corante de roupa e no tratamento de diversas enfermidades, incluindo infecção e inflamação dos olhos e da pele, por auxiliarem no processo de cicatrização.[16] Também têm sido empregados para aumentar o apetite e estimular a digestão.

Dados químicos

O hidraste apresenta de 2,5 a 6,0% de alcaloides isoquinolínicos, como a hidrastina (1,5 a 4,0%) e a berberina (0,5 a 6,0%). Também são encontrados ácidos graxos, resinas, fenilpropanoides (meconina, ácido clorogênico), fitosteróis e uma pequena quantidade de óleo volátil.

Pontos-chave deste capítulo

O grupo dos alcaloides com esqueleto isoquinolínico é constituído por uma grande variedade de subgrupos químicos, representados pela sua origem comum a partir dos aminoácidos fenilalanina e tirosina.

Os alcaloides morfina, codeína e papaverina extraídos do ópio (*Papaver somniferum*), assim como a tubocurarina (*Chondrodendron tomentosum*), a galantamina (*Galanthus nivalis* e outras espécies), a boldina (*Peumus boldus*), a emetina e a cefaelina (*Carapichea ipecacuanha*), são exemplos clássicos de alcaloides pertencentes a esse grupo.

De maneira geral, os alcaloides isoquinolínicos podem ser obtidos por meio da extração clássica de alcaloides. Para o isolamento dos alcaloides isoquinolínicos do ópio, emprega-se procedimento de extração seletivo objetivando, principalmente, a obtenção de seus dois principais alcaloides: morfina e codeína. A caracterização pode ser realizada por ensaios colorimétricos e sistemas cromatográficos em cromatografia em camada delgada específicos para cada droga vegetal. Para doseamento, pode-se utilizar a volumetria, a cromatografia a líquido de alta eficiência ou a cromatografia a gás.

Devido à sua diversidade química, os alcaloides isoquinolínicos apresentam propriedades biológicas distintas. Alguns deles possuem importância por serem usados como fármacos, ao passo que outros serviram como modelo/protótipo para o desenvolvimento de novos fármacos. Extrativos vegetais também são usados em formulações farmacêuticas com finalidade terapêutica, como o *Peumus boldus* e o ópio (elixir paregórico).

Referências

1. Brandão MGL. Plantas úteis de Minas Gerais e Goiás, na obra dos naturalistas. Belo Horizonte: MHNJB; 2015.
2. Heinrich M. Galanthamine from Galanthus and other Amaryllidaceae: chemistry and biology based on traditional use. In: Cordel GA, editor. The alkaloids: chemistry and biology. London: Academic; 2010. v. 26, cap. 4, p. 157-66.
3. Shah B, Seth A. Textbook of Pharmacognosy and Phytochemistry. 2nd ed. Gurgaon: Elsevier Health Sciences India; 2014.
4. Schiff PL Jr. Opium and its alkaloids. Am J Pharm Educ. 2002;66(2):186-94.
5. Dewick PM. Medicinal natural products: a biosynthetic approach. Chichester: Wiley; 2009.
6. Evans WC, editor. Trease and Evans' Pharmacognosy. 16th ed. Philadelphia: Saunders; 2009.
7. Ferreira Júnior WS, Cruz MP, Santos LL, Medeiros MFT. Use and importance of quina (Cinchona spp.) and ipeca (Carapichea ipecacuanha (Brot.) L. Andersson): plants for medicinal use from the 16th century to the present. J Herb Med. 2012;2(4):103-12.
8. Kar A. Pharmacognosy and pharmacobiotechnology. New Delhi: New Age International; 2003.
9. Council of Europe. European Pharmacopoeia. 8th ed. Strasbourg: EDQM Council of Europe; 2013.
10. Agência Nacional de Vigilância Sanitária. Farmacopeia Brasileira. 4. ed. Brasília, DF: Ministério da Saúde; 1988/1996.
11. Agência Nacional de Vigilância Sanitária. Farmacopeia Brasileira. 5. ed. Brasília: ANVISA; 2010.
12. Svendsen AB, Verpoorte R, editors. Chromatography of alkaloids Part A: thin-layer chromatography. J Chromatogr Libr. 1983;23A:3-534.
13. Verpoorte R, Svendsen AB, editors. Chromatography of alkaloids Part B: gas-liquid chromatography and high-performance liquid chromatography. J Chromatogr Libr. 1984;23B.
14. Andrade EL, Ferreira J, Santos ARS, Calixto JB. Pharmacological analysis of paregoric elixir and its constituents: in vitro and in vivo studies. J Ethnopharmacol. 2007;114(2):218-26.
15. Sim SK. Medicinal plant alkaloids: an introduction for pharmacy students. 2nd ed. Toronto: University of Toronto; 1965.
16. Bone K, Mills S. Principles and practice of phytotherapy: modern herbal medicine. London: Churchill Livingstone; 2013.
17. Agência Nacional de Vigilância Sanitária. Farmacopeia Homeopática Brasileira [Internet]. 3. ed. Brasília: ANVISA; 2011 [capturado em 17 maio 2016]. Disponível em: http://www.anvisa.gov.br/hotsite/farmacopeiabrasileira/conteudo/3a_edicao.pdf.
18. Hoffmann D. Medical herbalism: the science and practice of herbal medicine. Rochester: Healing Arts; 2003.

19. Blumenthal M, Goldberg A, Brinckmann J. Herb monographs: Boldo leaf. In: American Botanical Council. Herbal medicine: Expanded Commission E Monographs. Austin: ABC; 2000. p. 30-2.
20. Lüllmann H, Mohr K, Ziegler A, Bieger D. Color atlas of pharmacology. 2nd ed. Stuttgart: Thieme; 2000.
21. Snir N, Moskovitz B, Nativ O, Margel D, Sandovski U, Sulkes J, et al. Papaverine hydrochloride for the treatment of renal colic: an old drug revisited. A prospective, randomized study. J Urol. 2008;179(4):1411-4.
22. Gennaro AR, editor. Remington: a ciência e a prática da farmácia. 20. ed. São Paulo: Guanabara Koogan; 2004.
23. Speisky H, Cassels BK. Boldo and boldine: an emerging case of natural drug development. Pharmacol Res. 1994;29(1):1-12.
24. Zeng R-J, Li Y, Chen JZ, Chou GX, Gao Y, Shao JW, et al. A novel UPLC-MS/MS method for sensitive quantitation of boldine in plasma, a potential anti-inflammatory agent: application to a pharmacokinetic study in rats. Biomed Chromatogr. 2015;29(3):459-64.
25. Edwards SE, Rocha IC, Williamson EM, Heinrich M. Ipecacuanha. In: Edwards SE, Rocha IC, Williamson EM, Heinrich M. Phytopharmacy: an evidence-based guide to herbal medical products. Chichester: John Wiley & Sons; 2015. p. 219-21.

Leituras sugeridas

Duarte DF. Uma breve história do ópio e dos opioides. Rev Bras Anestesiol. 2005;55(1):135-46.

Farlow MR. Clinical pharmacokinetics of galantamine. Clin Pharmacokinet. 2003;42(15):1383-92.

Wittwer E, Kern SE. Role of morphine's metabolites in analgesia: concepts and controversies. AAPS J. 2006;8(2):348-52.

23

Alcaloides tropânicos

Leandro Santoro Hernandes, Edna Tomiko Myiake Kato, Elfriede Marianne Bacchi

Introdução	349
Histórico	349
Biossíntese	350
Distribuição e papel fisiológico	352
Propriedades físico-químicas	353
Métodos de extração	354
Caracterização e doseamento	354
Propriedades farmacológicas e uso terapêutico	356
Drogas vegetais mais importantes	358
Pontos-chave deste capítulo	363
Referências	364
Leituras sugeridas	365

Introdução

Os alcaloides tropânicos apresentam em comum a estrutura bicíclica denominada tropano (8-metil-8-azabiciclo[3,2,1]octano), formalmente constituída pelos anéis pirrolidínico e piperidínico. Dependendo da orientação α ou β de um grupamento hidroxila no C-3, são formados dois isômeros geométricos: tropanol (tropina) e pseudotropanol (ω-tropanol ou pseudotropina). Conforme representado na Figura 23.1, essa esterificação do grupo hidroxila com ácidos aromáticos origina os alcaloides tropânicos de maior relevância farmacêutica. As moléculas derivadas do tropanol pertencem ao tipo atropina e podem ser encontradas sobretudo em Solanaceae. O tipo cocaína apresenta o pseudotropanol em sua estrutura (porém, não deriva diretamente dessa molécula, como mostrado adiante) e está presente em Erythroxylaceae.

Ambos os tipos de alcaloides tropânicos são importantes na terapêutica atual e historicamente constituíram os protótipos a partir dos quais foram desenvolvidos seus análogos sintéticos. Os derivados do tropanol inibem as ações da acetilcolina em efetores autônomos inervados pelos nervos pós-ganglionares colinérgicos. São conhecidos como substâncias antimuscarínicas ou bloqueadores de receptores muscarínicos colinérgicos. Os alcaloides do tipo cocaína apresentam ação anestésica local ao se ligarem reversivelmente a canais de sódio, promovendo inibição do potencial de ação e transmissão do estímulo da dor. Ambos os tipos de alcaloides tropânicos apresentam ação também no sistema nervoso central (SNC), porém com efeitos distintos em função de diferenças nas estruturas das moléculas.

Histórico

Relatos do uso de plantas contendo alcaloides tropânicos remontam à Antiguidade. Desde o Império Romano e durante a Idade Média, a beladona (*Atropa belladonna* L.) já

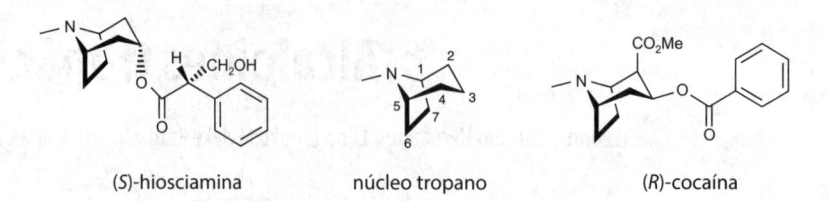

Figura 23.1 Núcleo tropano e alcaloides do tipo atropina e cocaína. O primeiro tipo está representado pela (S)-hiosciamina; o segundo, pelo isômero (R)-cocaína.

era designada como planta da sombra da noite, por ser empregada em envenenamentos.

Ao longo dos séculos, diferentes povos utilizaram poções e pomadas de beladona, estramônio (*Datura stramonium* L.), meimendro (*Hyoscyamus niger* L.), trombeteira [*Brugmansia suaveolens* (Humb. & Bonpl. ex Willd.) Bercht. & Presl.] e mandrágora (*Mandragora officinarum* L.), associadas a outras plantas, em rituais e em bruxaria. Em festividades ou reuniões em casas de banho medievais, os pós preparados com essas plantas eram queimados, de maneira análoga a incensos, fazendo com que componentes alucinógenos se volatilizassem, o que produzia euforia. Na América, a coca também era utilizada em cerimônias, porém entre a nobreza do Império Inca, que a considerava um presente do deus Sol.[1]

A partir do século XIX, com o isolamento dessas substâncias, dados físicos, químicos e biológicos passaram a ser mais bem compreendidos. Experimentos realizados por Sigmund Freud e Karl Koller levaram à descoberta do emprego da cocaína como anestésico local. Para isso, avaliaram a sensibilidade da córnea de um sapo, lesionada com um alfinete após a administração de uma solução aquosa de cocaína. Ao constatar que os reflexos ao estímulo de dor haviam sido inibidos, repetiram o procedimento utilizando um coelho e um cão. Com o sucesso do experimento, testaram o efeito em seus próprios olhos, com o auxílio de um espelho. Seus resultados foram apresentados em um congresso em 1884, e dentro de algumas semanas a cocaína passou a ser utilizada na Europa e nos Estados Unidos como anestésico local em cirurgias.[2]

Biossíntese

A formação do anel pirrolidínico inicia-se a partir da descarboxilação dos aminoácidos arginina e ornitina. A enzima putrescina-*N*-metiltransferase é considerada a mais importante na regulação da síntese, pois direciona o fluxo do substrato para a produção de alcaloides em detrimento da síntese de poliaminas. Por meio dessas reações enzimáticas de metilação e ciclização, produz-se o cátion *N*-metil-Δ^1-pirrolíneo, responsável pelo átomo de nitrogênio no anel tropânico.

A formação do segundo anel possui duas hipóteses. A primeira consiste na condensação com acetoacetato (ácido acético ativo), que, após oxidação e condensação aldólica, completa o anel. A segunda considera duas etapas de extensão policetídica com malonil-CoA antes da oclusão do anel. Em ambos os casos, estaria presente uma carbonila cetônica na posição 3, conforme ilustrado na Figura 23.2. Essas teorias não necessariamente se anulam, visto que a identificação de enzimas distintas em Solanaceae e Erythroxylaceae sugerem que a biossíntese de alcaloides tropânicos pode

Figura 23.2 Principais etapas na síntese do núcleo tropânico. Não estão representadas todas as reações e substâncias intermediárias. ADC = arginina-descarboxilase; ODC = ornitina-descarboxilase; PMT = putrescina-*N*-metiltransferase; MPO = *N*-metilputrescina-oxidase.

ter evoluído independentemente entre essas duas famílias.³

A tropinona, assim como a ecgonona, são então reduzidas para gerar as moléculas capazes de esterificação a fim de fornecer as conhecidas substâncias bioativas. As enzimas tropinona-redutase I e II as convertem em tropina e pseudotropina, respectivamente, reações típicas de Solanaceae. A formação de metilecgonina a partir de metilecgonona ocorre em Erythroxylaceae por ação da enzima metilecgonona-redutase (Figura 23.3).

A partir da tropina, são geradas a hiosciamina e a escopolamina. Antes, pensava-se que o ácido trópico participava como intermediário da biossíntese de hiosciamina. Entretanto, a partir de rastreamento por moléculas marcadas radioativamente, foi demonstrado que o ácido fenil lático seria esse intermediário, com rearranjo

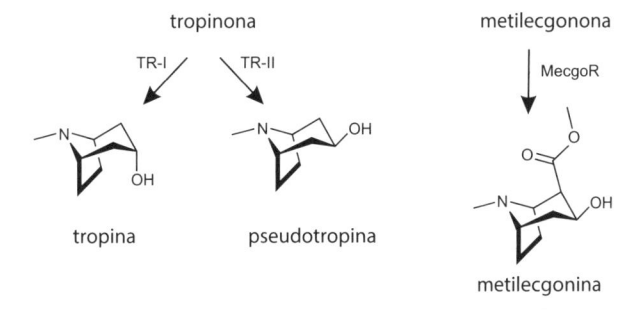

Figura 23.3 Formação da tropina, pseudotropina e metilecgonina. TR-I e TR-II = tropinona-redutases I e II; MecgoR = metilecgonona-redutase.

posterior à esterificação. A condensação da tropina com ácido fenil lático leva à formação de litorina, que em duas etapas é convertida em hiosciamina, conforme esquema da Figura 23.4.

A primeira etapa é a síntese de um aldeído por meio de uma enzima tipo citocromo P450 (CYP80F1). Em seguida, uma álcool-desidrogenase a converte em hiosciamina. Uma importante enzima nesse processo é a hiosciamina-6β-hidrolase, que apresenta dupla função ao catalisar a hidroxilação de hiosciamina para 6β-hidróxi-hiosciamina e a subsequente epoxidação para produzir a escopolamina.

As raízes são o principal local onde a hiosciamina e a escopolamina são sintetizadas. Em muitas espécies, após o desenvolvimento das partes aéreas da planta, pode haver transposição e transformação, como epoxidação. Em outras, os alcaloides encontram-se praticamente apenas nas raízes, indicando uma deposição nas mesmas ou uma decomposição nas partes aéreas.[4]

Distribuição e papel fisiológico

Os mais de 200 alcaloides tropânicos identificados predominam em Solanaceae, considerada o lar deste grupo de alcaloides, mas também são encontrados em Erythroxylaceae, Convolvulaceae e Dioscoreaceae. Tal variedade na produção de alcaloides aliada à presença de tricomas serve como defesa para essas plantas e reflete o modo como a evolução dessas espécies lidou com a ação dos herbívoros.[5]

A maior diversidade de alcaloides tropânicos é encontrada em representantes dos gêneros *Datura* e *Brugmansia*. Em geral, exibem a mesma estrutura básica de ésteres de ácidos orgânicos (atrópico, benzoico, cinâmico, isovalérico, (+)-2-metilbutanoico, tíglico, trópico, truxílico e verátrico) combinados com uma série de hidraminas bicíclicas (metilecgonina, nortropina, pseudotropina, escopina, tropina e outros). Os alcaloides do grupo da higrina, tropina, cuscoigrina e nicotina são característicos de Solanaceae.

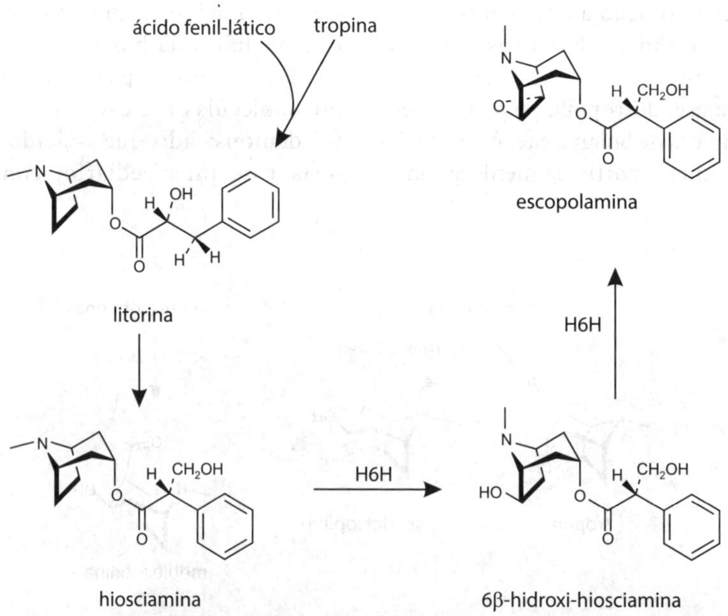

Figura 23.4 Principais etapas da biossíntese de escopolamina. H6H = hiosciamina-6β-hidrolase.

Em escala comercial, a hiosciamina e a escopolamina são extraídas principalmente de plantas dos gêneros *Atropa, Datura, Duboisia* e *Hyoscyamus*, embora alcaloides tropânicos também possam ser encontrados em *Mandragora* e *Scopola*. Curiosamente, o gênero *Solanum* não contém os alcaloides tropânicos usuais, porém a presença de calistegina A_3 (1β,2α,3β-tri-hidroxinortropano), junto com calistegina B_2, foi verificada nas folhas de algumas de suas espécies, como *Solanum tuberosum* L., *Solanum dulcamara* L. e *Solanum melongena* L.[6]

Quanto à relação entre a presença de hiosciamina e escopolamina nessas espécies e a ação de herbívoros, existem evidências de que insetos atuem como agentes de seleção natural desses dois alcaloides existentes em maior porcentagem nas folhas de *Datura stramonium*. Hiosciamina e escopolamina são importantes para alguns insetos, particularmente lepidópteros, ao atuarem como defesa química contra predadores, propriedade que tem sido observada desde o século XIX. Alcaloides tropânicos foram encontrados em larvas e em borboletas adultas de *Placidula euryanassa*, sequestradas da planta *Brugmansia suaveolens* (Humb. & Bonpl. ex Wild.) Berchet. & J. Presl. A larva de *Miraleria cymothoe*, que se alimenta da mesma planta, excreta esses alcaloides.[7]

O gênero *Erythroxylum* (Erythroxylaceae) possui cerca de 200 espécies, distribuídas nas regiões tropicais da América do Sul e da ilha de Madagascar. A cocaína encontra-se nas folhas de *Erythroxylum coca* Lam. e de *Erythroxylum novogranatense* var. *truxillense* (Rusby) Plowman.

Os alcaloides da coca apresentam três estruturas básicas, com alguns exemplos representados na Figura 23.5: derivados da ecgonina (cocaína, cinamoilcocaína e truxilinas); derivados da tropina (tropacocaína e valerina), que se diferenciam dos anteriores pela ausência da carboxila em C-2 e pela posição da hidroxila; e derivados da higrina (higrolina e cuscoigrina), caracterizados pelo anel *N*-metil pirrolidina monocíclico.

Entretanto, do ponto de vista comercial, somente os derivados da ecgonina são importantes. A composição da mistura de alcaloides nas folhas varia qualitativa e quantitativamente de acordo com a variedade da planta e o estágio de desenvolvimento das folhas.

Propriedades físico-químicas

Entre os alcaloides de Solanaceae, destacam-se, pela importância terapêutica atual, a atropina e a escopolamina. A atropina é a mistura racêmica, isto é, (*RS*)-hiosciamina, que parece não existir na planta fresca. Durante a colheita, secagem e sobretudo extração, a (*S*)-hiosciamina transforma-se facilmente em atropina que pode ser transformada em apoatropina pela perda de uma

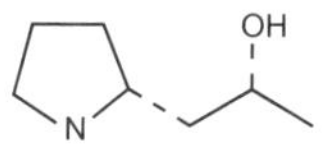

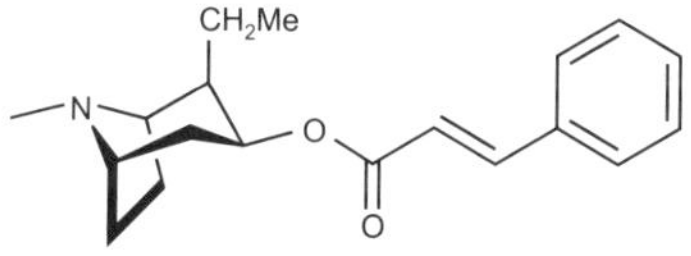

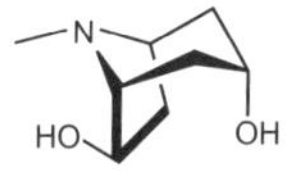

Figura 23.5 Alcaloides da coca derivados de ecgonina, tropina e higrina.

molécula de água. Embora possa ser obtida por síntese, a atropina ainda é obtida de fontes naturais. Na forma de base livre, é obtida como cristais incolores e apresenta baixa solubilidade em água, sendo solúvel em etanol e clorofórmio. Apresenta caráter alcalino em soluções saturadas, alcançando pH de 9,5. A base livre é utilizada em veículos oleosos, porém, devido à melhor solubilidade e estabilidade é empregada principalmente na forma de sulfato. Este é preparado a partir da neutralização da solução de atropina, em acetona ou éter, com solução de H_2SO_4, cuidadosamente, para prevenir a hidrólise.

O isômero levorrotatório (S)-escopolamina (ou hioscina) sofre racemização em meio alcalino, resultando na mistura denominada atroscina. A tendência à racemização, entretanto, é menor do que com a hiosciamina. Na forma de base livre, a escopolamina é um líquido viscoso solúvel em água. Forma um mono-hidrato cristalino, de ponto de fusão 59 °C. Em especialidades farmacêuticas, pode se apresentar também na forma de bromidrato e butilbrometo.

A cocaína não é obtida diretamente das folhas de coca pela dificuldade de separação da cinamoilcocaína e cocamina. As bases extraídas são hidrolisadas a ecgonina. Esta, por sua vez, é transformada por síntese parcial em (R)-cocaína por esterificação com metanol e por benzoilação do produto intermediário (metiléster de ecgonina). O sal mais utilizado é o cloridrato, obtido como pó cristalino branco ou incolor, inodoro, de sabor amargo e acre, seguido de ação anestésica na língua.

Métodos de extração

Os alcaloides tropânicos apresentam semelhanças em suas características físico-químicas. Por serem aminas terciárias, possuem comportamento análogo ao da maioria dos alcaloides; ou seja, são solúveis como bases livres em solventes apolares e na forma de sais em solventes polares. De modo geral, sabe-se que os alcaloides encontram-se combinados com ácidos fracos no vegetal fresco, portanto solúveis em água.

A transformação sal-base é o processo mais comum utilizado para a purificação de alcaloides, sendo válida também para alcaloides tropânicos. A extração pode ser iniciada por meio de solventes polares (ácidos diluídos) ou apolares (solventes orgânicos em meio alcalino) dependendo das substâncias acompanhantes, que não deverão ser transferidas para o extrato. Dessa maneira, obtém-se uma purificação inicial, objetivando a determinação qualitativa ou quantitativa. Caso os alcaloides tropânicos sejam extraídos como bases livres a partir dos sais, não devem ser adicionadas bases fortes, pois os ésteres podem ser hidrolisados (atropina, cocaína) ou, ainda, pode ocorrer racemização, como na hiosciamina, transformando-a em atropina.[8]

A extração por fluido supercrítico é um método utilizado para a extração de metabólitos secundários a partir de matrizes sólidas como material vegetal. Representa uma alternativa para a extração sólido-líquido tradicional, como por Soxhlet, com menor consumo de solvente e temperatura. Em amostras de cabelo, a cocaína já foi extraída por fluido supercrítico com modificador polar para finalidades forenses. Esta técnica também já foi aplicada para a obtenção de hiosciamina e escopolamina, a partir de cultura de raízes de *Datura candida* (Pers.) Saff. x *Brugmansia pittieri* (Saff.) Moldenke [sin. *Datura aurea* (Lagerh.) Saff.]; e de cocaína, a partir de *Erythroxylum coca*.[9]

Caracterização e doseamento

Os alcaloides tropânicos são identificados com os reativos gerais para alcaloides, como Dragendorff (iodeto de potássio e subnitrato de bismuto), Mayer (iodeto de potássio e cloreto de mercúrio), Bertrand (ácido silicotúngstico) e Bouchardat (iodo e iodeto de potássio). A reação de coloração mais utilizada é aquela desenvolvida por Vitali e

Gerrard (Fig. 23.6),[10] em que uma quantidade mínima (até 0,0001 mg) de atropina, (S)-hiosciamina ou (S)-escopolamina é tratada com ácido nítrico concentrado e ao resíduo obtido por evaporação é adicionada uma solução de hidróxido de potássio em etanol. Desenvolve-se uma coloração púrpura, que com o tempo passa a vermelha-escura e finalmente a incolor. Em uma variação dessa reação, conhecida por Vitali-Morin, o resíduo da nitração é retomado em acetona e tratado com solução alcalina, o que aumenta sua sensibilidade. Deve-se destacar que a reação é pouco específica, pois, além dos alcaloides tropânicos, são conhecidos dezenas de outros grupos de fármacos que apresentam resultado positivo.[10]

Para a detecção de cocaína, pode ser realizada uma reação de coloração com tiocianato de cobalto. A solução de Co(SCN)$_2$ a 2% em glicerina-água desenvolve coloração azul. Pode ser realizada, ainda, uma prova de odor com a cocaína ou pasta de coca. Esta é colocada em contato com uma solução metanólica de KOH até evaporação de grande parte do metanol. A droga ou pasta desenvolve odor agradável de éster metílico do ácido benzoico. A reação é bastante específica; apenas a piperocaína reage de maneira semelhante. Em alguns países, não é verificada somente a presença de cocaína na coca, mas também do enantiômero natural (R)-cocaína. A detecção é realizada pela formação de sais com ácido di-p-toluoil-D-tartárico ou ácido acético. A identificação da cocaína também pode ser realizada por cromatografia a gás e cromatografia a líquido de alta eficiência (CLAE), após extração adequada.[11]

Com maior especificidade, os alcaloides tropânicos também podem ser caracterizados pela cromatografia em camada delgada (CCD), utilizando-se sistemas cromatográficos descritos na literatura. Os alcaloides atropina e escopolamina, como constituintes principais da fração alcaloídica de Solanaceae, coram-se de alaranjado frente ao reativo de Dragendorff, sendo esta coloração instável. Esse reativo pode ser utilizado na localização dos alcaloides tropânicos em cortes histológicos, uma vez que tais substâncias encontram-se principalmente no parênquima.

A diferenciação por CCD das drogas alcaloídicas contendo folhas e sumidades floridas de beladona, meimendro e estramônio é baseada na relação hiosciamina-escopolamina e, até certo ponto, nos alcaloides existentes em menor proporção, como beladonina, atropamina e cuscoigrina. Além da CCD, outros métodos cromatográficos como CLAE, eletroforese capilar ou estes em combinação com espectrometria de massas têm sido utilizados para a determinação simultânea de mistura de alcaloides em fluidos humanos. Uma metodologia de CLAE acoplada à espectrometria de massas mostrou-se adequada para a identificação e quantificação de 17 alcaloides, entre os quais atropina e escopolamina, sendo útil no diagnóstico de intoxicações.[12]

O doseamento também pode ser realizado por titulometria, e o alcalinizante deve ser hidróxido de amônio ou outra base fraca, uma vez que bases fortes causam hidrólise

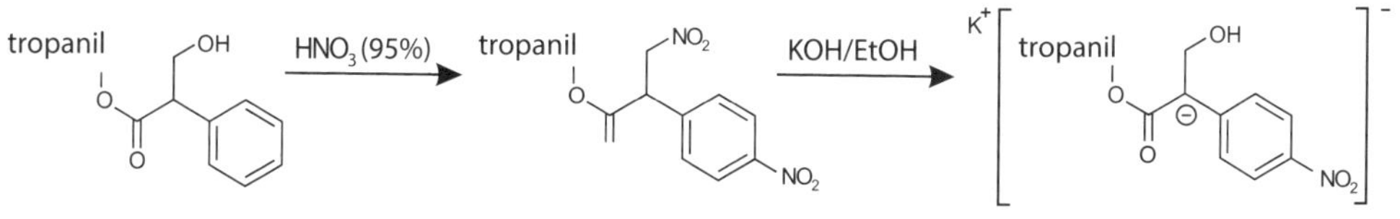

Figura 23.6 Reação de Vitali.
Fonte: Mecanismo adaptado de Wichtl.[10]

dos alcaloides tropânicos. É realizada a titulação por retorno, utilizando-se, por exemplo, HCl 0,01 M a 0,02 M. O alcaloide livre é salificado com ácido, e o excesso de ácido, titulado por uma base. Por meio dessa metodologia, são quantificados os alcaloides totais.

Propriedades farmacológicas e uso terapêutico

Os alcaloides da beladona são rapidamente absorvidos a partir do trato gastrintestinal. Passam para a circulação sanguínea quando aplicados topicamente nas mucosas. Na pele intacta, sua absorção é apenas limitada. A maior parte da atropina é excretada na urina nas primeiras 12 horas após sua administração, em parte inalterada, embora os efeitos oculares possam persistir por alguns dias.[13]

Os alcaloides tropânicos inibem as ações da acetilcolina em efetores autônomos inervados pelos nervos pós-ganglionares colinérgicos, bem como na musculatura lisa que é desprovida de inervação colinérgica. Os agentes muscarínicos, de maneira geral, têm pouco efeito sobre as ações da acetilcolina em receptores nicotínicos. Na junção neuromuscular, na qual os receptores são nicotínicos, há necessidade de doses extremamente altas de alcaloides tropânicos para produzir algum grau de bloqueio. É provável que a maioria dos efeitos dos alcaloides tropânicos no SNC em doses usuais seja atribuível às suas ações antimuscarínicas centrais. Em doses altas ou tóxicas, os efeitos centrais dos referidos alcaloides consistem, em geral, em estimulação seguida por depressão.

A atividade farmacológica da atropina é dependente da dose. Com 0,5 mg, há ligeira diminuição dos batimentos cardíacos, secura da boca e inibição do suor; com 1,0 mg, a secura da boca é mais evidente, havendo sede, aceleração cardíaca e ligeira dilatação da pupila; com 2,0 mg, há batimentos cardíacos acelerados, palpitação, evidente secura da boca, pupila dilatada e visão próxima turva; com 5,0 mg, todos os sintomas anteriores acentuados, dificuldade em falar e engolir, fadiga, cefaleia, pele seca e quente, dificuldade de micção e peristaltismo intestinal reduzido; e com 10,0 mg ou mais, sintomas anteriores mais acentuados, pulso rápido e fraco, íris praticamente obliterada, excitação, alucinações, delírio e coma.

A ação antimuscarínica difere quantitativamente entre atropina e escopolamina. A escopolamina tem ação mais potente sobre a íris, o corpo ciliar e certas glândulas secretoras (salivares, brônquicas e sudoríparas), sendo a atropina mais potente no coração, nos intestinos e músculos bronquiolares, além de ter ação mais prolongada. Todavia, a ação no SNC é marcadamente diferenciada: enquanto a escopolamina provoca depressão, a atropina não deprime o SNC em doses usadas clinicamente. Quando algum efeito central não é desvantajoso ou até mesmo desejável, como em medicação pré-anestésica, a escopolamina costuma ser administrada.

A atropina, no SNC, estimula a medula espinal e os centros cerebrais superiores. A escopolamina, em doses terapêuticas, normalmente causa sonolência, amnésia e fadiga. As substâncias atropínicas dilatam a pupila (midríase) e paralisam a acomodação (cicloplegia).

O interesse nas ações de substâncias antimuscarínicas sobre o estômago e o intestino deriva de seu largo emprego como agentes antiespasmódicos nos distúrbios gastrintestinais e no tratamento da úlcera péptica. A secreção salivar é particularmente sensível à inibição por substâncias antimuscarínicas, as quais podem abolir por completo a secreção copiosa e aquosa induzida pelo parassimpático. A boca fica seca, tornando-se difícil a fala e a deglutição. A estimulação do parassimpático aumenta o tônus e a motilidade e relaxa os esfíncteres, favorecendo a passagem do quimo através dos intestinos. Tanto em pacientes normais quanto naqueles com afecções gastroduodenais, doses terapêuticas de atropina causam efeitos inibidores prolongados sobre a atividade motora do estômago, duodeno, jejuno, íleo e cólon, caracterizados por uma diminuição do tônus, na amplitude e na frequência das contrações peristálticas. As doses eficazes deprimem a secreção salivar e, em geral, causam efeitos cardíacos e oculares.

Os antagonistas muscarínicos foram amplamente empregados no tratamento da úlcera péptica, mas provocavam efeitos colaterais como secura da boca, perda de acomodação visual, fotofobia e dificuldade na micção, o que não facilitava a adesão dos pacientes, motivo pelo qual deixaram de ser utilizados. Os efeitos no SNC de antagonistas de receptores muscarínicos levaram ao seu uso no tratamento da doença de Parkinson.

A atropina e os outros alcaloides tropânicos e seus derivados reduzem as secreções, tanto nas porções mais altas quanto nas mais baixas do trato respiratório. Na nasofaringe, esse efeito pode produzir um alívio sintomático da rinite aguda associada à coriza. Os alcaloides tropânicos podem induzir dilatação brônquica, tendo sido muito usados no tratamento de asma brônquica. Parecem exercer efeitos benéficos quando há obstrução das vias aéreas associada à bronquite crônica.

Os alcaloides tropânicos foram muito utilizados no passado, quando eram administrados previamente ao anestésico geral, com a função de evitar o excesso de secreções salivares e do trato respiratório; a sua ação broncodilatadora concomitante também era importante nesses casos. Hoje tal uso é restrito, uma vez que os anestésicos tornaram-se menos irritantes.

A maioria das contraindicações, precauções e efeitos adversos são consequências previsíveis do bloqueio dos receptores muscarínicos, como xerostomia, visão turva, constipação, entre outros.

A falta de seletividade dos alcaloides tropânicos para as funções colinérgicas a serem bloqueadas nas diferentes enfermidades, em particular do trato gastrintestinal, tem levado à pesquisa de novas substâncias antimuscarínicas, com maior seletividade de efeitos. As principais diferenças em termos de propriedades farmacológicas dos alcaloides tropânicos e seus derivados são apresentadas pelas substâncias que têm estrutura de amônio quaternário. Essas substâncias são pouco e irregularmente absorvidas após administração por via oral e, portanto, para comparação de suas potências com as dos alcaloides tropânicos, a via de administração deve ser a parenteral. Tais substâncias em geral não promovem efeitos centrais, uma vez que dificilmente atravessam a barreira hematoencefálica. Cátions de amônio quaternário costumam apresentar ação mais prolongada. Eles têm maior potência nos receptores nicotínicos; alguns dos efeitos colaterais observados após altas doses devem-se ao bloqueio ganglionar. A intoxicação por substâncias de amônio quaternário pode causar bloqueio muscular curariforme, ocasionando parada respiratória.

Existem observações clínicas de que as substâncias de amônio quaternário têm efeito relativamente maior na atividade gastrintestinal e que as doses necessárias para tratar distúrbios do tubo digestivo são, portanto, mais facilmente toleráveis; esse fato deve-se ao bloqueio ganglionar adicional. Tanto os alcaloides de amônio quaternário quanto a atropina não produzem controle adequado da secreção gástrica ou da motilidade gastrintestinal em doses que não apresentam efeitos colaterais significativos, por bloqueio muscarínico.

A cocaína hoje só é utilizada terapeuticamente como anestésico local do trato respiratório superior, em função de suas ações vasoconstritora e anestésica local. Mais detalhes sobre a cocaína e a coca encontram-se, na próxima seção, *Drogas vegetais mais importantes*.

O Quadro 23.1 resume as substâncias farmaceuticamente relevantes de Solanaceae e seus respectivos sinônimos.

Quadro 23.1 Sinônimos de substâncias farmaceuticamente relevantes de Solanaceae

Substâncias	Outros nomes
Hiosciamina	(S)-hiosciamina
Atropina	(RS)-hiosciamina
Escopolamina	(S)-escopolamina, hioscina
Atroscina	(RS)-escopolamina
Cocaína	(R)-cocaína

Drogas vegetais mais importantes

Beladona

Nome botânico: *Atropa belladonna* L. (Solanaceae)

Parte utilizada: folhas e sumidades floridas e/ou frutificadas

A beladona, conhecida dos povos antigos como planta mágica e utilizada em cerimoniais e envenenamentos, tem os primeiros relatos consistentes de uso terapêutico no início do século XVI. As suas folhas foram introduzidas na *London Pharmacopeia* de 1809. O nome do gênero, *Atropa*, é relacionado a Atropos, uma das divindades da mitologia grega que era encarregada de cortar o fio da vida dos mortais. O epíteto específico *belladonna* (bela mulher) faz referência ao hábito das italianas, na Idade Média, de utilizarem o sumo de seus frutos, que por serem midriáticos intensificavam o brilho dos olhos, tornando-as mais atraentes.[14]

Planta perene com até 1,5 m de altura, é comum na Europa e na Ásia, podendo ser encontrada nos Estados Unidos da América e no Canadá. A beladona está inscrita em diversas farmacopeias, dentre as quais a FB 5, a FHB 3,[16] e a USP38/NF33.[17] As folhas secas de *Atropa belladonna* estão inscritas na FB[15] sob a designação beladona. Essa monografia farmacopeica determina o teor mínimo de 0,3% de alcaloides totais expressos como hiosciamina e permite no máximo 3% de caules da planta com diâmetro superior a 5 mm. Adicionalmente estabelece que a amostra não deve apresentar fragmentos de folhas de dois adulterantes: *Phytolacca americana* L. – Phytolaccaceae (ráfides no mesofilo) e *Ailanthus altissima* (Mill.) Swingle – Simarubaceae (maclas de oxalato de cálcio nas nervuras). A monografia de beladona na FHB 3[16] descreve a planta inteira florida, além dos testes de identificação e o doseamento da tintura-mãe.

A USP38/NF33[18] adota as folhas e os ramos floridos ou frutificados de *Atropa belladonna* e de *Atropa acuminata* Royle ex Lindley com teor mínimo de 0,35% de alcaloides, mas essa monografia admite no máximo 3% de caules com diâmetro superior a 10 mm.

Os extratos de folhas de beladona são utilizados principalmente em preparações de uso interno, devido à ação antiespasmódica, em cólicas no trato gastrintestinal e nos canais biliares e para redução das secreções. As preparações de raízes são, de preferência, utilizadas externamente.

Dados químicos

As folhas de beladona contêm em média 0,3 a 0,5% de alcaloides, sendo o principal a (S)-hiosciamina, que se transforma, em grande proporção, em atropina. Dentre outros componentes descritos em pequena proporção, destacam-se bases voláteis, como nicotina, piridina e N-metilpirrolina, bem como flavonoides, taninos e as cumarinas escopoletina e escopolina. São encontrados também higrina, higrolina, cuscoigrina, tropinona, tropina, pseudotropina e nove ésteres de tropanol. Além desses, encontra-se beladonina (um produto de degradação, derivado da condensação da apoatropina). A relação hiosciamina-escopolamina é de 20:1, sendo as folhas de beladona pobres em escopolamina, o que as diferencia do estramônio e do meimendro, que possuem maior teor em escopolamina. As suas raízes contêm de 0,4 a 0,8% de alcaloides, calculados como hiosciamina.

Dados farmacológicos e toxicológicos

A droga vegetal, tanto os órgãos aéreos como as raízes, tem ação antiespasmódica na musculatura lisa do trato gastrintestinal, vesícula biliar e bexiga, além de diminuir as secreções. Em doses elevadas é estimulante do SNC, podendo induzir o indivíduo ao coma profundo. A ação estimulante no SNC deve-se ao maior teor de hiosciamina em relação ao da escopolamina.

A intoxicação por ingestão deliberada ou acidental de medicamentos para asma brônquica, contendo alcaloides da beladona, pode ocasionar alucinações. Intoxicações graves podem ocorrer em crianças que ingerem os frutos pretos e atrativos, para as quais 3 a 4 frutos são considerados letais.

Com o uso de preparações homeopáticas contendo beladona, nas quais a concentração de alcaloides tropânicos é reduzida em relação às formas farmacêuticas alopáticas, há relato de febre e convulsões tônico-clônicas em crianças.[19]

Efeitos adversos e precauções de uso

Como os alcaloides tropânicos têm ação anticolinérgica, mesmo em doses terapêuticas, poderão ocorrer as outras ações do simpático como efeitos colaterais.

A droga vegetal e suas preparações não devem ser utilizadas na forma caseira, mas apenas na forma industrializada. As formas farmacêuticas padronizadas são contraindicadas em pacientes com taquicardia, arritmias, adenoma de próstata, glaucoma, edema de pulmão, estenose no trato gastrintestinal e megacólon. Os efeitos colaterais estão descritos no item *Dados farmacológicos e toxicológicos* (principalmente em caso de superdosagem). O uso concomitante com antidepressivos tricíclicos, amantadina e quinidina pode intensificar a atividade anticolinérgica, e o consumo com betanecol pode reduzir sua eficácia. Dentre outras interações medicamentosas, cita-se o uso concomitante com fenotiazinas como de risco moderado, devido ao possível efeito anticolinérgico aditivo.

Estramônio

Nome botânico: *Datura stramonium* L. (Solanaceae)

Datura é um gênero representado por espécies utilizadas como afrodisíaco e alucinógeno, sobretudo em ritos mágicos e religiosos.[20] A designação do gênero deriva do hindi *dhat* (veneno preparado com plantas) e do árabe *tatorah* (entorpecente). O epíteto específico *stramonium*, originalmente do grego, é composto por *strychnos* (preto) e *manikos* (louco), uma alusão às sementes pretas tóxicas.

Datura stramonium é planta naturalizada, ruderal, anual, que cresce em solos ricos em nitrogênio, atingindo até 2 m de altura em condições favoráveis. Suas flores, com 6 a 10 cm de comprimento, são brancas, e os frutos capsulares, de coloração verde quando imaturos, mostram a superfície ornamentada por formações espinescentes. Esta espécie, cuja origem é controversa (América Central ou Ásia), encontra-se amplamente distribuída em regiões tropicais e temperadas. Embora empregada como ornamental na Europa, também é considerada planta daninha que, por vezes, tem suas sementes contaminando aquelas usadas para fins alimentares como as de girassol, linho e trigo, entre outras.[21] No Brasil, encontrada em Estados das Regiões Nordeste, Centro-Oeste, Sudeste e Sul, recebe denominações populares como estramônio, figueira-do-inferno, erva-do-diabo e figueira-brava.[22]

Dados químicos

O estramônio contém, em média, 0,2 a 0,6% de alcaloides, sendo que a proporção entre os principais alcaloides, hiosciamina e escopolamina é de 2:1. O teor dos alcaloides tropânicos nos caules com diâmetro superior a 5 mm é reduzido. As suas sementes contêm cerca de 0,2% de alcaloides tropânicos e em torno de 15 a 30% de óleo fixo. Na espécie foram descritos também 4 a 6% de taninos, glicosídeos flavonoídicos (rutina), ácidos orgânicos e a cumarina escopoletina. As espécies de *Datura* são utilizadas principalmente como fonte de matéria-prima de alcaloides tropânicos: *Datura innoxia* Mill. é cultivada no Egito e na Bulgária. Preparados à base de estramônio são utilizados em alguns países no tratamento da asma. No entanto, a utilização dessas preparações não se justifica, considerando os riscos e a ausência de comprovação de eficácia. Esse emprego deriva do uso popular das folhas e mesmo flores secas na forma de cigarros.

Dados farmacológicos e toxicológicos

Em função da presença dos mesmos alcaloides, hiosciamina e escopolamina, as ações da droga vegetal são semelhantes às referidas para a beladona. Embora a planta seja utilizada em cerimônias e para fins recreacionais, as fatalidades são raramente notificadas, mas efeitos adversos e intoxicações são descritos. Há relatos de intoxicação acidental pelo contato durante a poda da planta, usada por vezes como ornamental. Quando a seiva da planta entra em contato direto com o olho do manipulador, ela provoca midríase de intensidade e duração variáveis de acordo com a concentração dos alcaloides tropânicos. A midríase do indivíduo pode ser bi- ou unilateral; neste último caso, médicos que não relacionam o sintoma com o contato direto do paciente com a planta sugerem o diagnóstico de patologia cerebral. A intoxicação de gado, cavalos e aves tem sido relacionada à contaminação da ração com a planta infestando as pastagens.[23]

Trombeteira

Nome botânico: *Brugmansia suaveolens* (Humb. & Bonpl. ex Willd.) Bercht. & Presl. (Solanaceae)

Brugmansia suaveolens, planta arbustiva naturalizada, provavelmente originária da América do Sul, é encontrada em diversos Estados brasileiros, incluindo todas as grandes regiões do país. É conhecida como trombeteira-cheirosa, cartucheira, saia-de-velha, trombeta, trombeta-de-anjo, saia-branca, sendo considerada fonte de alcaloides tropânicos.

As folhas de *Brugmansia arborea* L. [sin. *Datura arborea* (L.) Steud.] foram inscritas na Farm.Bras. II, de 1959,[24] sob a designação trombeteira, mas excluídas das edições seguintes. No Anexo 1 da RDC nº 26 de 13 de maio de 2014 (ANVISA),[25] que dispõe sobre o registro de medicamentos fitoterápicos e o registro e a notificação de produtos tradicionais fitoterápicos, as espécies *Brugmansia arborea* e *Brugmansia suaveolens* fazem parte da lista de plantas que não podem ser usadas em produtos tradicionais fitoterápicos.

As espécies do gênero *Brugmansia s.str.*, antes referidas como *Datura*, destacam-se pelas flores vistosas, pendentes, em forma de trombeta (20 a 30 cm de comprimento), com aroma agradável, de coloração branca, amarela e rosa. Além do uso como alucinógeno há milênios, as plantas deste gênero têm emprego no tratamento de diversas enfermidades, como, por exemplo, nas dores reumáticas.

Outras espécies do gênero são cultivadas para a extração de alcaloides tropânicos. No Equador, por exemplo, em um ano são coletadas 400 toneladas de folhas de *Brugmansia sanguinea* (Ruiz & Pav.) D.Don para esse fim.

Dados químicos

Nas folhas da trombeteira foram identificados, além de alcaloides tropânicos (0,4 a 0,6%), derivados glicosilados de canferol e óleos voláteis.[26]

Dados farmacológicos e toxicológicos

Como o teor de escopolamina nas folhas de trombeteira é superior ao de hiosciamina, as ações farmacológicas e tóxicas são atribuídas àquele alcaloide. Os efeitos são os mesmos relatados para beladona, fato que a levou a ser considerada um sucedâneo.

Em diversas partes do mundo, as espécies de *Brugmansia* têm sido comumente empregadas em ornamentação pelo atrativo de suas flores. Contudo, devido à presença de alcaloides tropânicos, há relatos de intoxicações involuntárias.[27]

Meimendro

Nome botânico: *Hyoscyamus niger* L. (Solanaceae)

Parte utilizada: folhas e sumidades floridas

A FHB 3[16] inclui, sob a designação *Hyoscyamus niger*, a planta inteira florida seca como matéria-prima para o preparo da tintura-mãe, além dos métodos de identificação da droga vegetal.

O meimendro já era conhecido por Dioscórides e utilizado há tempos remotos. A espécie era empregada contra dores no trato gastrintestinal na antiga Babilônia e figura no papiro de Ebers. Foi utilizado na Inglaterra, na Idade Média. Depois de um período de esquecimento, no século XVIII, a droga foi reintroduzida na *London Pharmacopeia*, de 1809.[28] No Brasil recebe as denominações populares meimendro-negro e erva-dos-cavalos.

A espécie é uma erva anual ou bianual encontrada na Europa, Ásia, Norte da África e naturalizada e cultivada em partes da América do Norte. Outras espécies utilizadas como matéria-prima de alcaloides tropânicos são *Hyoscyamus muticus* L., conhecida do Egito até a Índia e cultivada comercialmente na Califórnia, para obtenção de hiosciamina, além de *Hyoscyamus reticulatus* L., na Índia. É empregada sobretudo em espasmos do trato gastrintestinal, sendo os efeitos indesejados e precauções semelhantes aos apontados para a beladona.

Dados químicos

O meimendro contém alcaloides tropânicos, lignoides, witanolídeos, derivados de tiramina, flavonoides (principalmente rutina) e taninos. Dentre os alcaloides tropânicos, predominam a hiosciamina e a escopolamina. A relação entre os dois alcaloides é da ordem de 1,2:1.[29]

Dados farmacológicos e toxicológicos

O meimendro é semelhante à beladona e ao estramônio em sua ação, porém mais tênue devido ao menor teor de alcaloides tropânicos. Intoxicações são relatadas, sobremaneira em crianças, mas com menor frequência em relação à beladona, porque a planta costuma ser evitada pelo seu odor e consistência desagradáveis.

Precauções e reações adversas

Dentre as potenciais interações descritas, consta a potencialização da ação de antidepressivos tricíclicos, amantadina, anti-histamínicos, fenotiazinas, procainamida e quinidina.

Coca

Nome botânico: *Erythroxylum coca* Lam. e *Erythroxylum novogranatense* (D.Morris) Hieron. (Erythroxylaceae)

As folhas de *E. coca* constam Pharm.Bras. I.

Erythroxylum coca é uma planta de porte arbóreo, nativa da região andina. A planta, quando cultivada, é mantida com cerca de 2 m. A coca tem longa tradição de uso indígena, inclusive com utilização religiosa na cultura dos Incas. Os espanhóis logo aprenderam sobre as propriedades da coca e, por motivos econômicos, disseminaram o seu uso entre os trabalhadores indígenas do Equador, do Peru e da Bolívia. As folhas são mascadas ou ingeridas na forma de chá pelos turistas que visitam cidades como Cusco e Machu Picchu, no Peru, devido à sua ação estimulante leve, para aliviar a fadiga e suportar grandes altitudes.

Erythroxylum coca é a fonte das folhas de coca comerciais, de onde a cocaína é obtida. O cultivo ocorre nas zonas montanhosas do leste dos Andes, devido ao ambiente tropical favorável com alto índice pluviométrico, clima ameno, solo rico em minerais e muito bem drenado. A coca andina é cultivada a partir de sementes, e as folhas são coletadas após 2 a 3 anos. As folhas contêm entre 0,3 e 0,6% de cocaína. A coca colombiana, *Erythroxylum novogranatense*, adapta-se a locais mais baixos, quentes e secos do que *Erythroxylum coca*. O teor médio de cocaína da coca colombiana é de 0,6%. *Erythroxylum novogranatense* var. *truxillense* constitui a coca de Trujillo, existente no comércio. A variedade bem adaptada a condições de deserto contém até 1% de cocaína e, sendo rica em salicilato de metila, torna-se agradável em bebidas. A coca da Amazônia, *Erythroxylum coca* var. *ipadu* Plowman, distribuída no oeste da Amazônia, tem uso por nativos do Peru, Brasil e Colômbia. Ipadu é o nome brasileiro, e o teor de cocaína é de, aproximadamente, 0,4%.[30] Com a repressão do cultivo ilegal, foram selecionadas plantas com maior biomassa, elevado teor de cocaína e sementes resistentes ao glifosato, herbicida sistêmico usado em operações de erradicação.[31]

A cocaína foi isolada por Niemann em 1860, que notou sabor amargo e efeito particular na língua, tornando-a insensível. O uso clínico da cocaína na Europa foi iniciado por Sigmund Freud e Karl Koller no século XIX. É de se registrar que a Coca-Cola, formulada pelo farmacêutico John Stith Pemberton em 1886, e algumas outras bebidas continham cocaína até o início do século XX, quando o seu uso foi proibido.

A partir de estudos histoquímicos, citoquímicos e imunoquímicos, foi detectada cocaína nos tecidos fotossintetizantes e vacúolos, ou complexada com fenóis, tanto em caules como nas folhas e nos frutos de *Erythroxylum coca* e *Erythroxylum novogranatense*. Empregando-se o reativo de Dragendorff em cortes histológicos, a cocaína foi detectada principalmente no mesofilo das duas espécies.[32]

Dados químicos

A cocaína é o alcaloide majoritário, tanto em *Erythroxylum coca* como em *Erythroxylum novogranatense*. A *Erythroxylum coca* nativa pode não conter cocaína ou, quando presente, contém cerca de 0,0005%. A *Erythroxylum coca* cultivada contém de 0,3 a 0,6% de alcaloides, sendo 90% de cocaína. Esses alcaloides podem ser subdivididos em três grupos, sendo que somente os do grupo ecgonina possuem importância comercial.

Das mais de 200 espécies de *Erythroxylum*, a Colômbia tem cultivado três variedades para a produção de cocaína: *Erythroxylum coca* var. *ipadu*, *Erythroxylum novogranatense* var. *novogranatense* e *Erythroxylum novogranatense* var. *truxillense*. Outras substâncias identificadas, mas em menor teor, são diidrocuscoigrina, cuscoigrina, metilecgonina, tropacocaína, higrina, tropinona, *cis* e *trans*-cinamoilcocaína e truxilinas.

O alcaloide 1-hidroxitropacocaína foi isolado de *Erythroxylum novogranatense* var. *novogranatense* e *Erythroxylum novogranatense* var. *truxillense*. Nesta última espécie, cultivada em estufa, determinou-se de 0,3 a 0,5% deste alcaloide; isto é, na mesma ordem de grandeza da cocaína.

A extração da cocaína segue basicamente os métodos de extração dos alcaloides. Obtém-se a pasta de coca e a cocaína pura ao longo de etapas subsequentes de purificação. Para a identificação da cocaína, pode ser utilizada a reação de tiocianato de cobalto e a hidrólise em meio ácido, quando ocorre a formação de ácido benzoico, comprovada após sua cristalização em meio aquoso, e de benzoato de metila, detectado pelo odor. Como impurezas da cocaína constam cinamoilcocaína, α e β-truxilina.

Dados farmacológicos

A cocaína é absorvida a partir das membranas e mucosas. A meia-vida da cocaína no plasma é de aproximadamente uma hora. A sua aplicação local bloqueia o início da condução do impulso nervoso. A redução do apetite deve-se também à ação anestésica local.

É um estimulante potente do SNC. Os seus efeitos estimulantes estão relacionados à sua habilidade de inibir o transportador de dopamina, ligado à membrana. A cocaína inibe a monoamino-oxidase (MAO), aumentando a noradrenalina e a serotonina, causando midríase e vasoconstrição periférica e mantendo o anestésico mais tempo no local.

Além das ações citadas, a cocaína inibe a recaptura de catecolaminas nas terminações adrenérgicas; esse processo é o principal responsável pela estimulação do sistema cardiovascular e do SNC. No início, ocorre uma sensação de bem-estar e euforia. Após pequenas quantidades de cocaína, a atividade motora é bem coordenada; com o aumento da dose podem ocorrer tremores e crises convulsivas. Os centros vasomotor e do vômito podem também participar da estimulação, provocando êmese. Uma dose de 50 mg de cocaína por via oral já provoca alucinações. O estímulo central é rapidamente seguido por depressão. Os centros medulares vitais são deprimidos, resultando em morte por insuficiência respiratória.

Dados toxicológicos e outras informações

A cocaína, por via endovenosa, pode causar morte imediata por insuficiência cardíaca devido à ação tóxica direta sobre o músculo cardíaco. A absorção da cocaína aumenta na presença de processos inflamatórios, havendo acentuação dos efeitos sistêmicos do fármaco. Após a absorção, a cocaína é degradada pelas esterases plasmáticas e, em alguns animais, pelas enzimas hepáticas. Pequenas quantidades são excretadas inalteradas na urina. Em doses elevadas ocorre paranoia, ansiedade, comportamento estereotipado, alucinações visuais, auditivas e táteis.

A par da importância cultural e como droga de abuso, historicamente a cocaína exerceu papel decisivo para o desenvolvimento dos medicamentos anestésicos locais, constituindo-se em protótipo dessa classe de fármacos. O uso da cocaína e seus sais, devido à potencial toxicidade e à disponibilidade de anestésicos locais de menor risco, está quase completamente restrito à cirurgia oftálmica, de ouvido, nariz e garganta, e ainda assim restrito devido ao potencial de abuso.

Pontos-chave deste capítulo

Os alcaloides tropânicos apresentam em comum a estrutura bicíclica denominada tropano, sendo encontrados principalmente em Solanaceae, mas também em Erythroxylaceae, Convolvulaceae e Dioscoreaceae. São bloqueadores de receptores muscarínicos. Os alcaloides do tipo da cocaína apresentam ação anestésica local. Os alcaloides tropânicos também apresentam ação no SNC, porém com efeitos distintos em função de diferenças nas estruturas das moléculas.

A atividade farmacológica da atropina é dependente da dose, sendo observados sintomas como alterações nos batimentos cardíacos, redução de secreções como saliva e suor, dilatação de pupilas, entre outros mais graves conforme o aumento da quantidade administrada.

A atropina e os outros alcaloides tropânicos e seus derivados reduzem as secreções, tanto nas porções mais altas quanto nas mais baixas do trato respiratório. Na nasofaringe, esse efeito pode produzir um alívio sintomático da rinite aguda associada à coriza. Os alcaloides tropânicos podem induzir dilatação brônquica, tendo sido muito usados no tratamento de asma brônquica. Parecem exercer efeitos benéficos quando há obstrução das vias aéreas associada à bronquite crônica.

As espécies vegetais estudadas neste capítulo são beladona (*Atropa belladonna* L.), estramônio (*Datura stramonium* L.), trombeteira [*Brugmansia suaveolens* (Humb. & Bonpl. ex Willd.) Bercht. & Presl.], meimendro (*Hyoscyamus niger* L.) e coca [*Erythroxylum coca* Lam. e *Erythroxylum novogranatense* (D.Morris) Hieron].

Referências

1. Hesse M. Alkaloids: nature's curse or blessing? New York: John Wiley & Sons; 2002.
2. Sneader W. Drug discovery: a history. New York: John Wiley & Sons; 2005.
3. Jirschitzka J, Schmidt GW, Reichelt M, Schneider B, Gershenzon J, D'Auria JC. Plant tropane alkaloid biosynthesis evolved independently in the Solanaceae and Erythroxylaceae. Proc Natl Acad Sci USA. 2012;109(26): 10304-9.
4. Rischer H, Häkkinen ST, Ritala A, Seppänen-Laakso T, Miralpeix B, Capell T, et al. Plant cells as pharmaceutical factories. Curr Pharm Des. 2013;19(31):5640-60.
5. Kariñho-Betancourt E, Agrawal AA, Halitschke R, Núñez-Farfán J. Phylogenetic correlations among chemical and physical plant defenses change with ontogeny. New Phytol. 2015;206(2):796-806.
6. Griffin WJ, Lin GD. Chemotaxonomy and geographical distribution of tropane alkaloids. Phytochemistry. 2000;53(6):623-37.
7. Trigo JR. The chemistry of antipredator defense by secondary compounds in neotropical Lepidoptera: facts, perspectives and caveats. J Braz Chem Soc. 2000;11(6):551-61.
8. Bruneton J. Farmacognosia: fitoquímica – plantas medicinales. 2. ed. Zaragoza: Acribia; 2001.
9. Brachet A, Mateus L, Cherkaoui S, Christen P, Gauvrit J.-Y, Lantéri P, et al. Application of central composite designs in the supercritical fluid extraction of tropane alkaloids in plant extracts. Analusis. 1999;27:772-8.
10. Wichtl M. Die pharmakognostisch-chemische Analyse. Frankfurt am Main: Akademische, 1971.
11. United Nations Office on Drugs and Crime. Recommended methods for the identification and analysis of cocaine in seized materials: manual for use by national drug analysis laboratories. New York: United Nations; 2012.
12. Wu H, Xiong X, Huang X, Zhu Z, Huang F, Lin X. Simultaneous determination of 17 toxic alkaloids in human fluids by liquid chromatography coupled with electrospray ionization tandem mass spectrometry. J Liq Chrom Relat Tech. 2013;36:1149-62.
13. Brown JH, Laiken N. Muscarinic receptor agonists and antagonists. In: Brunton L, Chabner B, Knollman B, editors. Goodman & Gilman's: the pharmacological basis of therapeutics. 12th ed. New York: McGraw-Hill; 2011. chap. 9, p. 219-37.
14. Font Quer P. Plantas medicinales: el dioscórides renovado. Barcelona: Labor; 1985.
15. Farmacopeia Brasileira. 5. ed. Brasília: ANVISA; 2010.
16. Farmacopeia Homeopática Brasileira [Internet]. 3. ed. Brasília: ANVISA; 2011 [capturado em 17 maio 2016]. Disponível em: http://www.anvisa.gov.br/hotsite/farmacopeiabrasileira/conteudo/3a_edicao.pdf.
17. The United States Pharmacopeia. 38th ed. Rockville: United States Pharmacopeial Convention; 2015.
18. USP-NF Online [Internet]. Rockville: United States Pharmacopeial Convention; c2016 [capturado em 17 maio 2016]. Disponível em: http://www.uspnf.com/.
19. Glatstein M, Alabdulrazzaq F, Scolnik D. Belladonna alkaloid intoxication: the 10-year experience of a large tertiary care pediatric hospital. Am J Ther. 2016;23(1):e74-7.
20. Schultes RE, Hofmann A, Ralsch C. Plantas de los dioses. Ciudad de México: Fondo de Cultura Económica; 2000.
21. EFSA Panel on Contaminants in the Food Chain (CONTAM). Scientific opinion on tropane alkaloids in food and feed. EFSA J. 2013;11(10):3386.
22. Reflora. Flora do Brasil 2020 [Internet]. Rio de Janeiro: Jardim Botânico do Rio de Janeiro; 2015 [capturado em 11 mar. 2016]. Disponível em: http://www.floradobrasil.jbrj.gov.br/.
23. Krenzelok EP. Aspects of Datura poisoning and treatment. Clin Toxicol (Phila). 2010;48(2):104-10.
24. Farmacopeia Brasileira. 2. ed. Brasília: ANVISA; 1959.

25. Agência Nacional de Vigilância Sanitária. Instrução Normativa nº 02, de 13 de maio de 2014 [Internet]. Publica a "Lista de medicamentos fitoterápicos de registro simplificado" e a "Lista de produtos tradicionais fitoterápicos de registro simplificado". Brasília, DF: Ministério da Saúde; 2014 [capturado em 22 mar. 2016]. Disponível em: http://bvs-ms.saude.gov.br/bvs/saudelegis/anvisa/2014/int0002_13_05_2014.pdf.
26. Geller F, Murillo R, Steinhauser L, Heinzmann B, Albert K, Merfort I, et al. Four new flavonol glycosides from the leaves of Brugmansia suaveolens. Molecules. 2014;19(5):6727-36.
27. Kim Y, Kim J, Kim OJ, Kim WC. Intoxication by angel's trumpet: case report and literature review. BMC Res Notes. 2014;7:553.
28. The Pharmacopoeia of the Royal College of Physicians of London. London: Royal College of Physicians; 1809.
29. Begum S, Saxena B, Goyal M, Ranjan R, Joshi VB, Rao ChV, et al. Study of anti-inflammatory, analgesic and antipyretic activities of seeds of Hyoscyamus niger and isolation of a new coumarinolignan. Fitoterapia. 2010;81(3):178-84.
30. Casale JF, Mallette JR, Jones LM. Chemosystematic identification of fifteen new cocaine-bearing Erythroxylum cultigens growing in Colombia for illicit cocaine production. Forensic Sci Int. 2014;237:30-9.
31. Zacca JJ, Botelho ED, Vieira ML, Almeida FLA, Ferreira LS, Maldaner AO. Brazilian Federal Police drug chemical profiling – The PeQui Project. Sci Justice. 2014;54(4):300-6.
32. Torre JC, Schmidt GW, Paetz C, Reichelt M, Schneider B, Gershenzon J, et al. The biosynthesis of hydroxycinnamoyl quinate esters and their role in the storage of cocaine in Erythroxylum coca. Phytochemistry. 2013;91:177-86.

Leituras sugeridas

Ebadi M. Pharmacodynamic basis of herbal medicine. 2nd ed. Boca Raton: Taylor & Francis; 2007.

Evans WC. Trease and Evans' pharmacognosy. 16. ed. London: W.B. Saunders; 2009.

Gruenwald J, Brendler T, Jaenicke C. PDR for herbal medicines. 4th ed. Montvale: Thompson; 2008.

Lewis WH, Elvin-Lewis MPF. Medical botany: plants affecting man's health. 2nd ed. New York: John Wiley & Sons; 2003.

Oliveira F, Akisue G, Akisue MK. Farmacognosia: identificação de drogas vegetais. 2. ed. São Paulo: Atheneu; 2014.

24

Alcaloides indólicos

Jan Schripsema, Denise Dagnino

Introdução	367
Classificação	368
Biossíntese	370
Quimiotaxonomia	374
Extração, purificação, análise e identificação	374
Propriedades farmacológicas e uso terapêutico	378
Drogas mais importantes	379
Pontos-chave deste capítulo	386
Referências	386
Leituras sugeridas	387

Introdução

O grupo dos alcaloides indólicos é um dos mais extensos, contando com mais de 4.000 representantes. Eles são produzidos por uma grande variedade de organismos tanto terrestres quanto aquáticos. Em plantas, são especialmente comuns nas famílias Apocynaceae, Loganiaceae e Rubiaceae.

Devido à similaridade estrutural com neurotransmissores, muitos alcaloides indólicos têm pronunciada atividade no sistema nervoso, mas também há outras atividades importantes. Vários alcaloides indólicos são hoje essenciais no tratamento de diversas patologias/doenças e, sendo assim, possuem grande importância econômica, pois movimentam anualmente somas na ordem de bilhões de dólares. Entre os fármacos mais conhecidos, estão ergotamina, usada na prevenção e no tratamento da enxaqueca; vincristina e vimblastina, que são antineoplásicos; e ioimbina, empregada em distúrbios do fluxo sanguíneo. A ibogaína está sendo utilizada em certos países no tratamento da dependência de drogas, mas o seu uso ainda é controverso.

A busca por novos compostos bioativos é contínua e tem se mostrado frutífera também em outros organismos, como bactérias, fungos e invertebrados, ampliando cada vez mais a variedade estrutural deste grupo de compostos.

Os alcaloides indólicos podem ser subdivididos em alcaloides indólicos *monoterpênicos*, alcaloides indólicos *hemiterpênicos* (ergolinas) e alcaloides indólicos *β-carbolínicos*.

A maior parte dos alcaloides indólicos pertence ao grupo dos alcaloides indólicos monoterpênicos. Há nesse grupo uma enorme diversidade estrutural, que se deve aos diversos rearranjos do esqueleto original, resultando em um grande número de centros assimétricos. Consequentemente, a síntese desses compostos continua sendo um desafio, e quase todos aqueles usados na terapêutica ainda são obtidos a partir de plantas.

Os alcaloides indólicos hemiterpênicos ou ergolinas são encontrados em certos fungos e algumas poucas espécies vegetais. Os representantes mais conhecidos são ergotamina, ergometrina e dietilamida do ácido lisérgico (LSD), derivado semissintético do ácido lisérgico, uma das mais potentes substâncias alucinógenas conhecidas.

Os alcaloides indólicos β-carbolínicos são derivados mais simples em que o terceiro anel (anel C) está fechado por condensação com formato ou acetato. Representantes desse grupo são o harmano e a 1,2,3,4-tetra-hidro-β-carbolina.

Os demais alcaloides indólicos formam um grupo heterogêneo e, com isso, têm ocorrência dispersa. Estão enquadrados nesse grupo os derivados simples do triptofano, como a triptamina e a serotonina, que têm ampla distribuição. Por exemplo, a N,N-dimetiltriptamina é conhecida por seu uso como alucinógeno serotoninérgico, sendo um dos componentes das plantas utilizadas na preparação de bebidas ritualísticas (como ayahuasca e vinho de Jurema) usadas em cerimônias de seitas religiosas como União do Vegetal, Santo Daime, Barquinha e outras. Outras estruturas, como a fisostigmina, têm distribuição limitada; esta até hoje só foi encontrada no gênero *Physostigma*.

Em razão de sua atividade biológica, diversos alcaloides indólicos estão entre os primeiros compostos isolados de plantas. Porém, devido à sua complexidade (sobretudo a dos alcaloides indólicos monoterpênicos), a determinação de suas estruturas foi difícil e demorada. Assim, a estricnina foi isolada em 1818 por Pelletier e Caventou, mas a estrutura correta só foi proposta quase 140 anos (e 270 publicações!) após seu isolamento. Devido às novas técnicas espectroscópicas, em especial à ressonância magnética nuclear (RMN), a elucidação estrutural desses compostos foi enormemente facilitada. Também a biossíntese é bastante conhecida, sendo que várias enzimas já foram isoladas, caracterizadas e até mesmo clonadas.

Classificação

Os alcaloides indólicos são classificados de acordo com as características de seu esqueleto, que estão diretamente relacionadas à sua biogênese. Destacam-se aqui os grupos das ergolinas ou alcaloides indólicos hemiterpênicos, dos alcaloides indólicos monoterpênicos e dos alcaloides indólicos β-carbolínicos. Em outro grupo estão aquelas estruturas que não pertencem a nenhum dos três grupos recém-mencionados.

Ergolinas ou alcaloides indólicos hemiterpênicos

Esses compostos são formados a partir da condensação de triptofano com difosfato de dimetilalila, dando origem ao sistema de anéis ergolínico característico do grupo. As ergolinas, também conhecidas como alcaloides do ergô, podem ser divididas em três grupos: clavinas, amidas do ácido lisérgico e ergopeptídeos (Fig. 24.1). As ergolinas são produzidas por fungos de vários gêneros da ordem Eurotiales (filo Ascomycota). Esses compostos foram também encontrados em plantas das famílias Poaceae, Convolvulaceae e Polygalaceae, todas hospedeiras de ascomicotas. Anteriormente, acreditava-se que a produção desses compostos nas plantas era resultado da transferência horizontal de genes dos fungos para as plantas durante o processo evolutivo. Hoje se sabe que os alcaloides são produzidos não pela própria planta, mas pelo fungo que a infecta.[1]

Alcaloides indólicos monoterpênicos

Os alcaloides indólicos monoterpênicos são formados a partir da condensação de

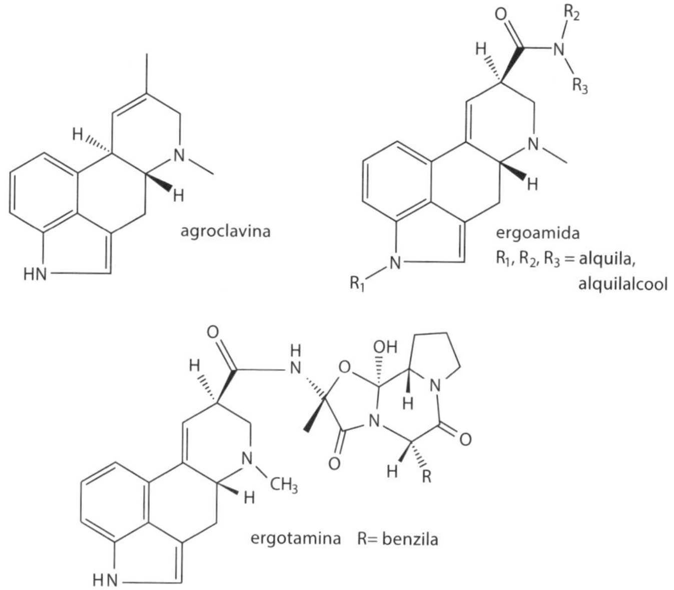

Figura 24.1 Subdivisão das ergolinas: clavinas (agroclavina), amidas do ácido lisérgico (ergoamida) e ergopeptídeo (ergotamina).

triptamina, produto da descarboxilação do triptofano com o monoterpeno (iridoide) secologanina. Em 1965, quando eram conhecidos em torno de 350 alcaloides indólicos monoterpênicos, Le Men e Taylor[2] propuseram um sistema de numeração para o esqueleto desses compostos baseado na sua biogênese, sendo este, hoje em dia, o sistema de numeração aceito. A numeração baseia-se no esqueleto da ioimbina (Fig. 24.2). Esses autores distinguiram três classes de alcaloides indólicos monoterpênicos: ioimbinoide, iboga e aspidosperma.

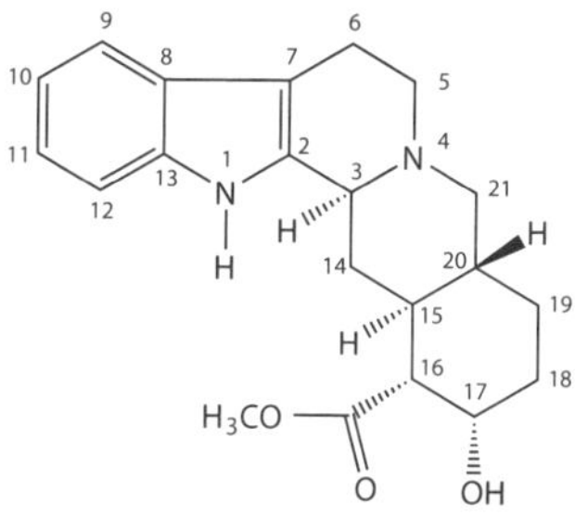

Quinze anos depois, em 1980, Kisakürek e Hesse[3] subdividiram os alcaloides indólicos monoterpênicos em oito classes. Van Beek[4] ampliou essa classificação, adicionando mais três classes: a classe tacamano, com um arranjo de esqueleto descoberto após a classificação de Kisakürek e Hesse; a classe bis-indol para os alcaloides indólicos monoterpênicos diméricos; e uma classe para todos os demais alcaloides indólicos monoterpênicos. As 11 classes podem, ainda, ser subdivididas de acordo com variações menores no esqueleto básico. Van Beek e Van Gessel[5] distinguiram, então, 46 subclasses nas 11 classes existentes. Atualmente, são conhecidos mais de 2.500 alcaloides indólicos monoterpênicos.

Figura 24.2 Sistema de numeração do esqueleto de alcaloides indólicos monoterpênicos, baseado na estrutura da ioimbina.

Na Figura 24.8, cada classe é representada por uma única estrutura, sendo indicada, também, a relação biossintética entre as classes. Cada classe possui as seguintes características:

1. C – corinanteano, unidade C-2,C-3,C-14 e ligação entre N-4 e C-21 ou unidade C-7,C-3,C-14, ligação entre N-4 e C-21, e a função C-2-oxo.
2. D – vincosano, unidade C-2,C-3,C-14, HN-4 livre ou ligação entre N-4 e C-19 ou entre N-4 e C-18.
3. V – valesiachotamano, unidade C-2, C-3,C-14, ligação entre N-4 e C-17 ou entre N-4 e C-22.
4. S – estricnano, unidade C-2,C-16,C-15, ligação entre C-3 e C-7.
5. A – aspidospermatano, unidade C-2, C-16,C-15, sem ligação entre C-3 e C-7.
6. E – eburnano, unidade N-1,C-16, C-17,C-20.
7. P – plumerano, unidade C-2,C-16, C-17,C-20.
8. I – ibogano, unidade C-2,C-16, C-17,C-14 ou C-7,C-16,C-17,C-14 e a função C-2-oxo.
9. T – tacamano, unidade N-1,C-16, C-17,C-14.
10. bis-indol
11. diversos

Alcaloides indólicos β-carbolínicos

As β-carbolinas têm como característica em comum a presença de mais um anel de seis membros, sendo também conhecidas como alcaloides do tipo harmano (Fig. 24.3). Um exemplo é o alcaloide harmina (ver Fig. 24.9).

Demais alcaloides indólicos

A maior parte dos outros alcaloides indólicos são bases simples, derivados simples do triptofano, produtos da sua desaminação, descarboxilação, metilação e/ou hidroxilação. Exemplos são triptamina, serotonina e psilocibina (Fig. 24.4).

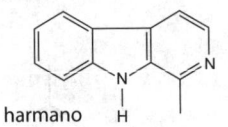

Figura 24.3 Núcleo harmano dos alcaloides indólicos β-carbolínicos.

Alcaloides derivados de alcaloides indólicos

Os alcaloides quinolínicos são derivados da mesma via biossintética dos alcaloides indólicos monoterpênicos. O anel quinolínico é resultado de modificações no esqueleto indólico básico, resultando no sistema quinolínico. Exemplos desses compostos que sofreram modificações são camptotecina e quinina, ambos fármacos importantes (Fig. 24.5). Para maiores detalhes sobre esses alcaloides, consultar Capítulo 21, *Alcaloides quinolínicos*.

Biossíntese

O sistema indólico dos alcaloides indólicos é derivado do aminoácido L-triptofano.

$R=PO_3H_2$ psilocibina
$R=H$ psilocina

triptamina

serotonina

Figura 24.4 Exemplos de outros alcaloides indólicos.

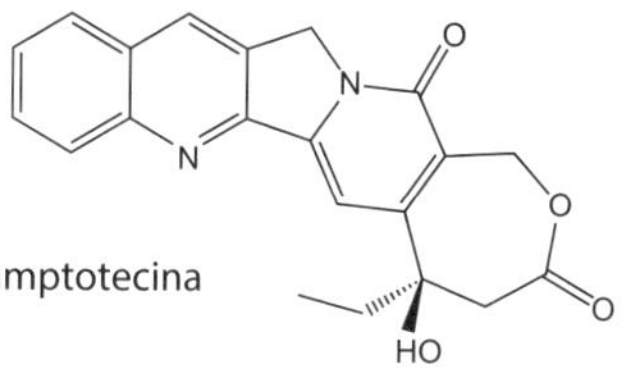

Figura 24.5 Alcaloides derivados dos alcaloides indólicos.

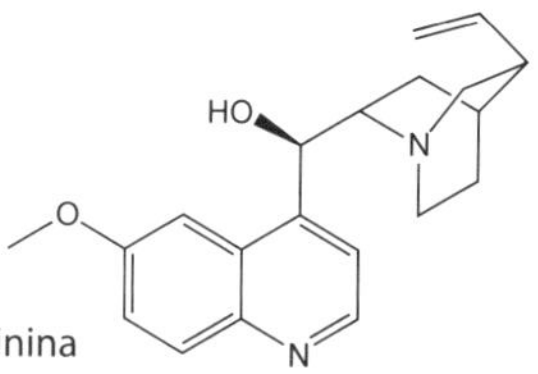

O L-triptofano é descarboxilado pela enzima triptofano-descarboxilase formando triptamina (Fig. 24.6). A triptamina, bem como seus produtos de metilação e hidroxilação, é amplamente distribuída no reino vegetal.

Ergolinas ou alcaloides indólicos hemiterpênicos

A biossíntese dos alcaloides do esporão-do-centeio já foi amplamente estudada, e foi verificado que no fungo os genes da via estão organizados em *clusters*. Acredita-se que essa organização tenha por objetivo facilitar a regulação da sua expressão. As ergolinas são produtos de condensação da triptamina com difosfato de dimetilalila. A prenilação ocorre no C-4 do triptofano e é catalisada pela enzima dimetilalil-triptofano-sintase, isolada e caracterizada do fungo *Claviceps purpurea* (para maiores informações, consultar Jakubczyk e colaboradores).[1] Após essa reação, ocorre a formação do núcleo ergolínico, típico desses alcaloides. O clanoclavina-1-aldeído é o último precursor comum a todas as ergolinas. A ciclização intramolecular desse intermediário leva à formação da agroclavina (*C. purpurea*) ou da festuclavina (*Aspergillus fumigatus*), que dão origem a grupos distintos de ergolinas. A partir da festuclavina, são formadas as fumigaclavinas. A agroclavina é o precursor da via das amidas do ácido lisérgico, que por sua vez é o precursor dos ergopeptídeos. Ergometrina e ergotamina (Fig. 24.7) são formadas a partir do ácido lisérgico pela condensação com peptídeos específicos.

Alcaloides indólicos monoterpênicos

Estes alcaloides são, quase sempre, produtos de condensação da triptamina com o secoiridoide secologanina, que é formado a partir do monoterpeno pirofosfato de geranila (para mais informações, consultar o Capítulo 11, *Biossíntese de metabólitos primários e secundários*).

Sua biossíntese tem sido amplamente estudada, e a maioria dos estudos foi realizada com a planta modelo *Catharanthus roseus* (L.) G.Don, de onde são extraídos os alcaloides vincristina e vimblastina, usados no tratamento de neoplasias. Como esses compostos são acumulados em quantidades diminutas na planta, estando entre as drogas de origem vegetal mais caras, diversos aspectos da sua via biossintética foram investigados. Hoje se sabe que a biossíntese dos alcaloides indólicos monoterpênicos é complexa,

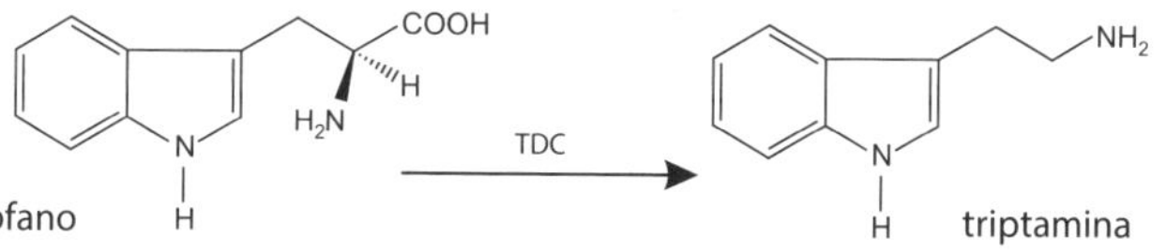

Figura 24.6 Reação catalisada pela enzima triptofano-descarboxilase (TDC).

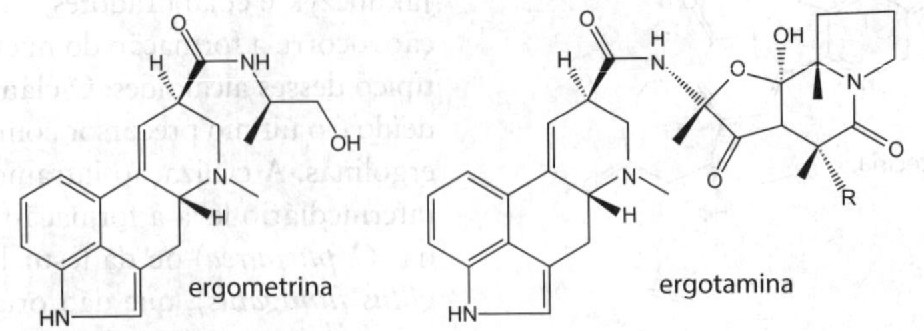

Figura 24.7 Exemplos de ergolinas.

envolvendo diferentes tipos de células e seus compartimentos.

Nas plantas, o pirofosfato de geranila pode ser formado a partir de duas vias distintas: pela via do mevalonato (citosol) e pela via do metil eritritol fosfato (plastídeo). Foi demonstrado que a via principal de biossíntese da secologanina em cultura de células de *C. roseus* é a via do metil eritritol fosfato, sendo que nessa espécie ela é preferencialmente expressa nas células do parênquima associadas ao floema. As últimas etapas da biossíntese de secologanina ocorrem nas células da epiderme.

A condensação da triptamina com secologanina também ocorre nas células da epiderme. A enzima estrictosidina-sintase catalisa a reação formando estrictosidina, um alcaloide glicosilado (Fig. 24.8). Após várias etapas, são formadas, em células diferentes, catarantina e vindolina, os alcaloides mais abundantes em *C. roseus*. Nas folhas, a catarantina é acumulada sobretudo na cutícula, ao passo que a vindolina é encontrada principalmente no seu interior, sendo que a concentração dos alcaloides diméricos depende da idade das folhas. Acredita-se que essa separação espacial de catarantina e vindolina seja o principal motivo da baixa concentração dos dímeros vimblastina e vincristina na planta, pois eles são formados a partir da condensação desses dois compostos.

A eliminação da glicose presente na estrictosidina, pela estrictosidina-glicosidase, forma um produto instável, cuja estrutura ainda não foi esclarecida. A transformação desse intermediário leva à formação das diversas classes dos alcaloides indólicos monoterpênicos (Fig. 24.8). Vale ressaltar que alguns compostos derivados dessa mesma via biossintética não são normalmente tratados em capítulos referentes aos alcaloides indólicos, devido ao rearranjo ocorrido em seu esqueleto. Por exemplo, a quinina, um dos primeiros fármacos empregados no tratamento de malária, tem esqueleto quinolínico. Outro exemplo é a camptotecina, cujos derivados topotecano e irinotecano são utilizados no tratamento de vários tipos de câncer (ver Fig. 24.5).

Uma revisão sobre a biossíntese dos alcaloides indólicos monoterpênicos, suas enzimas e compartimentalização foi publicada recentemente por De Luca e colaboradores,[6] e tal investigação continua intensa. Há interesse pela identificação das enzimas que participam diretamente da via biossintética e pela regulação da sua expressão. Além disso, crescem em importância as pesquisas relacionadas aos transportadores dos alcaloides entre os diferentes tipos de células. Hoje, são utilizadas técnicas como metabolômica, transcriptômica e genômica para acelerar o entendimento de todo o processo.

Embora a pesquisa da biogênese dos alcaloides indólicos monoterpênicos tenha sido motivada, principalmente, pela sua importância terapêutica, tais estudos revelaram vários aspectos da relevância do acúmulo

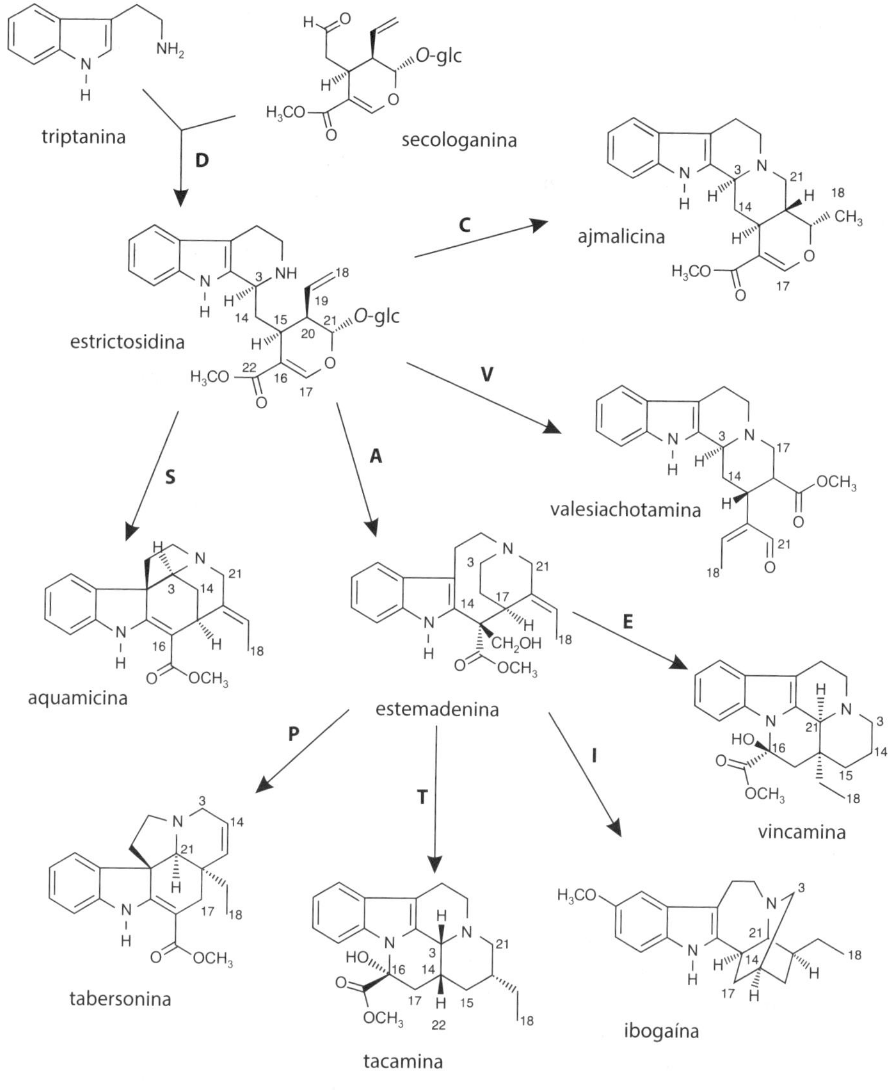

Figura 24.8 Relação biossintética das classes de alcaloides indólicos monoterpênicos. Um único composto foi escolhido para a representação de cada classe. As letras indicam as seguintes classes: C – corinanteano, D – vincosano, V – valesiachotamano, S – estricnano, A – aspidospermatano, E – eburnano, P – plumerano, I – ibogano, e T – tacamano.

desses compostos para a planta. Iridoides como a secologanina, por exemplo, podem ser tóxicos e inibidores da herbivoria. Muitos alcaloides indólicos monoterpênicos têm atividade antifúngica.

Demais alcaloides indólicos

Durante a formação dos alcaloides do tipo harmano (β-carbolinas), a triptamina é condensada com acetato. Esses alcaloides apresentam um anel adicional de seis membros. Alguns compostos possuem um anel aromático piridínico, e outros têm um anel di-hidroaromático ou tetra-hidroaromático.

Quimiotaxonomia

Ergolinas ou alcaloides indólicos hemiterpênicos

Os alcaloides do ergô são produzidos por fungos do filo Ascomycota, sendo encontrados em plantas hospedeiras desses fungos, mas o mapeamento de sua ocorrência não tem utilidade para a quimiotaxonomia de plantas.

Alcaloides β-carbolínicos

Os alcaloides do tipo harmano são bastante comuns e podem ser encontrados em diversas famílias, como Apocynaceae, Chenopodiaceae, Elaeagnaceae, Fabaceae, Loganiaceae, Passifloraceae, Polygonaceae, Rubiaceae, Symplocaceae e Zygophyllaceae, sendo que sua ocorrência não tem grande significado do ponto de vista quimiossistemático.

Alcaloides indólicos monoterpênicos e seus derivados

Como já mencionado, os alcaloides indólicos são encontrados em uma grande variedade de organismos. Nas plantas, a maioria deles é encontrada em três famílias da ordem Gentianales: Loganiaceae, Apocynaceae e Rubiaceae.[7] Nessa ordem são encontrados, principalmente, os alcaloides indólicos monoterpênicos. A ocorrência fora dessa ordem é bastante rara e, quando encontrados, em geral são alcaloides indólicos simples. Na família Apocynaceae, podem ser encontradas todas as classes de alcaloides indólicos monoterpênicos. Nas famílias Rubiaceae e Loganiaceae, não são encontrados aqueles das classes aspidospermatano, eburnano, plumerano e ibogano. Na família Rubiaceae, também não são encontrados os alcaloides da classe estricnano, mas são encontrados os alcaloides quinolínicos, que são produtos do rearranjo dos alcaloides indólicos monoterpênicos.

Extração, purificação, análise e identificação

Existem várias técnicas disponíveis para a extração e a análise de alcaloides indólicos.[8] Os métodos escolhidos devem levar em contam o objetivo final da análise. Por exemplo, para quantificar compostos conhecidos, bastam a extração rápida de uma pequena quantidade de material (10 a 100 mg) e a análise, por exemplo, por RMN ^{1}H (ressonância magnética nuclear de prótons) ou cromatografia a líquido de alta eficiência acoplada a um detector de ultravioleta (CLAE-UV). Já se o objetivo for o isolamento de uma quantidade maior do composto de interesse, necessária para a sua correta identificação ou que permita a investigação de sua atividade biológica, uma quantidade maior de material terá de ser extraída. Para o isolamento, pode-se optar por métodos tradicionais como colunas de baixa ou média pressão, por CLAE preparativa ou, até mesmo, cromatografia em contracorrente.

Outro ponto a ser considerado é se a droga vegetal é fresca ou seca. Em ambos os casos, há necessidade de se acondicionar o material de maneira adequada depois de colhido para evitar a formação de artefatos de qualquer natureza. Isso é especialmente importante nos estudos de biossíntese.

Métodos de extração

Para a extração de boa parte dos alcaloides indólicos, podem ser utilizados os métodos geralmente aplicados para outros alcaloides. A fração contendo alcaloides é obtida por meio de uma extração ácido-base (para maiores detalhes, consultar os Capítulo 20, *Alcaloides: generalidades e aspectos básicos*, e Capítulo 7, *Introdução à análise fitoquímica*). Essa extração é bastante específica e está baseada na característica dos alcaloides de estarem protonados – e, portanto, hidrossolúveis – em valores de pH ácido e neutro, e lipossolúveis em pH básico. A especificidade da extração aumenta a concentração relativa dos componentes de interesse direto no extrato, que contém menos impurezas.

A primeira etapa da extração consiste em triturar adequadamente o material. No caso de material fresco, especial atenção deve ser dada a possíveis reações enzimáticas, e, sendo assim, é indicado que o processo seja feito a baixas temperaturas. Em geral, o material triturado (seco ou não) é extraído com água acidificada. A escolha do ácido usado na extração é importante, pois a formação de pares iônicos deve ser evitada. Ácido acético e ácido clorídrico podem formar pares iônicos bastante solúveis em clorofórmio, e o uso deles pode, então, diminuir a eficiência da extração. Uma boa escolha é o ácido fosfórico diluído (pH 1 a 2). Antes da extração com um solvente orgânico, a fase aquosa deve ser alcalinizada (pH entre 9 e 10). O uso de hidróxido de amônio deve ser evitado, já que foi relatada a formação de artefatos com o uso dessa base. Portanto, quando possível, a amônia deve ser substituída por outra base, como o carbonato de sódio (Na_2CO_3). Hidróxidos alcalinos produzem soluções básicas muito fortes e devem ser evitados para diminuir o risco de degradação.

Outra opção é a extração do material seco com solventes orgânicos miscíveis com a água, como etanol ou metanol, sendo tal método ainda bastante empregado, apesar da possibilidade de formação de artefatos. Os extratos obtidos dessa forma costumam conter uma enorme quantidade de impurezas (comparando com os extratos obtidos usando solventes imiscíveis com a água), como açúcares e aminoácidos. Apesar disso, esse método é utilizado com frequência devido à sua praticidade. O extrato é posteriormente seco e fracionado entre uma fase aquosa acidificada e uma fase orgânica imiscível com água. A fase aquosa contendo os alcaloides é, então, alcalinizada e depois extraída com solvente orgânico imiscível com água (em geral clorofórmio). Dependendo do objetivo, o extrato clorofórmico contendo os alcaloides é seco ou diretamente analisado.

Ao longo da extração, pode ocorrer a formação de artefatos, produtos gerados pela degradação dos compostos originais durante o processo de extração (e mesmo na análise). Já foi relatada a formação de artefatos em solventes como etanol, metanol, acetato de etila e éteres. Em clorofórmio, a exposição da solução à luz também levou à formação de artefatos.[9] Dessa forma, toda a precaução deve ser tomada no decorrer de todo o processo.

Métodos de separação, purificação e análise

Várias técnicas cromatográficas são utilizadas na separação, purificação e análise dos alcaloides, sendo que a escolha da técnica depende, entre outros fatores, da disponibilidade dos equipamentos. A grande maioria das técnicas cromatográficas pode ser usada tanto para a detecção quanto para a purificação de compostos, quer o trabalho seja feito em escala analítica ou preparativa. Para análises quantitativas, deve-se estar atento ao detector escolhido, pois alguns são mais adequados do que outros.

Nos últimos anos, uma técnica não cromatográfica, a RMN, tem se destacado na identificação e quantificação de compostos puros ou em misturas. Naturalmente, essa técnica não é adequada para a purificação de compostos.

A seguir são dadas algumas informações sobre as diferentes técnicas cromatográficas usadas.

Cromatografia em camada delgada

A cromatografia em camada delgada (CCD) é um método que requer pouco equipamento e que pode ser usado tanto para a identificação de alcaloides conhecidos como para a purificação de compostos. Um livro clássico que apresenta uma revisão extensa, abrangendo um período importante da investigação sobre alcaloides, foi escrito por Baerheim Svendsen e Verpoorte.[10] A fase estacionária usada com maior frequência é o gel de sílica. Devido ao caráter ligeiramente ácido, os alcaloides costumam deixar rastros durante a eluição. Isso pode ser evitado adicionando-se uma base ao eluente ou impregnando a fase estacionária com base. Outra possibilidade é a eluição dos alcaloides na forma de sal, usando eluentes polares e ácidos.

Existem várias formas de detecção para CCD. Em placas de sílica com indicador de fluorescência, pode ser observada a extinção da luz ultravioleta em 254 nm. A detecção de fluorescência em 366 nm também pode ser útil por ser muito sensível para alcaloides como as ergolinas do esporão-do-centeio.

Diversos reagentes podem contribuir para a detecção e identificação dos alcaloides. Reagentes empregados para a detecção de alcaloides em geral, como o reagente de Dragendorff, o iodoplatinato de potássio ou o reagente de Mayer, são adequadas.[11] Além dos reagentes específicos para alcaloides, existem outros que são adequadas para a detecção de alcaloides indólicos monoterpênicos, como os reagentes FCPA (3,25% $FeCl_3$ em $HClO_4$ 35%) e CSSA (1% $CeSO_4$ em H_2SO_4 10%).[12] Esses reagentes são menos específicos, mas apresentam cores variadas para os diferentes alcaloides, o que auxilia na sua identificação. A coloração dos alcaloides é observada logo após a aplicação do reagente sobre a placa cromatográfica e também após aquecimento curto, médio e prolongado. A fluorescência dos compostos após o aquecimento deve ser igualmente verificada.

Um estudo extenso sobre o comportamento de alcaloides indólicos monoterpênicos em vários eluentes e as suas reações com os reagentes citados antes foi publicada por Van Beek e colaboradores.[12] Os eluentes usados estão listados no Quadro 24.1.

Cromatografia em coluna

O método tradicional para a separação de quantidades maiores de alcaloides é a cromatografia em coluna (CC) de gel de sílica, em baixa ou média pressão, por meio da qual os alcaloides são eluídos com misturas de um solvente polar e um solvente apolar, sendo que a concentração do primeiro é aumentada gradualmente (p. ex., etanol em tolueno). Alguns solventes devem ser evitados durante a CC devido ao risco de formação de artefatos. A acetona, por exemplo, converte os alcaloides 3-hidróxi-iboga em derivados 3-(2'-oxopropil)-iboga. Clorofórmio e éteres não destilados levam facilmente à formação de N-óxidos e hidróxi-indoleninas, enquanto o diclorometano pode levar à formação de derivados clorometilênicos quaternários.[13] Para os alcaloides diméricos, tem sido usada com sucesso a cromatografia por exclusão, sendo a cromatografia de adsorção a menos indicada.

O monitoramento da qualidade da separação é feito em geral por CCD, pelos métodos já descritos no tópico anterior. Muitas

Quadro 24.1 Eluentes utilizados para a análise por CCD de alcaloides indólicos monoterpênicos

Código dos sistemas eluentes	Eluentes
S1	Ciclo-hexano : clorofórmio : dietilamina (6:3:1)
S2	Tolueno : etanol absoluto contendo 1,74% g/v amônia (19:1)
S3	Clorofórmio : metanol (9:1)
S4	Acetato de etila : isopropanol: 26% g/v amônia (17:2:1)

vezes não é possível conseguir compostos puros utilizando tal método, e recorre-se aos outros métodos de separação para obter compostos puros, como a CLAE.

Cromatografia a líquido de alta eficiência

Quando disponível, a CLAE é um excelente método para a detecção e quantificação de alcaloides indólicos, facilitado pela forte absorção do núcleo indólico na região do ultravioleta, o que o torna bastante sensível. A CLAE pode ser acoplada a um detector de feixe de fotodiodos, o que permite o reconhecimento dos alcaloides pelos espectros dos compostos detectados no cromatograma. Assim sendo, podem-se obter os espectros dos diversos componentes de uma mistura, o que torna o método atrativo, apesar da menor sensibilidade desse tipo de detector. Alguns alcaloides indólicos monoterpênicos podem ser detectados por fluorescência, método ainda mais sensível e específico.

O espectro ultravioleta é característico para cada tipo de cromóforo encontrado nas diferentes classes de alcaloides indólicos. Além disso, o padrão de substituição dos anéis aromáticos pode ser facilmente determinado a partir do espectro UV.[14]

As colunas cromatográficas hoje utilizadas para análise de alcaloides indólicos são quase exclusivamente de fase reversa (em geral C18). Para a análise de alcaloides, é importante que as colunas tenham um alto grau de enchimento do adsorvente para obter boa resolução na cromatografia. Vários fabricantes oferecem colunas especiais para a separação de compostos básicos. Uma alternativa é o uso de modificadores básicos, que podem ser adicionados ao eluente. Uma revisão extensa sobre o uso da CLAE para análise e separação de alcaloides foi publicada por Petruczynik.[15]

Mais recentemente, a CLAE também tem sido usada em combinação com a espectrometria de massas (EM), o que permite a rápida identificação de compostos de uma mistura. A quantificação por EM costuma ser mais difícil; no entanto, esses sistemas cromatográficos estão frequentemente acoplados também a um detector de feixe de fotodiodos, e é possível obter tanto a quantificação por UV quanto a identificação por EM.

Cromatografia a gás

Apesar da sua alta massa molecular e baixa volatilidade, a cromatografia a gás (CG) é adequada para a análise de um grande número de alcaloides indólicos monoterpênicos.[16] A grande vantagem da CG é a sua alta sensibilidade, alto poder de resolução e a possibilidade de acoplamento fácil a um espectrômetro de massas. Isso permite a detecção de traços de compostos em uma mistura complexa em quantidade ínfima de material (alguns mg). Quando acoplado ao espectrômetro de massas, é muitas vezes possível, mesmo sem padrão, identificar o alcaloide detectado. O cromatógrafo a gás acoplado ao espectrômetro de massas também é muito útil em estudos de biossíntese desses compostos. Algumas desvantagens dessa metodologia são a impossibilidade de analisar alcaloides diméricos, alcaloides glicosilados e compostos menos estáveis, como aqueles contendo grupamentos aldeído. Além disso, devido aos problemas inerentes ao método, a análise quantitativa por CG-EM só deve ser feita após um cuidadoso estudo da linearidade do método para os diversos compostos de interesse.

Outras possibilidades de análises quantitativas

Os métodos tradicionais de análise quantitativa de alcaloides incluem:[17]

a) Isolamento do alcaloide na sua forma básica por extração ácido-base. A quantificação pode ser feita por simples pesagem ou por titulação com uma base, após a dissolução dos alcaloides em meio ácido.

b) Titulação do alcaloide com hidróxido alcalino usando como indicador a

fenolftaleína, após este ter sido dissolvido na forma de sal em uma mistura de etanol e clorofórmio.
c) Titulação do alcaloide com ácido perclórico em ácido acético glacial.
d) Quantificação por espectroscopia no UV devido à absorção característica do núcleo indólico (máximos de absorção em torno de 210 e 280 nm). A metodologia mais precisa combina a separação por CLAE com a detecção por UV.

Propriedades farmacológicas e uso terapêutico

Muitos alcaloides indólicos apresentam atividades farmacológicas importantes. Diversas plantas que os contêm são, há muito tempo, consideradas tóxicas devido à sua potente atividade. A atividade dos alcaloides indólicos é, em geral, mediada pela sua interação com um ou mais receptores específicos. Muitos alcaloides indólicos atuam como agonistas ou antagonistas parciais nos receptores α-adrenérgicos, serotoninérgicos, colinérgicos e dopaminérgicos. As diferentes atividades se devem, aparentemente, às diferentes interações com os vários receptores e à maneira como cada alcaloide interage com cada um deles. Já que cada classe de receptor possui diversos subtipos, com diferente sensibilidade aos vários compostos, a gama de atividades dos alcaloides indólicos em diferentes órgãos é enorme. A seguir, são citados alguns exemplos de alcaloides indólicos e suas principais atividades.

Vários alcaloides indólicos, como psilocibina, N,N-dimetiltriptamina, LSD e derivados do harmano (Fig. 24.9), possuem marcante atividade alucinógena. Todos esses compostos interagem especificamente com os receptores serotoninérgicos 5-HT$_{2A}$. Para maiores informações sobre eles, consultar Capítulo 27, *Alucinógenos naturais: etnobotânica e psicofarmacologia*.

Outros alcaloides atuam especialmente no sistema cardiovascular, como os alcaloides do esporão-do-centeio, ioimbina, reserpina e ajmalicina. A atividade desses compostos é resultado de uma interação complexa com os receptores α-adrenérgicos, serotoninérgicos e dopaminérgicos. A ação vasoconstritora dos alcaloides do esporão-do-centeio se deve à sua interação com os

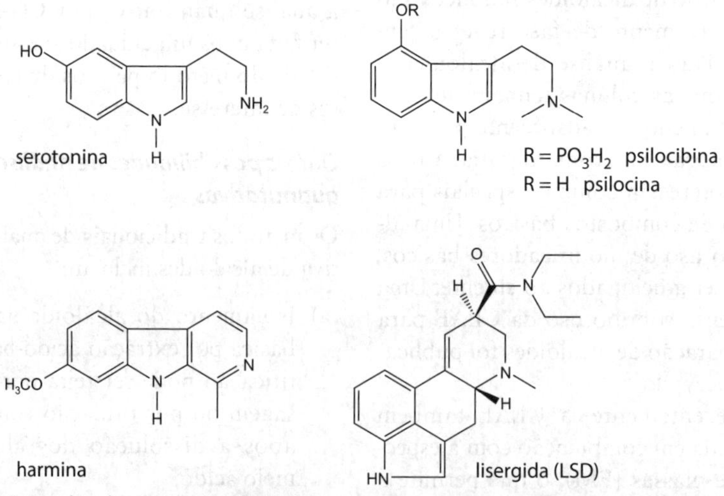

Figura 24.9 Exemplos de compostos alucinógenos que atuam nos receptores para serotonina: psilocibina, psilocina, lisergida e harmina.

receptores α-adrenérgicos, que controlam a contração da musculatura lisa dos vasos sanguíneos. A ioimbina, presente nas cascas da árvore africana ioimbe, é um inibidor seletivo dos receptores α-2-adrenérgicos, um agente simpatolítico cujo efeito mais pronunciado é a vasodilatação dos vasos sanguíneos periféricos. A reserpina, presente em *Rauvolfia serpentina* (L.) Benth. ex Kurz, age diminuindo o nível de catecolaminas e serotonina no sistema nervoso central (SNC) e em outros órgãos, levando a uma queda da pressão sanguínea, devido à diminuição da resistência periférica e da frequência cardíaca após administração crônica. A diminuição dos mediadores em nível central explicaria as ações sedativa e neuroléptica.

Diversos alcaloides indólicos possuem atividade antitumoral como elipticina (presente em *Ochrosia* sp., Apocynaceae) e olivacina (isolada de várias espécies dos gêneros *Aspidosperma* e *Tabernaemontana*, Apocynaceae) (Fig. 24.10). Esses compostos inibem a síntese de DNA, RNA e proteínas, provavelmente por intercalação na dupla-hélice do DNA e por ligação com ácidos nucleicos. Devido à alta toxicidade, esses compostos não são usados clinicamente.

Os alcaloides diméricos de *Catharanthus roseus* (L.) G.Don, vincristina e vimblastina, são usados no tratamento de vários tipos de câncer. Esses alcaloides causam parada da divisão celular durante a metáfase devido à sua ligação específica com a tubulina, inibindo a sua polimerização (para maiores detalhes, consultar o Capítulo 9, *Produtos naturais e o desenvolvimento de fármacos*).

As drogas vegetais contendo alcaloides indólicos são raramente utilizadas na terapia em razão de variações dos teores de seus componentes ativos. Dessa maneira, os alcaloides indólicos são quase sempre usados na sua forma purificada, o que possibilita a sua dosagem precisa.

Drogas mais importantes

Esporão-do-centeio (*Secale cornutum*)

Nome científico: *Claviceps purpurea* (Fries) Tulasne

Família: Clavicipitaceae – Classe: Ascomycetes

Parte utilizada: esclerócios recolhidos sobre a espiga de centeio

Diversos cereais podem ser parasitados pelo fungo *C. purpurea*, conhecido como ergô. O centeio (*Secale cereale* L., Poaceae) é o mais suscetível. Esse fungo produz alcaloides derivados da ergolina, e a droga oficial é aquela obtida a partir do centeio. Os alcaloides do ergô também podem ser obtidos por cultura de cepas selecionadas por meio da infestação artificial de cereais ou por fermentação industrial em meio sintético.

Dados químicos

As substâncias ativas do esporão-do-centeio são os alcaloides ergolínicos, sendo que seu teor é muito variável (0,3 a 1%). Os alcaloides se dividem em dois grupos: as amidas simples do ácido lisérgico (20% do total de alcaloides), cujo alcaloide majoritário é a ergometrina, e as ergopeptinas, isto é, os peptídeos do ácido lisérgico, como a ergotamina

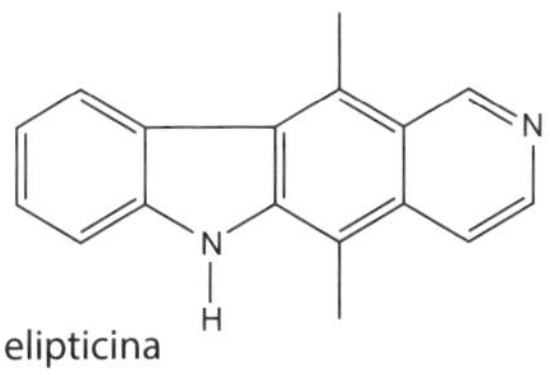

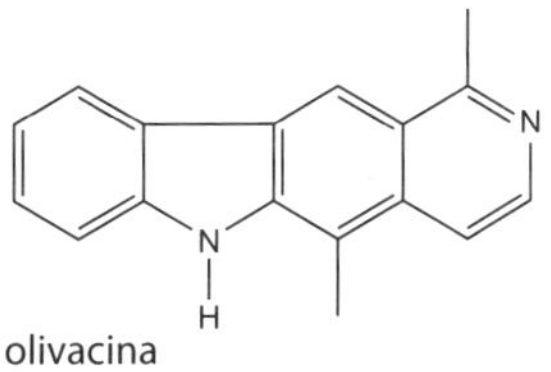

Figura 24.10 Estruturas químicas da elipticina e olivacina.

(ver Fig. 24.7) e a ergotoxina, esta última uma mistura de ergocornina, ergocriptina e ergocristina.

O esporão-do-centeio deve conter no mínimo 0,15% de alcaloides totais, calculados em ergotamina, e no mínimo 0,023% dos alcaloides solúveis em água, calculados em ergometrina, ao passo que o pó de esporão-do-centeio estabilizado deve conter entre 0,19 e 0,21% de alcaloides totais, calculados em ergotamina, e entre 0,027 e 0,033% dos alcaloides solúveis em água, calculados em ergometrina.

Dados farmacológicos e toxicológicos

Na Idade Média, em todos os países europeus, houve intoxicações em proporções epidêmicas pela ingestão de farinha de centeio contaminada pelo fungo. A intoxicação crônica é chamada de ergotismo (ou Fogo de Santo Antônio), o qual pode se apresentar de duas formas: o gangrenoso (resultante do comprometimento da circulação das extremidades) e o convulsivo (comprometimento do SNC, com a ocorrência de convulsões frequentes). A etiologia correta do ergotismo, como intoxicação pelo esporão-do-centeio, e seu ciclo de desenvolvimento só foram confirmados no século XIX. No século XX também ocorreram epidemias esporádicas que foram atribuídas ao ergotismo, entre as quais uma na França e outra na Etiópia em 1951, que resultaram na morte de dezenas de pessoas.

As substâncias ativas obtidas do ergô exerceram importante papel para o desenvolvimento da farmacologia, especialmente com relação ao sistema nervoso autônomo, a partir da investigação da ação da ergotamina, fundamental para estabelecer o conceito de bloqueador alfa-adrenérgico. As substâncias isoladas e ainda obtidas do esporão-do-centeio com importância terapêutica atual são a ergotamina e a ergometrina.

Uso terapêutico

O esporão-do-centeio é uma droga que foi usada para acelerar partos (no fim do século XVI) até que seus efeitos tóxicos foram reconhecidos e, a partir do século XIX, seu uso ficou reservado ao tratamento de hemorragias pós-parto.

Atualmente, a droga é utilizada para obtenção dos alcaloides ergometrina, ergotamina e ácido lisérgico, a partir dos quais são preparados derivados. No Brasil, são encontrados no mercado medicamentos para enxaqueca com di-hidroergotamina e metisergida, isoladamente ou em associação com outros fármacos, como ácido acetilsalicílico, dipirona, cafeína, metoclopramida e paracetamol.

Como estimulante uterino, são utilizadas a ergometrina (também conhecida como ergonovina) e a metilergometrina. Ambos os alcaloides são fármacos potentes que contraem a musculatura lisa uterina, sendo que a ação da ergometrina é mais prolongada do que a da ocitocina. São indicadas na prevenção e no tratamento da hemorragia pós-parto e pós-aborto, devido à atonia uterina, e contraindicadas para indução do trabalho de parto e em casos de ameaça de aborto espontâneo. Também são contraindicadas para pacientes com disfunções cardíaca, hepática e renal, hipertensão e problemas vasculares.

A ergotamina é o fármaco de escolha no tratamento da dor de cabeça tipo enxaqueca, não sendo indicada para profilaxia dela devido à sua toxicidade, da mesma forma que a sua administração prolongada não é recomendável. Ela é um potente vasoconstritor, mas pode produzir vasodilatação, dependendo do grau de resistência dos vasos sanguíneos. O efeito de vasoconstrição da ergotamina pode estar relacionado com sua ação nos receptores da serotonina.

Derivados semissintéticos

Foram preparados vários derivados semissintéticos, como a metilergometrina, di-hidroergotamina, metisergida, nicergolina, di-hidroergotoxina, bromocriptina, lisurida, lisergida (LSD):

a) A metilergometrina é a amida do ácido lisérgico e do 2-aminobutanol, sendo mais ativa na musculatura uterina do que a ergotamina, e com pequena atividade alfa-adrenolítica.
b) A metisergida foi importante para identificar que agonistas serotoninérgicos são os responsáveis pela ação na enxaqueca, levando ao desenvolvimento de fármacos menos tóxicos para seu tratamento (com menores efeitos sobre o sistema cardiovascular), como a sumatriptana.
c) A nicergolina, devido à sua ação alfa-adrenolítica, é um vasodilatador cerebral, sendo preconizada para problemas de atenção e memória em pacientes idosos. A nicergolina e a di-hidroergocristina são comercializadas no Brasil com as mesmas indicações terapêuticas.
d) A bromocriptina ou 2-bromo-ergocriptina é um inibidor da lactação e, em razão da sua ação semelhante à da dopamina, é também indicada para o tratamento do mal de Parkinson nos casos em que o paciente não responde mais ao tratamento com levodopa.

Fava-de-calabar

Nome científico: *Physostigma venenosum* Balf.

Família botânica: Fabaceae

Parte utilizada: sementes

A fava-de-calabar é um cipó originário do Golfo da Guiné (Nigéria, Camarões e Gabão), cujas sementes eram utilizadas pelos nativos da África Ocidental para decidir o julgamento de criminosos suspeitos. Aqueles que bebiam o extrato aquoso da droga vegetal e não morriam eram considerados inocentes, mas isso somente acontecia se a bebida fosse ingerida em grandes goles, o que provocava vômitos pelo seu efeito irritante. Somente em 1875, após o isolamento da fisostigmina, foi demonstrada sua utilidade no tratamento do glaucoma pelo oftalmologista alemão Ludwig Laqueur.

Dados químicos

A (-)-fisostigmina (Fig. 24.11) ou eserina é o éster fenólico do ácido *N*-metilcarbâmico, tendo sido isolada e denominada como tal em 1864 por Jobst e Hesse. Na tentativa de aumentar a estabilidade da fisostigmina (um monometilcarbamato) à hidrólise, diversos derivados dimetilcarbamatos foram sintetizados, como neostigmina e piridostigmina. Estes são mais efetivos do que a fisostigmina no tratamento da miastenia grave, pois o efeito desse último tem curta duração. A fisostigmina é também o protótipo de inseticidas do tipo carbamatos, ditos inibidores irreversíveis da acetilcolinesterase.

Dados farmacológicos

A fisostigmina é uma amina terciária, inibidor reversível da acetilcolinesterase, que passa facilmente pela barreira hematoencefálica causando efeitos colinérgicos, o que pode ser utilizado para inibir os efeitos centrais e periféricos de agentes anticolinérgicos. A neostigmina e a piridostigmina também são inibidores da colinesterase; no entanto, são bases quaternárias e não passam facilmente por essa barreira, atuando, portanto, de modo predominante, em nível periférico.

Uso terapêutico

A fisostigmina, por potencialmente causar sérios efeitos adversos (risco de parada cardíaca), tem hoje seu uso restrito à oftalmologia. Ao uso oftalmológico estão relacionadas lacrimação, miose, sensação de queimadura ocular e dor de cabeça. É utilizada também

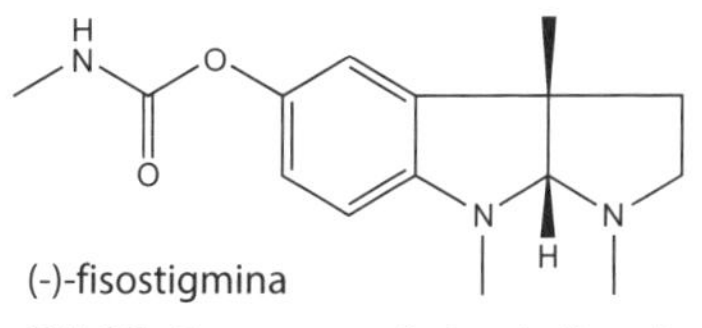

Figura 24.11 Estrutura química da fisostigmina.

para reverter os efeitos da intoxicação grave por anticolinérgicos.

A neostigmina e a piridostigmina (Fig. 24.12) são comercializadas no Brasil como antimiastênicos, assim chamados porque sua indicação principal é para o diagnóstico e tratamento da miastenia grave e, ainda, para atonia pós-operatória da musculatura lisa do intestino e da bexiga.

Ioimbe

Nome científico: *Pausinystalia yohimbe* (K.Schum.) Pierre ex Beille

Sinonímia científica: *Corynanthe yohimbe* K.Schum.

Família botânica: Rubiaceae

Parte utilizada: cascas do tronco

É uma árvore encontrada nas florestas da República de Camarões, Gabão e Congo. Em 1890, foi observado o uso de extratos das cascas do tronco pela população nativa de Camarões no tratamento da impotência. Em 1896, o alcaloide ioimbina foi isolado. Mais tarde, em 1914, foi demonstrado que a ioimbina era idêntica à quebrachina, isolada anteriormente de *Aspidosperma quebracho--blanco* Schltdl. (Apocynaceae). Curiosamente, essa planta também era usada na medicina tradicional de outros países como Argentina, Bolívia e Brasil como afrodisíaco.

Dados químicos

Apresenta 1 a 6% de alcaloides totais, principalmente alcaloides indólicos do tipo ioimbano, sendo que a ioimbina (ver Fig. 24.2) é majoritária. Apresenta, ainda, hetero-ioimbanos, como ajmalicina e derivados tetracíclicos.

Dados farmacológicos

A ioimbina é um inibidor seletivo dos receptores alfa-2-adrenérgicos, ou seja, um agente simpatolítico. Em doses fracas, é hipertensora e, em doses maiores, hipotensora e vasodilatadora das regiões vasculares periféricas. Sua ação sobre a musculatura lisa causa aumento do tônus e do movimento dos intestinos.

Uso terapêutico

O cloridrato de ioimbina tem sido utilizado na impotência masculina e na hipotensão ortostática e ortostática induzida pelos antidepressivos tricíclicos. É contraindicado na insuficiência hepática e renal e, em doses elevadas, ocasiona queda da pressão arterial, excitação do SNC, náuseas e vômitos.

Noz-vômica

Nome científico: *Strychnos nux-vomica* L.

Família botânica: Loganiaceae

Parte utilizada: sementes

É uma árvore do Sudeste Asiático, introduzida na Europa no século XVI para eliminar animais indesejáveis, usada principalmente como rodenticida.

A droga deve conter, no mínimo, 1,2% de estricnina, é inodora e de sabor extremamente amargo.

Extratos de noz-vômica foram usados, no passado, para tratar diversos distúrbios, incluindo os gastrintestinais, e debilidade física.[18]

Dados químicos

É interessante referir que as espécies asiáticas de *Strychnos* têm como constituintes

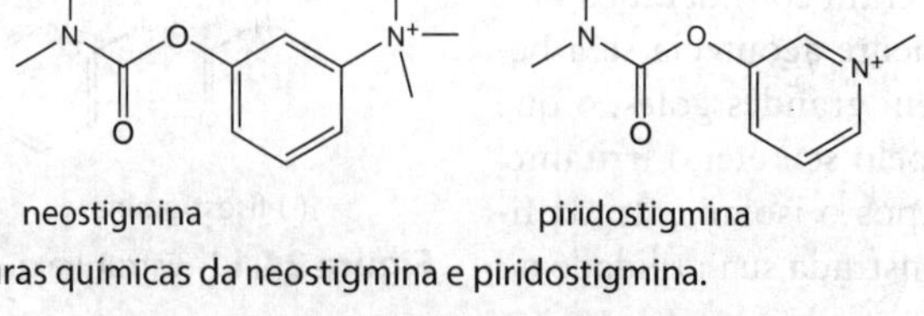

neostigmina   piridostigmina

Figura 24.12 Estruturas químicas da neostigmina e piridostigmina.

químicos de seus frutos estricnina e brucina (alcaloides terciários) (Fig. 24.13), ao passo que as espécies sul-americanas, conhecidas na obtenção dos curares, apresentam alcaloides quaternários bis-indólicos, como a C-toxiferina, nas cascas e raízes. Por outro lado, nas espécies africanas de *Strychnos* foram encontrados tanto alcaloides do tipo curare quanto estricnina.[19]

A noz-vômica possui de 1 a 3% de alcaloides totais dos quais a estricnina é majoritária, juntamente com a brucina, seu derivado dimetoxilado.

Dados farmacológicos

Tanto as espécies da África e Ásia como as da América do Sul são tóxicas e caracterizam-se pelo fato de provocarem paralisia dos músculos estriados. Os curares, no entanto, são bloqueadores neuromusculares, causando, inicialmente, debilidade muscular e, em seguida, flacidez dos músculos (relaxantes musculares). Já a estricnina é um estimulante medular e bulbar, e a sua intoxicação assemelha-se aos sintomas do tétano, como ansiedade, alta sensibilidade ao ruído e luz, e crises convulsivas periódicas. A morte advém da asfixia pela contração do diafragma. Outro fato importante é que, enquanto os curares são muito mais ativos por via parenteral – o que explica a ingestão impune, pelos indígenas, da caça obtida com flechas envenenadas –, a estricnina apresenta atividade também por via oral.

O uso terapêutico da noz-vômica não é justificável devido aos seus riscos, e o interesse por essa droga vegetal reside na obtenção da estricnina, a ser utilizada em estudos de excitabilidade muscular e para o ensaio biológico de anticonvulsivantes e relaxantes musculares de ação central.

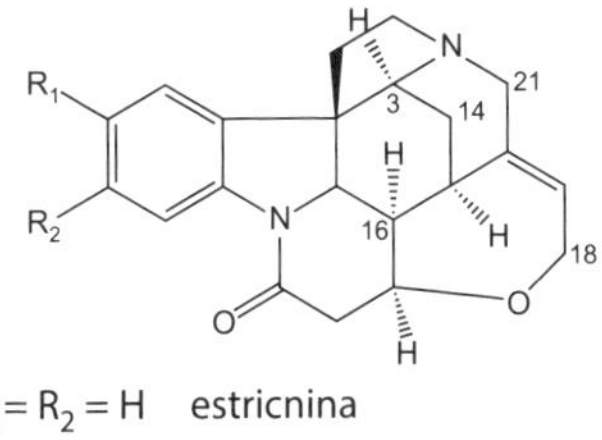

Rauvólfia

Nome científico: *Rauvolfia serpentina* (L.) Benth. ex Kurz

Família botânica: Apocynaceae

Parte utilizada: raízes

A rauvólfia era usada na medicina popular hindu para tratar mordidas de serpentes, doenças mentais e epilepsia. A aplicação das raízes no tratamento de psicoses e hipertensão foi descrita pela primeira vez por Sen e Bose em uma revista médica indiana.[20] No entanto, seu uso terapêutico em larga escala foi iniciado somente após o isolamento da reserpina, em 1952, e após a retomada das pesquisas de seus efeitos. Devido à grande procura, o governo indiano foi forçado a proibir a exportação da planta para evitar sua extinção, sendo que pouco tempo depois ela passou a ser cultivada.

De acordo com a FB 5, a rauvólfia deve conter no mínimo 0,15% de alcaloides do grupo reserpina-rescinamina.[21]

A indústria extrativa utiliza também outras espécies de rauvólfia, como *Rauvolfia vomitoria* Afzel., da África (7 a 10% em alcaloides) e *Rauvolfia tetraphylla* L., originária do norte da América do Sul e da América Central.

Dados químicos

Os alcaloides totais (0,5 a 2,5%) são uma mistura complexa, e mais de 50 alcaloides já foram isolados de *Rauvolfia*. Esses alcaloides podem ser divididos nos grupos dos: (1) derivados do tipo ioimbano, como a reserpina (Fig. 24.14) e a rescinamina, principalmente; (2) derivados do tipo hetero-ioimbano, que possuem anel E heterocíclico, como a ajmalicina (ver Fig. 24.8) e também bases quaternárias,

$R_1 = R_2 = H$ estricnina
$R_1 = R_2 = OCH_3$ brucina

Figura 24.13 Estruturas químicas da estricnina e brucina.

como a serpentina (=3,4,5,6-tetrades-hidro-ajmalicina); e (3) derivados indólicos, sobretudo ajmalina (Fig. 24.14).

Dados farmacológicos

A reserpina tem efeito anti-hipertensivo. Ela age diminuindo o nível de catecolaminas e serotonina no SNC e em outros órgãos. A queda da pressão sanguínea se deve à diminuição da resistência periférica e da frequência cardíaca após administração crônica, e a diminuição dos mediadores no SNC explicaria sua ação sedativa e neuroléptica. A rescinamina e deserpidina têm a mesma atividade. Juntamente com a clorpromazina, a reserpina inaugurou a classe dos neurolépticos, medicamentos específicos para psicoses agudas com agitação, gerando uma revolução no tratamento psiquiátrico.

Uso terapêutico

Preparações farmacêuticas contendo o extrato têm sido preconizadas no tratamento de hipertensão leve e são de uso terapêutico limitado, considerando a complexidade da mistura de alcaloides presentes nesse extrato.[18] Os alcaloides da rauvólfia são considerados agentes anti-hipertensivos suplementares e não são recomendados, em geral, na monoterapia inicial do controle da pressão sanguínea. As rauvólfias são utilizadas para extração de alcaloides, principalmente da reserpina. A ajmalicina é obtida, também, das partes subterrâneas de diversas espécies de *Catharanthus*.

A reserpina é mais efetiva quando usada em associação com um diurético para prevenir retenção sódica e edema. Entre seus principais efeitos adversos podem ser citados hipotensão, depressão do SNC, sonolência e hipotermia. No entanto, seu uso clínico está decaindo por esses efeitos adversos e pela existência de outros fármacos anti-hipertensivos mais potentes e seletivos. A reserpina também foi utilizada no tratamento de vários distúrbios psiquiátricos, mas foi abandonada com o surgimento de fármacos mais efetivos e seguros. No Brasil, entre os alcaloides da rauvólfia, somente a reserpina é ainda comercializada isolada ou em associação com hidroclorotiazida, di-hidralazina, clortalidona ou furosemida.

A ajmalicina ou raubasina é um vasodilatador relacionado quimicamente com a reserpina, usado em distúrbios vasculares periféricos e cerebrais.

A ajmalina é um antiarrítmico, com efeitos similares aos da quinidina. Devido ao risco de agranulocitose, ela não é o fármaco de primeira escolha.

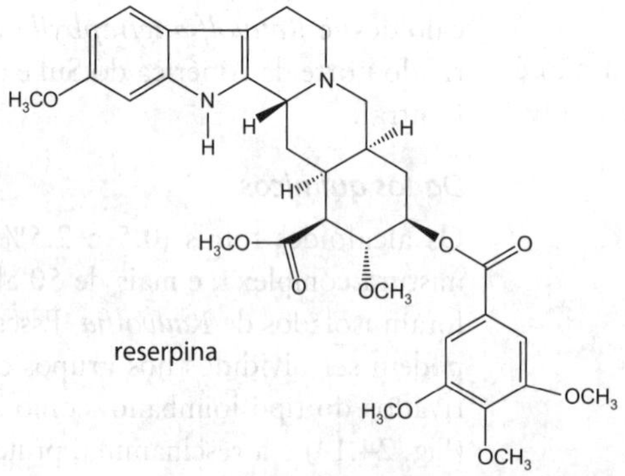

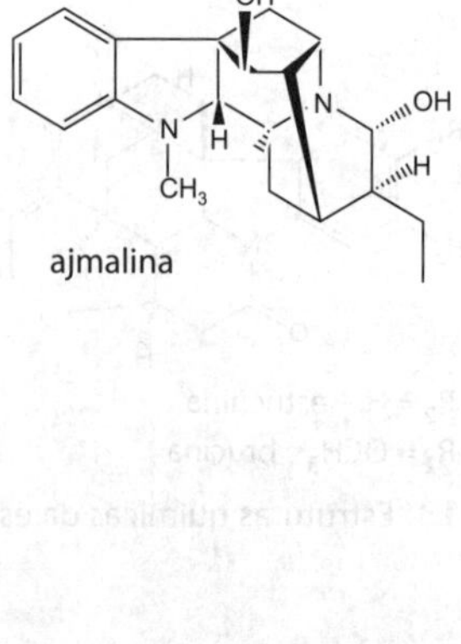

Figura 24.14 Estruturas químicas da reserpina e ajmalina.

Vinca

Nome científico: *Catharanthus roseus* (L.) G.Don

Sinonímia científica: *Vinca rosea* L.

Família botânica: Apocynaceae

Parte utilizada: partes aéreas

A vinca é um subarbusto tropical originário de Madagascar, bastante cultivado e utilizado como planta ornamental em todo o mundo.

Os alcaloides isolados da vinca, principalmente vincristina e vimblastina, foram decisivos para incentivar a pesquisa e o desenvolvimento de novos fármacos, devido tanto ao seu mecanismo de ação único quanto à pouca resistência cruzada entre eles, além das inúmeras modificações estruturais possíveis (para maiores detalhes, consultar o Capítulo 9, *Produtos naturais e o desenvolvimento de fármacos*). Um esforço importante foi realizado para o isolamento e elucidação estrutural dos numerosos alcaloides presentes em *Catharanthus*, nos estudos da sua biossíntese e na cultura de células vegetais, tendo como objetivo a obtenção ou a produção de alcaloides mais ativos e menos tóxicos. As partes aéreas são utilizadas para a extração dos alcaloides antitumorais (0,2 a 1% de alcaloides totais), enquanto as raízes secas são fonte industrial de ajmalicina.

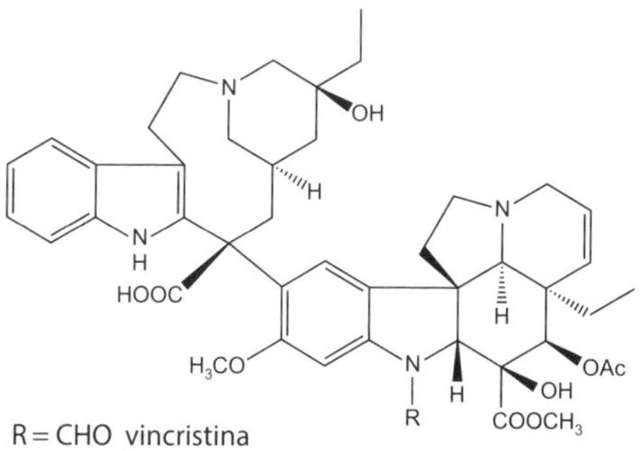

R = CHO vincristina
R = CH$_3$ vimblastina

Figura 24.15 Estruturas químicas da vincristina e vimblastina.

Dados químicos

As partes aéreas contêm uma mistura complexa de alcaloides indólicos cujos alcaloides principais, do ponto de vista terapêutico, são os alcaloides bis-indólicos vincristina e vimblastina (Fig. 24.15). Entretanto, esses alcaloides são constituintes minoritários da mistura, o que torna sua purificação difícil e cara. Nas raízes, o principal alcaloide é a ajmalicina. Além desses alcaloides, mais de 100 outros foram isolados de plantas e culturas *in vitro* de *Catharanthus*.

Derivados semissintéticos

A vindesina é a desacetilvincaleucoblastinamida, obtida a partir da vimblastina pela desacetilação e substituição da carbóxi-metila na parte vindolina por uma carboxamida. A vinorrelbina é obtida por semissíntese a partir da catarantina e vindolina presentes na vinca.

Dados farmacológicos

Estes alcaloides causam parada da divisão celular na metáfase pela ligação específica com a tubulina e inibem sua polimerização. Pequenas diferenças na estrutura desses compostos resultam em diferenças notáveis da toxicidade e espectro antitumoral. Mais notável é a ausência de resistência cruzada entre os alcaloides da vinca. No entanto, muitos alcaloides diméricos com estruturas relacionadas não possuem atividade biológica.

Uso terapêutico

A vimblastina em associação com outros quimioterápicos é importante no tratamento de diferentes linfomas, como o de Hodgkin, sarcoma de Kaposi, câncer de ovário e tumores de testículo. Os principais efeitos adversos são leucopenia e trombocitopenia, sendo que os distúrbios gastrintestinais como náusea e vômitos são menos frequentes. Apresenta menor neurotoxicidade do que a vincristina.[18]

A vincristina é utilizada, principalmente, no tratamento da leucemia linfoblástica aguda infantil em diferentes esquemas quimioterápicos. Como efeito adverso, é relatada neurotoxicidade, como parestesias e fraquezas musculares. Pode causar leve leucopenia e trombocitopenia. Outros efeitos incluem constipação, náusea, vômitos e alopecia. Diferentes revisões podem ser consultadas quanto ao seu uso terapêutico, farmacocinética e toxicidade.[18]

A vinorrelbina é eficaz, principalmente, no tratamento dos cânceres de mama e ovários e nos cânceres ditos de não pequenas células. Contudo, a experiência clínica com a vinorrelbina é pequena, sendo necessários mais dados em relação à sua eficácia e segurança. Por isso, diferentes esquemas quimioterápicos com vimblastina e vincristina são, ainda, de primeira escolha para o tratamento de diversos tumores. Ela exibe os mesmos efeitos adversos dos alcaloides anteriores, mas parece apresentar menor neurotoxicidade.[18] As alterações estruturais na porção catarantina determinam propriedades antimitóticas mais específicas, assim como um aumento da lipofilia.

Pontos-chave deste capítulo

Alcaloides indólicos são metabólitos secundários derivados do aminoácido triptofano. Em plantas, são especialmente comuns nas famílias Apocynaceae, Loganiaceae e Rubiaceae. Eles se dividem em alcaloides monoterpênicos, alcaloides hemiterpênicos (as ergolinas) e alcaloides β-carbolínicos.

Devido à similaridade estrutural com neurotransmissores, muitos deles têm pronunciada atividade no sistema nervoso.

Os alcaloides indólicos monoterpênicos são, quase sempre, produtos de condensação da triptamina com o secoiridoide secologanina. Nas plantas, a maioria deles é encontrada em três famílias da ordem Gentianales: Loganiaceae, Apocynaceae e Rubiaceae, e são importantes do ponto de vista quimiossistemático.

As ergolinas são produto de condensação de triptamina com difosfato de dimetilalila. Elas são produzidas por fungos do filo Ascomycota e também são encontradas em plantas hospedeiras desses fungos.

Os alcaloides β-carbolínicos são bastante comuns e podem ser encontrados em diversas famílias, sendo que sua ocorrência não tem grande significado do ponto de vista quimiossistemático.

Para a extração de boa parte dos alcaloides indólicos, podem ser utilizados os métodos geralmente aplicados para outros alcaloides. A fração rica em alcaloides costuma ser obtida por uma extração ácido-base.

A cromatografia em camada delgada em combinação com reagentes cromogênicos específicos tem grande utilidade para a detecção e identificação de alcaloides indólicos.

As drogas vegetais tradicionais foram substituídas na terapia pelos compostos puros delas isolados.

Referências

1. Jakubczyk D, Cheng JZ, O'Connor SE. Biosynthesis of ergot alkaloids. Nat Prod Rep. 2014;31(10):1328-38.
2. Le Men J, Taylor WI. A uniform numbering system for indole alkaloids. Experientia. 1965;21(9):508-10.
3. Kisakürek MV, Hesse M. Chemotaxonomic studies of the Apocynaceae, Loganiaceae and Rubiaceae, with reference to indole alkaloids. In: Phillipson JD, Zenk MH, editors. Indole and biogenetically related alkaloids. London: Academic; 1980.
4. Van Beek TA. Pharmacognostical studies of some Tabernaemontana species. Leiden: Leiden University; 1984.
5. Van Beek TA, Van Gessel MAJT. Alkaloids of Tabernaemontana species. In: Pelletier SW, editor. Alkaloids: chemical and biological perspectives. New York: John Wiley; 1988. v. 6.
6. De Luca V, Salim V, Thamm V, Masada SA, Yu F. Making iridoids/secoiridoids and monoterpenoid indole alkaloids: progress on

pathway elucidation. Curr Opin Plant Biol. 2014;19:35-42.

7. Leeuwenberg AJM. The taxonomic position of some genera in the Loganiaceae, Apocynaceae, and Rubiaceae, related families which contain indole alkaloids. In: Phillipson JD, Zenk MH, editors. Indole and biogenetically related alkaloids. London: Academic; 1980. p. 1-10.

8. Goldhaber-Pasillas GD, Choi YH, Verpoorte R. New methods of analysis and investigation of indole alkaloids. In: Giglioli-Guivarch N, editor. Advances in botanical research. Amsterdam: Elsevier; 2013. v. 68, cap. 9.

9. Maltese F, Van der Kooy F, Verpoorte R. Solvent derived artifacts in natural products chemistry. Nat Prod Commun. 2009;4(3):447-54.

10. Svendsen AB, Verpoorte R. Chromatography of alkaloids, part A: thin-layer chromatography. Amsterdam: Elsevier; 1983.

11. Stahl E. Chromatographische und mikroskopische Analyse von Drogen. Stuttgart: Gustav Fischer; 1970.

12. Van Beek TA, Verpoorte R, Svendsen AB. Identification of Tabernaemontana alkaloids by means of thin-layer chromatography and chromogenic reactions. J Chromatogr. 1984;298:289-307.

13. Phillipson JD, Bisset NG. Quaternisation and oxidation of strychnine and brucine during plant extractions. Phytochemistry. 1972;11(8):2547-53.

14. Verpoorte R, Schripsema J. Isolation, identification and structure elucidation of alkaloids. In: Linskens HF, Jackson JF. Modern methods of plant analysis, Alkaloids. Heidelberg: Springer; 1994. v. 15, p. 1-20.

15. Petruczynik A. Analysis of alkaloids from different chemical groups by different liquid chromatography methods. Cent Eur J Chem. 2012;10(3):802-35.

16. Dagnino DS, Schripsema J, Peltenburg A, Verpoorte R, Teunis K. Capillary gas chromatographic analysis of indole alkaloids: Investigation of the indole alkaloids present in Tabernaemontana divaricata cell suspension culture. J Nat Prod. 1991;54(6):1558-63.

17. Knabe H, Holtje H-D, Auterhoff H. Lehrbuch der pharmazeutischen Chemie. 14. Aufl. Stuttgart: Wissenschaftliche; 1999.

18. Micromedex Health Care Series. Truven health analytics [Internet]. Greenwood Village: Micromedex; c2016 [capturado em 2 fev. 2016]. Disponível em: http://www-micromedexsolutions-com.ez81.periodicos.capes.gov.br/.

19. Massiot G, Delaude C. African Strychnos alkaloids. In: Brossi A, editor. The alkaloids: chemistry and pharmacology. San Diego: Academic; 1988. v. 34, p. 211-329.

20. Sen G, Bose KC. Rauwolfia serpentina, a new Indian drug for insanity and high blood pressure. Indian Med World. 1931;2:194-201.

21. Agência Nacional de Vigilância Sanitária. Farmacopeia Brasileira. 5. ed. Brasília: ANVISA; 2010.

Leituras sugeridas

Brossi A, Suffness M, editors. The alkaloids-antitumor bisindole alkaloids from Catharanthus roseus (L.). San Diego: Academic; 1990. v. 37.

Heldt HW, Piechulla B. Plant biochemistry. 4th ed. San Diego: Academic; 2010.

O'Connor SE, Maresh JJ. Chemistry and biology of monoterpene indole alkaloid biosynthesis. Nat Prod Rep. 2006;23(4):532-47.

25

Alcaloides pirrolizidínicos

Maique Weber Biavatti, Rogelio Pereda-Miranda

Introdução	389
Distribuição	390
Biossíntese	391
Propriedades físico-químicas	391
Métodos de extração e caracterização	392
Toxicologia	394
Plantas contendo alcaloides pirrolizidínicos	396
Pontos-chave deste capítulo	400
Referências	400
Leituras sugeridas	402

Introdução

Os alcaloides pirrolizidínicos (AP) têm uma distribuição restrita na natureza, podendo ser encontrados em algumas bactérias, organismos marinhos e em muitas espécies de plantas superiores, com mais de 400 compostos identificados em 6 mil angiospermas. Apesar de seu potencial como substâncias citostáticas, o interesse terapêutico neste grupo de alcaloides é nulo. Eles são considerados uma defesa poderosa das plantas contra a herbivoria. Os AP não são tóxicos *per se*; eles são transformados pelas oxidases hepáticas dos mamíferos em agentes reativos pirrólicos, os quais reagem com os nucleófilos das biomoléculas. Assim, em humanos os AP são responsáveis por intoxicações graves devido ao uso equivocado de plantas consideradas medicinais, medicamentos fitoterápicos, suplementos alimentares ou cereais contaminados; e indiretamente pela ingestão de leite ou mel de abelhas contaminados. Além disso, animais ruminantes são os mais afetados pela ingestão desses alcaloides tóxicos, indutores de tumores hepáticos ou de falência hepática, entre outros efeitos.

Estruturalmente, os AP são ésteres formados entre um aminoálcool derivado do núcleo pirrolizidínico, 1-hidroximetil-1,2--desidropirrolizidina, e um ou dois ácidos carboxílicos alifáticos, os ácidos nécicos (Fig. 25.1). Em termos estruturais, as pirrolizidinas são constituídos por dois anéis de cinco membros fusionados com um átomo de nitrogênio na cabeça da ponte. Os aminoálcoois, denominados necinas, possuem em C-8 uma configuração predominantemente H-8α, e a insaturação do núcleo básico em $\Delta^{1(2)}$ representa uma característica estrutural de várias necinas, o que constitui um dos requisitos estruturais para a toxicidade desses alcaloides. Também em C-1, sempre haverá um grupo hidroximetilênico, devido à sua origem biogenética. Outras posições das necinas podem estar hidroxiladas, sendo a hidroxilação em C-7 a de maior ocorrência. Diferentemente da maioria dos alcaloides, os AP podem ser encontrados simultaneamente como bases livres e como N-óxidos, isto é, a sua forma mais polar que facilita o transporte nos tecidos

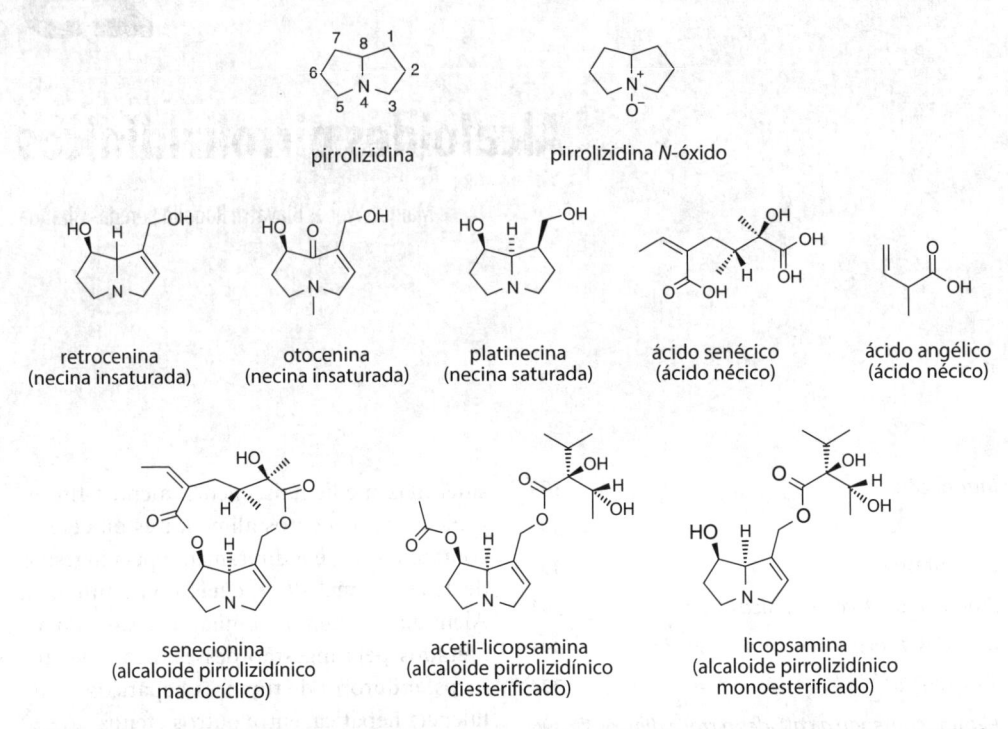

Figura 25.1 Exemplos de alcaloides pirrolizidínicos, necinas e ácidos nécicos, núcleo pirrolizidínico e N-óxido.

vegetais. Há registros da presença de AP terciários e N-óxidos mesmo após décadas de armazenamento do material vegetal liofilizado. Também têm sido isoladas necinas não esterificadas como produtos naturais.

Os AP são conhecidos em geral com nomes triviais derivados das plantas de onde foram isolados e identificados pela primeira vez; por exemplo, o alcaloide majoritário encontrado em várias espécies de *Senecio* (Asteraceae) é conhecido como senecionina. Com poucas exceções, as posições C-7 e C-9 das necinas estão esterificadas por um ou dois ácidos carboxílicos ou por um ácido dicarboxílico para formar um composto macrolídeo de 11 a 14 membros. Existem principalmente três classes de AP: os tipos retronecina, otonecina e platinecina. Os dois primeiros, que possuem uma ligação dupla entre C-1 e C-2, são hepatotóxicos e podem originar tumores em humanos. No entanto, os AP tipo platinecina têm uma base pirrolizidínica saturada, sendo inócuos ou significativamente menos tóxicos (Fig. 25.1).

Distribuição

Os AP têm sido isolados, identificados ou detectados em diversos organismos além das plantas: bactérias,[1] fungos endofíticos,[2] organismos marinhos[3] e animais.[4] Não obstante, as plantas superiores constituem suas fontes principais, sendo especialmente característicos de certos gêneros das famílias Boraginaceae (*Heliotropium, Cynoglossum, Symphytum*), Asteraceae (*Ageratum, Eupatorium* e *Senecio*) e Fabaceae (*Crotalaria*). Na família Boraginaceae e na maioria dos membros das convolvuláceas produtoras de AP, só foram descritos mono ou diésteres abertos. Além disso, dez outras famílias de plantas superiores também são produtoras de AP: Apocynaceae, Casuarinaceae, Ehretiaceae, Liliaceae, Linaceae,

Orchidaceae, Poaceae, Ranunculaceae, Santalaceae e Scrophulariaceae.

Nos animais silvestres, sobretudo em rãs,[4] os AP são sequestrados e armazenados a partir de insetos artrópodes que são suas fontes alimentares, e esses insetos, por sua vez, sequestram os AP das plantas. O gênero *Senecio* da família Asteraceae é particularmente rico em AP, que são a maior defesa dessas espécies contra predadores. Porém, o efeito dos AP pode tanto atrair quando deter os insetos, que são divididos em duas categorias: insetos herbívoros especialistas e insetos herbívoros generalistas. Os especialistas se adaptaram aos AP presentes na planta hospedeira; eles podem sequestrá-los e usá-los como sua própria defesa contra predadores.[5] Os generalistas, por outro lado, são afastados da planta pela presença de AP, que são uma ameaça à sua sobrevivência. Para os lepidópteros, os AP têm ainda uma função dupla: proteção contra predadores (répteis, aves e mamíferos) e como precursores de ferormônios essenciais.[6]

Os AP (bases livres e *N*-óxidos) existem simultaneamente em vários órgãos vegetais (sementes, folhas, flores, etc.), em proporções variadas, dependendo da estação do ano, do local de coleta e da etapa do desenvolvimento da planta. Em geral, são biossintetizados nas raízes como *N*-óxidos, e depois transportados pelo floema para caules, folhas e estruturas reprodutivas, onde agem como potentes fagoinibidores contra herbívoros generalistas.

Biossíntese

Do ponto de vista biossintético, tanto as necinas como os ácidos nécicos são formados pelo metabolismo dos aminoácidos. No caso das necinas, o esqueleto bicíclico pirrolizidínico é formado via putrescina, que é derivada do aminoácido arginina, apesar de o aminoácido não proteico ornitina também poder atuar como precursor. A putrescina é convertida na poliamina homoespermidina por um processo de transferência de grupamento aminopropila da espermidina, em uma reação dependente de NAD^+. O esqueleto pirrolizidínico é, então, formado a partir da homoespermidina por meio de uma sequência de desaminações oxidativas, formação de um cátion imínio e de uma reação tipo Mannich intramolecular[7] (Fig. 25.2). Assim, por exemplo, mediante simples etapas redutivas e oxidativas adicionais a partir do carbaldeído pirrolizidínico, são obtidas as necinas, como a retronecina predominante nos AP tóxicos. A otonecina é uma hidroazonina formada pela metilação e oxidação da retronecina (Fig. 25.2).

Propriedades físico-químicas

Os AP são compostos polares e termossensíveis, podendo ser alterados durante processos de secagem e extração. Durante a secagem do material vegetal, as bases livres podem oxidar-se a seus respectivos *N*-óxidos, e, durante a extração, os *N*-óxidos costumam sofrer desidratação térmica transformando-se em pirróis tóxicos. Dessa forma, tais processos devem realizar-se rapidamente com calor moderado, ventilação suficiente e sem contato direto com o sol ou com uma fonte de luz intensa. Os ésteres das necinas podem sofrer saponificação em valores de pH maiores que 9, enquanto os AP contendo grupamentos epóxido são lábeis frente a haloácidos. Da mesma forma, solventes halogenados, como clorofórmio e diclorometano, geram sais quaternários das aminas terciárias, ou então favorecem reações fotoquímicas com as aminas, formando os hidrocloretos correspondentes. Substituintes no anel pirrolizidínico diminuem o caráter básico da necina. A distribuição dos AP entre fases aquosas e lipídicas depende da proporção de bases não ionizadas, ou seja, do pK_a. As formas ionizadas, que predominam em soluções ácidas, dissolvem-se evidentemente em fases aquosas, ao passo que a solubilidade em água das bases livres será determinada

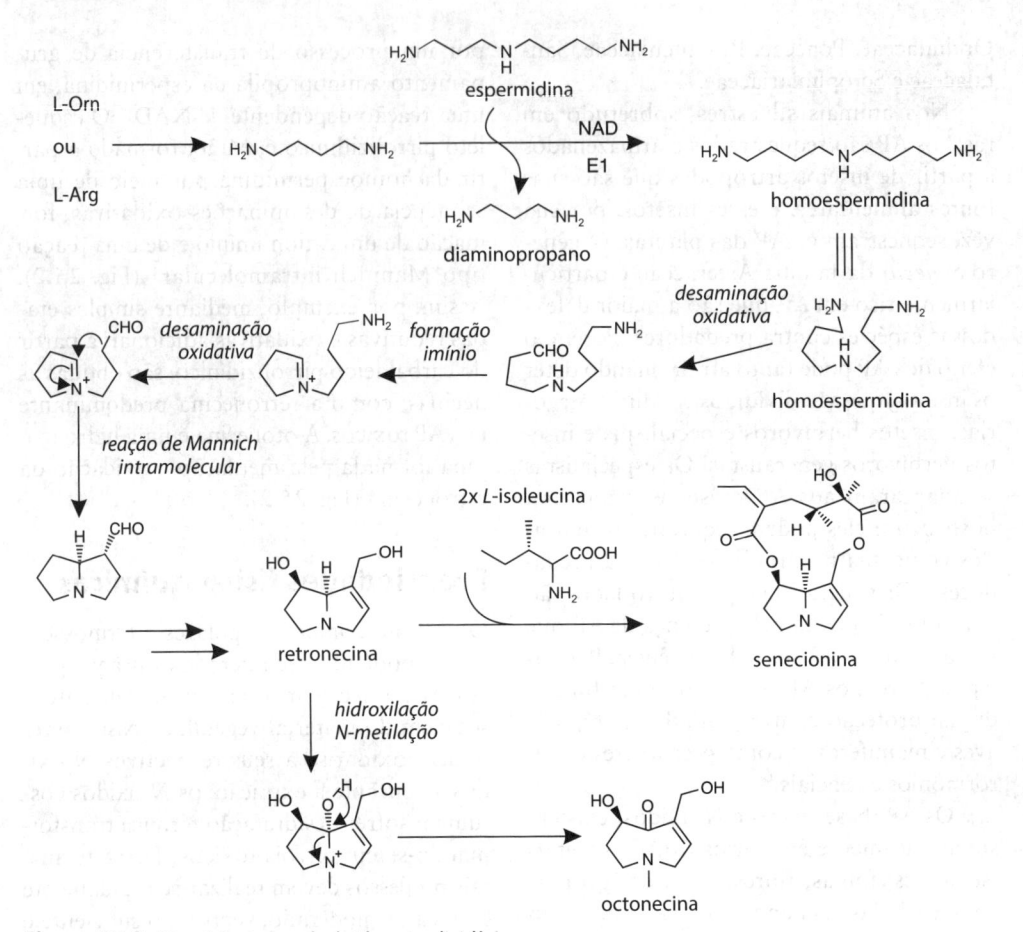

Figura 25.2 Biossíntese dos alcaloides pirrolizidínicos.

por suas próprias características estruturais, como a presença de hidroxilas. O coeficiente de partição é particularmente sensível às mudanças de pH quando se trabalha próximo ao pK_a dos AP, sendo que a maioria deles possui um valor de pK_a menor do que 9. Devido a esse fato, quando se considera a influência dos coeficientes de partição sobre os efeitos biológicos dos AP, é importante determiná-los em pH fisiológico.

Métodos de extração e caracterização

Para a extração dos AP, diversos métodos podem ser utilizados, dependendo da finalidade da investigação. Para obtenção e quantificação de alcaloides totais, os N-óxidos devem ser reduzidos a suas respectivas bases livres durante o processo de extração. O material vegetal moído fresco ou seco é extraído com etanol ou metanol por maceração, ou por extração contínua em Soxhlet (contraindicado para a obtenção e quantificação dos N-óxidos), utilizando clorofórmio-metanol (1:1). O solvente é evaporado e o extrato ressuspenso em uma solução aquosa ácida diluída. Clorofilas e graxas podem, então, ser removidas por uma partição com éter de petróleo. Para quantificar os AP totais, os N-óxidos da solução ácida são reduzidos a bases livres por agitação da solução aquosa com zinco em pó. Essa mistura é filtrada e basificada com NH₄OH concentrado. Os alcaloides são então extraídos com solvente orgânico (clorofórmio ou acetato de etila). Para a extração dos AP muito solúveis em água, satura-se a solução aquosa com carbonato de potássio antes de realizar a extração. A evaporação das fases orgânicas resultantes proporciona um extrato alcaloídico bruto.

A partir desse extrato, para o isolamento dos AP pode ser empregada a cristalização, a cromatografia em camada delgada preparativa, a cromatografia em coluna utilizando alumina, celulose, gel de sílica ou resinas de troca iônica.[8] Para uma triagem inicial, pode ser recomendada a cromatografia em camada delgada com reveladores específicos como o reagente o-cloranil/Ehrlich, por ser uma técnica rápida e acessível com relativa sensibilidade e especificidade. Também pode ser empregada a cromatografia a líquido de alta eficiência (CLAE) preparativa[8] ou a cromatografia de partição centrífuga.[9] Uma das grandes limitações dos AP é a falta de absorção da radiação ultravioleta (em comprimentos de onda superiores a 220 nm), de pouca utilidade na determinação estrutural dessas toxinas, porém isso não impossibilita o uso dos acessíveis detectores ultravioleta (UV) para a quantificação por CLAE.[10] O índice de refração pode ser uma alternativa analítica para a detecção dos AP.

A detecção e a quantificação analítica dos alcaloides tóxicos ou seus metabólitos em tecidos animais e biofluidos constitui um importante objetivo para determinar o potencial tóxico das plantas medicinais produtoras de AP. Considerando que os AP e os N-óxidos são interconversíveis (laboratorial e metabolicamente), faz-se necessário que ambas as formas estejam presentes na determinação analítica. Outro aspecto limitante é a falta de padrões para referência (apenas cerca de 20 padrões são comercializados), consequentemente impossibilitando o desenvolvimento de metodologias acessíveis para estudos toxicocinéticos e metabólicos.

O tipo de procedimento extrativo varia dependendo da matriz em questão; comumente tem sido empregada a extração em fase sólida (EFS), em vários tipos de suporte: sílica em fase reversa (C18), troca iônica, entre outros, para a extração seletiva dos AP. Hoje, a técnica mais empregada para determinação qualitativa e quantitativa dos AP é a cromatografia a líquido acoplada a espectrometria de massas (CL-EM), cujos equipamentos têm evoluído tecnologicamente permitindo detecções e/ou quantificações em limites cada vez menores. Numerosos trabalhos analíticos vêm sendo publicados nesta área, realizando determinações em diversas matrizes: plantas, alimentos (leite, mel, ovos), biofluidos (sangue, urina, bílis) e tecidos animais, incluindo métodos para detecção *in vitro* e *in vivo* dos pirróis tóxicos e de seus adutos com o ácido desoxirribonucleico (DNA). A cromatografia a gás acoplada a detector de massas (CG-EM) também pode ser utilizada; ao contrário da CL-EM, porém, os N-óxidos são muito polares, não voláteis e termossensíveis para serem analisados em conjunto, exigindo uma etapa adicional de redução à base livre durante o preparo da amostra.[10] Posteriormente, deve ser determinada a proporção relativa entre as amostras reduzidas e as não reduzidas, sendo necessária a realização de duas corridas cromatográficas para cada amostra. Apesar disso, ambas as técnicas são sensíveis e têm boa especificidade. Outra técnica bastante sensível e com alta taxa de processamento é o imunoensaio tipo ELISA,[11] porém os *kits* devem ser desenvolvidos para AP ou grupo de AP específicos.

Para a caracterização estrutural, as técnicas espectrométricas mais utilizadas são a ressonância magnética nuclear (RMN) e a espectrometria de massas. Na RMN, um dos sinais diagnósticos em RMN ^{1}H para os AP insaturados (os mais importantes no quesito toxicidade) é a presença de um multipleto em torno de 5,8 ppm referente a H-2. Esse sinal se distingue facilmente dos dupletes na mesma região para os núcleos H-2 e H-3 dos pirróis correspondentes. Para alguns ésteres, observa-

-se um simpleto para os hidrogênios H-9 entre 4,2 e 5 ppm. Porém, esses núcleos podem não ser magneticamente equivalentes, sobretudo nos diésteres macrocíclicos, produzindo sinais que podem estar separados por até 1,55 ppm. Os hidrogênios em posições saturadas do anel pirrolizidínico aparecem em uma região congestionada do espectro, dificultando a determinação devido à sobreposição dos sinais. Outros sinais característicos dos AP se devem às metilas presentes nos ácidos nécicos, sendo simpletos ou dupletos (J = 7 Hz) entre δ 0,85 e 1,96. Revisões extensas dos dados de RMN ^{1}H e ^{13}C se encontram publicadas na literatura especializada.[12,13]

A espectrometria de massas (EM) é uma ferramenta importante e sensível para a determinação e a identificação estrutural dos AP quando da análise de misturas complexas que normalmente existem em fontes naturais. As técnicas usadas de ionização para induzir a fragmentação para o estudo dos AP incluem o impacto eletrônico (EM-IE), a ionização química (EM-IQ) positiva (metano) e negativa (OH⁻) e por *eletronspray* (EM-IES).[14] Por meio da técnica de impacto eletrônico, as necinas tóxicas tipo retronecina mostram o pico característico de *m/z* 80, favorecido pela aromaticidade adquirida devido a uma expansão ao cátion piridínio, que é gerado com a fragmentação multicêntrica promovida pela ruptura alfa ao nitrogênio entre a ligação C-2 e C-3 com a concomitante eliminação de um radical correspondente ao substituinte da posição C-7, isto é, H, OH, ou OCOR, e uma molécula neutra de alqueno com a porção da ligação entre C-1 e C-2. Os espectros obtidos por meio da ionização química em geral são mais simples, permitindo a identificação dos AP por meio da observação do pico [M + H]⁺ na modalidade catiônica ou [M − H]⁻ na aniônica. Assim, a detecção do íon de *m/z* 154 (retronecina massa molecular 155) durante a ionização química negativa (gás de colisão NO_2/He/H_2 gerador de OH⁻) de um extrato alcaloídico bruto representa uma indicação inequívoca da presença das necinas insaturadas na mistura.

A técnica na EM mais utilizada atualmente para o estudo dos AP é a ionização por *eletronspray* (IES) em modo positivo, e numerosos artigos científicos analíticos têm sido publicados envolvendo subtipos de analisadores de massas, em especial por tempo de voo (*time-of-flight*) e armadilha iônica (*ion-trap*), que fornecem dados de massas de alta resolução para o íon quase-molecular [M + H]⁺, facilitando a identificação dos AP em misturas complexas, como a senecionina $C_{18}H_{25}NO_5$ *m/z* 336,1727 [M + H]⁺.[14-16] Tais analisadores de massas também podem ser acoplados em forma híbrida a quadrupolos, fornecendo também os padrões de fragmentação das moléculas quando analisados em espectrometria de massas em tandem (EM/EM ou EM²).[14-16] Com relação a esses padrões, os fragmentos iônicos mais relevantes são detectados em pares catiônicos característicos com valores de *m/z* 138/120, 136/118 ou 168/150, para os subtipos retronecina, N-óxido da retronecina e otonecina, respectivamente (Fig. 25.3), representando um indicativo inequívoco da presença de AP tóxicos em uma determinada amostra.[14-16] Essa técnica de CLAE acoplada a EM-ESI EM/EM é uma metodologia útil para a detecção e quantificação dessas toxinas, sem a necessidade do emprego de padrões,[14] em alimentos, biofluidos, drogas vegetais, medicamentos fitoterápicos e suplementos alimentares.[14-16]

Toxicologia

O aspecto mais importante das espécies vegetais que sintetizam AP está associado à alta toxicidade desses metabólitos. É considerada a classe de toxinas de origem vegetal que mais tem alterado a saúde humana e animal. Essa toxicidade tem, por vezes, proporções pandêmicas e, por isso, vem sendo objeto de atenção de órgãos internacionais como a Organização das Nações Unidas para a Alimen-

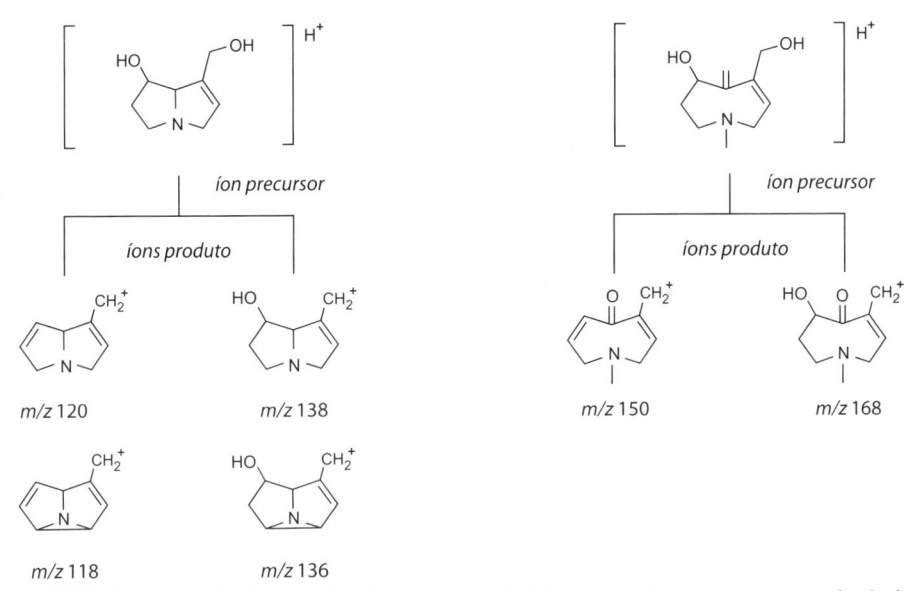

Figura 25.3 Estruturas dos fragmentos de massa característicos para detectar a presença de alcaloides pirrolizidínicos tipo retronecina e otonecina, mediante *eletronspray* em modo positivo.

tação e Agricultura (FAO) e a Organização Mundial da Saúde (OMS), além de autoridades em segurança alimentar governamentais de diversos países. A Agência Nacional de Vigilância Sanitária (ANVISA) publicou na RDC n° 26 de 13 de maio de 2014, que dispõe sobre o registro de medicamentos fitoterápicos e o registro e a notificação de produtos tradicionais fitoterápicos, uma lista de espécies vegetais de uso restrito, incluindo o limite de exposição diária aos AP, que não pode ser superior a 1 ppm, ou seja, 1 µg/g.[17]

A investigação química e farmacológica dos AP se desenvolveu precisamente como consequência da chamada "doença do senécio", causada pelo consumo de plantas que sintetizam pirrolizidinas, em particular espécies de *Senecio* (Asteraceae). Essa toxicidade se manifesta, principalmente, pelos efeitos hepatotóxicos, além dos efeitos citotóxicos, mutagênicos, carcinogênicos e teratogênicos, entre outros. Está demonstrado que os AP hepatotóxicos são aqueles que contêm as necinas com uma insaturação em $\Delta^{1(2)}$. Outro requisito para a toxicidade é a presença de mono ou diésteres, sendo os monoésteres menos tóxicos do que os diésteres abertos, os quais, por sua vez, são menos tóxicos do que os diésteres macrocíclicos. Os *N*-óxidos exibem a mesma toxicidade que as bases livres insaturadas, pois se reduzem no trato intestinal. A intoxicação aguda causa hepatotoxicidade massiva com necrose hemorrágica. A exposição crônica causa alterações hepática, pulmonar e circulatória, podendo também atingir rins, pâncreas, trato gastrintestinal, medula óssea e cérebro. A exposição prolongada causa megalocitose, venoclusão hepática e pulmonar, cirrose hepática, hiperplasia nodular, adenomas ou carcinomas.

Os AP não são tóxicos *per se*; eles requerem uma ativação metabólica que ocorre no fígado de mamíferos, formando os metabólitos desidrogenados pirrólicos, os quais exercem toxicidade aguda, crônica e genotoxicidade. A formação dos derivados pirrólicos é um mecanismo de desintoxicação que, no entanto, acaba potencializando a toxicidade dos AP. Esses alcaloides são transformados pelas oxidases hepáticas em pirróis reativos, que são potentes agentes alquilantes e que reagem rapidamente com nucleófilos disponíveis nas células, como os ácidos nucleicos e proteínas, formando adutos que causam hepatotoxicidade (Fig. 25.4). Os grupos nucleofílicos destas macromoléculas, como sulfidrila, hidroxila ou amina, como nas purinas e pirimidinas, reagem com os núcleos pirrólicos produzidos pelo metabolismo formando carbocátions suscetíveis ao ataque nucleofílico nas posições C-7 e C-9. Essa dupla alquilação produz um enlaçamento entrecruzado irreversível de cadeias de DNA ou RNA, provocando carcinogênese. A conjugação do anel pirrólico com o grupo éster é um fator determinante para o poder alquilante e, como consequência, para a citotoxicidade desses metabólitos. Ainda que o metabolismo dos AP a pirróis ocorra quase exclusivamente no fígado, foram encontrados traços de seus metabólitos nos pulmões, rins e baço. A exposição humana aos AP se dá pela ingestão acidental ou intencional de plantas produtoras de AP como alimentos ou remédios tradicionais e pelo consumo de cereais, mel de abelha, leite ou ovos contaminados. Como os efeitos tóxicos são eminentemente crônicos, é difícil muitas vezes rastrear sua origem, sendo os mesmos subestimados devido à crença equivocada de que os remédios naturais são inofensivos.[10]

Vários relatos de casos clínicos descreveram uma relação entre o consumo de plantas contendo AP e hipertensão pulmonar, doença venoclusiva, cirrose hepática, síndrome da obstrução sinusoidal e teratogenicidade.[18] Diversas preparações da medicina tradicional chinesa[19] têm demonstrado efeitos tóxicos relacionados à presença dos AP. O desenvolvimento de metodologias acessíveis para detectar e quantificar os adutos pirrólicos no sangue pode fornecer meios para medir os níveis de exposição dietética aos AP em diferentes populações humanas e permitir sua correlação com a incidência de certas doenças crônicas, como, por exemplo, em regiões onde se produz mel a partir de plantas melíferas produtoras de AP ou em regiões onde se produzem cereais cujas plantações foram invadidas por plantas produtoras de AP, contaminando os grãos durante a colheita.[20]

Plantas contendo alcaloides pirrolizidínicos

Estudos químicos das plantas nativas do continente americano que sintetizam AP não são abundantes. A maioria dos trabalhos fitoquí-

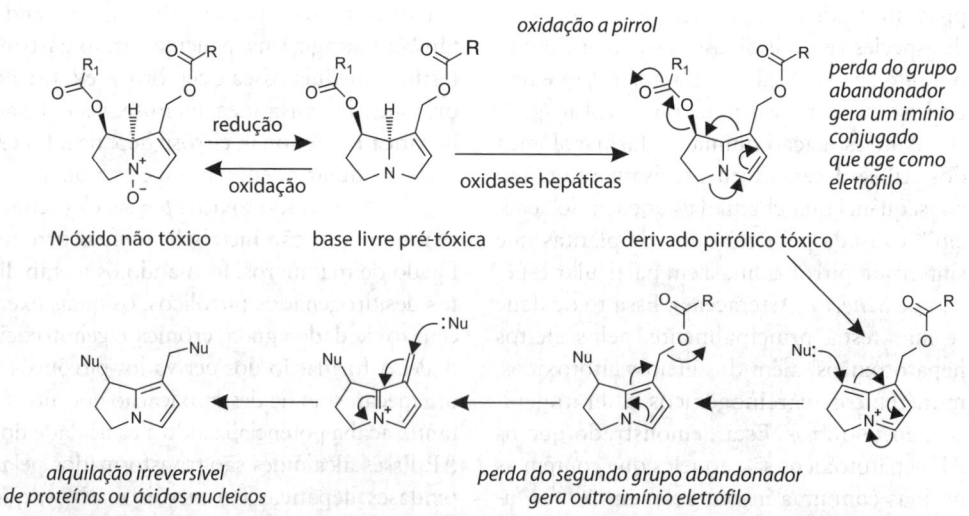

Figura 25.4 Via metabólica que ativa a toxicidade dos alcaloides pirrolizidínicos em mamíferos e mecanismo de ação dos pirróis com grupos nucleofílicos das macromoléculas biológicas.

micos existentes provém da Europa. Por essa razão, em alguns países da União Europeia existe regulamentação para a produção e comercialização de plantas produtoras de AP, estabelecendo um limite de tolerância para esses alcaloides em drogas vegetais, medicamentos fitoterápicos e suplementos alimentares. Por exemplo, na Alemanha o consumo de fitoterápicos é permitido somente se a concentração diária de AP não exceder a 1 µg durante um máximo de 6 semanas/ano para sua administração oral prescrita; 0,1 µg para fitoterápicos sem duração do tratamento; e 10 µg para aplicação externa.[16]

Confrei

Nome científico: *Symphytum officinale* L.

Família botânica: Boraginaceae

Nomes populares: confrei, consólida-maior, erva-do-cardeal

Parte utilizada: folhas e raízes

A planta é originária da Europa e de zonas asiáticas com clima temperado, mas bastante adaptável ao clima tropical. Trata-se de planta herbácea e perene de rizoma grosso e raiz fusiforme, pivotante, que se concentra em uma pequena touceira podendo atingir até 90 cm de altura. Tem folhas acuminadas, ovalado-agudas ou oblongo-lanceoladas, que saem praticamente ao nível do solo, espessas e guarnecidas de tricomas ásperos com nervuras proeminentes na face abaxial. As flores estão dispostas no ápice dos ramos em cimeiras geminadas curtas e escorpioides reunidas em ramalhetes mais ou menos folhosos e torcidos, com coloração branco-amarelada, púrpura ou rósea.

Embora as folhas sejam amargas, são tradicionalmente consumidas como alimento por vegetarianos em saladas, sopas, pães e bebidas verdes. Na medicina popular, os extratos, unguentos e compressas das folhas e raízes são usados externamente para tratar fraturas, feridas, torsões, contusões, mastites e hematomas pelo seu efeito cicatrizante, devido à presença da alantoína e de polissacarídeos nas raízes. No Brasil, apenas o uso externo é permitido, e a espécie consta da lista de produtos tradicionais fitoterápicos de registro simplificado, como cicatrizante para tratar equimoses, hematomas e contusões (IN 02, 13/05/2014). Existem numerosos casos de intoxicação descritos como consequência do seu consumo. Não se recomenda o uso interno ou ingestão desta planta sob circunstância alguma.

Dados químicos

As folhas contêm de 0,02 a 0,18%, e as raízes, de 0,25 a 0,29% de AP, que incluem os isômeros licopsamina (**1**), intermedina (**2**) e seus derivados 7-acetilados, sinlandina, sinviridina, mioscorpina e sinfitina.

licopsamina (**1**)   intermedina (**2**)

Maria-mole

Nome científico: *Senecio brasiliensis* (Spreng.) Less.

Família botânica: Asteraceae

Nomes comuns: tasneirinha, flor-das-almas, catião, craveiro-do-campo, erva-lanceta, malmequer-amarelo

Parte utilizada: raízes, cascas, folhas secas, flores

Esta planta invasora é uma espécie silvestre herbácea perene de terrenos cultivados e pastos. É caracterizada pelas folhas pinatisectas, discolores, face adaxial verde-escura e abaxial cinérea, segmentos oblongos inteiros e pelas densas capitulescências corimbiformes com flores amarelas odoríferas. Na medicina popular, suas folhas são usadas externamente para curar feridas como cataplasmas. Existem dados de intoxicação em humanos relacionados com o consumo acidental da planta como contaminante de produtos derivados de trigo e mel de abelha. Sua alta toxicidade para o gado bovino ocasiona prejuízos à indústria pecuária. *Senecio vulgaris* L., *Senecio jacobaea* L., *Senecio nemorensis* L. ssp. *fuchii* são plantas utilizadas como medicinais na Europa; *Senecio scandens* Buch.-Ham. ex D.Don é uma espécie utilizada na medicina tradicional chinesa. Várias espécies de *Senecio* já foram citadas em casos de hepatoxicidade.[20,21]

Dados químicos

Esta espécie contém grande quantidade de AP insaturados (cerca de 0,1%). Os majoritários são integerrimina (**3**), jacobina, retrorsina, senecionina (**4**) e senecifilina. Outras espécies de *Senecio* também são invasoras e distribuem-se em todo o mundo, contendo quantidades consideráveis de AP tóxicos (necinas insaturadas).

integerrimina (**3**)   senecionina (**4**)

Mentrasto

Nome científico: *Ageratum conyzoides* L.

Família botânica: Asteraceae

Nomes populares: catinga-de-bode, catinga-de-barão, erva-de-são-joão, maria-preta, picão-branco, picão-roxo, erva-de-santa-luzia, camará-opela

Parte utilizada: partes aéreas

Apesar de o gênero ter se originado no continente americano, esta espécie adaptou-se a diversas condições ambientais e, dessa forma, distribuiu-se com êxito em regiões tropicais e subtropicais do mundo, sendo comum encontrá-la na África, Ásia e Américas Central e do Sul. Trata-se de erva anual, com até 1 m de altura, odorífera, frequentemente decumbente, com raízes adventícias e ramos esparsamente alvo-pubérulo-pilosos. Tem folhas opostas, ovadas, com base obtusa ou truncada, ápice agudo, margem crenada, ciliada, esparsamente pilosa em ambas as faces; inflorescências cimoides ou às vezes alongadas em tirsoide; e flores tubulosas branco-lilás. Desenvolve-se como planta invasora de plantações, terrenos abandonados e nas proximidades das construções rurais. Distribui-se largamente nas regiões agrícolas de todos os estados do Brasil, infestando sobretudo as lavouras anuais de soja, feijão, milho, tabaco, cana-de-açúcar e café, entre outras. Devido à sua ampla distribuição geográfica, a espécie é utilizada em regiões da África, Ásia e América do Sul no tratamento de diversas enfermidades. Em países africanos, costuma ser indicada no tratamento de doenças dermatológicas; é usada também como antiespasmódica, antiasmática e cicatrizante. O valor medicinal dessa planta no tratamento de diversas doenças é citado em livros da medicina tradicional indiana (Ayurveda, Charaka Samhita e Sushruta Samhita). Na Índia e no Vietnã, é empregada para tratar leptospirose, doenças ginecológicas e caspa. No Brasil, a infusão da planta é usada internamente como anti-inflamatória, analgésica, antirreumática e no alívio de cólicas menstruais e intestinais. Entretanto, em um estudo de toxicidade do seu extrato hidroalcoólico, após 90 dias, foi possível detectar, no grupo de ratos tratados com 1.000 mg/kg, o aumento significativo das massas do fígado, baço e rins, assim como a diminuição da concentração sérica de hemoglobina, do hematócrito e da contagem total de hemácias, além do aumento do número de plaquetas, da glicemia e da concentração sérica das enzimas alanina-transaminase, aspartato-transaminase e fosfatase alcalina.[22]

Dados químicos

A licopsamina (**1**) é o seu principal alcaloide, mas os AP são encontrados na planta toda, em concentrações inferiores às de *Senecio* (maria-mole) e *Symphytum* (confrei). No entanto, apesar do seu amplo uso popular no Brasil para tratar enfermidades crônicas, como artrite e reumatismo, é necessária muita precaução na sua utilização.

Bela-emília

Nome científico: *Emilia sonchifolia* (L.) DC. ex DC.; *Emilia fosbergii* Nicolson

Família botânica: Asteraceae

Nomes populares: bela-emília, algodão-de-preá, emília, falsa-serralha, pincel, pincel-de-estudante, serralhinha

Parte utilizada: partes aéreas

Trata-se de planta invasora originária da Ásia, mas difundida por praticamente todo o Brasil, presente em jardins, hortas, terrenos baldios e demais culturas, ocorrendo com maior frequência no verão e outono. São ervas anuais de 50 a 80 cm e têm folhas sésseis, as inferiores ovadas com base decurrente à semelhança de um pecíolo, as medianas panduriformes, as superiores oval-lanceoladas, com base auriculada, amplexicaule, ápice agudo – atenuado nas mais superiores –, margem de todas esparsamente denteada, glabras em ambas as faces ou face inferior esparsamente pilosa ao longo da nervura principal. Apresenta inflorescências cimoides laxas, com flores excedendo o invólucro em cerca de 2 mm, com corola avermelhada. *Emilia fosbergii* é regularmente confundida com *Emilia sonchifolia*, mas difere desta pelas flores que excedem o invólucro em aproximadamente 2 mm. Na espécie *E. sonchifolia*, as flores são quase do mesmo tamanho do invólucro. Tem sido utilizada em saladas e sucos verdes no Brasil e em outros países. É também utilizada na medicina tradicional chinesa para o tratamento de infecções do aparelho respiratório e feridas, e também como diurética, antipirética, em diarreias e hemoptise.[23] Há relato clínico de efeitos tóxicos pelo uso desta planta em suco medicinal.[24]

Dados químicos

O AP majoritário é a senkirkina (**5**), e a concentração total de AP varia de 30 a 90 µg/g da erva seca.[25]

senkirkina (**5**)

Borragem

Nome científico: *Borago officinalis* L.

Família botânica: Boraginaceae

Nomes populares: borragem, borracha, borracha-chimarrona ou foligem

Parte utilizada: flores, folhas

A borragem é uma planta anual nativa da região do Mediterrâneo e sul da Europa e cultivada em várias partes do mundo, adaptando-se a qualquer tipo de solo. Sua característica mais marcante é a camada de pelos que recobre toda a planta. É cultivada para a produção de sementes, das quais se retira o óleo rico nos ácidos gama-linoleico e linoleico, sendo, por isso, empregada pela indústria farmacêutica e de suplementos. A planta é também consumida em saladas. Na medicina popular é usada como emoliente, diurética, sudorífica, para cólicas e dores de estômago. Também é utilizada para regular o metabolismo.

Dados químicos

Os caules e folhas contém de 2 a 8 mg/kg de AP (licopsamina (**1**), 7-acetil-licopsamina, amabilina, supinina). No óleo das sementes, os AP podem ser coextraídos, caso o processo de obtenção não tenha passado por etapas de lavagem (pH ácido) e desodorização.[26]

Pontos-chave deste capítulo

Os alcaloides pirrolizidínicos têm uma distribuição restrita na natureza, mas são característicos de muitos gêneros das famílias Boraginaceae (*Heliotropium*, *Cynoglossum* e *Symphytum*) e Asteraceae (*Senecio* e *Eupatorium*) e também ocorrem em certos gêneros das famílias Fabaceae (*Crotalaria*), Convolvulaceae e Orchidaceae. As bases de pirrolizidina são dois anéis de cinco membros fusionados com um átomo de nitrogênio na cabeça da ponte. Estes aminoálcoois, denominados necinas, possuem em C-8 uma configuração predominantemente H-8α. Os AP são considerados uma defesa contra a herbivoria e raras vezes ocorrem sob a forma livre, sendo em geral encontrados como ésteres de ácidos pouco comuns mono ou dibásicos, os ácidos nécicos. Os AP se acumulam nas plantas como N-óxidos, facilitando seu transporte e, acima de tudo, mantendo-os em uma forma não tóxica. Os N-óxidos são transformados novamente em aminas terciárias por meio de redução fraca, como ocorre no intestino de animais herbívoros.

Muitos AP são conhecidos por produzirem toxicidade hepática pronunciada, e existem diversos casos registrados de intoxicação de gado, em particular por ingestão de espécies de *Senecio*. As estruturas potencialmente tóxicas têm no anel pirrolizidínico uma insaturação em $\Delta^{1(2)}$, além de uma função éster na cadeia lateral. Embora os AP não sejam toxinas *per se*, eles são transformados pelas oxidases hepáticas em agentes reativos pirrólicos, que reagem com os nucleófilos das biomoléculas como o DNA.

Os AP são mutagênicos, carcinogênicos, teratogênicos e embriotóxicos. As plantas que contêm AP comumente envenenam gado em muitos países, incluindo no Brasil. Em algumas regiões do mundo, plantas produtoras de AP são, às vezes, invasoras de lavouras de cereais, e os alimentos elaborados com os grãos contaminados têm sido e continuam a ser responsáveis por importantes casos de intoxicação acidental humana aguda, muitas vezes fatais. A ingestão de medicamentos fitoterápicos e suplementos alimentares contendo AP também é reconhecida como uma importante causa de intoxicação, sendo desejável que eles sejam identificados e submetidos a uma regulamentação rigorosa. Na atualidade, o uso da CLAE acoplada a EM-IES EM/EM tem se mostrado bastante útil para a quantificação dessas toxinas em alimentos, biofluidos, drogas vegetais, medicamentos fitoterápicos e suplementos alimentares.

Referências

1. Schimming O, Challinor VL, Tobias NJ, Adihou H, Grün P, Pöschel L, et al. Structure, biosynthesis, and occurrence of bacterial pyrrolizidine alkaloids. Angew Chem Int Ed Engl. 2015;54(43):12702-5.
2. Zhou ZF, Kurtan T, Yang XH, Mandi A, Geng MY, Ye BP, et al. Penibruguieramine A, a novel pyrrolizidine alkaloid from the endophytic fungus Penicillium sp. GD6 associated with Chinese mangrove Bruguiera gymnorrhiza. Org Lett. 2014;16(5):1390-3.
3. El-Naggar M, Piggott AM, Capon RJ. Bistellettazines A-C and bistellettazole A: new terpenyl pyrrolizidine and terpenyl imidazole alkaloids from a Southern Australian marine sponge, Stelletta sp. Org Lett. 2008;10(19):4247-50.
4. Andriamaharavo NR, Garraffo HM, Saporito RA, Daly JW, Razafindrabe CR, Andriantsiferana M, et al. Roughing it: a mantellid poison frog shows greater alkaloid diversity in some disturbed habitats. J Nat Prod. 2010;73(3):322-30.
5. Macel M. Attract and deter: a dual role for pyrrolizidine alkaloids in plant-insect interactions. Phytochem Rev. 2011;10(1):75-82.

6. Trigo JR. Effects of pyrrolizidine alkaloids through different trophic levels. Phytochem Rev. 2011;10(1):83-98.
7. Dewick PM. Medicinal natural products: a biosynthetic approach. 3rd ed. New York: John Wiley & Sons; 2009.
8. Janes D, Kalamar B, Kreft S. Improved method for isolation of lycopsamine from roots of comfrey (Symphytum officinale). Nat Prod Commun. 2012;7(7):861-2.
9. Fang L, Liu Y, Yang B, Wang X, Huang L. Separation of alkaloids from herbs using high-speed counter-current chromatography. J Sep Sci. 2011;34(19):2545-58.
10. Fragoso-Serrano M, Figueroa-González G, Castro-Carranza E, Hernández-Solis F, Linares E, Bye R, et al. Profiling of alkaloids and eremophilanes in miracle tea (Packera candidissima and P. bellidifolia) products. J Nat Prod. 2012;75(5):890-5.
11. Oplatowska M, Elliott CT, Huet AC, McCarthy M, Mulder PP, von Holst C, et al. Development and validation of a rapid multiplex ELISA for pyrrolizidine alkaloids and their N-oxides in honey and feed. Anal Bioanal Chem. 2014;406(3):757-70.
12. Logie CG, Grue MR, Liddell JR. Proton NMR spectroscopy of pyrrolizidine alkaloids. Phytochemistry. 1994;37(1):43-109.
13. Roeder E. Carbon-13 NMR spectroscopy of pyrrolizidine alkaloids. Phytochemistry. 1990;29(1):11-29.
14. Zhu L, Ruan JQ, Li N, Fu PP, Ye Y, Lin G. A novel ultra-performance liquid chromatography hyphenated with quadrupole time of flight mass spectrometry method for rapid estimation of total toxic retronecine-type of pyrrolizidine alkaloids in herbs without requiring corresponding standards. Food Chem. 2016;194:1320-8.
15. Bolechová M, Čáslavský J, Pospíchalová M, Kosubová P. UPLC–MS/MS method for determination of selected pyrrolizidine alkaloids in feed. Food Chem. 2015;170:265-70.
16. Schulz M, Meins J, Diemert S, Zagermann-Muncke P, Goebel R, Schrenk D, et al. Detection of pyrrolizidine alkaloids in German licensed herbal medicinal teas. Phytomedicine. 2015;22(6):648-56.
17. Brasil. Agência Nacional de Vigilância Sanitária. Instrução Normativa nº 02, de 13 de maio de 2014 [Internet]. Publica a "Lista de medicamentos fitoterápicos de registro simplificado" e a "Lista de produtos tradicionais fitoterápicos de registro simplificado". Brasília, DF: Ministério da Saúde; 2014 [capturado em 22 mar. 2016]. Disponível em: http://bvsms.saude.gov.br/bvs/saudelegis/anvisa/2014/int0002_13_05_2014.pdf.
18. Edgar JA, Molyneux RJ, Colegate SM. Pyrrolizidine alkaloids: potential role in the etiology of cancers, pulmonary hypertension, congenital anomalies, and liver disease. Chem Res Toxicol. 2014;28(1):4-20.
19. Teschke R, Wolff A, Frenzel C, Schulze J. Review article: herbal hepatotoxicity: an update on traditional Chinese medicine preparations. Aliment Pharmacol Ther. 2014;40(1):32-50.
20. Pittler M, Ernst E. Systematic review: hepatotoxic events associated with herbal medicinal products. Aliment Pharmacol Ther. 2003;18(5):451-71.
21. Allgaier C, Franz S. Risk assessment on the use of herbal medicinal products containing pyrrolizidine alkaloids. Regul Toxicol Pharmacol. 2015;73(2):494-500.
22. Diallo A, Eklu-Gadegbeku K, Amegbor K, Agbonon A, Aklikokou K, Creppy E, et al. In vivo and in vitro toxicological evaluation of the hydroalcoholic leaf extract of Ageratum conyzoides L. (Asteraceae). J Ethnopharmacol. 2014;155(2):1214-8.
23. Zhou J, Ouedraogo M, Qu F, Duez P. Potential genotoxicity of traditional Chinese medicinal plants and phytochemicals: an overview. Phytother Res. 2013;27(12):1745-55.
24. Wu JS, Poon WT, Ma CK, Chen ML, Pang KS, Mak TW, Chan HB. Budd-chiari syndrome secondary to toxic pyrrolizidine alkaloid exposure. Hong Kong Med J. 2013;19(6): 553-5.
25. Hsieh CH, Chen HW, Lee CC, He BJ, Yang YC. Hepatotoxic pyrrolizidine alkaloids in Emilia sonchifolia from Taiwan. J Food Comp Anal. 2015;42:1-7.
26. Cramer L, Fleck G, Horn G, Beuerle T. Process development of Lappula squarrosa oil refinement: monitoring of pyrrolizidine alkaloids in Boraginaceae seed oils. J Am Oil Chem Soc. 2014;91(5):721-31.

Leituras sugeridas

El-Shazly A, Wink M. Diversity of pyrrolizidine alkaloids in the Boraginaceae structures, distribution, and biological properties. Diversity. 2014;6(2):188-282.

Mattocks AR. Chemistry and toxicology of pyrrolizidine alkaloids. London: Academic; 1986.

Molyneux R, Gardner D, Colegate S, Edgar J. Pyrrolizidine alkaloid toxicity in livestock: a paradigm for human poisoning? Food Addit Contam Part A. 2011;28(3):293-307.

Neuman MG, Cohen L, Opris M, Nanau RM, Hyunjin J. Hepatotoxicity of pyrrolizidine alkaloids. J Pharm Pharm Sci. 2015;18(4): 825-43.

Roeder E, Wiedenfeld H, Edgar JA. Pyrrolizidine alkaloids in medicinal plants from North America. Pharmazie. 2015;70: 357-67.

26

Metilxantinas

Stela Maris Kuze Rates

Introdução 403
Histórico 404
Biossíntese 404
Distribuição e papel fisiológico 404
Propriedades físico-químicas 406
Métodos de extração 406
Caracterização e doseamento 406
Propriedades farmacológicas e uso terapêutico 408
Drogas vegetais mais importantes 411
Pontos-chave deste capítulo 414
Referências 414

Introdução

As metilxantinas (Fig. 26.1) são consideradas as substâncias farmacologicamente ativas com consumo mais difundido no mundo. Elas são constituintes químicos de várias bebidas alimentícias ou estimulantes não alcoólicas, como café, chá-da-índia, guaraná, cola e chocolate, consumidas como preparações caseiras ou produtos industrializados, tendo grande importância econômica e cultural.

As metilxantinas mais abundantes são a cafeína, a teofilina e a teobromina. A cafeína e a teofilina possuem relevante aplicação farmacêutica. A cafeína é obtida de fontes vegetais, principalmente do café. A teofilina é encontrada em pequenas quantidades no reino vegetal, sendo obtida para fins comerciais, sobretudo por síntese total. A teobromina é encontrada especialmente no cacau. Também há relatos da presença de paraxantina – um dos principais metabólitos ativos da cafeína no homem – em culturas de células *in vitro* e em plantas jovens de café.

Em função de sua origem biogenética (não são originárias de aminoácidos, mas, sim, de bases púricas) e de seu caráter anfótero (podem se comportar como ácidos ou bases), as metilxantinas são muitas vezes consideradas pseudoalcaloides. Porém, devido à sua atividade biológica marcante, distribuição restrita e presença de nitrogênio heterocíclico, muitos autores classificam-nas como alcaloides verdadeiros, denominados alcaloides purínicos.

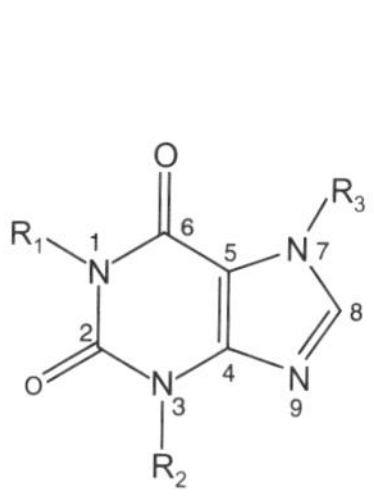

Figura 26.1 Principais metilxantinas. Cafeína: 1,3,7-trimetilxantina; teobromina: 3,7-dimetilxantina; teofilina: 1,3-dimetilxantina; paraxantina: 1,7-dimetilxantina.

Histórico

Bebidas contendo metilxantinas são consumidas desde tempos remotos, datando provavelmente da era paleolítica. Um panorama sobre a história dessas bebidas e das metilxantinas pode ser encontrado em Fredholm[1] e Verna.[2]

A mais antiga das plantas descritas contendo metilxantinas parece ser o chá-da-índia, cuja primeira menção documentada de uso é atribuída ao imperador chinês Shen Nung, em 2737 a.C. Já o primeiro relato escrito do uso do café data do século X, utilizado como bebida quente na Arábia, por volta de 1000 d.C. Porém, esse vegetal é cultivado na Etiópia desde 575 d.C., onde foi inicialmente utilizado triturado com gordura, como alimento, e a partir da fermentação dos frutos, como vinho. O cacau também tem uma longa história. Uma bebida doce, considerada presente dos deuses e obtida a partir de fermentação, denominada chocolate, foi oferecida pelo imperador asteca Montezuma aos conquistadores espanhóis em 1519. Essa bebida foi introduzida na Europa, onde se popularizou; mais tarde, em 1876, passou a ser produzida com leite na Suíça, de onde se originaram as mais variadas formas, consumidas e apreciadas mundialmente.

O início do conhecimento científico das xantinas data de 1776, quando Scheele isolou o ácido úrico de cálculos biliares e da urina humana. Em 1884, Fischer sugeriu que o ácido úrico e substâncias quimicamente similares poderiam ser denominadas purinas, incluindo muitos compostos biologicamente ativos, como adenosina e metilxantinas.

A cafeína foi isolada pela primeira vez dos grãos do café por Runge em 1820. Alguns anos mais tarde, uma substância idêntica foi isolada das folhas do chá-da-índia, por Ondry, e denominada teína. A teofilina (nome oriundo do termo folha divina) foi isolada por Kossel em 1888, e a teobromina [designação originada do nome botânico do cacaueiro (*Theobroma*) que quer dizer alimento divino] foi isolada das sementes do cacau por Woskresensky em 1842. A estrutura dessas metilxantinas foi elucidada por Fischer em 1897. A paraxantina foi isolada da urina humana por Salomon em 1883.

Em 1895, Fischer desenvolveu um método para a síntese da cafeína e da teofilina. Esse método não se mostrou adequado para a síntese de outros derivados e, em 1900, W. Traube introduziu um método mais versátil, que ainda é utilizado atualmente.

Biossíntese

Os precursores biogenéticos das metilxantinas podem ser bases púricas livres, como hipoxantina, adenina, guanina, e também nucleosídeos. A adenina parece ser o precursor mais importante. A purina contém o anel de seis membros da pirimidina fundido com o anel de cinco membros do imidazol e é bastante rara no reino vegetal, sendo mais comumente encontrados os derivados metilados da 2,6-dioxipurina, as metilxantinas.

No reino animal, os derivados da purina são resultantes da quebra de ácidos nucleicos ou via biossíntese *de novo*. Em plantas vasculares, o metabolismo das purinas tem sido estudado principalmente no chá-da-índia e no café. Nesses vegetais, o anel purina é sintetizado a partir de ácido inosínico ou monofosfato de inosina (IMP) pela rota da biossíntese *de novo*, apresentada na Figura 26.2.

A cafeína é sintetizada a partir da xantosina, via 7-metilxantosina, 7-metilxantina e teobromina, e o grupamento doador de metilas é a *S*-adenosilmetionina (SAM). A metilxantina não serve como precursor direto para a cafeína, sendo catabolizada pela rota convencional de degradação das purinas, via ácido úrico. Uma revisão sobre distribuição, biossíntese e catabolismo das metilxantinas foi publicada por Ashihara e colaboradores.[3]

Distribuição e papel fisiológico

As metilxantinas ocorrem em famílias não filogeneticamente relacionadas, com distri-

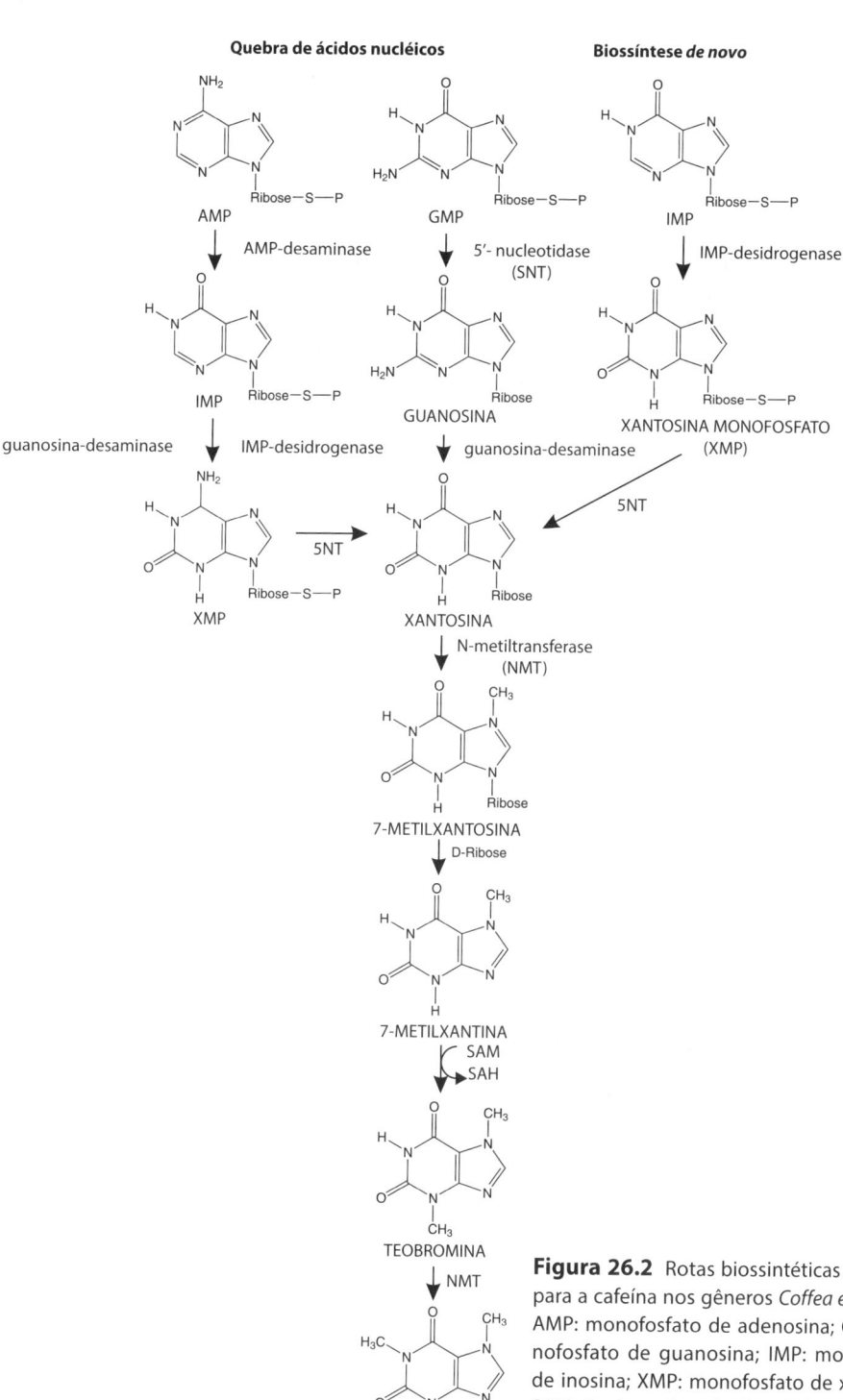

Figura 26.2 Rotas biossintéticas sugeridas para a cafeína nos gêneros *Coffea* e *Camellia*. AMP: monofosfato de adenosina; GMP: monofosfato de guanosina; IMP: monofosfato de inosina; XMP: monofosfato de xantosina; SAM: S-adenosilmetionina; SAH: S-adenosilmonocisteína.
Fonte: Adaptada de Suzuki e colaboradores.[4]

buição restrita sobretudo a regiões tropicais e subtropicais. Mais raramente, ocorrem em zonas temperadas, como China e Japão. Cerca de 60 espécies vegetais, distribuídas especialmente nos gêneros *Coffea* (Rubiaceae), *Cola* e *Theobroma* (Malvaceae), *Paullinia* (Sapindaceae), *Ilex* (Aquifoliaceae) e *Camellia* (Theaceae), contêm metilxantinas.

Nos vegetais, as metilxantinas estão envolvidas no metabolismo do nitrogênio e do carbono, participando de reações de transmetilação-desmetilação. O estágio de desenvolvimento, as alterações sazonais e outros fatores ambientais, bem como métodos agronômicos, influenciam os teores de metilxantinas.

As metilxantinas podem ter significado ecológico e influenciar a relação entre organismos, favorecendo a adaptação do vegetal a ambientes desfavoráveis. Porém, tais papéis devem ser individualmente avaliados, pois podem diferir de vegetal para vegetal, ou mesmo em tecidos do mesmo vegetal. Por exemplo, nas folhas de chá-da-índia (*Camellia sinensis* (L.) Kuntze), a cafeína está envolvida no metabolismo ativo, mas nas flores e frutos secos a cafeína parece ser um produto final e inerte do metabolismo da planta. Nas sementes, ao contrário do que se poderia esperar, as purinas não possuem um papel nutritivo como reserva de nitrogênio, mas são alelopáticas e autotóxicas.[4]

Propriedades físico-químicas

As hidroxipurinas, como o ácido úrico, ocorrem em formas tautoméricas lactima a lactama, apresentando caráter anfótero, podendo, desse modo, se comportar como ácidos ou bases fracas (Fig. 26.3). Entre as metilxantinas, também ocorre esse equilíbrio, exceto para a cafeína, que é trimetilada e, assim, não pode formar enóis (lactima), apresentando um caráter básico mais pronunciado em relação às dimetilxantinas.

As metilxantinas são solúveis em água, soluções aquosas ácidas e etanol a quente, solventes orgânicos clorados e soluções alcalinas. Para as soluções alcalinas, é preferível a utilização de hidróxido de amônio, pois os hidróxidos alcalinos decompõem as metilxantinas com liberação de gás carbônico e amoníaco. A cafeína, a teofilina e a teobromina podem ser diferenciadas em função de sua solubilidade, temperatura de sublimação e faixa de fusão dos respectivos sublimados (Quadro 26.1).

Métodos de extração

As metilxantinas são extraídas por solventes clorados em meio amoniacal ou solventes clorados diretamente de suas soluções aquosas ácidas, pois são bases fracas e seus sais dissociam-se facilmente em água. Para obtenção de maior grau de pureza, utiliza-se o método clássico para extração de alcaloides. Elas também podem ser extraídas diretamente por métodos de sublimação e extração com fluido supercrítico.[5,6]

Caracterização e doseamento

As metilxantinas em soluções diluídas não são precipitadas pelo reativo de Mayer, mas precipitam com taninos, com o reativo de

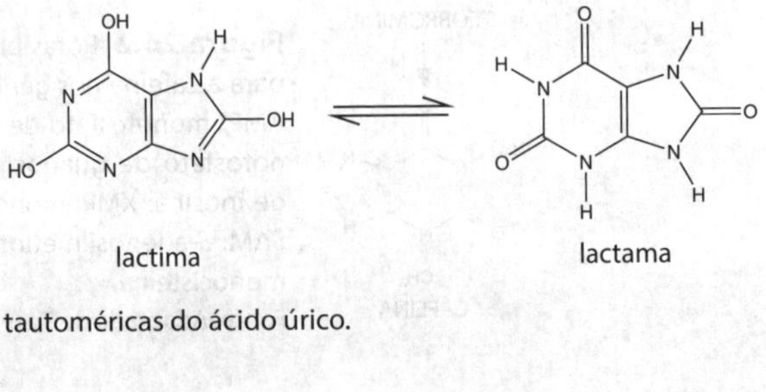

Figura 26.3 Formas tautoméricas do ácido úrico.

Capítulo 26 Metilxantinas

Quadro 26.1 Propriedades físicas das principais metilxantinas

Metilxantina	Solubilidade	Sublimação	Faixa de fusão
Cafeína	Água fria (1/100) e quente; etanol; clorofórmio; éter etílico.	Cristais prismáticos 178-180 °C	235-237,5 °C
Teofilina	Água fervente e soluções alcalinas. Levemente solúvel em água fria, etanol e clorofórmio.	Funde sem sublimar	269-274 °C
Teobromina	Soluções ácidas ou alcalinas. Levemente solúvel em água fria ou fervente e em etanol.	Cristais aciculares pequenos 290-295 °C	350 °C

Dragendorff ou com soluções de iodo/iodeto em meio ácido. Além da caracterização por análise cromatográfica (CCD, HPLC, UPLC), em muitas farmacopeias é utilizada para caracterização a reação da murexida. O fundamento dessa reação baseia-se em uma cisão oxidativa em aloxano e ácido dialúrico e posterior formação de um complexo amoniacal, purpurato de amônio, de cor violácea (Fig. 26.4).

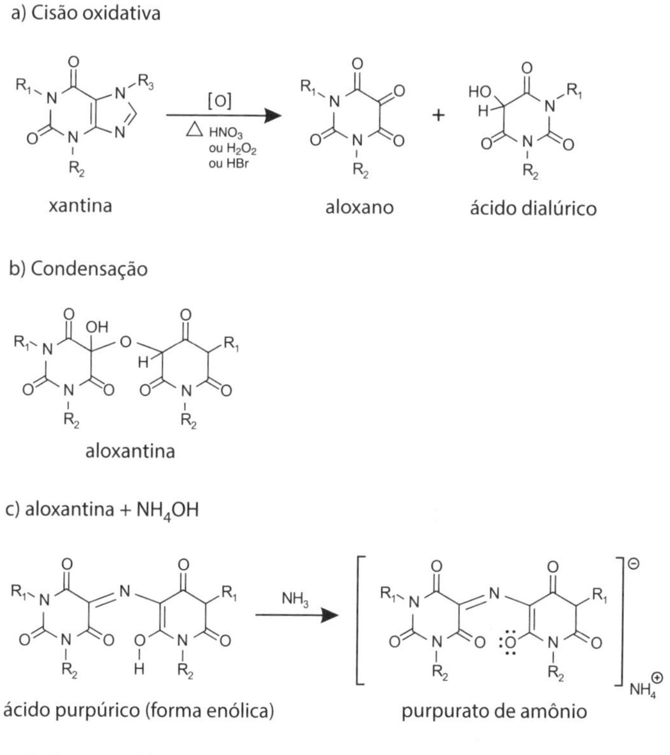

a) Cisão oxidativa

xantina → aloxano + ácido dialúrico
[O] Δ HNO$_3$ ou H$_2$O$_2$ ou HBr

b) Condensação

aloxantina

c) aloxantina + NH$_4$OH

ácido purpúrico (forma enólica) → purpurato de amônio

Figura 26.4 Reação da murexida.

Para a caracterização em CCD, utiliza-se preferencialmente gel de sílica GF_{254} impregnado com vapores de amônia e sistema eluente composto de clorofórmio (ou diclorometano) e etanol (ou metanol) até 5%. Outra possibilidade é a utilização de sistema eluente ácido como, por exemplo, uma mistura de ácido acético, metanol e acetato de etila (1: l:8 v/v/v), mas com resolução menos satisfatória na separação das três principais metilxantinas. Para detecção, são empregados reveladores à base de iodo em meio ácido e também o princípio da reação da murexida; sob luz ultravioleta, as metilxantinas apresentam extinção de fluorescência.[7]

Os métodos de doseamento incluem gravimetria, iodometria, espectrofotometria no ultravioleta (UV) e cromatografia a líquido de alta eficiência CLAE. A FB 5 preconiza o doseamento das metilxantinas na pasta de guaraná mediante extração com ácido sulfúrico e posterior espectrofotometria de absorção no UV.[8] A caracterização e a quantificação através de CLAE costumam empregar coluna RP 18 e detecção em 270 a 275 nm. Em amostras vegetais, pode-se empregar a quantificação a partir de extratos clorofórmicos amoniacais secos e retomados na fase móvel, composta de mistura em proporções variáveis de metanol e água (p. ex., 40:60 v/v; 25:75 v/v). Para a determinação de cafeína em bebidas estimulantes ou refrigerantes, pode-se empregar como fase móvel um gradiente de bifosfato de sódio 0,02 M (pH 7,0) e metanol.[9,10]

Propriedades farmacológicas e uso terapêutico

As metilxantinas apresentam um amplo espectro de atividades farmacológicas, agindo sobre os sistemas nervoso central, cardiovascular, renal, digestório, imunológico e, também, sobre o metabolismo de carboidratos e lipídeos. Os efeitos são qualitativamente semelhantes, mas quantitativamente diferentes, e, em função da potência, as diversas metilxantinas são empregadas com diferentes finalidades terapêuticas.[11] Entre esses efeitos, podem-se destacar os seguintes:

- *Sobre o sistema nervoso central:* são estimulantes, facilitam a atividade cortical, inibem o sono, diminuem a sensação de fadiga, estimulam os centros respiratórios e vasomotores bulbares, reduzindo a sensibilidade dos quimiorreceptores ao dióxido de carbono. Há controvérsias sobre se tal atividade é mais marcante para a cafeína ou para a teofilina.
- *Sobre o sistema cardiovascular:* possuem ação inotrópica positiva, aumentam a frequência e os débitos cardíaco e coronariano. A teofilina possui efeito mais marcante. A cafeína causa vasoconstrição do sistema vascular cerebral e vasodilatação periférica, agindo também como vasodilatador coronariano periférico.
- *Sobre a musculatura lisa:* a teofilina e, menos acentuadamente, a teobromina induzem um relaxamento não específico da musculatura brônquica, das vias biliares e dos ureteres.
- *Sobre a musculatura estriada:* estimulam a contração, reduzindo a fadiga muscular; tal efeito é mais pronunciado para a cafeína.
- *Sobre a diurese:* a teobromina e a teofilina aumentam o débito sanguíneo renal e a filtração glomerular, possuindo uma atividade diurética notável; o efeito é mais duradouro para a teobromina.

O mecanismo de ação desses fármacos envolve a indução do acúmulo de AMPc mediante inibição da atividade da enzima fosfodiesterase, a mobilização do cálcio intracelular e o bloqueio de receptores de adenosina, especialmente A_1 e A_{2A}.[11]

As metilxantinas alteram a fisiologia do sono e a fisiopatologia da dor devido à sua ação antagonista de receptores de adenosina. Também podem provocar convulsões, e parecem ser benéficas na prevenção de doenças neurodegenerativas, em especial a doença de Parkinson, mas os mecanismos neuroquímicos subjacentes não estão completamente elucidados, embora se saiba que envolvam receptores de adenosina tanto em células neuronais quanto em células não neuronais. Existem ainda algumas evidências de que o consumo de café ou cafeína possa ser protetor contra câncer de fígado e diabetes do tipo 2.[11]

A farmacocinética das metilxantinas depende de vários fatores, como etnia, idade, peso, tabagismo, regime alimentar, insuficiência hepática e outras condições patológicas, sendo necessária a adoção de uma terapia individualizada.[12] A absorção por via oral é boa. A cafeína, por exemplo, é rápida e completamente absorvida no trato gastrintestinal (99%), e os picos plasmáticos são obtidos em 15 a 45 minutos.

Cafeína, teofilina, teobromina e paraxantina distribuem-se em todos os fluidos corporais e atravessam todas as membranas biológicas. Não se acumulam em órgãos ou tecidos e são extensivamente metabolizadas pelo fígado, com menos de 2% da cafeína administrada excretada inalterada na urina humana. Os principais metabólitos da cafeína no humano adulto são a parametilxantina (70%), a teofilina e a teobromina. A excreção é urinária, e o tempo de meia-vida da cafeína está entre 5 e 6 horas.

A cafeína e outras dimetilxantinas podem apresentar farmacocinética dose-independente e dose-dependente, o que é explicado pela saturação de vias metabólicas e eliminação prejudicada devido à imaturidade do sistema enzimático do fígado ou por doenças hepáticas. O gênero e o ciclo menstrual têm pouco efeito sobre a sua eliminação, mas é observada redução da depuração em mulheres que utilizam contraceptivos orais e durante a gravidez.

A obesidade, o exercício físico, doenças e, particularmente, tabagismo e interação com outros fármacos podem afetar sua eliminação devido à estimulação ou inibição da enzima CYP1A2. Suas vias metabólicas apresentam diferenças quantitativas e qualitativas importantes entre espécies animais e o homem. A ingestão crônica ou restrição do consumo de cafeína no homem tem um pequeno efeito sobre a sua disposição, mas a dieta, incluindo brócolis e chás diversos, assim como o álcool, pode modificar sua farmacocinética plasmática.

A cafeína entra na composição de diversos medicamentos analgésicos, antipiréticos e antigripais, associada com ácido acetilsalicílico, paracetamol, codeína e diidroergotamina, no alívio ou abortamento das crises de enxaqueca. A sua eficácia em associações com paracetamol e ácido acetilsalicílico destinadas ao alívio de dores de cabeça tem sido documentada em vários ensaios clínicos. Além disso, a cafeína é usada também como fármaco isolado, sobretudo na depressão respiratória em neonatos.[13]

O efeito antinociceptivo intrínseco da cafeína tem sido demonstrado. Paradoxalmente, observou-se que baixas doses de cafeína podem diminuir o efeito dos analgésicos. A ação antagonista dos receptores de adenosina A_{2A} e A_{2B} e também a inibição da atividade de cicloxigenases podem explicar a ação antinociceptiva das metilxantinas, em especial da cafeína; a ação analgésica na enxaqueca está relacionada com sua ação no fluxo sanguíneo cerebral.[14]

Bebidas contendo cafeína ou preparados à base de guaraná são amplamente utilizados na medicina popular e comercializados como estimulantes, tônicos e revigorantes. Ela apresenta um importante efeito sobre o estado de alerta. Também existem evidências experimentais de que a cafeína tem propriedades reforçadoras, podendo induzir dependência, mas tal efeito é muito mais suave do que aquele observado com outros estimulantes centrais. A dependência causada pela cafeína é compatível com a vida social e produtiva dos indivíduos, mas há evidências de que o consumo dessa substância possa estar relacionado com a dependência a outras substâncias psicoativas, como álcool, nicotina e cocaína.

As propriedades estimulantes e reforçadoras da cafeína são mediadas pelo sistema dopaminérgico, de forma indireta, a partir da regulação pelo sistema purinérgico, visto que o antagonismo dos receptores de adenosina estimula a neurotransmissão dopaminérgica.[15]

A toxicidade e os efeitos adversos da cafeína têm sido objeto de intensos estudos. Para uma revisão, consultar Beaudoin e Graham.[16] Os efeitos adversos marcantes a longo prazo relacionam-se ao tecido ósseo. O consumo elevado pode comprometer a reabsorção mineral de forma importante, aumentando o risco de osteoporose e fraturas em mulheres de meia-idade ou com deficiência de absorção de cálcio.

A utilização crônica de cafeína foi associada a afecções cardiovasculares e efeitos teratogênicos e cancerígenos. No entanto, estudos mais recentes e aprofundados não confirmam tais observações. O que parece ocorrer é uma grande correlação entre o consumo de cafeína, tabaco e álcool, podendo os referidos efeitos serem decorrentes dessa associação. A dose letal é estimada em 5 a 10 g para um adulto, mas casos de intoxicação fatal são raros, sendo relatados com concentrações plasmáticas acima de 80 µg/mL.

Efeitos indesejáveis agudos ocorrem a partir de 1 g, correspondendo a concentrações plasmáticas de 30 µg/mL. Entre eles, podem-se citar dores de cabeça, nervosismo, cansaço, excitação, taquicardia, diurese, face vermelha, alterações cognitivas e contração muscular. O consumo de altas doses diárias de cafeína (> 600 mg) pode produzir o cafeinismo, uma síndrome caracterizada por ansiedade, cansaço e distúrbios do sono. Indivíduos ansiosos ou que sofrem de ataques de pânico são muito mais suscetíveis a tais efeitos. A administração aguda de cafeína causa elevação da pressão arterial, provavelmente por mecanismos centrais, mas com rápido desenvolvimento de tolerância.

A cafeína pode produzir síndrome de retirada quando seu uso prolongado é interrompido de forma abrupta. Os sintomas iniciam 12 a 24 horas após a retirada, atingem intensidade máxima entre 20 e 48 horas e persistem por cerca de uma semana. São eles: dor de cabeça, fadiga, letargia, apatia, tontura, insônia, tensão muscular e nervosismo.

A quantidade diária de cafeína consumida no mundo varia em torno de 50 mg/pessoa/dia e é oriunda basicamente do consumo de bebidas estimulantes. Em média, uma xícara (175 mL) de café contém 85 a 115 mg de cafeína; uma xícara de chá-da-índia, 50 mg de cafeína e 1 mg de teofilina; uma xícara de chocolate, 4 mg de cafeína e 250 mg de teobromina; e refrigerantes de cola (350 mL), 50 mg de cafeína (50% adicionada). Esses valores médios podem variar, dependendo da forma de preparo das bebidas, da procedência e do processamento do material vegetal.[16]

A teofilina é um broncodilatador utilizado para o tratamento da asma e de algumas formas espásticas de bronquiopneumopatias obstrutivas, como enfisema e bronquite crônica, embora não seja o tratamento de escolha; também é usada no tratamento da dor de cabeça após punção dural.[17] A teofilina é eficaz no tratamento da apneia de neonatos, nos quais é extensamente metabolizada à cafeína, que também é ativa.[18] A sua ação se deve a dois mecanismos distintos: relaxamento da musculatura brônquica, mediado pela inibição das enzimas fosfodiesterase III e IV, e supressão do espasmo brônquico, mediante um mecanismo ainda não definido, que não envolve inibição da fosfodiesterase nem antagonismo do receptor de adenosina. A teofilina também aumenta a força de contração do diafragma, possivelmente devido a uma elevação do influxo de íons cálcio por meio de um canal iônico acoplado ao receptor de adenosina.

Os principais efeitos adversos da teofilina são distúrbios do sono, excitação, taquicardia, dores abdominais, náuseas, diarreia, hipotensão, dores de cabeça e, em casos de superdose, convulsões. Ela deve ser utilizada com precaução em pacientes com úlcera péptica, distúrbios convulsivos e arritmias cardíacas.[17]

Drogas vegetais mais importantes

Cacau

Nome científico: *Theobroma cacao* L.

Família botânica: Malvaceae

Parte utilizada: sementes

Monografias farmacopeicas: Pharm.Bras. I. e Farm.Bras. II.

O cacau é o fruto de uma árvore chamada cacaueiro, originária da América tropical e cultivada no Sudeste Asiático, na África (Costa do Marfim, Nigéria, Camarões) e na América do Sul (Brasil e Equador). Sua produção mundial ultrapassa 1,5 milhão de toneladas. O vegetal é caracterizado pela inserção direta dos frutos no tronco e nos ramos (caulifloria) e pelos frutos indeiscentes e volumosos. O nome *Theobroma* significa alimento dos deuses, e depois que Fernando Cortez o levou, em 1519, à corte espanhola, onde foi empregado aromatizado com baunilha, a procura por esse alimento não parou de crescer.

As sementes submetidas à fermentação e à torrefação são utilizadas para extração da manteiga de cacau e de teobromina para a indústria do chocolate. A manteiga de cacau é utilizada como excipiente graxo em alimentos e produtos farmacêuticos, mas vem sendo gradualmente substituída por produtos semissintéticos, de melhor conservação.

Dados químicos

A droga é constituída de triglicerídeos e ácidos graxos (50%); compostos polifenólicos e taninos condensados (5 a 10%), os quais se oxidam durante o processo de fermentação, conferindo coloração característica à droga; 1 a 3% de metilxantinas, compostas, após a torrefação, de 0,3% de cafeína e 1,5% de teobromina.

Guaraná

Nome científico: *Paullinia cupana* Kunth.

Família botânica: Sapindaceae

Parte utilizada: sementes

Monografias farmacopeicas: Farmacopeias Brasileiras, da Pharm.Bras. I. a FB 5.

O guaraná é originário da Amazônia brasileira e venezuelana e das Guianas. A espécie é cultivada na Amazônia brasileira, pricipalmente na região de Maués. As sementes, torradas e privadas de tegumento, são transformadas em pasta com água e, por fim, com farinha de mandioca, soldadas em pães de guaraná e defumadas por dias, até o completo endurecimento, para utilização como estimulante e revigorante pelos indígenas e na medicina popular ocidental. Na indústria de refrigerantes, os frutos são fermentados e os grãos são separados mecanicamente e extraídos com álcool.

A droga está descrita em todas as edições da Farmacopeia Brasileira, e a monografia do pó das sementes para fins terapêuticos consta no Formulário de Fitoterápicos da FB 5.[19] A produção e a comercialização do guaraná são regulamentadas pelo Ministério da Agricultura (Portaria 70/82).[20] Para análise do guaraná, a FB 5 recomenda, além do doseamento de metilxantinas, a quantificação de taninos totais. Também pode ser desejável a caracterização de amido, visto que a droga é muitas vezes adulterada ou substituída por outros produtos, como serragem e borra de café.

Dados químicos

As sementes são constituídas de cafeína, traços de teofilina e teobromina, saponinas, taninos (até 12%; catequina, epicatequina e proantocianidóis), amido (até 6%), pectinas e mucilagem. Os teores de cafeína variam de 2,5 a 5,0% nas sementes, podendo chegar a 7% na pasta.

Erva-mate

Nome científico: *Ilex paraguariensis* A.St.-Hil

Família botânica: Aquifoliaceae

Parte utilizada: folhas

Monografias farmacopeicas: Pharm.Bras. I.

A erva-mate é uma árvore nativa do sul da América do Sul, atualmente também cultivada no sul do Brasil, na Argentina, no Paraguai e no Uruguai, onde tem grande importância econômica e cultural. As folhas estabilizadas (sapecadas) e rasuradas são utilizadas para preparação de bebidas alimentícias e estimulantes, como chá, chimarrão e tererê, típicas de cada região. Além disso, a droga também vem sendo consumida no mercado europeu como matéria-prima para obtenção de produtos fitoterápicos indicados como auxiliares em regimes hipocalóricos, e alguns trabalhos na literatura indicam que a erva-mate pode ser eficaz no tratamento da obesidade, pela melhora de parâmetros do metabolismo lipídico, entre outros efeitos bioquímicos.[21] Para uma revisão sobre a constituição química e propriedades biológicas da espécie, ver Bracesco e colaboradores[22] e Wilson e Verpoorte.[23]

Dados químicos

A droga apresenta em sua constituição química metilxantinas (0,7 a 2,3% de cafeína, 0,3% de teobromina e traços de teofilina), açúcares, vitaminas, aminoácidos, compostos fenólicos, principalmente ácido clorogênico (ácido 3-cafeoilquínico) e seus produtos de oxidação. Saponinas triterpênicas também são importantes constituintes desta espécie vegetal.[24]

Café

Nome científico: *Coffea arabica* L. e *Coffea canephora* Pierre ex A.Froehner

Família botânica: Rubiaceae

Parte utilizada: sementes

O café é o fruto de uma pequena árvore nativa das zonas montanhosas do sudoeste da Etiópia, sul do Sudão (*Coffea arabica*) e da África Ocidental Subsaariana (*Coffea canephora*). No início cultivado pelos árabes, seu emprego rapidamente disseminou-se pelo mundo islâmico e foi introduzido na Europa em 1615. Com a expansão do mercado, o cultivo foi estendido às Antilhas e ao Brasil, que chegou a ser o principal produtor mundial. Atualmente, é cultivado na América do Sul (*Coffea arabica*), sobretudo no Brasil e na Colômbia; na África, na Costa do Marfim, Quênia e Camarões (*Coffea canephora*); e na Ásia, na Indonésia e no Sri Lanka (*Coffea arabica*).

O farmacógeno é constituído pelas sementes, destituídas do pericarpo do fruto, e pode ser obtido por via úmida (fermentação e lavagem) ou via seca (secagem e retirada mecânica da casca). A droga é utilizada para manufatura de uma bebida estimulante e alimentícia, o café, e para extração de cafeína. A descafeinização pode ser realizada de forma direta ou indireta. Os métodos mais empregados são discutidos por Ramalakshmi e Raghvan.[6]

Nos métodos diretos, os grãos de café em geral são umedecidos com vapor de água antes de serem submetidos à extração contínua ou por imersão no solvente. O solvente, rico em cafeína, é separado dos grãos, que são novamente umedecidos e, mais tarde, dessecados sob vácuo e/ou torrados. Como solventes, são empregados diclorometano, dióxido de carbono supercrítico ou óleo obtido de grãos de café não aproveitáveis para outros processos. O diclorometano dissolve seletivamente a cafeína, preservando açúcares, peptídeos e ingredientes flavorizantes, mantendo, assim, o sabor e o aroma do café. Contudo, é um solvente tóxico, e a agência norte-americana Food and Drug Administration (FDA) permite sua utilização desde que as concentrações residuais no café se situem abaixo de 10 ppm. O dióxido de carbono no estado supercrítico (–93 °C, 24,5 MPa) extrai cerca de 97% do conteúdo total de cafeína nos grãos e é totalmente eliminado dos grãos em condições normais de pressão e temperatura.

Nos métodos indiretos, algumas vezes referidos como *water process*, os grãos nunca entram em contato com solventes orgânicos: eles são mergulhados em água próxima da temperatura de ebulição durante várias horas. A solução aquosa resultante é submetida a um procedimento de partição com diclorometano ou acetato de etila. A fração orgânica é, então, evaporada para recuperação do solvente e obtenção da cafeína. A fração aquosa remanescente é reunida aos grãos (para reabsorção dos elementos flavorizantes inicialmente extraídos com a cafeína), que serão mais tarde dessecados. Também é utilizado industrialmente um método denominado *swiss water process*, em que se emprega carvão ativado para a adsorção da cafeína da solução aquosa.

Dados químicos

Mais de 50% da semente seca do café verde é constituída de glicídeos, principalmente polissacarídeos. Os lipídeos representam 10 a 18%, e as proteínas, 10 a 12%. Também é importante a presença de lipídeos insaponificáveis, esteróis, hidrocarbonetos, tocoferóis, álcoois diterpênicos e ácidos fenólicos (cafeoilquínicos e clorogênico). O teor de cafeína é variável e depende dos processos de torrefação dos produtos comercialmente disponíveis: *Coffea arabica*, 0,6 a 1,8% (no comércio: 1 a 1,3%); *Coffea cannephora*, 1,3 a 5,2% (no comércio: 2 a 3%). Parte da cafeína está combinada com o ácido clorogênico.

A torrefação altera a composição química das sementes: os polissacarídeos são degradados, formando pigmentos (furanos policondensados) e desenvolvendo o aroma, resultante de uma mistura extremamente complexa e variável de álcoois, aldeídos, fenóis, derivados furânicos e pirrólicos, tiofenos, etc.

Chá-da-índia

Nome científico: *Camellia sinensis* (L.) Kuntze: (sin. *Thea sinensis* L.)

Família botânica: Theaceae

Parte utilizada: folhas

O chá-da-índia é uma pequena árvore, muito ramosa, originária da Ásia Continental e da Indonésia e cultivada na Índia, na China, no Sri Lanka, na antiga União Soviética, no Japão, no Quênia e na Indonésia. As folhas e os botões terminais são utilizados *in natura*, aromatizados com menta e frutas ou sob a forma de produtos solúveis, como chá alimentício e estimulante. A droga também vem sendo introduzida no mercado farmacêutico europeu como auxiliar em regimes dietéticos pela sua ação lipolítica e diurética e, externamente, como antipruriginoso e emoliente em afecções dermatológicas.

O chá-verde é obtido por estabilização, e o chá-preto (mais aromático) é obtido após fermentação e secagem. Para a obtenção dos botões terminais não florescidos (*pekoe*), é realizada a coleta manual.

Dados químicos

As folhas não fermentadas contêm proteínas (15 a 20%), glicídeos (57%), ácido ascórbico, vitaminas do complexo B e bases púricas, especialmente cafeína (2 a 4%), polifenóis (30%), incluindo monosídeos de flavonóis e flavonas, catecóis e epicatecóis livres e esterificados pelo ácido gálico, produtos de condensação, e taninos (10 a 24%). Após a fermentação, a infusão passa de amarelo-pálido (chá-verde) para vermelho-castanho (chá-preto), pela oxidação dos polifenóis, em particular pela formação de benzotropolonas.

O odor aromático se deve à presença de compostos voláteis, formados durante as operações de fermentação e secagem, derivados cetônicos resultantes da degradação de carotenos; hexenal formado pela oxidação de ácidos graxos insaturados e heterocíclicos diversos, produtos da oxidação e rearranjo estrutural de monoterpenos.

Dados farmacológicos

Várias propriedades farmacológicas adicionais têm sido experimentalmente atribuídas ao chá-da-índia, como angioprotetora e antirradicais livres devido aos derivados flavânicos; antimutagênica e antitumoral pela presença de compostos fenólicos; e inibidora da absorção intestinal de colesterol exógeno. Alguns estudos sugerem que o chá-da-índia tem a propriedade de reduzir a absorção intestinal de lipídeos e ativar a proteína quinase ativada por AMPc no fígado, músculo estriado e tecido adiposo, com potencial para o tratamento da obesidade e da síndrome metabólica.[25] Além disso, resultados de estudos clínicos indicam que o consumo de chá-da-índia pode reduzir a pressão arterial em indivíduos hipertensos ou propensos à hipertensão.[26]

Pontos-chave deste capítulo

As metilxantinas são as substâncias farmacologicamente ativas com consumo mais difundido no mundo. São constituintes químicos de várias bebidas alimentícias ou estimulantes não alcóolicas, como café (*Coffea arabica* e *Coffea canephora*), chá-da-índia (*Camellia sinensis*), erva-mate (*Ilex paraguariensis*), guaraná (*Paullinia cupana*) e cacau (*Theobroma cacao*). As metilxantinas mais abundantes são a cafeína, a teofilina e a teobromina.

Os precursores biogenéticos das metilxantinas podem ser bases púricas livres, como hipoxantina, adenina, guanina, e também nucleosídeos.

As metilxantinas são extraídas por solventes clorados em meio amoniacal ou por solventes clorados diretamente de suas soluções aquosas ácidas, pois são bases fracas e seus sais dissociam-se facilmente em água. Também podem ser extraídas diretamente por métodos de sublimação e de extração com fluido supercrítico. Os métodos de doseamento incluem gravimetria, iodometria, espectrofotometria no UV e CLAE.

As metilxantinas apresentam um amplo espectro de atividades farmacológicas, agindo sobre os sistemas nervoso central, cardiovascular, renal, digestório, imunológico e, também, sobre o metabolismo de carboidratos e lipídeos. O mecanismo de ação envolve a indução do acúmulo de AMPc mediante inibição da atividade da enzima fosfodiesterase, a mobilização do cálcio intracelular e o bloqueio de receptores de adenosina, em especial A_1 e A_{2A}. São utilizadas na terapêutica principalmente no tratamento da asma e em algumas formas espásticas de bronquiopneumopatias obstrutivas, apneia neonatal e em associações analgésicas. Perspectivas de uso importantes incluem o tratamento da obesidade e do diabetes melito do tipo 2, bem como a prevenção de doenças neurodegenerativas.

O consumo elevado e crônico de cafeína pode comprometer a reabsorção mineral, com aumento do risco de osteoporose e fraturas em mulheres de meia-idade ou com deficiência de absorção de cálcio. A cafeína apresenta propriedades reforçadoras, podendo induzir dependência, com síndrome de retirada. O consumo de altas doses diárias pode produzir o cafeinismo, uma síndrome caracterizada por ansiedade, cansaço e distúrbios do sono.

Referências

1. Fredholm BB. Notes on the history of caffeine use. In: Fredholm BB, editor. Methylxanthines: handbook of experimental pharmacology. New York: Springer; 2011. p. 1-9. v. 200.
2. Verna R. The history and science of chocolate. Malaysian J Pathol. 2013;35(2):111-21.
3. Ashihara H, Kato M, Crozier A. Distribution, biosynthesis and catabolism of methylxanthines in plants. In: Fredholm BB, editor. Methylxanthines: handbook of experimental

pharmacology. New York: Springer; 2011. p. 11-31. v. 200.
4. Suzuki T, Ashiara H, Waller R. Purine and purine alkaloid metabolism in Camellia and Coffea plants. Phytochemisty. 1992;31(8):2575-84.
5. O'Brien MJ, Spence JE, Skiff RH, Vogel GJ, Prasad R, inventors. Caffeine recovery from supercritical carbon dioxide. United States patent US 4996317. 1991.
6. Ramalakshmi K, Raghavan B. Caffeine in coffee: Its removal. Why and how? Crit Rev Food Sci Nutr. 1999;39(5):441-56.
7. Wagner H, Bladt S, Zgainki EM. Plant drug analysis: a thin layer chromatography atlas. 2nd ed. Berlin: Springer; 1996.
8. Agência Nacional de Vigilância Sanitária (BR). Farmacopeia brasileira: volume 2: monografias [Internet]. 5. ed. Brasília: ANVISA/Fundação Oswaldo Cruz; 2010 [capturado em 11 fev. 2016]. Disponível em: http://www.anvisa.gov.br/hotsite/cd_farmacopeia/pdf/volume2.pdf
9. Marx F, Maia JG. Analysis of guarana (Paullinia cupana var. sorbilis). III Identification and determination of guarana beverages by HPLC analysis of caffeine and theophylline. Quim Nova. 1990;13(4):285-6.
10. De Maria CAB, Moreira RFA. Cafeína: revisão sobre métodos de análise. Quim Nova. 2007;30(1):99-105.
11. Fredholm BB, editor. Methylxanthines: handbook of experimental pharmacology. New York: Springer; 2011. v. 200.
12. Arnaud MJ. Pharmacokinetics and metabolism of natural methylxanthines in animal and man. In: Fredholm BB, editor. Methylxanthines: handbook of experimental pharmacology. New York: Springer; 2011. p. 33-91. v. 200.
13. Kreutzer K, Bassler D. Caffeine for apnea of prematurity: a neonatal success story. Neonatology. 2014;105(4):332-6.
14. Sawynok J. Methylxanthines and pain. In: Fredholm BB, editor. Methylxanthines: handbook of experimental pharmacology. New York: Springer; 2011. p. 311- 29. v. 200.
15. Morelli M, Simola N. Methylxanthines and drug dependence: a focus on interaction with substances abuse. In: Fredholm BB, editor. Methylxanthines: handbook of experimental pharmacology. New York: Springer; 2011. p. 483-508. v. 200.
16. Beaudoin MS, Graham TE. Methylxanthines and human health: epidemiological and experimental evidence. In: Fredholm BB, editor. Methylxanthines: handbook of experimental pharmacology. New York: Springer; 2011. p. 509-548. v. 200.
17. Micromedex Solutions. Theophylline [Internet]. [S. l: s. n; 2016] [capturado em 2 fev. 2016]. Disponível em: http://www-micromedexsolutions-com.ez45.periodicos.capes.gov.br/micromedex2/librarian. Material de acesso restrito.
18. Pacifici GM. Clinical pharmacology of theophylline in preterm infants: effects, metabolism and pharmacokinetics. Curr Pediatr Rev. 2014;10(4):297-303.
19. Agência Nacional de Vigilância Sanitária (BR). Formulário de Fitoterápicos da Farmacopeia Brasileira [Internet]. Brasília: ANVISA; 2011 [capturado em 11 fev. 2016]. Disponível em: http://www.anvisa.gov.br/hotsite/farmacopeiabrasileira/conteudo/Formulario_de_Fitoterapicos_da_Farmacopeia_Brasileira.pdf
20. Brasil. Ministério da Agricultura. Portaria nº 70, de 16 de março de 1982 [Internet] [capturado em 11 fev. 2016]. Disponível em: http://sistemasweb.agricultura.gov.br/sislegis/action/detalhaAto.do?method=consultarLegislacaoFederal
21. Gambero A, Ribeiro ML. The positive effects of yerba maté (Ilex paraguariensis) in obesity. Nutrients. 2015;2(22):730-50.
22. Bracesco N, Sanchez AG, Contreras V, Menini T, Gugliucci A. Recent advances on Ilex paraguariensis research: minireview. J Ethnopharmacol. 2011;36(3):378-84.
23. Wilson EG, Verpoorte R. Yerba Mate: review of its chemical composition, biological activities and uses [Internet]. In: Wilson EG. Contributions to the quality control of two crops of economic importance: hops and yerba mate. Leiden: Leiden University Repository; 2012 [capturado em 11 fev. 2016]. p. 141-88. Disponível em: https://openaccess.leidenuniv.nl/bitstream/handle/1887/19742/chapter%207.pdf?sequence=10
24. Schenkel EP, Gosmann G, Montanha JA, Heizmann BM, Athayde ML, Taketa A, et al. Saponins from maté (Ilex paraguariensis)

and other South American Ilex species: ten years research on Ilex saponins. Ciênc Cult. 1997;49(5/6):359-63.
25. Yang CS, Zhang J, Zhang L, Huang J, Wang Y. Mechanisms of body weight reduction and metabolic syndrome alleviation by tea. Mol Nutr Food Res. 2016;60:160–74.
26. Yarmolinsky J, Gon G, Edwards P. Effect of tea on blood pressure for secondary prevention of cardiovascular disease: a systematic review and meta-analysis of randomized controlled trials. Nutr Rev. 2015;4(73): 236-46.

27

Alucinógenos naturais: etnobotânica e psicofarmacologia

Rogelio Pereda-Miranda, Alexandre T. Cardoso Taketa

Introdução	417
Classificação dos alucinógenos	418
Pontos-chave deste capítulo	434
Referências	435
Leituras sugeridas	436

Que mágicas infusões dos índios herbolários da minha pátria, entre minhas letras o feitiço derramaram?

Juana Inés de la Cruz (1648-1695, poetisa mexicana, a última dos grandes escritores barrocos do Século de Ouro da língua espanhola)

Introdução

Estava contemplando, momento a momento, o que Adão havia visto no dia da sua criação: o milagre da consciência da sua desnudez. Com essa frase, na célebre obra *As portas da percepção*,[1] em 1954, Aldous Huxley inicia a descrição da sua primeira experiência com a mescalina e cria uma ponte através do tempo e do espaço no decorrer da evolução do gênero humano, unindo o século XX com a pré-história, na busca da árvore original do conhecimento. Estudos antropológicos corroboram as hipóteses que propõem o papel decisivo dos alucinógenos naturais, como fatores psicoativos na dieta dos hominídeos, no desenvolvimento da capacidade de reflexão e consciência entre os antepassados do homem moderno. Portanto, os psicotrópicos naturais expandiram a mente dos proto--humanos para gerar novas formas de pensamento, estimularam o desenvolvimento da linguagem, e sua ingestão promoveu a comunicação tribal dos estados alterados da percepção da realidade, a gênese xamanística das religiões. Essa procura por psicotrópicos tem uma origem fisiológica no sistema nervoso humano, independentemente de qualquer substância externa, a partir das endorfinas e encefalinas, os narcóticos endógenos.[2]

Desde tempos remotos, o homem incorporou os alucinógenos naturais em seus rituais religiosos com o objetivo de alcançar sua vinculação com a natureza e sua união com as forças sobrenaturais. Contudo, uma pergunta não está cabalmente respondida: por que, independentemente da antiguidade das culturas do hemisfério oriental e do uso extensivo dos alucinógenos, o número de espécies psicoativas é muito maior no Novo Mundo, com um número superior a 40 em contraste com meia dúzia de espécies nativas do Velho Mundo? La Barre destaca o xamanismo como o responsável por essa discrepância, já que seus praticantes se encontram predispostos a experimentar transes provocados pelos agentes alucinógenos.[3] Assim, os xamãs e curandeiros exploram conscientemente ao seu redor, à procura de plantas terapêuticas, mas também em busca daquelas que facilitam o êxtase místico.

Os primeiros povoadores do continente americano introduziram as tradições xamanísticas dos povos asiáticos que permaneceram como a base de suas religiões, inclusive naquelas das civilizações mesoamericanas e andinas com maior complexidade ritualística. Entretanto, no Velho Mundo tais tradições foram abandonadas em função das transformações socioeconômicas e religiosas sofridas pela civilização ocidental.[3] São poucas as culturas americanas que não utilizaram pelo menos um alucinógeno em suas cerimônias rituais. Outras plantas também foram exploradas como estimulantes, como o tabaco (*Nicotiana tabacum* L.), a coca (*Erythroxylum coca* Lam.), o mate (*Ilex paraguariensis* A.St.-Hil.) e o guaraná (*Paullinia cupana* Kunth), que desfrutaram de posições privilegiadas nas farmacopeias nativas americanas.

Classificação dos alucinógenos

Os agentes alucinógenos naturais foram aqui organizados segundo seus mecanismos primários de interferência nas atividades do sistema nervoso central (SNC) em substâncias *canabinoídicas*, *serotoninérgicas* e *colinérgicas* e são abordados, conforme o ponto de vista da etnobotânica, com enfoque na psicofarmacologia associada às origens de seus usos. Embora a maconha seja uma droga narcótica euforizante, sua substância ativa, o tetra-hidrocanabinol, tem capacidade de provocar efeitos alucinógenos moderados pela sensibilização dos receptores CB_1 do SNC, que são ativados pelo ligante natural anandamida, uma etanolamida do ácido araquidônico (Fig. 27.1). Com exceção da maconha, as plantas alucinógenas de origem vegetal contêm alcaloides relacionados aos transmissores neurofisiológicos 5-hidroxitriptamina (5-HT, serotonina) e acetilcolina.

Os alucinógenos monoamínicos são subdivididos estruturalmente em indólicos (indolalquilaminas, por exemplo, dietilamida do ácido lisérgico – LSD) e catecólicos (feniletilaminas, por exemplo, mescalina) e agem no SNC como resultado do reconhecimento dos receptores serotoninérgicos, tendo em vista sua analogia estrutural com a 5-HT. Esses agentes alucinógenos representam um grupo diverso de drogas de origem fúngica e vegetal, sendo os mais representativos deste grupo o ergô (*Claviceps purpurea* (Fr.) Tul.) e os cogumelos mexicanos (espécies dos gêneros *Conocybe*, *Panaeolus*, *Psathyrella*, *Psilocybe* e *Stropharia*).

Dentre o segundo grupo, o das drogas vegetais, destacam-se as plantas sagradas dos povos do México pré-hispânico, como o cáctus (peiote) e as campainhas (espécies do gênero *Ipomoea*), cujos produtos bioativos compartilham o mesmo sítio de ação com os agonistas dos receptores $5-HT_{2A}$. Nesse mesmo grupo, destacam-se as plantas empregadas nos rituais dos aborígenes sul-americanos e africanos. No entanto, o número de espécies com propriedades psicoativas é muito menor do que daquelas empregadas na região mesoamericana, com um representante em cada continente: a *ayahuasca* da Amazônia e a iboga das florestas africanas.

Os alucinógenos diferem não somente pelos seus mecanismos de ação, mas também pelo grau de alteração qualitativa da consciência que provocam. Assim, os agentes colinérgicos divergem dos agentes serotoninérgicos na indução de amnésia parcial ou total, criando um estado que pode ser caracterizado como delírio. Existem espécies da família das Solanáceas classificadas como colinérgicas, tendo como substâncias ativas os alcaloides tropânicos (hiosciamina), que atuam como antagonistas colinérgicos, competindo com a acetilcolina. O cogumelo *Amanita muscaria* (L.) Lam. produz a muscarina, que age como um agonista colinérgico, e permitiu a identificação dos subtipos de receptores muscarínicos.

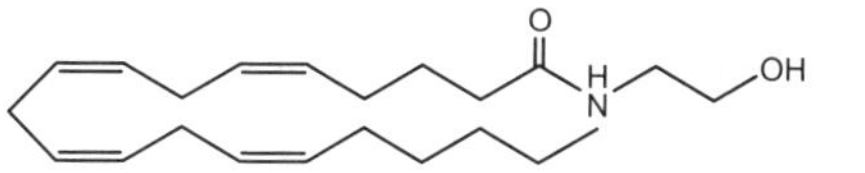

anandamida

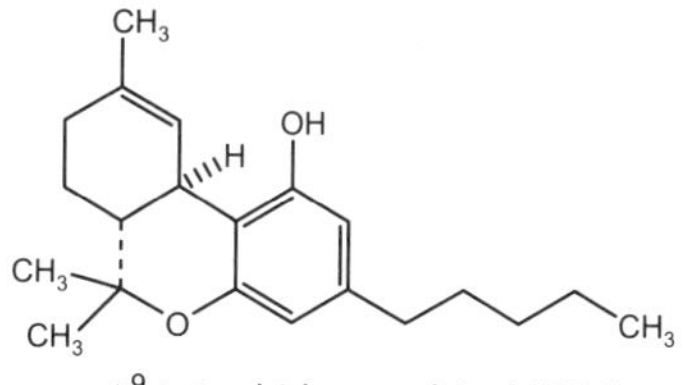

Δ^9-tetra-hidrocanabinol (THC)

Canabinoides

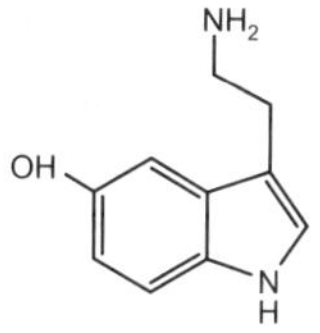

serotonina

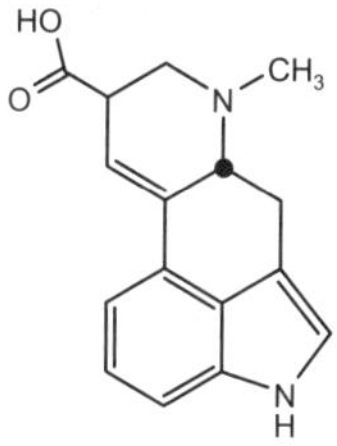

ácido lisérgico

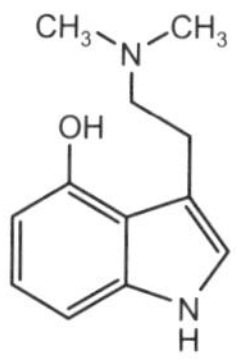

psilocina

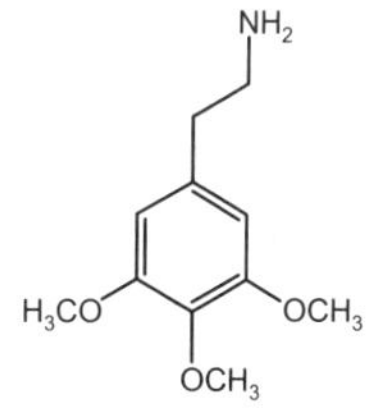

mescalina

Serotoninérgicos

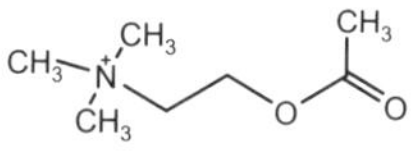

acetilcolina

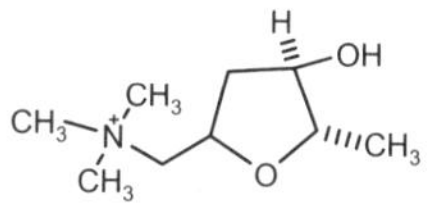

muscarina

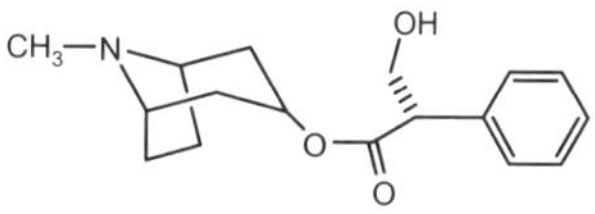

hiosciamina

Colinérgicos

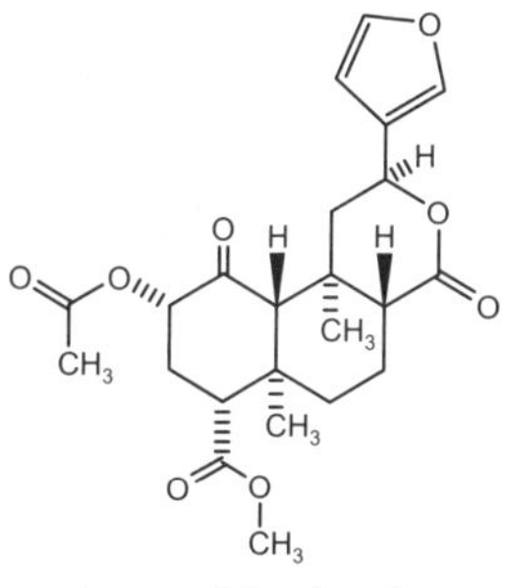

salvinorina A

Opioides não nitrogenados

Figura 27.1 Estruturas de algumas substâncias naturais alucinógenas e seus neurotransmissores fisiológicos associados.

Finalmente, apresenta-se o diterpeno salvinorina A (*Salvia divinorum* Epling & Játiva), que constitui o primeiro exemplo de uma substância alucinógena natural não nitrogenada agonista dos receptores opioides.

As estruturas químicas da serotonina e seus principais antagonistas naturais, a mescalina e a psilocina, são apresentadas na Figura 27.1, destacando-se as semelhanças estruturais do núcleo indoletilamínico da serotonina com o da psilocina e do núcleo feniletilamínico do ácido lisérgico e da mescalina. Também nessa figura, estão incluídas as estruturas da muscarina, hiosciamina e salvinorina A.

Drogas canabinoídicas

Maconha

Nome científico: *Cannabis sativa* L.

Sinonímia vulgar: maconha, cânhamo

Família botânica: Cannabaceae

Parte utilizada: folhas, flores, sementes

A maconha é uma erva anual dioica originária do Centro-Oeste Asiático e amplamente cultivada em regiões tropicais e temperadas para a obtenção de fibras, sementes, folhas, flores e resina. Existem duas espécies: *Cannabis sativa* L. e *Cannabis indica* Lam., que se diferenciam sobretudo pela estrutura das fibras e pela produção de Δ^9-tetra-hidrocanabinol (THC). Este gênero representa uma das plantas não alimentícias de cultivo mais antigo, e sua forma silvestre já foi extinta. Evidências arqueológicas encontradas na Tailândia indicaram que a fibra já era usada há 10.000 anos. O relato medicinal mais antigo provém da China há 2.700 a.C., na farmacopeia do imperador Shen Nung, para o alívio de dores, no tratamento de malária, beribéri, constipação e transtornos mentais. Os Vedas, livros sagrados da Índia, chamam a maconha de néctar divino, tendo sido empregada no tratamento de delírios e lepra.[4] A Inglaterra fomentou o cultivo da maconha em suas colônias e a introduziu no continente americano em 1632. A maconha fornece fibras para a confecção têxtil e a produção de um tipo de papel no qual a Bíblia de Gutenberg e a Declaração de Independência dos Estados Unidos foram impressas. A maconha é a droga ilícita mais utilizada em todo o mundo, e seu uso abusivo pouco contribui no desenvolvimento de dependência.

Dados químicos

Já foram identificados cerca de 400 compostos, destacando-se mais de 60 tipos de canabinoides, estruturas de ocorrência exclusiva no gênero *Cannabis*.[5] O mais potente psicoativo é o THC. Outros canabinoides naturais são o Δ^8-THC, que está presente em quantidades pequenas e é menos potente que o seu isômero Δ^9-THC, o canabinol e o canabidiol (CBD), sendo esses dois últimos desprovidos de atividade psicoativa. *Cannabis sativa* é a espécie fibrosa com uma elevada produção de CBD e menos de 1% de THC; no entanto, *Cannabis indica* é rica em THC e pode produzir até 25%. A proporção THC/CBD (em relação ao peso seco da planta) pode ser correlacionada a três quimiotipos nos quais os alelos B_D e B_T codificam aloenzimas, que catalisam a conversão de CBD a THC.[6]

Biossinteticamente, os canabinoides são originados a partir da condensação de moléculas derivadas do acetato, mediada pela participação de duas rotas. Todos os canabinoides possuem uma porção monoterpênica (C_{10} – origem mevalônica) ligada ao anel fenólico substituído por uma cadeia alquílica (pentila – C_5) de origem policétida, sendo classificados como terpenofenóis. A resina contém vários ácidos canabinoides, como os ácidos canabidiólico, tetra-hidrocanabinoico e canabinólico, junto com análogos que apresentam uma cadeia propila no lugar do grupo pentila, por exemplo, tetra-hidrocanabivarina. Esses últimos derivam da substituição da hexanoil-coenzima-A pelo butiroato equivalente, como o policétido precursor, o ácido olivetólico (Fig. 27.2).[7]

A concentração de THC na maconha de alta qualidade pode chegar a 0,5 a 1% nas folhas grandes, 1 a 3% nas folhas pequenas, 3 a 7% nos botões florais, 5 a 10% nas brácteas e mais de 60% na resina (haxixe). Esta última é a apresentação mais potente da maconha, sendo produzida a partir da extração da droga bruta com etanol.

Propriedades farmacológicas e uso terapêutico

Os canabinoides são rapidamente absorvidos por inalação quando fumados em cigarros, a principal forma de administração da maconha (50 a 100 mg), ocorrendo absorção de 20% do teor de THC. Os efeitos são perceptíveis em segundos, sendo que a concentração máxima no cérebro é atingida

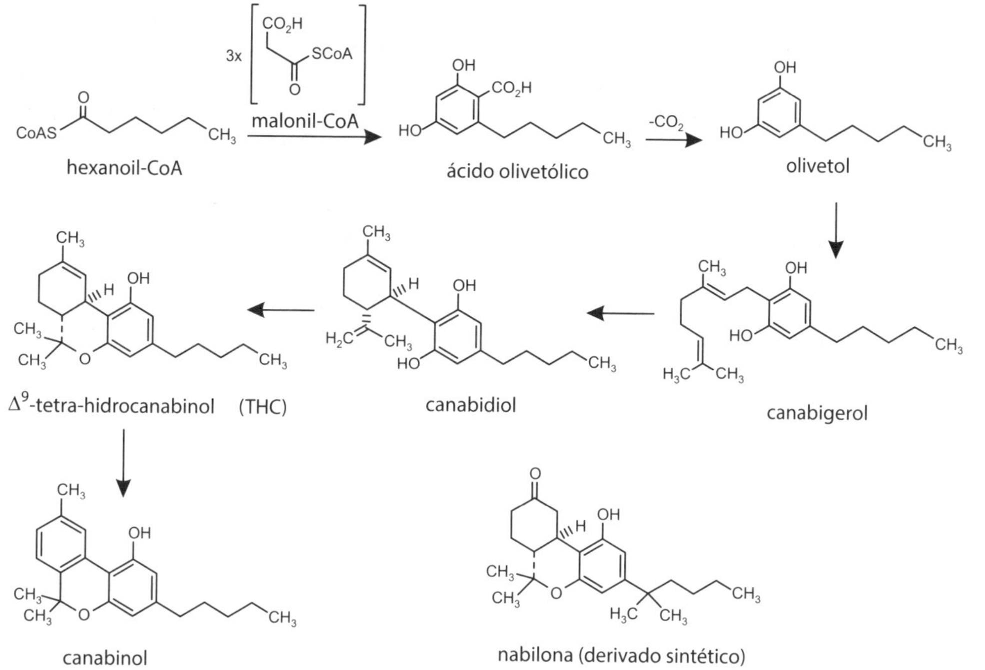

Figura 27.2 Biossíntese dos metabólitos terpenofenólicos da maconha. Estrutura química da nabilona, potente derivado sintético do THC.

em 15 minutos. As alterações psicoativas atingem um platô que pode durar de 1 a 4 horas. A eliminação dos canabinoides pode levar mais de 30 dias, sendo metabolizados no fígado e excretados nas fezes e na urina.[8]

A farmacodinâmica dos canabinoides começou a ser mais bem compreendida recentemente, quando foi descoberta a presença de um sistema neuromodulador, constituído pelos receptores canabinoídicos, distribuídos em diferentes tecidos de mamíferos.[8,9] Foi ainda verificado que o THC se liga especificamente a esses receptores e mimetiza a ação dos canabinoides endógenos.

Os receptores canabinoídicos CB_1 estão localizados no SNC, em áreas responsáveis pelas atividades motoras, postura, memória, cognição, emoção, percepção sensorial, em funções endócrinas e autônomas do sistema nervoso entérico, e em nervos periféricos, cuja ativação inibe a liberação de neurotransmissores no coração, bexiga, pulmão e nos tratos urogenital e gastrintestinal. Já os receptores CB_2 encontram-se em macrófagos do baço e desempenham um importante papel imunológico. A anandamida foi a primeira substância endógena descoberta que interage especificamente com esses receptores, apesar de se diferenciar estruturalmente dos canabinoides por ser uma etanolamida do ácido araquidônico.

A ativação dos receptores CB_1 pelos canabinoides, e não dos CB_2, é a responsável pelas ações psicotrópicas.[9] Os principais efeitos da maconha no SNC são euforia, disforia, ansiedade, distorção das noções de tempo e espaço, sedação, confusão mental, perda de memória e alteração das funções motoras; no sistema cardiovascular, provoca taquicardia em doses agudas e bradicardia em uso crônico, além de hipotensão devido à vasodilatação periférica. No entanto, essas ações farmacológicas podem ser terapeuticamente úteis, incluindo as atividades antiemética, analgésica, antiespasmódica, imunossupressiva, anti-inflamatória e orexigênica.

O uso da maconha tem sido proposto para o tratamento de artrite, esclerose múltipla, glaucoma, asma, enxaqueca, anorexia, epilepsia e outros estados patológicos caracterizados por dores crônicas em que os opioides são ineficazes.[10] A maconha afeta positivamente os sintomas da síndrome de Gilles de la Tourette (distúrbio neurológico caracterizado por movimentos involuntários repentinos) e também apresenta efeito neuroprotetor em casos de lesões isquêmicas cerebrais. Aplicações tópicas das tinturas alcoólicas e pomadas de óleo de gergelim infundidas com canabinoides são anti-inflamatórias com raras sequelas psicoativas.

A atividade antiemética da maconha, aliviando os sintomas de náuseas e vômitos de pacientes em tratamento quimioterápico de tumores – e da perda de apetite e peso corporal (caquexia) em doentes com a síndrome da imunodeficiência adquirida que não respondem a outros tratamentos –, levou à legalização do uso medicinal da planta e de alguns derivados sintéticos do THC (dronabinol e nabilona) nos Estados Unidos, no Canadá e em vários países da Comunidade Europeia.[8,9] O dronabinol (THC sintético) é dispensado em cápsulas de 2,5, 5 e 10 mg do fármaco. O Marinol é uma preparação encapsulada do dronabinol dissolvido em óleo de gergelim. A nabilona, comercializada com o nome de Cesamet (ver Fig. 27.2), tem as mesmas propriedades do THC, porém com efeitos mais potentes: 1 mg deste derivado corresponde a 10 mg do dronabinol. Em 2011, na Alemanha, foi aprovada uma tintura (Nabiximols Sativex),[9] padronizada em um teor de THC: CBD (1:1), para tratamento da espasticidade refratária e da dor crônica em pacientes com câncer,[10] comercializada sob forma de *spray* bucal.

Toxicidade

Os efeitos adversos do uso dos canabinoides são cansaço, tontura, enjoo e boca seca; apesar disso, desenvolve-se rapidamente tolerância a essas complicações.[8,9] Seu uso casual provoca euforia, sonolência e alteração da percepção temporal; seu emprego mais frequente acarreta problemas de perda da memória, incapacidade de concentração, despersonalização e alteração do humor; já o seu uso abusivo promove tremores, convulsões, alterações da coordenação motora, apatia e hipotensão postural, sendo o pânico e as psicoses paranoicas as reações adversas mais frequentes. Embora a proibição do uso da maconha para fins medicinais e recreativos seja devida ao seu potencial efeito prejudicial para a saúde individual e pública, é importante ressaltar que não existem registros de casos fatais por superdosagem.[8,9]

Legalização da droga

A posse e venda de maconha é tolerada em pequenas quantidades nos Países Baixos, o único país da Comunidade Europeia onde a venda é legal para maiores de 18 anos. Nos Estados Unidos, o Distrito da Columbia e 23 Estados legalizaram a maconha para uso médico, sendo que os Estados de Washington, Colorado, Oregon e Alasca também legislaram o seu emprego recreacional.[11] Em 2014, Colorado e Washington legalizaram a produção e venda de maconha, permitindo o uso pessoal para maiores de 21 anos, regulando a *Cannabis* de maneira similar à venda de álcool. Em 2013, a produção e venda da maconha, como também o autocultivo de até seis plantas para uso pessoal e a criação dos clubes de cultivadores, foram aprovados no Uruguai, tornando o país pioneiro mundial na legalização desta planta.

Drogas serotoninérgicas

Esporão-do-centeio

Nome científico: *Claviceps purpurea* (Fr.) Tul.

Sinonímia vulgar: ergô

Família: Clavicipitaceae; Classe: Ascomycetes

Parte utilizada: esclerócio recolhido sobre a espiga de centeio

O *ergot* (palavra francesa que designa a saliência óssea da pata do galo e, por analogia, se utiliza para o esporão) é o nome do esclerócio (estado latente) dos fungos parasitas do grupo dos ascomicetos do gênero *Claviceps*, que se desenvolve nas espigas de centeio durante as estações úmidas. Das mais de 50 espécies existentes de parasitas dos cereais, o esporão-do-centeio é a mais importante. Essa esclerotização, de coloração púrpura, marrom-escura ou negra, em forma de bastão curvo e de 1 a 8 cm de comprimento, desenvolve-se no lugar da semente como parasita das espigas do centeio (*Secale cereale* L., Poaceae).

Os efeitos nocivos do ergô já eram conhecidos pelas culturas mesopotâmicas. Também tiveram importância ritual na Grécia Clássica. Com a expressão *Ignis sacer* (fogo sacro), os romanos referiam-se à sensação de calor interno originário da ação vasoconstritora que as substâncias tóxicas dessa droga provocam nas extremidades e que acabam culminando em gangrena. Esse nome se popularizou durante a Idade Média, quando, por acidente, o ergô era moído junto com o centeio, provocando envenenamentos em grande escala, conhecidos como fogo-de-santo-antônio em consequência da ingestão de alimentos derivados de farinha de centeio contaminada com o fungo. A peregrinação à capela dedicada a esse santo, no sul da França, tornou-se um ato de devoção por parte daquelas pessoas que sofriam desse envenenamento, mas é possível que o incremento na circulação sanguínea, devido à caminhada, assim como a mudança da dieta, tenham sido os responsáveis pela melhoria dos intoxicados.

No entanto, os sintomas do envenenamento pelas toxinas deste fungo, conhecido como ergotismo,[12] foram associados com o consumo de cereais contaminados somente no século XVII. Na realidade, o ergô nunca foi utilizado como alucinógeno intencional, mas foi empregado por parteiras para induzir contrações da musculatura lisa uterina e atuar como vasoconstritor.

Dados farmacológicos

As atividades farmacológicas dos principais alcaloides do ergô, as ergolinas, são devidas à sua capacidade de interação com os receptores serotoninérgicos 5-HT$_{2A}$.

Psilocibes

Nome científico: *Psilocybe mexicana* R.Heim

Sinonímia vulgar: cogumelos de San Isidro

Família: Agaricaceae

Parte utilizada: corpo frutífero

Há 3.000 anos, a cultura maia, que se estendeu da Guatemala ao sul do México, desenvolveu um complexo uso religioso de cogumelos alucinógenos como agentes enteógenos,[13] termo sugerido para denominar certas substâncias cuja ingestão provoca alteração da consciência, conduzindo a estados de êxtase ou possessão. Assim, o cogumelo sagrado mexicano passou a ser essencial para os rituais religiosos xamanistas e as cerimônias propiciatórias de cura dos povos mesoamericanos. Os cogumelos do gênero *Psilocybe* são cosmopolitas, existindo mais de 80 espécies psicoativas, tendo sido mais de 30 delas identificadas no México, como *Psilocybe caerulescens* Murrill e *Psilocybe mexicana* R.Heim. Entretanto, outros 50 representantes deste gênero são desprovidos de propriedades alucinógenas. Fungos de outros gêneros compartilham com o gênero *Psilocybe* a presença de derivados triptamínicos, responsáveis pela neurotoxicidade, tais como *Conocybe siligineoides* R.Heim e *Panaeolus sphinctrinus* (Fr.) Quél.

São poucas as espécies produtoras de compostos alucinógenos que têm sido tão veneradas como os cogumelos sagrados, que foram chamados pelos astecas de "carne dos deuses".[5] As crônicas coloniais descrevem que os cogumelos eram destinados a produzir transes extáticos e que os conquistadores estavam decididos a eliminar todos os vestígios dessas práticas idolátricas. Um século após a conquista, os cogumelos mágicos não somente continuavam sendo utilizados secretamente, mas também haviam sido incorporados, em um sincretismo, ao culto dos santos do catolicismo. No México atual, seu uso nos rituais curativos dos indígenas mazatecos, chinantecos, chatines, mixes, zapotecos e mixtecos das serras do Estado de Oaxaca, e entre os nahuas de Puebla, está sendo preservado.[5] Comumente, são ingeridos de 2 a 30 cogumelos bem picados, frescos, ou bebidos na forma de infusões.

Dados químicos

O gênero *Psilocybe* contém cerca de 0,2 a 0,6% de compostos triptamínicos psicoativos, psilocina e psilocibina,[14] que são estruturalmente relacionados com o neurotransmissor serotonina e que se originam biossinteticamente a partir da triptamina, sendo que a fosforilação do grupo hidroxila da psilocina resulta no íon anfótero psilocibina (Fig. 27.3).

Propriedades farmacológicas e uso terapêutico

A psilocibina é o principal componente psicoativo do gênero *Psilocybe*, e na dose de 6 a 20 mg produz alucinações visuais e auditivas em um estado de sonho que se confunde com a realidade. Os efeitos alucinógenos provocados pela psilocibina e pelo LSD são similares, e a psilocibina também atua como agonista efetivo junto aos receptores 5-HT$_{2A}$.[14,15] Os usos terapêuticos potenciais da psilocibina estão associados ao tratamento da ansiedade em pacientes com câncer e na adicção ao tabagismo e no alcoolismo.[15]

Toxicidade

A psilocina e a psilocibina são substâncias controladas e classificadas como fármacos alucinógenos, com grande potencial de abuso, na mesma categoria que o LSD e a mescalina. Os efeitos tóxicos mais frequentes estão relacionados à coleta equivocada de cogumelos, que geralmente resulta em problemas gastrintestinais e alucinações com distúrbios da percepção.[14]

Peiote

Nome científico: *Lophophora williamsii* (Lem. ex Salm-Dyck) J.M.Coulter

Sinonímia vulgar: corda-de-viola

Família botânica: Cactaceae

Parte utilizada: toda a planta

O peiote é um cáctus, nativo do deserto de Chihuahua no México, com área de distribuição que abrange as regiões semidesérticas do centro-norte mexicano e do sul dos Estados Unidos.[16] O talo é globuloso e suculento, com cerca de 9 cm de diâmetro e 3 cm de altura, que nas épocas de seca se afunda e permanece enterrado por causa da desidratação. Possui uma capa cerosa que protege a epiderme, conferindo-lhe uma coloração verde-azulada. A zona superior, chamada de coroa, está dividida radialmente por 5 a 13 costelas e por auréolas, que são gemas produtoras de flores, providas de mechas de pelos sedosos e esbranquiçados. Suas raízes são napiformes e podem atingir uma profundidade de 15 cm.

Este cáctus tem sido utilizado, desde tempos remotos (8.500 a.C.), para fins medicinais e em rituais religiosos indígenas, e seu nome

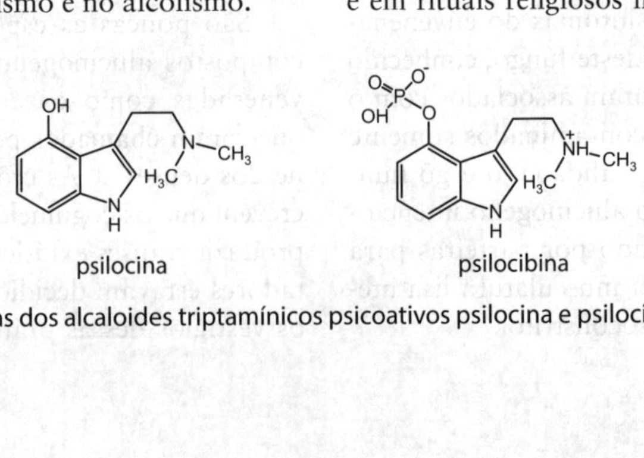

psilocina

psilocibina

Figura 27.3 Estruturas dos alcaloides triptamínicos psicoativos psilocina e psilocibina.

popular, *peyote*, tem origem asteca, derivado do náuatle *peyotl*, que significa planta divina.[5] A droga é preparada cortando seu corpo em fatias, que são dessecadas para sua conservação. A cabeça seca, na forma de um disco (20 a 50 mm de diâmetro), é chamada de botão de mescal pelos indígenas, que costumam comê-la crua ou assada, ingerindo ao mesmo tempo álcool, sendo o efeito uma embriaguez durante a qual se produzem alucinações. O botão de mescal também pode ser pulverizado e comido ou fumado com tabaco. Além disso, são preparadas infusões que, quando ingeridas em pequenas doses, provocam insensibilidade à fadiga, ao sono e à fome.

Dados químicos

Os primeiros estudos químicos do peiote foram realizados pelo farmacólogo alemão Louis Lewin, que isolou, em 1888, um alcaloide tetraisoquinolínico, a analonina. Esse composto não apresentou as propriedades alucinógenas esperadas, e a busca do principal composto psicoativo levou o farmacólogo alemão Arthur Heffter, em 1897, a identificar um derivado β-fenetilamínico, de estrutura similar aos neurotransmissores catecolamínicos e anfetamínicos, que chamou de mescalina (3,4,5-trimetoxifenetilamina). Em 1919, o químico austríaco Ernst Späth determinou a estrutura da mescalina; já foram identificados mais de 60 alcaloides no peiote.

A Figura 27.4 mostra, além do alcaloide principal (mescalina, 8 a 9%), outros alcaloides encontrados em menor quantidade e que pertencem aos grupos das β-feniletilaminas mono- (hordenina) e dioxigenadas (*N*-metil-3,4-dimetoxifenetilamina); das tetra-hidroisoquinolinas (peiotina) e suas amidas (*N*-acetilanalamina); das fenetilaminas conjugadas com ácidos do ciclo de Krebs (succinimida da mescalina); e aos derivados do pirrol (peionina). Um dado interessante é que amostras arqueológicas do peiote com 1.000 anos apresentaram um teor de 2% de mescalina, tendo sido o único alcaloide detectado. A espécie congênere, *Lophophora diffusa* (Croizat) Bravo, distingue-se de *Lophophora williamsii* devido à ausência de mescalina e à presença predominante da peiotina. A mescalina também é o principal alcaloide (0,3 a 1,2%) do cáctus *Trichocereus pachanoi* Britton & Rose, originário do Peru, conhecido como *San Pedro*, e que constitui um dos ingredientes da bebida *cimora*.

Propriedades farmacológicas e uso terapêutico

A mescalina atua como agonista serotoninérgico, junto ao receptor 5-HT_{2A}, ao qual se liga com alta afinidade (302 nM). A mescalina

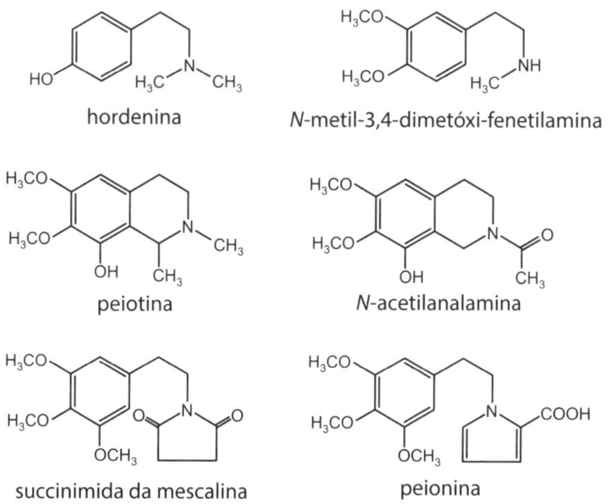

Figura 27.4 Estruturas de alguns alcaloides do peiote.

compartilha o mesmo mecanismo de ação dos alucinógenos indolamínicos, como o LSD, o DMT (N,N-dimetiltriptamina) e a psilocibina, bem como os derivados β-fenetilamínicos dimetoximetilanfetamina, metilenodióxi-anfetamina e 3,4-metilenodióxi-N-metilanfetamina (MDMA, ecstasy).[15,16]

Existem relatos de uma ampla gama de indicações do peiote para tratar várias enfermidades, como tuberculose, pneumonia, câncer e doenças venéreas, sem estudos científicos que os corroborem. A efetividade terapêutica dos agonistas serotoninérgicos no tratamento de enxaqueca, dores reumáticas, ansiedade, depressão e alcoolismo indica o potencial medicinal da mescalina.[15]

Toxicidade

A mescalina produz uma série cronológica de eventos predizíveis, ocorrendo primeiramente mal-estares físicos, seguidos por eventos sensoriais. Após 30 minutos da ingestão, surgem náuseas acompanhadas de vômitos e, ocasionalmente, diarreia. Esses sintomas diminuem e desaparecem quando começa a fase sensorial, após uma hora, cuja intensidade aumenta até atingir um platô em torno de 2 a 3 horas. Nesse ponto, o pulso e a pressão sanguínea caem, e também ocorre midríase. A intoxicação diminui em poucas horas, e a recuperação completa pode levar 12 horas.

As sensações experimentadas são lembradas e incluem agudez e intensificação do campo visual, com exaltação da percepção de cores e texturas. A dose de mescalina requerida para provocar alucinações varia individualmente (150 a 350 mg). Em média, cada kilo de botão seco apresenta de 4,6 a 6,8 g de mescalina, sendo necessário ingerir de 3 a 12 botões para atingir os efeitos. Depois da ingestão oral da mescalina, a concentração máxima no plasma é atingida em 90 a 120 minutos. Sua meia-vida é de 6 horas, e seus efeitos podem durar até 10 horas. A mescalina não é metabolizada, sendo excretada intacta na urina.

Não existem evidências de genotoxicidade provocada pela mescalina, não tendo sido detectados danos cromossômicos nos linfócitos dos índios mexicanos huicholes, que têm uma tradição cultural de emprego do peiote que data de 1.600 anos. A dose letal (DL_{50}) da mescalina em humanos pode ser extrapolada de experimentos animais, variando enormemente: em ratos, 132 mg/kg, intraperitoneal; em cães, 54 mg/kg, intravenosa; e em macacos, 130 mg/kg, intravenosa. Além da mescalina, a toxicidade do peiote também é atribuída aos outros alcaloides. A lofoforina é um dos componentes mais tóxicos, cuja dose de 20 mg, via oral, causa dor de cabeça e leve hipotensão.

Campainha

Nome científico: *Ipomoea tricolor* Cav.

Sinonímia vulgar: corda-de-viola

Família botânica: Convolvulaceae

Parte utilizada: sementes

O nome desta família deriva do latim *convolvo*, que significa entrelaçar-se, e refere-se à forma do seu crescimento, já que um grande número dessas plantas são trepadeiras. As propriedades alucinógenas das plantas dessa família a colocam em uma posição destacada na florística mexicana, pois as sementes são empregadas como analgésico, de aplicação tópica na forma de cataplasma, e em rituais religiosos adivinhatórios dos povos nativos mesoamericanos, em especial as sementes de duas espécies de campainha, uma de flores brancas, *Turbina corymbosa* (L.) Raf. (sin. *Rivea corymbosa* (L.) Hallier f.), e outra de flores azuis, *Ipomoea tricolor cav.*, conhecidas entre os astecas como *ololiuqui*, voz náuatle que significa esférico, e que também designa as sementes de várias plantas psicotrópicas, chamadas na atualidade de manto-da-virgem. Há evidências de que o narcótico dos astecas, o *tlitliltzin* (*tlilli* = negro; *tzin* = respeito), eram as sementes de *Ipomoea tricolor*, que são utilizadas pelos indígenas zapotecas e chatines do Estado de Oaxaca e conhecidas como *badoh negro*.

Dados químicos

A extensa investigação etnofarmacológica desta família, iniciada por Richard Evans Schultes[5] na década de 1940 nas comunidades indígenas do México, culminou com os trabalhos realizados pelo químico suíço Albert Hofmann, que identificou os alcaloides derivados do ácido lisérgico como sendo as substâncias psicoativas das sementes, incluindo a amina do ácido *d*-lisérgico (ergina), o lisergol e a α-hidroxietilamida do ácido lisérgico, bem como a presença de alcaloides desprovidos de atividade psicoativa (p. ex., a amida do ácido *d*-isolisérgico) e algumas clavinas (p. ex., chanoclavina e elimoclavina) (Fig. 27.5). O conteúdo de alcaloides nas sementes é baixo (0,05 a 1,3%). Numerosas espécies de campainhas são ornamentais, como *Ipomoea alba* L. e *Ipomoea purpurea* (L.) Roth, sendo que os casos de intoxicação são comuns entre pessoas que ingerem deliberadamente as sementes pulverizadas ou suas infusões.

Ayahuasca

Sob o termo *ayahusca* pode ser entendidas as beberagens além da *Banisteriopsis caapi*.

Nome científico: *Banisteriopsis caapi* (Spruce ex Griseb.) C.V.Morton

Sinonímia vulgar: cipó-do-espírito, santo-daime e mariri

Família botânica: Malpighiaceae

Parte utilizada: caule e folhas

As espécies de *Banisteriopsis* são lianas que constituem a base da bebida alucinógena *ayahuasca*, consumida na parte ocidental da Amazônia brasileira e por tribos dos Andes colombianos, equatorianos e peruanos na vertente do Pacífico. Essa bebida é utilizada pelos chefes religiosos com o objetivo de revelar a realidade verdadeira. A palavra *ayahuasca* provém da língua quechua e significa trepadeira-da-alma. A bebida é preparada em água fria ou a partir da decocção do caule da planta, sozinha ou em combinação com outras plantas, sendo que as folhas da chacrona (*Psychotria viridis* Ruiz &

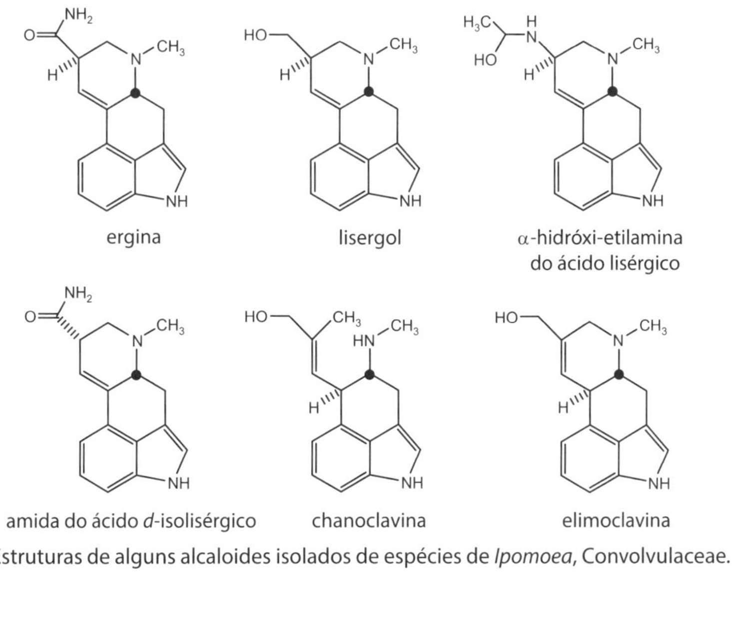

Figura 27.5 Estruturas de alguns alcaloides isolados de espécies de *Ipomoea*, Convolvulaceae.

Pav.), um arbusto perenifólio da família das rubiáceas, são as mais empregadas.

Outras espécies de *Banisteriopsis* também são incorporadas à preparação da *ayahuasca*, destacando-se *Banisteriopsis inebrians* C.V.Morton.[5] Como substituto de *Psychotria viridis* são utilizadas *Psychotria carthagenensis* Jacq. e *Diplopterys cabrerana* (Cuatrec.) B.Gates. A combinação dessas espécies prolonga e intensifica os efeitos alucinógenos devido a um sinergismo na ação das substâncias psicoativas, aumentando a duração das alucinações.[17] O caule de algumas espécies de *Banisteriopsis* também pode ser mastigado ou administrado por inalação na forma de pó, enquanto as folhas são utilizadas frescas ou secas para a preparação da *ayahuasca*.

Nos últimos anos, surgiram no Brasil várias seitas religiosas que utilizam os efeitos alucinógenos dessa bebida em seus rituais, misturando elementos do cristianismo e de religiões africanas. Entre esses grupos, destacam-se os do Santo Daime, Santa Maria, União do Vegetal e Barquinha. Esses grupos têm expandido o uso da *ayahuasca* na Europa e América do Norte, o que tem gerado conflitos legais por causa do *status* da dimetiltriptamina como substância controlada. A partir de 1987, o uso com finalidades religiosas da *ayahuasca* foi oficialmente reconhecido e protegido por lei no Brasil.

Dados químicos

As folhas da chacrona contêm 0,1 a 0,6% do alcaloide psicoativo N,N-dimetiltriptamina (DMT). Em *Banisteriopis caapi* estão presentes derivados triptamínicos e alcaloides β-carbolínicos, como harmina, harmalina e tetra-hidroarmina (Fig. 27.6).[17] Os derivados β-carbolínicos se originam biosinteticamente a partir da triptamina pela transformação da cadeia lateral etilamínica em um anel heterocíclico.

Propriedades farmacológicas e uso terapêutico

O alcaloide harmina, principal alucinógeno em *Banisteriopsis caapi*, apresenta ação direta sobre os receptores de monoaminas, de maneira a inibir a união da triptamina em uma escala nanomolar e da serotonina em uma escala micromolar. A DMT, presente em *Psychotria viridis*, quando ingerida por via oral, é inativada pela enzima monoaminoxidase (MAO) via metabolismo de primeira passagem. Tal inativação não ocorre com a ingestão da bebida *ayahuasca*, já que os derivados β-carbolínicos, presentes em *Banisteriopis caapi*, inibem a ação dessa enzima e, assim, preservam a estrutura da DMT. Com isso, ela atinge o cérebro e exerce um agonismo serotoninérgico[15] nos receptores 5-HT_{2A}; seus efeitos duram de 1 a 1,5 horas. A combinação *Banisteriopis caapi* e *Psychotria viridis* produz respostas equivalentes às observadas em pacientes com psicose aguda.[17] A tetra-

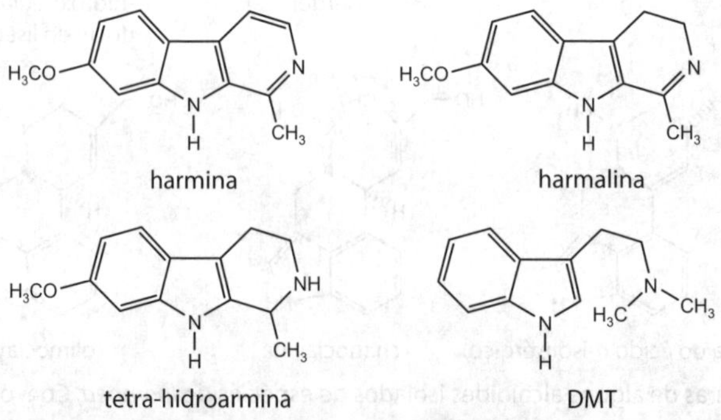

Figura 27.6 Estruturas dos principais alcaloides da bebida *ayahuasca*.

-hidro-harmina inibe a MAO e a recaptação da serotonina nos sítios pré-sinápticos.

A duração da ação dos efeitos da *ayahuasca* coincide com os níveis plasmáticos da DMT e está associada com imagens visuais coloridas e confusas, assim como um estado geral de consciência aguçado.[16] Além disso, a DMT liga-se ao receptor sigma-1 intracelular que regula a entrada de cálcio na mitocôndria, modulando os canais iônicos da membrana e ativando a abertura do poro de transição de permeabilidade produzindo apoptose celular.[17,18] As ações combinadas das β-carbolinas e da DMT presentes na *ayahuasca* podem inibir a formação de neovasos, reduzindo o fornecimento de sangue nos tumores, ativar os mecanismos de apoptose, diminuir a proliferação celular e alterar o equilíbrio metabólico de células cancerosas.[18]

Ainda não foi demonstrado que a *ayahuasca* provoque dependência psicológica ou física, e o fato de que os membros dos grupos religiosos que a utilizam apresentem perda de interesse pelo uso habitual de álcool, cigarro e cocaína poderia sugerir seu emprego no tratamento de dependentes químicos.[14,16] Seu uso nos tratamentos de desintoxicação é um fato em Países como Brasil e Peru, configurando-se como uma das terapias líderes para as farmacodependências e no tratamento da depressão.[17]

Toxicidade

Quando esta bebida amarga e nauseabunda é ingerida, os efeitos variam da embriaguez agradável, sem consequências posteriores, a violentas reações que provocam vômito. Alguns sintomas, como vertigem, nervosismo e transpiração excessiva, aparecem antes das visões luminosas, que terminam com um sonho profundo, acompanhado de fantasias e febre, além de uma forte diarreia.

Iboga

Nome científico: *Tabernanthe iboga* Baill.

Família botânica: Apocynaceae

Parte utilizada: raízes

Desde tempos remotos, a iboga está inserida culturalmente na vida dos pigmeus que vivem nas florestas tropicais do Oeste Africano e representa o sacramento com as forças da natureza, a árvore da sabedoria. A planta é um arbusto de 1 a 1,5 m de altura, com diminutas flores amarelas, róseas ou manchadas de branco, e é encontrada entre as ervas daninhas dos bosques tropicais, sendo também cultivada, com frequência, nos jardins da população nativa.[5] Suas raízes frescas ou secas são ingeridas puras ou misturadas com água de coco e empregadas como estimulante, tônico, afrodisíaco, para tratar o nervosismo, contra febre, pressão alta e dor de dente. No Congo, a iboga era utilizada para combater a doença-do-sono transmitida pela mosca tsé-tsé. Durante o período colonial, os franceses comercializavam o extrato com o nome de *Lambarence*, como um medicamento para curar tudo, em especial casos de neurastenia e sífilis.

Nos anos de 1960, o seu componente ativo, o alcaloide ibogaína, foi introduzido na psiquiatria pelo chileno Cláudio Naranjo. Os alcaloides da iboga ocorrem em diversas espécies da família Apocynaceae e possuem em comum o esqueleto da ibogamina. A espécie *Tabernaemontana catharinensis* A.DC. (sin. *Peschiera affinis* (Müll.Arg) Miers possui os mesmos alcaloides que a iboga, no córtex de suas raízes, e é utilizada no Nordeste Brasileiro como antitumoral e espasmolítico. Na Amazônia, *Tabernaemontana sananho* Ruiz & Pav. é considerada um remédio universal, e suas folhas são adicionadas à *ayahuasca* para aguçar a memória e lembrar as visões experimentadas.

Dados químicos

Foi na França, em 1901, que a ibogaína foi isolada, pela primeira vez, do córtex das raízes da iboga. Esse alcaloide indólico é aparentado estruturalmente com os compostos β-carbolínicos presentes na *ayahuasca*. Os alcaloides da iboga são formados por uma porção triptamínica e uma porção terpênica, sendo esta última originada biossinteticamente a partir da secologanina (Fig. 27.7).

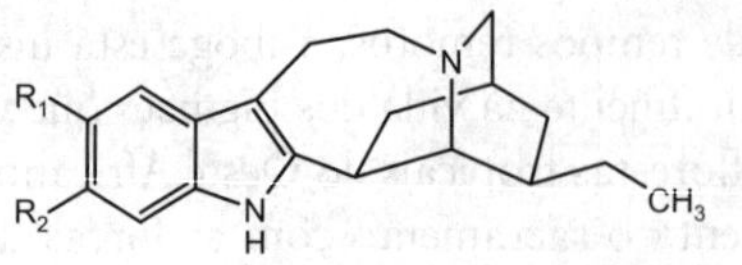

	R₁	R₂
ibogaína	OCH₃	H
tabernantina	H	H
ibogamina	H	OCH₃

Figura 27.7 Estruturas dos principais alcaloides da iboga.

Também ocorrem, em teores significativos, os alcaloides tabernantina e ibogamina.

Dados farmacológicos e uso terapêutico

O córtex das raízes da iboga pode ser raspado e ingerido como tal, ou prepara-se uma bebida com o pó, que provoca colapso físico e alucinações. Cerca de 10 g do pó das raízes da iboga já são considerados suficientes para provocar alucinações. A ibogaína age como antagonista das subunidades α3β4 dos receptores nicotínicos e diminui a autoadministração de morfina, cocaína, metanfetamina, nicotina e etanol. A ação sobre esses receptores resulta na inibição da liberação da dopamina no sistema mesolímbico, estimulada pelos opioides, pela cocaína e pela nicotina. Além de interagir no sistema dopaminérgico, a ibogaína também atua nos sistemas noradrenérgico, serotoninérgico, colinérgico, nicotínico, κ- e μ-opiáceos, glutamato e neuroendócrino.[19] Seu mecanismo de ação não foi totalmente elucidado, mas a ibogaína antagoniza o aumento da corticosterona, produzida pela administração da metanfetamina, fato que poderia estar implicado no combate à dependência.[19] O mecanismo não competitivo da ibogaína sobre os receptores nicotínicos reverte a atividade dos estimulantes psicomotores e desempenha uma ação ansiolítica importante no tratamento da depressão e do tabagismo.[19] O metabolismo da ibogaína produz a noribogaína (10-hidróxi-ibogamina) com propriedades psicoativas.

Toxicidade

A ibogaína é o alcaloide mais ativo da iboga, que provoca sinestesias auditivas, olfativas e gustativas e visões fantásticas, podendo causar paralisia, convulsões e morte quando ingerida em doses excessivas; o estado de ânimo pode variar do medo à euforia.

Drogas colinérgicas

Amanita

Nome científico: *Amanita muscaria* (L.) Lam.

Sinonímia vulgar: frade-de-sapo, mataboi

Família: Agaricaceae

Parte utilizada: corpo frutífero

Este cogumelo cresce em bosques, geralmente em clarões abaixo de coníferas, e pode alcançar 20 a 30 cm de altura. O seu píleo é viscoso, ovalado, hemisférico, quase plano nas bordas, e quando maduro mede de 8 a 20 cm de diâmetro. Possui estipe cilíndrico, oco, de cor branca, com 1 a 3 cm de diâmetro, com uma base em forma de bulbo, que forma um anel amarelo-pálido, muito visível. A variedade euro-asiática apresenta píleo vermelho-escarlate com escamas brancas, em contraste com a variedade norte-americana, que possui píleo amarelo ou alaranjado com escamas amarelas. O gênero *Amanita* inclui cerca de 60 espécies, que se diferenciam pela sua composição química e contêm um amplo número de metabólitos tóxicos.[5,14]

O uso da *Amanita muscaria* pelos feiticeiros, para provocar embriaguez orgiástica, foi relatado na Sibéria no século XVIII, e, apesar de ser o agente alucinógeno mais antigo, na atualidade seu uso em rituais xamanistas é muito pouco popularizado. Este cogumelo bem poderia ser o misterioso *soma* narcótico da Índia e consumido pelos povos árias há 3.500 anos.[5]

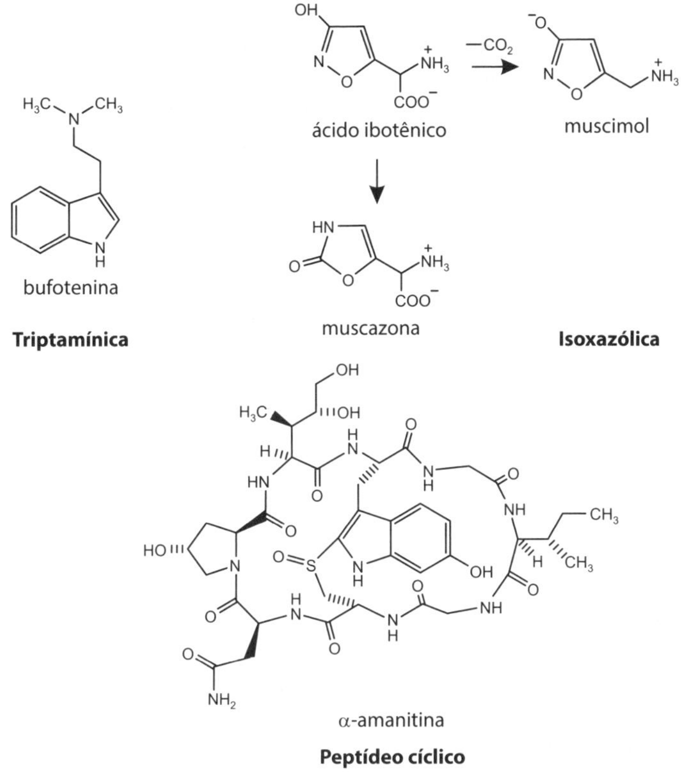

Figura 27.8 Toxinas isoladas de *Amanita* spp.

Dados químicos

Um grande número de espécies de *Amanita*, além de provocar efeitos alucinógenos, é extremamente tóxico. Existem três classes de toxinas produzidas pelos *taxa* deste gênero (Fig. 27.8): as triptaminas (bufotenina), os peptídeos cíclicos denominados falotoxinas e amatoxinas (α-amanitina) e os alcaloides isoxazólicos (ácido ibotênico).[5,14] A princípio, pensou-se que a muscarina, um antagonista dos receptores colinérgicos, era o principal componente alucinógeno deste cogumelo. Hoje se sabe que a muscarina desempenha um papel secundário na produção dos efeitos, já que foram isolados compostos derivados do ácido ibotênico que se formam mediante sua degradação espontânea para originar produtos mais estáveis: a muscazona e o muscimol (Fig. 27.8). No material fresco, o ácido ibotênico encontra-se presente na quantidade de 0,3 a 1 mg/kg.

A intoxicação é atingida com a ingestão de 1 a 4 cogumelos, secos ao sol ou ligeiramente tostados, e os efeitos aparecem de 15 a 60 minutos após sua ingestão. O muscimol é o componente psicoativo de maior importância, e seus poderosos efeitos explicam duas observações: o costume de beber a urina de pessoas intoxicadas com este cogumelo e a preferência por ingerir cogumelos secos. Diversos trabalhos mostraram que o muscimol passa pelos rins sem sofrer alterações, o que explicaria por que o consumo da urina de uma pessoa intoxicada provoca os mesmos efeitos que a ingestão do cogumelo. Muito pouco se conhece sobre a absorção e a distribuição dessas substâncias; contudo, o muscimol parece atravessar a barreira hematoencefálica.

Propriedades farmacológicas

A muscarina é um agonista da acetilcolina nos receptores muscarínicos. Não se conhece o mecanismo dos seus efeitos psicoativos. O ácido ibotênico é estruturalmente relacionado com o glutamato, principal neurotransmissor excitatório, e ativa os receptores N--metil-D-aspartato, bem como os receptores do glutamato. O muscimol é um agonista dos receptores $GABA_A$. Apesar de diferirem em seus mecanismos de ação, o ácido ibotênico e o muscimol produzem efeitos psicossomáticos similares.

Toxicidade

O consumo deste cogumelo provoca euforia e alteração das funções motoras, que incluem distúrbios auditivos e visuais, tremores, contrações e convulsões das extremidades e sedação, sendo que a habilidade cognitiva diminui drasticamente;[20] em algumas ocasiões, pode ocorrer êxtase com delírio. Contudo, a ingestão desse cogumelo não é fatal. Quando são ingeridas grandes quantidades de muscarina, podem ocorrer sintomas desagradáveis, como sudorese e salivação excessivas, contrações musculares involuntárias, espasmos abdominais com evacuações involuntárias de fezes e urina, visão borrada e depressão respiratória. As toxinas das espécies venenosas (p. ex., *Amanita phalloides*)(Vaill. ex Fr.)Link são peptídeos cíclicos e levam até uma hora para provocar efeito. No entanto, uma vez que os sintomas do envenenamento se instalam, eles evoluem rapidamente: no início, um período de excitação e leve mal-estar gastrintestinal, com diarreia durante as primeiras 24 horas, seguido de um estado grave de convulsões musculares, vômitos, diminuição do pulso, dificuldade de respiração, delírios e coma durante 3 a 5 dias. Se medidas apropriadas não forem efetivadas com rapidez, como remoção do material tóxico do trato gastrintestinal e diálise sanguínea, o paciente pode ir a óbito.[20] Os casos de envenenamento por cogumelos são quase sempre decorrentes da coleta e ingestão desta espécie venenosa por indivíduos que a confundem com uma espécie comestível. A dose letal desses peptídeos cíclicos é de 5 a 7 mg, para adultos, e, em média, um cogumelo contém cerca de 7 mg desses compostos.

Estramônio

Nome científico: *Datura stramonium* L.

Sinonímia vulgar: figueira-do-inferno, trombeteira

Família botânica: Solanaceae

Parte utilizada: folhas, raiz, frutos, sementes

As espécies do gênero *Datura* do Novo Mundo constituem as drogas colinérgicas de maior uso xamanístico desde tempos imemoriáveis. Os toloaches (*tolohua* = erva inclinada ou cabeça inclinada), como foram designadas pelos antigos astecas, são plantas herbáceas, pertencentes ao gênero *Datura*, muito valorizadas por suas propriedades alucinógenas e medicinais pelos altos teores de alcaloides tropânicos como hiosciamina e escopolamina.

Durante séculos, permaneceu a polêmica sobre a origem geográfica da espécie conhecida no México como *toloache* (*Datura stramonium*), que a maioria dos botânicos indicava como sendo originária da Europa Oriental e Ásia. Entretanto, provas pictóricas certificam sua existência na América antes da chegada dos conquistadores no século XVI. Os astecas não apenas utilizavam as folhas e sementes dessas plantas para fins religiosos, em rituais mágico-adivinhatórios, cujos estados de delírio mental foram interpretados pelos espanhóis como causa de loucura relacionada com espíritos malignos, mas também respeitavam os benefícios medicinais das plantas deste gênero como narcóticos, utilizados para corrigir problemas ortopédicos em operações cirúrgicas e para reduzir inflamações. Os calmantes eram aplicados externamente ou administrados internamente em poções.

No México, a espécie de toloache considerada sagrada e reverenciada pelos povos indígenas é *Datura ceratocaula* Ortega. A expressão *torna loco* (fica louco), como é conhecida popularmente, indica sua potente ação narcótica. Costuma-se empregar as sementes pulverizadas adicionadas a bebidas fermentadas ou macerando em água as folhas, os ramos e as raízes de várias espécies de *Datura,* que se aplicam localmente para reduzir inflamações do corpo. As mulheres yaquis e de outras tribos do norte utilizam o cozimento das folhas para atenuar os sofrimentos do parto. Os indígenas dessas regiões procuram o estado de embriaguez consumindo infusões de suas folhas em *mezcal*, uma aguardente de agave, ou fumando ou mastigando seus frutos. Existe a crença popular de que as poções de toloache podem desencadear enfermidades e transtornos mentais por motivo de vingança ou para subjugar a vontade de uma pessoa. *Datura inoxia* Mill. (=*Datura meteloides* DC. ex Dunal) é outra espécie de toloache empregada no México, pelos índios tarahumaras, em Chihuahua, na preparação de uma poção que mistura suas raízes, sementes e folhas ao *tesguino,* uma bebida fermentada obtida do milho. Acredita-se que a *Datura stramonium* L. seja nativa do oeste da América do Norte, onde os aloquines e outras tribos a utilizavam como alucinógeno. Os índios navajos conhecem as propriedades alucinógenas das espécies de *Datura* e as utilizam em rituais adivinhatórios, sempre com orientação mágica para diagnosticar e curar enfermidades.[4] No México, descreve-se o emprego de cigarros antiasmáticos, os quais são preparados misturando-se as folhas de algum toloache com as da digitalis (*Digitalis purpurea* L.) e da sálvia (espécies aromáticas do gênero *Salvia*). Estas são maceradas por 24 horas, em solução aquosa de nitrato de potássio, escorridas e secas. Posteriormente, os cigarros são confeccionados com 4 g das folhas picadas. Também é relatado que, para alívio de dores reumáticas e neurálgicas, podem ser realizadas fricções com a tintura que é preparada mediante a maceração de 60 g de sementes de toloache em 250 mL de álcool etílico durante 15 dias.

No Velho Mundo, as espécies de *Datura* também gozaram de reputação histórica como alucinógeno sagrado e como remédio tradicional. Contudo, esse prestígio nunca teve a importância cerimonial xamanística que apresentaram nas Américas. A espécie *Datura metel* L. é descrita como veneno em antigos documentos sânscritos e chineses. Suas propriedades narcóticas fizeram com que fosse utilizada como anestésico, misturada com maconha ou bebidas alcoólicas, em casos de pequenas cirurgias. Na China, era utilizada para curar erupções cutâneas no rosto e receitada, internamente, para tratar resfriados. Na Índia, era indicada para o tratamento de transtornos mentais, algumas febres, tumores, inflamações do peito, doenças de pele e diarreia, sendo que a absorção dos componentes ativos era obtida pelo ato de fumar o material vegetal. Na atualidade, no Vietnã, as sementes e as folhas desta espécie são pulverizadas, misturadas com maconha ou tabaco e também fumadas.

Outros gêneros afins incluem as formas arborescentes ou as daturas arbóreas do gênero *Brugmansia,* conhecidas no México como *floripondios* (= trombeteiras), que crescem em locais úmidos da América do Sul, assim como as trepadeiras do gênero *Solandra,* que se distribuem na América tropical. Muitas espécies de *Brugmansia* tiveram grande importância social e religiosa nas culturas andinas ancestrais. O estudo químico dessas espécies mostra a presença de alcaloides tropânicos do mesmo tipo que aqueles encontrados nas espécies de *Datura.* Na Idade Média, as feiticeiras preparavam emplastros com essas plantas para seus sortilégios. No entanto, a absorção cutânea das substâncias alucinógenas era baixa, conseguindo-se a intoxicação através da mucosa vaginal. A introdução na vagina do cabo de uma vassoura, ungido nessas preparações vegetais, era efetiva para a aplicação, criando uma sensação de leveza e falta de gravidade, originando as lendas de bruxas e suas vassouras voadoras. Estas drogas colinérgicas também foram utilizadas para gerar um estado de confusão mental, durante o qual o intoxicado acreditava ter-se transformado em lobo, conhecido como licantropia.[5]

Dados farmacológicos e usos terapêuticos

Na medicina aiurvédica, *Datura stramonium* tem sido usada para curar úlceras, feridas, inflamação, reumatismo, gota, dor ciática, contusões, inchaços, febre, asma, bronquite e dor de dente.[21,22] Para saber mais sobre a química e as ações farmacológicas dos alcaloides tropânicos ver (Capítulo 23, *Alcaloides tropânicos*).

Drogas opioides não nitrogenadas

Erva-divina

Nome científico: *Salvia divinorum* Epling & Játiva

Sinonímia vulgar: *hierba Maria*, *yerba de la pastora*

Família botânica: Lamiaceae

Parte utilizada: folhas

Salvia divinorum é uma erva psicoativa alucinógena endêmica da serra do Estado de Oaxaca, no México Central, e por séculos tem sido utilizada pelos indígenas mazatecas dessa região.[5] Este membro da família da hortelã é conhecido como menta-mágica e mais coloquialmente como erva-maria e folha-da-pastora, que se referem à crença de que a *Salvia divinorum* é a reencarnação da Virgem Maria.[22] O uso recreacional desta planta como psicoativa tem se espalhado globalmente, sendo seu principal constituinte a salvinorina A, um diterpeno neoclerodânico (ver Fig. 27.1). Este produto natural representa o primeiro agonista não nitrogenado seletivo dos receptores κ-opioides no cérebro. Doses entre 200 e 500 μg podem induzir alucinações profundas. Estudos recentes postularam que os efeitos da salvinorina A também envolvem o sistema endocanabinoide.[22,23]

Dados farmacológicos e usos terapêuticos

As folhas secas são fumadas, e as frescas, mascadas, para permitir a absorção do composto ativo através das membranas mucosas da cavidade oral, provocando antinocicepção, disforia, sedação e alucinações intensas de curta duração.[23] Os efeitos farmacológicos da salvinorina A têm sido estudados em vários modelos animais, revelando propriedades antidepressivas no tratamento de farmacodependências. Ela também apresenta um pronunciado efeito neuroprotetor contra a hipoxia isquêmica neonatal induzida por dano cerebral, criando um grande interesse pelas aplicações clínicas potenciais em várias patologias agudas, que envolvem deficiência de oxigênio no cérebro.[22]

Pontos-chave deste capítulo

Existem três categorias de agentes alucinógenos clássicos, classificados de acordo com o mecanismo primário de interferência no sistema nervoso central: canabinoídicos, serotoninérgicos e colinérgicos.

Medicamentos à base de *Cannabis* exercem seus efeitos pela ativação dos receptores canabinoides (CB_1). Ensaios clínicos dos canabinoides conduziram à aprovação de medicamentos que são indicados no tratamento de anorexia, náuseas, dor neuropática e espasticidade refratária na esclerose múltipla.

As drogas psicodélicas incluem substâncias com diferentes perfis farmacológicos, mas todas com efeitos na experiência consciente. Este capítulo concentrou-se em duas classes: os agentes clássicos e os entactógenos.[17] Os agentes psicodélicos clássicos exercem sua atividade primária como agonistas do receptor $5\text{-}HT_{2A}$, como ácido lisérgico, psilocibina, dimetiltriptamina e mescalina. Muitas dessas substâncias são encontradas em plantas ou fungos, usados há milênios em rituais espirituais ou de cura, como o ergô (*Claviceps purpurea*), as campainhas (*Ipomoea tricolor*), o peiote (*Lophophora williamsii*) e a bebida *ayahuasca* (*Banisteriopsis caapi* e *Psychotria viridis*). A efetividade terapêutica desses agonistas serotoninérgicos no tratamento de enxaqueca, dores reumáticas, ansiedade, depressão e alcoolismo indica seu potencial clínico.

A segunda classe de substâncias psicodélicas são as entactógenas, que produzem efeitos emocionais similares àqueles produzidos pelo MDMA,[17] e incluem a escopolamina, um anticolinérgico isolado de *Datura stramonium*, e a ibogaína, uma substância com uma complexa neurofarmacologia, isolada de *Tabernanthe iboga*. Esses alcaloides também têm uma longa história de uso em cerimônias religiosas juntamente com fins medicinais e recreativos. *Datura stramonium*, sob a forma de pasta ou solução para aliviar dores locais, não mostrou efeitos deletérios; no entanto, sua administração oral pode levar a graves sintomas anticolinérgicos. Terapeutas alternativos e usuários de drogas empregam extratos de iboga (*Tabernanthe iboga*), raspas das raízes e cloridrato de ibogaína no tratamento de farmacodependências. Sem supervisão médica ou mesmo com supervisão limitada, tal emprego pode se tornar uma experiência arriscada e a morte é suscetível de ocorrer.

Finalmente, a salvinorina A (*Salvia divinorum*) representa outra classe de alucinógenos naturais, sendo um agonista não nitrogenado dos receptores κ-opioides, com baixo potencial de dependência e toxicidade e com aplicações potenciais como antidepressiva e neuroprotetora.

Referências

1. Huxley A. As portas da percepção. Rio de Janeiro: Civilização Brasileira; 1954.
2. Siegel RK. Intoxication: life in pursuit of artificial paradise. New York: Dutton; 1989.
3. La Barre W. Hallucinogens and the shamanic origins of religion. In: Furst RT, editor. Flesh of the gods: the ritual use of hallucinogens. Waveland: Prospect Heights; 1990. p. 261-78.
4. Schultes RE, Hofmann AC. Plants of the gods: their sacred, healing and hallucinogenic powers. Rochester: Healing Arts; 1992.
5. ElSohly MA. Chemical constituents of cannabis. In: Grotenhermen F, Russo E, editors. Cannabis and cannabinoids: pharmacology, toxicology and therapeutic potential. New York: The Haworth Integrative Healing; 2002. p. 69-81.
6. Hillig KW, Mahlberg PG. A chemotaxonomic analysis of cannabinoid variation in Cannabis (Cannabaceae). Am J Bot. 2004;91(6): 966-75.
7. Dewick PM. Medicinal natural products: a biosynthetic approach. 2nd ed. New York: John Wiley; 2002. p. 85-9.
8. Borgelt LM, Franson KL, Nussbaum AM, Wang GS. The pharmacological and clinical effects of medicinal cannabis. Pharmacotherapy. 2013;33(2):195-209.
9. Grotenhermen F, Müller-Vahl K. The therapeutic potential of cannabis and cannabinoids. Dtsch Arztebl Int. 2012;109(29-30): 495-501.
10. Russo EB, Hohmann AG. Role of cannabinoids in pain management. In: Deer TR, Gordin V, Leong MS, editors. Treatment of chronic pain by medical approaches: the American Academy of Pain Medicine. Texbook on patient management. New York: Springer; 2015. p. 179-95.
11. Bifulco M, Pisanti S. Medicinal use of cannabis in Europe. EMBO Reports. 2015;16(2):130-2.
12. Liegl C, McGrath MA. Ergotism: case report and review of the literature. Int J Angiol. 2015.

13. Wasson RG. The wondrous mushroom: mycolatry in mesoamerica. New York: McGraw Hill; 1980.
14. Wieczorek PP, Witkowska D, Jasicka-Misiak I, Poliwoda A, Oterman M, Zielinska K. Bioactive alkaloids of hallucinogenic mushrooms. In: Atta-ur-Rahman FRS, editor. Studies in natural products chemistry. Amsterdam: Elsevier; 2015. v. 46, p. 133-68.
15. Tupper KW, Wood E, Yensen R, Johnson MW. Psychodelic medicine: a re-emerging therapeutic paradigm. CMAJ. 2015;187(14):1054-9.
16. Rojas-Aréchiga M, Flores J. An overview of cacti and the controversial peyote. In: Labate BC, Cavnar C, editors. Peyote: history, tradition, politics, and conservation. Santa Barbara: ABC-CLIO, LLC; 2016. p. 21-42.
17. Frecska E, Bokor P, Winkelman M. The therapeutic potentials of ayahuasca: possible effects against various diseases of civilization. Front Pharmacol. 2016;7:35.
18. Schenberg EE. Ayahuasca and cancer treatment. SAGE Open Med. 2013;1: 2050312113508389.
19. Litjens R, Brunt TM. How toxic is ibogaine? Clin Toxicol (Phila). 2016;54(4):297-302.
20. Graeme K. Mycetism: a review of the recent literature. J Med Toxicol. 2014;10:173-89.
21. Gaire BP, Subedi L. A review on the pharmacological and toxicological aspects of Datura stramonium L. J Integr Med. 2013;11(2):73-9.
22. Orton E, Liu R. Salvinorin A: mini review of physical and chemical properties affecting its translation from research to clinical applications in humans. Trans Periop Pain Med. 2014;1(1):9-11.
23. Mahendran R, Lim HA, Tan JY, Chua SM, Winslow M. Salvia divinorum: an overview of the usage, misuse, and addiction processes. Asia Pac Psychiatry. 2016;8(1):23-31.

Leituras sugeridas

Beyer J. Herbal psychoactive substances. In: Houck MM, editor. Forensic chemistry: advanced forensic science series. Amsterdam: Academic; 2015. p. 161-5.

Kennedy DO. Plants and the human brain. New York: Oxford University; 2014.

Nichols DE. Hallucinogens. In: Stolerman IP, Price LH, editors. Encyclopedia of psychopharmacology. Berlin: Springer; 2015. p. 726-32.

Spinella M. The psychopharmacology of herbal medicine: plant drugs that alter mind, brain, and behavior. Cambridge: Massachusetts Institute of Technology; 2001.

Winkelman MJ. Therapeutic applications of ayahuasca and other sacred medicines. In: Labate BC, Cavnar C, editors. The therapeutic use of ayahuasca. Berlin: Springer; 2014. p. 1-21.

28

Produtos naturais de origem marinha e o desenvolvimento de fármacos e medicamentos

Maria Tereza Rojo de Almeida, Jorge Alejandro Palermo

Introdução	437
Histórico dos produtos naturais de origem marinha	438
Produtos marinhos bioativos e desenvolvimento de fármacos	441
Compostos bioativos dos organismos de maior interesse biomédico	449
Pontos-chave deste capítulo	463
Referências	463
Leituras sugeridas	464

Introdução

Todos os seres vivos da atualidade evoluíram a partir do meio marinho, o qual possui uma imensa Biodiversidade. Deixando de lado os vertebrados e os microrganismos, existem mais de 150.000 espécies informadas de algas e invertebrados. Esse número é claramente uma subestimação do valor real, já que, mesmo nas regiões mais estudadas, considera-se que as espécies descritas não superam 80% das existentes, e em outras regiões do mundo esse percentual é consideravelmente menor.

Os organismos bentônicos, aqueles que se encontram assentados sobre um substrato sólido, devem competir pelo espaço, pela luz e pelos nutrientes. Ao mesmo tempo, devem se defender de outros organismos predadores e da colonização por outras espécies competitivas ou por microrganismos patógenos. Em muitos casos, devem alcançar esse objetivo sem contar com defesas físicas ou possibilidade de fuga e sem sistema imunológico. Portanto, esses organismos devem biossintetizar ou incorporar da dieta metabólitos secundários que atuem como mecanismos químicos de defesa, tal como ocorre com as plantas terrestres. Independentemente da função que cumpram no organismo em seu ambiente natural, esses compostos costumam também ter atividade farmacológica de interesse, como, por exemplo, antibiótica, antiviral ou antitumoral.

Se considerarmos que dois terços da superfície terrestre estão cobertos por mares, abre-se um grande potencial para a descoberta de novos fármacos. Contudo, comparando com o estudo de plantas terrestres, cuja tradição ou uso provêm desde a Antiguidade, pode-se dizer que o estudo dos produtos naturais marinhos é relativamente recente, e sua origem pode ser determinada na década de 1950. Isso se deve, entre outras causas, à popularização do mergulho autônomo e ao desenvolvimento de técnicas espectroscópicas que permitiram a elucidação estrutural de moléculas incrivelmente complexas.

O trabalho com produtos naturais marinhos tem certas características que o diferenciam do trabalho com plantas terrestres. Para começar, do ponto de vista farmacológico, quase não há informação sobre o uso de extratos de organismos marinhos na medicina tradicional, de modo que toda triagem farmacológica é feita praticamente ao acaso. Uma característica notável dos produtos naturais marinhos, e que os torna potencialmente interessantes para seu estudo, é que em geral são estruturalmente muito diferentes dos metabólitos secundários isolados de fontes terrestres. É relativamente frequente encontrar compostos com esqueletos carbonados inéditos e combinações de grupos funcionais pouco habituais em produtos naturais de origem terrestre. Mesmo nos casos em que se encontram compostos de esqueleto carbonado conhecido, aqueles costumam ser novos. Muitos organismos marinhos contêm um elevado número de microrganismos simbiontes: algas, bactérias e fungos. Em alguns casos, esses microrganismos podem intervir diretamente na produção dos metabólitos secundários, seja biossintetizando-os por si mesmos (*per se*) ou em combinação com o organismo hospedeiro em uma relação autenticamente simbiótica. Em alguns *Phyla*, por exemplo, moluscos, é frequente encontrar compostos originados da dieta, provenientes de esponjas, algas ou celenterados, seja com sua estrutura original ou modificada quimicamente pelo predador. Nesses casos, o composto transmitido pela cadeia trófica costuma cumprir uma função ecológica, em geral de defesa, para o organismo predador.

Pode existir muita variabilidade na composição química de uma mesma espécie coletada em diferentes lugares ou a diferentes profundidades. Essa variabilidade pode ser devida a uma resposta frente a diferentes fatores ecológicos ou a diferente composição da flora microbiana simbionte. Consequentemente, a quimiotaxonomia, ainda que sempre represente uma ajuda, em certos *Phyla* é muito menos importante do que seria no estudo das plantas terrestres: em muitos casos, a taxonomia representa uma das últimas etapas do trabalho, em vez de ser a primeira. Devido às condições particulares das técnicas e aos lugares de obtenção de amostras, uma nova coleta posterior delas não é sempre factível. Ademais, é possível que uma mesma espécie coletada em lugares ou épocas diferentes não produza os mesmos compostos. Por isso, deve-se considerar cada extrato como uma amostra única, tendo-se em conta que nem sempre será possível repetir os mesmos procedimentos e resultados.

A maricultura de certos invertebrados marinhos, sobretudo os de crescimento lento como as esponjas, é sumamente dificultosa. Além disso, pelo exposto antes, é possível que uma esponja cultivada fora de seu ambiente natural não produza os compostos bioativos de interesse. Portanto, já que a coleta de invertebrados em larga escala não é uma alternativa química e ecologicamente viável, a biotecnologia e a síntese orgânica representam as principais estratégias para obtenção dos compostos bioativos em quantidades comerciais.

Em vários dos *Phyla* mais interessantes, como o das esponjas e tunicados, a porcentagem de amostras quimicamente ricas ou com atividade farmacológica é relativamente baixa (menos de 10%). No entanto, esse baixo índice de riqueza química está amplamente compensado pela variedade e novidade estrutural dos compostos isolados, o que representa um dos fatores de êxito em qualquer programa de triagem farmacológica. Dentre as principais atividades farmacológicas detectadas em produtos naturais de origem marinha, destacam-se as atividades antitumoral,[1] anti-inflamatória[2] e antiviral,[3] entre outras.[4]

Histórico dos produtos naturais de origem marinha

Poder-se-ia dizer que a história dos produtos naturais marinhos teve seu início em 1950 com o isolamento ao acaso dos arabinosil-nucleosídeos espongotimidina (1) e espongouridina (**2**) a partir da esponja *Tethya cripta*. (Fig. 28.1). Essa descoberta acidental deu origem, ao final dos anos de 1950 e princípio da década de 1960, a um estudo mais aprofundado dos nucleosídeos de esponjas e à avaliação das suas propriedades farmacológicas. A presença da unidade de arabinose no lugar de uma ribose e a detecção de atividade biológica inspiraram a síntese de análogos ara-nucleosídeos, como o Ara-A (vidarabina, **18**) e o Ara-C (citarabina, **10**), os quais são utilizados atualmente na terapia antiviral e anticâncer, respectivamente. A citarabina foi aprovada pela Food and Drug Administration (FDA) em 1969 para o tratamento de leucemia, seguida da aprovação da vidarabina em 1976 como anti-herpético.

O estudo do mecanismo de ação desse tipo de composto (cuja atividade ocorre devido à inibição da DNA-polimerase via competição com trifosfato de desoxicitidina, resultando na inibição da síntese de DNA) levou ao conceito farmacológico de antimetabólito (substância que substitui, inibe ou compete com um metabólito específico). Em outras palavras, essas substâncias enganam a maquinaria de divisão celular e, uma vez incorporadas ao DNA durante a replicação, levam à inibição do processo de síntese e consequente bloqueio da proliferação. A constatação da ocorrência de nucleosídeos naturais bioativos contendo açúcares diferentes da ribose e da desoxirribose deu origem, posteriormente, a toda uma geração de nucleosídeos incomuns e não naturais com potencial terapêutico, incluindo o fármaco anti-HIV, azidotimidina ou AZT.[5]

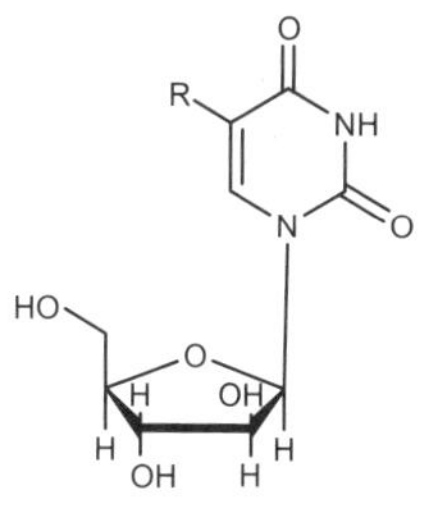

A década de 1960 marcou o auge do estudo das toxinas de origem marinha. Essas toxinas, devido à sua potência e às intoxicações alimentares a elas relacionadas, atraíram o interesse dos cientistas, mesmo quando a complexidade estrutural delas estava fora do alcance das técnicas espectroscópicas da época. Isso, somado ao fato de que normalmente esses compostos ativos eram detectados em quantidades mínimas, fez com que a sua identificação demorasse, em alguns casos, mais de 20 anos. As toxinas responsáveis por intoxicações massivas devido à ingestão de moluscos bivalves (PSP) são moléculas pequenas, mas extremamente complexas em sua estrutura (Fig. 28.2).

A saxitoxina (**3**) foi a primeira a ser isolada em 1957, mas sua estrutura somente pôde ser elucidada por espectroscopia de difração de raios X em 1975. Mais tarde, foi demonstrado que os verdadeiros produtores desse tipo de toxinas correspondiam a dinoflagelados. De forma semelhante, também foi encontrada a origem microbiana da tetrodotoxina (**4**), responsável pela toxicidade do peixe baiacu. Tanto a tetrodotoxina como a saxitoxina atuam como bloqueadores seletivos de canais de sódio. De fato, os estudos farmacológicos com essas toxinas serviram para desenvolver o conceito dos canais de sódio, em particular, e dos canais de membrana em geral. Tais toxinas demonstraram ser ferramentas valiosas para estudos de neurofisiologia e neurofarmacologia.

Outro tipo estrutural de toxinas produzidas por dinoflagelados são os poliéteres cíclicos, moléculas de maior tamanho que as anteriores e de estruturas totalmente diferentes, que atuam também bloqueando canais iônicos. Essas toxinas são responsáveis por uma variedade de efeitos, como ictiotoxicidade, depressão das funções cardíaca e respiratória, contrações, espasmos e morte, todos relacionados a canais de sódio. Entre as toxi-

espongotimidina, R=Me
espongouridina, R=H

Figura 28.1 Arabinosil-nucleosídeos isolados da esponja *Tethya cripta*.

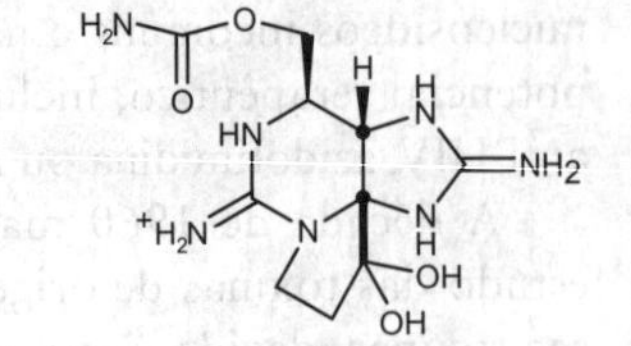

saxitoxina (3)

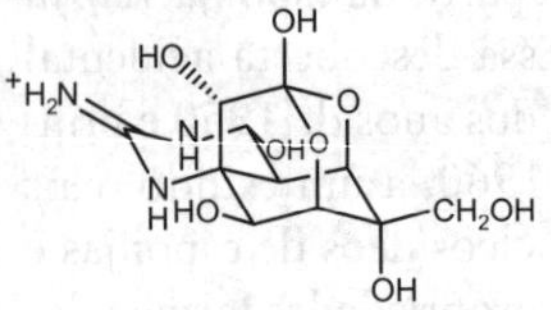

tetrodotoxina (4)

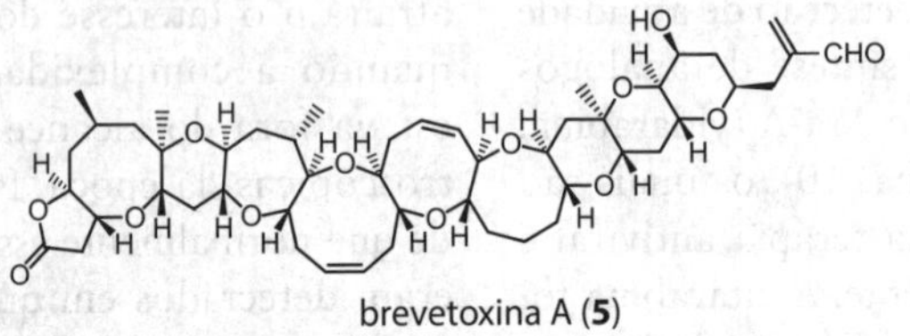

brevetoxina A (5)

Figura 28.2 Exemplos de toxinas marinhas responsáveis por intoxicações alimentares.

nas mais famosas dessa classe, encontram-se as brevetoxinas (5), produzidas pelo dinoflagelado *Gymnodinium breve*, responsável pelas marés vermelhas no golfo do México. As toxinas produzidas pelos dinoflagelados são transmitidas pela cadeia trófica até os peixes predadores, os quais produzem intoxicação quando consumidos.

O isolamento de prostaglandinas a partir da gorgônia caribenha *Plexaura homomalla*, em 1969, foi uma descoberta de enorme valor naquele momento, já que a pesquisa do potencial biomédico desses compostos estava sendo dificultada pela escassez de substância disponível para os ensaios biológicos. A descoberta de 15-*epi*-PGA_2 (6) e do acetato de seu éster metílico em quantidade importante (mais de 1% em peso seco) permitiu o desenvolvimento de métodos sintéticos para obtenção dos derivados ativos (7) e (8) e proporcionou novo impulso às pesquisas sobre a atividade biológica das prostaglandinas, as quais puderam ser obtidas posteriormente por síntese total, resolvendo-se assim o problema de abastecimento dessas substâncias (Fig. 28.3).

Com a popularização do mergulho, foi possível a observação de fatos ecologicamente curiosos no âmbito marinho, como a ausência de predação sobre certos organismos muito vistosos, o que em muitos casos deu indicações para a descoberta de substâncias bioativas. Um exemplo disso são as massas gelatinosas de ovos do nudibrânquio *Hexabranchus sanguineus* (bailarina-espanhola). Essas massas de ovos de cor vermelha chamavam a atenção, já que não sofriam predação. A análise desse material permitiu o isolamento de uma série de compostos macrocíclicos, chamados ulapualidos (9), kabiramidas e halichondriamidas, que possuem citotoxicidade e atividade antibiótica, e acredita-se que funcionem como defesas químicas para aqueles organismos.

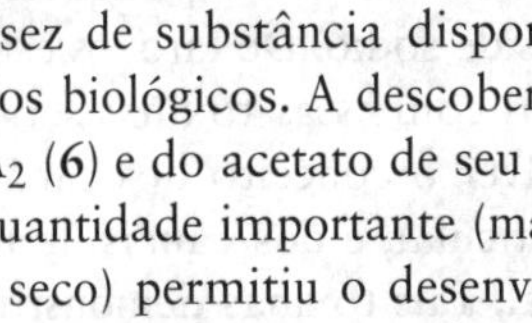

15-*epi*-PGA_2 (6)

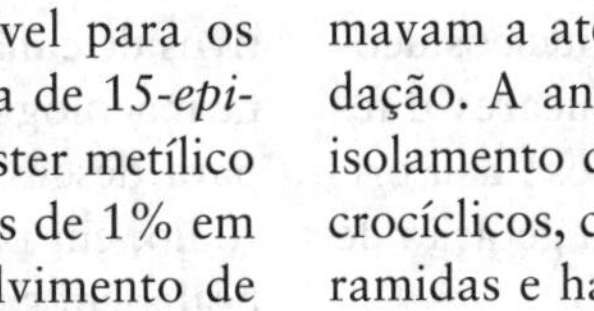

PGE_2 (7)

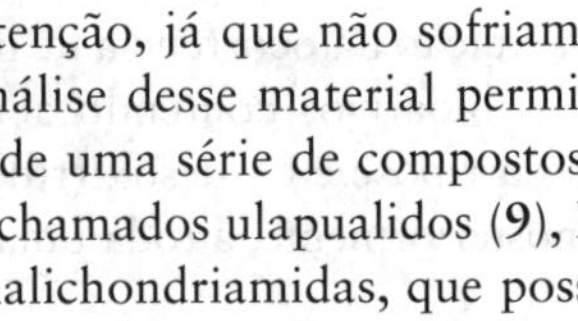

$PGF_{2\alpha}$ (8)

Figura 28.3 Prostaglandina isolada de gorgônias (6) e derivados sintéticos (7, 8).

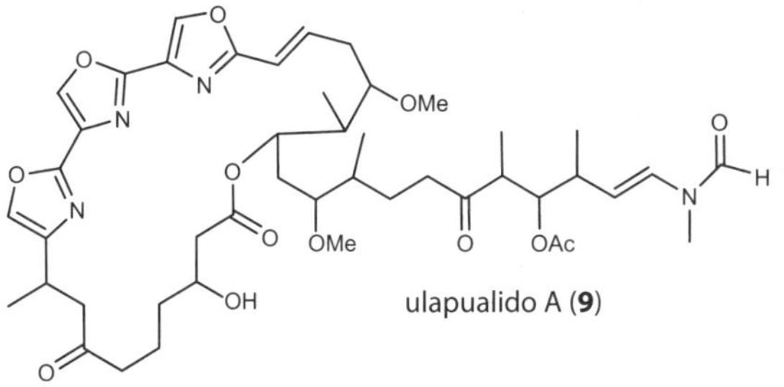

Figura 28.4 Composto macrocíclico isolado de ovos de nudibrânquio.

A descoberta do potencial biomédico dos produtos naturais marinhos, junto à sua novidade estrutural e ao desenvolvimento de bioensaios *in vitro*, permitiu a triagem de um número cada vez maior de amostras e levou ao desenvolvimento de numerosos grupos de pesquisa em todo o mundo, assim como a implementação de projetos de amostragem e análise de organismos marinhos pela indústria farmacêutica e instituições de pesquisa. Até o momento já foram descobertos mais de 25.700 compostos de origem marinha.[6]

Produtos marinhos bioativos e desenvolvimento de fármacos

Nos últimos anos, diversos grupos de pesquisas associados a companhias farmacêuticas vêm investindo no desenvolvimento de novos fármacos com protótipos de origem marinha. Atualmente, há oito produtos aprovados para uso pela FDA ou pela European Medicines Agency (EMA), sendo que três deles (Prialt, Yondelis e Carragelose) correspondem a moléculas diretamente do mar, ou seja, produtos naturais sem nenhuma modificação estrutural, enquanto os demais passaram por otimização dos protótipos em diferentes estágios de seu desenvolvimento (Quadro 28.1). Além dos fármacos já aprovados para uso, há na atualidade cerca de 26 produtos naturais marinhos promissores, em diferentes estágios de ensaios clínicos, sendo 23 com atividade anticâncer, dois estudos para tratamento de esquizofrenia (anabaseína) e Alzheimer (briostatina 1) e um para dor crônica (tetrodotoxina).[7,8]

Existem várias revisões recentes que podem ser consultadas para uma visão detalhada da contribuição dos produtos naturais na indústria farmacêutica. Para um panorama geral do desenvolvimento e dos principais desafios encontrados em cada caso, pode-se consultar Costa-Lotufo e colaboradores,[5] Mayer e colaboradores[9] e Rangel e Falkenberg.[10] Para revisões sobre os produtos hoje disponíveis no mercado, incluindo medicamentos, cosmecêuticos, nutracêuticos e outros insumos farmacêuticos, além de alguns estudos de caso e perspectivas para a área, indica-se a leitura de Jaspars e colaboradores,[7] e Martins e colaboradores.[8]

Antitumorais

O ambiente marinho tem sido uma fonte especialmente potencial de agentes antitumorais. Embora muitos sejam os produtos naturais marinhos que apresentam citotoxicidade *in vitro*, são relativamente poucos os que chegam à fase clínica. Em diversos casos, o desenvolvimento de um fármaco foi travado devido à insuficiente quantidade de amostra necessária para os ensaios *in vivo* ou clínicos. Como consequência disso, a síntese dos compostos resultou, em vários casos, na única possibilidade de continuar o desenvolvimento deles. Devido à complexidade estrutural dos compostos, mesmo pela via sintética pode ser difícil produzir as quantidades requeridas de substâncias para os ensaios *in vivo*. No momento há quatro medicamentos antineoplásicos em uso terapêutico (Fig. 28.5). A citarabina (ARA-C, **10**) foi o primeiro antitumoral a ser aprovado para uso comercial, em 1969, indicado para o tratamento de leucemias, com utilização na terapêutica até a atualidade. O segundo fármaco antitumoral a ser aprovado foi a ecteinascidina-743 (ET-743/trabectedina/Yondelis, **11**), somente em 2007, seguido do mesilato de eribulina (E7389/Halaven, **12**), um análogo sintético de halicondrina B, em 2010. Em 2011 foi aprovado pela FDA, para tratamento de linfoma de Hodgkin, o SGN-30 (brentuximabe vedotina/Adcetris, **13**), um conjugado anticorpo-fármaco baseado na monometil auristatina E, um análogo sintético da dolastatina 10 (**94**).[11]

Citarabina (Cytosar-U/Aracytin)

A citarabina (**10**) é um agente antineoplásico sintético, análogo de arabinosil-nucleosídeos isolados originalmente da esponja *Tethya cripta*. Ela inibe a síntese do ácido desoxirribonucleico, sendo utilizada na terapia da leucemia aguda não linfoblástica, mas também apresenta propriedades antivirais e imunossupressoras. O mecanismo de citotoxicidade da citarabina ocorre, sobretudo, por meio de sua conversão intracelular, por desoxicitidina-quinase, no trifosfato de citarabina, resultando na inibição da DNA-polimerase via competição com trifosfato de desoxicitidina.

Diferentemente dos nucleosídeos encontrados no DNA e no RNA, os ara-nucleosídeos ocorrem em estado livre nas esponjas, o que sugere sua função ecológica para o animal. A citarabina foi sintetizada em 1959 e mais tarde produzida por fermentação de *Streptomyces griseus*. Ao contrário do que normal-

Quadro 28.1 Produtos naturais (PN) de origem marinha e derivados de produtos naturais (DPN) de origem marinha aprovados para uso terapêutico

Nome/código	Nome comercial/ PN ou DPN	PN de origem/fonte	Uso	Obtenção atual	Aprovação
Citarabina/ ARA-C	Cytosar-U DPN	Espongotimidina/ esponja *T. crypta*	Anticâncer	Fermentação	1969
Vidarabina/ ARA-A	Vira-A DPN	Espongouridina/ esponja *T. crypta*	Antiviral	Fermentação	1976
Ésteres etílicos do ácido ω-3	Lovaza DPN	EPA e DHA/ Peixes	Antilipêmico	Esterificação	2004
Ziconotida	Prialt PN	ω-conotoxina/ molusco *C. magus*	Analgésico	Síntese	2005
Trabectedina/ ET-743	Yondelis PN	Ecteinascidina 743/ ascídia *E. turbinata*	Anticâncer	Fermentação/ semissíntese	2007
Mesilato de eribulina/ E7389	Halaven DPN	Halicondrina B/ esponja *H. okadai*	Anticâncer	Síntese orientada pela função	2010
Brentuximabe vedotina/ SGN-30	Adcetris DPN	Dolastatina 10/ molusco *D. auricularia*	Anticâncer	Síntese	2011
Iota-carragenina	Carragelose PN	Iota-carragenina/ Algas vermelhas	Antiviral	Extração	2014

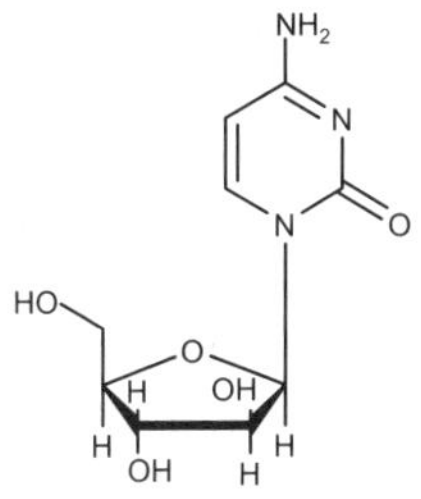

ARA-C (**10**)

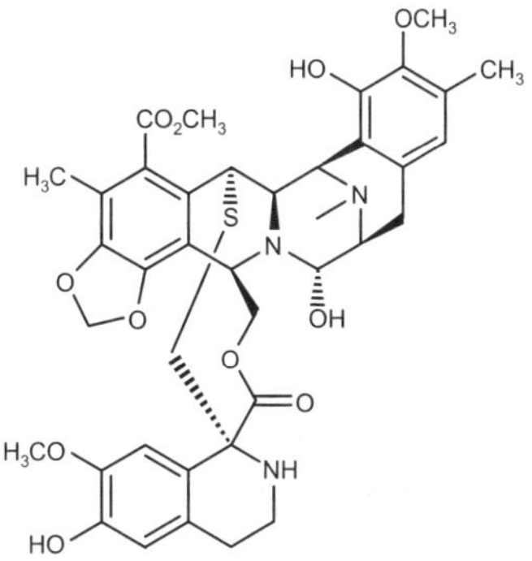

ecteinascidina 743 (**11**)

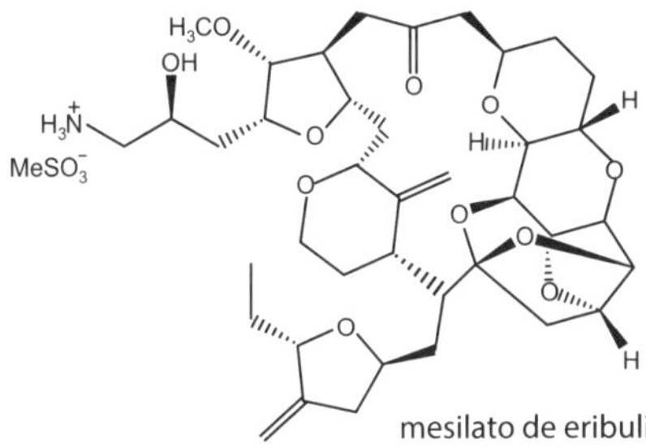

mesilato de eribulina (**12**)

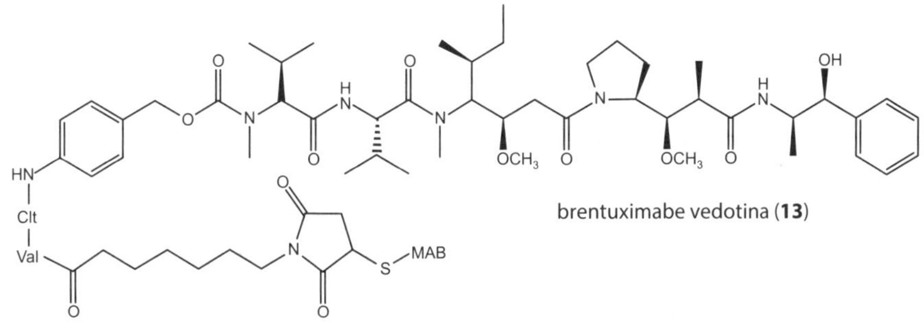

brentuximabe vedotina (**13**)

Figura 28.5 Fármacos antineoplásicos aprovados para uso terapêutico.

mente ocorre, após a síntese da molécula, seu análogo natural foi isolado em diminuta quantidade de uma gorgônia, *Eunicella cavolini*.

A citarabina é utilizada no tratamento de leucemias e linfoma não Hodgkin, sendo a medicação de referência há 40 anos para esses casos. No entanto, possui uma meia-vida curta, pouca estabilidade e biodisponibilidade limitada, o que torna difícil o tratamento e leva a muitos efeitos adversos. Por isso, vêm sendo aplicadas terapias combinadas e a busca por diferentes sistemas de liberação. Assim, para o tratamento de pacientes com leucemia meníngea, devido à incapacidade da citarabina em passar a barreira hematoencefálica, foi desenvolvida uma formulação de liberação lenta na forma de lipossomas (DepoCyte). A citarabina foi aprovada pela FDA em 1969 para tratamento de leucemia. No Brasil, o medicamento de referência aprovado pela Agência Nacional de Vigilância Sanitária (ANVISA) é o Aracytin.

Trabectedina (Yondelis)

A trabectedina (Escteinascidina-743, **11**) é um alcaloide pentacíclico tetra-hidroisoquinolínico isolado da ascídia caribenha *Ecteinascidia turbinata*, com um rendimento de 0,0001%. A primeira verificação de atividade citotóxica no extrato hidroalcoólico da ascídia deu-se em 1969, mas o isolamento da substância ativa somente foi possível em 1986, devido à dificuldade na sua obtenção em quantidade suficiente, e a estrutura complexa da molécula foi elucidada apenas em 1990.[12] Além disso, era necessária 1 tonelada do animal para isolar 1 g da substância, e 5 g para a triagem farmacológica. Assim, estratégias iniciais no sentido de suprir a demanda do composto para os ensaios clínicos foram desenvolvidas, a princípio sustentadas pela maricultura, porém impraticáveis para uma demanda comercial do produto. Em 1996 foi desenvolvido um método de síntese total da trabectedina, o que conferiu ao idealizador do projeto o prêmio Nobel de química, mas foi através da semissíntese do composto, desenvolvida em 2000, que sua obtenção em escala industrial se tornou viável. Hoje, a produção de trabectedina é realizada a partir da cianosafracina B, proveniente da fermentação da bactéria *Pseudomonas fluorescens*, seguida de transformações sintéticas.[8]

A trabectedina apresenta particularidades em seu mecanismo de ação, o qual difere da grande maioria dos outros agentes alquilantes de DNA. A molécula liga-se à guanina em sequências específicas de bases nas fendas menores da dupla hélice, causando uma dobra nas fitas de DNA. Esse dobramento tem diversas consequências celulares que são refletidas em desorganização do citoesqueleto, bloqueio da divisão celular e interferência no reconhecimento e ligação normal de fatores de transcrição ou proteínas ligantes ao DNA, inibindo assim a divisão celular.[5]

A trabectedina foi o primeiro fármaco aprovado para uso clínico no tratamento de sarcoma de tecidos moles, pela EMA em 2007 e mais tarde pela FDA. Em 2009 foi aprovada para o tratamento de câncer de ovário, sendo considerada um medicamento órfão (medicamentos utilizados em doenças raras, cuja dispensação atende a casos específicos). No Brasil, o medicamento foi aprovado pela ANVISA em combinação com o cloridrato de doxorrubicina lipossomal prenilado para o tratamento de pacientes com câncer de ovário recorrente. Atualmente, encontra-se em ensaios clínicos para câncer de próstata, mama e sarcomas pediátricos.[10]

Mesilato de eribulina (Halaven)

O mesilato de eribulina (**12**) é um análogo sintético da halicondrina B, um poliéter macrocíclico isolado originalmente da esponja *Halichondria okadai* em 1986. Devido à dificuldade de obtenção de quantidade suficiente de halicondrina B para os estudos clínicos, estes somente foram possíveis após sua síntese total, em 1992. Com a identificação da parte essencial para a atividade farmacológica (a lactona macrocíclica) na molécula do protótipo (halicondrina B), foi possível desenvolver a eribulina, por meio da estratégia de síntese orientada pela função ou simplificação estrutural, mantendo apenas o farmacóforo.[5] Este análogo, uma cetona macrocíclica, apresentou maior estabilidade *in vivo*, comparável bioatividade e menor toxicidade do que a halicondrina B.[11] Sua ação antitumoral se dá pela inibição da polimerização dos microtúbulos através da ligação com tubulina, uma proteína do citoesqueleto necessária para a divisão mitótica.[5,10] O medicamento foi aprovado pela FDA em 2010, pela EMA em 2011 e pela ANVISA em 2014 para o tratamento de câncer de mama metastático.

Brentuximabe vedotina (Adcetris)

O brentuximabe vedotina (**13**) é o fármaco de origem marinha mais recentemente aprovado para o tratamento de linfoma de Hodgkin e linfoma anaplásico de grandes células sistêmico. Corresponde a um conjugado anticorpo-fármaco (MMA-MMAE) que combina cAC10, um anticorpo monoclonal (MMA) anti-CD30, com a monometil auristatina E (também chamada de vedotina) (MMAE), um análogo sintético da dolastatina 10 (**94**). Este produto natural, um peptídeo linear muito potente encontrado em pequenas quantidades no molusco *Dolabella auricularia*, foi isolado em 1972, mas sua estrutura somente pôde ser elucidada em 1987. Para isso, foi coletada 1 tonelada do molusco para o isolamento de apenas 29 mg da substância. Em 1989, a síntese total da molécula possibilitou o suprimento para os ensaios farmacológicos. Mais tarde, descobriu-se que as dolastatinas eram produzidas por cianobactérias presentes na alimentação do molusco.

A dolastatina 10 apresentava efeito antineoplásico, devido à inibição da polimerização da tubulina, em doses muito baixas, com ED_{50} na ordem picomolar, contra vários tipos de tumores. No entanto, sua atividade *in vivo* era acompanhada de toxicidade na dosagem efetiva. Diversos análogos de dolastatina foram sintetizados, mas a forma de solucionar o problema foi pela elaboração de um conjugado anticorpo-fármaco (ACD) mais estável e que dirige seletivamente o fármaco até a célula tumoral. Uma vez que o anticorpo atinge o seu alvo molecular, CD30 (uma proteína de membrana presente na superfície das células de linfomas), o conjugado é clivado na célula tumoral, ativando-se assim o mecanismo antimitótico. Foram necessários cerca de 40 anos desde a verificação da bioatividade do extrato até a aprovação do medicamento pela FDA em 2011 e pela EMA em 2012.[8,11] No Brasil, o medicamento foi aprovado pela ANVISA em 2014.

Outros antitumorais promissores

O primeiro composto de origem marinha a chegar à fase II de ensaios clínicos para o tratamento do câncer foi a didemnina B (**14**), um dos depsipeptídeos cíclicos isolados do tunicado *Trididemnum solidum*. Porém, ele apresentou hepatotoxicidade e teve seu estudo interrompido nessa etapa. Outros produtos naturais marinhos chegaram à fase II, como a briostatina 1 (**24**), do briozoário *Bugula neritina*, hoje sendo estudada para a terapêutica do câncer e do Alzheimer.[8] Por outro lado, a salinosporamida A (**26**) foi o primeiro composto isolado de um microrganismo marinho a chegar à fase I de ensaios clínicos, o que despertou o interesse por essa nova fonte de compostos bioativos. Muitos outros agentes antineoplásicos promissores chegaram a etapas clínicas avançadas, mas foram descontinuados devido à perda de eficácia ou elevada toxicidade. Alguns dos compostos atualmente em estudos clínicos (Fig. 28.6) incluem os depsipeptídeos aplidina (plitidepsina/des-hidrodidemnina B, **15**), isolada da ascídia *Aplidium albicans*, e kahalalido F, isolado do molusco *Elysia rufescens*. Além desses, destacam-se os compostos PM10450 (zalypsis) e PM1183 (lurbinectedina), ambos relacionados estruturalmente ao ET-743 (**11**), e PM060184 (**16**), um novo antimitótico isolado da esponja *Lithoplocamia lithistoides* e mais tarde obtido por síntese.[5,11] Estima-se que nos próximos anos novos fármacos de origem marinha venham a ser aprovados para uso terapêutico.

Analgésicos

A busca por analgésicos eficazes para o tratamento da dor crônica, em especial para casos que já não respondem aos opiáceos, levou ao desenvolvimento de formulações baseadas em toxinas marinhas, uma contendo ω-conotoxina MVIIA (ziconotida, atualmente no mercado) e outra contendo tetrodotoxina (**4**), em ensaios clínicos.[10]

Ziconotida (Prialt)

A ziconotida ou ω-conotoxina MVIIA (**17**, Fig. 28.7) é um peptídeo analgésico de 25 aminoácidos isolado do molusco *Conus magnus* na década de 1980. Utilizadas para paralisar suas presas por bloqueio neuromus-

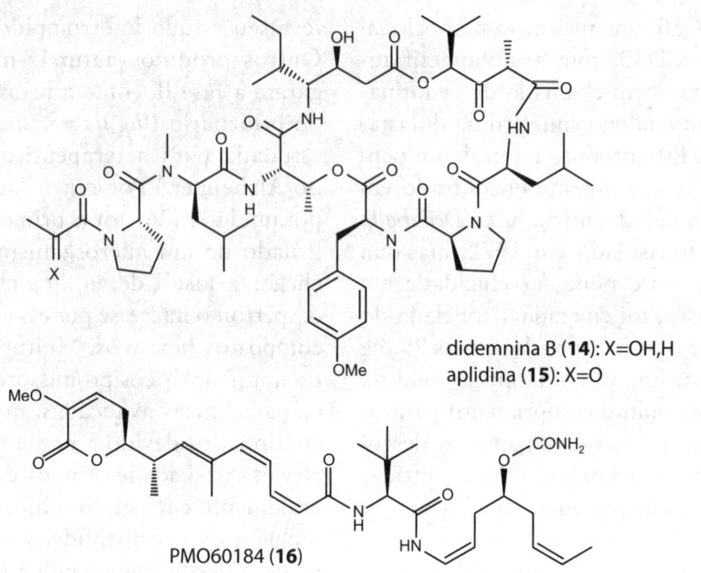

Figura 28.6 Agentes antitumorais promissores que chegaram a estudos clínicos, isolados de ascídias (**14** e **15**) e de esponja (**16**).

cular, as toxinas de *Conus* se ligam a canais iônicos dependentes de voltagem ou ativados por ligantes externos. A ω-conotoxina apresenta alta seletividade no bloqueio de canal de cálcio do tipo N das fibras nociceptivas tipo A-δ e tipo C nas lâminas I e II da raiz dorsal da medula espinal de mamíferos, resultando em um extraordinário potencial antinociceptivo, em concentrações picomolares (a ziconotida é 1.000 vezes mais potente do que a morfina). Além disso, o tratamento com ziconotida não induz tolerância após uso crônico.[5] A molécula foi sintetizada em 1987 e foram necessários cerca de 30 anos de estudos para que fosse aprovada como fármaco. Outras toxinas similares continuam sendo estudadas, dada a importância e novidade de sua ação terapêutica. O Prialt foi aprovado pela FDA e pela EMA em 2004 e 2005, respectivamente, para tratamento de dor crônica associada a câncer, síndrome da imunodeficiência adquirida (AIDS) e neuropatias. A infusão intratecal de ziconotida também foi aprovada pela ANVISA com uso restrito a hospitais.[8]

Antivirais

Muitos produtos naturais de origem marinha têm sido investigados contra diversos tipos de vírus, incluindo vírus da imunodeficiência humana (HIV), herpes simples, hepatite, influenza, entre outros. Esses compostos pertencem a distintas classes (alcaloides, terpenos, polissacarídeos, peptídeos) e são encontrados em organismos variados, como esponjas, algas e ascídias. Para uma extensa revisão sobre o tema, consulte Gogineni e colaboradores.[3] Há hoje no mercado dois produtos aprovados como antivirais (Fig. 28.8).

Vidarabina (Vira-A)

A vidarabina (Ara-A, **18**) é um análogo sintético de espongouridina, atualmente obtido por meio de fermentação em culturas da bactéria *Streptomyces antibioticus*. Trata-se de um antiviral que apresenta atividade contra o vírus herpes simples, poxvírus e certos rhabdovírus, hepadnarvírus e certos retrovírus relacionados a tumores. Possui um mecanismo de ação semelhante ao da citarabina, inibindo a replicação viral. O fármaco foi apro-

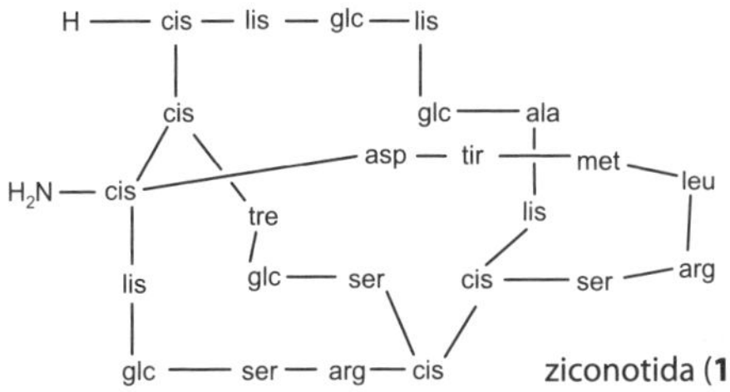

Capítulo 28   Produtos naturais de origem marinha e o desenvolvimento...   **447**

Figura 28.7 Peptídeo isolado de molusco, aprovado pelo FDA como analgésico.

vado em 1976 como anti-herpético, porém, devido à sua toxicidade e à baixa biodisponibilidade em relação a outros fármacos, foi descontinuado nos Estados Unidos em 2001, mas continua em uso na Europa na forma de preparações oftálmicas para tratamento de infecções pelo Herpes Simplex Virus (HSV).

Iota-carragenina (Carragelose)

A carragelose é um produto de origem marinha recentemente aprovado como inibidor de infecções pelo rinovírus. Trata-se de um polissacarídeo sulfatado, iota-carragenina (**19**), extraído de algas vermelhas, efetivo contra os sintomas iniciais de resfriado devido à inibição da infecção viral. Elaborado na forma de *spray* nasal, cria uma barreira física antiviral na cavidade nasal.[8,13]

Antilipêmicos

Ésteres etílicos do ácido ômega-3 (Lovaza/Omacor)

Um produto derivado de lipídeos poli-insaturados extraídos de peixes marinhos foi aprovado pela FDA e pela EMA como agente redutor de triglicerídeos (Fig. 28.9). É composto por uma mistura de ésteres etí-

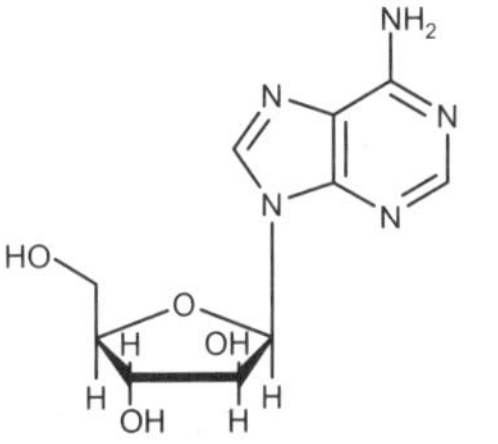

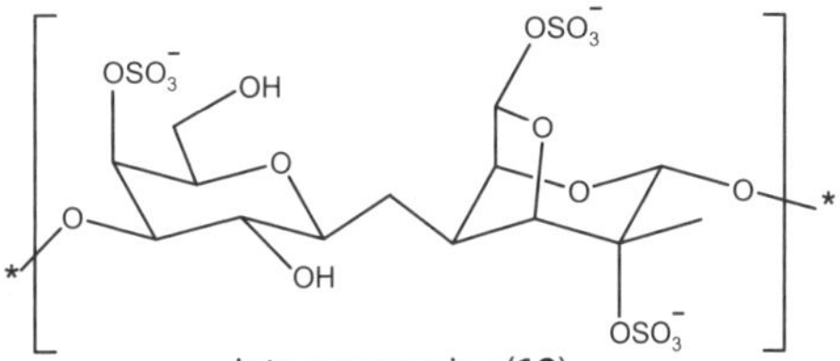

Figura 28.8 Derivado de produto natural (**18**) e produto natural (**19**) aprovados para uso como agentes antivirais.

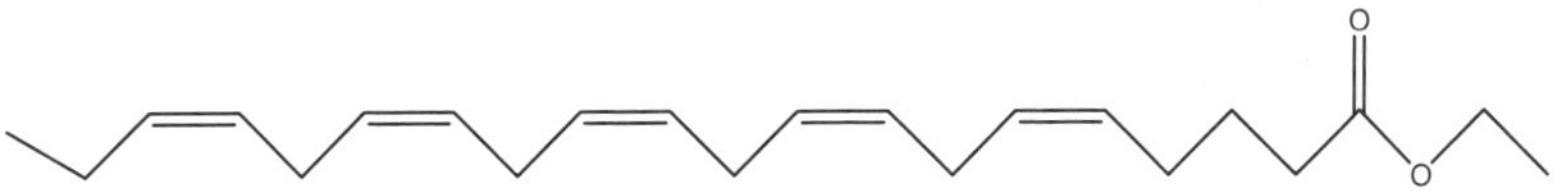

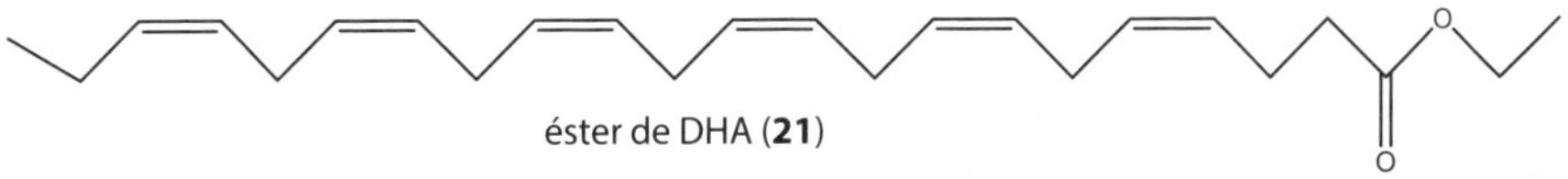

Figura 28.9 Derivados de EPA e DHA aprovados como antilipêmicos.

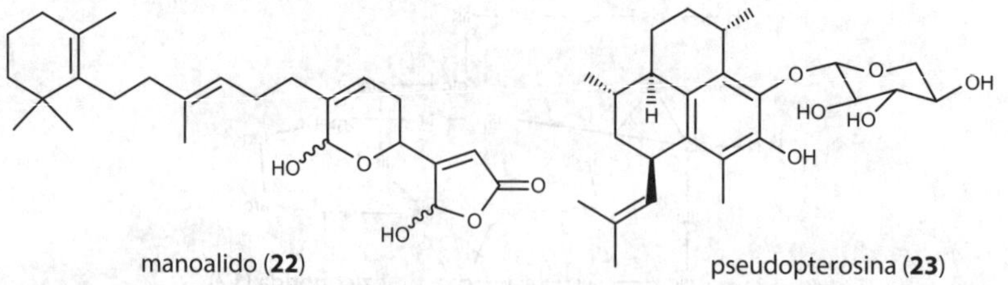

Figura 28.10 Terpenos com atividade anti-inflamatória isolados de esponja (**22**) e octocorais (**23**).

licos do ácido ômega-3, especificamente dos ácidos graxos eicosapentaenoico (EPA, **20**) e docosa-hexaenoico (DHA, **21**).[8]

Outras atividades farmacológicas

Muitas outras atividades farmacológicas foram atribuídas aos produtos naturais de origem marinha, como antibiótica, antifúngica, antiprotozoária, antidiabética e anti-inflamatória. Além disso, já foram encontradas ações desses compostos no sistema imune e nervoso, assim como interações diversas com alvos moleculares variados. Os principais compostos responsáveis por atividades farmacológicas relevantes podem ser agrupados em seis classes químicas: policetídeos, terpenos, peptídeos, alcaloides, chiquimatos e açúcares.[4]

Diversos produtos naturais têm sido bastante estudados quanto aos seus mecanismos de ação, como o manoalido (**22**), um terpeno isolado da esponja *Luffariela sp.*, que apresenta potente atividade anti-inflamatória por inibição irreversível da fosfolipase A_2 (PLA_2). Outros terpenos com atividade anti-inflamatória, as pseudopterosinas (**23**), encontradas em octocorais do gênero *Pseudopterogorgia*, inibem tanto PLA_2 como 5-lipoxigenase (Fig. 28.10). Estas últimas foram patenteadas em um produto cosmético, preventivo de irritações da pele (Resilience).[8]

As briostatinas correspondem a uma classe de macrolídeos altamente oxigenados que têm como alvo molecular a proteína quinase C (PKC). Já foram isoladas mais 20 briostatinas, sendo a briostatina 1 (**24**) o foco dos ensaios farmacológicos durante anos, a qual não superou a fase II dos estudos clínicos para o câncer (Fig. 28.11). Um dos grandes desafios para o desenvolvimento de medicamentos baseados nessas moléculas é a dificuldade em obtê-las em escala industrial. No entanto, análogos simplificados de briostatinas foram desenvolvidos, e ensaios clínicos continuam sendo realizados sobre estes compostos, quanto às atividades antineoplásica, anti-HIV e também para o tratamento da doença de Alzheimer.[11] Outro composto que vem sendo estudado para tratamento de esquizofrenia e Alzheimer é o DMXBA (**25**) (Fig. 28.11). Corresponde a um análogo do alcaloide tóxico anabaseína, produzido por espécies de vermes marinhos, como *Paranemertes peregrine* (filo Nemertia), que tem como principal mecanismo de ação a estimulação de receptores nicotínicos α7 no sistema nervoso, ação associada a um efeito neuroprotetor e a melhorias cognitivas.[7,8,10,14]

Outras aplicações farmacêuticas

Diversos produtos de origem marinha encontram-se atualmente em uso como cosmecêuticos, como glicoproteínas, polissacarídeos e ácidos graxos polissaturados, encontrados em fontes variadas, como bactérias marinhas e microalgas. Além desses, alginatos de algas marrons e quitina de crustáceos são outros exemplos de compostos de estruturas menos diferenciadas, porém bastante empregados na área farmacêutica. Para uma revisão sobre medicamentos, cosmecêuticos e nutracêuticos hoje disponíveis no mercado, assim como outros produtos e aplicações, consulte Jaspars e colaboradores[7] e Martins e colaboradores.[8]

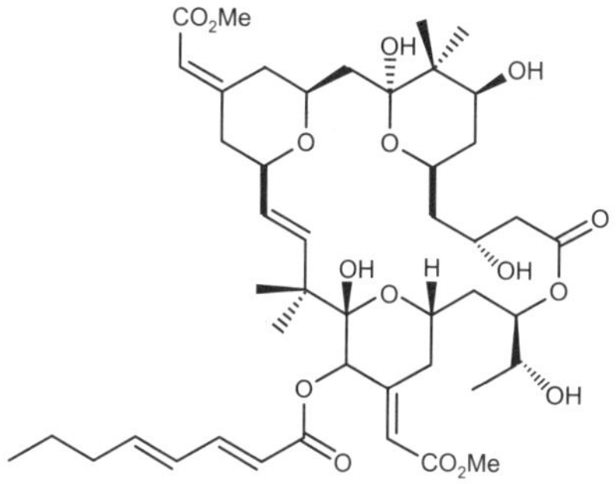

briostatina 1 (**24**)

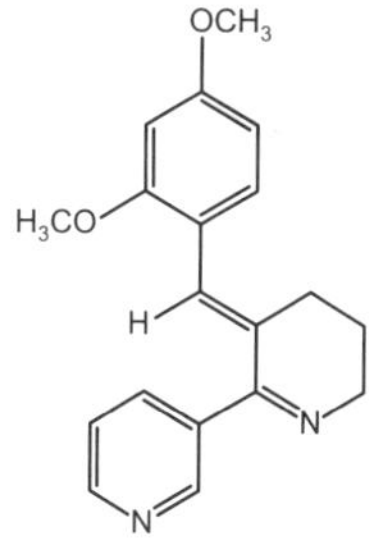

DMXBA (**25**)

Figura 28.11 Compostos com ação no sistema nervoso.

Compostos bioativos dos organismos de maior interesse biomédico

Entre os organismos marinhos macroscópicos, nem todos apresentam a mesma incidência de bioatividade em seus extratos ou de produção de metabólitos secundários. O número de publicações sobre o tema está relacionado a diversos fatores, como a abundância ou facilidade de coleta de amostras. Nesse sentido, os organismos de maior interesse farmacológico ou com a maior porcentagem de compostos bioativos isolados são algas, esponjas (Filo Porifera), celenterados (Filo Cnidaria), ascídias (Filo Chordata), briozoários (Filo Bryozoa), moluscos (Filo Mollusca) e equinodermos (Filo Echinodermata). Além disso, atualmente os microrganismos marinhos representam uma das áreas de investigação biomédica mais frutíferas e inovadoras.[15,16]

Para um maior entendimento sobre a taxonomia e a filogenia dos macrorganismos marinhos, consulte as bases de dados AlgaeBase* e WoRMS.**

Além dos organismos macroscópicos, destacam-se como fontes de compostos bioativos os microrganismos marinhos, que incluem bactérias, fungos e microalgas, isolados da água do mar, sedimentos, peixes, algas e principalmente de invertebrados marinhos. Entre os protótipos de fármacos obtidos de microrganismos marinhos que chegaram a estudos clínicos, estão os antitumorais salinosporamida A (**26**), isolada do actinomiceto *Salinospora tropica*, e halimida (**27**), isolada do fungo marinho *Aspergillus* sp. (Fig. 28.12).

Nos últimos anos, o número de moléculas isoladas de microrganismos marinhos aumentou consideravelmente, assim como as possibilidades de sua obtenção para fins industriais, graças aos avanços na biotecnologia.[8] Devido à sua crescente importância, o estudo dos microrganismos marinhos merece um capítulo à parte. Por isso, o presente capítulo trata unicamente de compostos isolados de macrorganismos de origem marinha. Nas seções seguintes são abordados os principais tipos de compostos que costumam ser encontrados em cada um desses *Phyla*.

Algas marinhas

Dentro da área dos produtos naturais marinhos, as algas (exceto as cianofíceas) são os organismos mais previsíveis do ponto de vista quimiotaxonômico. Pelo fato de serem plantas marinhas, foram muito estudadas nas primeiras épocas da disciplina (décadas de 1960 e 1970), sobretudo a partir de uma ótica fitoquímica, permitindo o isolamento de centenas de compostos inéditos, muitos dos quais nunca testados quanto às

---

* Disponível em: http://www.algaebase.org
** Disponível em: http://www.marinespecies.org

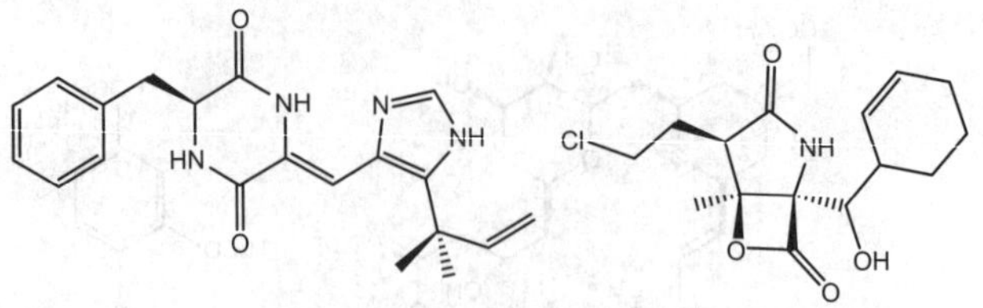

salinosporamina A (26)   halimida (27)

Figura 28.12 Compostos antitumorais isolados de microrganismos marinhos.

suas propriedades biológicas. À medida que os estudos iam sendo aprofundados sobre diferentes gêneros e espécies, tornou-se evidente que dentro das diferentes classes de algas macroscópicas somente certas famílias e gêneros produziam metabólitos secundários. Entre as algas marinhas macroscópicas produtoras de metabólitos secundários, destacam-se as algas vermelhas (Rodophyceae), as algas pardas (Phaeophyceae) e as algas verdes (Chlorophyceae). Para uma visão geral dos produtos produzidos por algas bentônicas, recomenda-se a leitura de Teixeira.[17]

Algas verdes (Chlorophyceae)

Em áreas de elevada produtividade de algas (mares temperados e frios), os estudos químicos com algas verdes em geral não revelaram a presença de metabólitos secundários. Em contraste, em águas tropicais, espécies de certas famílias são capazes de produzir alguns compostos característicos biologicamente ativos e relacionados com a defesa química das algas frente a herbívoros. De fato, a ausência de predação em ambientes povoados de peixes e crustáceos herbívoros chamou a atenção dos químicos e biólogos. Muitos dos compostos isolados de algas verdes são ictiotóxicos e possuem atividade antipredatória.

As espécies quimicamente ricas de algas verdes costumam pertencer a três famílias típicas de águas tropicais: Caulerpaceae, Udoteaceae e Dasicladáceas. As duas primeiras famílias (em particular os gêneros *Caulerpa*, *Udotea*, *Chlorodesmis* e *Rhipocephalus*) em geral produzem terpenoides (sesqui- ou diterpenoides), muitas vezes com grupos fun-

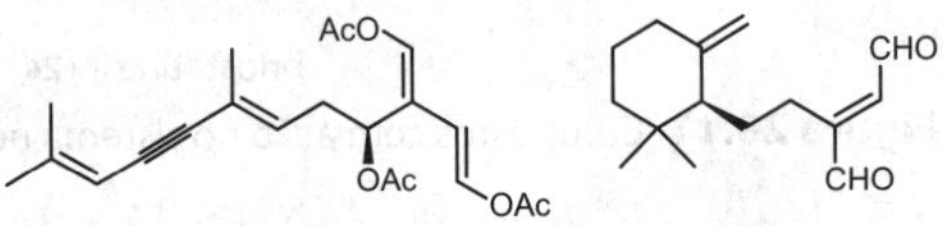

Figura 28.13 Compostos isolados de algas verdes.

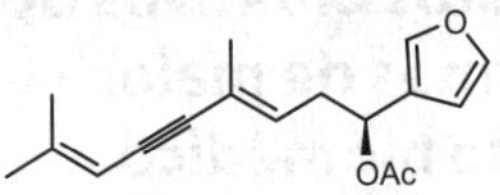

cionais característicos e muito reativos, como aldeídos, bis-enolacetatos e furanos (28-30). O grupo bis-enolacetato é de fato um 1,4-dialdeído mascarado, o que explica sua elevada reatividade química e bioatividade. Por outro lado, as Dasicladáceas costumam produzir sesqui- e diterpenos fenólicos.

Algas pardas (Phaeophyceae)

Muitas espécies de algas pardas são coletadas comercialmente devido à importância de seus polissacarídeos para a área farmacêutica, tanto pela atividade biológica (p. ex., polissacarídeos sulfatados antivirais) como para uso como adjuvantes farmacêuticos (p. ex., alginatos) ou na indústria de alimentos.

As algas pardas costumam produzir florotaninos, cuja unidade básica é o floroglucinol. A condensação deste composto e de outros fenóis simples com ácidos graxos poli-insaturados leva à formação dos acil-floroglucinóis (31) típicos dos gêneros *Cystophora* e *Zonaria*. Outra série de compostos típicos são as quinonas, hidroquinonas preniladas e outros compostos relacionados de biossíntese mista (32), muitos deles

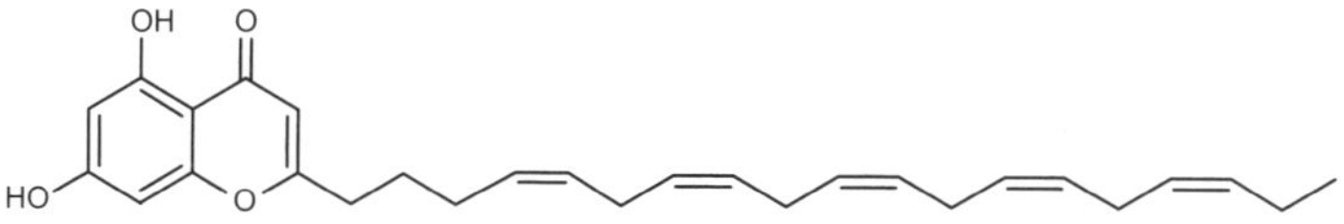

Figura 28.14 Compostos isolados de algas pardas.

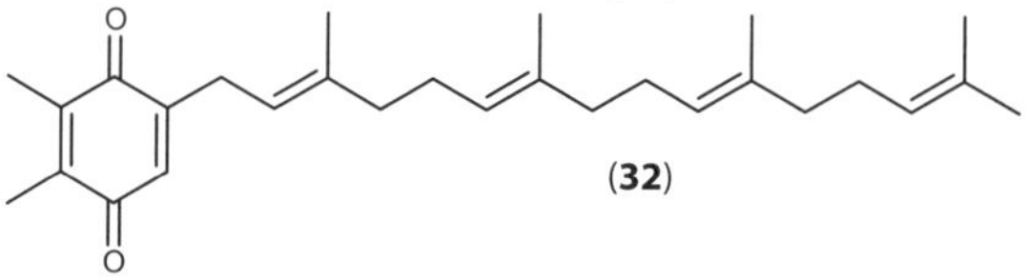

relacionados com o α-tocoferol. São típicos nas famílias Sargassaceae e Cystoceyraceae.

Os compostos mais característicos das algas pardas são os diterpenoides cíclicos, geralmente encontrados na família Dictyotaceae (em particular no gênero *Dictyota*). Em alguns casos, os esqueletos carbonados desses diterpenos correspondem ao de um sesquiterpeno já conhecido agregado a uma unidade adicional de isopreno como extensão.

Em geral, esses esqueletos carbonados podem ser classificados em três grupos (Fig. 28.15): derivados do esqueleto de xenicano, com um anel de nove membros (**33**); esqueletos que são sesquiterpenos estendidos (**34**); e derivados do esqueleto de dolabellano (**35**).

Quase todas as espécies de *Dictyota* de qualquer parte do mundo são quimicamente ricas. Alguns exemplos, entre as várias centenas de diterpenos informados, são os diterpenos antivirais **36** e **37** (Fig. 28.16), isolados de algas coletadas no Brasil, *Dictyota menstrualis* e *D. pfaffii*, respectivamente.[17]

Algas vermelhas (Rodophyceae)

Do ponto de vista da variedade e da raridade dos compostos que produzem, as algas vermelhas são as mais importantes e as mais estudadas. Caracterizam-se pela abundância de substâncias com atividade biológica e, sobretudo, por apresentarem estruturas halogenadas pertencentes a diversas classes químicas, incluindo acetogeninas, monoterpenos, sesquiterpenos, fenóis e indóis. As famílias quimicamente ricas em metabólitos secundários são Bonnemaisonaceae (*Asparagopsis* spp. e *Bonnemaisonea* spp.), Plocamiaceae (*Plocamium* spp.), Rhizophyllidaceae (*Chondrococcus* spp.) e Rhodomelaceae, sendo esta última a mais importante, na qual o gênero *Laurencia* é o mais estudado e o que apresenta maior abundância em metabólitos secundários. Os principais compostos isolados de espécies de *Laurencia* correspondem a acetogeninas (**38**), sesquiterpenos (**39**), diterpenos (**40**) (Fig. 28.17), e muitos deles com esqueletos inéditos e atividades biológicas, como antitripanossômica, antileishmania, antiviral, antifúngica, citotóxica e anti-helmíntica. Uma interessante aplicação industrial vem sendo pesquisada para o elatol (**39**), o sesquiterpeno majoritário de *L. dendroidea*, que apresenta ação anti-incrustante e poderia ser utilizado em pinturas navais.

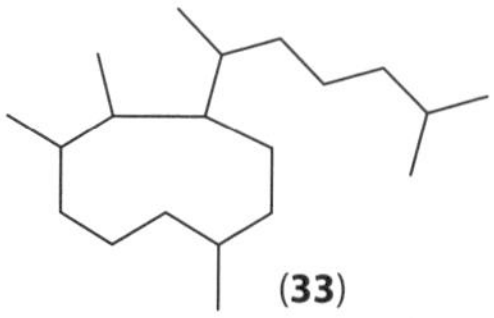

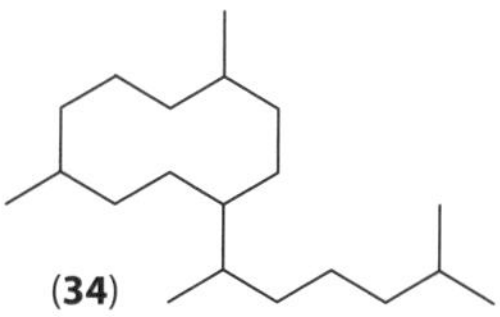

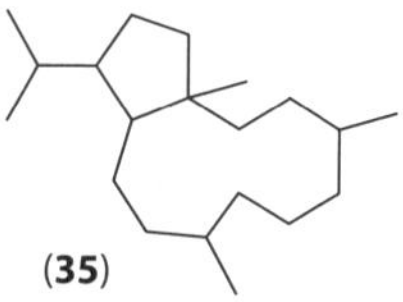

Figura 28.15 Principais tipos de esqueletos terpênicos encontrados em algas pardas: xenicano (**33**), sequiterpeno estendido (**34**) e dolabellano (**35**).

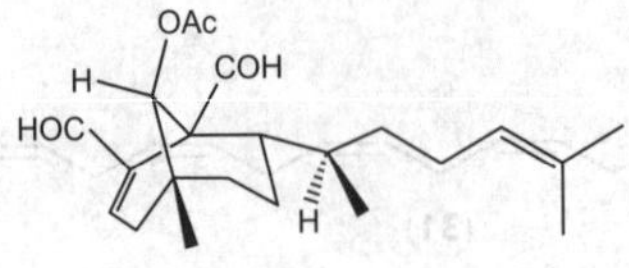

Figura 28.16 Diterpenos que apresentaram atividade anti-herpética, obtidos de espécies de *Dyctyota*.

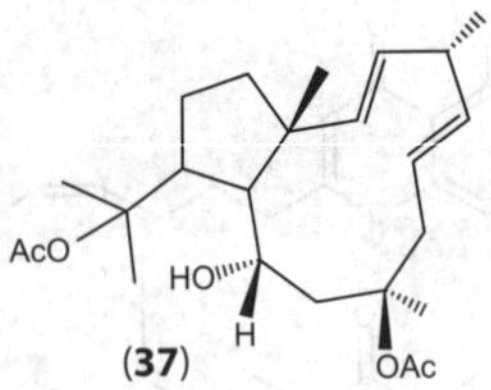

As oxilipinas, compostos de cerca de 20 átomos de carbono (um ácido graxo ou derivado) com um local adicional de oxidação além do grupo carboxila, têm uma ampla distribuição no meio marinho, particularmente em algas, sobretudo em Rhodophytas (**41**). Em mamíferos, tais estruturas são muito importantes para a manutenção de uma fisiologia normal, e sua falta ou excesso desencadeia uma série de distúrbios relacionados com processos inflamatórios. As algas marinhas costumam ter altos níveis de ácidos graxos poli-insaturados de C-20 e C-22 ω-3. Muitas espécies de algas (em particular as vermelhas) são capazes de metabolizar esses ácidos para formar análogos de prostaglandinas e tromboxanos. Outros compostos de Rhodomelaceas (mas não do gênero *Laurencia*) são os bromofenóis (**42**), típicos dos gêneros *Polysiphonia, Rhodomela, Vidalia* e *Odonthalia*.

Os processos de halogenação são os que geralmente iniciam a ciclização dos precursores para dar origem aos distintos esqueletos. Tais processos estão catalisados por haloperoxidases. Essas enzimas são muito específicas e costumam corresponder a bromoperoxidases. Em todo o âmbito dos organismos marinhos, são muito mais abundantes os compostos bromados do que os clorados. As haloperoxidases transformam o Br^- em uma espécie eletropositiva Br^+, a qual se adiciona a uma dupla ligação e inicia a cascata de ciclizações e reordenamentos (Fig. 28.18).

Esponjas (Porifera)

As esponjas – os animais multicelulares mais primitivos – são organismos aquáticos, na sua maioria marinhos e em sua forma adulta se encontram assentados sobre substratos sólidos. O *Phylum* Porifera é dividido em quatro classes, segundo a constituição do seu esqueleto: Archaeocyatha (extintas), Demospongiae (apresenta espículas silíceas e/ou fibras proteicas), Calcarea (espículas compostas por carbonato de cálcio) e Hexactinellida (espículas silíceas).

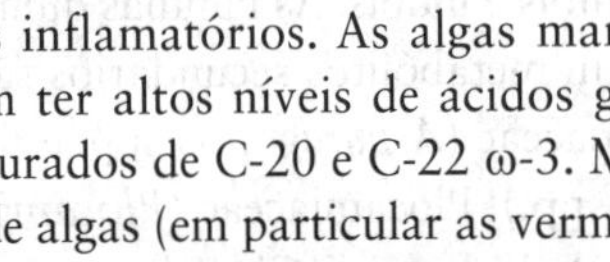

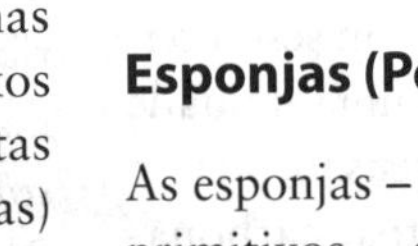

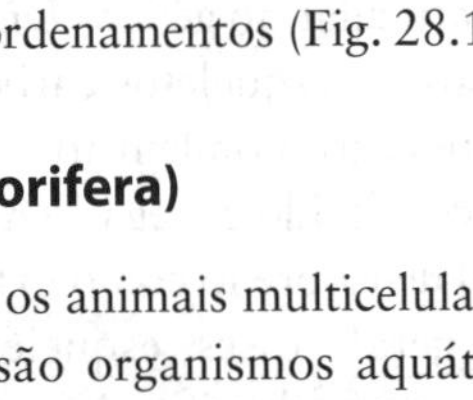

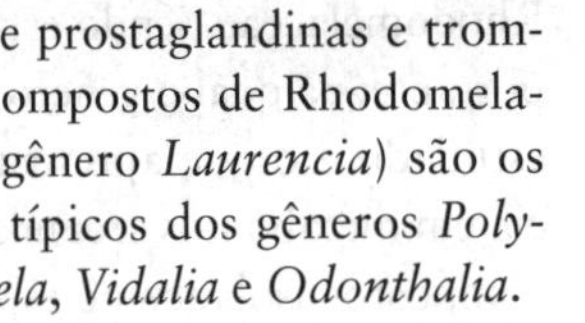

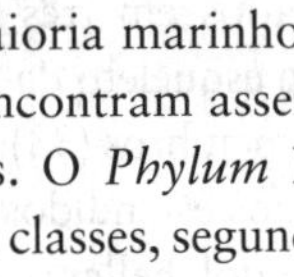

Figura 28.17 Compostos de algas vermelhas.

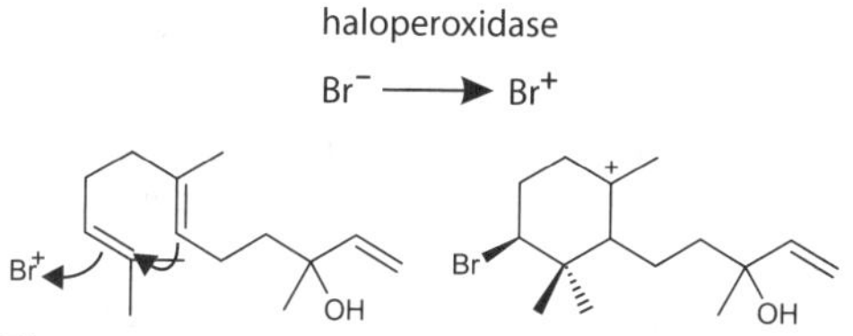

Figura 28.18 Halogenação de terpenos via haloperoxidase.

As esponjas marinhas são o *Phylum* mais estudado por muitas razões, entre elas a relativa abundância, o tamanho e a facilidade de coleta. Além disso, produzem a maior variedade de metabólitos secundários e oferecem muita variabilidade química dentro de uma mesma espécie. No entanto, costuma ser difícil estabelecer uma quimiossistemática que possa orientar na coleta de espécies promissoras. As esponjas albergam uma grande quantidade de microrganismos; portanto, salvo em casos muito especiais, o que se extrai de uma esponja pode provir de um microrganismo simbionte. Também pode ocorrer uma interação biológica entre a esponja e o simbionte que possa originar os compostos, ou ainda pode ser um produto metabólico a partir de um precursor proporcionado pelo simbionte.

Diversos produtos naturais isolados de esponjas, e seus derivados, alcançaram etapas farmacológicas de estudos clínicos, em sua maioria como agentes antitumorais. Entre eles, destacam-se discodermolido (*Discodermia dissouta*), halicondrina (*Halichondria okadai*), agelasfinas (*Agelas mauritianus*), psammaplina A (*Aplysinella rhax*), contignasterol (*Petrosia contignata*) e hemiasterlina (*Hemiastrella minor*).[8] Para uma revisão detalhada sobre os produtos naturais bioativos isolados de esponjas, consulte Mehbub e colaboradores[18] e Perdicaris e colaboradores.[19]

A maior parte dos metabólitos secundários de esponjas foi isolada de espécies da classe Demospongiae. Dentre eles, alguns compostos muito típicos da ordem Verongida são as fistularinas (**43**), de *Aplysina*, e as bastadinas (**44**), de *Ianthella* (Fig. 28.19). Todos esses compostos possuem grupos funcionais pouco habituais, como o anel de isoxazolina espirânico nas fistularinas, e uma oxima nas bastadinas. As bastadinas podem ciclizar para formar um macrociclo e possuem potente atividade antibiótica e citotoxicidade.

A ordem Dictyoceratida é uma das ordens mais abundantes e distribuídas universalmente. Está dividida em três famílias: Spongidae, Thorectidae e Dysididae. As duas primeiras incluem as esponjas de banho, que não possuem espículas, usadas desde a Antiguidade e coletadas comercialmente, sendo *Spongia officinalis* a espécie mais comum. Em geral, produzem uma série de compostos muito característicos e abundantes (1 a 10% em peso seco). Na família Spongidae são típicos os diterpenoides com esqueleto de spongia-

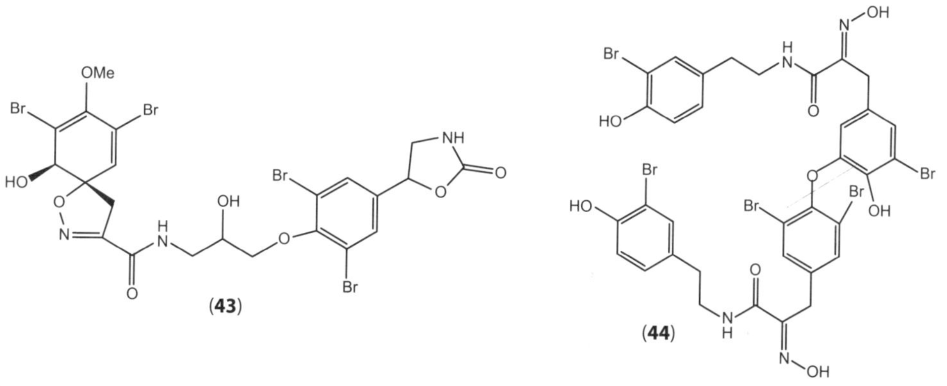

Figura 28.19 Compostos típicos de esponjas dos gêneros *Aplysina* e *Ianthella*.

no, os quais em geral possuem um anel furânico e apresentam citotoxicidade (45) (Fig. 28.20). Entre os produtos naturais marinhos mais antigos e abundantes, encontram-se os furano-sesterterpenos com um ácido tetrônico terminal e furano-sesterterpenos degradados de 21 átomos de carbono (46). Estes são típicos das famílias Spongidae e Thorectidae, em especial os gêneros *Spongia* e *Ircinia*. Vários desses compostos mostraram citotoxicidade em concentrações micromolares. Entre os sesterterpenoides tetracíclicos da família do scalarano, o metabólito mais conhecido é o scalaradial (47), isolado de espécies do gênero *Cacospongia*. Esse composto possui potente atividade anti-inflamatória e inibidora de fosfolipase A-2 (PLA_2) com IC_{50} de 0,7 µM. Outros compostos, poliprenilquinóis e quinonas, geralmente sesquiterpenos unidos a uma quinona ou hidroquinona, como a puupe-henona (48) isolada de *Heteronema sp.*, apresentam interessante atividade antiviral.

A família Dysididae apresenta o gênero mais importante e mais estudado entre as esponjas: *Dysidea*. Costuma produzir uma grande variedade de metabólitos secundários, destacando-se duas classes químicas: furano-sesquiterpenos (49) e sesquiterpen-hidroquinonas ou hidroquinóis. Entre estes últimos, foram isolados dois compostos de *Dysidea avara*, avarol (50) e avarona (51), que apresentaram interessante atividade e índice terapêutico contra o HIV e psoríase. Outra espécie, *Dysidea herbacea*, apresenta outras duas classes de compostos, como os polibromo-difeniléteres (52) e derivados policlorados de aminoácidos (53) (Fig. 28.21). Compostos muito similares a estes últimos têm sido isolados de algas cianófitas e parecem ter sua origem nos microrganismos simbiontes, especialmente algas microscópicas, ou em uma interação metabólica entre elas e a esponja.

Entre os metabólitos mais característicos das esponjas do gênero *Cliona*, encontram-se

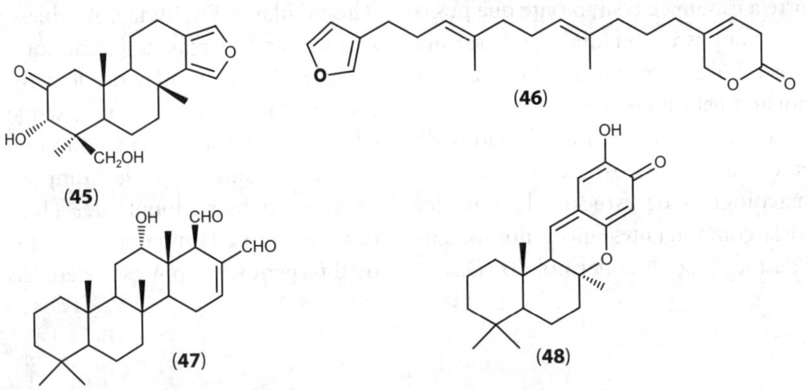

Figura 28.20 Compostos típicos de esponjas da família Spongidae.

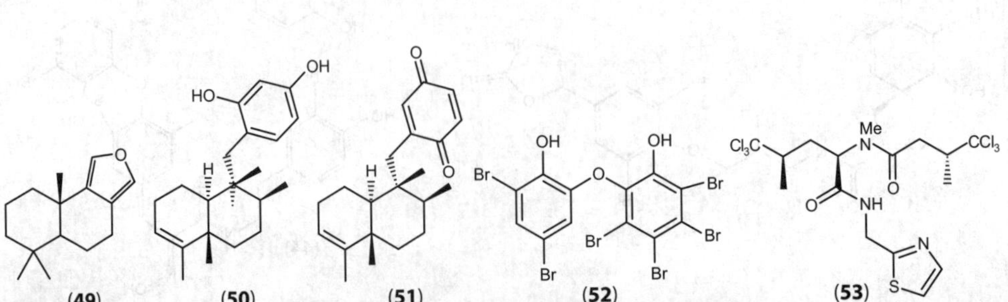

Figura 28.21 Compostos típicos de esponjas do gênero *Dysidea*, destacando-se o avarol (50) e a avarona (51).

os alcaloides peptídicos, como a clionamida (54) e as celenamidas (55) (Fig. 28.22). Esses compostos possuem atividade antibiótica, devida a seus grupos fenólicos. As esponjas do gênero *Cliona* têm a capacidade de escavar substratos calcários como rochas, corais e valvas de moluscos e representam uma ameaça para os recifes coralinos e pesqueiros comerciais ou cultivos de ostras. Essas esponjas possuem enzimas capazes de dissolver o carbonato de cálcio e, além disso, produzem metabólitos secundários com numerosos grupos fenólicos. Acredita-se que tais compostos intervêm no metabolismo do cálcio, complexando com o mineral dissolvido pelas enzimas.

As esponjas do gênero *Plakortis* costumam produzir peróxidos cíclicos e compostos relacionados (56) (Fig. 28.22), os quais provêm de uma biossíntese via policetídeos, com incorporação de unidades de ácido propiônico, butírico e fenilacético. Alguns desses compostos apresentam importante citotoxicidade.

As esponjas do gênero *Agelas* costumam conter alcaloides bromopirrólicos, muito provavelmente derivados de prolina. A oroidina (57), um dos produtos naturais marinhos mais antigos, é um pigmento amarelo isolado de *Agelas oroides*, sendo o exemplo mais representativo de toda uma família de compostos relacionados (Fig. 28.22). Acredita-se que esses bromopirróis possam ser de origem microbiana.

Os poliacetilenos são bastante encontrados como metabólitos de esponjas em numerosas ordens e famílias. Geralmente são compostos de 20 a 30 átomos de carbono, tanto pares como ímpares, o que constitui uma característica notável a partir do ponto de vista biossintético. Além disso, em alguns casos apresentam grupos funcionais pouco comuns, como brometos vinílicos e triplas ligações conjugadas com outras triplas ou duplas ligações (58 e 59) (Fig. 28.22). Alguns desses compostos apresentam ictiotoxicidade e atuam *in vivo* sobre o sistema nervoso central.

Isonitrilas, isotiocianatos e tiocianatos sesquiterpênicos são compostos característicos de esponjas pertencentes à ordem Halichondrida. As isonitrilas têm um odor muito característico, e os moluscos nudibrânquios que se alimentam dessas esponjas incorporam tais compostos e os distribuem por seu manto. Dessa maneira, conseguem ter odor e sabor desagradáveis para desencorajar um

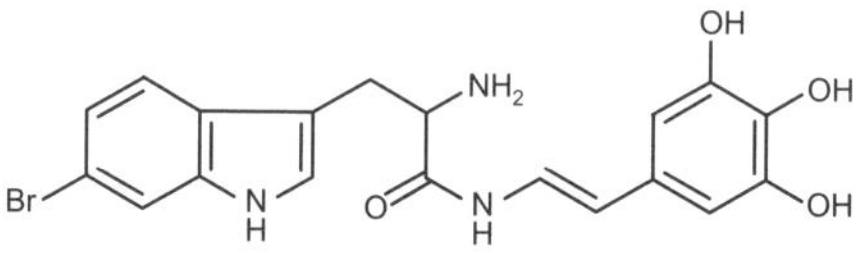

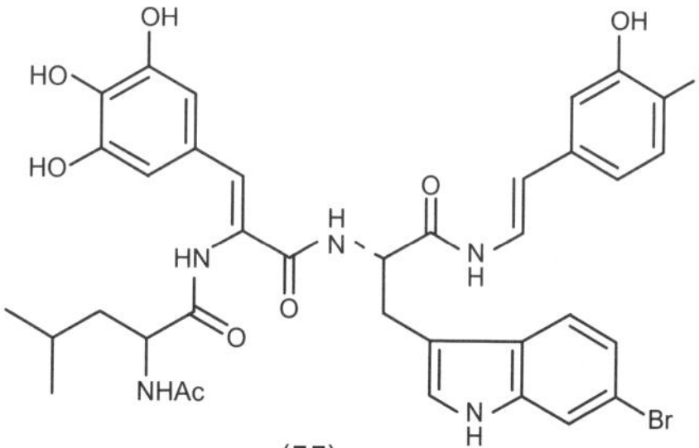

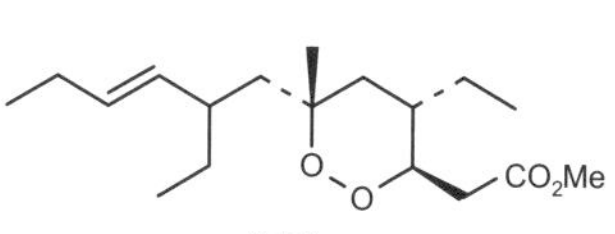

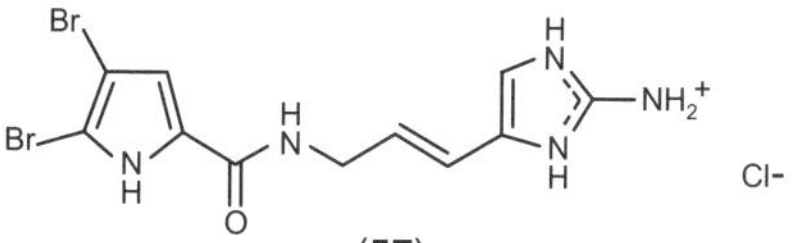

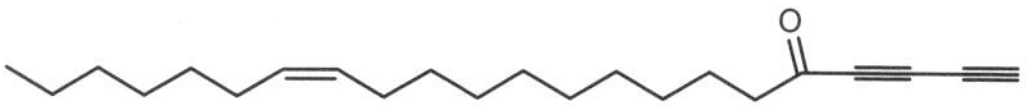

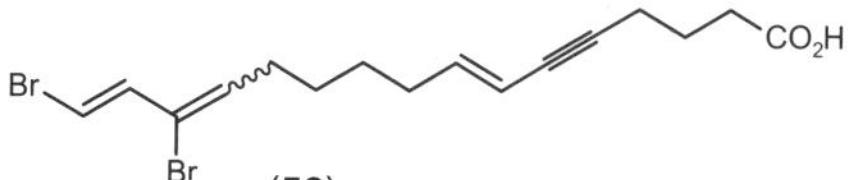

Figura 28.22 Compostos típicos de esponjas dos gêneros *Cliona*, *Plakortis* e *Agelas*.

possível predador. Esses grupos funcionais podem estar localizados em praticamente qualquer posição de vários esqueletos carbonados de sesquiterpenos, alguns deles exclusivos do âmbito marinho, como os compostos **60** e **61** (Fig. 28.23). A maior parte das isonitrilas sesquiterpênicas possui uma atividade muito elevada frente a linhagens celulares de tumores sólidos. Lamentavelmente, nos ensaios *in vivo* essa atividade desaparece, provavelmente devido à hidratação metabólica do grupo isonitrila e ao fato de as formamidas produzidas serem inativas.

Algumas esponjas produzem poliéteres cíclicos de estrutura muito complexa, que muitas vezes são citotóxicos, como o ácido okadaico (**62**) (Fig. 28.23), isolado originalmente de *Halichondria okadai* e mais tarde do dinoflagelado simbionte *Prorocentrum lima*, seu verdadeiro produtor. O ácido okadaico é um potente e seletivo inibidor de fosfatases tipo I e IIa, e tem sido estudado em diversos modelos farmacológicos. Produz contração nas fibras musculares devido a uma hiperfosforilação da cadeia curta de miosina. Isso se deve ao efeito inibitório do composto sobre as fosfatases proteicas. Também é um agente promotor de tumores mediante a hiperfosforilação de quinases (p. ex., PKC) que iniciam a proliferação celular.

Existem também numerosos exemplos de peptídeos cíclicos isolados de esponjas. Tais compostos têm propriedades químicas que os tornam mais semelhantes a substâncias lipofílicas do que a proteínas, provavelmente devido à presença de vários aminoácidos N-metilados. Além disso, é comum encontrar em sua estrutura alguns aminoácidos típicos do meio marinho, como 6-bromotriptofano. A estrutura desses peptídeos cíclicos, com uma cavidade interior capaz de hospedar uma molécula pequena ou um metal, lhes confere atividades farmacológicas (antibiótica, antitumoral ou antiviral).

Com o aperfeiçoamento dos métodos de isolamento e identificação, foi possível a elucidação de estruturas cada vez mais complexas. Dessa maneira foram sendo descobertas novas famílias de alcaloides típicos de esponjas. Alcaloides bis-quinolizidínicos (**63**) foram isolados de esponjas dos gêneros *Petrosia* e *Xestospongia* (família Nepheliospongidae) e são responsáveis pela atividade ictiotóxica dos extratos. As manzaminas (**64**) são alcaloides antitumorais de *Haliclona sp.* (Fig. 28.24). As discorhabdinas (**65**), isoladas dos gêneros *Latrunculia* e *Prianos*, e as aaptaminas (**66**), isoladas de *Aaptos aaptos*, são famílias de alcaloides que apresentam propriedades antitumoral e antibiótica. Os bengazóis (**67**) e as bengamidas são compostos de biossíntese mista que contêm anéis de isoxazol e uma cadeia poli-hidroxilada. Esses compostos isolados da família Jaspidae apresentam interessante atividade antiviral, antitumoral e anti-helmíntica. Para uma revisão sobre alcaloides marinhos bioativos, incluindo os isolados de esponjas, consulte Kuramoto e colaboradores.[20]

Celenterados (Cnidaria)

Os celenterados (Cnidaria) provavelmente são os organismos marinhos mais ricos quimi-

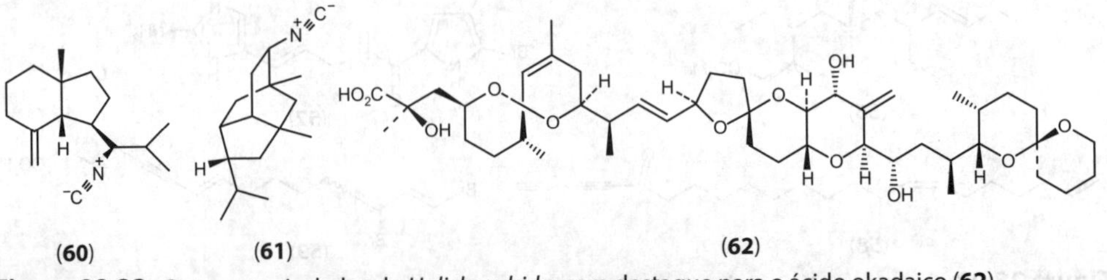

(60)   (61)   (62)

Figura 28.23 Compostos isolados de *Halichondrida*, com destaque para o ácido okadaico (**62**).

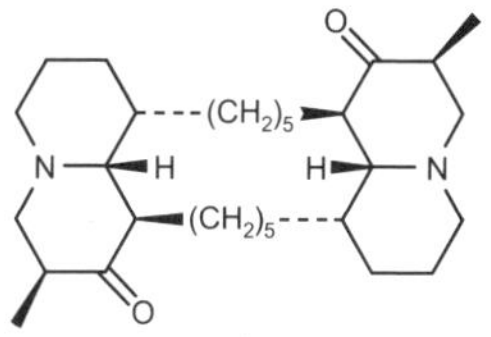

Figura 28.24 Alcaloides bioativos isolados de esponjas.

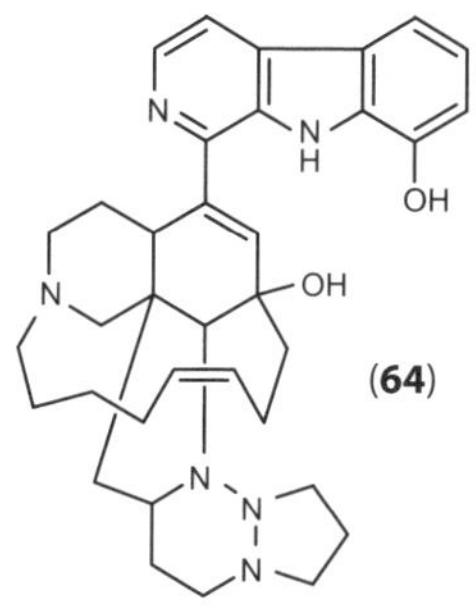

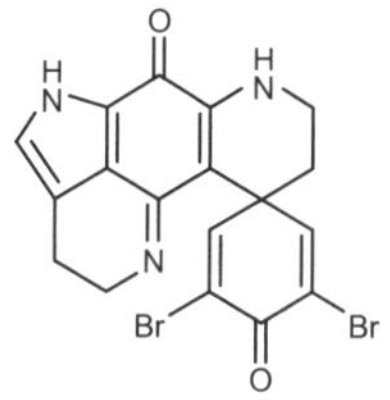

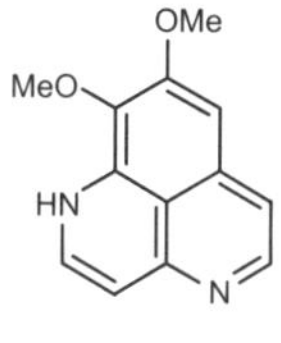

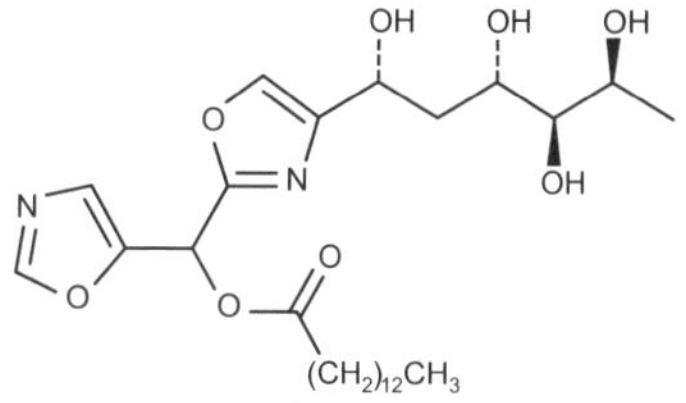

camente. Existem em uma grande diversidade de formas (pólipos ou medusas) e possuem somente uma abertura (a boca), muitas vezes rodeada de pequenos tentáculos. Por sua vez, esses tentáculos possuem os nematocistos (*cnida* em grego) que atuam como pequenos arpões de defesa, os quais injetam toxinas irritantes, em geral peptídeos. O *Phylum* Cnidaria pode ser dividido nas classes Hydrozoa, Cubozoa, Scyphozoa (medusas) e Anthozoa (anêmonas, corais e gorgônias).

Grande parte dos celenterados alberga algas simbiontes intracelulares, chamadas zooxantelas, as quais realizam processos biossintéticos que são aproveitados pelo coral e muitas vezes são as responsáveis pela produção de certos metabólitos secundários, sobretudo os terpenoides. Da mesma forma que no caso das esponjas, os metabólitos secundários podem ser produzidos pelo animal, por seu simbionte ou por uma associação de ambos. A maior parte dos metabólitos secundários provém da classe Anthozoa (subclasse Alcyonaria ou Octocorallia), principalmente de octocorais das ordens Alcyonacea (corais moles) e Gorgonacea (gorgônias), que em alguns casos podem ter mais de 10% em peso seco de substâncias extraíveis com solventes orgânicos. Em geral, os metabólitos secundários de octocorais podem ser classificados em quatro classes principais: sesquiterpenoides, diterpenoides, prostaglandinas (e outros eicosanoides) e esteroides polioxigenados. Para uma revisão sobre os produtos naturais de cnidários, consulte Rocha e colaboradores.[21]

Muitas espécies de octocorais liberam um odor aromático ao serem cortadas, associado geralmente a sesquiterpenos. Além dos compostos voláteis, os octocorais exibem uma grande variedade de estruturas sesquiterpenoides com diferentes graus de oxidação. Vários dos esqueletos carbonados desses compostos apresentaram ineditismo (**68-72**) (Fig. 28.25).

Os compostos mais abundantes e distribuídos produzidos pelos octocorais são os diterpenoides. Em alguns casos, costumam ser os componentes majoritários dos extratos orgânicos. Em particular, são muito comuns os cembrenos e cembranolídeos (**73**), com diferente grau de oxidação, típicos em vários gêneros de corais moles como *Sarcophyton*, *Nephtea*, *Sinularia* e *Lobophyton*. Os xenicanos (**74**) são diterpenoides do gênero *Xenia* e também foram detectados em certas espécies de algas pardas (Fig. 28.26). Acredita-se que muitos desses compostos têm atividade antipredatória ou *antifouling* (inibindo o assentamento de espécies competitivas). Em certos casos isso foi compro-

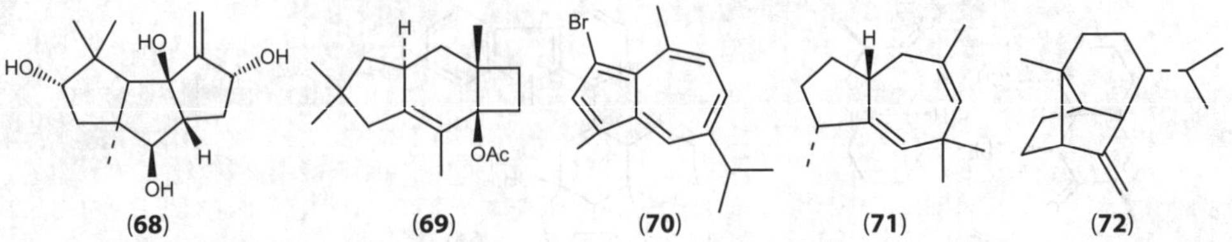

Figura 28.25 Principais tipos de sesquiterpenos em cnidários.

vado experimentalmente. Outras classes de diterpenoides típicos de octocorais são na realidade esqueletos de sesquiterpenoides estendidos em uma unidade de isopreno. Por exemplo, os xeniafilanos (75), típicos dos gêneros *Xenia* e *Nephtea*, são análogos diterpênicos de cariofilanos, e os lobanos (76), típicos do gênero *Lobophyton*, são na realidade elemanos estendidos. Existem numerosos esqueletos carbonados inéditos de diterpenos isolados de octocorais. Por exemplo, as gorgônias do gênero *Briareum* produzem diterpenoides com esqueleto de briarano (77), que apresentam como característica notável um alto grau de funcionalização com grupos oxigenados, muitos deles com atividade citotóxica. Outro esqueleto diterpênico inédito é o clavularano (78), típico do gênero *Clavularia*. Entre os diterpenos bioativos de octocorais, os mais conhecidos, por sua atividade anti-inflamatória, são as pseudopterosinas (23), as quais já chegaram a fases avançadas de estudos farmacológicos.

Certas espécies de gorgônias costumam produzir esteroides com grandes modificações em suas estruturas, incluindo poli-hidroxilação, glicosilação ou presença de anéis abertos (secoesteróis). Por outro lado, foram também isolados eicosanoides com variações estruturais notáveis, como a substituição por halogênios (Cl, Br, I).

Ainda que os octocorais sejam os celenterados quimicamente mais ricos e mais estudados, existem exemplos de metabólitos bioativos isolados de outros organismos, sobretudo na classe Hydrozoa (medusas) e subclasse Hexacorallia ou Zoantharia (anêmonas e corais duros). Os zoantídeos são famosos por produzir a toxina natural não peptídica de maior potência, a palitoxina (79), isolada pela primeira vez de *Palythoa toxica*. A história da descoberta desse composto é notável por

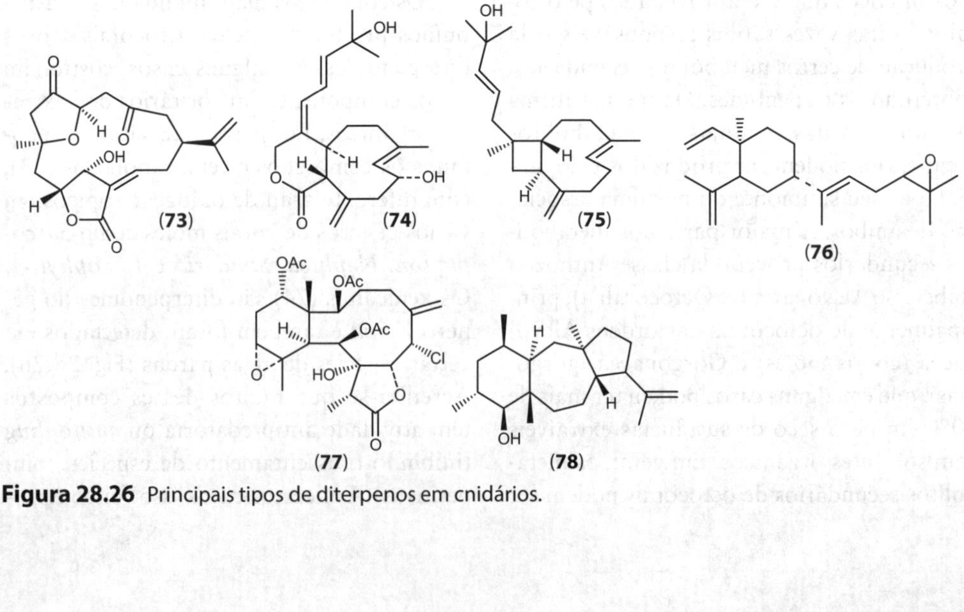

Figura 28.26 Principais tipos de diterpenos em cnidários.

vários aspectos. Por um lado, trata-se de um dos poucos exemplos no âmbito marinho da descoberta de um composto ativo baseado em literatura etnográfica. Uma antiga lenda havaiana levou à busca da alga tóxica de Hana (que na realidade era o zoantídeo *P. toxica*), que os guerreiros do lugar usavam para envenenar suas flechas. Por outro lado, a elucidação estrutural da palitoxina constitui uma das maiores proezas da química de produtos naturais, uma vez que a estrutura do composto tem mais de 120 átomos de carbono e mais de 60 centros quirais, sem conter unidades repetitivas como aminoácidos ou açúcares. Outros compostos, com atividade antitumoral e estruturas inéditas, foram encontrados em *Zooanthus*, como as zoantaminas (**80**) (Fig. 28.27).

Briozoários (Bryozoa)

Os briozoários são organismos marinhos coloniais pouco conhecidos, porém muito comuns e distribuídos, formados por vários milhões de indivíduos, cujas colônias podem ser encontradas incrustadas sobre qualquer substrato sólido. Devido ao pequeno tamanho de suas colônias, os estudos químicos neste *Phylum* são relativamente escassos. No entanto, a partir de briozoários foram encontradas algumas das substâncias mais importantes do ponto de vista farmacológico. De modo geral, foram isolados basicamente três tipos de metabólitos secundários: poliéteres macrocíclicos, alcaloides indólicos e alcaloides pirrólicos.

Como já mencionado, um dos compostos antitumorais de origem marinha que chegou à fase II de ensaios farmacológicos é a briostatina 1 (**24**), hoje sendo estudada quanto à sua ação no sistema nervoso. Esse é um exemplo de toda uma família de poliéteres macrocíclicos isolados originalmente de *Bugula neritina*, e mais tarde de outras espécies, como *Amanthia convoluta*, que diferem basicamente nas diferentes cadeias lipídicas unidas ao macrociclo. O isolamento e a elucidação estrutural da briostatina 1 foram uma epopeia que durou mais de 20 anos, devido à baixa concentração do composto no briozoário. O composto era tão potente, que

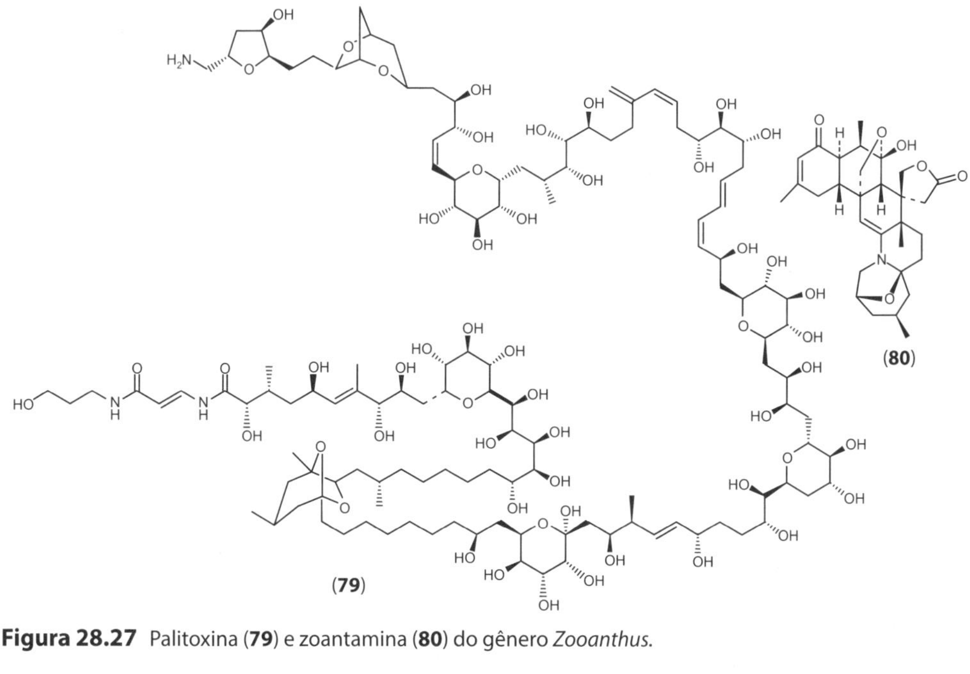

Figura 28.27 Palitoxina (**79**) e zoantamina (**80**) do gênero *Zooanthus*.

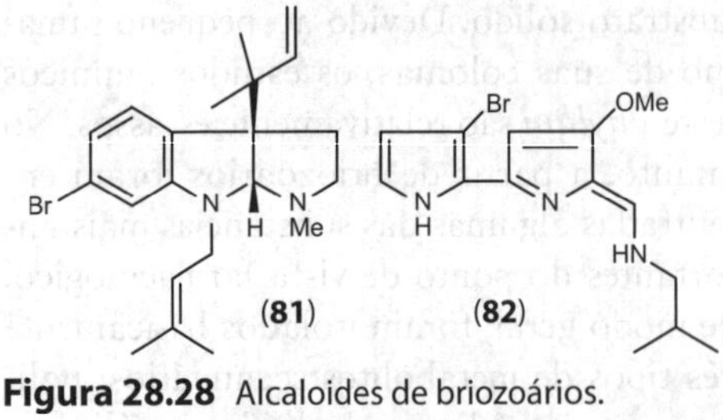

Figura 28.28 Alcaloides de briozoários.

era possível detectar sua atividade sem poder isolar a substância ativa. Foi necessário extrair mais de 100 kg de *Bugula neritina* para poder isolar somente 10 mg de briostatina 1. Os ED_{50} das briostatinas se encontram na faixa nanomolar ou subnanomolar, tamanha sua potência farmacológica.

Os alcaloides indólicos são os metabólitos mais comuns entre os briozoários (81) e já foram encontrados nos gêneros *Flustra*, *Amanthia* e *Hinksinoflustra*, entre outros. Algumas espécies podem produzir alcaloides pirrólicos, como as tambjaminas (82) (Fig. 28.28), isoladas originalmente de moluscos nudibrânquios do gênero *Tambja*. Estudos posteriores determinaram que esses compostos eram originados da dieta de tais moluscos e que a fonte eram espécies de briozoários do gênero *Sessibugula*.

Tunicados (Tunicata)

As espécies pertencentes ao *Phylum* Urochordata ou Tunicata encontram-se no alto da árvore filogenética dos invertebrados e são divididas em três classes: Ascidiacia, Thalliacea e Larvacea. O nome tunicado provém de uma túnica exterior que rodeia suas estruturas internas, a qual é composta por polissacarídeos similares à celulose, substâncias gelatinosas proteicas e água.

A grande maioria dos estudos químicos foi realizada sobre as ascídias (Ascidiacea), que são organismos bentônicos e sésseis, podendo ser individuais ou coloniais, de formas muito diversas, como globulares ou cilíndricas. Grande parte dos metabólitos secundários isolados de tunicados corresponde a compostos nitrogenados, na maioria alcaloides e derivados de aminoácidos. O interesse químico pelas ascídias foi despertado pela sua cor, particularmente devido ao fato do sangue dos tunicados ser de coloração verde-amarelada, devido à alta concentração de vanádio acumulado em compostos de origem peptídica denominados tunicromos (83), que funcionam como agentes complexantes e redutores de metais.

Além dos tunicromos, compostos peptídicos lineares que por sua ubiquidade no *Phylum* Chordata deveriam ser considerados metabólitos primários, os tunicados costumam produzir uma grande variedade de peptídeos cíclicos, como as lissoclinamidas (heptapeptídeos, 84) e as patelamidas (octapeptídeos, 85), compostos com atividade antitumoral isolados de *Lissoclinum patella* (Fig. 28.30). Como característica notável dos peptídeos cíclicos de tunicados, destaca-se a presença de aminoácidos com anéis heterocíclicos de tiazol, tiazolina e oxazolina. Ainda mais surpreendentes são as diazonamidas (86), peptídeos cíclicos isolados de *Diazona chinensis*, já que possuem aminoácidos heterocíclicos clorados. Estas apresentaram atividade frente à linhagem celular HCT-116 (câncer de cólon) com IC_{50} inferior a 15 ng/mL. Também foram mencionadas previamente as didemninas (14), de *Didemnum sp.*, de potente atividade antitumoral e antiviral – e que chegaram à fase II em estudos clínicos.

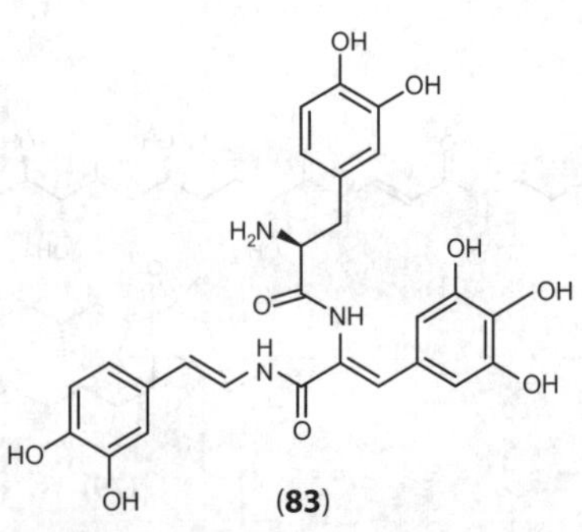

Figura 28.29 Estrutura de tunicromo, componente do sangue de ascídias.

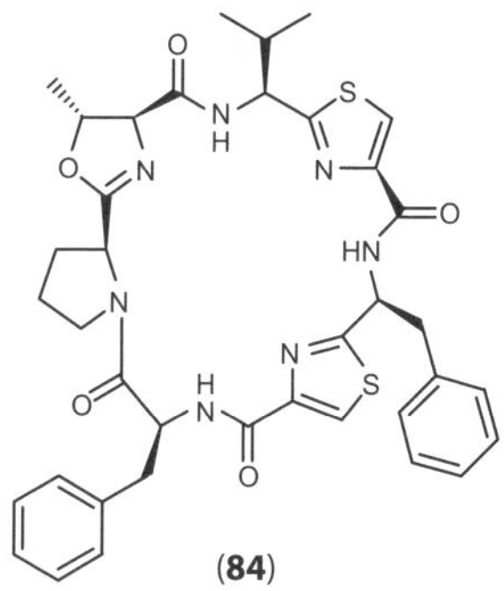

Figura 28.30 Peptídeos cíclicos de ascídias.

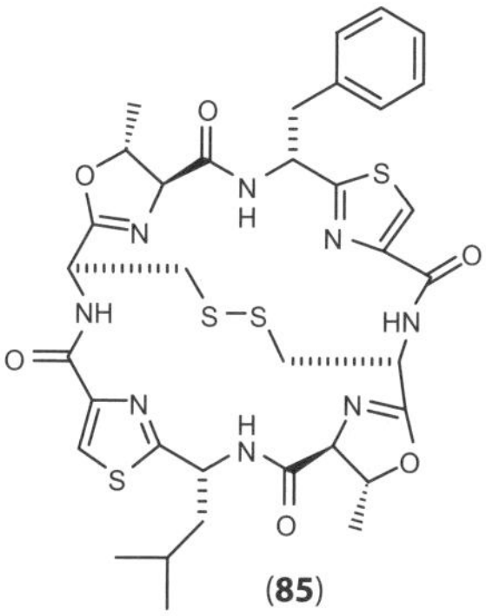

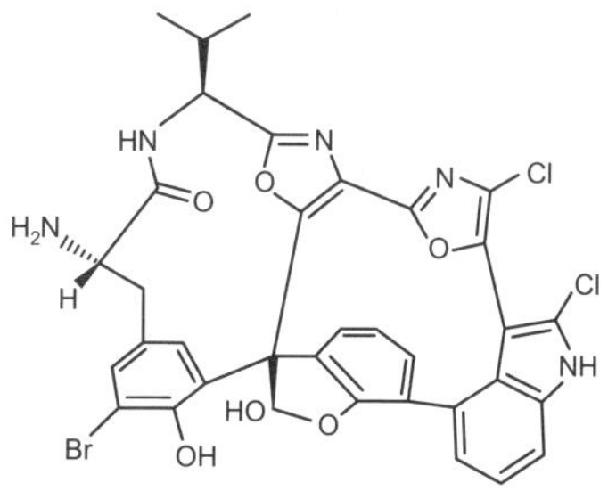

Numerosos alcaloides bioativos isolados de tunicados apresentam estruturas aromáticas policíclicas, destacando-se as ascididemninas (**87**) isoladas de *Leptoclinides sp.* e *Didemnum sp.*, que apresentam atividade citotóxica frente a linhagens celulares de leucemia (Fig. 28.31). Entre os alcaloides derivados do triptofano, estão as eudistominas (**88**), compostos β-carbolínicos isolados da ascídia *Eudistoma olivaceum*, que mostraram atividade antiviral contra HSV-1 a 5 ng/mL. São frequentes os metabólitos derivados de lisina, como os alcaloides quinolizidínicos e indolizidínicos (**89**), em tunicados do gênero *Clavelina*. Os compostos mais importantes derivados de tirosina e fenilalanina, tanto do ponto de vista estrutural como de atividade farmacológica, são as ecteinascidinas, isoladas de *Ecteinascidia turbinata*, representados pela trabectedina (**11**), um fármaco já aprovado para tratamento de alguns tipos de câncer. Em outros casos, várias unidades de tirosina formam um anel pirrólico central totalmente substituído, como no caso das lamellarinas (**90**), compostos antitumorais isolados de *Didemnum chartaceum*, supostamente de origem microbiana. Outros compostos bioativos de estrutura interessante são os polissulfetos cíclicos (**91**), substâncias com atividade antifúngica e antibiótica, isolados de *Lissoclinum* spp. e de *Aplidium pliciferum*.

Equinodermos (Echinodermata)

Os equinodermos estão agrupados em cinco classes: Asteroidea (estrelas-do-mar), Ophiuroidea (ofiúros), Crinoidea (lírios-do-mar),

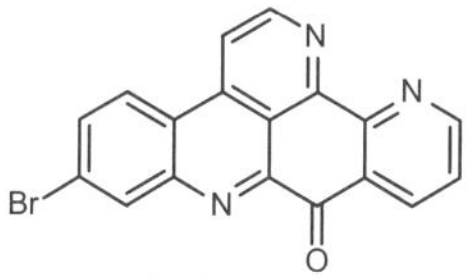

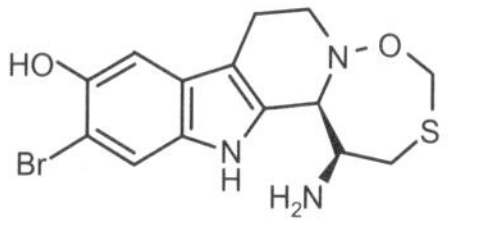

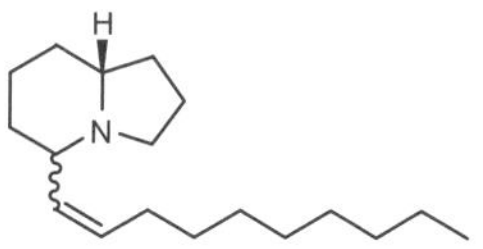

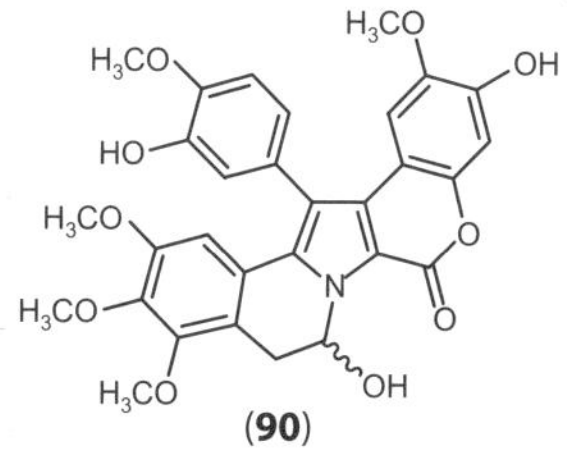

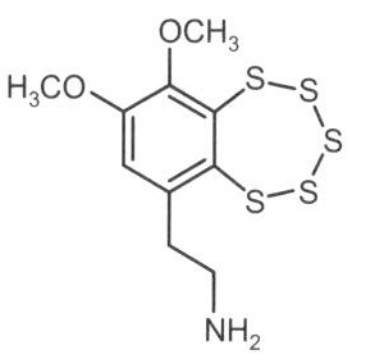

Figura 28.31 Alcaloides de ascídias.

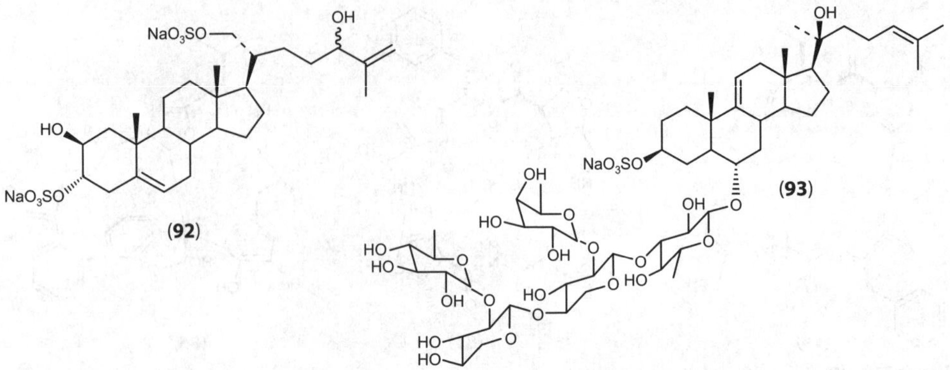

Figura 28.32 Compostos de equinodermos.

Echinoidea (ouriços-do-mar) e Holothuroidea (pepinos-do-mar). Os primeiros estudos químicos sobre equinodermos datam dos anos de 1950 e 1960, e concentraram-se nos ouriços-do-mar. Durante esse período foi identificada uma grande quantidade de pigmentos do tipo das naftoquinonas e antraquinonas. Já os ofiúros são caracterizados por biossintetizar esteroides poli-hidroxilados, alguns sulfatados (92), que apresentaram atividade citotóxica e antiviral (Fig. 28.32). Por outro lado, as estrelas-do-mar são os equinodermos mais estudados, e em praticamente todas as espécies analisadas foi encontrado algum composto novo. Em geral todas as estrelas-do-mar produzem esteroides poli-hidroxilados e sulfatados, além de saponinas esteroidais, ou asterossaponinas (93). Nos pepinos-do-mar, os compostos são similares, mas as agliconas costumam ser triterpenoidais. Em geral, essas saponinas costumam ser muito tóxicas para os eritrócitos, por isso carecem de utilidade farmacológica.

Moluscos (Mollusca)

O *Phylum* Mollusca inclui os cefalópodes (polvos e lulas), os bivalves (mexilhões, ostras, etc.) e os gasterópodes (lesmas-do-mar, nudibrânquios e pulmonados). A maior parte dos metabólitos secundários tem sido isolada de gasterópodes sem concha (ordem Opisthobranchia), uma vez que estes carecem da defesa física dos bivalves e da mobilidade e camuflagem dos cefalópodes, o que explica a presença de defesas químicas. A maioria dos compostos foi isolada das lesmas-do-mar, dos nudibrânquios e dos sacoglossos, ainda que grande parte dos compostos encontrados tenha origem na dieta. Esta é bastante específica e, portanto, é possível rastrear a origem do metabólito envolvido. As lesmas-do-mar se alimentam de algas vermelhas e pardas, enquanto os nudibrânquios se alimentam principalmente de esponjas e em alguns casos de corais e anêmonas. Acredita-se que muitos desses compostos incorporados com a dieta atuem como mecanismo de defesa antipredatória. Em alguns casos, os moluscos metabolizam no trato digestivo os compostos incorporados com a dieta, gerando variações estruturais. Em outros casos, foi demonstrado que certas espécies de moluscos podem biossintetizar suas próprias defesas químicas. Em muitos casos foram isolados compostos bioativos de um molusco vários anos antes de ser encontrado no seu organismo produtor (p. ex., diterpeno do tipo dolabellano, isolado do molusco *Dolabella sp.*, mas produzido por algas que participam de sua dieta). Isso se deve ao fato de que os moluscos sem valvas concentram os metabólitos secundários em seu trato digestivo em várias ordens de magnitude, e, portanto, resulta mais fácil de isolar.

Entre os compostos biossintetizados por moluscos, são encontrados polipropionatos, monoglicerídeos de diterpenos e alquenil-piridinas. Esses compostos costumam ter funções de sinalização de alarme no rastro que esses moluscos deixam sobre o fundo marinho. No entanto, os mais importantes compostos isolados de moluscos são peptídeos com potentes atividades farmacológicas, como as dolastatinas, encontrados em pequenas quantidades no molusco *Dolabella auricularia*, que agem em concentrações picomolares em diversos tipos de células tumorais (ver item referente a fármacos antitumorais).

Pontos-chave deste capítulo

- Os organismos marinhos produzem ou incorporam da dieta metabólitos secundários que atuam como mecanismos químicos de defesa e possuem diversas atividades biológicas, especialmente atividade citotóxica.
- Os compostos biossintetizados por esses organismos possuem estruturas singulares, apresentando esqueletos inéditos e grupos funcionais pouco frequentes em organismos encontrados no ambiente terrestre.
- O estudo dos produtos naturais marinhos teve seu início na década de 1950 com o isolamento dos arabinosil-nucleosídeos espongotimidina e espongouridina a partir da esponja *Tethya cripta*. A partir desses protótipos, foram desenvolvidos derivados com atividades antitumoral e antiviral.
- Atualmente há oito medicamentos de origem marinha aprovados para uso como antineoplásicos, antivirais, antilipêmicos ou analgésicos. Diversos outros produtos naturais e/ou derivados encontram-se em estudos clínicos com potencialidade para serem aprovados como fármacos.
- As algas vermelhas destacam-se pela produção de sesquiterpenos halogenados, enquanto as algas pardas produzem sobretudo diterpenos.
- As esponjas produzem terpenos, policetídeos, alcaloides e outros compostos nitrogenados, em grande parte de estruturas inéditas e com atividades biológicas importantes. No entanto, esses metabólitos eventualmente provêm de microrganismos simbiontes ou resultam de uma interação entre estes e a esponja, ou, ainda, correspondem a um produto metabólico a partir de um precursor proporcionado pelo simbionte.
- Entre os cnidários, a maioria dos compostos bioativos foi isolada de octocorais, destacando-se os terpenos e as prostaglandinas.
- Dos briozoários, tunicados e moluscos, de modo geral, foram isolados principalmente poliéteres macrocíclicos, alcaloides e peptídeos. Muitos apresentam importantes atividades farmacológicas, e alguns originaram fármacos atualmente em uso.

Referências

1. Chen JW, Wu QH, Rowley DC, Al-Kareef AM, Wang H. Anticancer agent-based marine natural products and related compounds. J Asian Nat Prod Res. 2015;17(2):199-216.
2. Cheng RCF, Ng TB, Wong JH, Chen W, Chan WY. Marine natural products with anti-inflammatory activity. Appl Microbiol Biotechnol. 2016;100:1645-66.
3. Gogineni V, Schinazi RF, Hamann M. Role of marine natural products in the genesis of antiviral agents. Chem Rev. 2015;115: 9655-706.
4. Mayer AM, Rodríguez AD, Taglialatela-Scafati O, Fusetani N. Marine pharmacology in 2009-2011: marine compounds with antibacterial, antidiabetic, antifungal, anti-inflammatory, antiprotozoal, antituberculosis, and antiviral activities; affecting the immune and nervous systems, and other

miscellaneous mechanisms of action. Mar Drugs. 2013;11(7):2510-73.

5. Costa-Lotufo LV, Wilke DV, Jiménez P. Organismos marinhos como fonte de novos fármacos: histórico & perspectivas. Quím Nova. 2009;32(3):703-16.

6. Blunt JW, Copp BR, Keyzers RA, Munro MH, Prinsep MR. Marine natural products. Nat Prod Rep. 2013;30(2):237-23.

7. Jaspars M, Pascale D, Andersen J, Reyes F, Crawford A, Ianora A. The marine biodiscovery pipeline and ocean medicines of tomorrow. J Mar Biol Ass UK. 2016;96(1):151-8.

8. Martins A, Vieira H, Gaspar H, Santos S. Marketed marine natural products in the pharmaceutical and cosmeceutical industries: tips for success. Mar Drugs. 2014;12(2):1066-101.

9. Mayer AM, Glaser KB, Cuevas C, Jacobs RS, Kem W, Little RD, et al. The odyssey of marine pharmaceuticals: a current pipeline perspective. Trends Pharmacol Sci. 2010;31(6):255-65.

10. Rangel M, Falkenberg M. An overview of the marine natural products in clinical trials and on the market. J Coast Life Med. 2015;3(6):421-8.

11. Cragg GM, Grothaus PG, Newman D. New horizons for old drugs and drug leads. J Nat Prod. 2014;77(3):703-23.

12. Cuevas C, Francesch A. Development of Yondelis (trabectedin, ET-743). A semisynthetic process solves the supply problem. Nat Prod Rep. 2009;26(3):322-37.

13. Grassauer A, Weinmellner R, Meier C, Grassauer EP, Unger H. Iota-Carrageenan is a potent inhibitor of rhinovirus infection. Virol J. 2008;5:107.

14. Kem W, Soti F, Wildeboer K, Francois S, Mcdougall K, Wei DQ, et al. The nemertine toxin anabaseine and its derivative DMXBA (GTS-21): chemical and pharmacological properties. Mar Drugs. 2006;4(3):255-73.

15. Blunt JW, Copp BR, Keyzers RA, Munro MH, Prinsep MR. Marine natural products. Nat Prod Rep. 2015;32(2):116-211.

16. Leal MC, Puga J, Seronio J, Gomes NCM, Calado R. Trends in the discovery of new marine natural products from invertebrates over the last two decades – where and what are we bioprospecting? PLoS One. 2012;7(1):1-15.

17. Teixeira VL. Produtos naturais de algas marinhas bentônicas. Rev Virtual Quim. 2013;5(3):343-62.

18. Mehbub MF, Lei J, Franco C, Zhang W. Marine sponge derived natural products between 2001 and 2010: trends and opportunities for discovery of bioactives. Mar Drugs. 2014;12(8):4539-77.

19. Perdicaris S, Vlachogianni T, Valavanidis A. Bioactive natural substances from marine sponges: new developments and prospects for future pharmaceuticals. Nat Prod Chem Res. 2013;1(3):115.

20. Kuramoto M, Arimoto H, Uemura D. Bioactive alkaloids from the sea: a review. Mar Drugs. 2004;2:39-54.

21. Rocha J, Peixe L, Gomes NCM, Calado R. Cnidarians as a source of new marine bioactive compounds – an overview of the last decade and future steps for bioprospecting. Mar Drugs. 2011;9:1860-86.

Leituras sugeridas

Almeida MTR, Moritz MIG, Capel KCC, Perez CD, Schenkel EP. Chemical and biological aspects of octocorals reported on the Brazilian coast. Rev Bras Farmacogn. 2014;24:446-67.

Berlinck RG, Hajdu E, Rocha RM, Oliveira JH, Hernandez IL, Seleghim MH, et al. Challenges and rewards of research in marine natural products chemistry in Brazil. J Nat Prod. 2004;67(3):510-22.

Moore BS. Biosynthesis of marine natural products: microorganisms (Part A). Nat Prod Rep. 2005;22(5):580-93.

Moore BS. Biosynthesis of marine natural products: macroorganisms (Part B). Nat Prod Rep. 2006;23(4):615-29.

Teixeira VL. Caracterização do estado da arte em biotecnologia marinha no Brasil / Ministério da Saúde, Organização Pan-Americana da Saúde, Ministério da Ciência e Tecnologia. Brasília, DF: Ministério da Saúde; 2010. Série B – Textos Básicos de Saúde.

Índice de nomes científicos

A

Aaptos aaptos, 456
Acacia, 189
Acacia mearnsii, 241
Acacia senegal, 189
Achyrocline satureioides, 228
Adonis, 271
Aesculus hippocastanum, 295
Agave, 112, 290
Agelas, 455
Agelas mauritianus, 453
Agelas oroides, 455
Ageratum, 390
Ageratum conyzoides, 398
Agrobacterium, 43, 45, 46, 50
Agrobacterium rhizogenes, 43, 44, 46
Agrobacterium tumefaciens, 45
Ailanthus altissima, 358
Alkanna tinctoria, 259
Aloe, 256
Aloe barbadensis, 260
Aloe ferox, 260
Aloe vera, 258, 260, 261
Alpinia, 169
Alternaria, 96
Amanita, 430
Amanita muscaria, 418, 430
Amanita phalloides, 206, 432
Amanthia, 460
Amanthia convoluta, 459
Anagallis arvensis, 295
Anchietea pyrifolia, 35, 36
Anchietea salutaris, 35, 36
Aniba, 202
Annona, 33
Anogeissus latifolia, 189
Anthemis nobilis, 179
Anthocephalus chinensis, 321
Apis, 117
Aplidium albicans, 445
Aplidium pliciferum, 461
Aplysina, 453

Aplysinella rhax, 453
Arachis hypogaea, 117
Araucaria angustifolia, 197
Aristolochia, 31
Artemia salina, 59
Artemisia annua, 108, 112, 164
Artocarpus heterophyllus, 32
Asclepias, 271
Asparagopsis, 451
Aspergillus, 96, 449
Aspergillus fumigatus, 371
Aspergillus terreus, 111, 125
Aspidosperma, 379
Aspidosperma excelsum, 321
Aspidosperma marcgravianum, 321
Aspidosperma quebracho-blanco, 382
Astracantha gummifera, 189
Astragalus, 286
Astragalus gummifer, 189
Atropa, 110, 353
Atropa acuminata, 358
Atropa belladonna, 112, 306, 349, 358, 364

B

Baccharis, 110, 151
Bacillus macerans, 188
Banisteriopsis, 427, 428
Banisteriopsis caapi, 427, 434
Banisteriopsis inebrians, 428
Beta vulgaris, 294
Betula pendula, 295
Bifidobacterium, 191
Bonnemaisonea, 451
Borago officinalis, 399
Bos taurus, 117
Bothrops, 53
Botryosphaeria rhodina, 41
Briareum, 458
Brugmansia, 352, 360, 433
Brugmansia arborea, 360
Brugmansia pittieri, 354
Brugmansia sanguinea, 360

Brugmansia suaveolens, 350, 353, 360, 364
Buddleja davidii, 199
Bufos, 272, 273, 282
Bugula neritina, 445, 459
Bupleurum chinense, 293
Bupleurum falcatum, 295
Bupleurum kaoi, 48

C

Cacospongia, 454
Caesalpinia echinata, 29
Calendula arvensis, 295
Calendula officinalis, 294
Calotropis procera, 280
Camellia, 405, 406
Camellia sinensis, 32, 33, 228, 406, 413, 414
Camptotheca, 116
Camptotheca acuminata, 317, 319, 327, 328
Cannabis, 420, 434
Cannabis indica, 420
Cannabis sativa, 420
Capsicum, 112
Carapichea ipecacuanha, 32, 33, 35, 112, 332, 333, 340, 345
Carum carvi, 179
Cassia, 254
Cassia acutifolia, 263
Cassia angustifolia, 263
Cassia fistula, 263
Cassia occidentalis, 263
Cassia senna, 263
Castanea, 241
Catharanthus, 46, 384, 385
Catharanthus roseus, 112, 116, 310, 314, 371, 372, 379, 385
Caulerpa, 450
Centaurea cyanus, 214
Centella asiatica, 295, 298, 299, 302
Cephaelis ipecacuanha, 35
Cephalosporium acremonium, 111
Ceratonia siliqua, 190
Chamaemelum nobile, 179
Chenopodium, 286
Chlorodesmis, 450
Chondrococcus, 451
Chondrodendron, 29, 31, 110
Chondrodendron platyphylum, 35, 36
Chondrodendron tomentosum, 112, 333, 334, 340, 345
Chondrus, 187
Chorisia speciosa, 35

Chrysolina, 272
Cichorium intybus, 48, 189
Cinchona, 29, 110, 112, 258, 317, 318, 319, 320, 321, 322, 323, 324, 326
Cinchona calisaya, 318, 320, 324, 329, 425
Cinchona ferruginea, 35, 36
Cinchona ledgeriana, 318, 320
Cinchona pubescens, 320
Cinchona succirubra, 320
Cinnamomum aromaticum, 181
Cinnamomum camphora, 32, 179
Cinnamomum cassia, 181
Cinnamomum verum, 31, 32, 182
Cinnamomum zeylanicum, 31, 181
Cissampelos, 31
Cissampelos ovalifolia, 36
Citrus, 117, 179
Citrus aurantium, 179
Citrus x aurantium, 230
Clavelina, 461
Claviceps, 110, 423
Claviceps purpurea, 371, 379, 418, 422, 434
Clavularia, 458
Cliona, 455
Cocculus, 31
Coffea, 112, 405, 406
Coffea arabica, 202, 412, 413, 414
Coffea cannephora, 412, 413, 414
Cola, 406
Colchicum autumnale, 112
Conocybe, 418
Conocybe siligineoides, 423
Conus, 446
Conus magus, 53, 442, 445
Convallaria, 271
Copaifera, 31
Copernicia prunijera, 117
Corynanthe yohimbe, 382
Crataegus laevigata, 243
Crataegus monogyna, 243, 244
Crotalaria, 390, 400
Curcuma, 169
Curcuma longa, 179
Cyamopsis tetragonoloba, 117, 189
Cymbopogon, 169
Cynoglossum, 390, 400
Cystophora, 451

D

Dactylopius coccus, 117
Dahlia pinnata, 45

Danio rerio, 59
Datura, 112, 116, 352, 353, 360, 432, 433
Datura arborea, 360
Datura aurea, 354
Datura candida, 354
Datura ceratocaula, 432
Datura inoxia, 360, 433
Datura metel, 433
Datura meteloides, 433
Datura stramonium, 350, 353, 359, 364, 432, 433, 435
Davilla elliptica, 36
Diazona chinensis, 460
Dictyota, 451, 452
Dictyota menstrualis, 451
Dictyota pfaffii, 451
Didemnum, 460
Didemnum chartaceum, 461
Digitalis, 110, 271, 279, 281, 291
Digitalis lanata, 280, 281, 282
Digitalis purpurea, 112, 279, 280, 281, 282, 433
Dioscorea, 290
Dioscorea composita, 111
Dioscorea mexicana, 111
Diplopterys cabrerana, 428
Discodermia dissoluta, 453
Dolabella, 462
Dolabella auricularia, 442, 445, 462
Drimys winteri, 36
Duboisia, 353
Dysidea, 454
Dysidea avara, 454
Dysidea herbacea, 454
Dysosma, 203
Dysosma aurantiocaulis, 204
Dysosma versipellis, 204

E

Eclipta alba, 44
Eclipta prostrata, 44
Ecteinascidia turbinata, 442, 444, 461
Elysia rufescens, 445
Emilia fosbergii, 399
Emilia sonchifolia, 399
Ephedra, 110
Equisetum arvense, 295
Erythroxylum, 110, 353, 362
Erythroxylum coca, 116, 353, 354, 361, 362, 364, 418
Erythroxylum novogranatense, 353, 361, 362, 364
Eucalyptus, 117, 182

Eucalyptus globulus, 179, 182
Eucalyptus hemiphloia, 203
Eucalyptus mollucana, 203
Eucalyptus polybractea, 182
Eucalyptus smithii, 182
Eudistoma olivaceum, 461
Eugenia, 258
Eugenia uniflora, 245
Eunicella cavolini, 442
Eupatorium, 390, 400

F

Fagara tingoassuiba, 35
Firmiana simplex, 189
Flustra, 460
Foeniculum vulgare, 179
Forsythia koreana, 49
Frangula purshiana, 262
Fucus, 187
Fucus vesiculosus, 117
Fusarium, 96

G

Galanthus, 332, 335
Galanthus nivalis, 335, 345
Galanthus woronowii, 112, 335
Galipea, 328
Galium, 258
Gelidiella, 187
Gelidium, 187
Gentiana lutea, 94
Gigartina, 187
Ginkgo biloba, 133, 211, 228, 230, 232
Glycine max, 112, 229
Glycyrrhiza, 286, 296
Glycyrrhiza glabra, 286, 295, 296, 302
Glycyrrhiza inflata, 296
Glycyrrhiza uralensis, 296
Gracilaria, 187
Grindelia robusta, 295
Guaiacum officinale, 29, 199, 203, 204
Guaiacum sanctum, 204
Guettarda, 321
Guettarda platypoda, 295
Gymnema sylvestre, 295
Gymnodinium breve, 440
Gypsophylla, 301

H

Halichondria okadai, 442, 444, 453, 456
Haliclona, 456
Hamamelis virginiana, 242

Hancornia speciosa, 33
Handroanthus, 265, 266
Handroanthus heptaphyllus, 265
Hedera helix, 295
Helianthus annuus, 44, 45, 48
Helianthus tuberosus, 189
Heliotropium, 390, 400
Helleborus, 271
Hemiastrella minor, 453
Herniaria glabra, 295
Herpetospermum caudigerum, 199
Herpetospermum pedunculosum, 199
Heteronema, 454
Hexabranchus sanguineus, 440
Hinksinoflustra, 460
Hydrastis canadensis, 335, 340, 344, 345
Hydrocotyle asiatica, 298
Hyoscyamus, 353
Hyoscyamus muticus, 112, 361
Hyoscyamus niger, 350, 361, 364
Hyoscyamus reticulatus, 361
Hypericum, 249
Hypericum perforatum, 258, 265

I

Ianthella, 453
Ilex, 406
Ilex paraguariensis, 29, 33, 35, 296, 412, 414, 418
Illicium, 116
Illicium religiosum, 150
Illicium verum, 179
Indigofera tinctoria, 267
Ipomoea, 418, 427
Ipomoea alba, 427
Ipomoea batatas, 29
Ipomoea purpurea, 427
Ipomoea tricolor, 426, 434
Ircinia, 454
Iris, 258
Isertia, 321

J

Jacaranda caroba, 31
Jatropha curcas, 36
Juglans regia, 254
Juniperus communis, 318

K

Krameria lappacea, 199
Krameria triandra, 199, 243

L

Lactobacillus, 186, 191
Lactuca sativa, 48
Ladenbergia oblongifolia, 321
Laminaria, 187
Lantana pseudothea, 33, 35, 36
Latrunculia, 456
Laurencia, 451, 452
Laurencia dendroidea, 451
Lavandula angustifolia, 179
Lawsonia alba, 267
Lawsonia inermis, 250, 267
Leptoclinides, 460
Leucojum, 335
Leucojum aestivum, 335
Leuconostoc, 186
Leuconostoc mesenteroides, 186
Licaria, 202
Ligustrum vulgare, 321
Linum usitatissimum, 195
Lippia pseudothea, 35, 36
Lissoclinum patela, 460
Lissoclinum, 461
Lithoplocamia lithistoides, 445
Lobophyton, 457, 458
Lophophora diffusa, 425
Lophophora williamsii, 424, 425, 434

M

Macrocystis, 187
Malva sylvestris, 194
Mandragora, 306, 353
Mandragora officinarum, 306, 350
Matricaria chamomilla, 179
Matricaria recutita, 170, 179, 211
Mauritia vinifera, 33
Maytenus ilicifolia, 244
Medicago sativa, 294
Medicago truncatula, 49
Melilotus, 110
Melissa officinalis, 179, 181
Mentha, 117
Mentha aquatica, 180
Mentha arvensis, 180
Mentha longifolia, 180
Mentha rotundifolia, 180
Mentha spicata, 180
Mentha x piperita, 49, 179, 180
Miconia, 258
Mikania laevigata, 41
Miraleria cymothoe, 353

Monascus ruber, 111, 125
Morinda, 258
Morinda citrifolia, 264, 265
Myrtus, 33

N

Narcissus, 335
Narcissus confusus, 335
Narcissus pseudonarcissus, 335
Nectandra, 202
Nephtea, 457, 458
Nerium, 271
Nerium oleander, 280, 281, 282
Nicotiana tabacum, 418
Nothapodytes foetida, 328

O

Ochrosia, 379
Ocotea, 202
Odonthalia, 452
Olea europaea, 117, 203, 321
Osteophloeum platyspermum, 199

P

Palythoa toxica, 458, 459
Panaeolus, 418
Panaeolus sphinctrinus, 423
Panax ginseng, 290, 299, 302
Panax japonicus, 300
Panax notoginseng, 292, 300
Panax pseudoginseng, 300
Panax quinquefolius, 292, 300
Panax zingiberensis, 300
Papaver, 110, 337, 344
Papaver bracteatum, 333
Papaver orientale, 333
Papaver pseudo-orientale, 333
Papaver somniferum, 112, 116, 119, 306, 331, 333, 336, 340, 344, 345
Paranemertes peregrine, 448
Passiflora, 231, 232
Passiflora alata, 35, 231
Passiflora edulis, 231
Passiflora incarnata, 231
Paullinia, 406
Paullinia cupana, 35, 411, 414, 418
Pausinystalia yohimbe, 382
Penicillium, 96
Penicillium citrinum, 111, 116, 125
Penicillium notatum, 109, 111
Periandra dulcis, 298

Periandra mediterranea, 298
Perilla frutescens, 42
Persea americana, 29
Peschiera affinis, 429
Petrosia, 456
Petrosia contignata, 453
Peumus boldus, 334, 338, 339, 340, 344, 345, 346
Pfaffia, 301
Pfaffia paniculata, 300
Physostigma, 110, 368
Physostigma venenosum, 112, 381
Phytolacca americana, 358
Picchia, 45, 46
Picea, 203
Pilocarpus, 29, 31, 110
Pilocarpus jaborandi, 35, 112
Pimpinella anisum, 179
Pinus, 117, 175, 179, 203
Piper cubeba, 203
Piper umbellatum, 31, 36
Placidula euryanassa, 353
Plakortis, 455
Plantago indica, 194
Plantago ispaghula, 194
Plantago ovata, 194
Plantago psyllium, 194
Platycodon grandiflorus, 295
Plectranthus, 253
Plectranthus barbatus, 253
Plexaura homomalla, 440
Plocamium, 451
Podocarpus spicatus, 203
Podophyllum, 116, 202, 203
Podophyllum emodi, 203
Podophyllum hexandrum, 203
Podophyllum peltatum, 203
Podophyllum sikkimense, 204
Podophyllum versipelle, 204
Polygala senega, 295
Polysiphonia, 452
Prianos, 456
Primula, 254
Primula obconica, 258
Primula veris, 295
Prorocentrum lima, 456
Protium opacum, 199
Prumnopitys taxifolia, 203
Psathyrella, 418
Pseudopterogorgia, 448
Psidium, 33
Psilocybe, 418, 423, 424

Psilocybe caerulescens, 423
Psilocybe mexicana, 423
Psychotria carthagenensis, 428
Psychotria viridis, 427, 428, 434
Pterocladia, 187

Q
Quercus, 209, 241
Quillaja brasiliensis, 296, 301
Quillaja saponaria, 295, 296, 301, 302

R
Rauvolfia, 110, 112, 383
Rauvolfia serpentina, 46, 379, 383
Rauvolfia tetraphylla, 383
Rauvolfia vomitoria, 383
Remijia, 321
Remijia ferruginea, 35, 36, 325
Rhamnus frangula, 262
Rhamnus purshiana, 262
Rheum officinale, 260
Rheum palmatum, 260
Rheum rhaponticum, 260
Rhipocephalus, 450, 451
Rhizopus stolonifer, 112
Rhodomela, 452
Rhus chinensis, 236
Rhus semialata, 236
Rivea corymbosa, 426
Robinia, 209
Rosmarinus, 253
Rosmarinus officinalis, 179, 181
Rubia, 258
Rubia tinctorum, 250

S
Saccharomyces, 45
Saccharomyces cerevisiae, 46, 162, 163, 165
Saccharum officinarum, 117
Salinospora tropica, 449
Salmonella typhimurum, 229
Salvia, 253, 433
Salvia divinorum, 419, 434, 435
Salvia multiorrhiza, 258
Sambucus nigra, 211
Sapindus esculentus, 33
Sarcophyton, 457
Schinopsis, 241
Schinus terebinthifolia, 90
Scopolia, 353
Scutellaria baicalensis, 227

Secale cereale, 379, 423
Senecio, 390, 395, 398, 399, 400
Senecio brasiliensis, 397
Senecio jacobaea, 398
Senecio nemorensis, 398
Senecio scandens, 398
Senecio vulgaris, 398
Senna, 254, 263, 264
Senna alexandrina, 263
Senna auriculata, 263
Senna italica, 263
Senna occidentalis, 263
Sessibugula, 460
Silybum marianum, 205
Sinopodophyllum, 203
Sinopodophyllum hexandrum, 203
Sinularia, 457
Smallanthus sonchifolius, 189
Smilax, 29, 290, 295
Solandra, 433
Solanum, 112, 288, 291, 353
Solanum dulcamara, 353
Solanum melongena, 353
Solanum paniculatum, 31
Solanum tuberosum, 117, 353
Spongia, 454
Spongia officinalis, 454
Sterculia tomentosa, 117, 189
Sterculia urens, 189
Stevia rebaudiana, 117
Streptomyces antibioticus, 446
Streptomyces aureofaciens, 111
Streptomyces avermitilis, 111
Streptomyces erythreus, 111
Streptomyces griseus, 111, 442
Streptomyces hygroscopius, 111
Streptomyces orientalis, 111
Streptomyces peucetius, 111
Streptomyces tsukubaensis, 111
Streptomyces venezuelae, 111
Streptomyces verticillus, 111
Strophanthus, 112, 271
Strophanthus gratus, 281, 282
Strophanthus hispidus, 281
Strophanthus kombe, 281
Stropharia, 418
Strychnos, 325, 382, 383
Strychnos nux-vomica, 382
Strychnos pseudoquina, 35, 36
Strychnos toxifera, 53, 333
Stryphnodendron adstringens, 31, 245

Sus scrofa, 117
Symphytum, 390, 399, 400
Symphytum officinale, 397
Syzygium aromaticum, 32
Syzygium claviflorum, 116

T

Tabebuia, 265, 266
Tabebuia avellanedae, 265
Tabebuia heptaphylla, 265
Tabebuia impetiginosa, 265
Tabernaemontana, 379
Tabernaemontana catharinensis, 429
Tabernaemontana sananho, 429
Tabernanthe iboga, 429, 435
Tambja, 460
Tanacetum cinerariifolium, 48
Taraxacum officinale, 189
Taxus, 126
Taxus baccata, 114
Taxus brevifolia, 61, 113, 114
Taxus cuspidata, 42
Tecoma, 265
Tectona grandis, 254
Terminalia, 241
Tethya cripta, 439, 442, 462
Thea sinensis, 33, 413
Theobroma, 404, 406, 411
Theobroma cacao, 29, 48, 117, 411, 414
Thevetia, 271
Thevetia neriifolia, 282
Thevetia peruviana, 282
Thymus vulgaris, 179
Tolypocladium inflatum, 111
Trichocereus pachanoi, 425
Trididemnum solidum, 445
Trigonella, 291

Triticum, 209
Tsuga, 241
Turbina corymbosa, 426

U

Udotea, 450
Urginea, 271
Urginea maritima, 281

V

Valeriana officinalis, 44
Vetiveria, 169
Vidalia, 452
Vinca rosea, 385
Vitex, 209

W

Waltheria communis, 35, 36
Waltheria douradinha, 35, 36

X

Xanthomonas campestris, 186
Xenia, 457, 458
Xestospongia, 456
Xylopia sericea, 33

Y

Yucca, 290

Z

Zanthoxylum tingoassuiba, 30, 35
Zea mays, 29, 117
Zingiber officinale, 31
Zinnia elegans, 48
Zonaria, 451
Zooanthus, 459

Índice

Em negrito: monografia da droga vegetal; sublinhado: estrutura química

A

aaptamina, 456
abacate, 29
acácia, 241
acetilanalamina, <u>425</u>
ácido acetilsalicílico, 380, 409
ácido ascórbico, 413
ácido alfa-guaiacônico, <u>205</u>
ácido algínico, 117, 186
ácido asiático, 298
ácido cafeoilquínico, 412, 413
ácido canabidiólico, 420
ácido canabinólico, 420
ácido clorogênico, 180, 244, 345, 412, 413
ácido docosa-hexaenoico, <u>447</u>, 448
ácido eicosapentaenoico, <u>447</u>, 448
ácido gálico, 90, 157, 158, 212, 236, 237, 239, 242, 246, 413
ácido gama linoleico, 399
ácido gipsogênico, <u>301</u>
ácido glicirrético, 293, 295, 296, 297
ácido glicirretínico, 296
ácido glicirrízico, 296
ácido guaiarético, 203, 204, <u>205</u>
ácido ibotênico, <u>431</u>
ácido ipecacuânico, 345
ácido jasmônico, 41, 150
ácido linoleico, 399
ácido linolênico, 195
ácido lisérgico, 368, 369, 371, 379, 380, 381, 418, <u>419</u>, <u>427</u>, 434
ácido lisérgico, dietilamida, 368, <u>378</u>, 380, 418, 424, 425
ácido madasiático, 298
ácido madecássico, 298
ácido mecônico, <u>337</u>
ácido mevalônico, 147, 153, 155, 156, 163, 165, 168
ácido nicotínico, 154, <u>307</u>
ácido nordi-hidroguaiarético, 202
ácido okadaico, 456
ácido oleanólico, 204, <u>291</u>, 299
ácido ômega-3, 447

ácido quiláico, <u>301</u>
ácido salicílico, 41, 150, 157
ácido úrico, 192, 404, <u>406</u>
ácido ursólico, <u>291</u>
ácido valerênico, 44
ácidos biliares, 111
ágar-ágar, 187, 185, 195
agatisflavona, 221, <u>222</u>
agave, 112, 433
agelasfina, 453
agroclavina, <u>369</u>, 371
ajmalicina, 46, <u>373</u>, 378, 382, 383, 384, 385
ajmalina, 314, <u>384</u>
alantoína, 397
alcaçuz, 182, 293, 295, **296**, 297, 298, 302, 345
alcaloides, 305
    aspectos biológicos, 310
        distribuição e ocorrência, 309
    aspectos farmacológicos, 314
    aspectos físico-químicos, 310
    aspectos químicos, 305
        caracterização e doseamento, 313
    biossíntese, 306, 307, 308
    métodos de extração, 311
alcaloides indólicos, 367
    aspectos farmacológicos, 378
    aspectos químicos, 368
        caracterização e doseamento, 374, 375, 377
    biossíntese, 370, 371
    classificação, 367, 368
    métodos de extração, 374
alcaloides isoquinolínicos, 331
    aspectos biológicos, 333
        distribuição e ocorrência, 333
    aspectos farmacológicos, 339
    aspectos químicos, 337
        caracterização e doseamento, 337
    biossíntese, 333, 334
    métodos de extração, 335
alcaloides pirrolizidínicos, 389
    aspectos farmacológicos, 394, 396
    aspectos físico-químicos, 391
    aspectos químicos, 392

caracterização e doseamento, 392
biossíntese, 391, 392
métodos de extração, 392
alcaloides quinolínicos, 317
   aspectos biológicos, 325, 352
      distribuição e ocorrência, 319, 390
   aspectos farmacológicos, 324
   aspectos químicos, 321
      caracterização e doseamento, 321
   biossíntese, 318, 319
   métodos de extração, 321
   usos farmacêutico e industrial, 325
alcaloides tropânicos, 349, 353
   aspectos biológicos, 352
      distribuição e papel fisiológico, 352
   aspectos farmacológicos, 356, 359
   aspectos físico-químicos, 353
   aspectos químicos, 354
      caracterização e doseamento, 354
   biossíntese, 350
   métodos de extração, 354
alcanina, 259
alecrim, 178, 179, **181**, 182, 249
alfafa, 294
alfa-pineno, α-pineno: ver pineno
algas marinhas, 499
alginato, 187, 448, 450
alho, 64, 168
alizarina, 250, 255, 256, 259
aloe-emodina, 257, 258, 259, 260, 261, 262, 263, 264
aloína, 256, 259, 261, 262
aloinosídeo, 261
alpinetina, 217
alpinona, 217
alucinógenos naturais, 417
   aspectos farmacológicos, 417, 434
   aspectos químicos, 419
   classificação, 418
      drogas canabinoídicas, 420
      drogas colinérgicas, 430
      drogas opioides não nitrogenadas, 434
      drogas serotoninérgicas, 422
amabilina, 399
amantadina, 359, 361
amanita, 430
amanitina, 430, 431
amatoxina, 430
amentoflavona, 221, 222
amido, 87, 88, 117, 141, 185, 186, 187, 188, 189, 195, 242, 411

amieiro-preto, 262
amilopectina, 188
amilose, 188
ampelopsina, 217
anabaseína, 441, 448
analonina, 425
anandamida, 418, 419
anfetamina, 426
anetol, 176, 182
anisaldeído, 182
anis-estrelado, 100, 170, 179
antimoniato de N-metilglucamina, 328
apigenina, 180, 213, 214, 228
apiína, 213
aplidina, 445, 446
apoatropina, 353, 358
apomorfina, 341
aquamicina, 373
araçá, 33
araticum, 33
arbutina, 157
artemetina, 228
artemisinina, 108, 109, 111, 112, 126, 163, 164, 165
ascaridol, 340, 344, 345
ascididemnina, 460
asebogenina, 218
asebotina, 218
asiaticosídeo, 295, 298, 299
astragalina, 213
atorvastatina, 125, 126
atracúrio, 343
atropamina, 355
atropina, 107, 109, 110, 112, 126, 306, 314, 349, 350, 353, 354, 355, 355, 356, 357, 358, 363
atroscina, 354, 358
aucubina, 194
aureusidina, 216
aureusina, 216
avaliação clínica, 59
avaliação farmacológica pré-clínica, 55
avaliação toxicológica pré-clínica, 55
avarol, 454
avarona, 454
avermectina, 111
ayahuasca, 368, 418, **427**, 428, 429, 434
azeite de oliva, 133
azidotimidina, 439
azuleno, 170, 173

B

babosa, 250, **260**, 261, 262, 267
bacatina, 115
baiacu, 439
baicaleína, 227
baicuru, 13
bailarina-espanhola, 440
Baljet, ensaio, reação, reagente, 72, 73, 276, 282
barbaloína, 261
barbatimão, 31, 100, **245**
bastadina, 453, 454
batata-doce, 29
batata-inglesa, 288
bela-emília, **399**
beladona, 100, 349, 350, 355, 356, **358**, 359, 360, 361, 364
beladonina, 355, 358
belotecano, 116
benzilpenicilina, 109, 111
benzopirona, 41
berberina, 314, 331, <u>332</u>, 339, 340, <u>342</u>, 344, 345
bergamoteira, 170
bergamotina, <u>161</u>
betanecol, 359
Bertrand, reação, reagente, reativo, 71, 73, 89, 354
bevirimat, 116
betaína, 154, 214
beterraba, 294
bétula, 295
bilobalida, 230
bilobalídeo, 231
biochanina, 220, 228
biodiversidade, 1
   espécies no Brasil e ameaçadas, 3, 4, 6
   espécies no planeta, 2
bleomicina, 111
boldina, 331, <u>332</u>, 334, 338, 339, 340, <u>342</u>, 343, 344, 345
boldo: ver boldo-do-chile
boldo-do chile, 100, 334, 338, 340, 343, **344**, 345
borracha, 30, 175, 241, 399
borragem, **399**
borneol, 182
Bornträger, reação, reagente, 72, 89, 255, 256, 257, 268
Bouchardat, reativo, 354
brasilidina, 29
brasilina, 29

brevetoxina, <u>440</u>
briostatina, 441, 445, 448, <u>449</u>, 459
briozoários (Bryozoa), 459
bromocriptina, 380, 381
Brouadrel-Boutmy, teste, 337
brucina, <u>383</u>
bufalina, <u>273</u>
bufotenina, 430, <u>431</u>
buprenorfina, 116, 123, <u>124</u>
buriti, 33
buteína, 215, 227
butina, 217

C

cabazitaxel, <u>114</u>, 115
cacau, 29, 31, 212, 403, 404, **411**, 414
café, 30, 202, 398, 403, 404, 409, 410, 411, **412**, 413, 414
cafeína, 33, 112, 126, 239, 296, 306, 309, 314, 380, <u>403</u>, 404, <u>405</u>, 406, 407, 408, 409, 410, 411, 412, 413, 414
cafeinismo, 410, 414
calêndula, 100, 294
calistegina, 353
canferol, 213, 214, 227, 228, 229, 231, 360
camarão, 117, 131
camomila, 64, 170, 173, 175, 179, 211
campainha, 418, **426**, 427, 434
camptotecina, 57, 116, <u>308</u>, 317, 319, <u>320</u>, **325**, <u>327</u>, 328, 329, 370, <u>371</u>, 372
camptotina, 245, 246
canabidiol, 420, <u>421</u>
canabigerol, <u>421</u>
canabinol, 420, <u>421</u>
canela. 31, 32, 100, 170, 171, 177, 181
cana-de-açúcar, 29, 398
canfeno, 182
canferol, 213, 214, 227, 228, 229, 231, 360
cânfora, 32, 182
canforeira, 179
canogenina, 282
caolim-pectina, 279
capeba, 36
capim-limão, 170
capsaicina, 112
carbenoxolona, 295
cardo-santo, **205**
caroba, 31
caroteno, 214, 215
carragenano, 185, 187, 195
carragenina: ver iota-carregenina

carvacrol, 157
cáscara-sagrada, 259, 260, **262**, 267
cascarosídeo, 262
castanha-da-índia, 64, 100, 295
catarantina, 116, 372, 385
catequina, 90, 181, 210, 222, 223, 237, 238, 242, 244, 245, 411
cavalinha, 295
CBD: ver canabidiol
cefaelina, 33, 157, 331, 332, 333, 336, 337, 338, 339, 344, 345
cefalosporina, 111, 126
celenamida, 455
celenterados (Cnidaria), 457
celulose, 88, 116, 117, 123, 141, 185, 186, 188, 190, 191, 195, 235, 460
cembranolídeo, 457
cembreno, 379, 380, 422, 423, 457
centeio, 423
centela, 100, 296, **298**, 299, 302
centelosídeo, 298
cera de abelhas, 117
cera de carnaúba, 117
cernuosídeo, 216
chá-branco, 32
chacrona, 427, 428
chá-da-índia, 32, 36, 212, 403, 404, 406, 410, 413, 414
chá-de-pedestre, 33, 35
chaftosídeo, 214
chamazuleno, 137
chanoclavina, 427
chapéu-de-couro, 100
chapéu-de-napoleão, 281, 282
chá-preto, 413
chá-verde, 33, 57, 241, 413
chiconina, 252, 255, 259
chimanina, 328
chimarrão, 296, 412
chocolate, 297, 403, 404, 410
cianidina, 215, 237
cianidina, reação, 73, 74, 224
ciclodextrina, 141, 142, 143, 188
ciclo-heximida, 159
ciclolaricirresinol, 197, **198**
ciclosporina, 111, 126
cila, **281**
cilarina, 281
cimarina, 281
cimarol, 281
cinamaldeido, 181

cinamoilcocaína, 353, 354, 362
cinchona: ver quina
cinchonidina, 318, 319, 320, 321, 322, 325, 326, 329
cinchonina, 259, 317, 318, 319, 320, 321, 322, 325, 326, 329
cinchonismo, 327
cineol, 176, 182, 345
citarabina, 439, 442, 443, 446
citral, 181
citro-bórica, reação, 73, 224
citromitina, 217
citronelal, 182
citronelol, 42
clanoclavina, 371
clindamicina, 109
clionamida, 455
cloranfenicol, 109, 111
cloroquina, 318, 326, 327, 329
clortalidona, 384
clortetraciclina, 111
coca, 116, 350, 353, 354, 355, 357, **361**, 362, 364, 418
cocaína, 109, 110, 116, 117, 118, 119, 126, 349, 350, 353, 354, 355, 357, 358, 362, 363, 409, 429, 430
cocamina, 354
codeína, 112, 119, 331, 332, 333, 336, 338, 339, 340, 341, 342, 343, 344, 345, 346, 409
cochonilha, 117, 252, 260
coco, 31, 429
coenzima Q10, 254, 259
cola, 100, 403, 410
colchicina, 112, 306
colesterol, 111, 125, 191, 292, 293, 294
colestiramina, 279
cominho, 179
confrei, **397**, 399
congorosina, 244
coniína, 159, 306, 310
conotoxina: ver ômega-conotoxina, ω-conotoxina
contaminantes, 84
  agrotóxicos, 63, 64, 84, 91, 96, 97, 98, 102
  metais pesados, 63, 64, 81, 97
  microbiológicos, 84, 94, 95, 96, 102, 138
  radiações ionizantes, 98, 103
contignasterol, 453
copaíba, 31
coreopsina, 215
corticosterona, 430
cortisona, 112, 113, 163, 165, 171, 297

coumestrol, 220
cratego, 100, **243**, 244
Craven, reagente, 256
cravo, 32, 170, 177, 178
crisina, 213
crisoeriol, 213
crisofanol, 251, 258, 260, 261, 262
cubebina, 203
cupressoflavona, 221, 222
curare, 29, 333, 334, 340, 341, 343, 383
cúrcuma, 100, 170, 179
curzereno, 245
cuscoigrina, 352, 353, 355, 358, 362
cusparina, 328

D

daidzeína, 220, 228
dalbergioina, 220
dalbergioidina, 221, 254
daunorrubicina, 111, 258
davidigenina, 218
davidiosídeo, 218
decametônio, 343
dedaleira, 271, 279, **280**, 281
delfinidina, 215, 237, 244
desacetilbacatina, 114, 115, 126
desacetil-lanatosídeo, 281, 282
desenvolvimento tecnológico, 129
deserpidina, 384
des-hidrodidemnina, 445
deslanosídeo, 281, 282
dextrano, 186, 195
diacereína, 259
diacetilmorfina, 120, 121, 341
diamorfina, 341
diazonamida, 460
diclofenaco, 341
dicumarol, 110
didemnina, 445, 446, 460
dietilamina do ácido lisérgico: ver ácido lisérgico, dietilamida
diginatigenina, 273
digitalis, **280**, 433
digitogenina, 287
digitoxigenina, 273, 282
digitoxina, 110, 112, 277, 275, 277, 278, 279, 280, 281,
digoxigenina, 45, 273
digoxina, 112, 126, 272, 277, 278, 279, 280, 281, 282
di-hidralazina, 384

di-hidrocanferol, 217
di-hidroergocristina, 381
di-hidroergotamina, 380
di-hidroergotoxina, 380
di-hidroononia, 220
di-hidroquercetina, 217
di-hidroxiformononetina, 220
diidrocuscoigrina, 362
diltiazem, 279
dimetiltriptamina, 368, 378, 426, 428, 429, 434
diosgenina, 111, 112, 113
diosmetina, 213
diosmina, 228, 230
dióxido de titânio, 117
dipirona, 380
diprenorfina, 123, 124
discodermolido, 453
DMT: ver dimetiltriptamina
docetaxel, 114, 115
dolastatina, 442, 443, 445, 462
dolabellano, 451, 462
dopamina, 333, 363, 381, 430
doxorrubicina, 57, 228, 444
Dragendorff, reação, reagente, reativo, revelador, 71, 89, 91, 313, 338, 354, 355, 362, 376, 407
dronabinol, 422

E

ecgonina, 353, 354
ecteinascidina, 442, 443
efedrina, 110, 306, 314
Ehrlich, reagente, 393
elatol, 451, 452
elimoclavina, 427
elipticina, 379
elixir paregórico, 340, 344, 346
emetina, 33, 112, 331, 332, 333, 336, 337, 338, 339, 344, 345
emodina, 251, 253, 256, 258, 260, 261, 262, 265
epicatequina, 237, 238, 242, 244, 411
epigalocatequina, 237, 238, 241, 244
equinatina, 227
equinodermos (Echinodermata), 461
equol, 219, 220
ergina, 427
ergô: ver esporão-do-centeio
ergoamida, 369
ergocornina, 380
ergocriptina, 380
ergocristina, 380

ergometrina, 368, 371, 372, 379, 380
ergonovina, 380
ergotamina, 110, 367, 368, 369, 371, 372, 379, 380, 381
ergotismo, 380, 423
ergotoxina, 380
eribulina, 442, 443, 444
eriodictiol, 217, 227
eriodictiosídeo, 230
eritromicina, 111
erva-de-são-joão, 258, 260, **265**, 279, 398
erva-divina, **434**
erva-doce, 170, 176, 179, **182**
erva-mate, 29, 33, 35,292 296, **412**, 414, 418
escoparina, 214
escopolamina, 112, 116, 351, 352, 353, 354, 355, 356, 358, 359, 360, 361, 432, 435
escopoletina, 358, 360
escopolina, 358
escutelareína, 213
eserina, 381
esmilagenina, 287
espermina, 309
espermidina, 391, 392
espinheira-santa, 13, 100, 224, **244**
espirradeira, 280, 281
esponjas (Porifera), 452
espongotimidina, 438, 439, 442, 463
espongouridina, 439, 442, 446, 463
esporão do centeio, 371, 374, 376, 378, **379**, 380, 418, **422**, 423, 418, 422, 423, 434
estearato de magnésio, 117
estemadenina, 373
esteviosídeo, 117
estigmasterol, 112, 114
estradiol, 113
estragol, 182
estramônio, 100, 350, 355, 358, **359**, 360, 361, 364, **432**
estreptomicina, 111
estricnina, 239, 306, 368, 382, 383
estrictosidina, 318, 319, 372, 373
estrofantidina, 281
estrofantina, 112, 281
estrofantos, **281**
estrofantosídeo, 281
estrona, 113
etoposídeo, 57, 116, 204, 228
etorfina, 123, 124
eucalipto, 170, 179, **182**
eucaliptol, 178, 179

eudesmina, 203
eudistomina, 461
eugeniflorina, 245, 246

F

falsas quinas do Brasil, 223
falso-boldo, 253
farrerol, 217
fava-de-calabar, **381**
feijão, 398
fentanila, 123
festuclavina, 371
ficetina, 213
filoquinona, 251, 252
fisciona, 258, 260, 261
fisetina, 228
fisostigmina, 110, 112, 343, 368, 381
fistularina, 453, 454
fitomenadiona, 251, 252
flavonoides, 209
  aspectos biológicos, 211
    distribuição, 211
  aspectos farmacológicos, 212, 214, 220, 221, 226
  aspectos físico-químicos, 221
  aspectos químicos, caracterização e identificação, 223, 226
  biossíntese, 209, 210
  métodos de extração, 222
floridizina, 218
fluvastatina, 125, 126
foeniculina, 161
Folin-Ciocalteu, método, reagente, 225, 239
formononetina, 220
frângula-emodina, 158, 257, 259, 261
frangulina, 262
friedelan-3-ol, 244
friedelan-3-ona, 244
friedelina, 42, 244
funcho, 170, 179
furanodieno, 245
furoguaiacidina, 198, 199, 204, 205
furoguaiaoxidina, 204, 205
furosemida, 384

G

galangina, 213, 228
galantamina, 112, 314, 331, 332, 333, 335, 342, 343, 345
galipina, 328
galocatequina, 237, 238, 245

garbanzol, 217
gelatina, 117, 141
gemina, 245
genciana, 94
gengibre, 31, 170
genisteína, 220, 228
genistina, 220
germacrona, 245
gergelim, 422
Gibbs, reagente, 225, 338
ginco, 13, 64, 211, **230**, 231
gincolídeo, 231
ginseng, 64, 293, 296, **299**, 300, 302
ginsenosídeo, 299, 300
gipsogenina, 301
gitaloxigenina, 273
gitaloxina, 281
gitoxigenina, 273, 282
gitoxina, 281
glabranina, 217
glicirrizina, 295, 296, 297
glicoevatromonosídeo, 280
glicofrangulina, 262
glicogênio, 185, 190, 195
goma adraganta, 189
goma arábica, 189
goma caraia, 117, 189
goma carouba, 190
goma gati, 189
goma guar: ver guar
goma xantana, 185, 186, 195
gossipetina, 213
Grahe, reação, 321, 329
grindélia, 295
griseofulvina, 154, 159
guabiroba, 33
guaco, 41
guaiacina, 204, 205
guáiaco, 29, 199, **204**
guar, 117, 189, 191, 192, 194
guaraná, 35, 100, 403, 408, 409, **411**, 414, 418

H

halichondriamida, 440
halicondrina, 442, 444, 453
halimida, 449, 450
hamamélis, **242**, 243
hamamelitanino, 243
harmalina, 428
harmano, 368, 370, 378
harmina, 370, 378, 428

haxixe, 420
hecogenina, 112, 114
hemiasterlina, 453
hena, 250, 260, **267**
heparina, 185, 187, 190, 195, 265
hera, 295
herbacetina, 213
herniária, 295
heroína, 120, 341
herpetetradiona, 198, 199
herpetetrol, 198, 199
hesperidina, 217, 228
hesperidosídeo, 230
hesperitina, 217
heterosídeos cardioativos, 271
   aspectos biológicos, 272
      distribuição e ocorrência, 271
   aspectos farmacológicos, 273, 277, 278, 280
   aspectos físico-químicos, 275
   aspectos químicos, 271, 272, 273, 274
      caracterização e doseamento, 275
   biossíntese, 272
   métodos de extração, 275
hidraste, 100, 338, 339, 340, **345**
hidrastina, 331, 332, 334, 338, 339, 340, 344, 345
hidroarmina, 428
hidroclorotiazida, 384
hidrocodona, 116, 341
hidromorfona, 341
hidroxialoina, 261
hidroxicloroquina, 279
3-hidróxi-iboga, 376
hidroximetilfurfural, 244
hidroxitropacaína, 362
hinoquiflavona, 222
higrina, 353, 358, 362
higrolina, 353, 353, 358
hiosciamina, 112, 350, 351, 352, 353, 354, 355, 358, 359, 360, 361, 418, 419, 432
hioscina, 338, 354, 358
hiperforina, 265, 279
hipericina, 249, 250, 251, 265
hiperosídeo, 244
hipolaetina, 228
hipomanina, 245
hordenina, 425
hortelã, 100, 151, 179, 434
hortelã-pimenta, 179, **180**, 181

I

iboga, 369, 418, **429**, 430, 435
ibogaína, 367, 373, 429, 430, 435
ibogamina, 429, 430,
Ignes Sacer, 423
integerrimina, 398
intermedina, 397
inulina, 88, 189
ioimbe, 379, **382**
ioimbina, 367, 369, 378, 379, 382
iota-carragenina, 442, 447
ipadu, 362
ipê, 15, 251, 260, **265**, 266
ipeca, 332, 333, 336, 337, 338, 339, 340, **345**
ipecacuanha, 32, 35, **345**
ipeca-do-brasil, 332, 345
ipecosídeo, 333, 336
ipê-roxo, 15, 260, **265**, 266
irinotecano, 57, 116, 325, 327, 328, 329, 372
irpiflavona, 228, 229
isoalipurposídeo, 215
isoguaiacina, 204, 205
isoliquiritigenina, 215, 297
isoliquiritina, 215
isoorientina, 231
isoquercitrina, 244
isorramnetina, 213, 227, 231
isotenginona, 244
isovitexina, 231
ivermectina, 108, 109

J

jaborandi, 35
jabuticaba. 33
jaca, 32
jacobina, 398
jararaca, 53
juglona, 252, 254, 259

K

kabiramida, 440
kahalido, 445
kavaína, 159
Karl Fischer, reagente, 92, 93
Kedde, reação, reagente, 73, 74, 75, 89, 276, 282
Keller-Kiliani, reação, 72, 73, 74, 89, 276

L

lactose, 117, 139, 141
lamellarina, 461
lanatosídeo, 276, 277, 280, 281, 282
lapacho, 251, 266
lapachol, 266
lapachona, 258, 259, 266
laranja-amarga, 100, 179
laranjeira, 170, 172
Laudanum, 331
lavanda, 179
lawsona, 250, 252, 254, 267
lecontina, 217
Legal, reação, 276
leptosina, 216
licopsamina, 390, 397, 399
lissoclinamida, 460
levorfanol, 122, 123
Liebermann-Burchard, reação, revelador, 73, 89, 91
lidocaína, 118, 119
lignanas, 197
   aspectos biológicos, 202
      distribuição e ocorrência, 200
   aspectos farmacológicos. 202
   aspectos físico-químicos, 202
   aspectos químicos, 197, 198, 200
      caracterização e doseamento, 202
   biossíntese, 199
   métodos de extração, 202
linalol, 182
linhaça, **195**
linho, **195**, 359
liquiritigenina, 217
liquiritina, 49, 297
lisergida: ver ácido lisérgico, dietilamida
lisergol, 427
lisurida, 380
litorina, 352
lofoforina, 426
lovastatina, 125
louro, 170
LSD: ver ácido lisérgico, dietilamida
lucenina, 214
lupeol, 291
lupulona, 159, 161
lurbinectedina, 445
luteolina, 180, 213, 214, 227, 228

M

maaquiaína , 220
maconha, 418, **420**, 421, 422, 433
   legalização, 422
madecassosídeo, 298
maitamprina, 244

maitefolina, 244
maiteína, 244
maitenina, 244
maitensina, 244
malonilononina, 220
maltol, 231
malva, **194**, 195
malvidina, 215
mandrágora, 350
manga, 31
mangaba, 33
Mannich, reação, 306, <u>309</u>, 314, 333, 334, 335, 391, 392
manoalido, <u>448</u>
mansonona, 258, <u>259</u>
manteiga de cacau, 117, 411
manzamina, 307, 456, <u>457</u>
maracujá, 35, 100, **231**
marcela, 228
mareína, 215
maria-mole, **397**, 399
Marini Betolo, reação, 73
marinobufagenina, 272
maritimeína, 216
maritimetina, 216
Marker, degradação, 111, <u>113</u>
matairresinol, 49, 203
mate: ver erva-mate
matricina, 173
Mayer, reação, reagente, reativo, 71, 72, 73, 89, 354, 376, 406
MDMA: ver metilenodióxi-N-metilanfetamina
meconina, 345
medicarpina, 220
mefloquina, 326
meimendro, 100, 350, 355, 358, **361**, 364
melissa, 13, 100, 179, 181
menta, 49, 413
mentofurano, 49
mentol, 49, 151, 178, 180, **181**
mentona, 49, 151
mentrasto, **398**
meperidina, 122, <u>123</u>
mescalina, 417, 418, <u>419</u>, 424, <u>425</u>, 426, 434
metabolismo vegetal, quimiotaxonomia, 23
metadona, <u>123</u>
metanfetamina, 430
metazocina, 122, <u>123</u>
metilenodióxi-N-metilanfetamina, 426, 435
metilecgonina, <u>351</u>, 3352, 362
metilecgonona, <u>351</u>

metilergometrina, 380, 381
metiljasmonato, 41
metiljuglona, 252, 254, 256
metilpirrolina, 358
metilquercetina= 3-O-metilquercetina, 228
metisergida, 380, 381
metilxantinas, 403
   aspectos biológicos
      distribuição e ocorrência, 404
   aspectos farmacológicos, 408
   aspectos físico-químicos, 406, 407
   aspectos químicos
      caracterização e doseamento, 406
   biossíntese, 404, 405
   métodos de extração, 406
metoclopramida, 380
mevastatina, 111, 116, 120, 121, 122, <u>125</u>, 126, 160
mevinolina, 111
milho, 29, 188, 398, 433
Millons, reagente, 338
mioscorpina, 397
miricetina, 213, 214, 228
miricitrina, 213
moluscos (Mollusca), 462
monometil auristatina E, 442, <u>445</u>
morfina, 54, 56,110, 112, 116, 118, 119, <u>120</u>, 121, <u>122</u>, <u>123</u>, 125, 126, 157, 163,165, 306, 309, 314, 331, <u>332</u>, 336, 337, 338, 339, 340, 341, <u>342</u>, 343, 344, 345, 346, 430, 446
morina, 213
mostarda, 171
murexida, reação, 89, <u>407</u>, 408
muscarina, 418, <u>419</u>, 431, 432
muscazona, <u>431</u>
muscimol, <u>431</u>, 432

N

nabilona, <u>421</u>, 422
nalorfina, 116
naloxona, 121, <u>122</u>, 343
naltrexona, 121, <u>122</u>
narcotina, 341
naringenina, 49, 217
naringosídeo, 230
necina, 389, 390, 391, 394, 395, 398, 400
neolignanas, 197, 199
   aspectos biológicos, 202
   aspectos farmacológicos, 202
   aspectos químicos, 197, 198, 200

caracterização e doseamento, 197
biossíntese, 199
métodos de extração, 202
neomicina, 279
neostigmina, 381, 382
nerol, 42
nicergolina, 380, 381
nicotina, 107, 310, 352, 358, 409, 430
nicotinamida, 150
nomenclatura, outros organismos, 11
nomenclatura, vegetais, 11
noni, 260, **264**, 265
noribogaína, 430
norlignanas, 198, 199, 206
noscapina, 119, 338, 339, 341
normorfina, 121, 122
noz-de-cola, 100
noz-moscada, 170
noz-vômica, 382, 383

O

ocanina, 215
ocitocina, 380
oenoteína, 245, 246
oleandrina, 280, 282
óleo de canela, 177
óleo de canforeira, 179
óleo de cravo-da-índia, 177
óleo de eucalipto, 176
óleo de fígado de bacalhau, 133
óleo de gergelim, 422
óleo de hortelã-pimenta, 180
óleo de lavanda, 179
óleo de linhaça, 195
óleo de melissa, 179
óleo de menta, 176
óleos voláteis, 24, 117, 137, 141, 167
  aspectos biológicos, 168, 177
    distribuição e ocorrência, 168, 177
  aspectos farmacológicos, 177, 180
  aspectos físico-químicos, 170
  aspectos químicos, 167
    caracterização e doseamento, 77, 90, 100, 175
  biossíntese, 168
  métodos de extração, 135, 136, 172
oligolignoides, 198, 199, 201, 202, 206, 207
olivacina, 379
ômega-conotoxina = ω-conotoxina, 53, 442, 445, 446
ononina, 220

ópio, 116, 118, 119, 123, 125, 331, 332, 333, 335, 337, 338, 339, 340, 341, **344**, 345, 346
Opium thebaicum, 331
orelha-de-onça, 36
orientina, 214
oripavina, 116,123, 124
oroidina, 455
oseltamivir, 116
otobafenol, 198, 199
otonecina, 390, 391, 392, 394, 395
Otto, reação, 89
ouabaína, 112, 272, 278, 279, 281
oxicodona, 116, 121, 341
oximorfina, 121
oximorfona, 341
oxovuscharina, 280

P

paclitaxel, 42, 57, 61, 111, 113, 114, 115, 126, 228
palitoxina, 458, 459
palmidina, 263
panaxosídeo, 299
pancurônio, 343
papaverina, 119, 331, 332, 338, 339, 340, 342, 343, 345
papoula, 116, 119, 340
paracetamol, 341, 380, 409
parafenilenodiamina, 267
paraxantina, 403, 404, 409
patelamida, 460
pau-brasil, 29
pau-d'arco, 265, 266
pau-rosa, 170
pau-santo, 204
pectina, 88, 117, 185, 186, 190, 191, 192, 194, 195, 230, 242, 279, 441,
peionina, 425
peiote, 418, **424**, 425, 426, 434
peiotina, 425
pelargonidina, 215
peltatina, 204
penicilina, 54, 109, 111, 126
pentazocina, 122, 123
peonidina, 215
perezona, 258, 259
periplogenina, 281
Pesez, reação, 276
petunidina, 215
pilocarpina, 15, 29, 107, 110, 112

pimenta, 31, 33
pineno, 181, 182
pinhão-de-purga, 36
pinheiro-do paraná, 197
pinobanksina, 217
pinocembrina, 217
pinorresinol, 49, 203
pinostrobina, 217
piperidina, 307
piperina, 159
piperitona, 182
piperocaína, 355
piridina, 93, 307, 358
piridostigmina, 381, 382
pitangueira, 100, **245**
pitomba, 33
plantago, **194**
platinecina, 390
platycodina, 295
plectrantrona, 254
plitidepsina, 445
plumbagina, 159, 254, 258
poaia: ver ipecacuanha
podofilo, **203**, 204
podofilotoxina, 116, 202, 203, 204
podofilotoxona, 204
polígala, 100, 295
polimixina, 109
polissacarídeos, 185
    aspectos biológicos
        distribuição e ocorrência
            algas, 186
            bactérias, 186
            origem animal, 190
            vegetais superiores, 188
    aspectos farmacológicos, 192, 193, 194
    aspectos físico-químicos, 191
    aspectos químicos, 185
        classificação, 186
pravastatina, 125, 126
primaquina, 318
primina, 254, 255, 258
prímula, 295
procaína, 118, 119
procainamida, 361
prodelfinidina, 238, 240, 245
procianidina, 223, 238, 240, 242, 244
produtos farmacêuticos, desenvolvimento tecnológico, 129
    ações de transformação, 130
        finais, 137
        preliminares, 131
        principais, 132
        transposição da escala produtiva, 130
    controle de qualidade, 83, 86
    estabilidade, 142
    estudos de formulação, 130
    estudos de pré-formulação, 130
    insumos, 129
    produtos farmacêuticos inovadores, 142
    produtos farmacêuticos líquidos, 137
    produtos farmacêuticos semissólidos, 139
    produtos farmacêuticos sólidos, 140
progesterona, 111, 112, 113
propacina, 198, 199
propilquinolina, 328
proscilaridina, 272
protopanaxadiol, 299, 300
protopanaxatriol, 299, 300
psammaplina, 453
pseudopterosina, 448, 458
pseudotropanol, 349
pseudotropina, 349, 351, 352, 358
psilocibes, **423**
psilocibina, 306, 370, 378, 424, 426, 434
psilocina, 306, 370, 378, 419, 424
pulegona, 49
purpurina, 250
putrescina, 351, 391
puupe-henona, 454

Q

quebrachina, 382
quebracho, 241
quercetina, 90, 209, 213, 214, 227, 228, 229, 231
quievitona, 220
quilaia, 296, **301**, 302
quimiotaxonomia, 23
    histórico, 24
quina, 36, 100, 317, 318, 323, 324, 325, 326, **329**
quina-amarela, 100, 325, **329**
quinidina, 112, 279, 317, 318, 319, 320, 321, 322, 323, 325, 326, 327, 329, 359, 361, 384
quinina, 94, 110, 112, 126, 279, 314, 317, 318, 319, 320, 321, 322, 323, 325, 326, 327, 329, 370, 371, 372
quinonas, 249
    aspectos biológicos, 252, 255
        distribuição, 252
    aspectos farmacológicos, 257

aspectos físico-químicos, 250, 254
aspectos químicos, 254
　caracterização e doseamento, 256
biossíntese, 251, 252
métodos de extração, 255
uso farmacêutico, 258
quitina, 185, 190, 195, 448
quitosana, 41, 117, 131, 142, 185, 190, 195

R

ramnetina, 213
ramnozina, 227
rapamicina, 111
raponticosídeo, 260, 261
rapontigenina, 260, 261
ratânia, 100, 199, **243**
rataniafenol, 198, 199
raubasina, 384
rauvólfia, 100, 110, **383**, 384
Raymond-Marthoud, reação, 276
reagente natural A, 90, 91, 224, 225
reidina, 263
reína, 159, 257, 258, 259, 260, 261, 263, 264
reo-emodina, 261
rescinamina, 383, 384
reserpina, 46, 110, 112, 378, 379, 383, 384
retronecina, 390, 391, 392, 394, 395
retrorsina, 398
rifamicina, 109
robinetina, 209
robustaflavona, 211, 222
rosa, 172
rosuvastatina, 125, 126
ruibarbo, 100, 250, 259, **260**, 261, 267
ruibarbo-rapôntico, 260, 261
rutina, 213, 214, 228, 244, 360, 361
rutosídeo, 230

S

sabugueiro, 100, 211
sacarose, 117, 139, 141
sacuranetina, 217
salicilato de metila, 25, 362
salinosporamida, 445, 449, 450
Salkowsky, reação, 89
salsaparrilha, 29, 295
salsolinol, 333
sálvia, 249, 433
salvinorina, 419, 434, 435
sambaibinha, 36
sândalo, 170

sanguinarina, 314
santina, 228
saponinas, 285
　aspectos biológicos, 294
　　distribuição e ocorrência, 290
　aspectos químicos, 287
　　caracterização e doseamento, 291, 293
　classificação, 286
　　esteroides básicos, 288
　　　grupo espirossolano, 289
　　　grupo solanidano, 290
　　esteroides neutros, 287
　　triterpênicos, 290
　métodos de extração, 291, 292
　uso farmacêutico, 295
sativan, 220
saxitoxina, 439, 440
scalaradial, 454
Schneider-Weppen, teste, 337
secologanina, 310, 318, 333, 369, 371, 372, 373, 386, 429
sena: ver sene
sene, 100, 250, 259, 260, **263**, 264, 267
senecifilina, 398
senécio, 395
senecionina, 308, 390, 392, 394, 398
senidina, 263, 264
senkirkina, 399
senosídeo, 258, 260, 263, 264
serotonina, 363, 368, 370, 378, 379, 380, 384, 418, 419, 424, 428
serpentina, 384
Shinoda, reação, 72, 73, 89, 224
silibina, 205, 206
silicristina, 205, 206
silidianina, 205, 206
silimarina, 205, 206
sinfitina, 397
sinlandina, 397
sinvastatina, 125, 126
sinviridina, 397
smilagenina, 287
soforajaponicina, 220
soja, 30, 112, 126, 229, 398
solanidina, 290
solasodina, 112, 113, 114, 288, 289
Stass-Otto, processo, 71, 72
Stiasny, reação, 72, 74
strobobanksina, 217
sulfassalazina, 279
sulfureína, 216

sulfuretina, 216
sumatriptana, 381
supinina, 399
suxametônio, 343

T
tabaco, 398, 410, 418, 425 ,433
tabemantina, 429
tabernantina, 430
tabersonina, 373
tacamina, 373
tacrolimus, 111
tambjamina, 460
tanchinona, 254
taninos, 235
    aspectos farmacológicos, 240, 241
    aspectos químicos, 235
        caracterização, 237
        classificação, 235
    usos farmacêutico e industrial, 240
taxanos, 41, 42, 112
taxifolina, 205, 206, 217, 227
tebaína, 116, 119, 123, 124, 309, 332, 333, 338, 339, 344
teca, 254
tectoquinona, 254
teniposídeo, 116, 204
teobromina, 296, 309, 403, 404, 405, 406, 407, 408, 409, 410, 411, 412, 414
teofilina, 309, 403, 404, 406, 407, 408, 409, 410, 411, 412, 414
terebintina, 175, 179
tererê, 412
testosterona, 113
tetracaína, 118, 119
tetraciclina, 109, 111, 126, 154, 159
tetra-hidrocanabinol, 418, 419, 420, 422, 421, 422
tetrodotoxina, 439, 440, 441, 445
tevetina, 282
tevetosídeo, 282
THC: ver tetra-hidrocanabinol
timol, 157
tinguaciba, 30, 35
toloache, 432, 433
tomate, 151, 288
tomatidina, 288, 289
tomatina, 151
tomilho, 179
topotecano, 57, 116, 325, 327, 328, 329, 372
toxiferina, 334, 383

trabectedina, 442, 443, 444, 461
Triaga Brasílica, 31
tricetina, 213
tricina, 209, 213
tricoteceno, 96, 110, 151
tringenona, 244
triptamina, 318, 368, 369, 370, 372, 371, 373, 386, 424, 428
trombeteira, 350, **360**, 364, 432, 433
tropacocaína, 353, 362
tropanol, 349, 358
tropina, 308, 349, 351, 352, 353, 358
tropinona, 351, 358, 362
truxilina, 353, 362
tubocurarina, 53, 107, 109, 110, 112, 331, 332, 334, 338, 339, 340, 341, 342, 343, 345
tunicados (Tunicata), 460
tunicromo, 460

U
ubidecarenona, 259
ubiquinona, 252, 254, 259
ucuubarana, 199
ulapualido, 440, 441
uvangoletina, 218
uvaol, 244
uzarigenina, 282

V
vairol, 220
valerenal, 44
valeriana, 64
valerina, 353
valesiachotanina, 373
vancomicina, 111, 126
vecurônio, 343
vedotina, 442, 444, 443, 445
verapamil, 279
verbenona, 182
vestitol, 220
vestitona, 220
vetiver, 170
vicenina, 214
vidarabina, 439, 442, 446, 447
vidoeiro-branco, 295
vimblastina, 112, 116, 314, 367, 371, 372, 379, 385, 386
vinca, **385**
vincamina, 373
vincristina, 112, 314, 367, 371, 372, 379, 385, 386
vindesina, 385

vindolina, 116, 310, 372, 385
vinorrelbina, 116, 385, 386
violantina, 214
viridiflorol, 182
vitamina K, 252, 266
vitamina K_1: ver fitomenadiona
Vitali, reação, 89, <u>355</u>
Vitali e Gerrard, reação 354
Vitali-Morin, reação, 355
vitexina, 209, 214, 244
vogonina, 228

W

Wagner, reação, reagente, 71, 73, 89

Wasicky, reação, 89
Wilson, reativo, 73, 224

X

xantidrol, reação, reativo, 276
xeniafilano, <u>458</u>
xenicano, <u>451</u>, 457, <u>458</u>

Z

ziconotida, 442, 445, 446, <u>447</u>
ziconotídeo, 53
zimbro, 318
zoantamina, <u>459</u>

IMPRESSÃO:

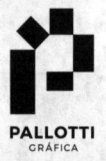

PALLOTTI
GRÁFICA

Santa Maria - RS | Fone: (55) 3220.4500
www.graficapallotti.com.br